ATLAS DER PALPATIONSANATOMIE

BAND 1

ATLAS DER PALPATIONS

Illustriert von
Sylwia Boryczko

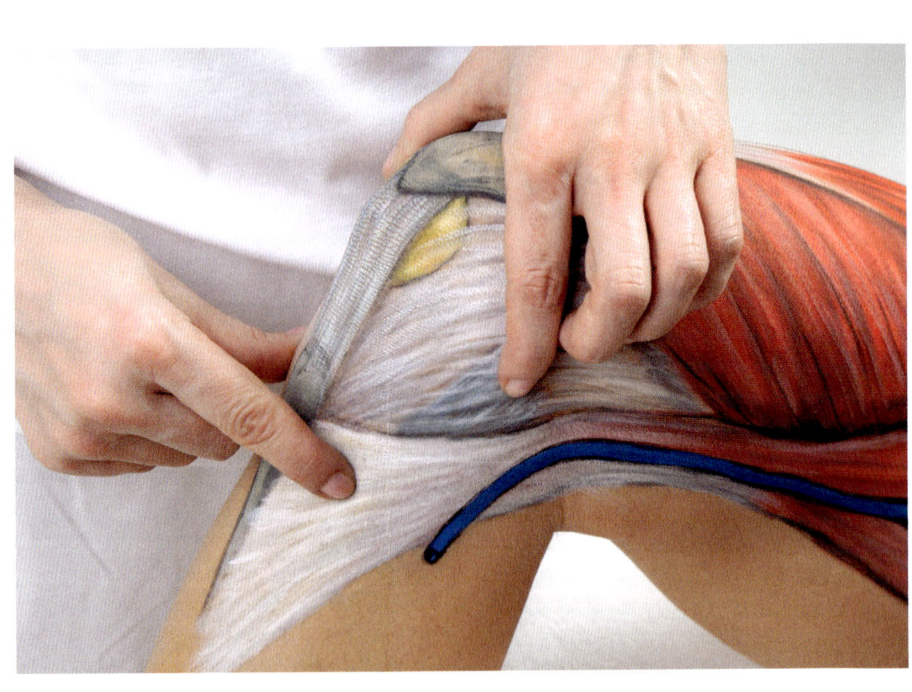

Anna Gawryszewska
Marcin Fluder
Rafał Marciniak

ANATOMIE

Die menschliche Anatomie begreifen durch die Kunst des Bodypaintings

Wissenschaftliche Redaktion
Anna Laurowski

BAND 1

WVG
Wissenschaftliche
Verlagsgesellschaft
Stuttgart

Zuschriften an:
lektorat@dav-medien.de

Titel der polnischen Originalausgabe:
Atlas anatomii palpacyjnej, tom 1
ISBN 978-83-7846-118-0

Bibliografische Information der Deutschen Nationalbibliothek
Die Deutsche Nationalbibliothek verzeichnet diese Publikation in der Deutschen Nationalbibliografie;
detaillierte bibliografische Daten sind im Internet unter http://dnb.d-nb.de abrufbar.

Hinweis
Im Sinne einer besseren Lesbarkeit wird teilweise auf die gleichzeitige Verwendung männlicher und weiblicher Sprachformen verzichtet. Alle Formen schließen Personen jeglichen Geschlechts ein.

1. Auflage 2025
ISBN 978-3-8047-4579-7

Maybachstr. 8, 70469 Stuttgart
www.wissenschaftliche-verlagsgesellschaft.de

Printed in Poland

Wissenschaftliche Redaktion: Anna Laurowski
Übersetzung: Błażej Gadziński
Lateinische Nomenklatur: Remigiusz Halikowski
Illustrationen (Bodypainting, Fotos): Sylwia Boryczko
Fotomodelle: Agata Senkowska, Jakub Rajtar
Dokumentationsfotos: Małgorzata Siarkiewicz
Buchgestaltung und Satz: Maciej Szłapka
Umschlagabbildung: Sylwia Boryczko
Umschlaggestaltung: eber; deblik, Berlin

Druck und Bindung: DIMOGRAF Sp. z o.o., Bielsko-Biała, Polen

INHALTSVERZEICHNIS

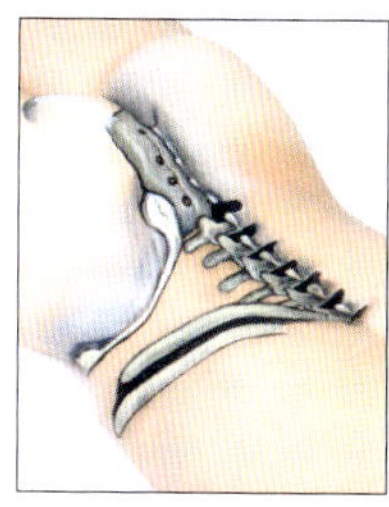

1. LENDENWIRBELSÄULE, ZWÖLFTE RIPPE

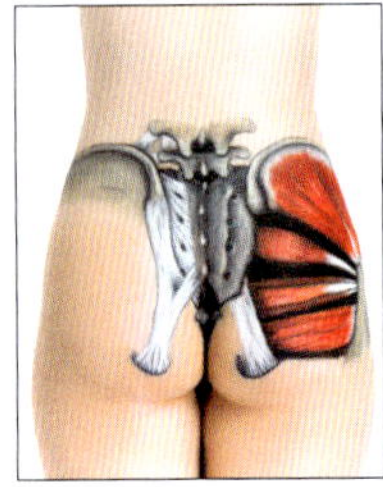

2. HINTERES BECKEN

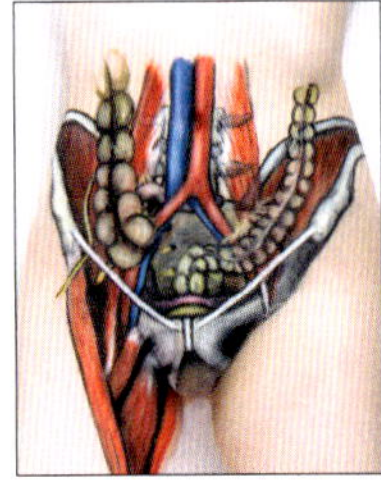

3. VORDERES BECKEN

4. VORDERER OBERSCHENKEL

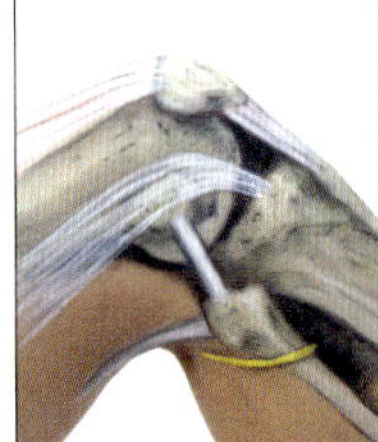

5. KNIEGELENK

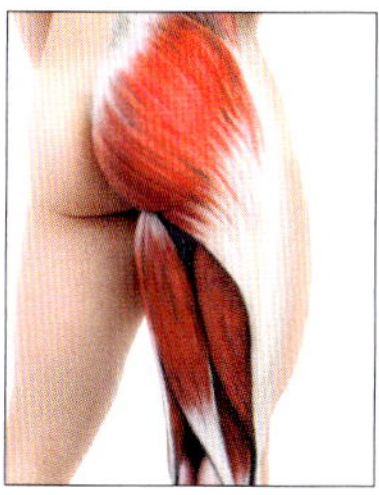

6. HINTERER OBERSCHENKEL

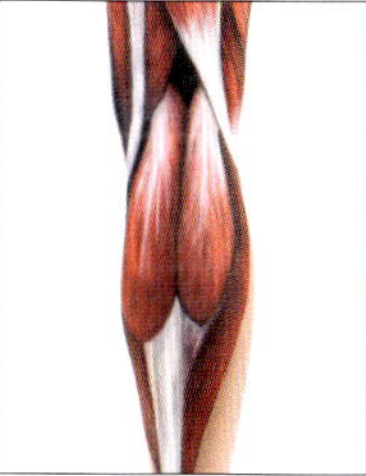

7. HINTERER UNTERSCHENKEL

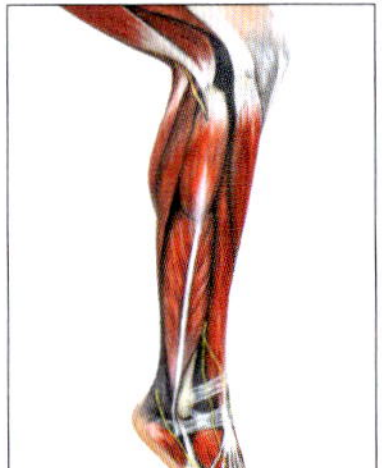

8. UNTERSCHENKEL VON VENTRAL UND LATERAL, FUSSRÜCKEN

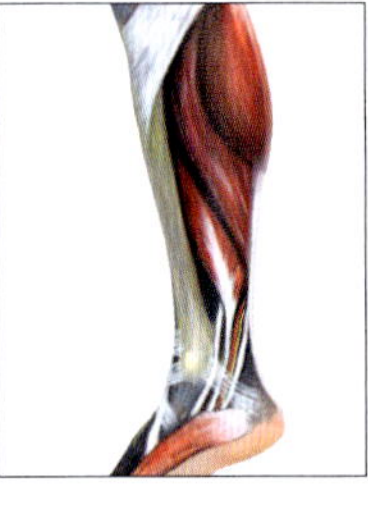

9. MEDIALER UNTERSCHENKEL, MEDIALER FUSS

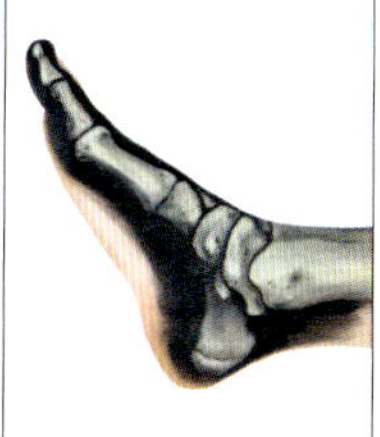

10. FUSS

VORWORT

Anatomiekenntnisse sind die Grundkompetenz der ärztlichen und physiotherapeutischen Tätigkeit. Der Bildungsprozess in diesem Bereich beschränkt sich oft auf theoretische Darstellung, die eventuell während des Unterrichts um die Verwendung von anatomischen Modellen und Präparierpräparaten ergänzt wird. Doch auch die fehlerfreie theoretische Beherrschung dieses Wissens reicht in der klinischen Praxis nicht aus. In der Ausbildung des medizinischen Personals sind Lehrveranstaltungen im Bereich Palpationsanatomie nicht oder nur in sehr begrenztem Umfang im Curriculum enthalten. Sie sind oft nur Teil der Lehrveranstaltungen einiger klinischer Fachrichtungen. Dadurch hat der Kliniker oft Schwierigkeiten, das Wissen der beschreibenden Anatomie auf einen konkreten Patientenfall zu übertragen. Die Fähigkeit, anatomische Strukturen an einer lebenden Person zu lokalisieren, ermöglicht die korrekte Identifizierung einer Schädigung eines bestimmten Organs, einer Verletzung oder eines Krankheitsprozesses. Dies ist von besonderer Bedeutung in der Diagnostik des Bewegungsapparates, wo selbst der Einsatz hochspezialisierter bildgebender Verfahren unzureichend und weniger aussagekräftig ist als eine zuverlässige klinische Untersuchung. Ebenso wichtig ist die korrekte Identifizierung von osteo-ligamentären Strukturen, Muskeln, Sehnen und neurovaskulären Bündeln bei der manuellen Behandlung. Mangelnde praktische Kenntnisse der Palpationsanatomie machen es schwierig, manchmal sogar unmöglich, die Behandlung korrekt und sicher durchzuführen.

Palpationsanatomie ist ein Werk, das für alle manuellen Therapeuten (Osteopathen, Chiropraktiker, Physiotherapeuten) sowie für Ärzte und Medizinstudenten bestimmt ist. Für Ärzte und Medizinstudenten wird es vor allem im Orthopädie-, Unfallchirurgie-, Rheumatologie- oder medizinischen Rehabilitationsunterricht nützlich sein. Es ist eine wunderbare Ergänzung zu Lehrbüchern der beschreibenden und topographischen Anatomie.

Die Autoren stellten sich eine schwierige Aufgabe, die sie vorbildlich meisterten. Das Buch ist mit reichhaltigem Bildmaterial versehen. Die Textebene ermöglicht das selbstständige Auffinden der beschriebenen Strukturen unter Berücksichtigung der korrekten Ausgangsposition des Patienten und des Therapeuten. Die dreidimensional und oft in vielen Schichten angeordneten anatomischen Strukturen, die sich unter der Haut befinden, richtig abzubilden, ist eine schwierige Aufgabe. Außerdem machen es individuelle Unterschiede erforderlich, jedes Mal die Lokalisation jeder Struktur zu bestätigen. Dennoch ist es den Autoren gelungen, die Palpationsuntersuchung für jede:n Leser:in sehr anschaulich und verständlich darzustellen. Jede der untersuchten Strukturen ist sehr sorgfältig abgebildet, wobei besonderes Augenmerk auf die anatomischen und strukturellen Beziehungen zwischen den untersuchten Elementen gelegt wurde. Gleichzeitig verzichtete man auf Strukturen, die die Lesbarkeit der präsentierten Abbildungen beeinträchtigen könnten.

Dieser praktische *Atlas der Palpationsanatomie* ist ein Werk erfahrener Osteopathen. Sie sind seit vielen Jahren Experten auf ihrem Gebiet. Sie unterrichten sowohl Anatomie am lebenden Menschen als auch manuelle Therapietechniken und setzen ihr Wissen täglich in der Arbeit mit Patienten ein. Das gesamte in diesem Werk vorgestellte Material basiert auch auf gründlichen Kenntnissen der beschreibenden, topografischen und Sektionsanatomie. Die Autoren präsentierten alle Themen gekonnt anhand von Abbildungen, die in Zusammenarbeit mit einer Künstlerin entstanden sind, die sich täglich mit Bodypainting beschäftigt. Als Ergebnis dieser Verbindung von Kunst und Wissenschaft ist ein wunderbares, lesbares und wertvolles Handbuch der Palpationsanatomie entstanden. Dieser Atlas der palpatorischen Anatomie sollte im Bücherregal jedes manuellen Therapeuten stehen.

Dr. Med. Przemysław Bławat,
Facharzt für Thoraxchirurgie

EINFÜHRUNG

Der *Atlas der Palpationsanatomie* wurde als Zusammenarbeit eines Autorenteams entwickelt. Ursprünglich entstand die Idee, ein solches Buch zu erstellen, aus didaktischen Bedürfnissen der Autoren. Im praktischen und theoretischen Unterricht auf dem Gebiet der Palpationsanatomie bemerkten sie das Fehlen eines Lehrbuchs, das die untersuchten anatomischen Strukturen richtig visualisiert. Sie bemerkten auch, dass Bilder im modernen Bildungsprozess am besten von den Studierenden aufgenommen werden, weshalb sie bewusst auf lange Beschreibungen von Untersuchungsvorgängen verzichteten. Die Autoren versuchten, unter Zuhilfenahme von beschreibender Anatomie, Dissektionen und ihrer eigenen Praxis im Beruf des Osteopathen, obwohl teilweise einige Vereinfachungen notwendig waren, das Erscheinungsbild der untersuchten anatomischen Strukturen möglichst getreu wiederzugeben. Sie wollten die Möglichkeiten der Osteopathie beim Erkennen anatomischer Strukturen aufzeigen und die Leser für die Bedeutung anatomischer Kenntnisse in der Praxis sensibilisieren. Sie sind davon überzeugt, dass gute anatomische Kenntnisse verbunden mit der Fähigkeit, anatomische Strukturen zu finden, eine unbedingte Grundlage für diagnostische und therapeutische Verfahren sind. Daher dürfte der *Atlas der Palpationsanatomie* für Osteopathen, Physiotherapeuten, Ärzte und Studenten der Medizin sowie der Physiotherapie von Interesse sein. Die Autoren möchten ihren Dank an die Lehrer aussprechen, die ihr Wissen und ihre Erfahrung an sie weitergegeben haben. Dank gilt auch den Studenten und Teilnehmern der Palpations-Kurse. Dank ihnen entwickelt und verbessert sich die dargestellte Methode weiter.

Anna Gawryszewska D.O., Marcin Fluder D.O., Rafał Marciniak D.O.

LITERATUR

Agur A.M.R., Dalley A.F., *Grant's. Atlas of Anatomy*, wyd. 13, Wolters Kluwer/Lippincot Williams & Wilkins, New York–Stuttgart.

Bochenek A., *Anatomia człowieka. Anatomia ogólna, kości, stawy i więzadła, mięśnie*, t. 1, wyd. 10, PZWL, Warszawa.

Bochenek A., *Anatomia człowieka. Układ naczyniowy*, t. 3, wyd. 8, PZWL, Warszawa.

Bochenek, A., *Anatomia człowieka. Układ nerwowy obwodowy*, t. 5, wyd. 3, PZWL, Warszawa.

Clemente C.D., *Anatomy Dissector*, wyd. 3, Wolters Kluwer/Lippincot Williams & Wilkins, New York–Stuttgart.

Gould D.J., Franklin S.R., MacPherson B.R., Thieme Dissector, wyd. 1, Thieme, New York–Stuttgart.

Sobotta, red. Putz R., Pabst R., *Atlas anatomii człowieka. Tułów, narządy wewnętrzne, kończyna dolna*, t. 2, wyd. 3 polskie, Elsevier Urban & Partner, Wrocław 2006.

Schuenke M., Schulte E., Schumacher U., *Prometeusz. Atlas anatomii człowieka*, t. 1–3 (nomenklatura angielska), MedPharm Polska, Wrocław 2016/2020.

Stecco C., *Atlas funkcjonalny układu powięziowego człowieka*, wyd. 1 polskie, Calilea Press, Poznań 2016.

Willard F.H. et al., *The thoracolumbar fascia: anatomy, function and clinical considerations*, „Journal of Anatomy" 2012, 221(6), s. 507–536.

Willard F.H. et al., *A descriptorion of the lumbar interfascial triangle and its relation with the lateral raphe: anatomical constituents of load transfers through the lateral margin of the thoracolumbar fascia*, „Journal of Anatomy" 2012, 221(6), s. 568–576.

VERZEICHNIS DER LATEINISCHEN ABKÜRZUNGEN

a. – arteria	art. – articulatio
v. – vena	lig. – ligamentum
m. – musculus	mm. – musculi
n. – nervus	nn. – nervi
sup. – superior	inf. – inferior
ant. – anterior	post. – posterior
med. – mediale	lat. – laterale

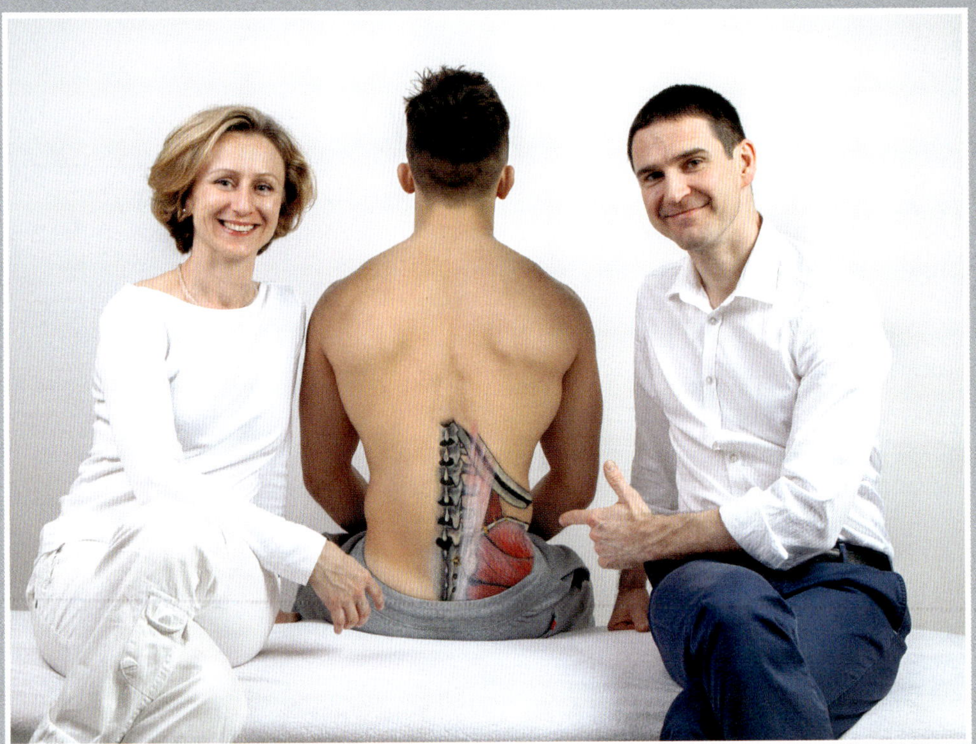

Anna Gawryszewska
Jakub Rajtar
Marcin Fluder

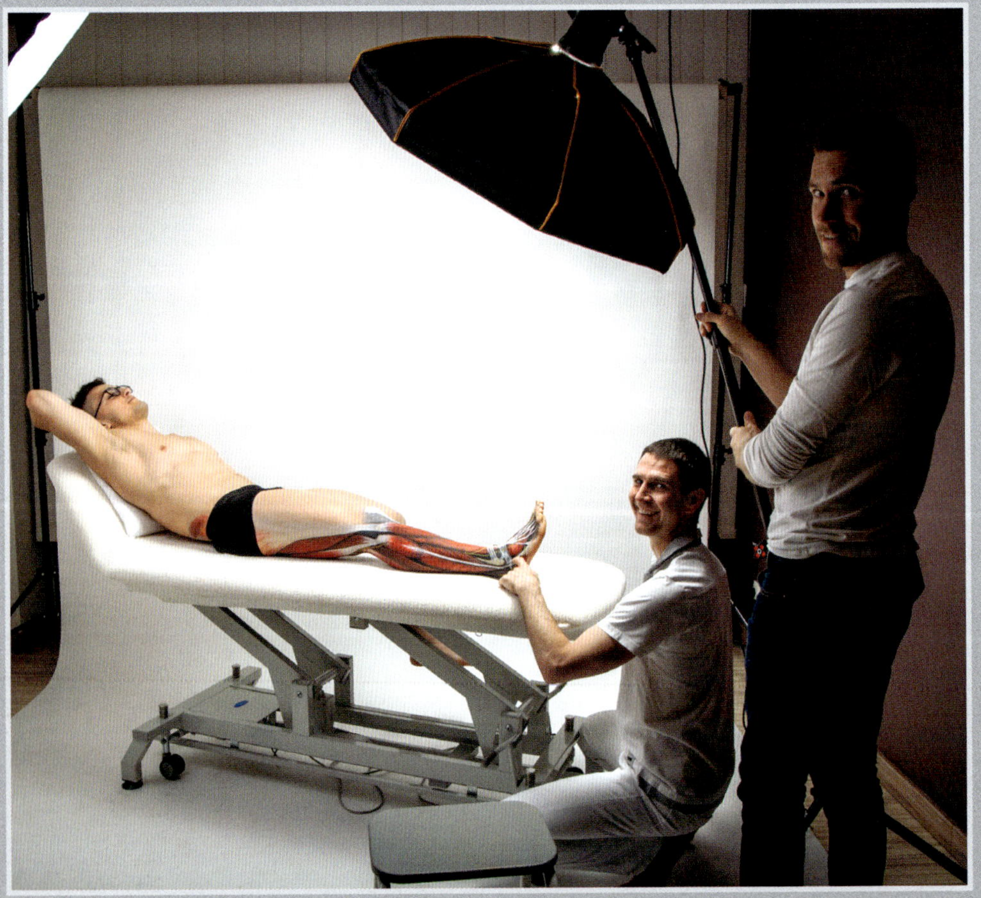

Jakub Rajtar (Patient)
Marcin Fluder (Therapeut)
Rafał Marciniak (Beleuchtung)

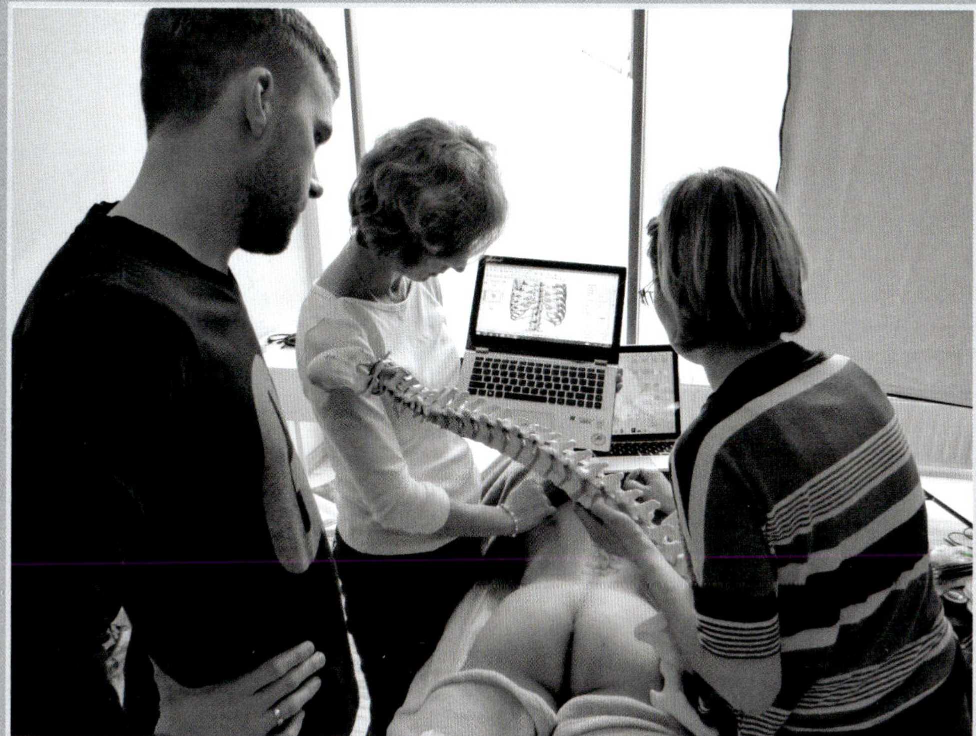

Rafał Marciniak
Anna Gawryszewska
Sylwia Boryczko

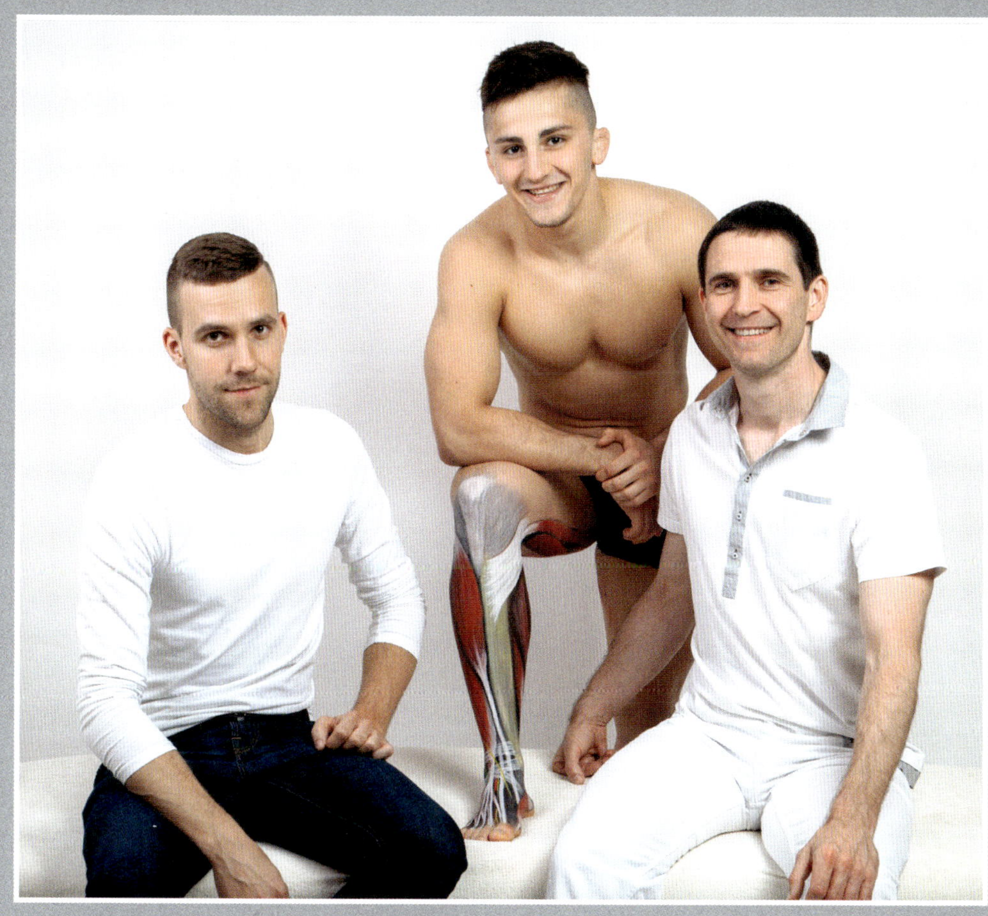

Marcin Fluder (rechts)
Jakub Rajtar
Rafał Marciniak

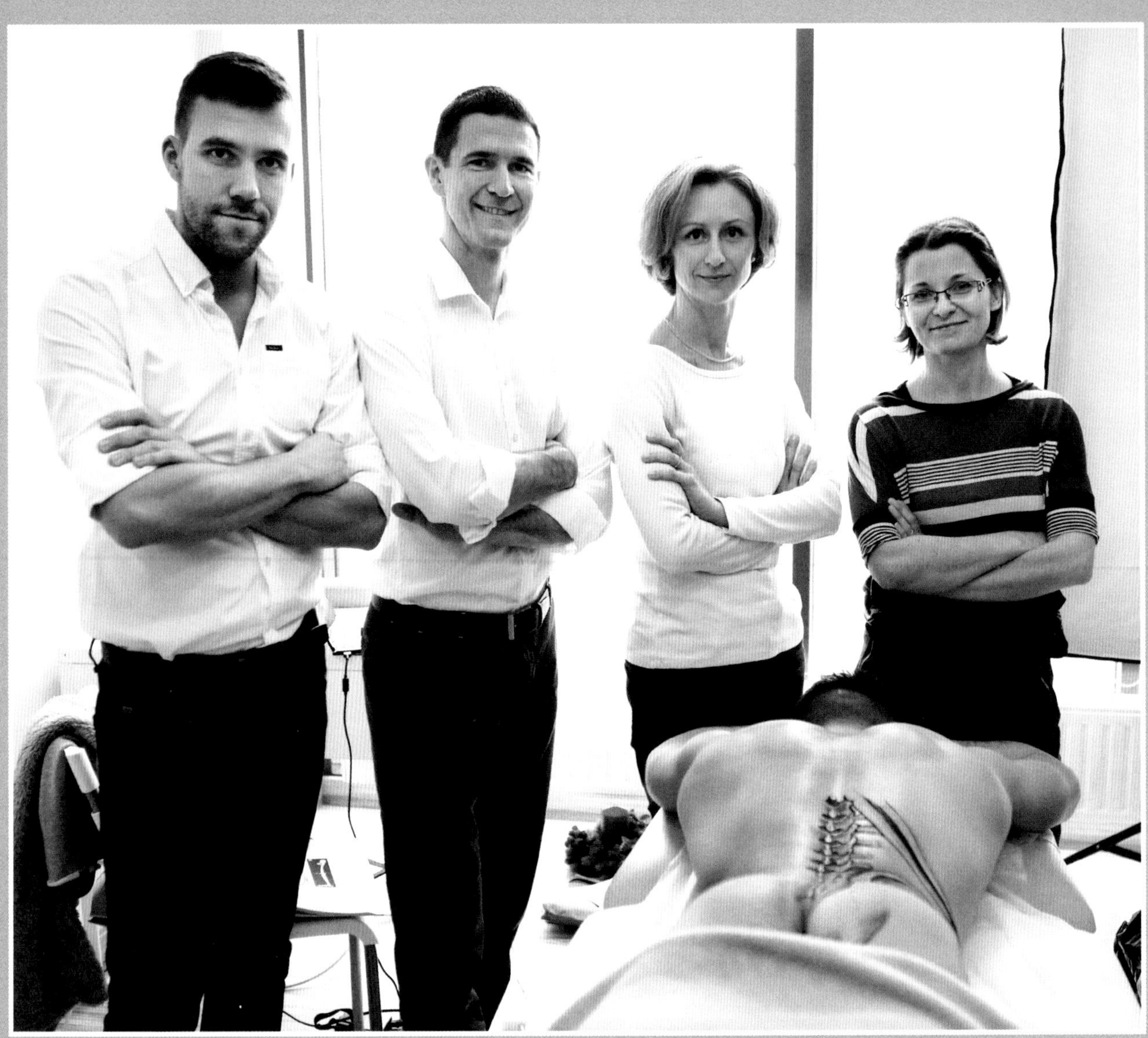

Von rechts: Sylwia Boryczko, Anna Gawryszewska, Marcin Fluder, Rafał Marciniak

ATLAS der PALPATIONSANATOMIE

BAND 1

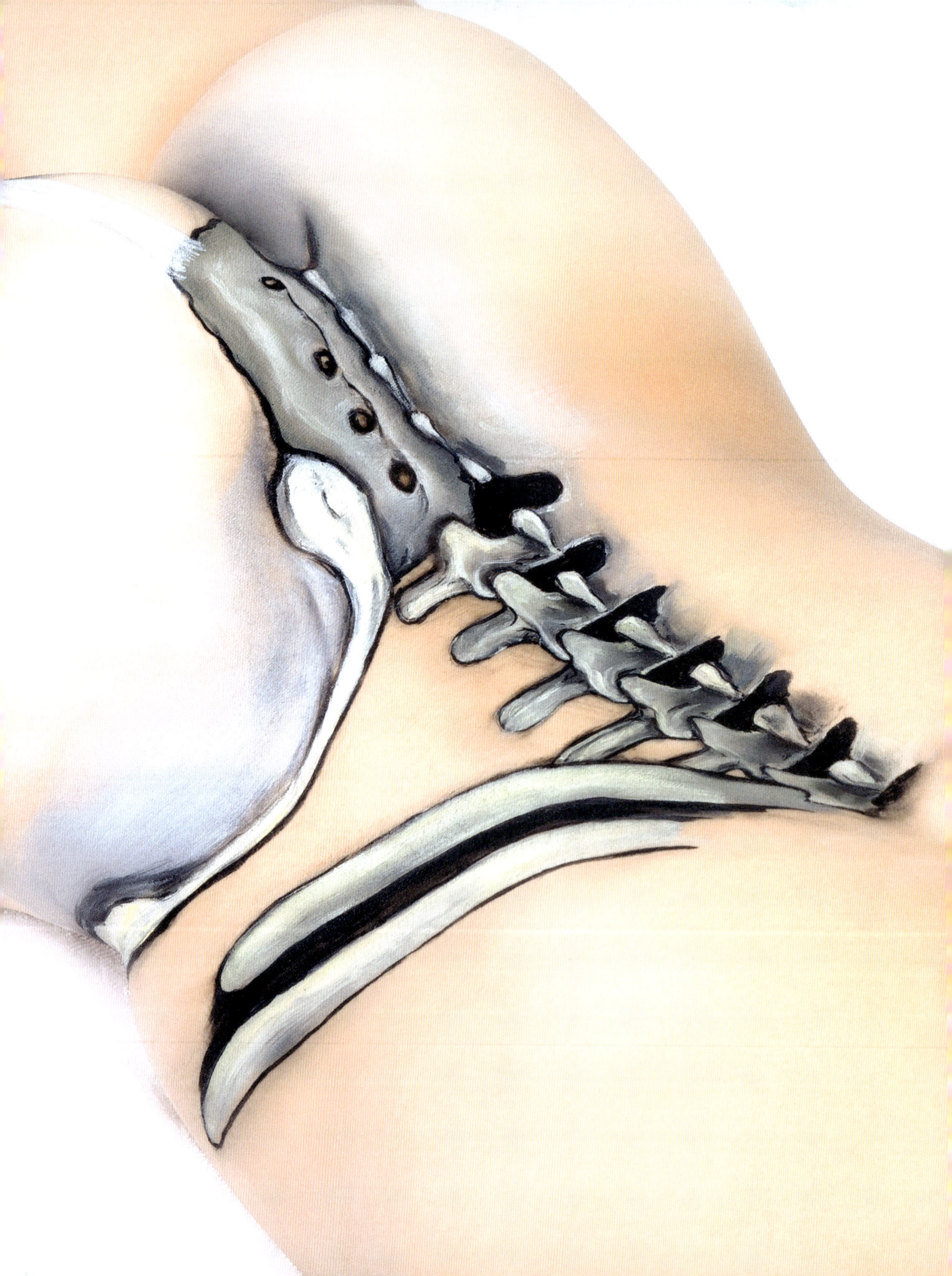

1

LENDENWIRBELSÄULE ZWÖLFTE RIPPE

1.1. Seitliche Beckenfläche

Pelvis

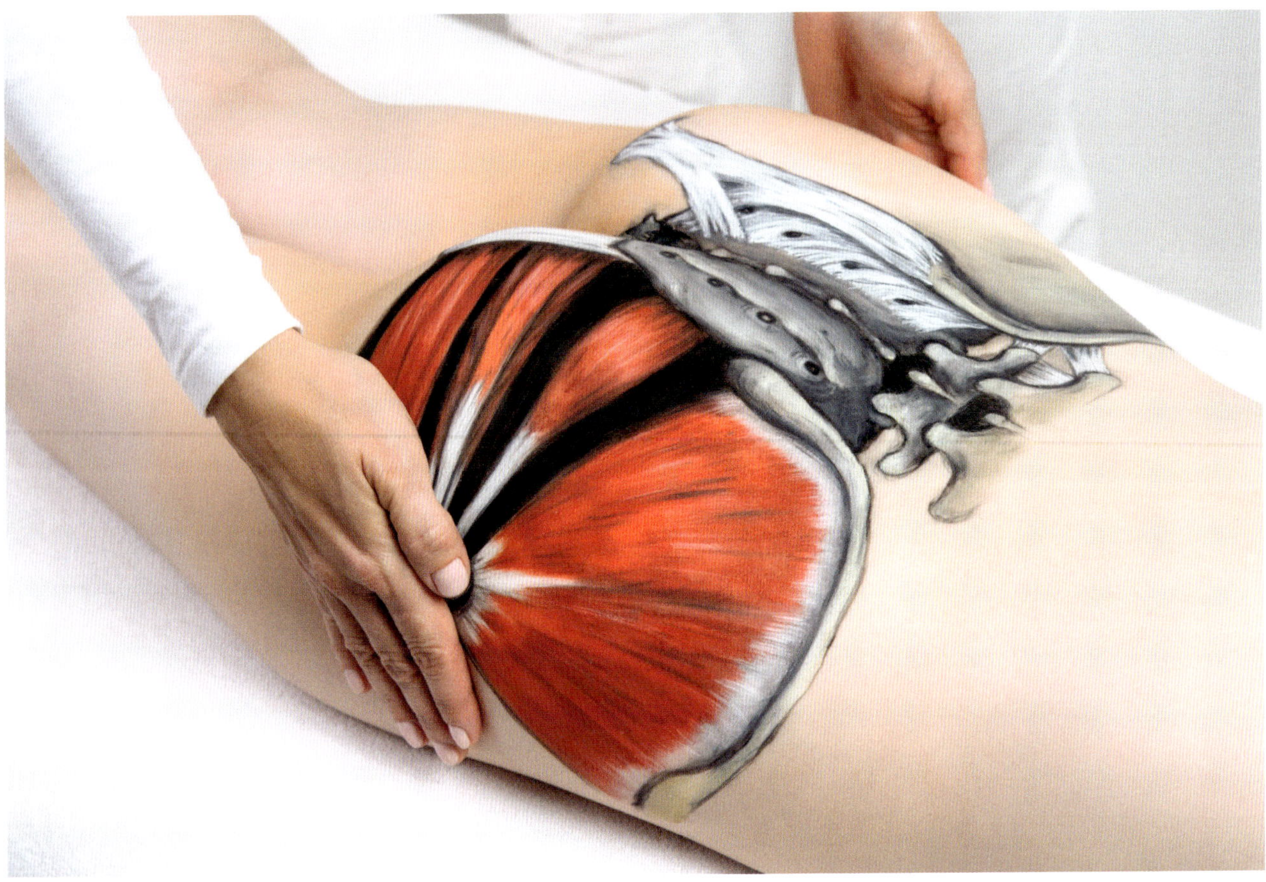

Ausgangsposition des Patienten

Bauchlage.

Ausgangsposition der Therapeutin

Die Therapeutin steht in Höhe des Oberschenkels des Patienten, in Richtung seines Kopfes gewandt. Sie legt ihre Hände auf die seitliche Fläche beider Trochanter major.

Ausführung der Palpation

Die Therapeutin versetzt ihre Hände von den Trochanter major in Richtung der höchsten Punkte der Beckenkämme. Sie ertastet die Form der seitlichen Beckenfläche.

1.2. Beckenkamm links und rechts

Crista iliaca (pl.)

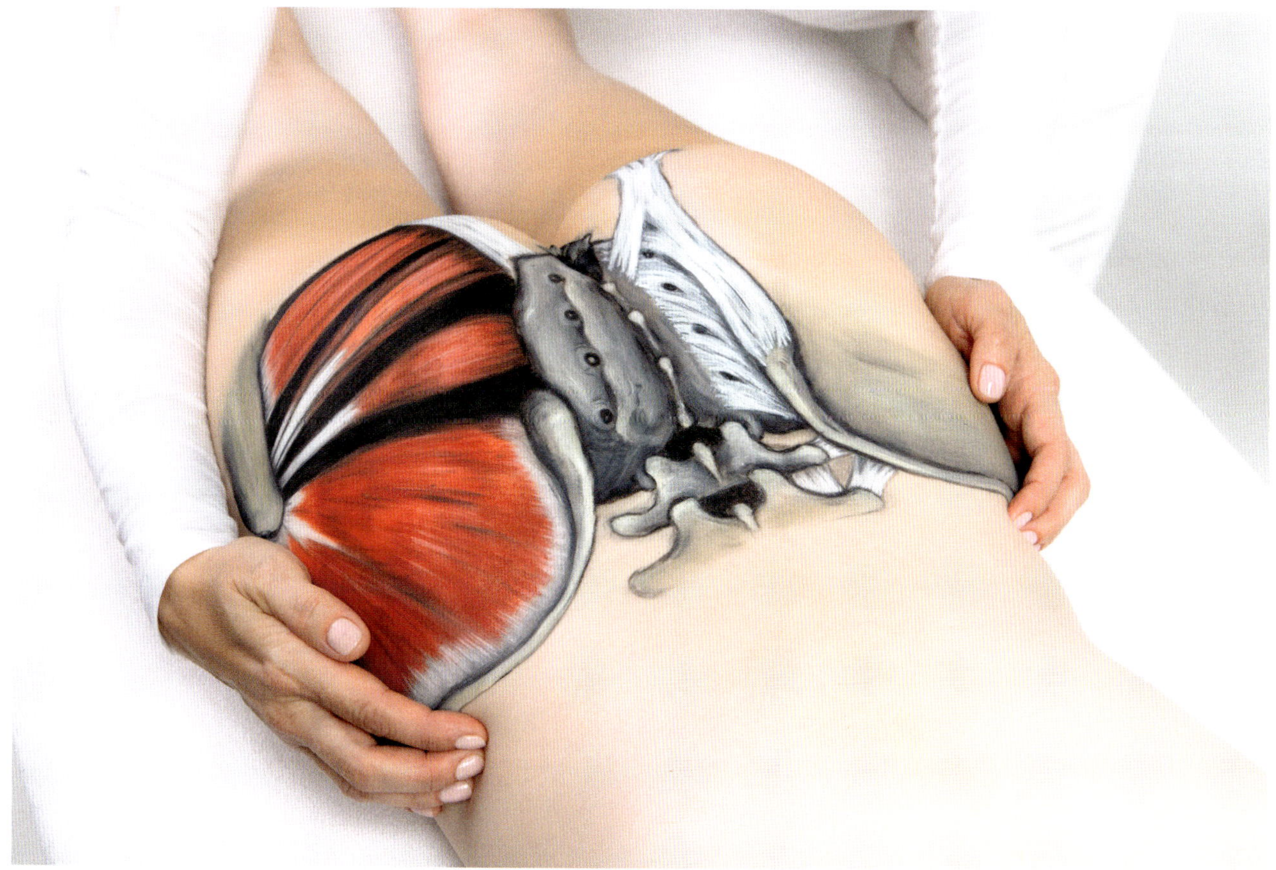

Ausgangsposition des Patienten

Bauchlage.

Ausgangsposition der Therapeutin

Die Therapeutin steht in Höhe des Oberschenkels des Patienten, in Richtung seines Kopfes gewandt.

Ausführung der Palpation

Die Therapeutin legt ihre Finger auf die seitliche Fläche der Beckenkämme. Sie palpiert bilateral den oberen Rand des Beckenkamms durch die Bauchmuskeln.

1.3. Beckenkamm links und rechts

Crista iliaca (pl.)

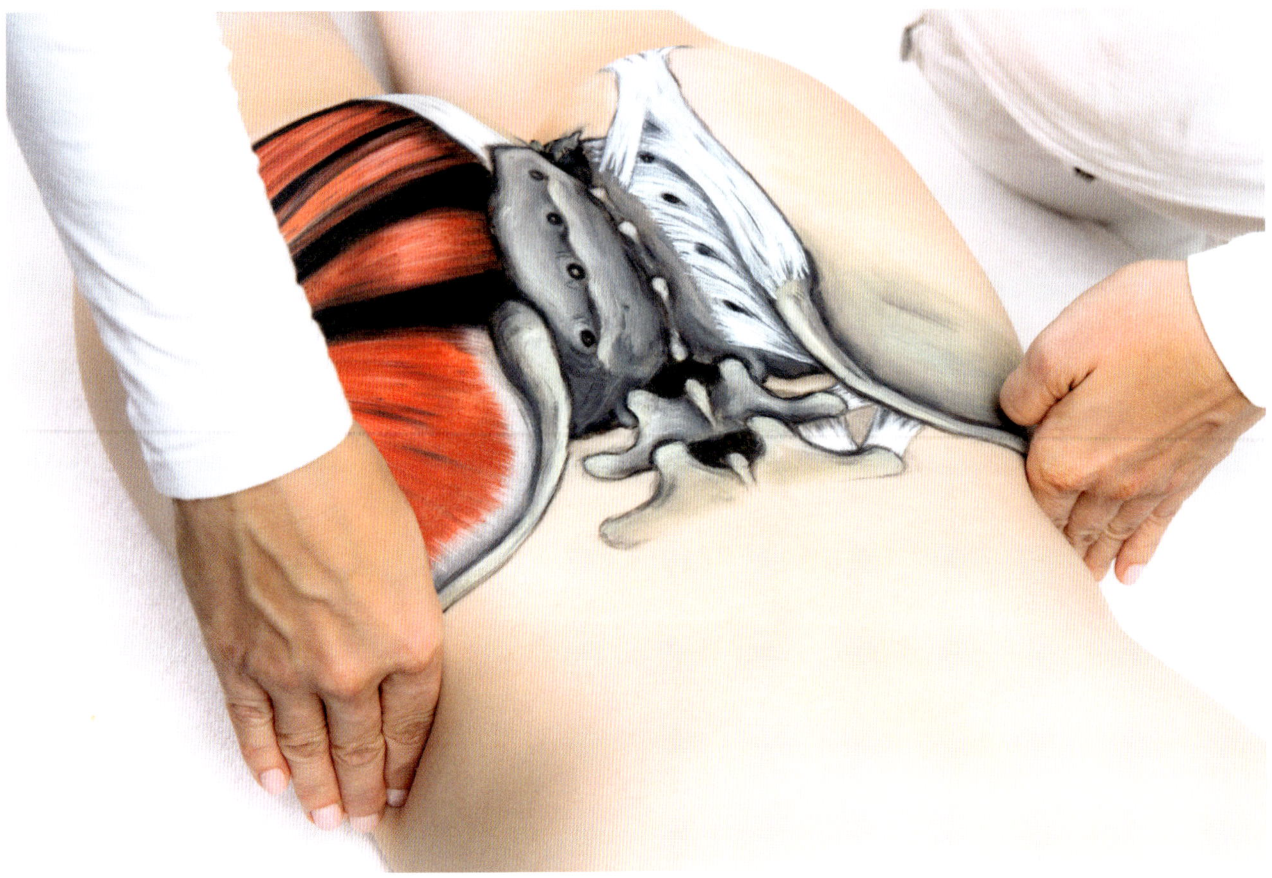

Ausgangsposition des Patienten

Bauchlage.

Ausgangsposition der Therapeutin

Die Therapeutin steht in Höhe der Becken des Patienten, in Richtung seines Kopfes gewandt.

Ausführung der Palpation

Die Therapeutin palpiert die sogenannten Darmbeinhöcker (Tuberculum iliacum). Sie legt ihre Finger auf die höchsten Punkte des rechten und linken Beckenkamms.

1.4. Höchster Punkt der Beckenschaufeln

Crista iliaca (pl.)

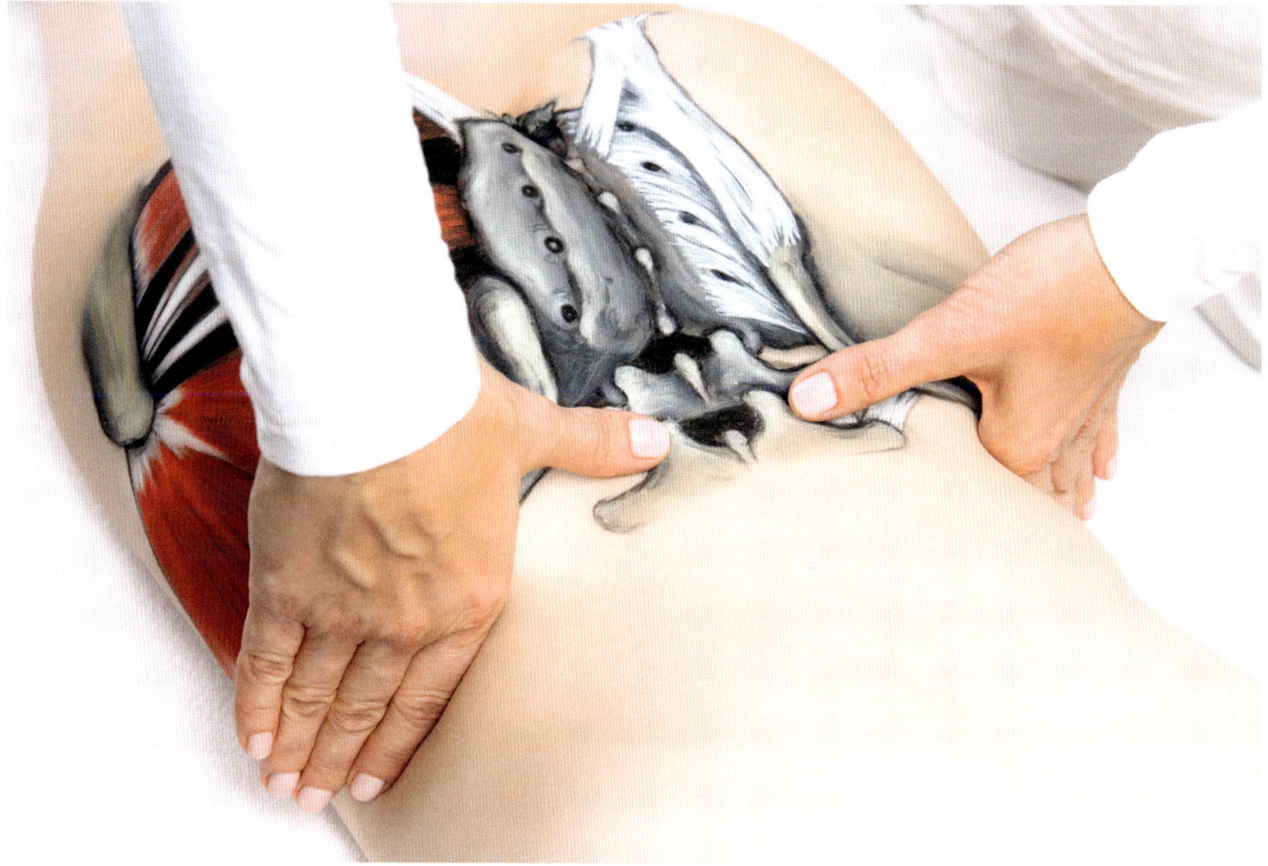

Ausgangsposition des Patienten

Bauchlage.

Ausgangsposition der Therapeutin

Die Therapeutin steht in Höhe des Beckens des Patienten, in Richtung seines Kopfes gewandt. Sie legt ihre Hände bilateral auf den Darmbeinhöcker. Die Daumen sind in Richtung der Wirbelsäule ausgerichtet.

Ausführung der Palpation

Die Therapeutin erfasst eine gedachte Linie, die den Darmbeinhöcker beider Beckenkämme verbindet. Der Begriff Darmbeinhöcker bezeichnet den höchsten gelegenen Punkt des Beckenkamms.

1.5. Höchster Punkt der Beckenschaufeln

Crista iliaca, spatium interspinale/interspinalis L4/L5

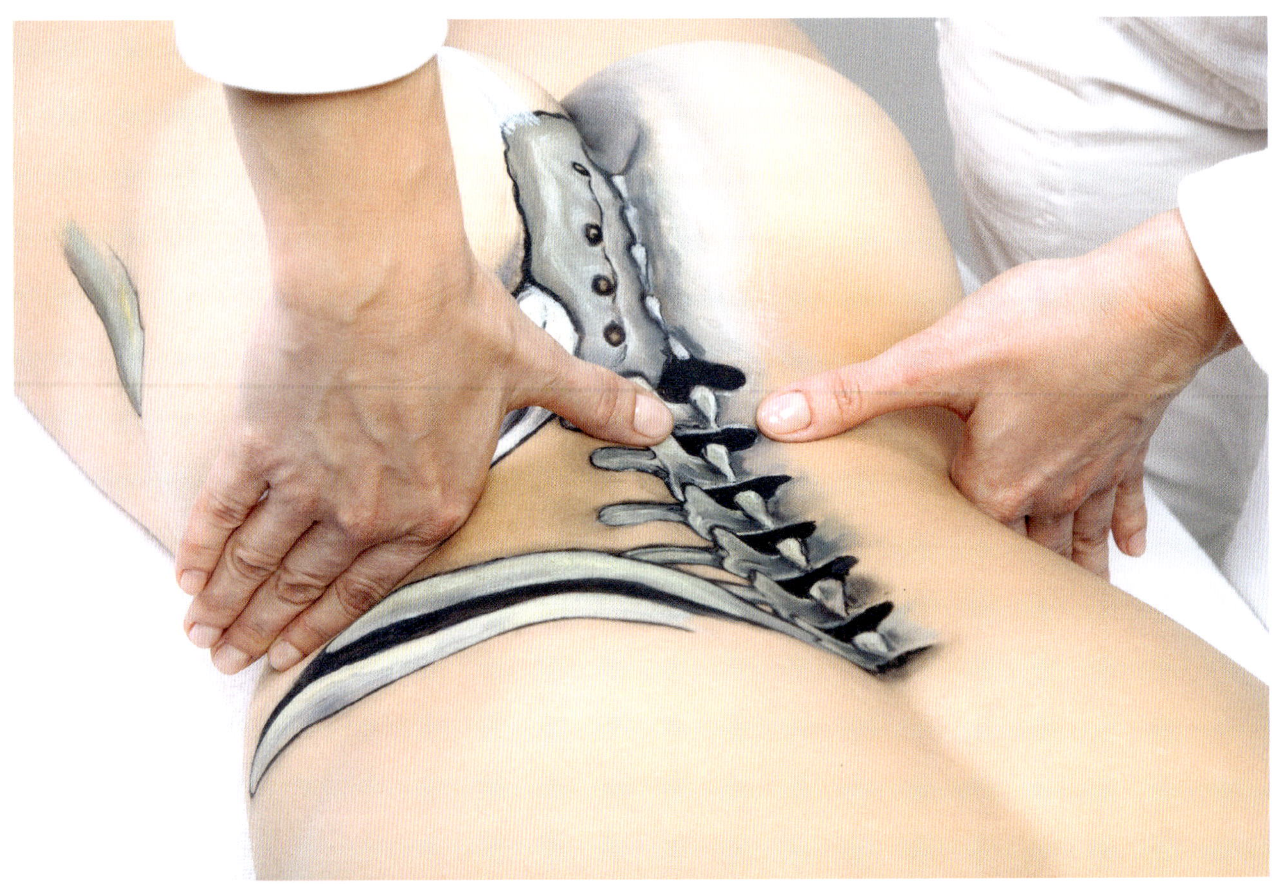

Ausgangsposition des Patienten

Bauchlage.

Ausgangsposition der Therapeutin

Stehend, auf der Beckenhöhe des Patienten, dem Kopf des Patienten zugewandt. Die Finger liegen an den höchsten Punkten der Beckenschaufeln, die Daumen sind zur Wirbelsäule gerichtet.

Ausführung der Palpation

Die Therapeutin legt eine Gerade, die die höchsten Punkte der Beckenkämme (Cristae iliacae) bestimmt. Die gedachte Linie verläuft durch den Raum zwischen dem vierten und dem fünften LWK. Die Lage des Interspinalraums L4/L5 ist von der Ausprägung der lumbalen Lordose abhängig.

1.6. Zwischenwirbelraum L4/L5

Spatium interspinalis L4/L5 (pl.)

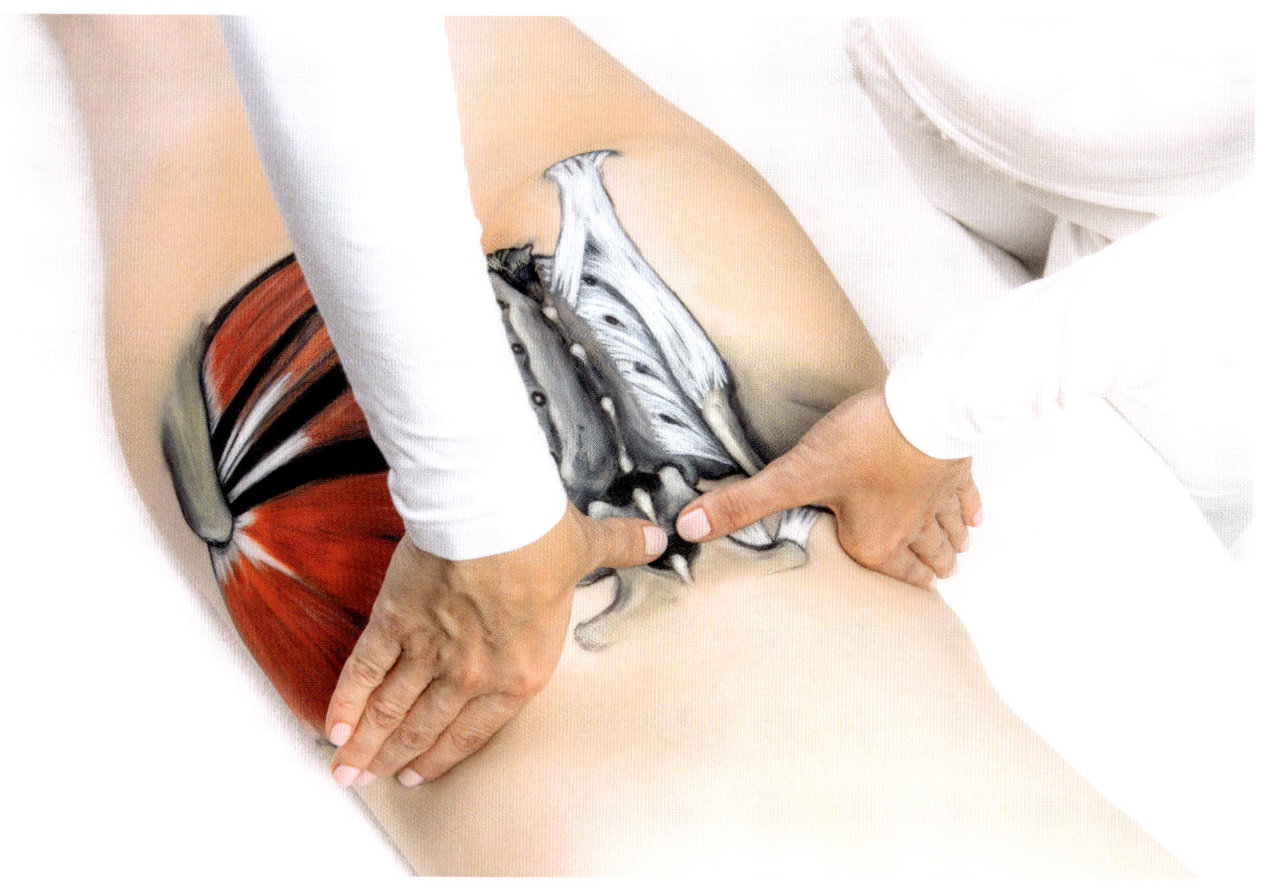

Ausgangsposition des Patienten

Bauchlage.

Ausgangsposition der Therapeutin

Die Therapeutin steht in Höhe des Beckens des Patienten, in Richtung seines Kopfes gewandt.

Ausführung der Palpation

Die Therapeutin sucht den Zwischenwirbelraum L4/L5 entlang der gedachten Linie, die die höchsten Referenzpunkte der beiden Beckenkämme verbindet. Sie spürt das atemabhängige Öffnen und Schließen des Zwischenwirbelraumes.

1.7. Zwischenwirbelraum L4/L5

Spatium interspinalis L4/L5 (pl.)

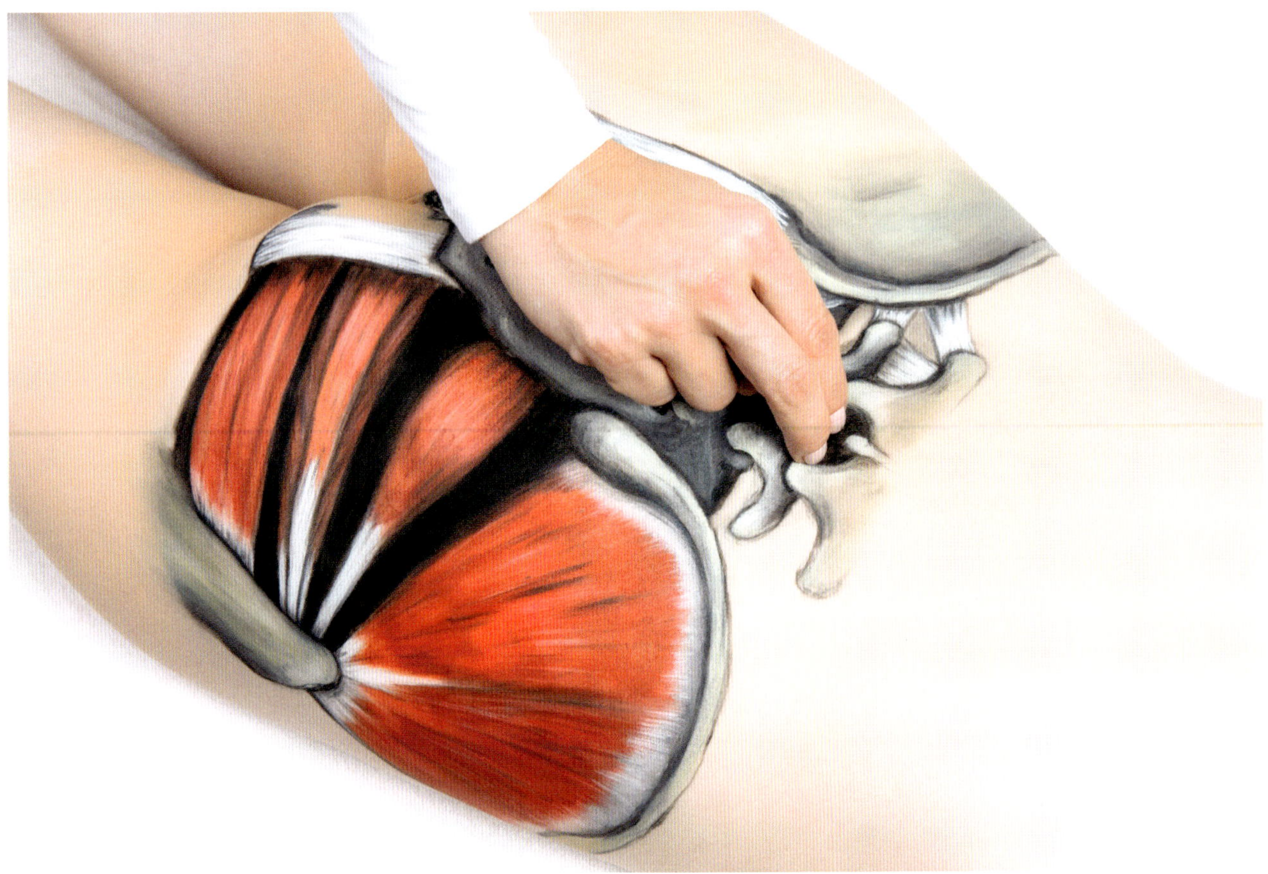

Ausgangsposition des Patienten

Bauchlage.

Ausgangsposition der Therapeutin

Die Therapeutin steht in Höhe des Beckens des Patienten, in Richtung seines Kopfes gewandt. Die Finger sind entlang der gedachten Linie ausgerichtet, die die höchsten Punkte beider Beckenkämme verbindet.

Ausführung der Palpation

Die Therapeutin untersucht den Zwischenwirbelraum L4/L5. Sie spürt das atemabhängige Öffnen und Schließen des Zwischenwirbelraumes.

1.8. Zwischenwirbelraum L5/S1

Spatium interspinalis L5/S1 (pl.)

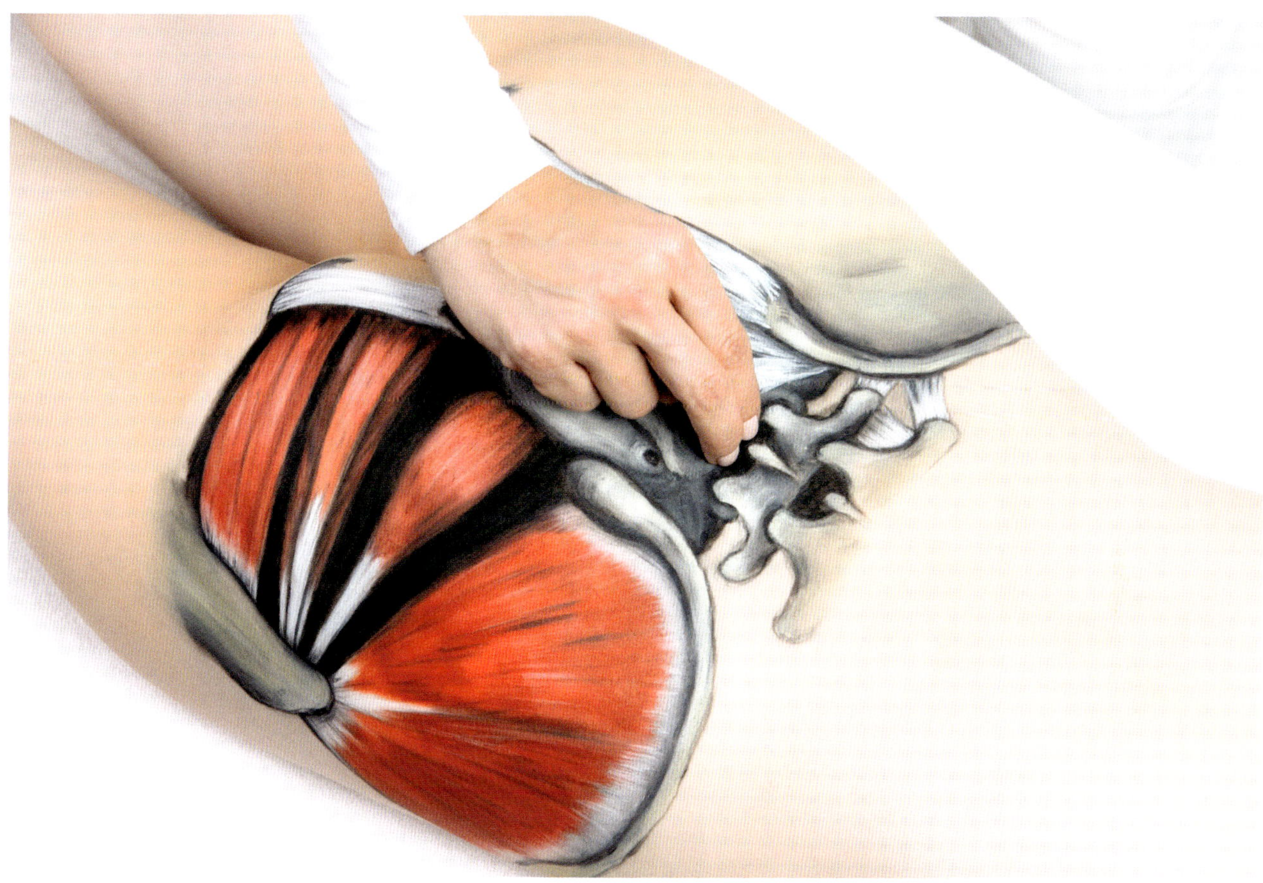

Ausgangsposition des Patienten

Bauchlage.

Ausgangsposition der Therapeutin

Die Therapeutin steht in Höhe des Beckens des Patienten, in Richtung seines Kopfes gewandt. Sie verschiebt ihre Finger vom Zwischenwirbelraum L4/L5 nach distal.

Ausführung der Palpation

Die Therapeutin lokalisiert den Zwischenwirbelraum L5/S1. Der zu palpierende Zwischenwirbelraum befindet sich unterhalb der gedachten Linie, die die höchsten Punkte beider Beckenkämme verbindet.

1.9. Zwischenwirbelraum L5/S1

Spatium interspinalis L5/S1 (pl.)

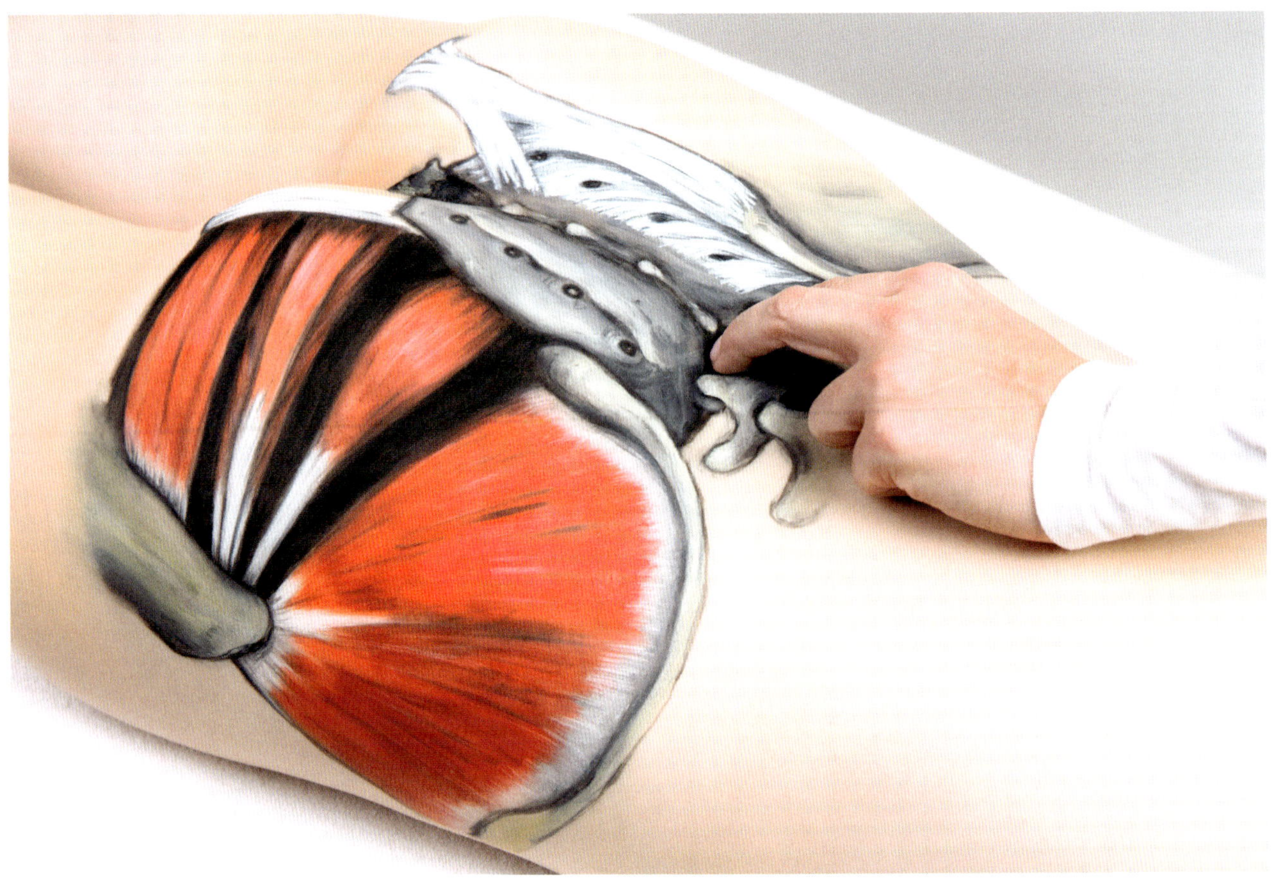

Ausgangsposition des Patienten

Bauchlage.

Ausgangsposition der Therapeutin

Die Therapeutin steht in Höhe der Schultergürtel des Patienten, in Richtung seiner Füße gewandt.

Ausführung der Palpation

Die Therapeutin palpiert den Zwischenwirbelraum L5/S1. Sie spürt das atemabhängige Öffnen und Schließen des Zwischenwirbelraumes.

1.10. Dornfortsatz L5

Processus spinosus L5

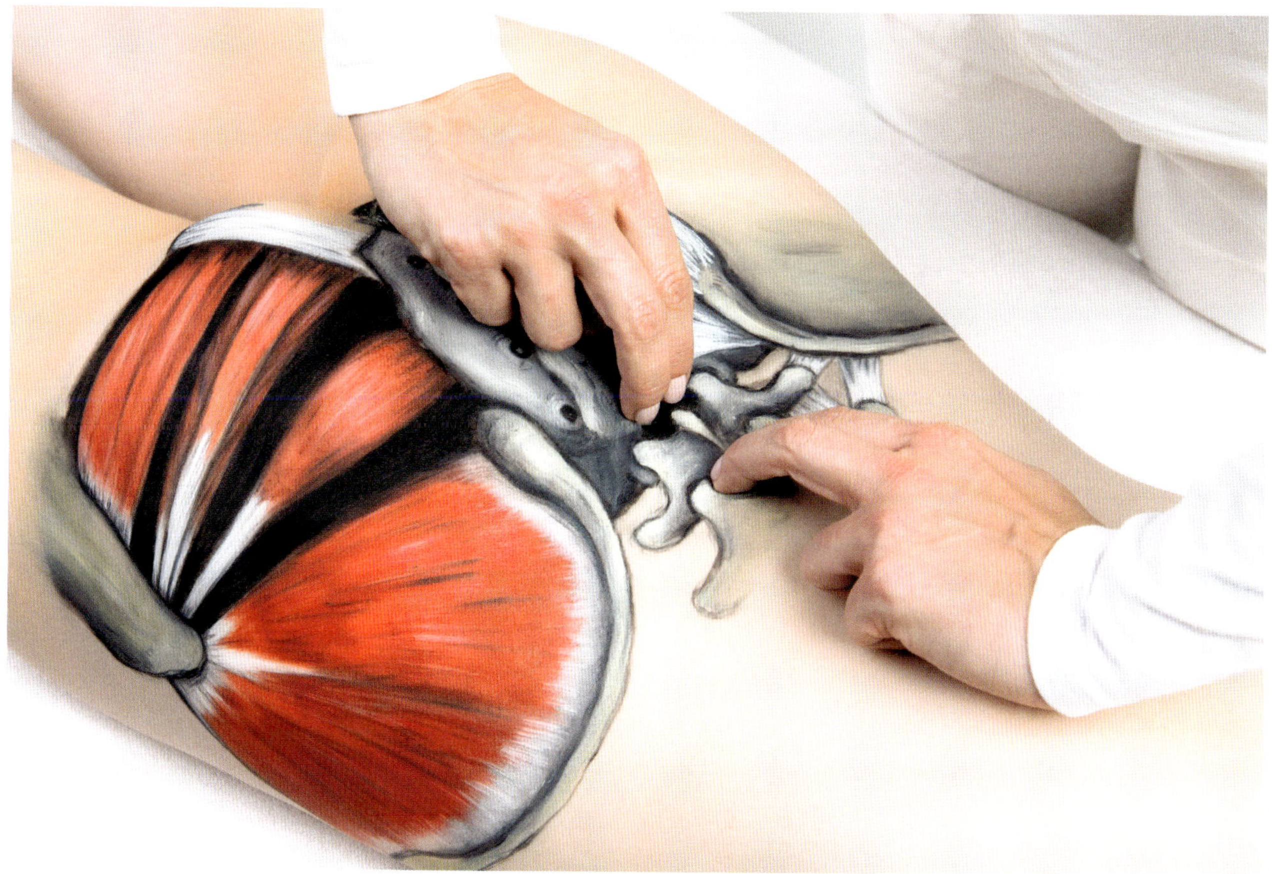

Ausgangsposition des Patienten

Bauchlage.

Ausgangsposition der Therapeutin

Die Therapeutin steht in Höhe des Beckens des Patienten. Die Finger der rechten Hand liegen im Zwischenwirbelraum L5/S1, die der linken Hand im Raum L4/L5.

Ausführung der Palpation

Die Therapeutin lokalisiert den Dornfortsatz L5. Sie spürt das atemabhängige Öffnen und Schließen des Zwischenwirbelraumes.

1.11. Zwischenwirbelbänder

Lig. interspinalia

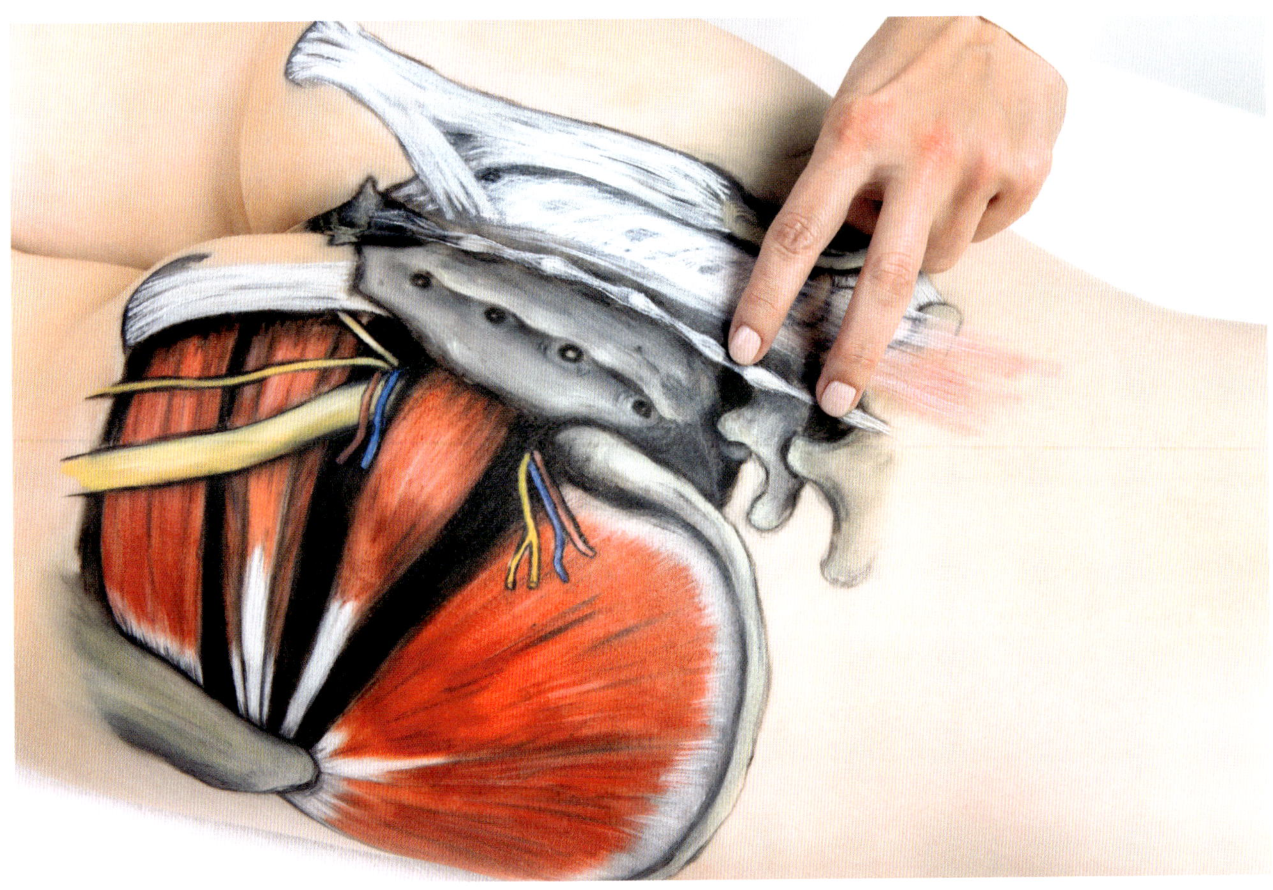

Ausgangsposition des Patienten

Bauchlage.

Ausgangsposition der Therapeutin

Die Therapeutin steht in Höhe des Beckens des Patienten. Die Finger befinden sich in den Räumen zwischen den Dornfortsätzen L4, L5, S1.

Ausführung der Palpation

Die Therapeutin untersucht die Zwischenwirbelräume L4/L5 und L5/S1. Sie erfasst den Widerstand der Bänder, die entlang der Wirbelsäule verlaufen und die distalen Anteile der Dornfortsätze verbinden. Sie ertastet auch die Ränder der benachbarten Dornfortsätze.

1.12. Dornfortsatzband

Lig. supraspinale

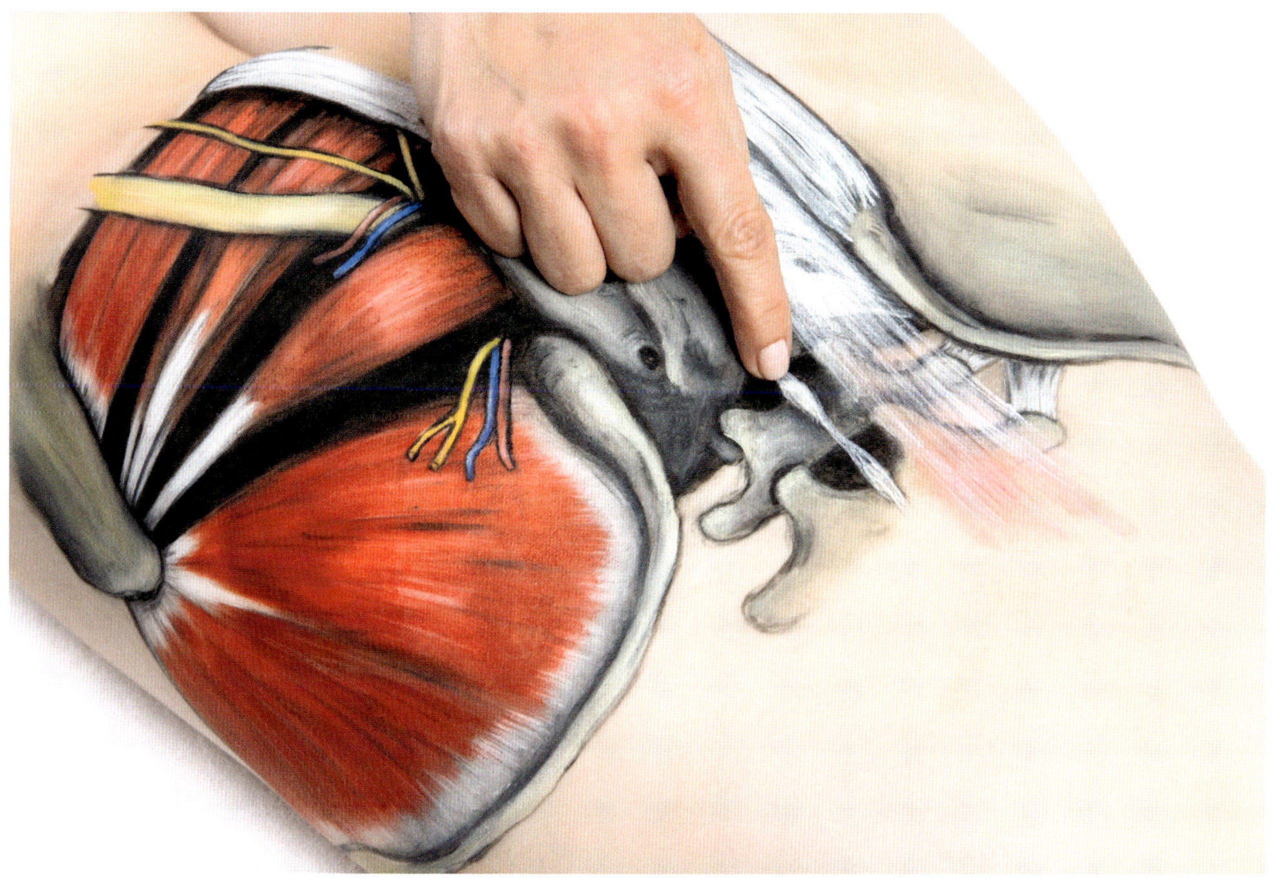

Ausgangsposition des Patienten

Bauchlage.

Ausgangsposition der Therapeutin

Die Therapeutin steht in Höhe des Beckens des Patienten.

Ausführung der Palpation

Die Therapeutin untersucht die dorsale Seite des Dornfortsatzes L5/S1. Sie erfasst den Widerstand der Bänder, die entlang der Wirbelsäule verlaufen und die distalen Anteile der Dornfortsätze verbinden. Sie ertastet auch die Ränder der benachbarten Dornfortsätze.

1.13. Dornfortsatz S1

Processus spinosus S1

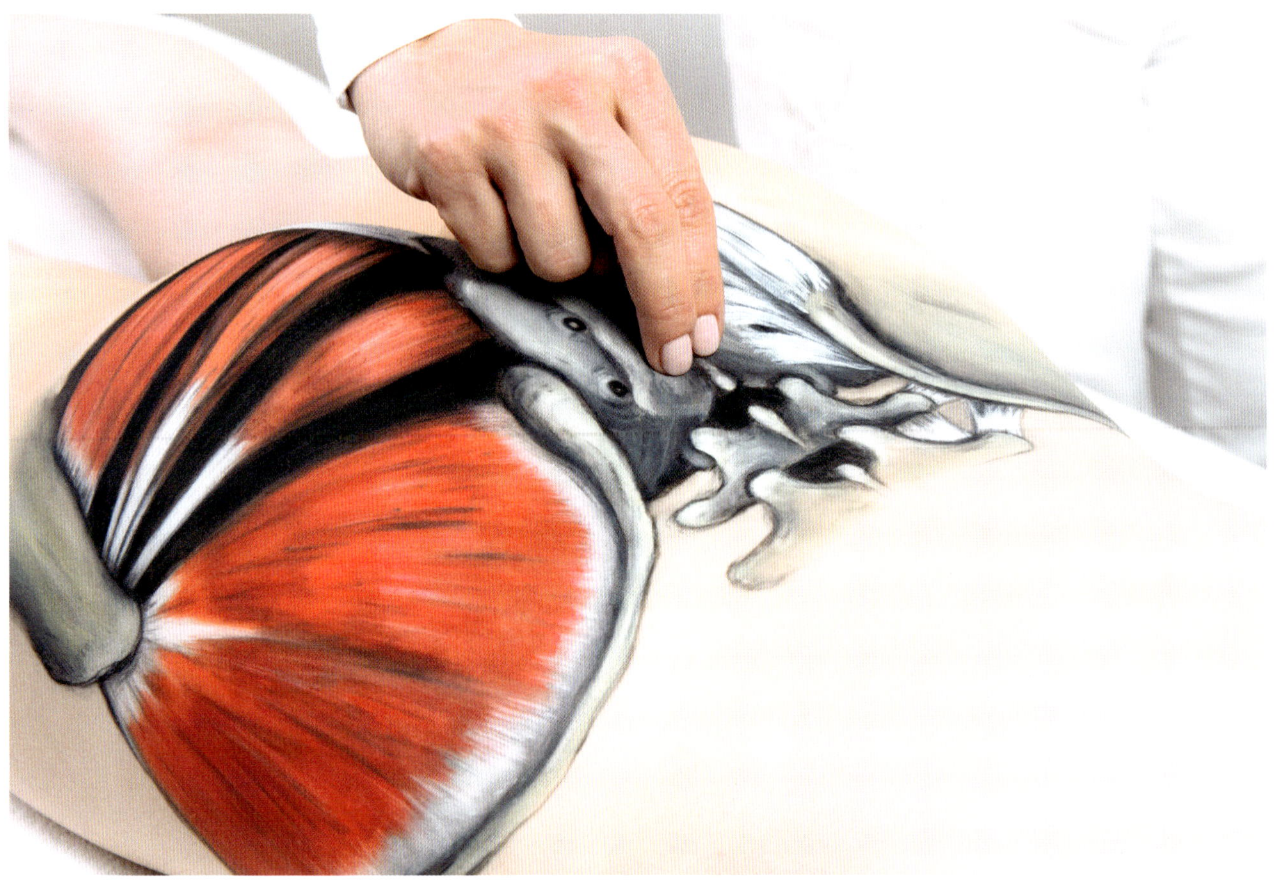

Ausgangsposition des Patienten

Bauchlage.

Ausgangsposition der Therapeutin

Die Therapeutin steht in Höhe des Beckens des Patienten, in Richtung seines Kopfes gewandt. Sie verschiebt ihre Finger vom Zwischenwirbelraum L5/S1 nach distal.

Ausführung der Palpation

Die Therapeutin palpiert die Rückseite des Kreuzbeins. Sie lokalisiert den Dornfortsatz S1.

1.14. Dornfortsatz L4

Processus spinosus L4

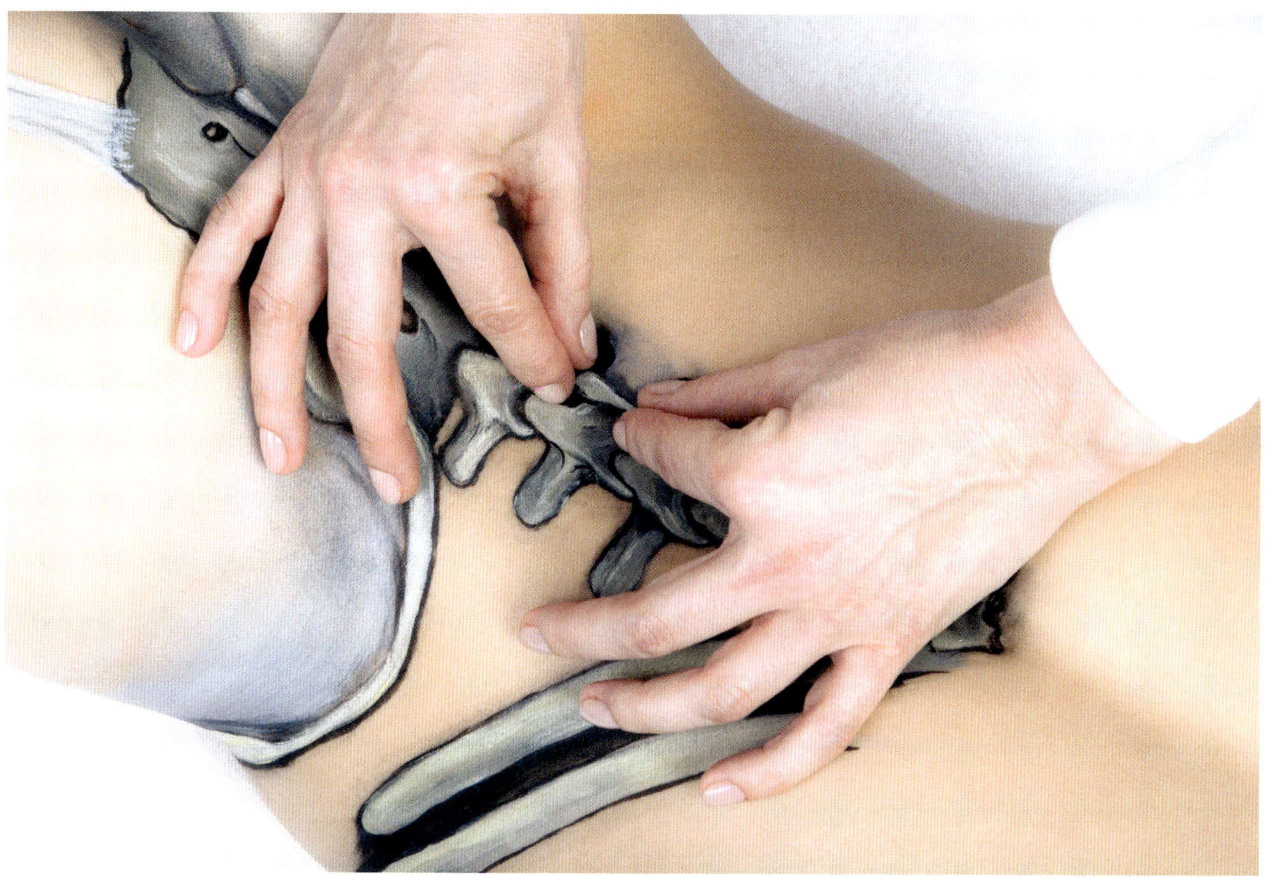

Ausgangsposition des Patienten

Bauchlage.

Ausgangsposition der Therapeutin

Stehend, auf der Beckenhöhe des Patienten.

Ausführung der Palpation

Die Therapeutin umfasst mit vier Fingern den Dornfortsatz L4. Die Finger in den Interspinalräumen oberhalb und unterhalb des ertasteten Dornfortsatzes ermöglichen die Bewertung seiner Länge. Mithilfe der beschriebenen Handhaltung kann man nacheinander folgende Dorfortsätze beurteilen.

1.15. Dornfortsatz L4

Processus spinosus L4

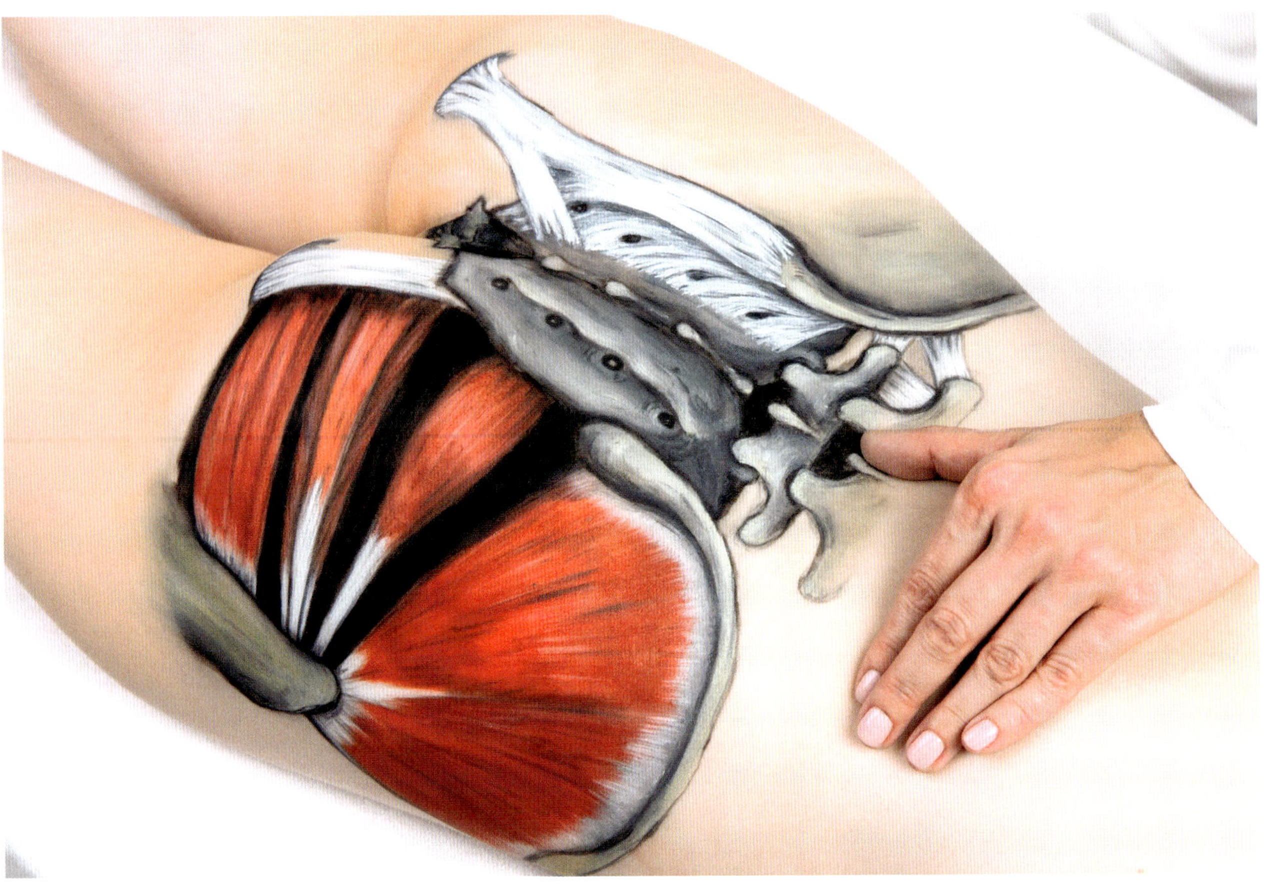

Ausgangsposition des Patienten

Bauchlage.

Ausgangsposition der Therapeutin

Die Therapeutin steht auf Höhe des Beckens des Patienten.

Ausführung der Palpation

Die Therapeutin palpiert die seitliche Oberfläche des Dornfortsatzes des Lendenwirbels L4. Unter Verwendung dieser Technik kann die Ausrichtung der Dornfortsätze der einzelnen Wirbel untersucht werden.

1.16. Dornfortsatz L3

Processus spinosus L3

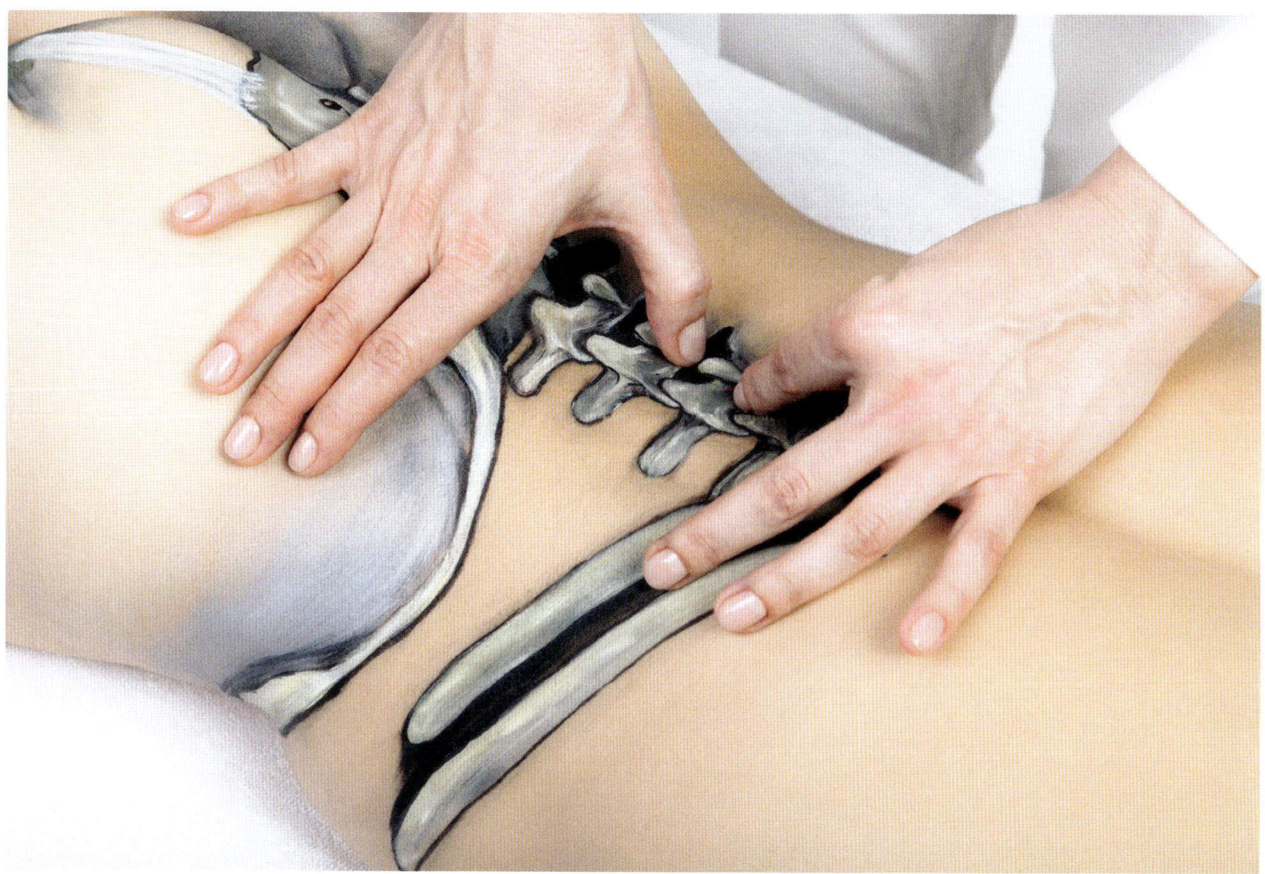

Ausgangsposition des Patienten

Bauchlage.

Ausgangsposition der Therapeutin

Stehend, auf der Beckenhöhe des Patienten.

Ausführung der Palpation

Die Therapeutin palpiert und bewertet den Dornfortsatz L3. Der Daumen der einen Hand liegt in dem Interspinalraum zwischen L3 und L4. Der Zeigefinger der anderen Hand befindet sich in dem Interspinalraum zwischen L2 und L3. Mithilfe der beschriebenen Handhaltung kann man nacheinander folgende Dorfortsätze beurteilen.

1.17. Interspinalräume L4/L5, L5/S1, S1/S2

Spatium interspinalis (pl.) *L4/L5, L5/S1, S1/S2*

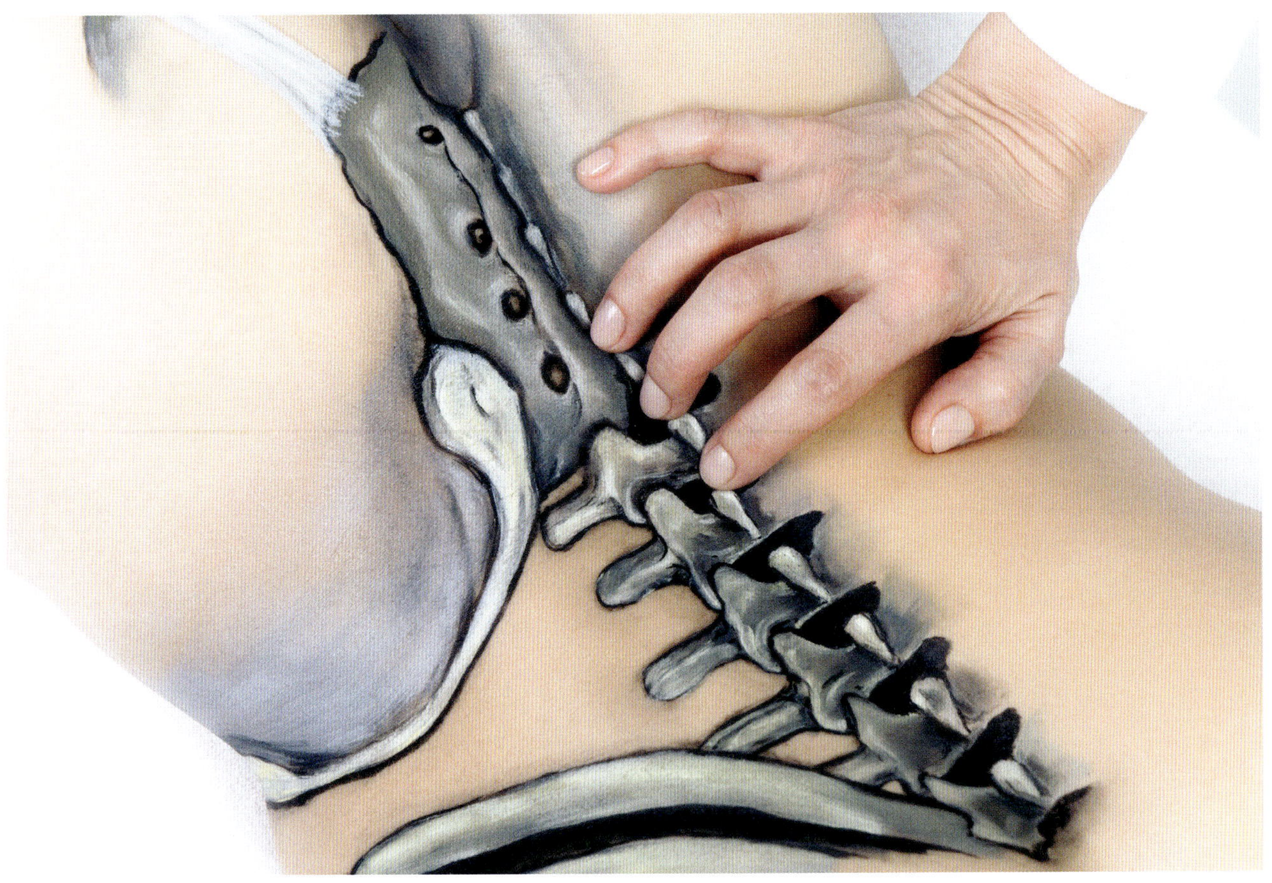

Ausgangsposition des Patienten

Bauchlage.

Ausgangsposition der Therapeutin

Stehend, auf der Beckenhöhe des Patienten, drei Finger einer Hand liegen in den Interspinalräumen.

Ausführung der Palpation

Die Therapeutin nimmt das Öffnen und das Schließen der Interspinalräume wahr, das durch Atembewegungen des Patienten bedingt ist. Normativ spürt man keine Öffnungs- und Schließbewegungen in dem Interspinalraum zwischen S1 und S2.

1.18. Dornfortsatz L5

Processus spinosus L5

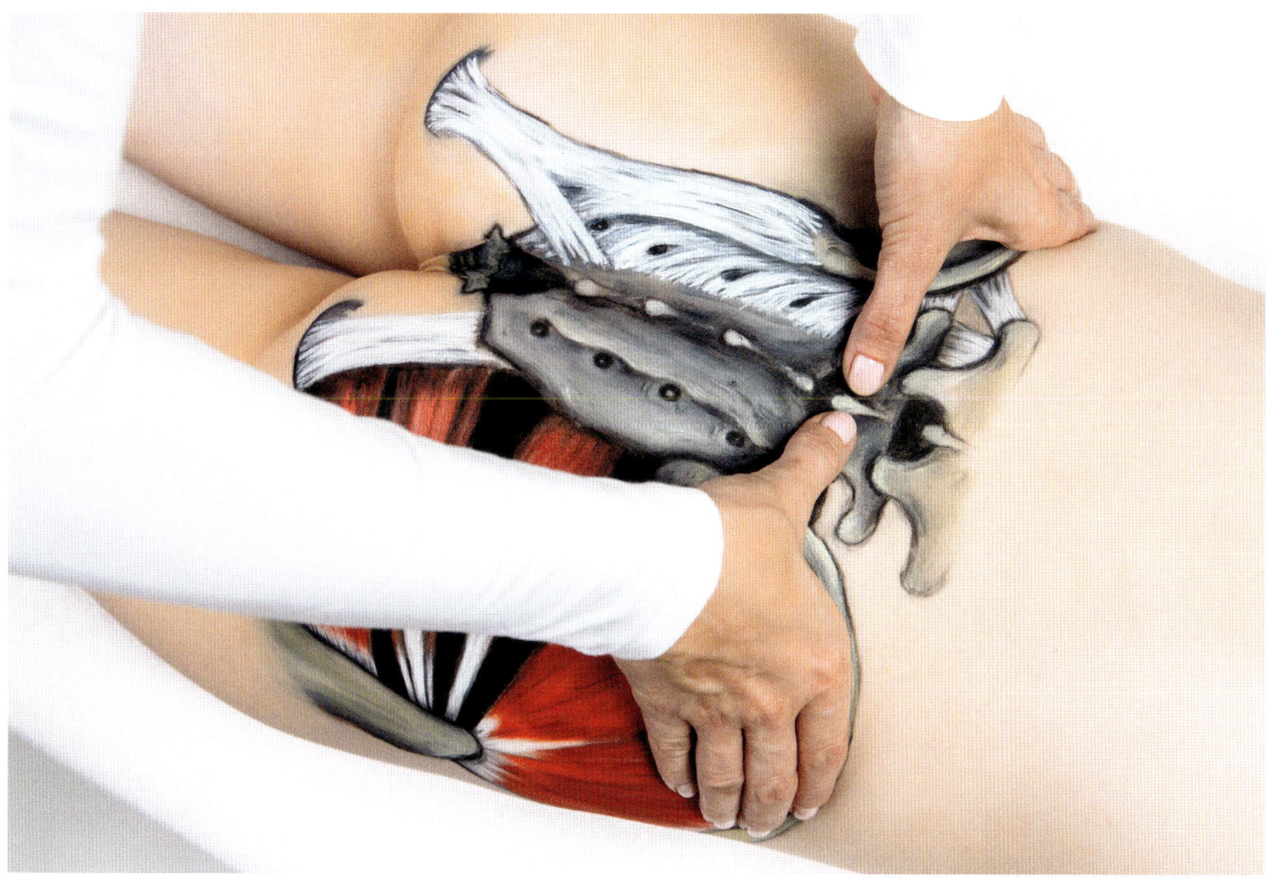

Ausgangsposition des Patienten

Bauchlage.

Ausgangsposition der Therapeutin

Die Therapeutin steht auf Höhe des Oberschenkels des Patienten, in Richtung seines Kopfes gewandt. Die Daumen werden auf der Rückseite des Dornfortsatzes L5 platziert.

Ausführung der Palpation

Die Therapeutin verschiebt die Daumen von der Rückseite des Dornfortsatzes L5 zu den seitlichen Oberflächen. Die Untersuchung kann aufgrund hoher Spannung der thorakolumbalen Faszie erschwert sein.

1.19. Querfortsätze L5

Processus transversus/costalis L5 (pl.)

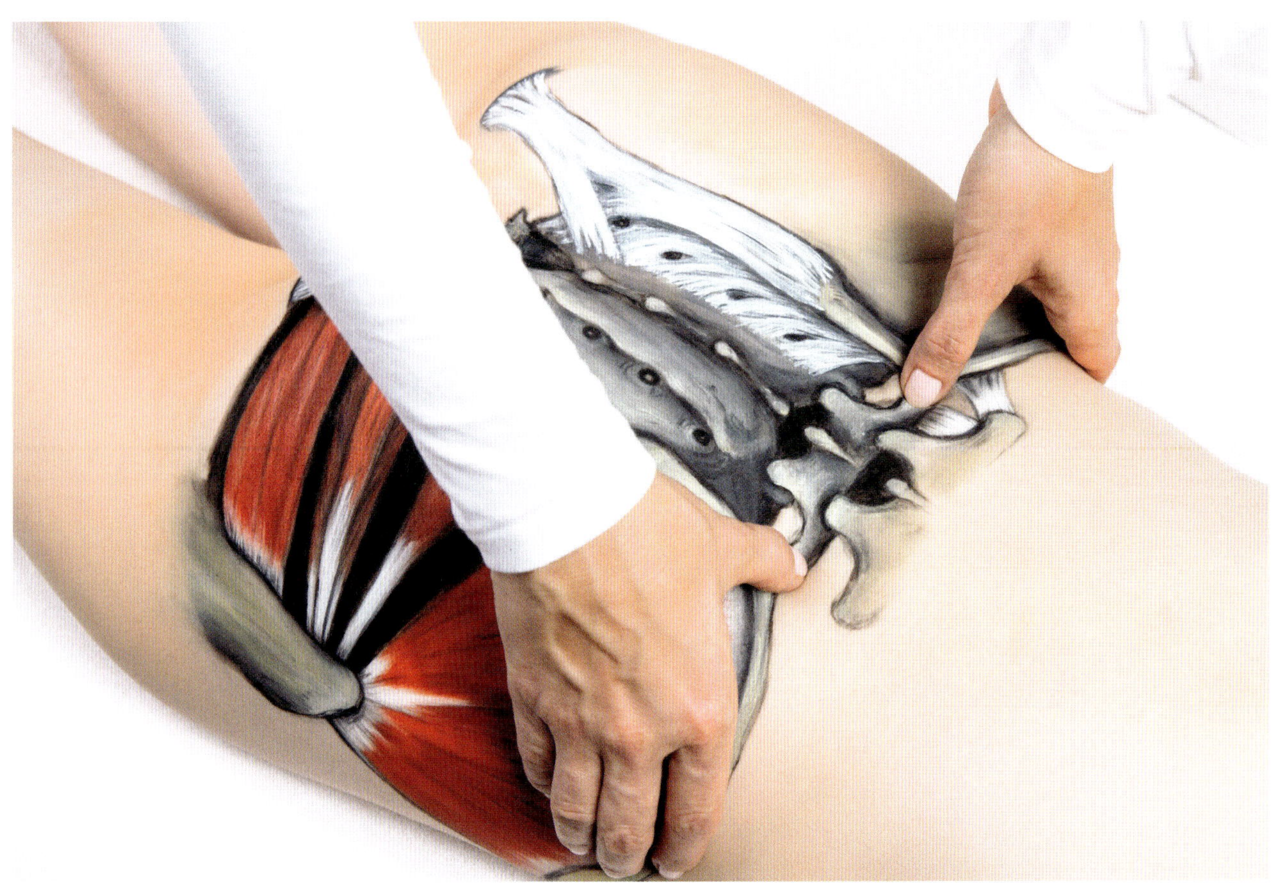

Ausgangsposition des Patienten

Bauchlage.

Ausgangsposition der Therapeutin

Die Therapeutin steht auf Höhe des Beckens des Patienten, in Richtung seines Kopfes gewandt.

Ausführung der Palpation

Die Therapeutin untersucht die hintere Oberfläche der Querfortsätze des Lendenwirbels L5. Die Querfortsätze L5 werden lokalisiert, indem die Finger vom Dornfortsatz L5 in Richtung der Hüftbeine auseinanderbewegt werden.

1.20. Hintere Oberfläche des Wirbels L4

Vertebra L4

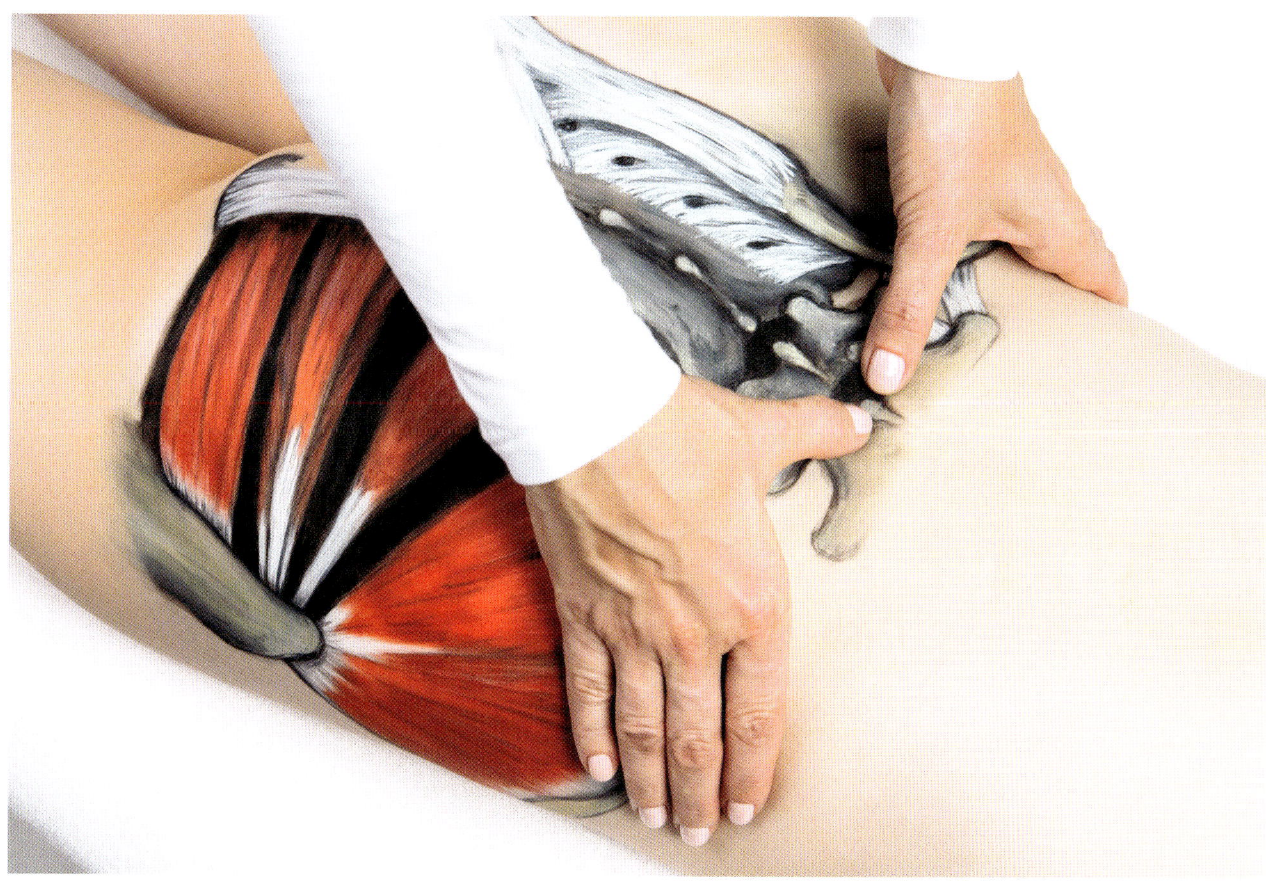

Ausgangsposition des Patienten

Bauchlage.

Ausgangsposition der Therapeutin

Die Therapeutin steht auf Höhe des Beckens des Patienten, in Richtung seines Kopfes gewandt. Die Daumen werden auf der Rückseite des Dornfortsatzes L4 platziert.

Ausführung der Palpation

Die Therapeutin verschiebt die Daumen von der Rückseite des Dornfortsatzes L4 zu den seitlichen Oberflächen. Die Untersuchung kann aufgrund hoher Spannung der thorakolumbalen Faszie erschwert sein.

1.21. Querfortsätze L4

Processus transversus/costalis L4 (pl.)

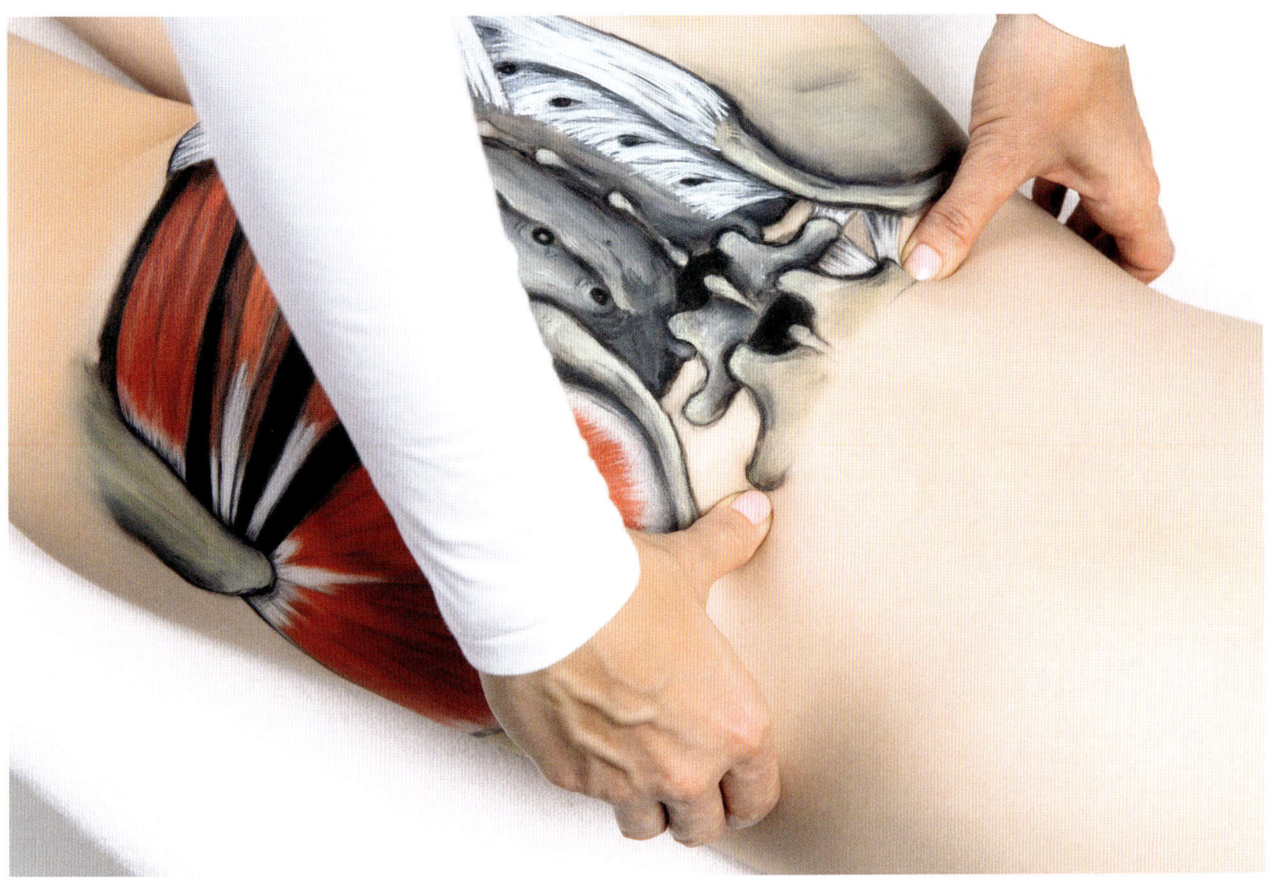

Ausgangsposition des Patienten

Bauchlage.

Ausgangsposition der Therapeutin

Die Therapeutin steht auf Höhe des Beckens des Patienten, in Richtung seines Kopfes gewandt.

Ausführung der Palpation

Die Therapeutin untersucht die hinteren und seitlichen Oberflächen der Querfortsätze des Lendenwirbels L4. Die Querfortsätze werden oberhalb der gedachten Linie gesucht, die die höchsten Punkte der Hüftbeine verbindet.

1.22. Querfortsatz L4 (Untersuchung)

Processus transversus/costalis L4

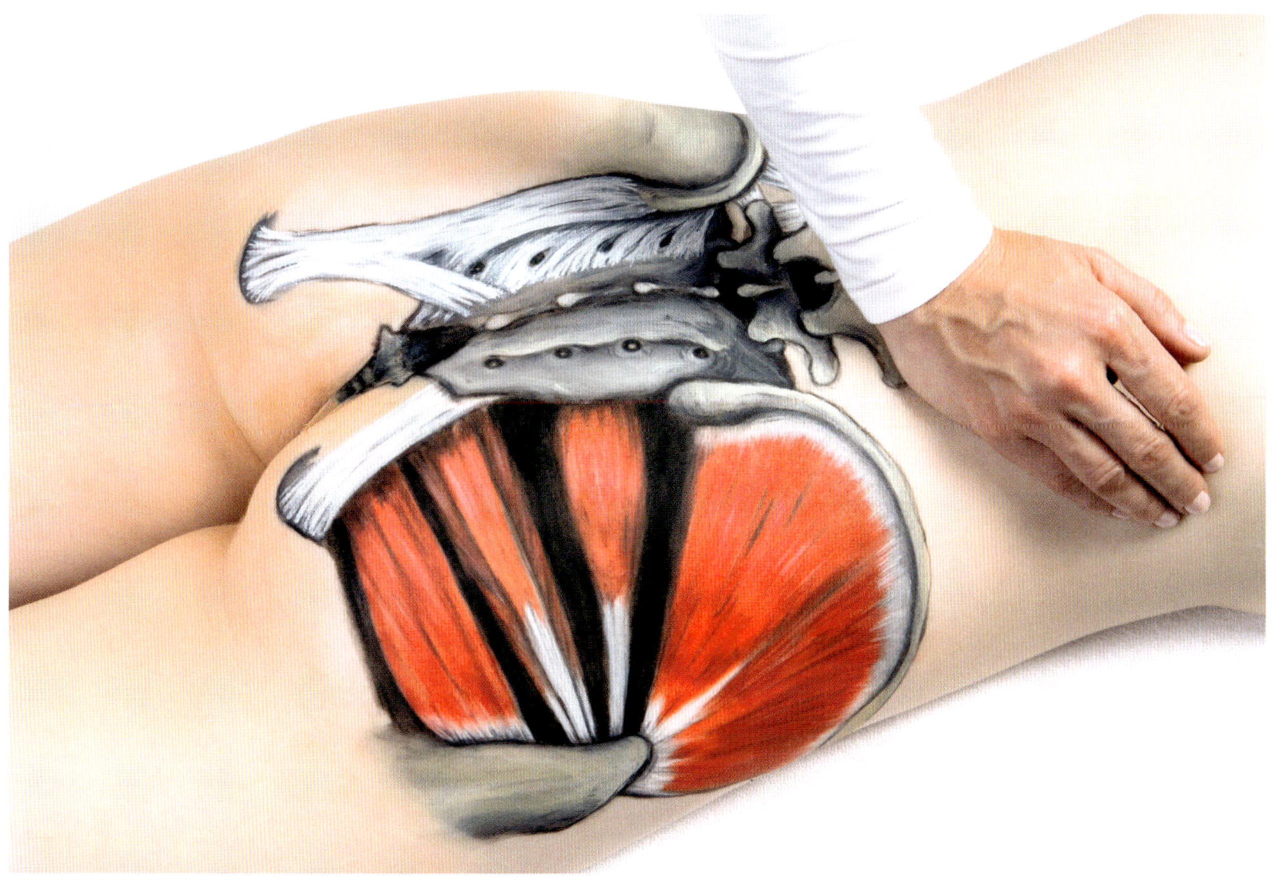

Ausgangsposition des Patienten

Bauchlage.

Ausgangsposition der Therapeutin

Die Therapeutin steht auf Höhe des Beckens des Patienten, in Richtung seines Kopfes gewandt.

Ausführung der Palpation

Die Therapeutin untersucht den hinteren Teil des Querfortsatzes L4. Sie führt eine Kompression in Richtung der Liege durch, um die Elastizität des Gewebes und die Beweglichkeit des Wirbels zu bewerten.

1

1.23. Spitzen der Querfortsätze L3

Processus transversus/costalis L3 (pl.)

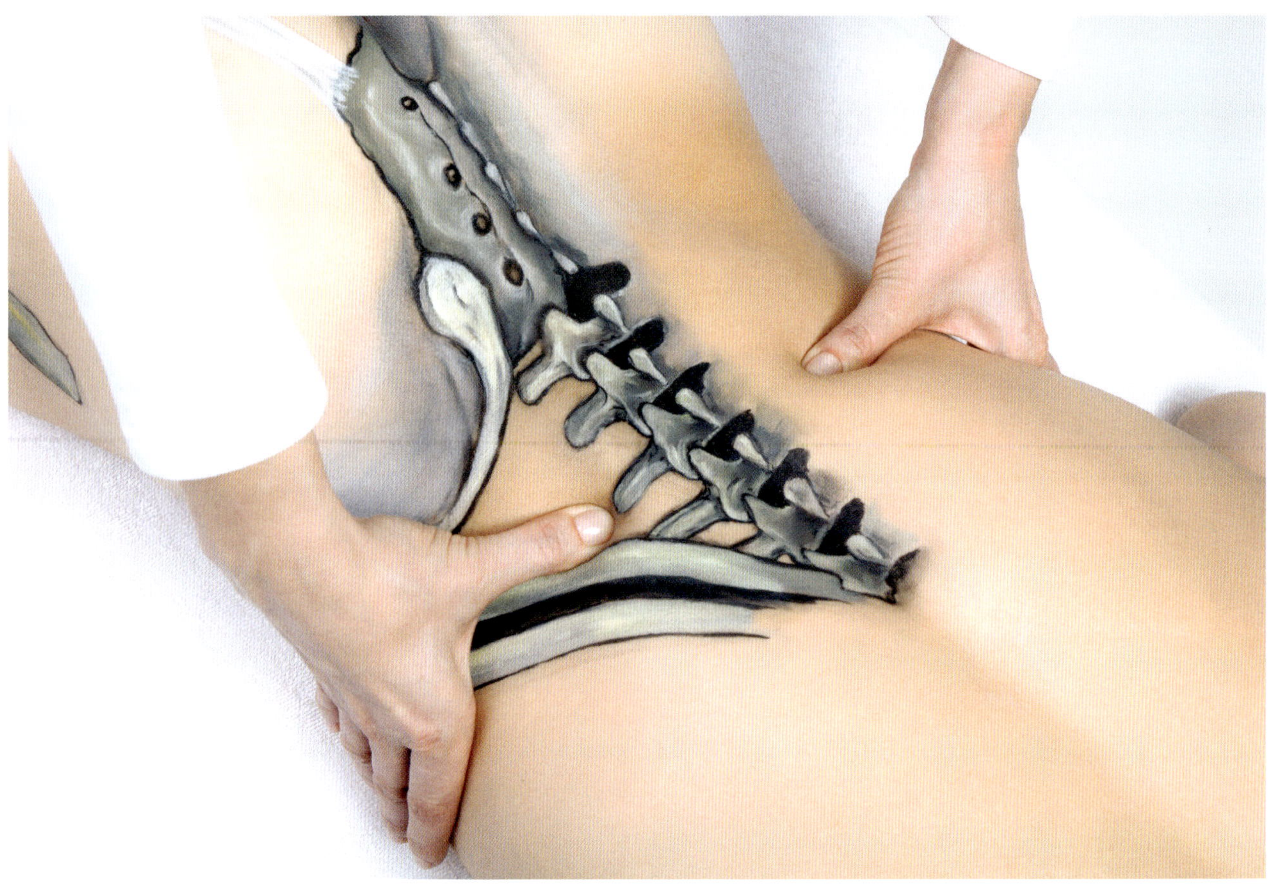

Ausgangsposition des Patienten

Bauchlage.

Ausgangsposition der Therapeutin

Stehend, auf der Beckenhöhe des Patienten. Die Daumen liegen auf beiden Seiten des Dornfortsatzes von L3 des Patienten.

Ausführung der Palpation

Die Therapeutin lokalisiert und palpiert die Spitzen der Querfortsätze des dritten LWK, indem sie von der Muskelmasse des Rückenstreckers nach lateral rutscht.

1.24. Querfortsätze L3 (Stellung des Wirbels im Raum)

Processus transversus/costalis L3 (pl.)

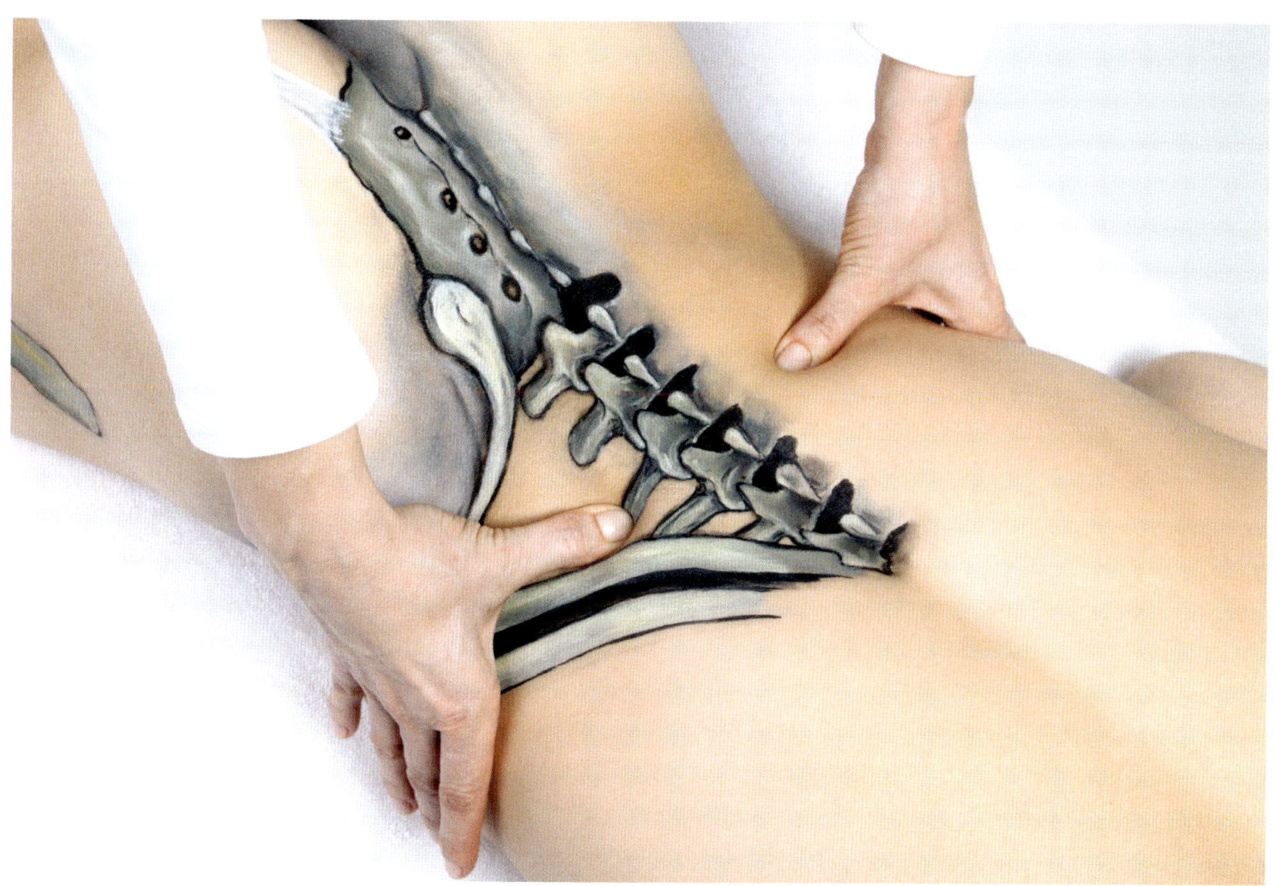

Ausgangsposition des Patienten

Bauchlage.

Ausgangsposition der Therapeutin

Stehend, auf der Beckenhöhe des Patienten. Die Daumen liegen bilateral an den Spitzen der Rippenfortsätze von L3.

Ausführung der Palpation

Die Therapeutin palpiert und bewertet die hintere Fläche der Querfortsätze von L3, um die räumliche Stellung des dritten LWK festzulegen und seine atembedingte Mobilität zu bewerten.

1.25. Darmbeinkamm

Crista iliaca

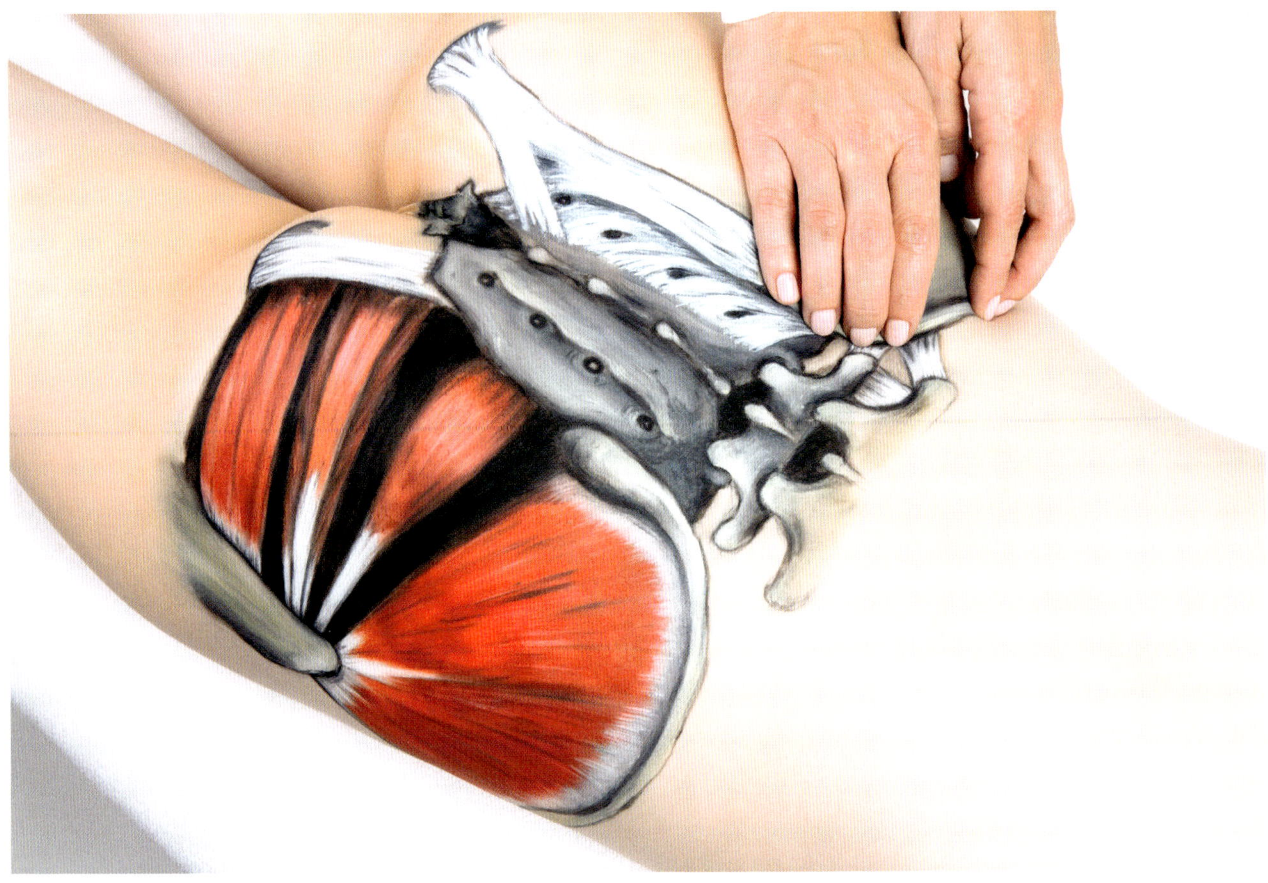

Ausgangsposition des Patienten

Bauchlage.

Ausgangsposition der Therapeutin

Die Therapeutin steht auf Höhe des Beckens des Patienten, in Richtung seines Kopfes gewandt.

Ausführung der Palpation

Die Therapeutin untersucht den hinteren Teil des Darmbeinkamms. Sie bewegt die Hände entlang der Ansätze der oberflächlichen Muskeln des M. latissimus dorsi und des äußeren schrägen Bauchmuskels (M. obliquus abdominis).

1.26. Iliolumbales Band

Lig. iliolumbale

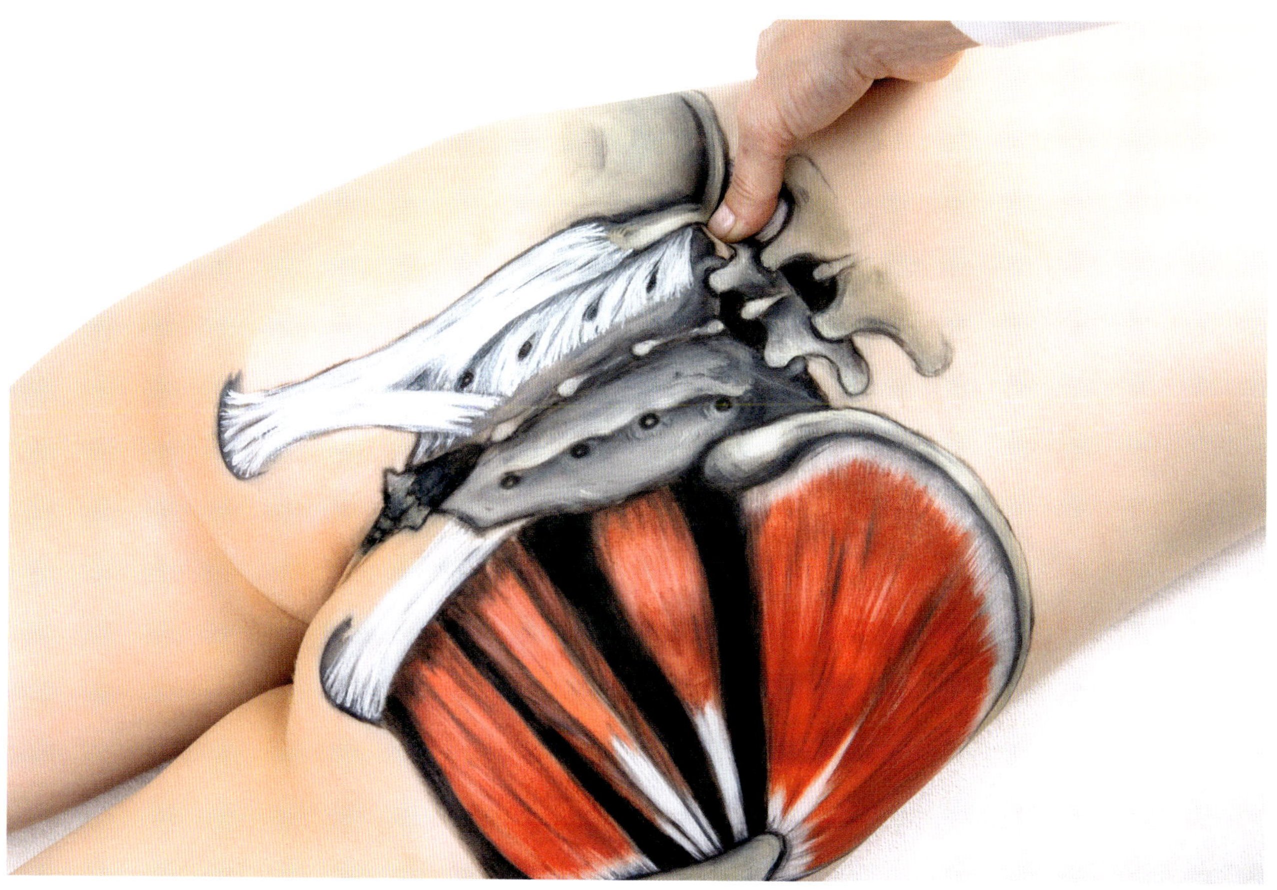

Ausgangsposition des Patienten

Bauchlage.

Ausgangsposition der Therapeutin

Die Therapeutin steht auf Höhe des Beckens des Patienten.

Ausführung der Palpation

Die Therapeutin untersucht den Raum zwischen dem Querfortsatz L5 und dem Hüftbein. Sie ertastet den Widerstand der iliolumbalen Bänder.

1.27. Iliolumbales Band

Lig. iliolumbale

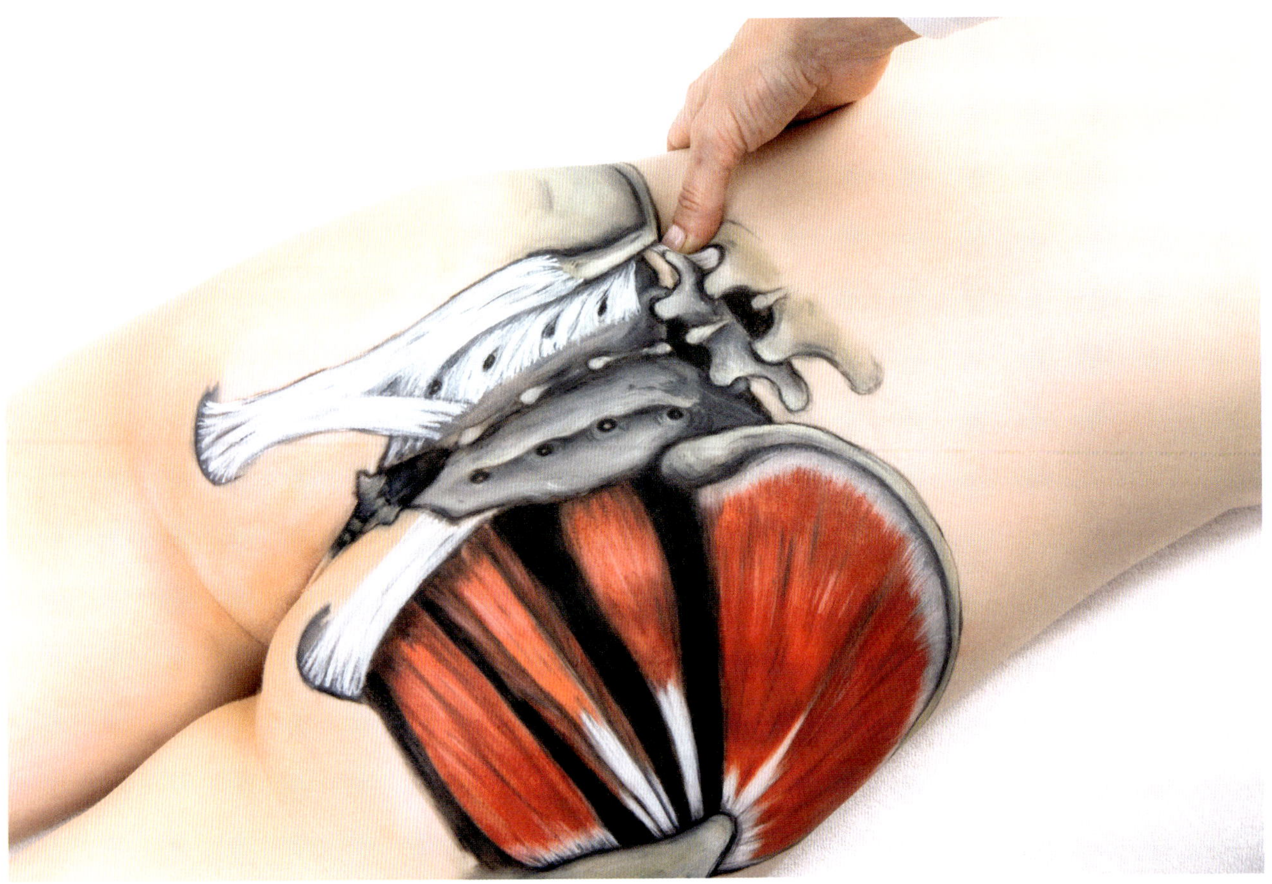

Ausgangsposition des Patienten

Bauchlage.

Ausgangsposition der Therapeutin

Die Therapeutin steht auf Höhe des Beckens des Patienten.

Ausführung der Palpation

Die Therapeutin untersucht den Raum zwischen dem Querfortsatz von L4 und dem Hüftbein. Sie ertastet den Widerstand der iliolumbalen Bänder.

1.28. Zwölfte Rippe

Costa duodecima (XII)

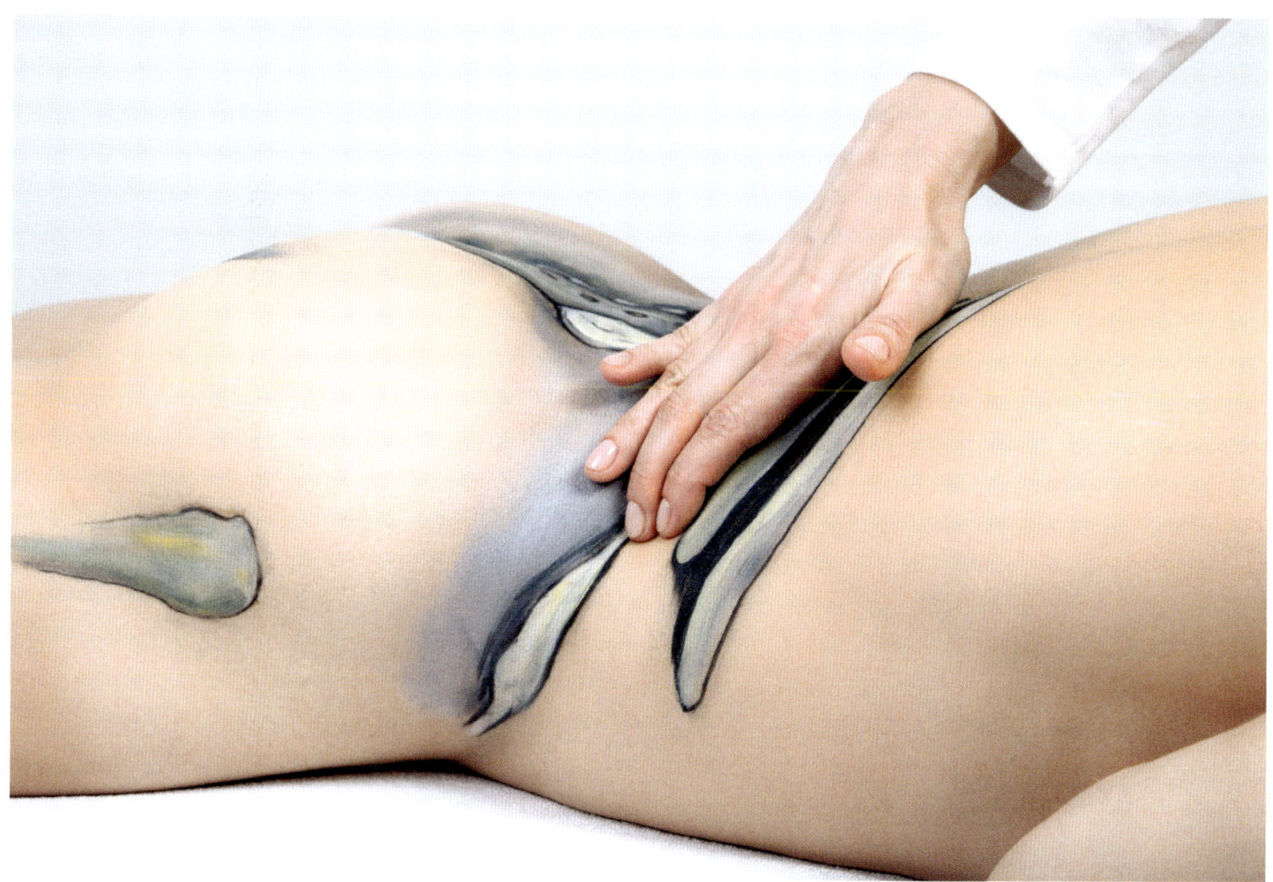

Ausgangsposition des Patienten

Bauchlage.

Ausgangsposition der Therapeutin

Stehend, auf der Brusthöhe des Patienten von der Gegenseite der Palpation.

Ausführung der Palpation

Die Finger der Therapeutin liegen oberhalb des höchsten Punktes des Beckenkamms. Die Therapeutin lokalisiert den unteren Rand der zwölften Rippe.

1.29. Zwölfte Rippe (hintere Fläche)

Costa duodecima (XII)

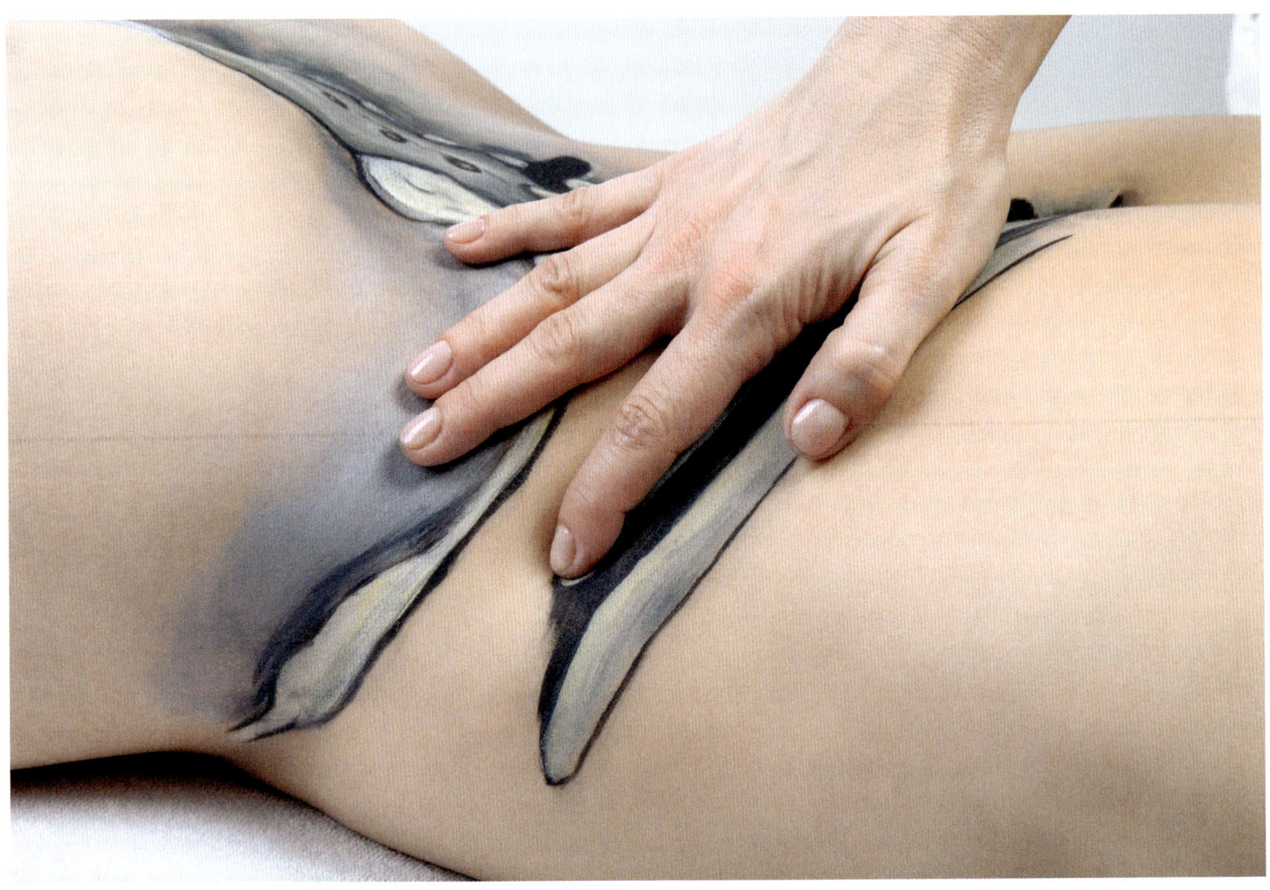

Ausgangsposition des Patienten

Bauchlage.

Ausgangsposition der Therapeutin

Stehend, auf der Brusthöhe des Patienten von der Gegenseite der Palpation.

Ausführung der Palpation

Die Therapeutin palpiert und bewertet mit dem Zeigefinger die hintere Fläche der zwölften Rippe.

1.30. Zwölfte Rippe (distaler, knorpeliger Anteil)

Costa duodecima (XII) (cartilago costalis)

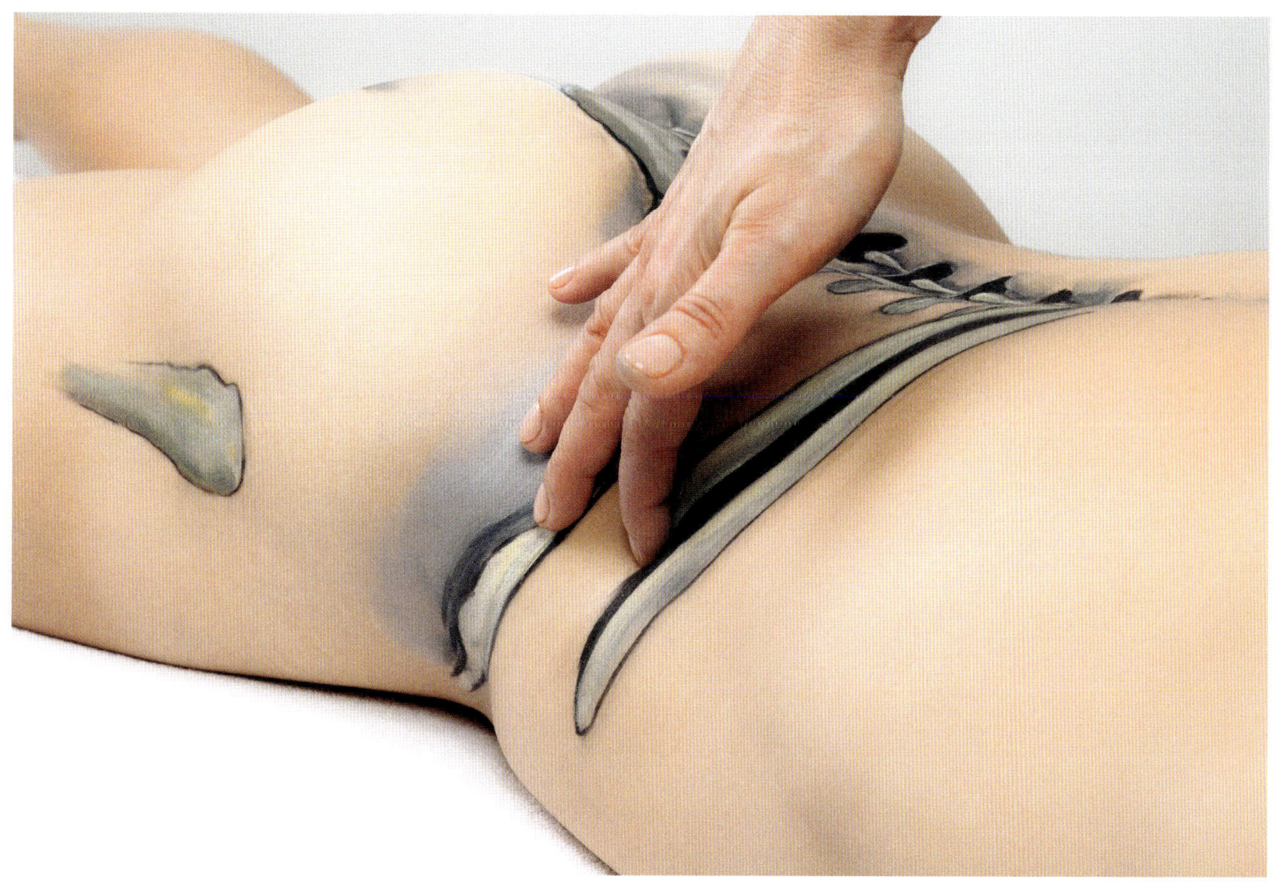

Ausgangsposition des Patienten

Bauchlage.

Ausgangsposition der Therapeutin

Stehend, auf der Brusthöhe des Patienten von der Gegenseite der Palpation. Der Zeigefinger liegt auf der Hinterfläche der zwölften Rippe.

Ausführung der Palpation

Die Therapeutin palpiert den distal gelegenen, knorpeligen Anteil der zwölften Rippe, der dorsal der mittleren Axillarlinie lokalisiert ist.

1

1.31. Zwölfte Rippe (Unterrand)

Costa duodecima (XII)

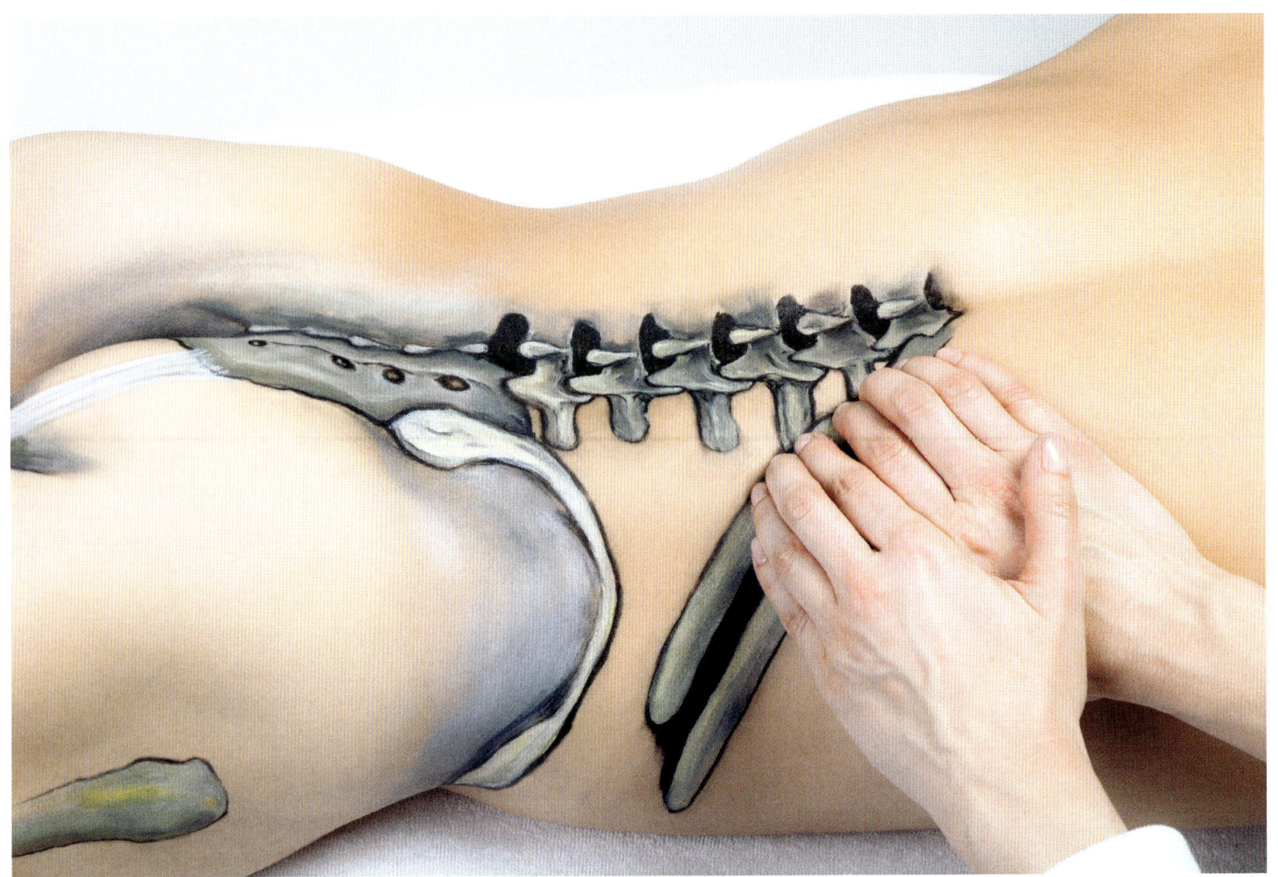

Ausgangsposition des Patienten

Bauchlage.

Ausgangsposition der Therapeutin

Stehend, auf der Schulterhöhe des Patienten von der Seite der Palpation. Der Zeigefinger liegt auf der Hinterfläche der zwölften Rippe.

Ausführung der Palpation

Die Therapeutin palpiert und bewertet den unteren Rand der zwölften Rippe von ihrem knorpeligen Ende in Richtung des thorakolumbalen Übergangs.

1.32. Costovertebraler Winkel

Angulus costovertebralis

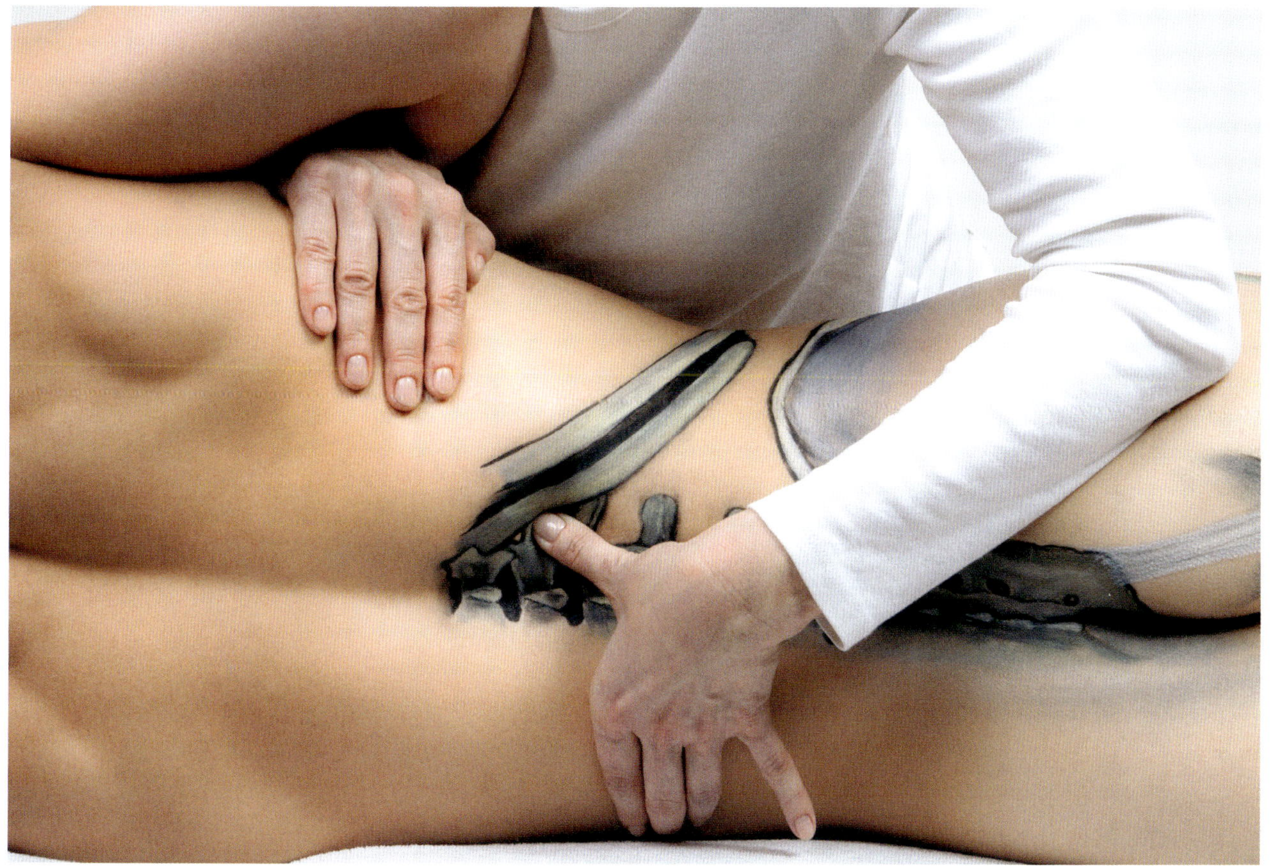

Ausgangsposition des Patienten

Seitenlage.

Ausgangsposition der Therapeutin

Stehend, vor dem Patienten, auf der Rumpfhöhe.

Ausführung der Palpation

Die Therapeutin palpiert und bewertet den Raum zwischen der zwölften Rippe und der Wirbelsäule, indem sie die Hinterflächen der Querfortsätze der LWK 1 und 2 lokalisiert.

1.33. Thorakolumbalfaszie

Fascia thoracolumbalis

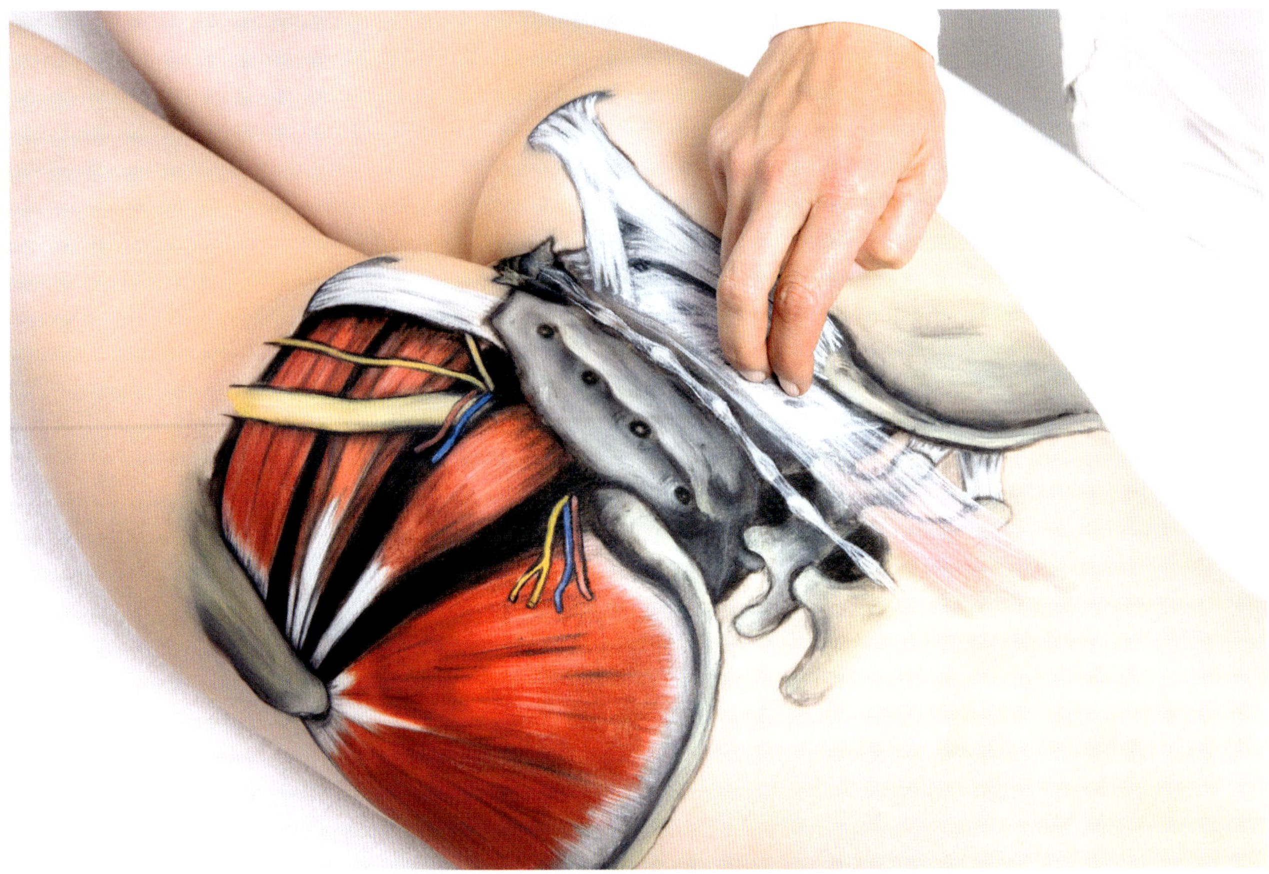

Ausgangsposition des Patienten

Bauchlage.

Ausgangsposition der Therapeutin

Die Therapeutin steht auf Höhe des Beckens des Patienten.

Ausführung der Palpation

Die Therapeutin untersucht die thorakolumbale Faszie auf der Rückseite des Kreuzbeins. Über dem Kreuzbein ist es nicht möglich, die Sehne des Rückenstreckers von der thorakolumbalen Faszie zu trennen. Die Abbildung zeigt schematisch die Kontinuität zwischen der Faszie und dem Rückenstrecker.

1.34. Musculus iliocostalis (lateraler Rand)

M. iliocostalis

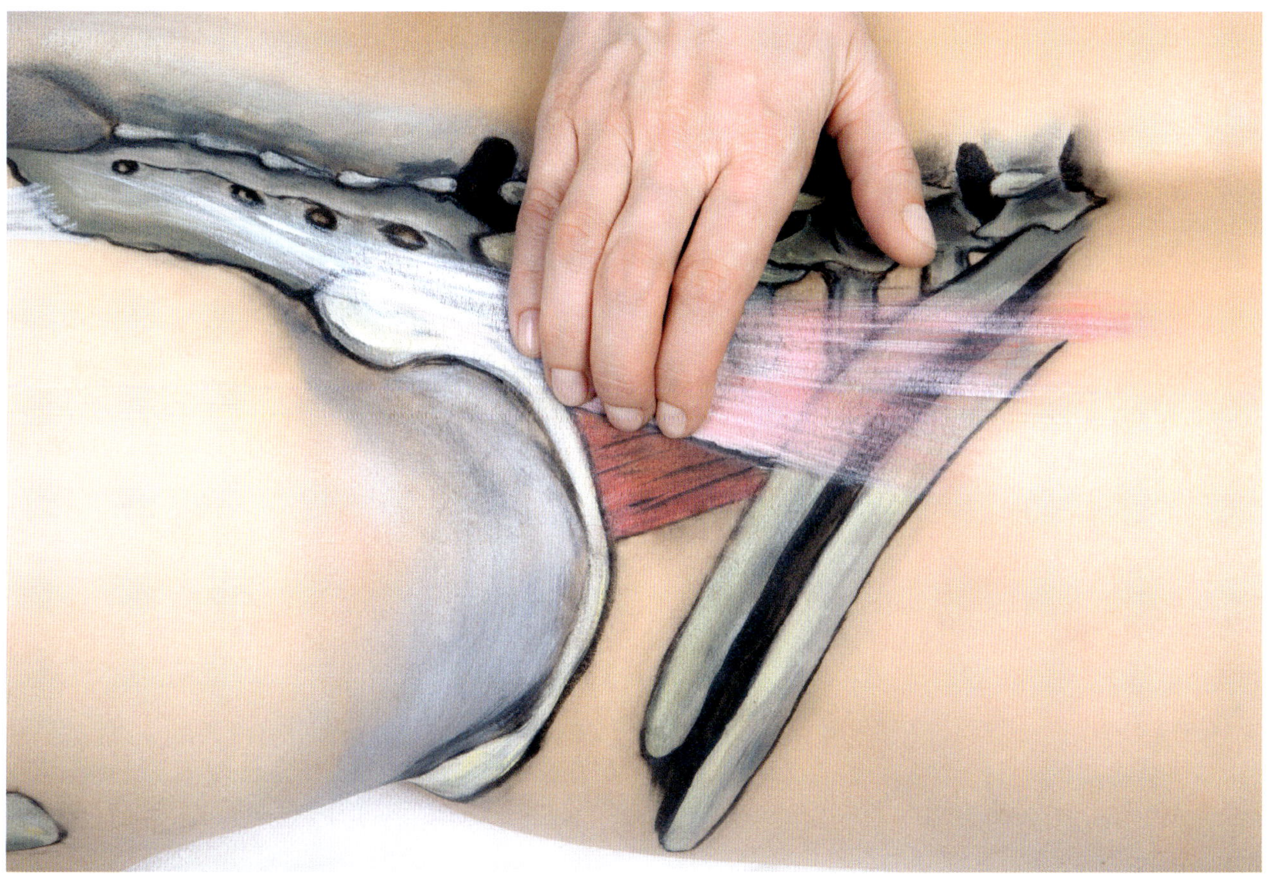

Ausgangsposition des Patienten

Bauchlage.

Ausgangsposition der Therapeutin

Stehend, auf der Brusthöhe des Patienten, von der Gegenseite der Palpation.

Ausführung der Palpation

Die Therapeutin palpiert und bewertet den lateralen Rand des M. iliocostalis. Die Bewertung kann man durch aktive Streckung des Oberkörpers bestätigen.

1.35. Musculus iliocostalis

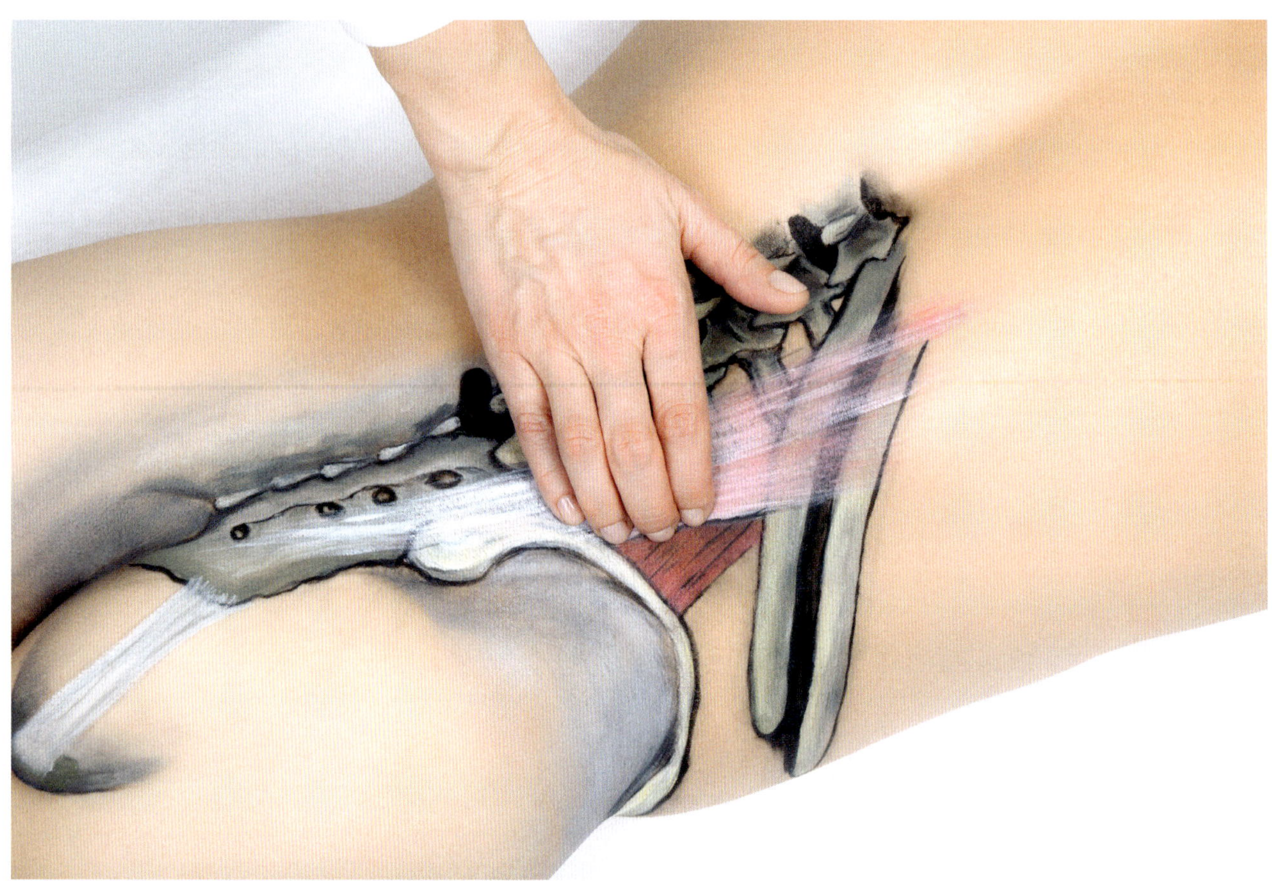

Ausgangsposition des Patienten

Bauchlage.

Ausgangsposition der Therapeutin

Stehend, auf der Brusthöhe des Patienten, von der Gegenseite der Palpation. Die Finger liegen an der lateralen Seite des M. iliocostalis.

Ausführung der Palpation

Die Therapeutin palpiert vom lateralen Rand des M. iliocostalis zur Wirbelsäule hin. Die Bewertung wird quer zum Faserverlauf durchgeführt.

1.36. Musculus quadratus lumborum (lateraler Rand, aus Bauchlage)

M. quadratus lumborum

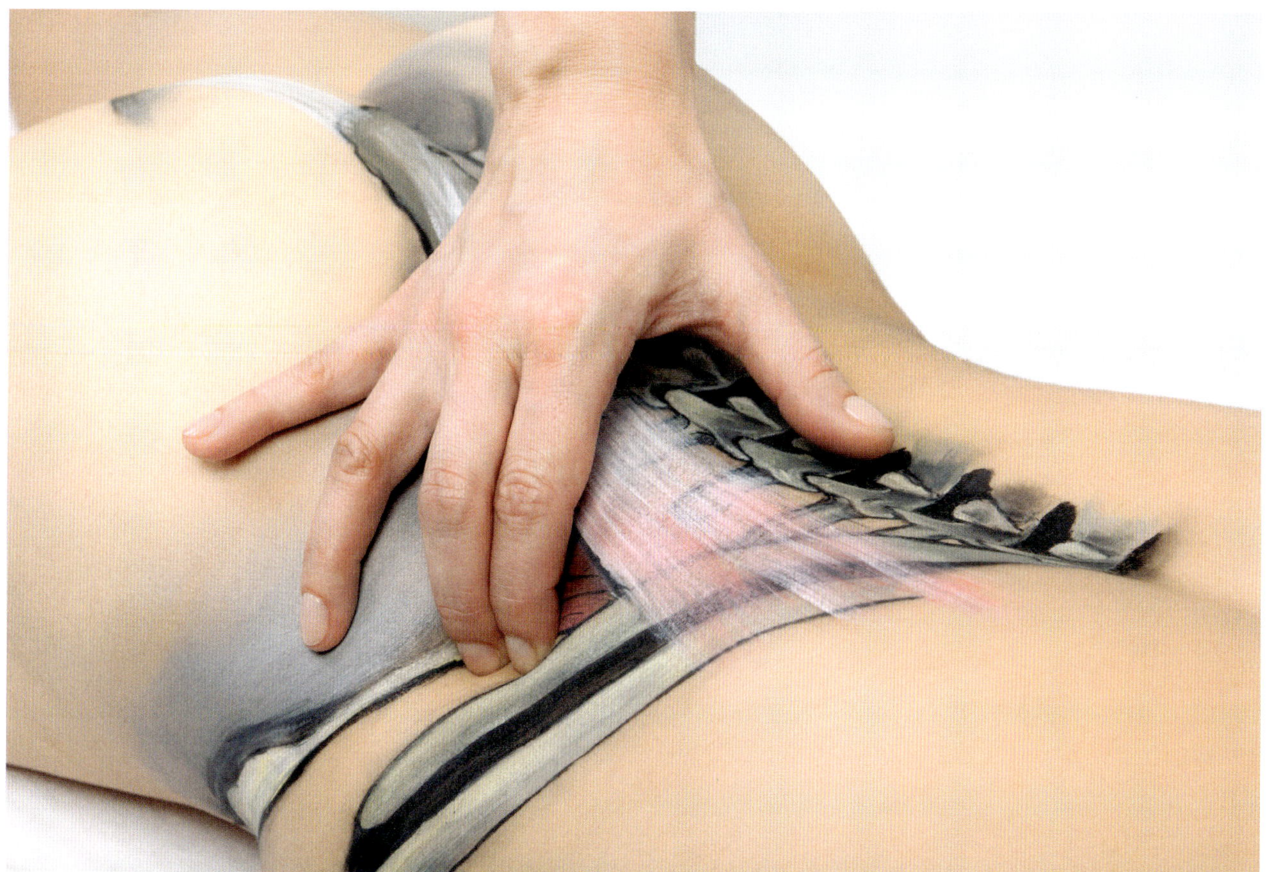

Ausgangsposition des Patienten

Bauchlage.

Ausgangsposition der Therapeutin

Stehend, auf der Beckenhöhe des Patienten, von der Gegenseite der Palpation. Die Finger liegen an einer schräg von kaudal lateral nach kranial medial verlaufenden Linie.

Ausführung der Palpation

Die Therapeutin palpiert und bewertet den lateralen Rand des M. quadratus lumborum nach außen von dem lateralen Rand des M. iliocostalis.

1.37. Musculus quadratus lumborum (lateraler Rand, aus Seitenlage)

M. quadratus lumborum

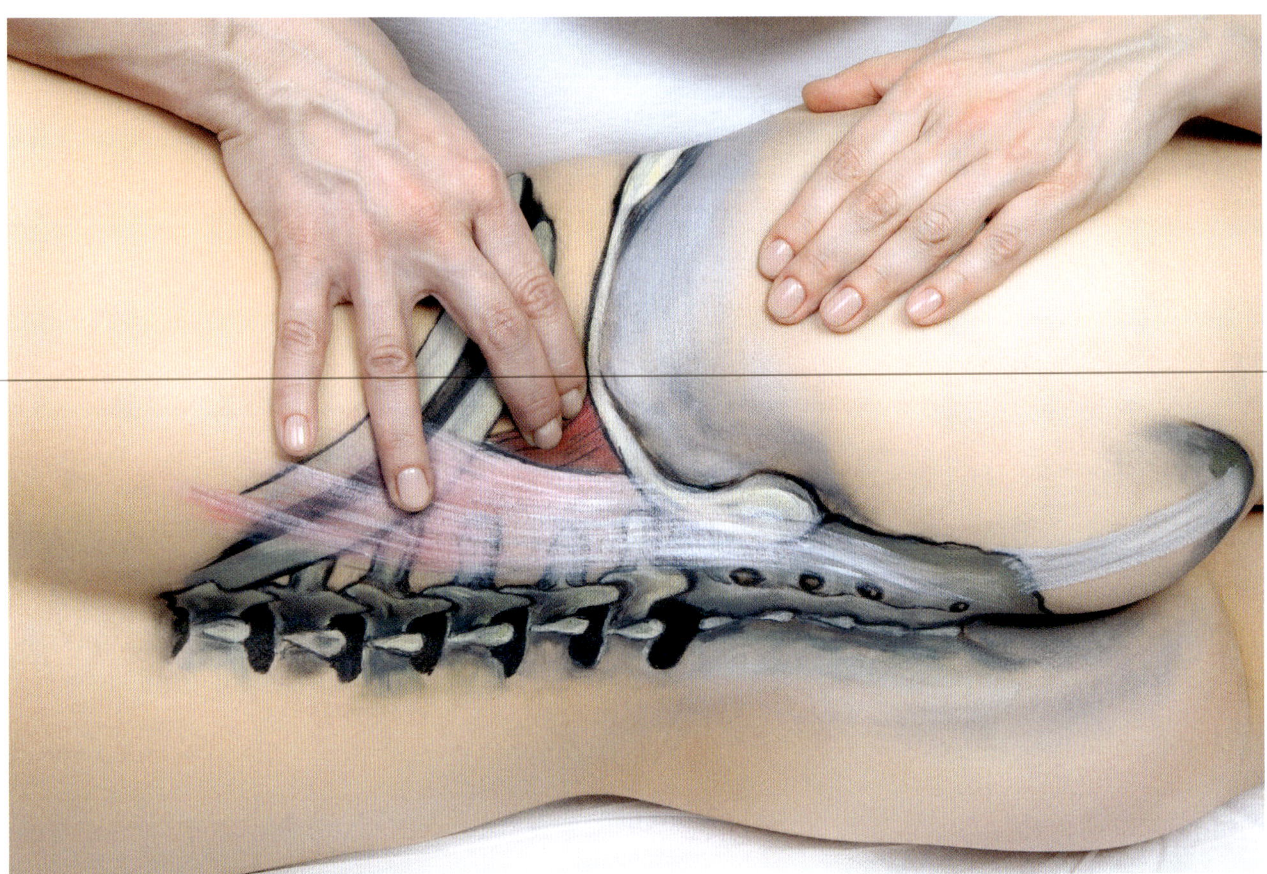

Ausgangsposition des Patienten

Seitenlage.

Ausgangsposition der Therapeutin

Stehend, auf der Oberkörperhöhe vor dem Patienten. Die Finger liegen an einer schräg von kaudal lateral nach kranial medial verlaufenden Linie in dem Raum zwischen dem Beckenkamm und der zwölften Rippe.

Ausführung der Palpation

Die Therapeutin palpiert und bewertet den lateralen Rand des M. quadratus lumborum. Den Befund kann man durch aktive Hüftabduktion (Hüftelevation) des Patienten bestätigen.

1.38. Musculus quadratus lumborum (Raum von Grynfeltt)

M. quadratus lumborum

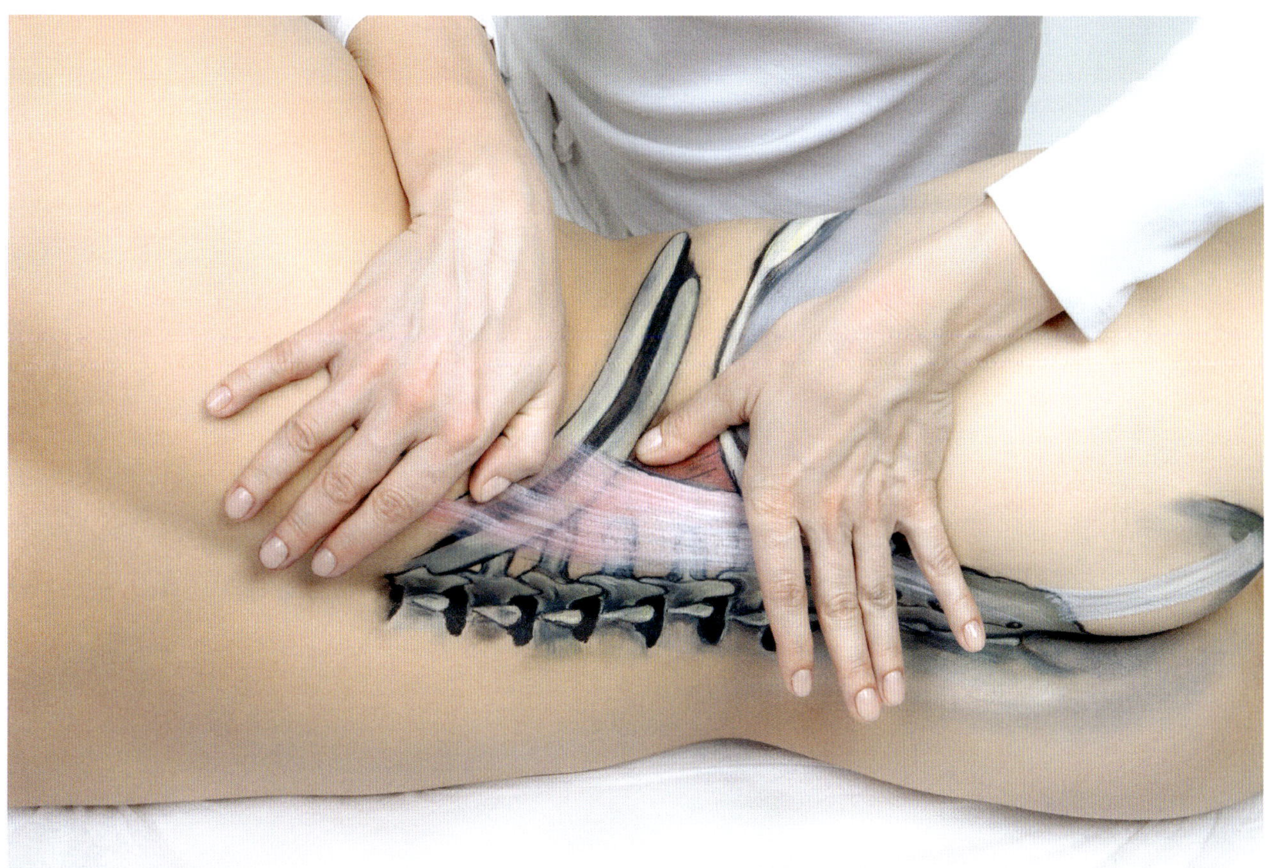

Ausgangsposition des Patienten

Seitenlage.

Ausgangsposition der Therapeutin

Stehend, vor dem Patienten, auf der Oberkörperhöhe. Der Daumen liegt lateral des M. quadratus lumborum unterhalb der zwölften Rippe.

Ausführung der Palpation

Die Therapeutin palpiert und bewertet den lateralen Rand des M. quadratus lumborum kaudal der zwölften Rippe.

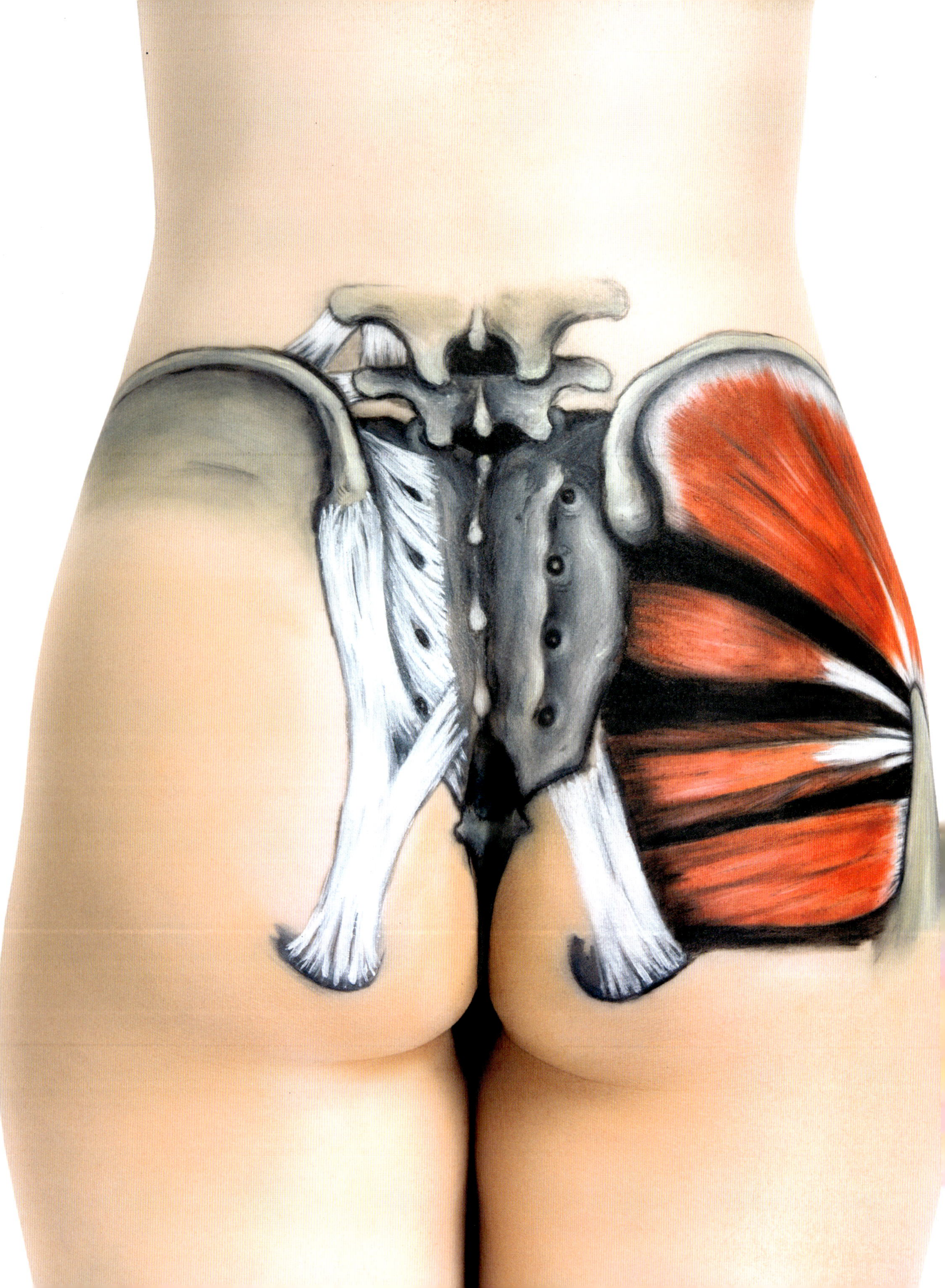

2 HINTERES BECKEN

2.1. Medianer Kreuzbeinkamm ▪ *Crista sacralis mediana*
2.2. Medianer Kreuzbeinkamm ▪ *Crista sacralis mediana*
2.3. Dornfortsatzband ▪ *Lig. supraspinale*
2.4. Hiatus sacralis ▪ *Hiatus sacralis*
2.5. Kreuzbeinhörner ▪ *Cornua sacralia*
2.6. Steißbeinhörner ▪ *Cornua coccygea*
2.7. Steißbein ▪ *Os coccygis*
2.8. Steißbein ▪ *Os coccygis*
2.9. Kreuzbein ▪ *Os sacrum*
2.10. Kreuzbein ▪ *Os sacrum*
2.11. Kreuzbein ▪ *Os sacrum*
2.12. Lateraler Teil des Kreuzbeins ▪ *Os sacrum*
2.13. Kreuzbein, Kreuzbein-Steißbein-Ligament ▪ *Os sacrum, lig. sacrotuberale*
2.14. Kreuzbein ▪ *Os sacrum*
2.15. Dorsale sakroiliakale Ligamente ▪ *Lig. sacroiliaca dorsalia*
2.16. Dornfortsatzligament ▪ *Lig. supraspinale*
2.17. Dornfortsatz S2 ▪ *Processus spinosus S2*
2.18. Hinterer oberer Darmbeinstachel (knöcherne Vorwölbung) ▪ *Spina iliaca posterior superior*
2.19. Spina iliaca posterior superior ▪ *Spina iliaca posterior superior*
2.20. Hintere obere Darmbeinstachel (Sagittalebene) ▪ *Spina iliaca posterior superior*
2.21. Spina iliaca posterior superior ▪ *Spina iliaca posterior superior*
2.22. Sulcus zwischen Kreuzbein und Darmbein ▪ *Art. sacroiliaca* (pl.)
2.23. Spina iliaca posterior superior ▪ *Spina iliaca posterior superior* (pl.)
2.24. Sakroiliakale Grübchen ▪ *Art. sacroiliaca* (pl.)
2.25. Foramen sacrale von S1 ▪ *Foramen sacrale dorsale S1*
2.26. Foramen sacrale von S1 ▪ *Foramina sacralia dorsalia*
2.27. Kreuzbein ▪ *Os sacrum*
2.28. Kreuzbein ▪ *Os sacrum*
2.29. Kreuzbein (Mobilisierung) ▪ *Os sacrum*
2.30. Kreuzbein (Mobilisierung) ▪ *Os sacrum*
2.31. Kreuzbein (Mobilisierung) ▪ *Os sacrum*
2.32. Beckenkamm (Darmbeinstachel) ▪ *Crista iliaca, spina iliaca*
2.33. Beckenkamm (Palpationsrichtung) ▪ *Crista iliaca*
2.34. Darmbeinschaufel ▪ *Ala ossis ilii*
2.35. Darmbeinhöcker ▪ *Tuberculum iliacum*
2.36. Sitzbeinhöcker ▪ *Tuber ischiadicum*
2.37. Sitzbeinhöcker (Projektion) ▪ *Tuber ischiadicum*
2.38. Lig. sacrotuberale ▪ *Lig. sacrotuberale*
2.39. Lig. sacrotuberale ▪ *Lig. sacrotuberale*
2.40. Lig. sacrotuberale (einseitige Palpation) ▪ *Lig. sacrotuberale*
2.41. Lig. sacrotuberale (einseitige Bewertung) ▪ *Lig. sacrotuberale*
2.42. Lig. sacrotuberale (beidseitige Palpation) ▪ *Lig. sacrotuberale*
2.43. Lig. sacrotuberale (beidseitige Bewertung) ▪ *Lig. sacrotuberale*
2.44. Musculus. obturator internus ▪ *M. obturator internus*
2.45. Lig. anococcygeum ▪ *Lig. anococcygeum*
2.46. Großer Rollhügel ▪ *Os femoris – trochanter major*
2.47. Großer Rollhügel des Oberschenkelknochens ▪ *Os femoris – trochanter major*
2.48. Große Rollhügel des Oberschenkelknochens ▪ *Os femoris – trochanter major* (pl.)
2.49. Großer Gesäßmuskel (laterale Ansicht) ▪ *M. gluteus maximus*
2.50. Großer Gesäßmuskel (Ansicht von oben) ▪ *M. gluteus maximus*
2.51. Großer Gesäßmuskel (Muskelränder) ▪ *M. gluteus maximus*
2.52. Großer Gesäßmuskel (oberer Rand) ▪ *M. gluteus maximus*
2.53. Großer Gesäßmuskel (oberer Rand) ▪ *M. gluteus maximus*
2.54. Großer Gesäßmuskel ▪ *M. gluteus maximus*
2.55. Großer Gesäßmuskel (unterer Rand) ▪ *M. gluteus maximus (Margo inferior)*
2.56. Großer Gesäßmuskel (unterer Rand) ▪ *M. gluteus maximus*
2.57. Großer Gesäßmuskel (Ursprung) ▪ *M. gluteus maximus*
2.58. Mittlerer Gesäßmuskel (hinterer und vorderer Rand) ▪ *M. gluteus medius*

2
HINTERES BECKEN

2.1. Medianer Kreuzbeinkamm

Crista sacralis mediana

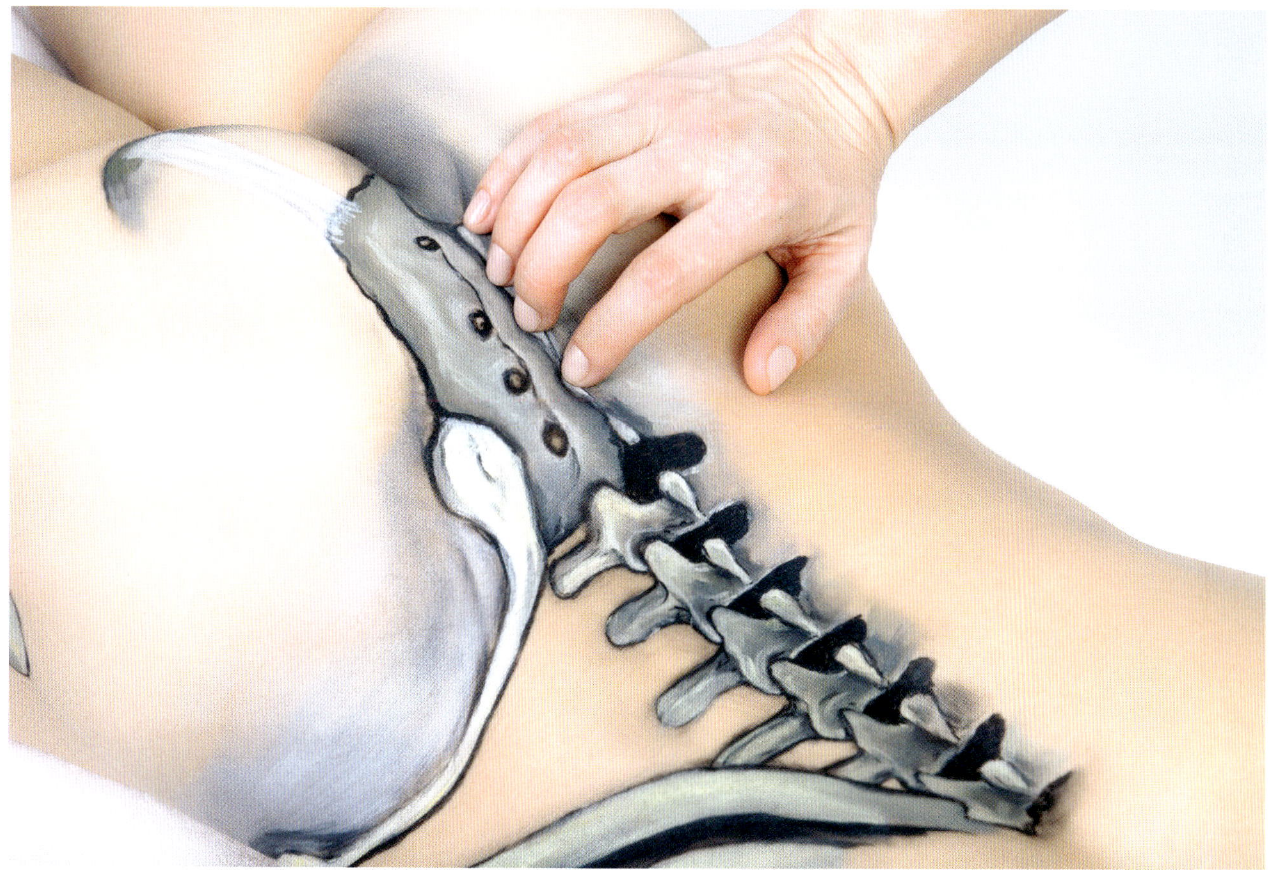

Ausgangsposition des Patienten

Bauchlage.

Ausgangsposition der Therapeutin

Stehend, auf der Beckenhöhe des Patienten. Die Finger der Therapeutin liegen auf der dorsalen Fläche des Kreuzbeins auf der Körpermittellinie unterhalb des Dornfortsatzes von S1.

Ausführung der Palpation

Die Therapeutin palpiert und bewertet die Stellung im Raum der Crista sacralis mediana.

2.2. Medianer Kreuzbeinkamm

Crista sacralis mediana

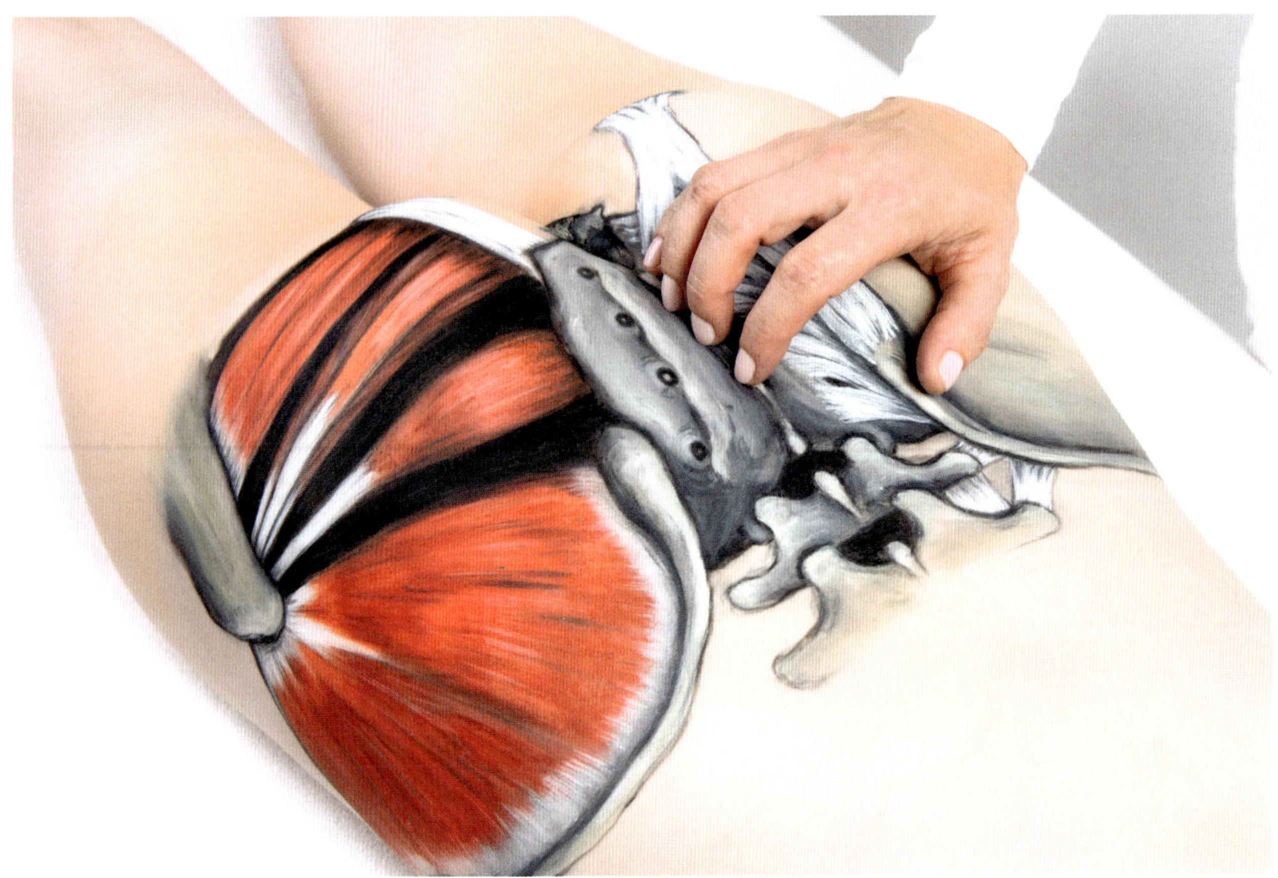

Ausgangsposition des Patienten

Bauchlage.

Ausgangsposition der Therapeutin

Die Therapeutin steht in Höhe des Beckens des Patienten.

Ausführung der Palpation

Die Therapeutin untersucht die hintere Oberfläche des Kreuzbeins. Sie legt ihre Finger in einer Linie entlang der Dornfortsätze unterhalb des Dornfortsatzes von S1. Sie ertastet die Dornfortsätze, die den mittleren Kreuzbeinkamm bilden.

2.3. Dornfortsatzband

Lig. supraspinale

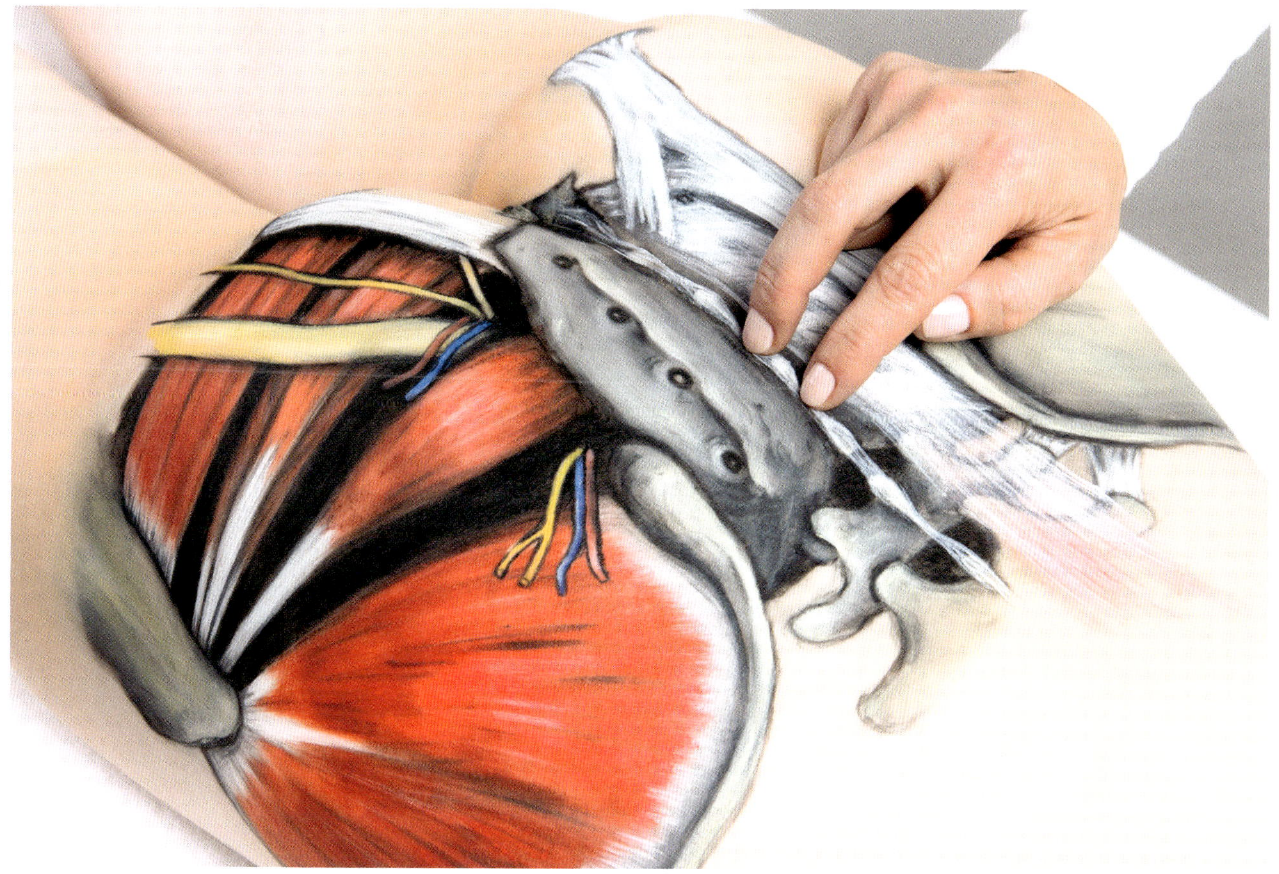

Ausgangsposition des Patienten

Bauchlage.

Ausgangsposition der Therapeutin

Die Therapeutin steht in Höhe des Beckens des Patienten.

Ausführung der Palpation

Die Therapeutin untersucht das Lig. supraspinale auf Höhe des mittleren Kreuzbeinkamms. Die Palpation wird quer zur Verlaufsrichtung des Kreuzbeinkamms durchgeführt.

2.4. Hiatus sacralis

Hiatus sacralis

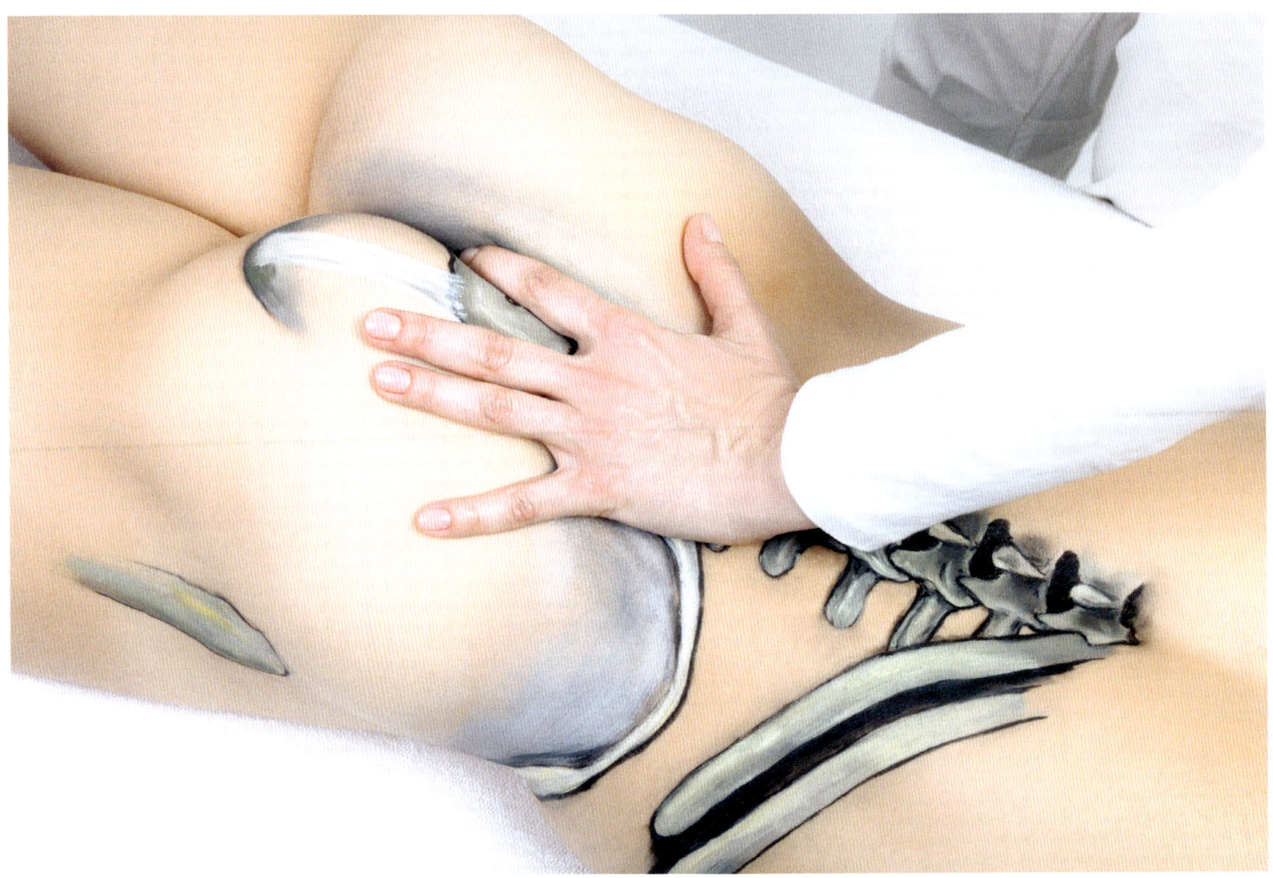

Ausgangsposition des Patienten

Bauchlage.

Ausgangsposition der Therapeutin

Stehend, auf der Gürtelhöhe des Patienten mit dem Gesicht zu seinen Füßen gerichtet. Der Zeigefinger liegt in der Verlängerung der Crista sacralis mediana.

Ausführung der Palpation

Die Therapeutin nimmt im kranialen Teil der Analrinne (Rima ani) die Elastizität des Lig. sacrococcygeum wahr.

2.5. Kreuzbeinhörner

Cornua sacralia

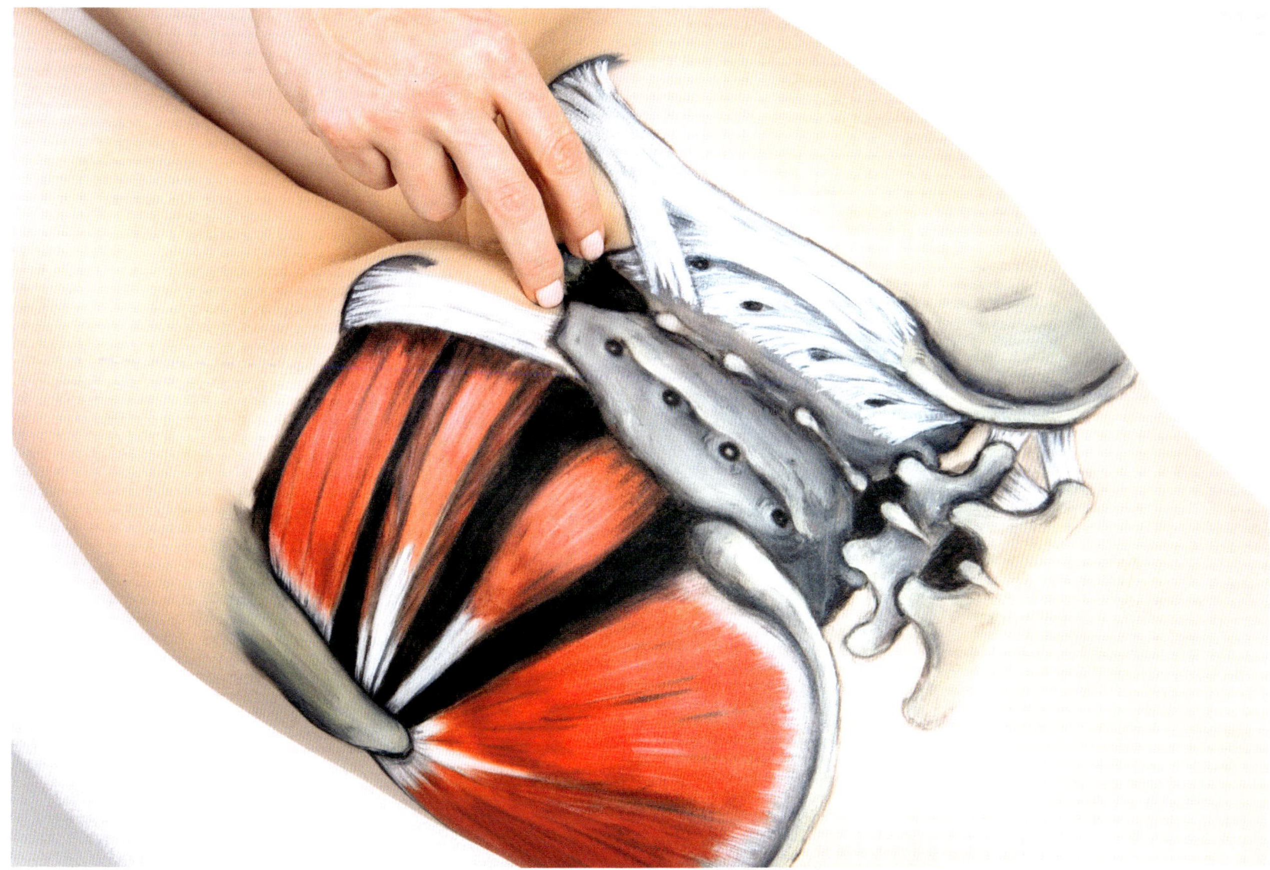

Ausgangsposition des Patienten

Bauchlage.

Ausgangsposition der Therapeutin

Die Therapeutin steht in Höhe des Oberschenkels des Patienten, mit Blickrichtung zum Kopf des Patienten.

Ausführung der Palpation

Die Therapeutin untersucht die Kreuzbeinhörner, die den unteren Gelenkfortsätzen des letzten Kreuzbeinwirbels entsprechen. Sie legt ihre Finger auf beide Seiten des Hiatus sacralis. Die Kreuzbeinhörner sind auf die entsprechenden Hörner des Steißbeins gerichtet.

2.6. Steißbeinhörner

Cornua coccygea

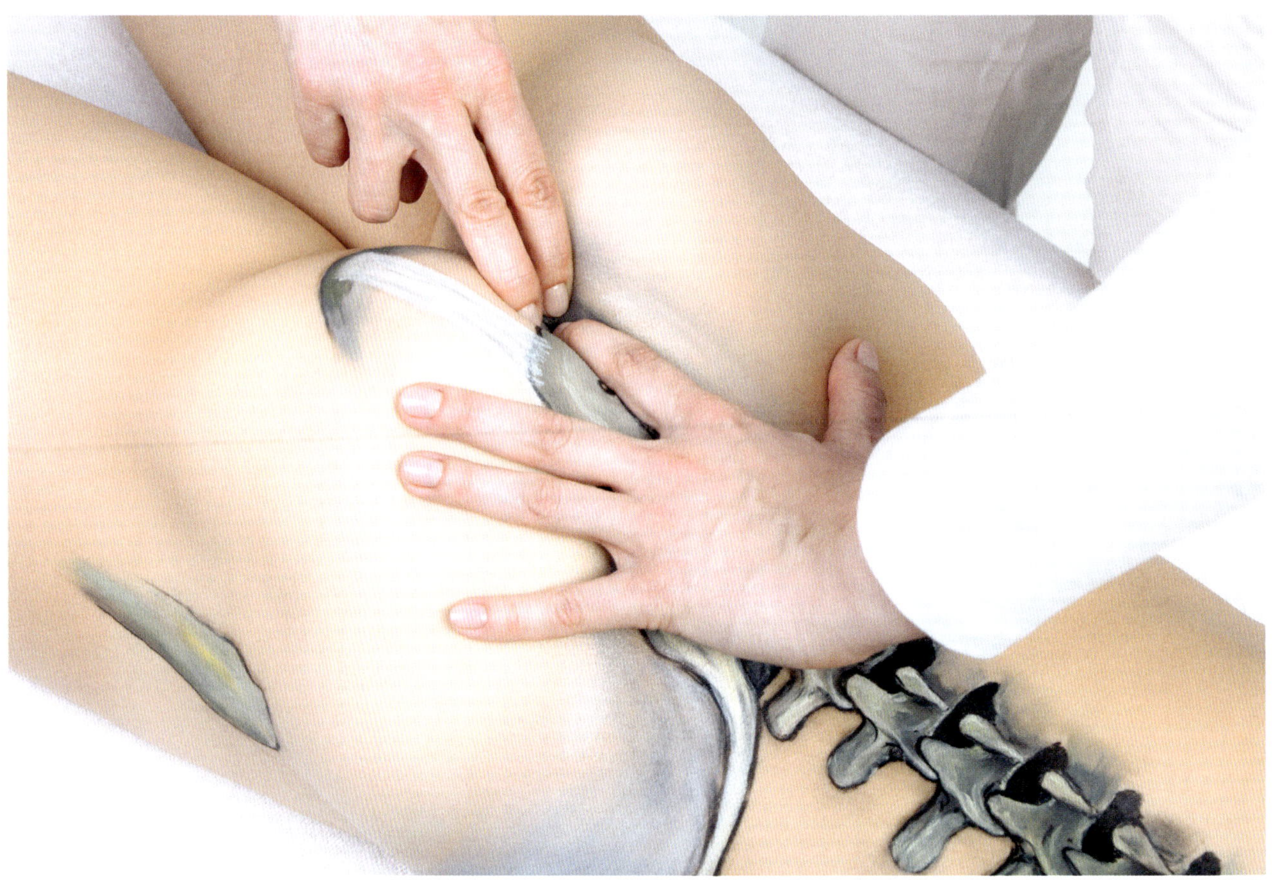

Ausgangsposition des Patienten

Bauchlage.

Ausgangsposition der Therapeutin

Stehend, auf der Beckenhöhe des Patienten. Der Zeigefinger einer Hand liegt auf dem Hiatus sacralis, die Finger der anderen Hand liegen kaudal davon.

Ausführung der Palpation

Die Therapeutin palpiert und bewertet mit dem Zeige- und Mittelfinger die Steißbeinhörner, die als kleine, abgerundete, knöcherne Verdickungen wahrnehmbar sind.

2.7. Steißbein

Os coccygis

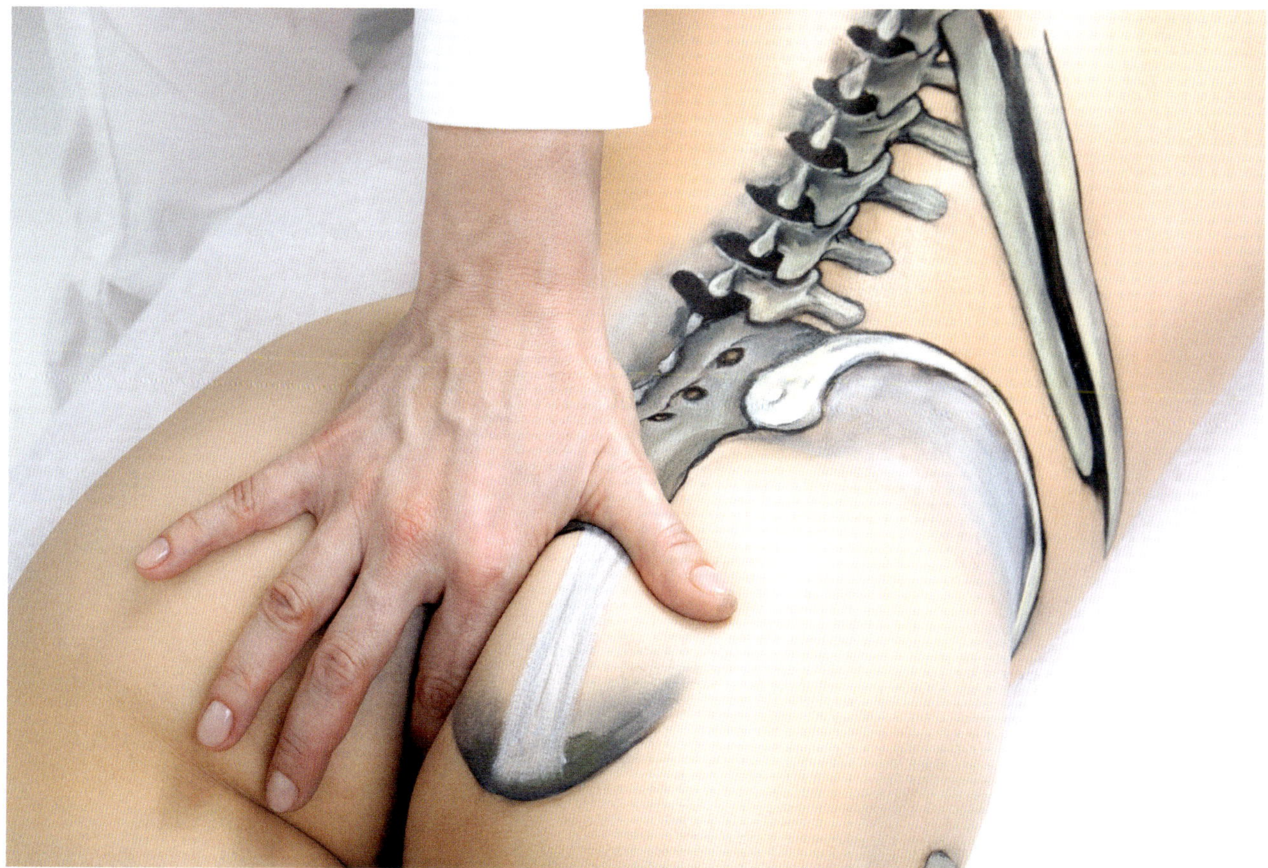

Ausgangsposition des Patienten

Bauchlage.

Ausgangsposition der Therapeutin

Stehend, auf der Brusthöhe des Patienten, mit dem Gesicht zu seinen Füßen gerichtet. Der Zeigefinger liegt auf der dorsalen Fläche des Steißbeins in der Verlängerung der Crista sacralis mediana.

Ausführung der Palpation

Die Therapeutin rutscht mit dem Finger zur Steißbeinspitze hin. Sie bewertet die Länge und die Stellung im Raum des Steißbeins. Durch die Anwendung der Kompression kann man die Elastizität des Sakrokokzygealgelenks beurteilen.

2.8. Steißbein

Os coccygis

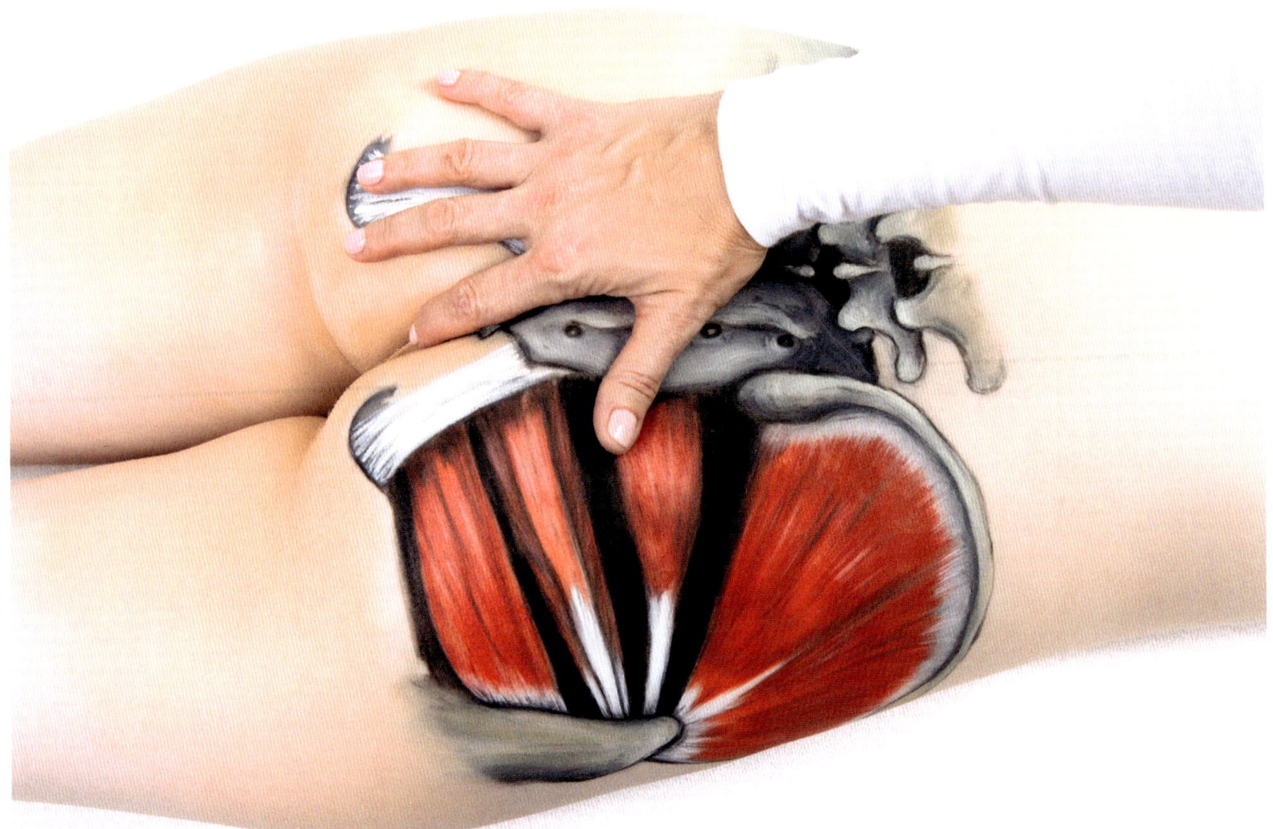

Ausgangsposition des Patienten

Bauchlage.

Ausgangsposition der Therapeutin

Die Therapeutin steht in Höhe der Brust des Patienten, mit Blickrichtung zu den Füßen des Patienten. Der Zeigefinger liegt unterhalb des Hiatus sacralis.

Ausführung der Palpation

Die Therapeutin untersucht die dorsale Oberfläche des Steißbeins. Sie bewegt den Zeigefinger vom Hiatus sacralis in distaler Richtung.

2.9. Kreuzbein

Os sacrum

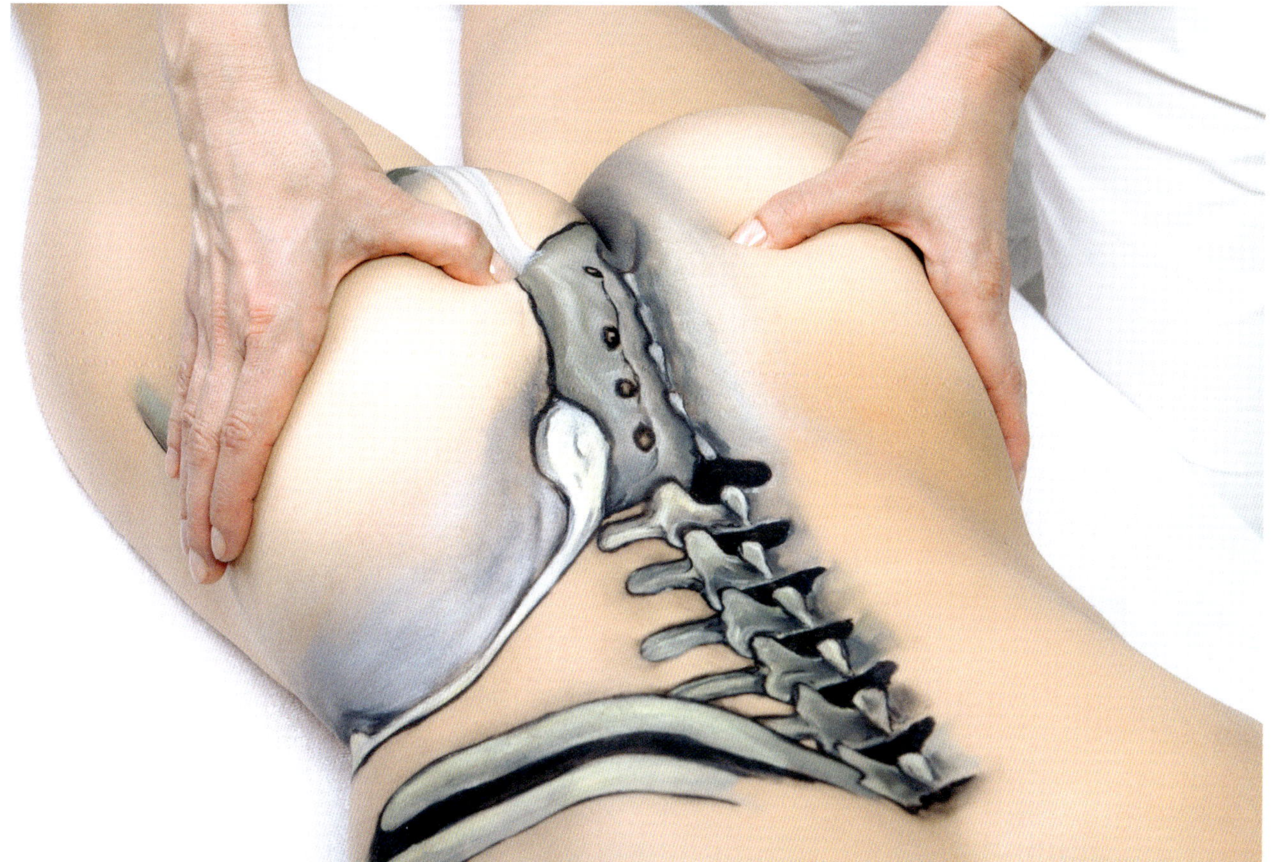

Ausgangsposition des Patienten

Bauchlage.

Ausgangsposition der Therapeutin

Stehend, auf der Oberschenkelhöhe des Patienten, mit dem Gesicht zu seinem Kopf gerichtet. Die Daumen liegen auf der Höhe des kranialen Endes der Analrinne.

Ausführung der Palpation

Die Therapeutin rutsch mit den Fingern nach lateral über die dorsale Fläche des Kreuzbeins und lokalisiert die kaudale, laterale Abgrenzung des Knochens. (In der Palpationsanatomie ist der Begriff Angulus inferolateralis (AIL), oder aus dem Englischen inferolateral angle (ILA), gebräuchlich.)

2

2.10. Kreuzbein

Os sacrum

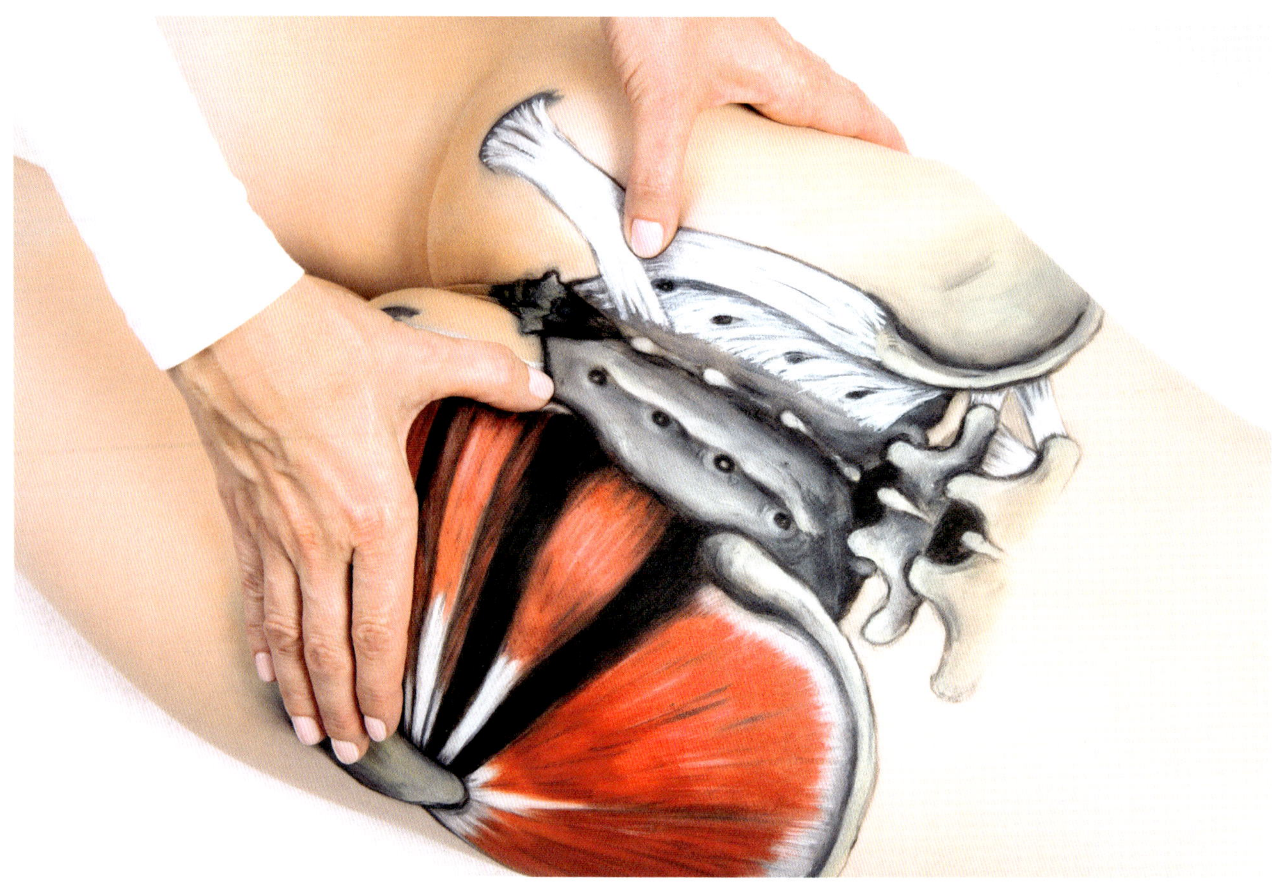

Ausgangsposition des Patienten

Bauchlage.

Ausgangsposition der Therapeutin

Die Therapeutin steht in Höhe des Oberschenkels des Patienten, mit Blickrichtung zum Kopf des Patienten.

Ausführung der Palpation

Die Therapeutin untersucht die inferolateralen Winkel des Kreuzbeins, um die Symmetrie des unteren Pols des Kreuzbeins zu bewerten. Der inferolaterale Winkel des Kreuzbeins ist ein Begriff, der für den Gebrauch der palpatorischen Anatomie geschaffen wurde.

2.11. Kreuzbein

Os sacrum

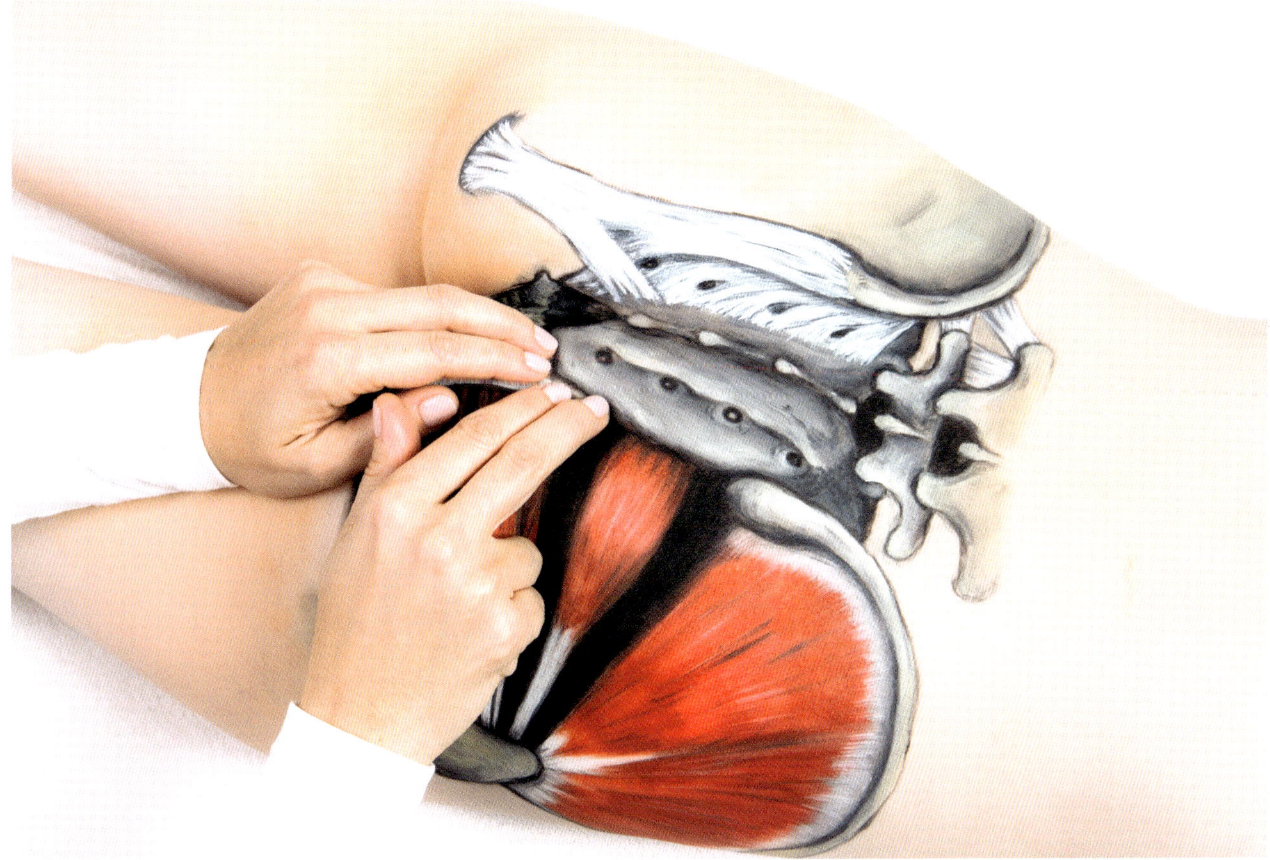

Ausgangsposition des Patienten

Bauchlage.

Ausgangsposition der Therapeutin

Die Therapeutin steht in Höhe des Beckens des Patienten. Die Finger der linken Hand sind in Richtung der Spitze des Kreuzbeins positioniert. Die Finger der rechten Hand liegen am lateralen Rand des Kreuzbeins auf der rechten Seite.

Ausführung der Palpation

Die Therapeutin untersucht den unteren Teil des Kreuzbeins auf der rechten Seite. Zwischen den Zeigefingern der Therapeutin befindet sich der so genannte inferolaterale Winkel des Kreuzbeins. Der inferolaterale Winkel des Kreuzbeins ist ein Begriff, der für Gebrauch der palpatorischen Anatomie geschaffen wurde.

2.12. Lateraler Teil des Kreuzbeins

Os sacrum

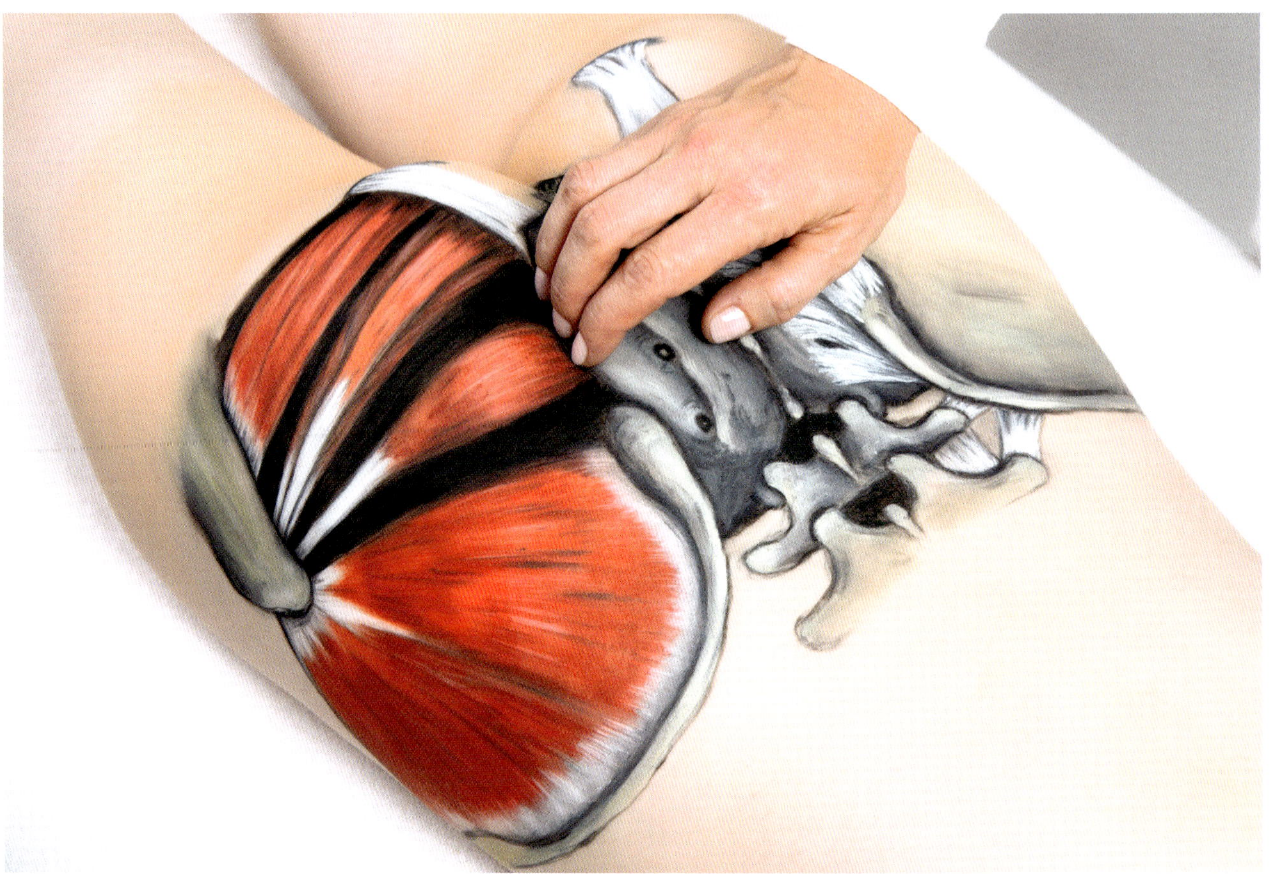

Ausgangsposition des Patienten

Bauchlage.

Ausgangsposition der Therapeutin

Die Therapeutin steht in Höhe des Beckens des Patienten auf der gegenüberliegenden Seite der Untersuchung. Sie legt ihre Finger in einer Linie oberhalb des so genannten inferolateralen Winkels des Kreuzbeins an.

Ausführung der Palpation

Die Therapeutin untersucht den lateralen Rand des Kreuzbeins. Der M. gluteus maximus ist auf dem Bild nicht gezeigt.

2.13. Kreuzbein, Kreuzbein-Steißbein-Ligament

Os sacrum, lig. sacrotuberale

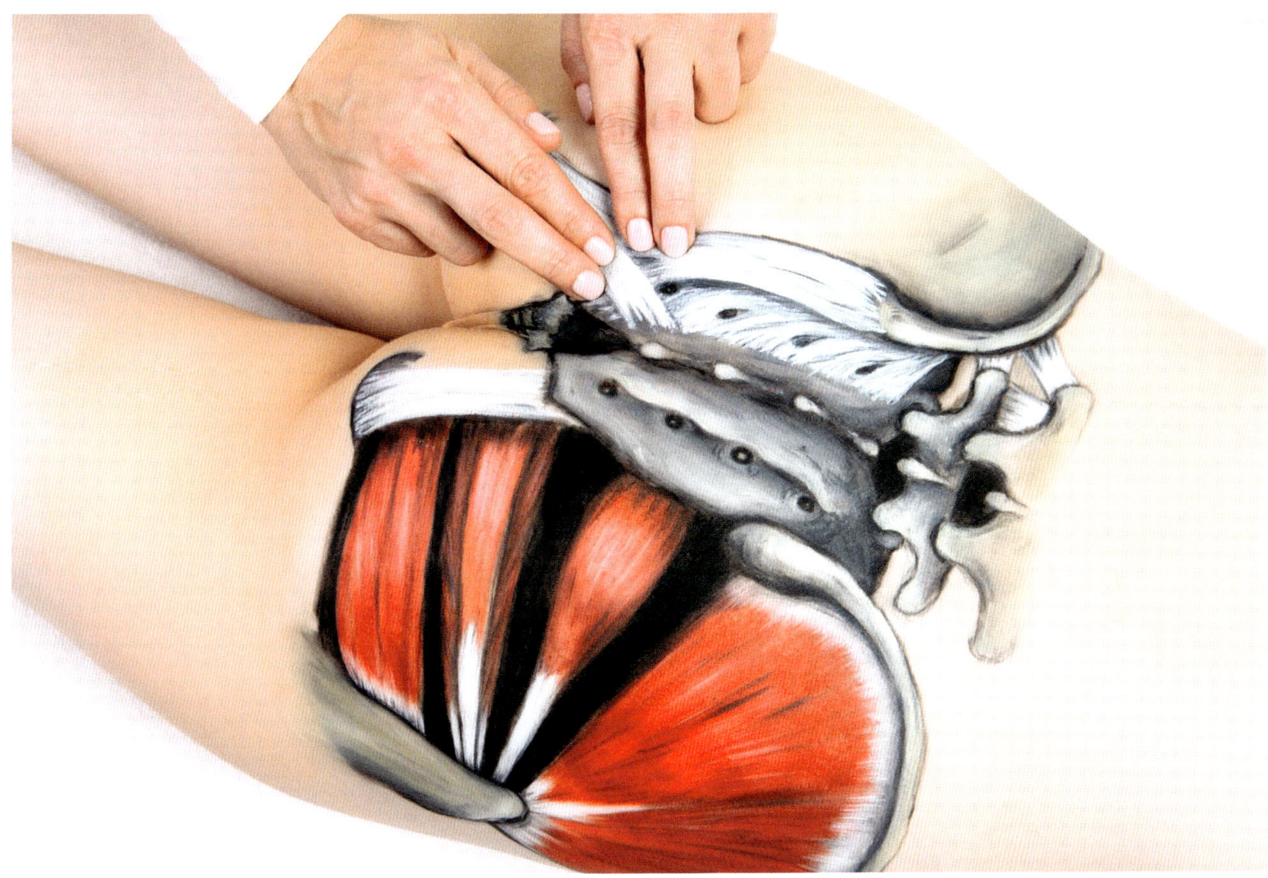

Ausgangsposition des Patienten

Bauchlage.

Ausgangsposition der Therapeutin

Die Therapeutin steht in Höhe des Beckens des Patienten. Die Finger der rechten Hand sind in Richtung der Spitze des Kreuzbeins positioniert. Die Finger der linken Hand liegen am lateralen Rand des Kreuzbeins auf der linken Seite.

Ausführung der Palpation

Die Therapeutin untersucht den unteren Teil des Kreuzbeins auf der linken Seite. Zwischen den Zeigefingern der Therapeutin befindet sich der so genannte inferolaterale Winkel des Kreuzbeins. Die Therapeut untersucht den Ansatz des Lig. sacrotuberale am Kreuzbein.

2.14. Kreuzbein

Os sacrum

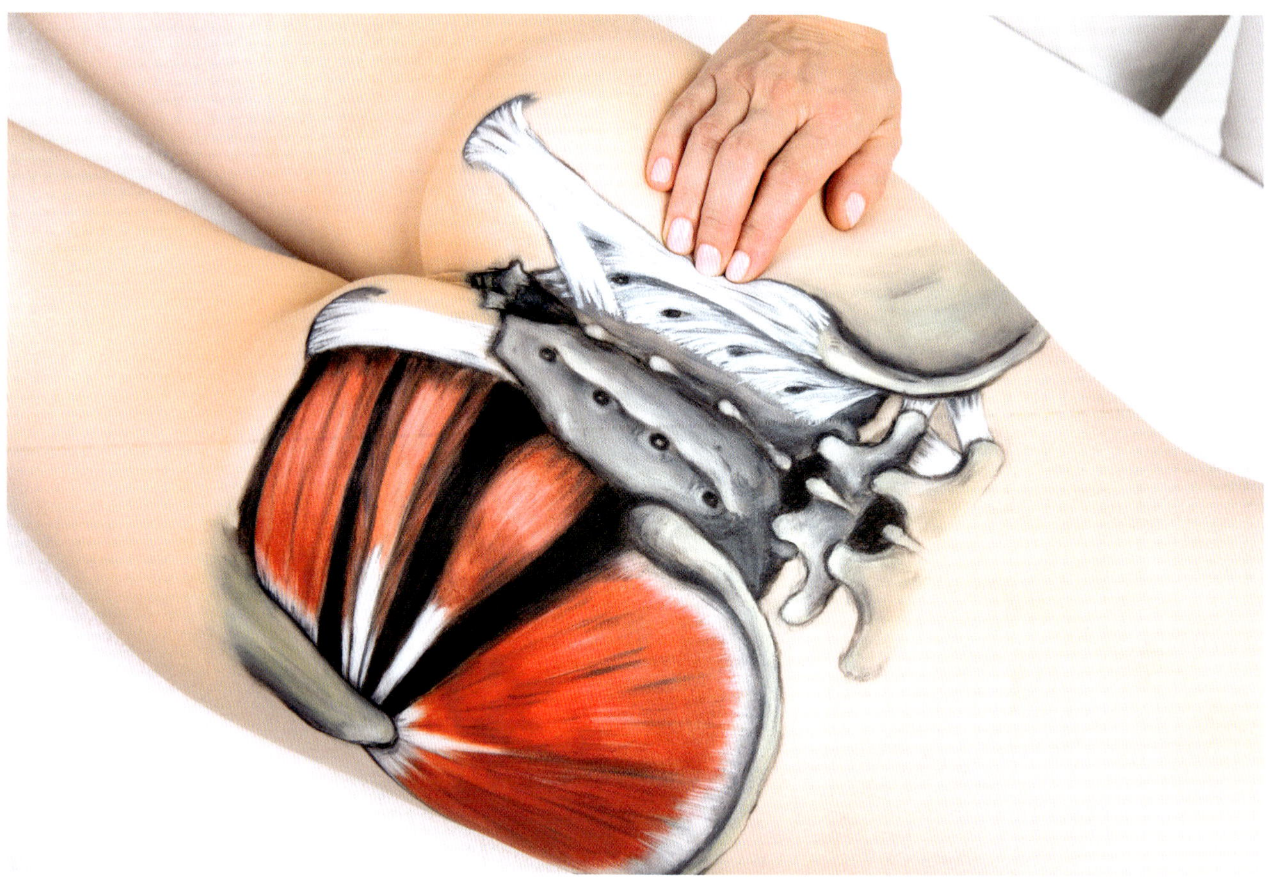

Ausgangsposition des Patienten

Bauchlage.

Ausgangsposition der Therapeutin

Die Therapeutin steht in Höhe des Beckens des Patienten, auf der untersuchten Seite.

Ausführung der Palpation

Die Therapeutin untersucht den lateralen Rand des Kreuzbeins. Sie legt ihre Finger in einer Linie oberhalb des so genannten inferolateralen Winkels des Kreuzbeins an. Sie bewegt ihre Finger entlang des Ansatzes des Lig. sacrococcygeum in Richtung des dorsalen sakroiliakalen Bands.

2.15. Dorsale sakroiliakale Ligamente

Lig. sacroiliaca dorsalia

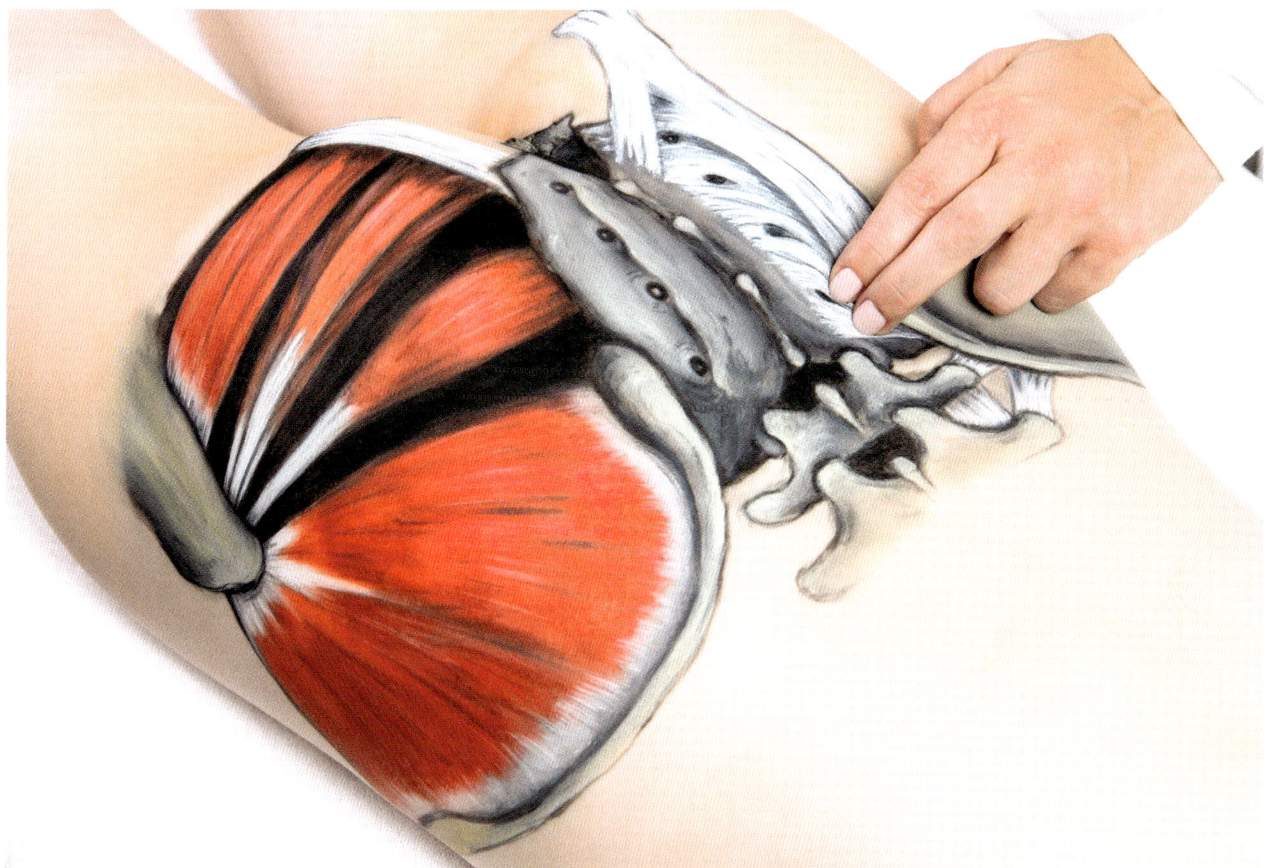

Ausgangsposition des Patienten

Bauchlage.

Ausgangsposition der Therapeutin

Die Therapeutin steht in Höhe des Beckens des Patienten.

Ausführung der Palpation

Die Therapeutin untersucht den lateralen Rand der dorsalen Oberfläche des Kreuzbeins. Sie legt die Finger an den mittleren hinteren oberen Iliakalsporn. Unter der thorakolumbalen Faszie befinden sich die dorsalen sakroiliakalen Ligamente. Die thorakolumbale Faszie ist auf dem Bild nicht gezeigt.

2.16. Dornfortsatzligament

Lig. supraspinale

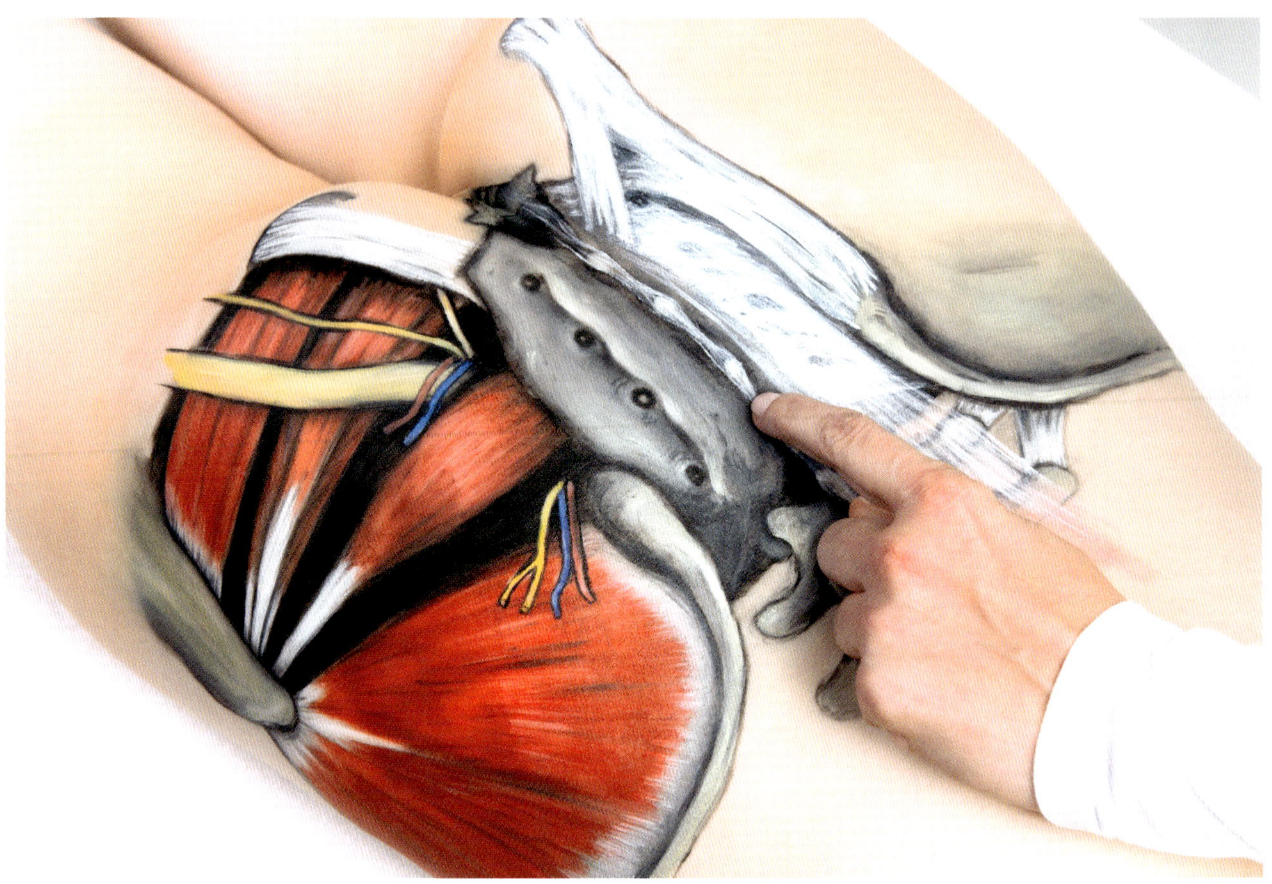

Ausgangsposition des Patienten

Bauchlage.

Ausgangsposition der Therapeutin

Die Therapeutin steht in Höhe der Brust des Patienten, mit Blickrichtung zu den Füßen des Patienten. Der Zeigefinger ist in einer Linie mit den Dornfortsätzen des Kreuzbeins positioniert.

Ausführung der Palpation

Die Therapeutin untersucht das Lig. supraspinale und die thorakolumbale Faszie auf der dorsalen Oberfläche des Kreuzbeins. Die Kontinuität zwischen der Faszie und dem Rückenstrecker ist auf dem Bild nur schematisch dargestellt.

2.17. Dornfortsatz S2

Processus spinosus S2

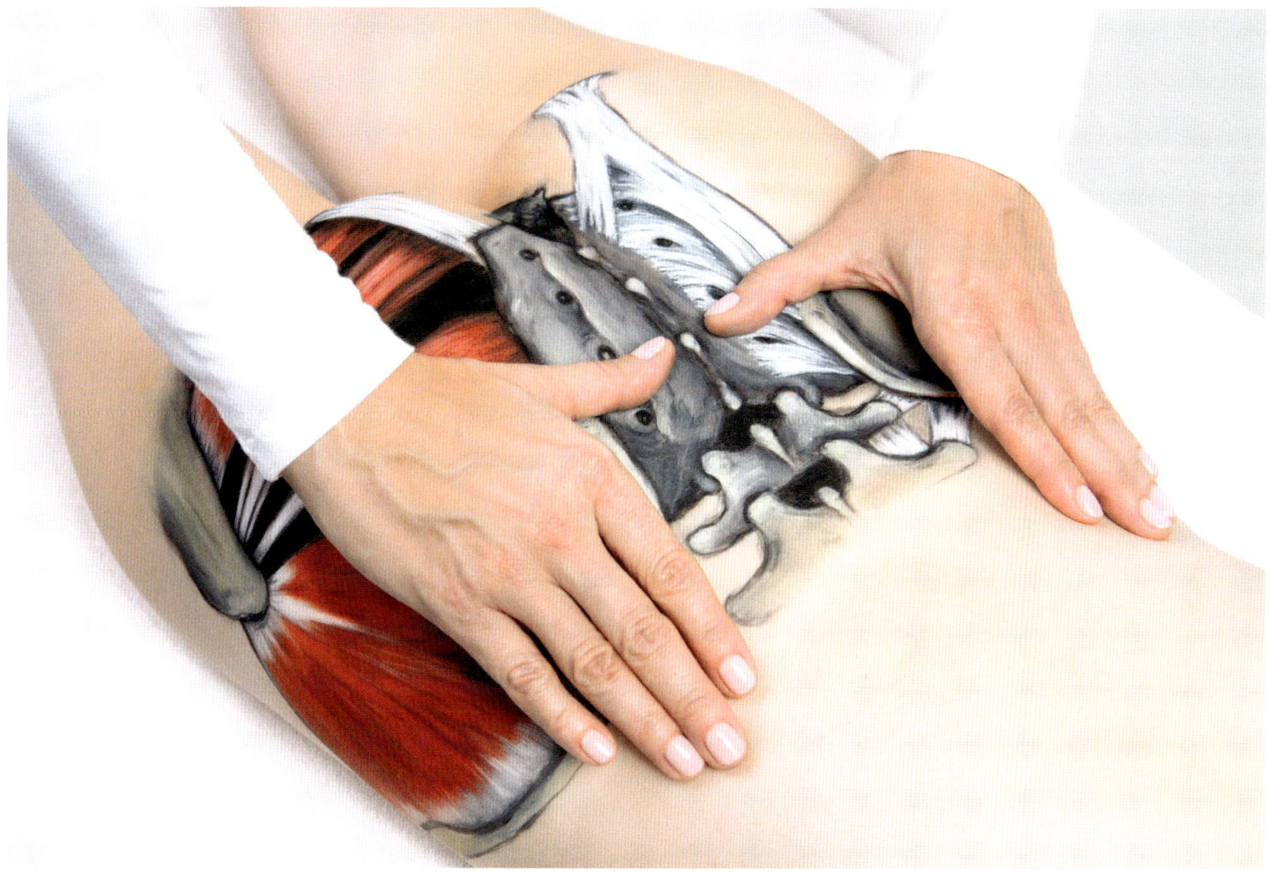

Ausgangsposition des Patienten

Bauchlage.

Ausgangsposition der Therapeutin

Die Therapeutin steht in Höhe des Oberschenkels des Patienten, mit Blickrichtung zum Kopf des Patienten.

Ausführung der Palpation

Die Therapeutin untersucht die hintere Oberfläche des Kreuzbeins. Sie legt die Daumen auf die lateralen Oberflächen des Dornfortsatzes S2.

2.18. Hinterer oberer Darmbeinstachel (knöcherne Vorwölbung)

Spina iliaca posterior superior (SIPS)

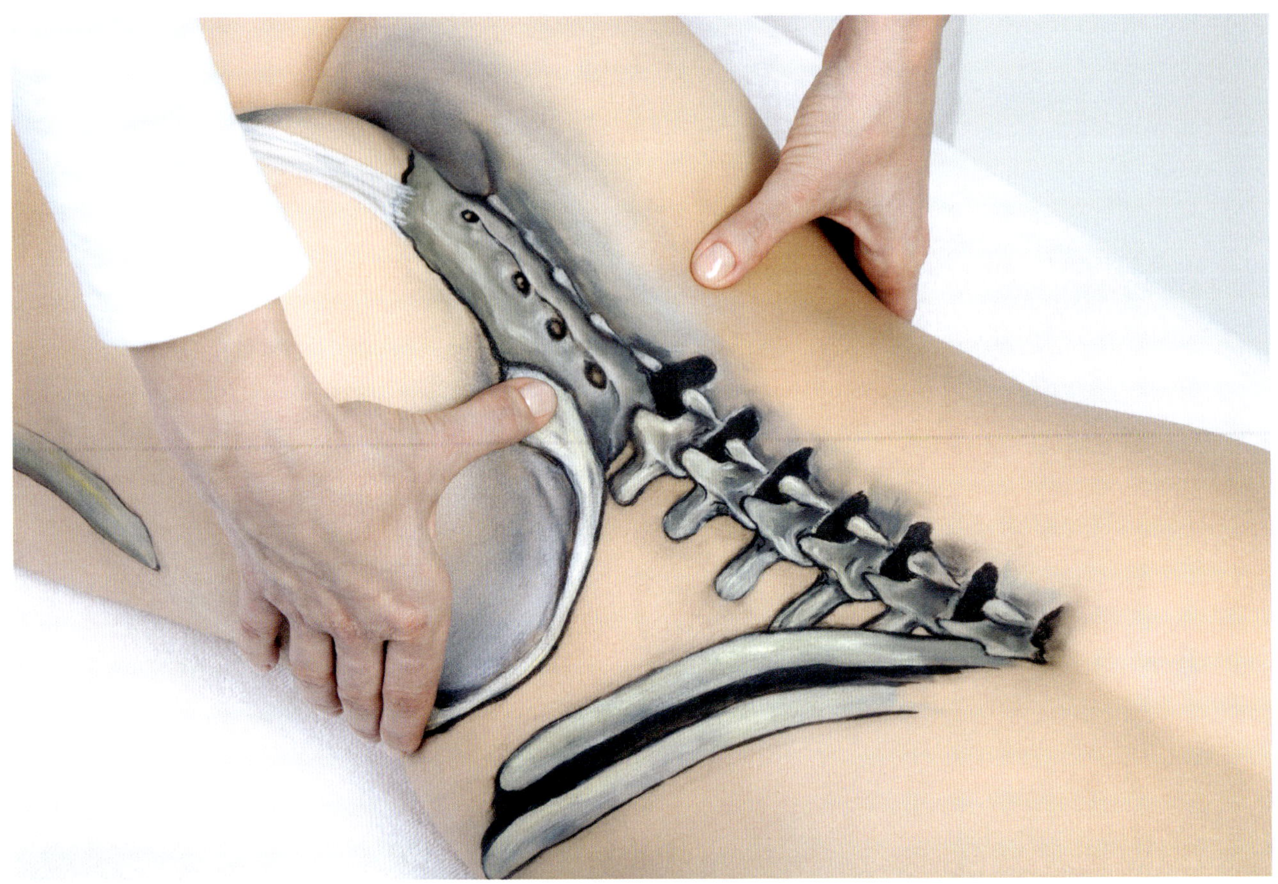

Ausgangsposition des Patienten

Bauchlage.

Ausgangsposition der Therapeutin

Stehend, auf der Oberschenkelhöhe des Patienten, mit dem Gesicht zu seinem Kopf gerichtet.

Ausführung der Palpation

Die Therapeutin lokalisiert und palpiert die knöchernen Vorsprünge der beiden hinteren oberen Darmbeinstachel (SIPS) auf der Höhe des Dornfortsatzes von S2.

2.19. Spina iliaca posterior superior

Spina iliaca posterior superior

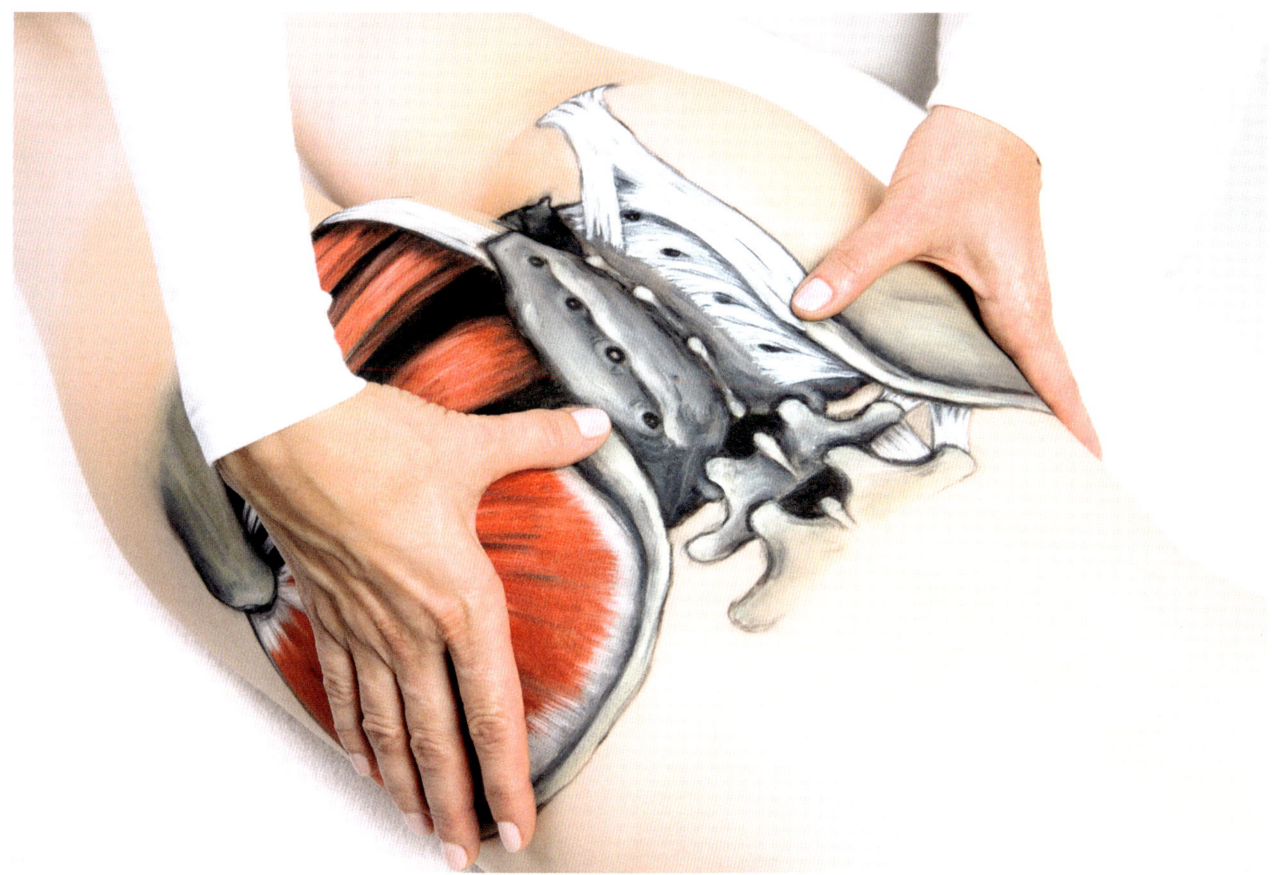

Ausgangsposition des Patienten

Bauchlage.

Ausgangsposition der Therapeutin

Die Therapeutin steht in Höhe des Oberschenkels des Patienten, mit Blickrichtung zum Kopf des Patienten.

Ausführung der Palpation

Die Therapeutin spreizt die Finger seitlich entlang des Dornfortsatzes S2. Sie sucht nach Erhebungen, die den beiden SIPS (Spinae iliacae posteriores superiores) entsprechen.

2.20. Hintere obere Darmbeinstachel (Sagittalebene)

Spina iliaca posterior superior (SIPS)

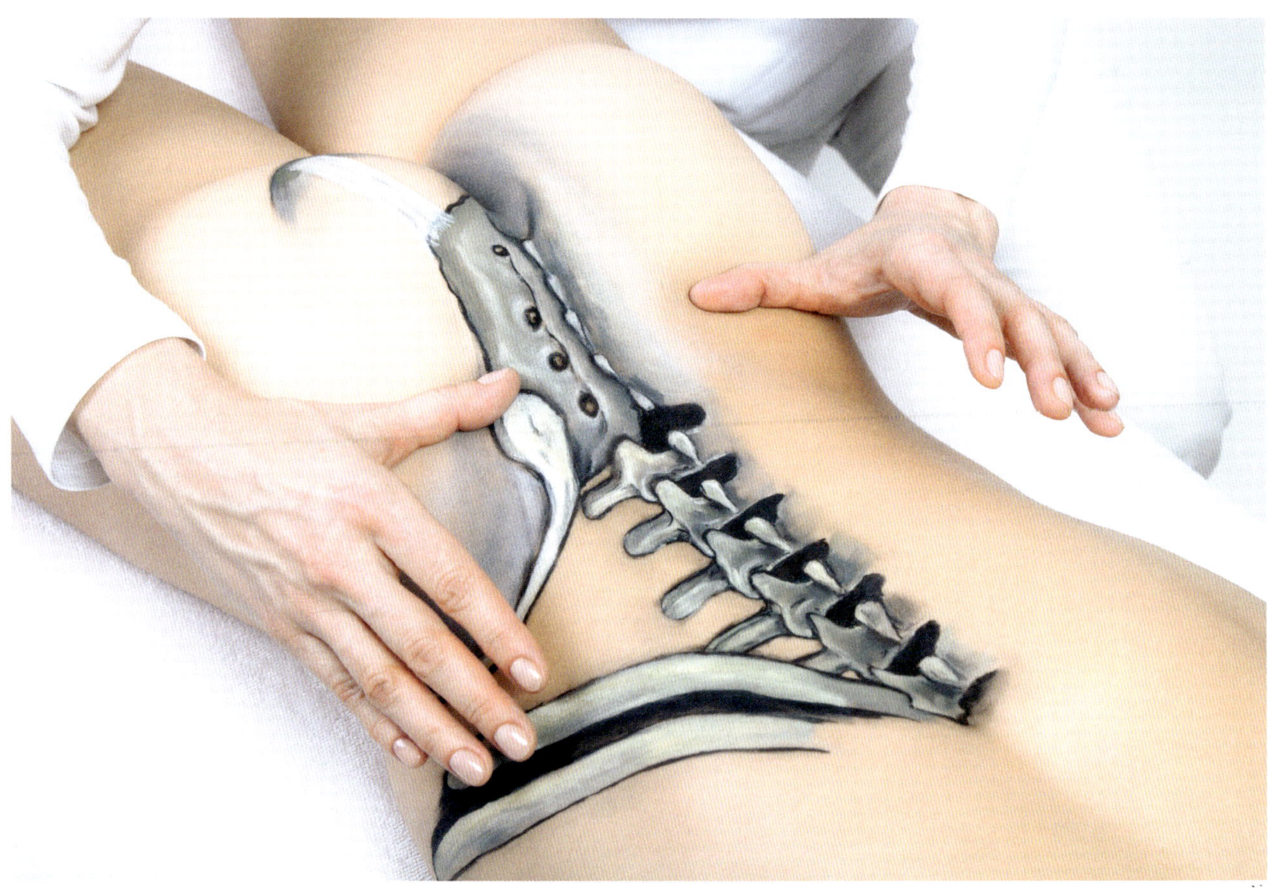

Ausgangsposition des Patienten

Bauchlage.

Ausgangsposition der Therapeutin

Stehend, auf der Oberschenkelhöhe des Patienten, mit dem Gesicht zu seinem Kopf gerichtet.

Ausführung der Palpation

Die Daumen der Therapeutin liegen in den Grübchen unterhalb der hinteren oberen Darmbeinstachel (SIPS). Die Stellung der Spinae in der Sagittalebene wird bewertet.

2.21. Spina iliaca posterior superior

Spina iliaca posterior superior

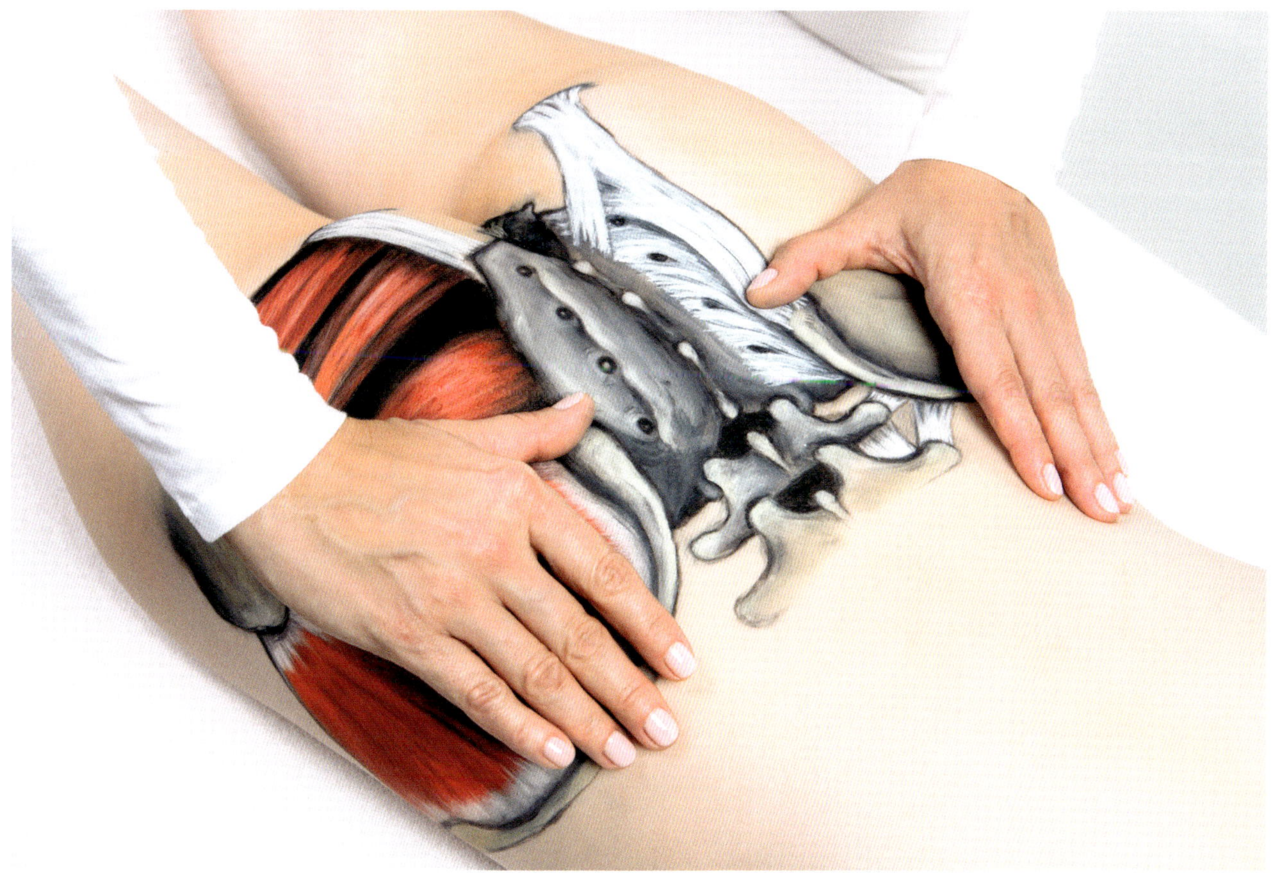

Ausgangsposition des Patienten

Bauchlage.

Ausgangsposition der Therapeutin

Die Therapeutin steht in Höhe des Oberschenkels des Patienten, mit Blickrichtung zum Kopf des Patienten.

Ausführung der Palpation

Die Therapeutin untersucht die untere Oberfläche der SIPS (Spina iliaca posterior superior).

2.22. Sulcus zwischen Kreuzbein und Darmbein

Art. sacroiliaca (pl.)

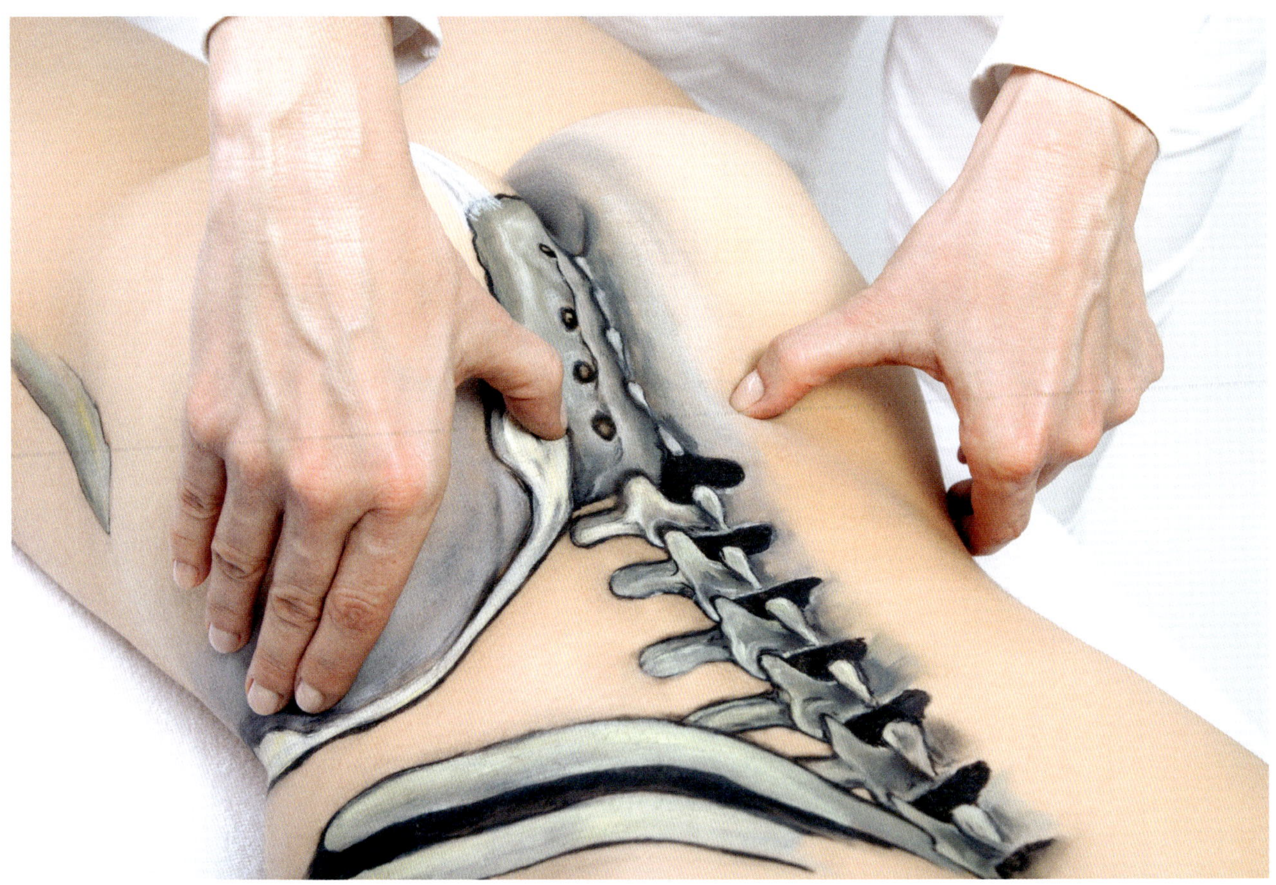

Ausgangsposition des Patienten

Bauchlage.

Ausgangsposition der Therapeutin

Stehend, auf der Oberschenkelhöhe des Patienten, mit dem Gesicht zu seinem Kopf gerichtet.

Ausführung der Palpation

Die Daumen der Therapeutin liegen von der medialen Seite der beiden Spinae iliacae posteriores superiores. Die Bewertung wird gleichzeitig auf Höhe der Iliosakralgelenke durch die Fascia thoracolumbalis durchgeführt.

2.23. Spina iliaca posterior superior

Spina iliaca posterior superior (pl.)

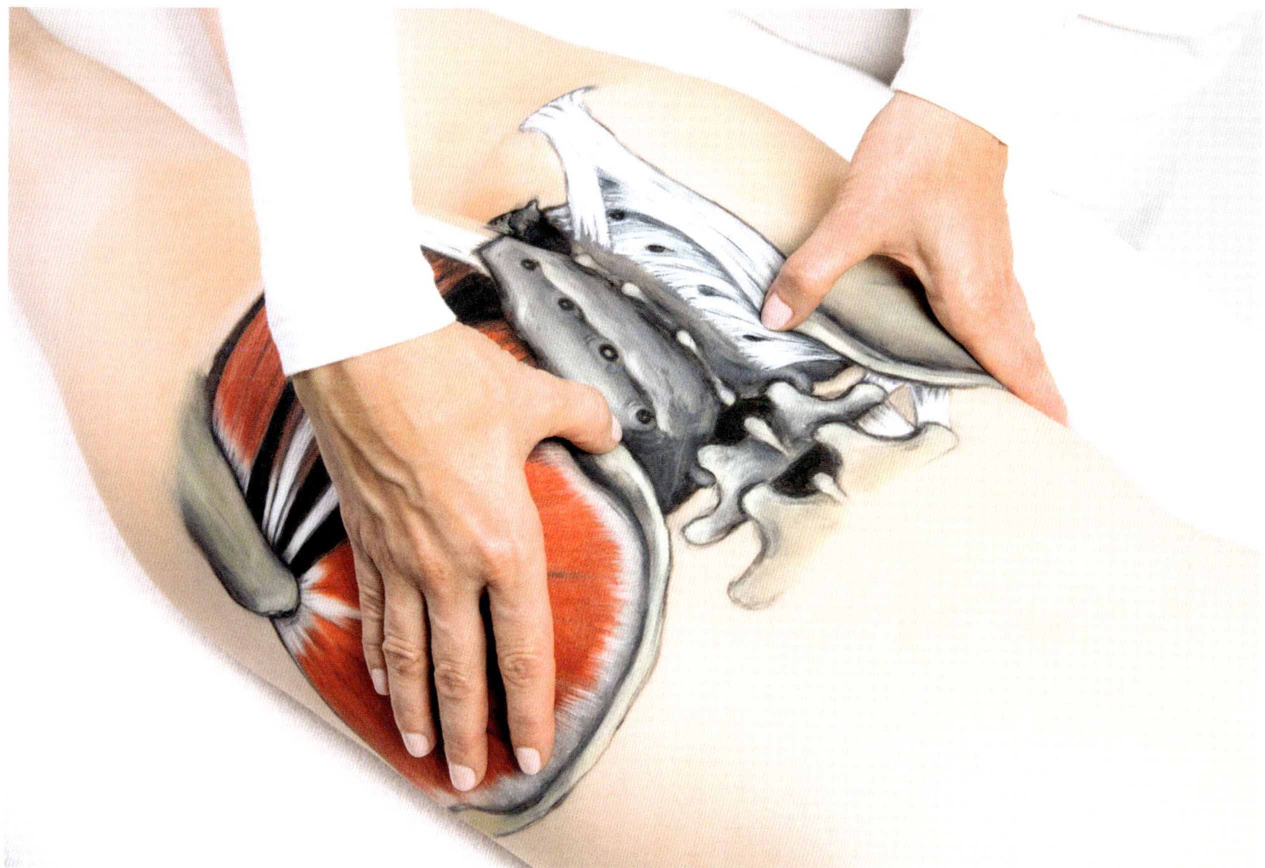

Ausgangsposition des Patienten

Bauchlage.

Ausgangsposition der Therapeutin

Die Therapeutin steht in Höhe des Oberschenkels des Patienten, mit Blickrichtung zum Kopf des Patienten.

Ausführung der Palpation

Die Therapeutin untersucht die mediale Oberfläche der SIPS (Spina iliaca posterior superior).

2.24. Sakroiliakale Grübchen

Art. sacroiliaca (pl.)

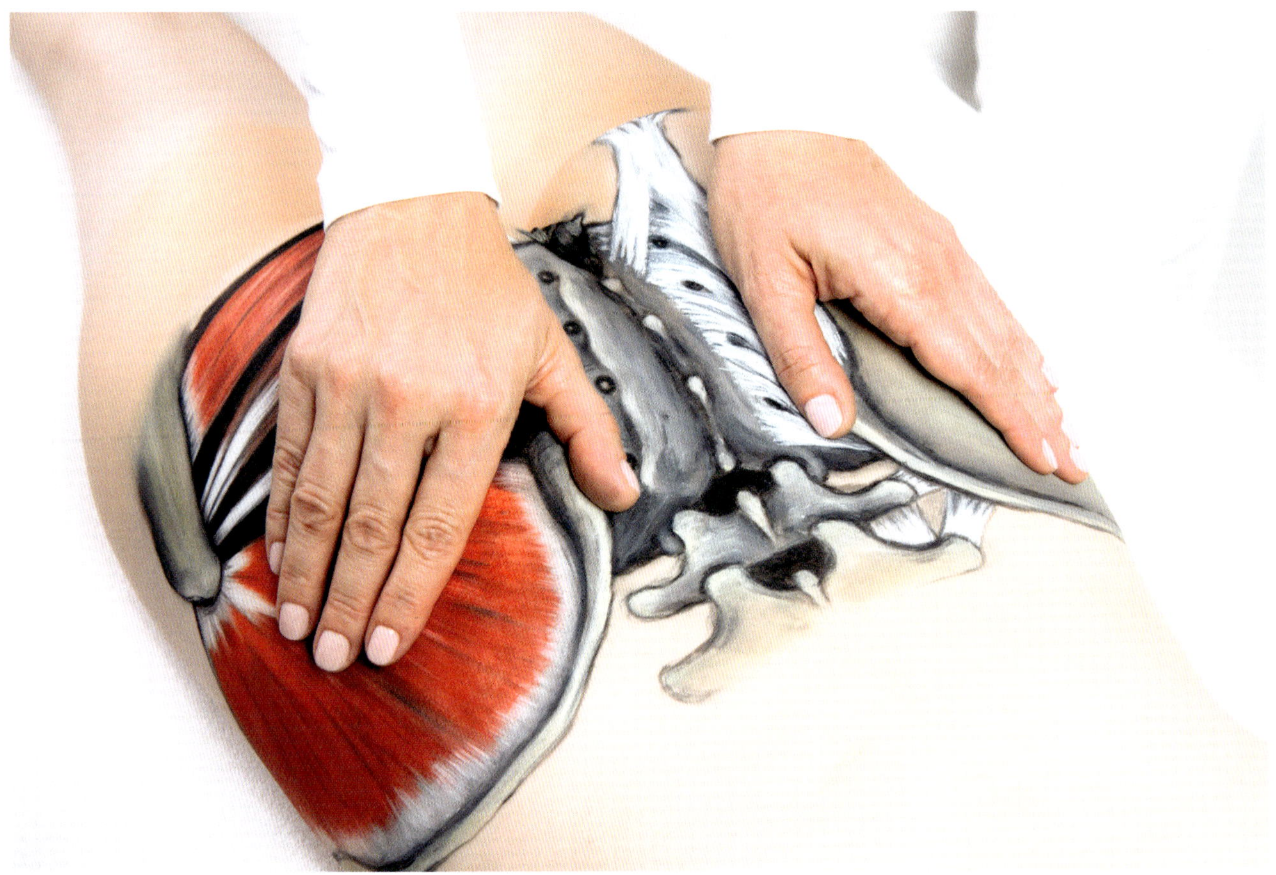

Ausgangsposition des Patienten

Bauchlage.

Ausgangsposition der Therapeutin

Die Therapeutin steht in Höhe des Oberschenkels des Patienten, mit Blickrichtung zu seinem Kopf. Die Daumen sind parallel zueinander entlang der inneren Oberfläche der SIPS (Spina iliaca posterior superior) positioniert.

Ausführung der Palpation

Die Therapeutin untersucht die sakroiliakalen Grübchen. Sie bewertet die Symmetrie der Vertiefungen und die Veränderung der Gewebespannung während der Durchführung von externen und internen Rotationsbewegungen in den Hüftgelenken.

2.25. Foramen sacrale von S1

Foramen sacrale dorsale S1

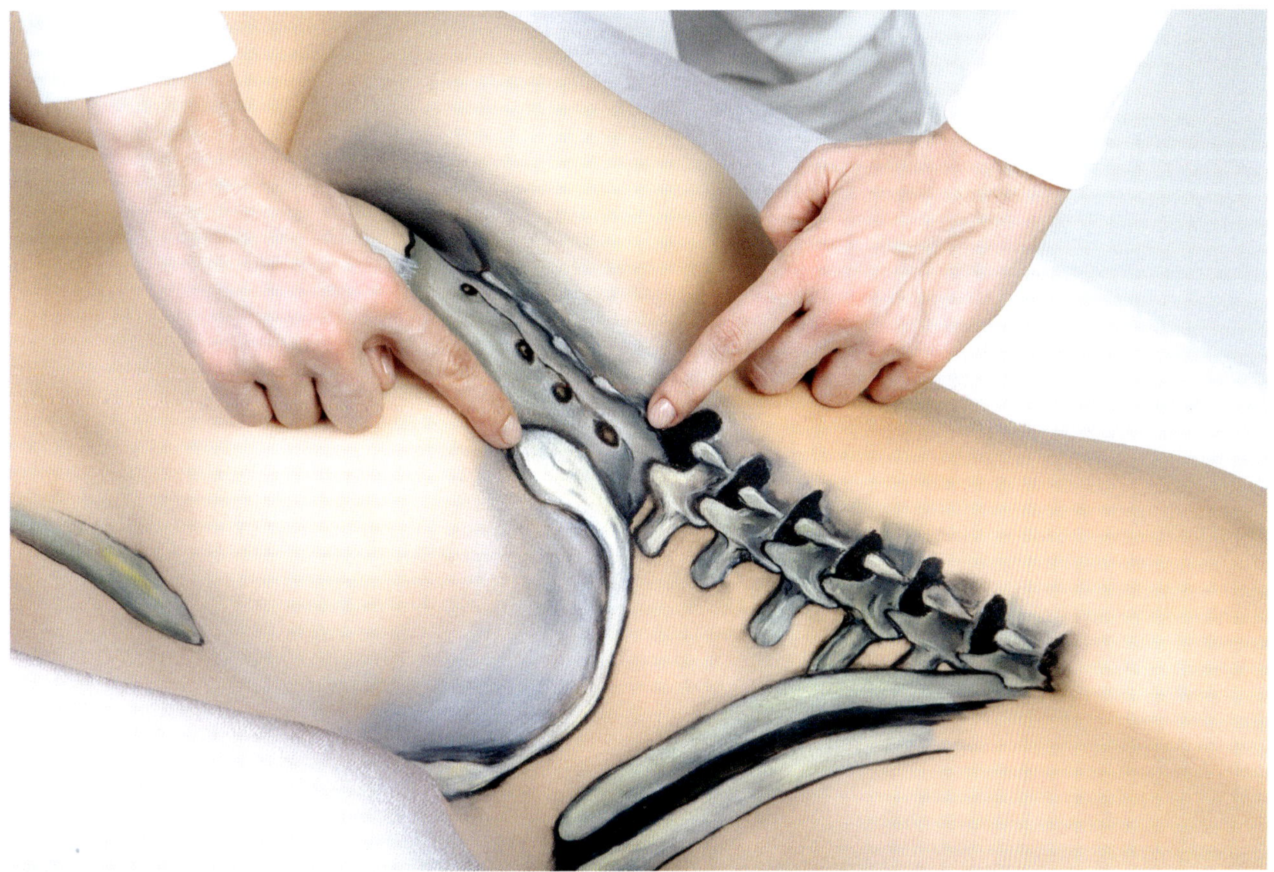

Ausgangsposition des Patienten

Bauchlage.

Ausgangsposition der Therapeutin

Stehend, auf der Oberschenkelhöhe des Patienten, mit dem Gesicht zu seinem Kopf gerichtet.

Ausführung der Palpation

Die Therapeutin legt eine gedachte Linie, die den Dortfortsatz von S1 mit der Spina iliaca posterior superior verbindet. Im Verlauf dieser Linie kann man die erste hintere sakrale Öffnung (das dorsale Foramen sacrale von S1) finden.

2.26. Foramen sacrale von S1

Foramina sacralia dorsalia

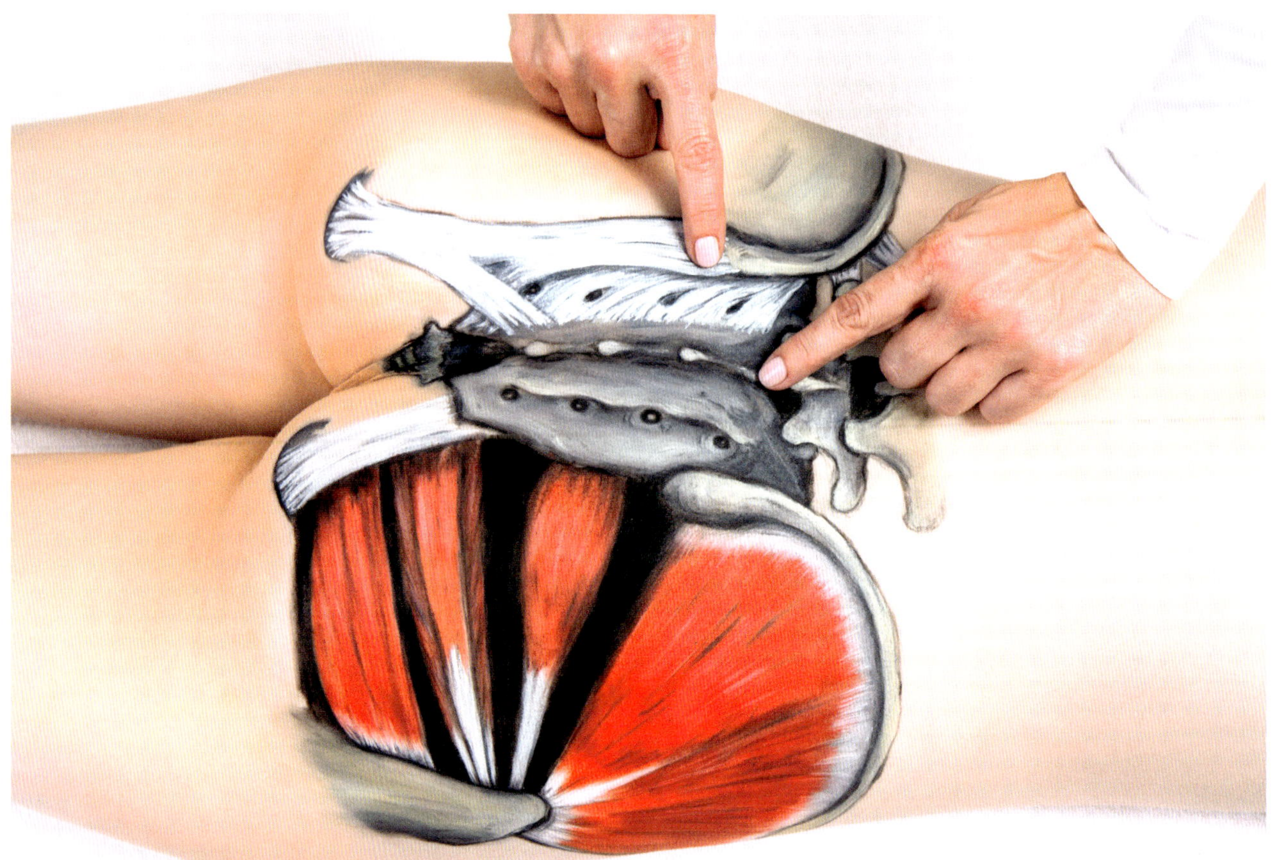

Ausgangsposition des Patienten

Bauchlage.

Ausgangsposition der Therapeutin

Die Therapeutin steht in Höhe des Beckens des Patienten. Der rechte Zeigefinger liegt auf der SIPS (Spina iliaca posterior superior), der linke Zeigefinger auf dem Dornfortsatz S1.

Ausführung der Palpation

Die Therapeutin erfasst eine gedachte Linie zwischen den beiden Knochenpunkten. In der Mitte dieser Linie befindet sich das erste Foramen sacrale.

2.27. Kreuzbein

Os sacrum

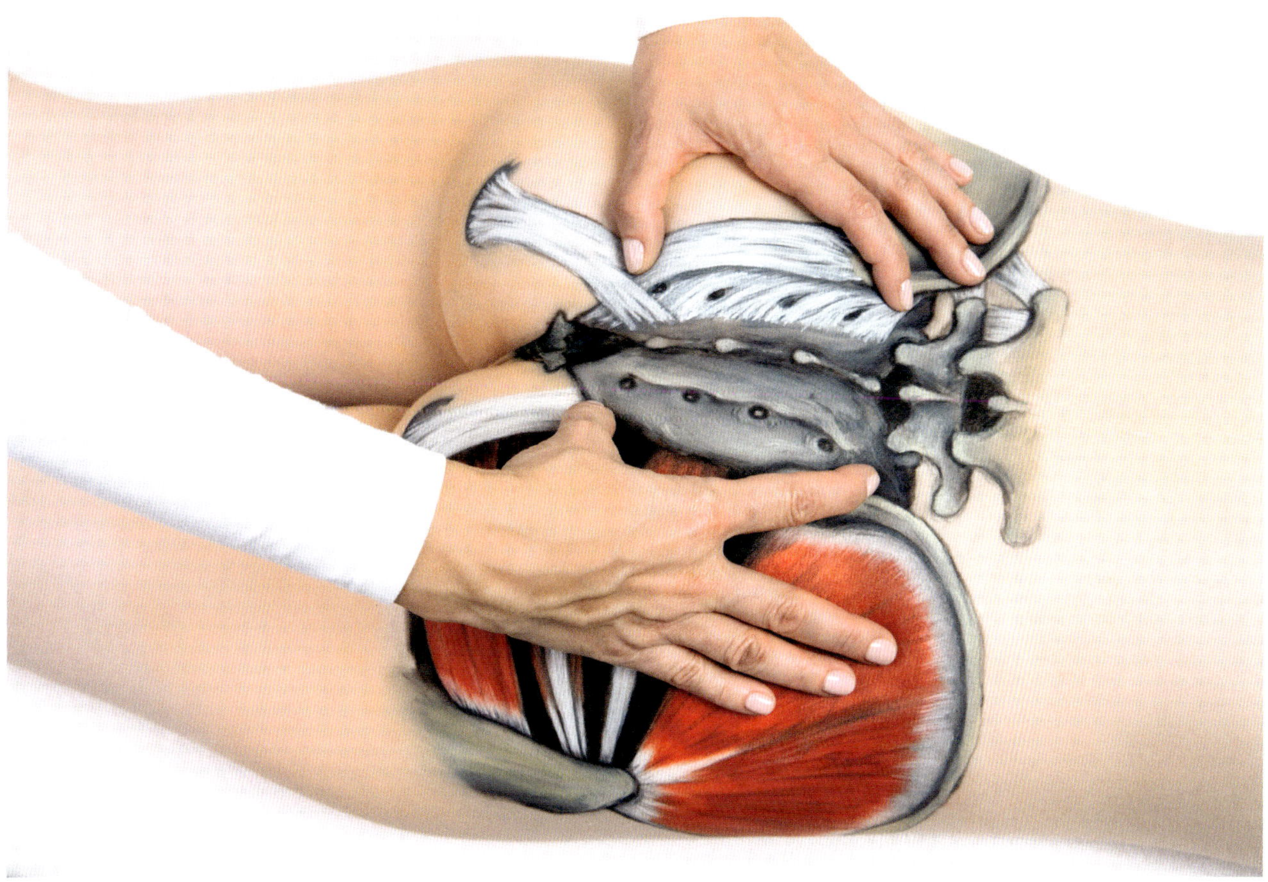

Ausgangsposition des Patienten

Bauchlage.

Ausgangsposition der Therapeutin

Die Therapeutin steht in Höhe des Oberschenkels des Patienten, mit Blickrichtung zu seinem Kopf. Die Daumen liegen auf den so genannten Inferolateralen Winkeln des Kreuzbeins. Die Zeigefinger befinden sich auf der dorsalen Oberfläche an der Basis des Kreuzbeins.

Ausführung der Palpation

Die Therapeutin bewertet die Größe des Kreuzbeins. Sie beurteilt die Stellung des Kreuzbeins in allen Ebenen.

2.28. Kreuzbein

Os sacrum

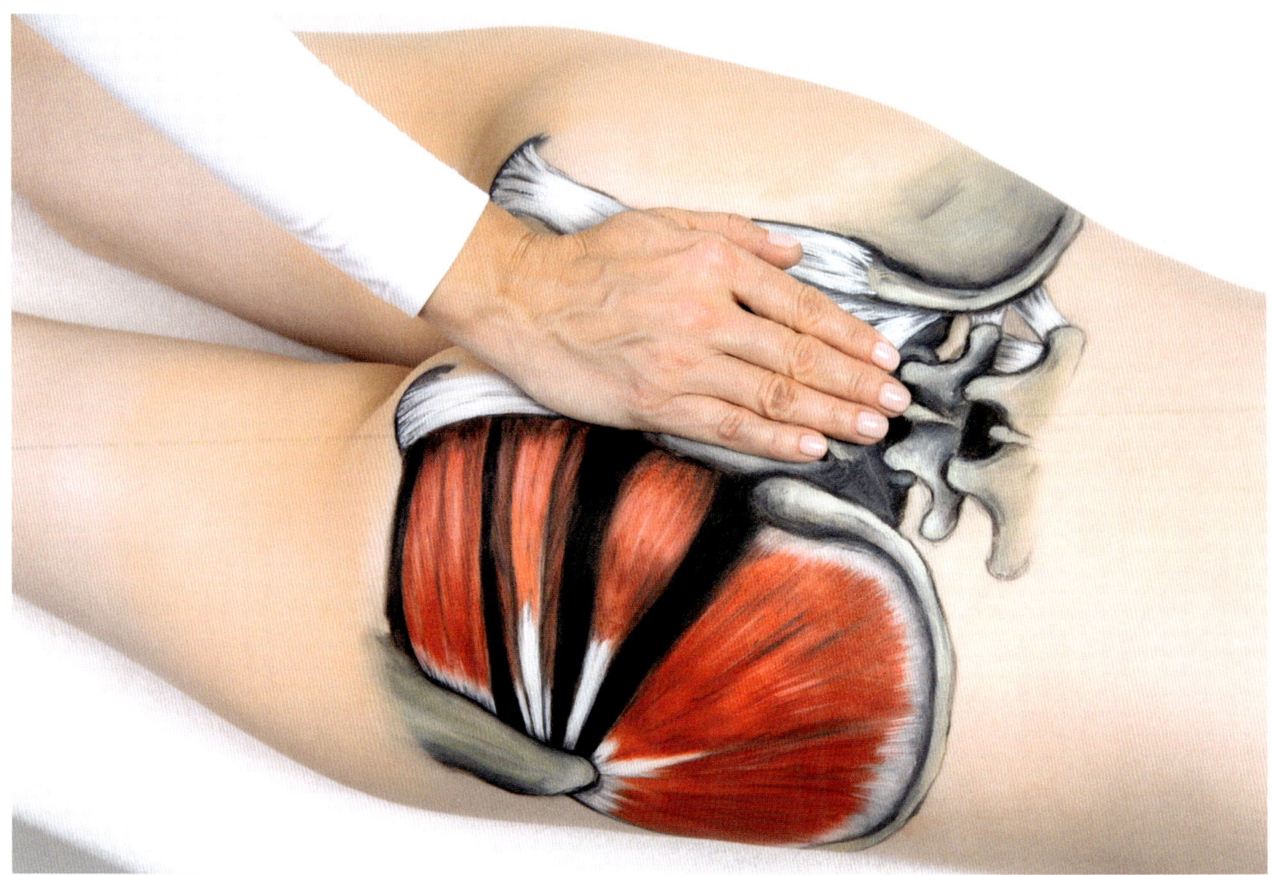

Ausgangsposition des Patienten

Bauchlage.

Ausgangsposition der Therapeutin

Die Therapeutin steht in Höhe des Oberschenkels des Patienten, mit Blickrichtung zu seinem Kopf. Sie legt ihre Hand auf die dorsale Oberfläche des Kreuzbeins.

Ausführung der Palpation

Die Therapeutin bewertet die Stellung des Kreuzbeins in allen Ebenen. Sie beurteilt die Beweglichkeit des Knochens während der Atembewegungen.

2.29. Kreuzbein (Mobilisierung)

Os sacrum

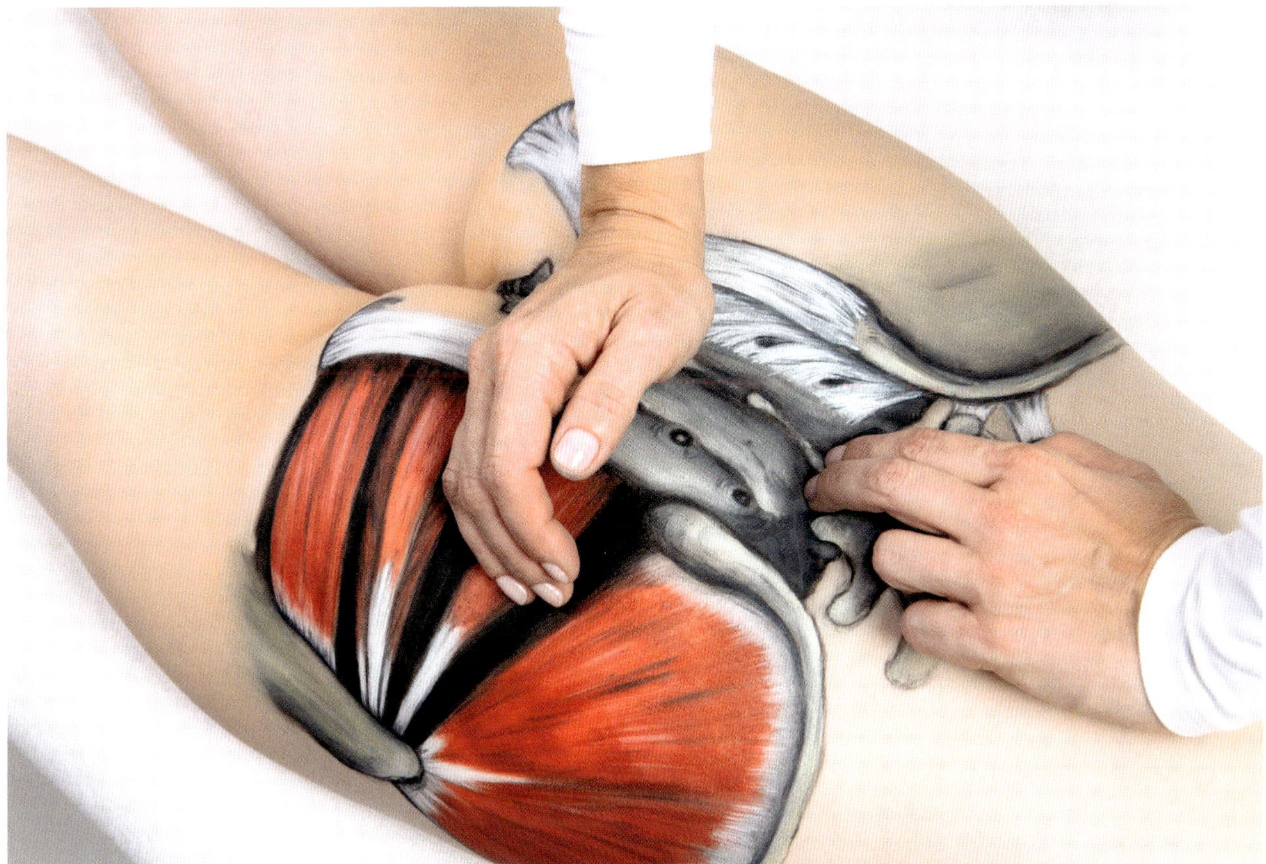

Ausgangsposition des Patienten

Bauchlage.

Ausgangsposition der Therapeutin

Die Therapeutin steht in Höhe des Beckens des Patienten. Die Finger der linken Hand liegen auf der dorsalen Oberfläche an der Basis des Kreuzbeins. Die rechte Hand liegt auf der Spitze des Kreuzbeins.

Ausführung der Palpation

Die Therapeutin untersucht die Beweglichkeit des Kreuzbeins. Sie drückt auf die Spitze des Knochens, um eine Extensionsbewegung des Kreuzbeins zu erreichen.

2.30. Kreuzbein (Mobilisierung)

Os sacrum

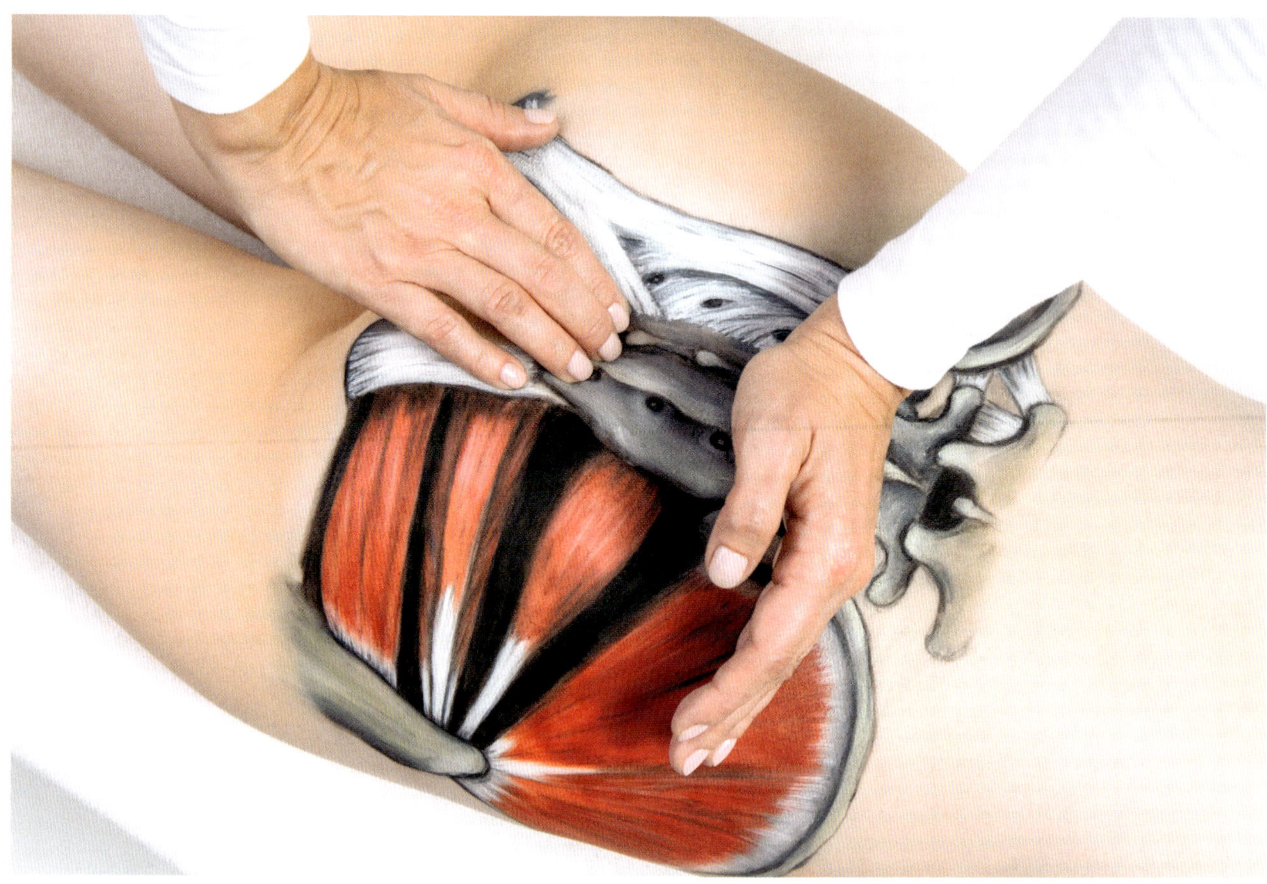

Ausgangsposition des Patienten

Bauchlage.

Ausgangsposition der Therapeutin

Die Therapeutin steht in Höhe des Beckens des Patienten. Die Finger der rechten Hand liegen auf der dorsalen Oberfläche an der Spitze des Kreuzbeins. Die linke Hand liegt auf der dorsalen Oberfläche an der Basis des Kreuzbeins.

Ausführung der Palpation

Die Therapeutin untersucht die Beweglichkeit des Kreuzbeins. Sie drückt auf die Basis, um eine Flexionsbewegung des Kreuzbeins zu erreichen.

2.31. Kreuzbein (Mobilisierung)

Os sacrum

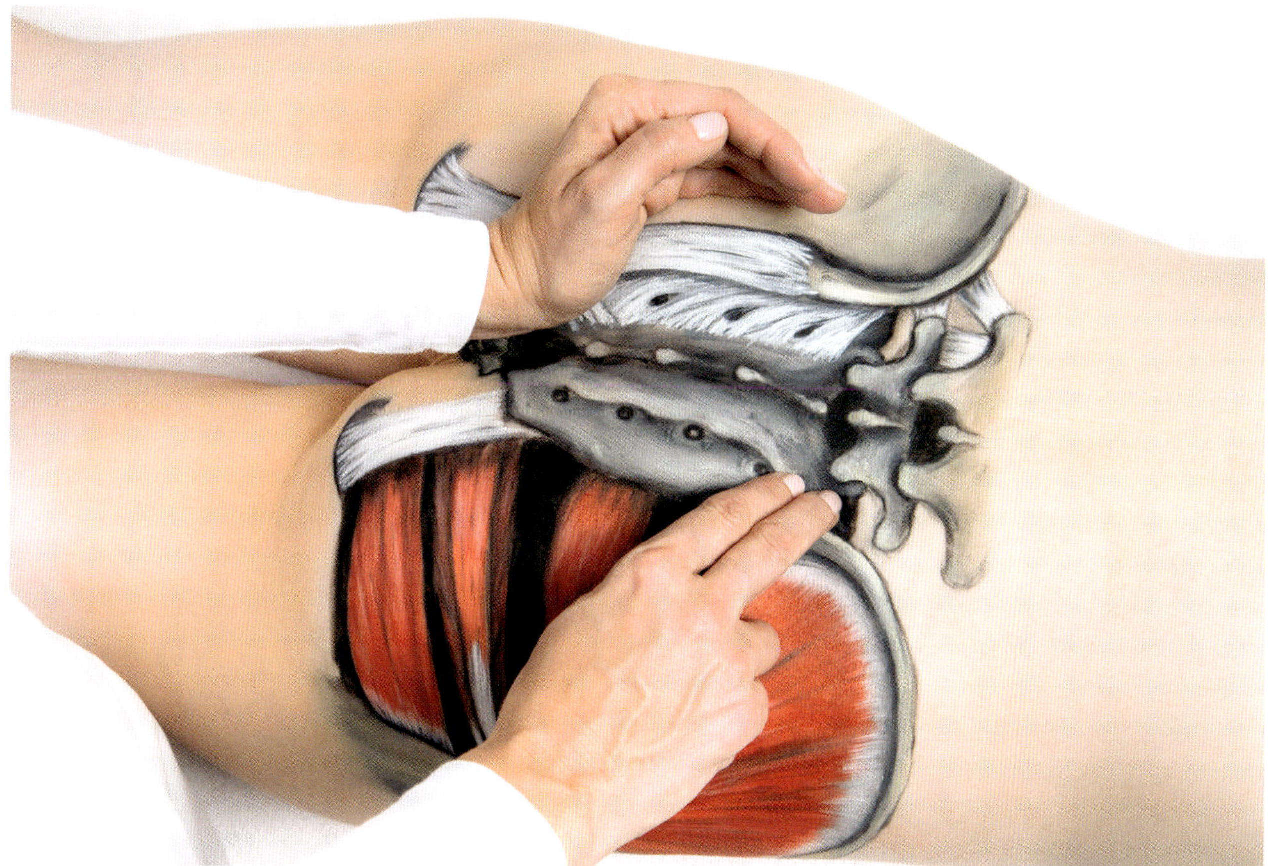

Ausgangsposition des Patienten

Bauchlage.

Ausgangsposition der Therapeutin

Die Therapeutin steht auf Höhe des Beckens des Patienten, mit Blickrichtung zu seinem Kopf. Die linke Hand liegt am inferolateralen Winkel des linken Kreuzbeins. Die Finger der rechten Hand liegen auf der rechten Seite der dorsalen Oberfläche an der Basis des Kreuzbeins.

Ausführung der Palpation

Die Therapeutin untersucht die Beweglichkeit des Kreuzbeins. Sie drückt auf den inferolateralen Winkel in Richtung der Liege. Sie bewertet das Anheben der Basis des Kreuzbeins auf der gegenüberliegenden Seite.

2.32. Beckenkamm (Darmbeinstachel)

Crista iliaca, spina iliaca

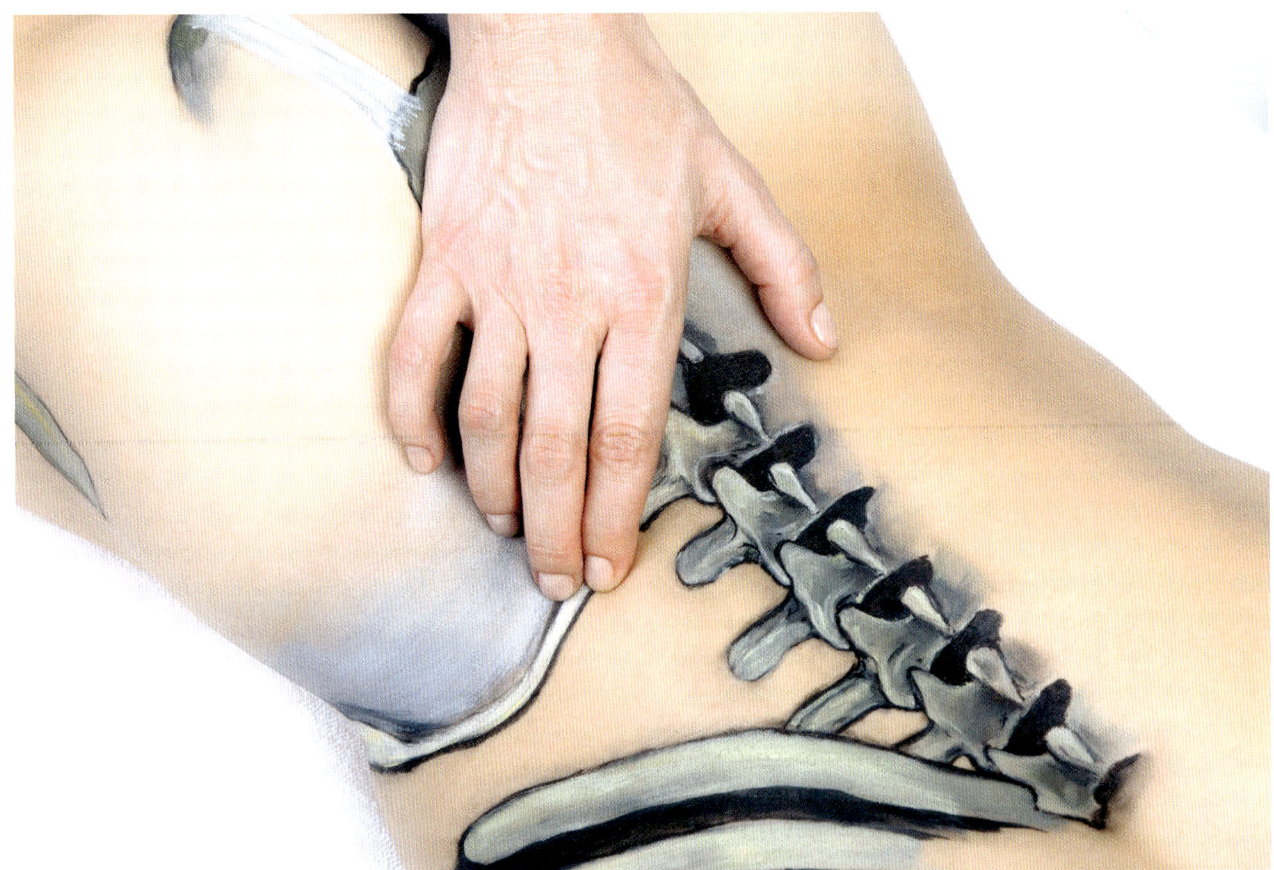

Ausgangsposition des Patienten

Bauchlage.

Ausgangsposition der Therapeutin

Stehend, auf der Beckenhöhe des Patienten.

Ausführung der Palpation

Die Therapeutin palpiert und bewertet mit dem Zeige- und Mittelfinger den Beckenkamm, vom hinteren Darmbeinstachel kommend.

2.33. Beckenkamm (Palpationsrichtung)

Crista iliaca

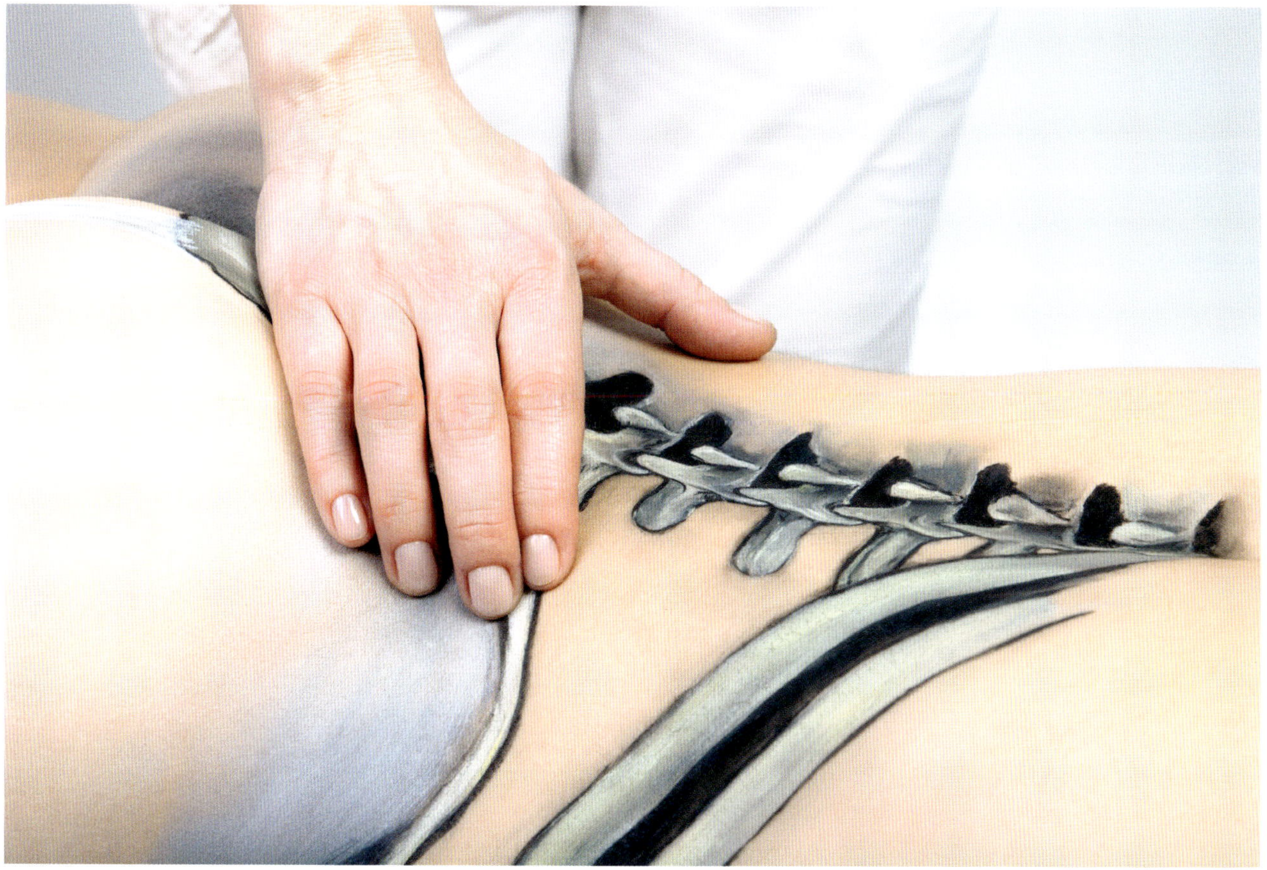

Ausgangsposition des Patienten

Bauchlage.

Ausgangsposition der Therapeutin

Stehend, auf der Oberschenkelhöhe des Patienten, auf der Gegenseite der Palpation, dem Kopf des Patienten zugewandt. Der Zeige- und der Mittelfinger liegen am Beckenkamm.

Ausführung der Palpation

Die Therapeutin palpiert und bewertet den Beckenkamm in die Richtung der mittleren Axillarlinie.

2.34. Darmbeinschaufel

Ala ossis ilii

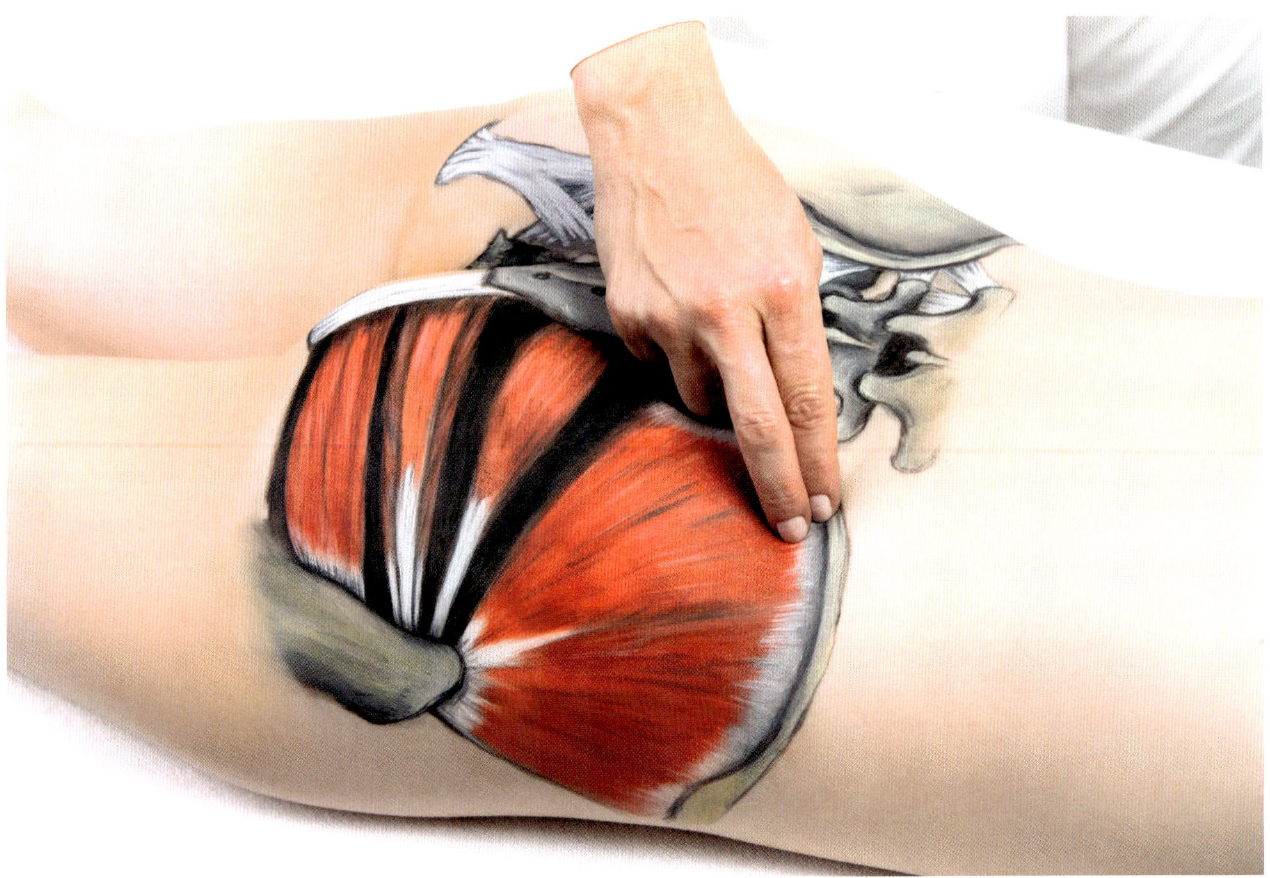

Ausgangsposition des Patienten

Bauchlage.

Ausgangsposition der Therapeutin

Die Therapeutin steht auf Höhe des Beckens des Patienten auf der gegenüberliegenden Seite der Untersuchung.

Ausführung der Palpation

Die Therapeutin untersucht den oberen Teil der Darmbeinschaufel. Sie schiebt die Finger entlang des Ursprungs des M. gluteus medius. Der M. gluteus maximus ist im Bild nicht gezeigt.

2.35. Darmbeinhöcker

Tuberculum iliacum

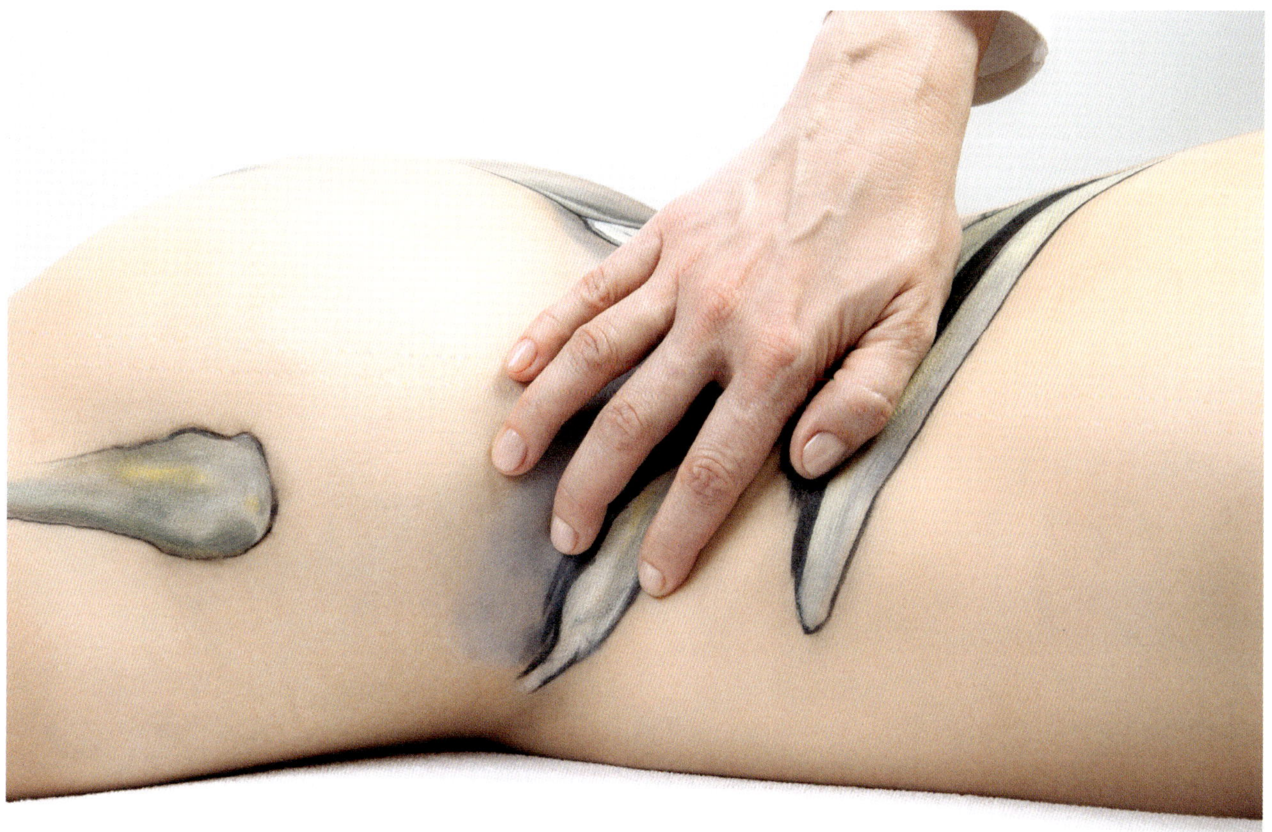

Ausgangsposition des Patienten

Bauchlage.

Ausgangsposition der Therapeutin

Stehend, auf der Thoraxhöhe des Patienten, mit dem Gesicht zu seinen Füßen gerichtet. Der Zeige- und der Mittelfinger liegen am Beckenkamm.

Ausführung der Palpation

Die Therapeutin lokalisiert und palpiert das Tuberculum iliacum an der Stelle der größten Verdickung des Beckenkamms.

2.36. Sitzbeinhöcker

Tuber ischiadicum

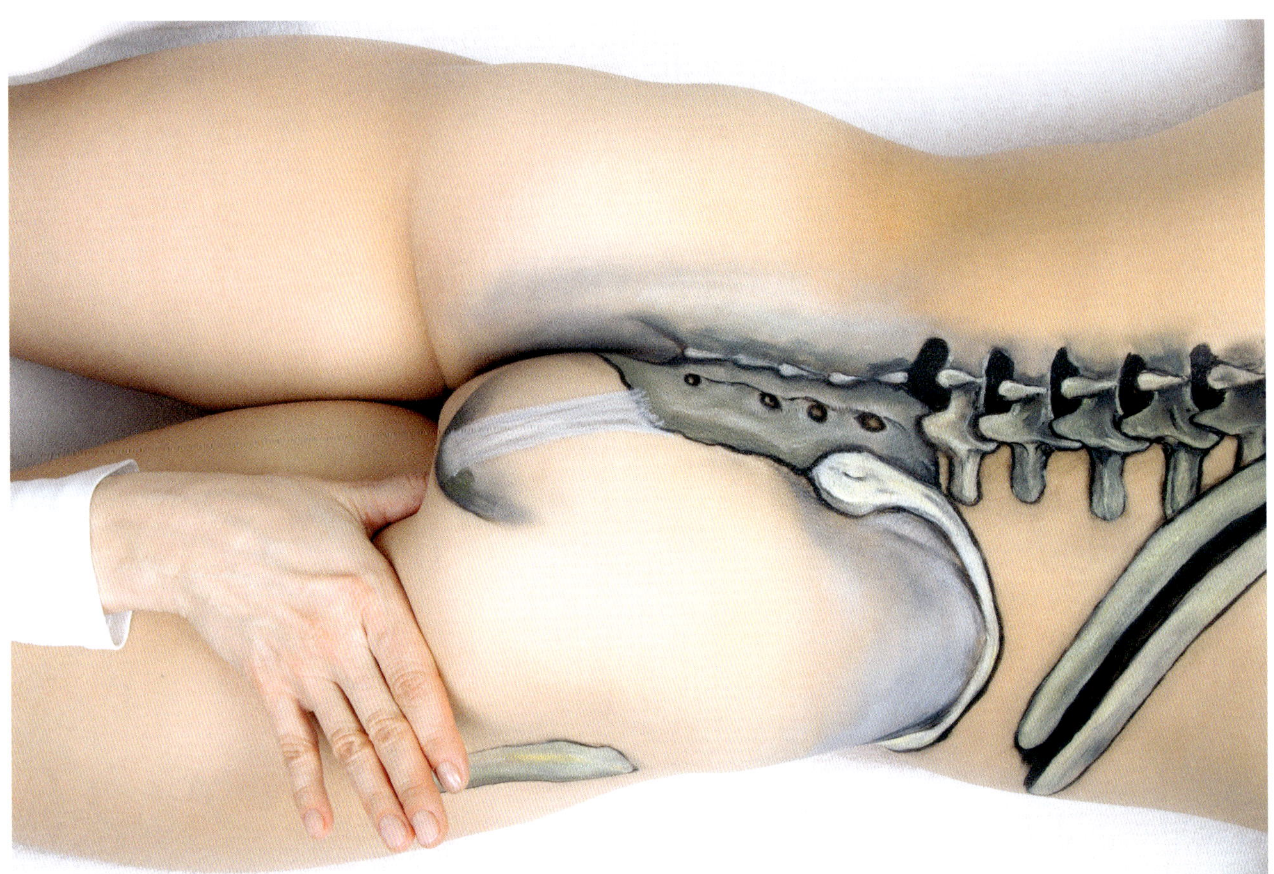

Ausgangsposition des Patienten

Bauchlage.

Ausgangsposition der Therapeutin

Stehend, auf der Kniehöhe des Patienten, auf der Gegenseite der Palpation. Der Unterarm liegt in der Verlängerung des Beines auf der dorsalen Fläche des Oberschenkels.

Ausführung der Palpation

Die Therapeutin lokalisiert und palpiert den Sitzbeinhöcker mit dem Daumen. Der Daumen liegt unter der Glutealfalte.

2.37. Sitzbeinhöcker (Projektion)

Tuber ischiadicum

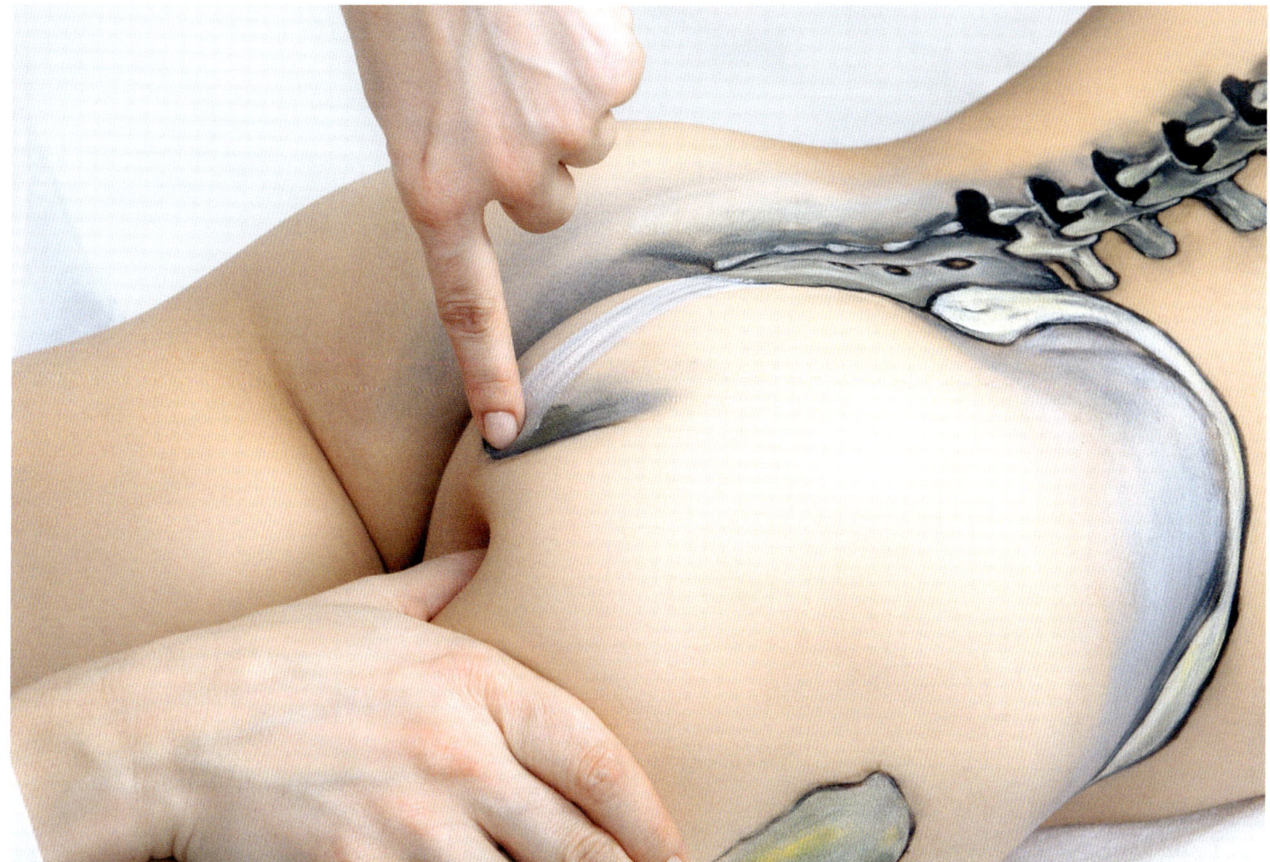

Ausgangsposition des Patienten

Bauchlage.

Ausgangsposition der Therapeutin

Stehend, auf der Kniehöhe des Patienten, auf der Gegenseite der Palpation. Der Unterarm liegt in der Verlängerung des Beines auf der dorsalen Fläche des Oberschenkels. Der Daumen befindet sich unter der Glutealfalte.

Ausführung der Palpation

Die Therapeutin projiziert den Sitzbeinhöcker auf die dorsale Fläche des Gesäßes.

2.38. Lig. sacrotuberale

Lig. sacrotuberale

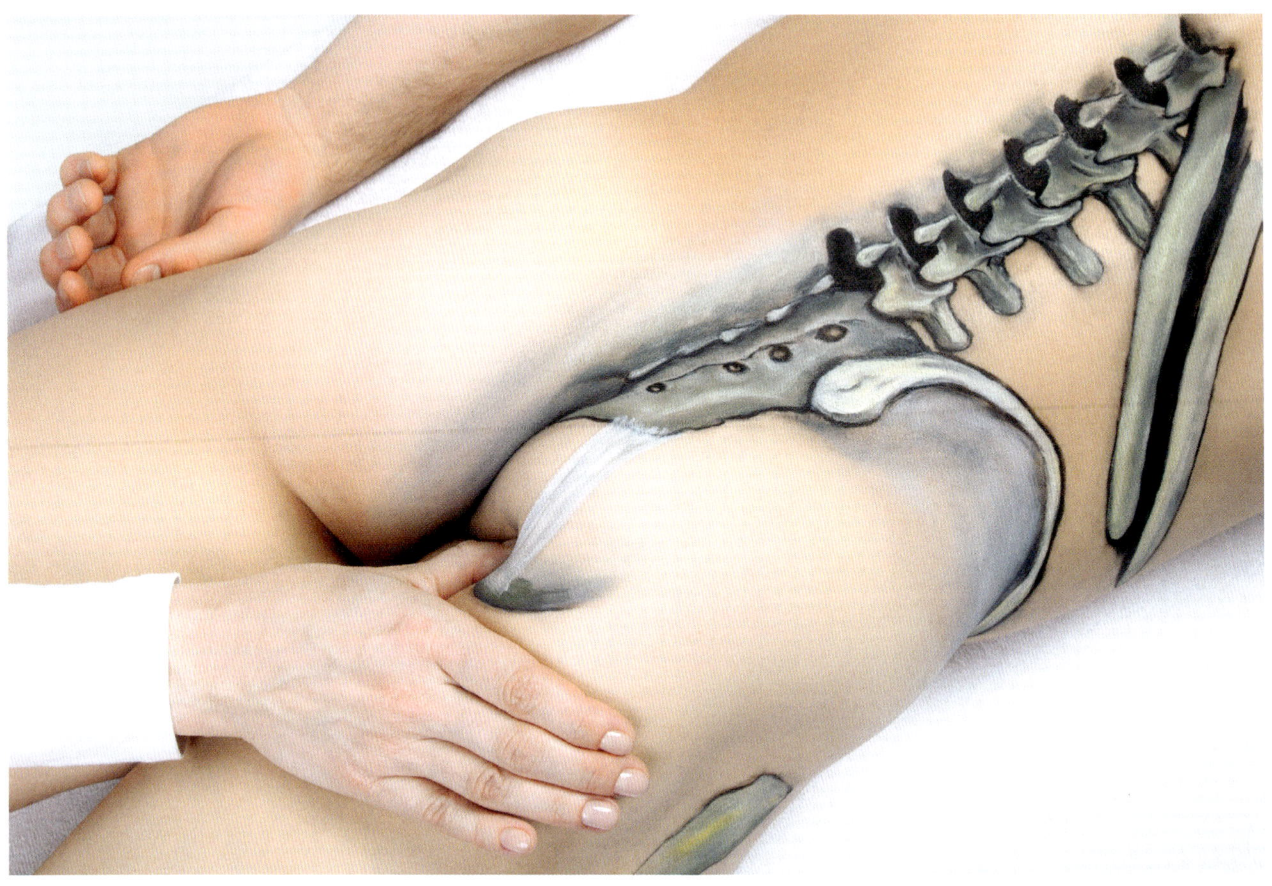

Ausgangsposition des Patienten

Bauchlage.

Ausgangsposition der Therapeutin

Stehend, auf der Kniehöhe des Patienten, von der Gegenseite der Palpation, dem Kopf des Patienten zugewandt. Der Daumen liegt auf der medialen Fläche des Sitzbeinhöckers.

Ausführung der Palpation

Die Therapeutin palpiert und bewertet das Lig. sacrotuberale kranial des Ursprungs am Tuber ischiadicum.

2.39. Lig. sacrotuberale

Lig. sacrotuberale

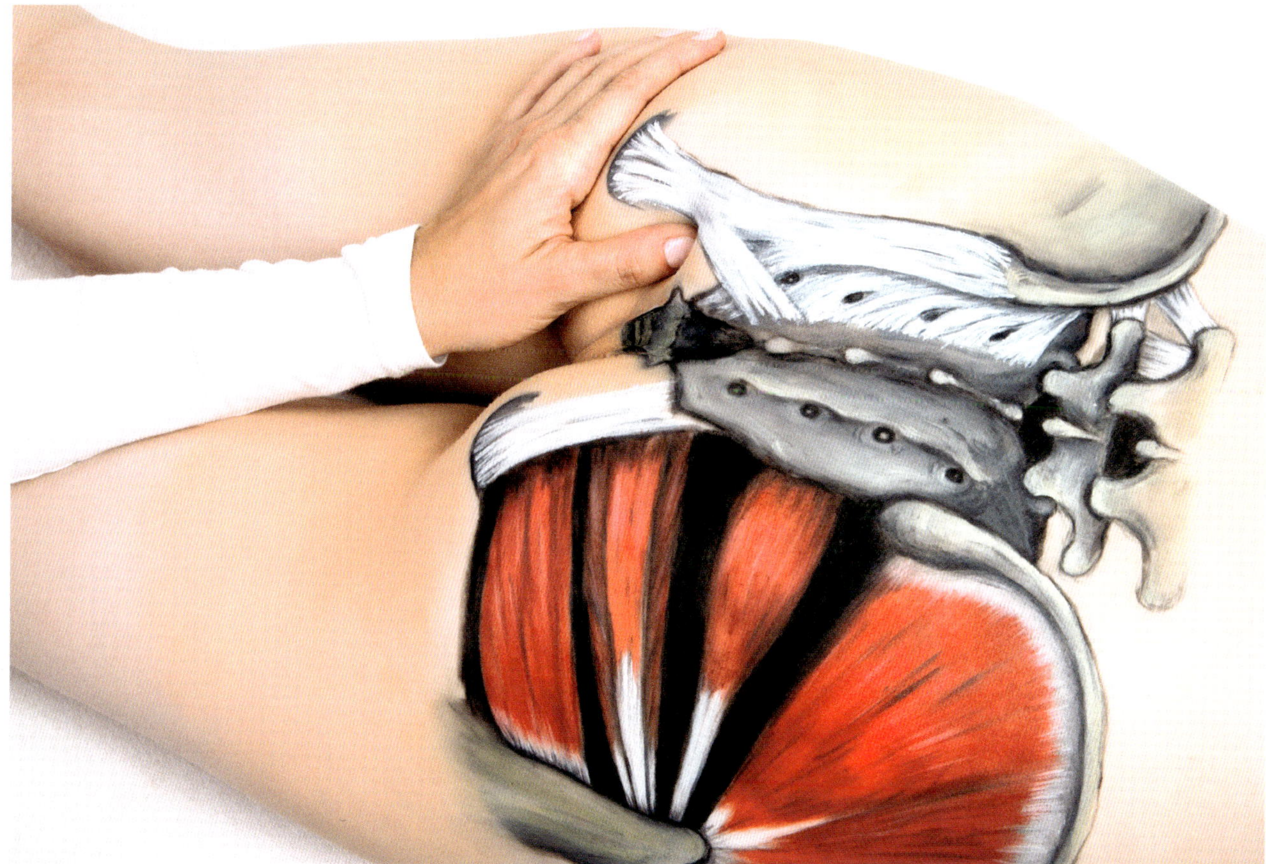

Ausgangsposition des Patienten

Bauchlage.

Ausgangsposition der Therapeutin

Die Therapeutin steht auf der gegenüberliegenden Seite der Untersuchung auf Höhe des Oberschenkels des Patienten, in Richtung seines Kopfes gewandt.

Ausführung der Palpation

Die Therapeutin untersucht das Lig. sacrotuberale oberhalb des Ansatzes am Sitzbeinhöcker. Sie schiebt den Daumen entlang des Bandes in Richtung des Ursprungs am Kreuzbein.

2.40. Lig. sacrotuberale (einseitige Palpation)

Lig. sacrotuberale

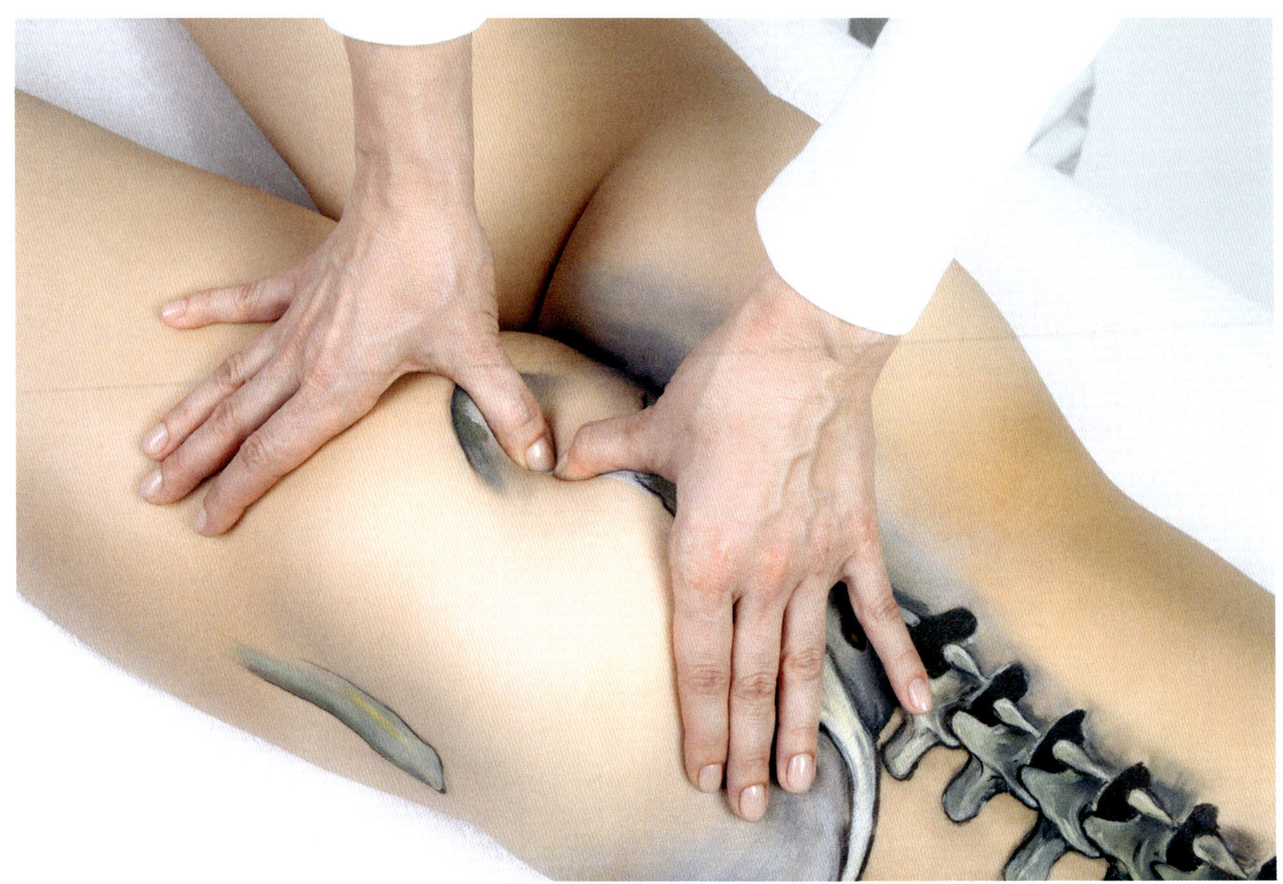

Ausgangsposition des Patienten

Bauchlage.

Ausgangsposition der Therapeutin

Stehend, auf der Kniehöhe des Patienten, von der Gegenseite der Palpation. Der Daumen liegt an der Linie zwischen dem inferolateralen Winkel des Kreuzbeins und der Projektion des Sitzbeinhöckers auf die dorsale Fläche des Gesäßes.

Ausführung der Palpation

Die Therapeutin palpiert einseitig und bewertet das Lig. sacrotuberale durch die Muskelmasse des M. gluteus maximus.

2.41. Lig. sacrotuberale (einseitige Bewertung)

Lig. sacrotuberale

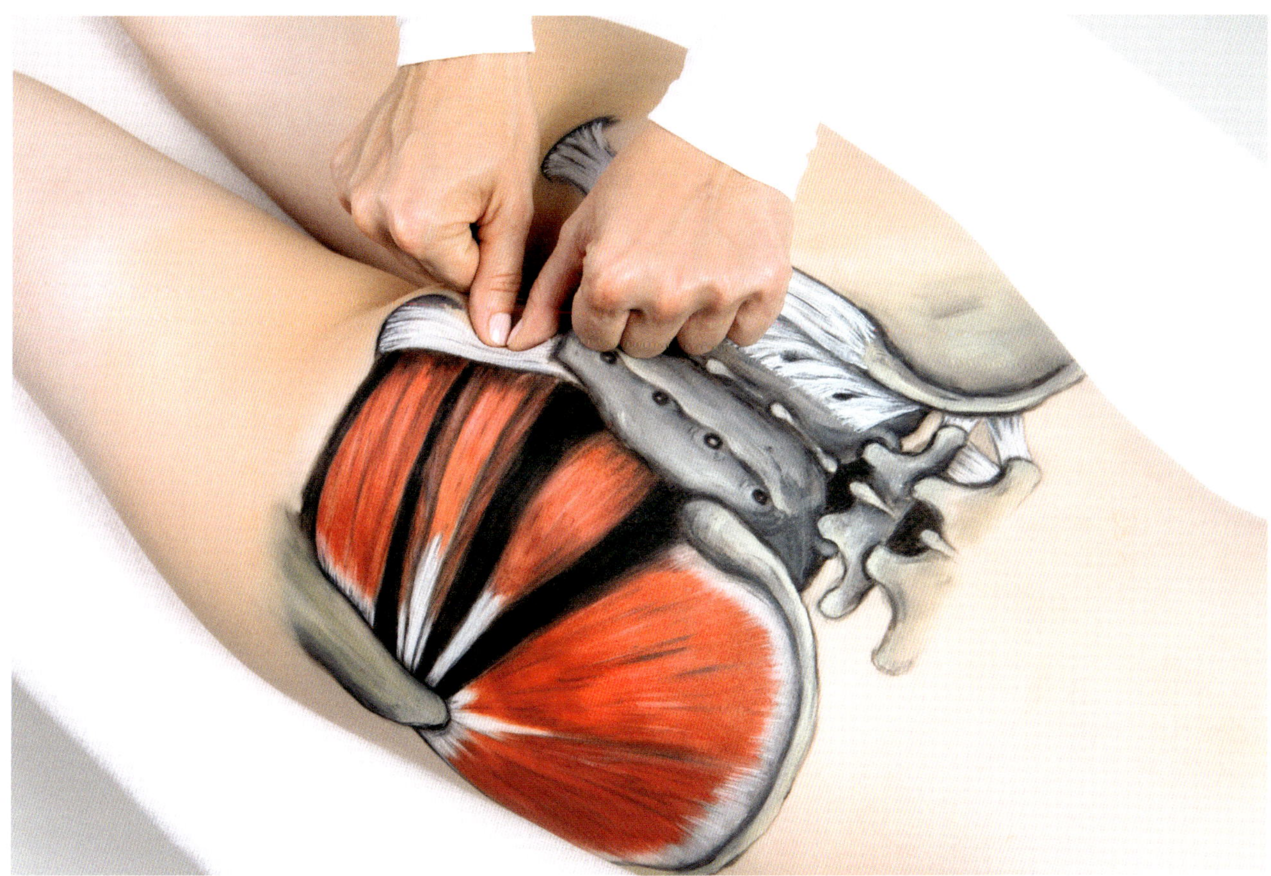

Ausgangsposition des Patienten

Bauchlage.

Ausgangsposition der Therapeutin

Die Therapeutin steht auf Höhe des Beckens des Patienten. Die Daumen sind in der Mitte des Abstands zwischen dem unteren seitlichen Winkel des Kreuzbeins und dem Sitzbeinhöcker positioniert.

Ausführung der Palpation

Die Therapeutin untersucht das Lig. sacrotuberale in der Mitte seiner Länge. Der M. gluteus maximus ist im Bild nicht gezeigt.

2.42. Lig. sacrotuberale (beidseitige Palpation)

Lig. sacrotuberale

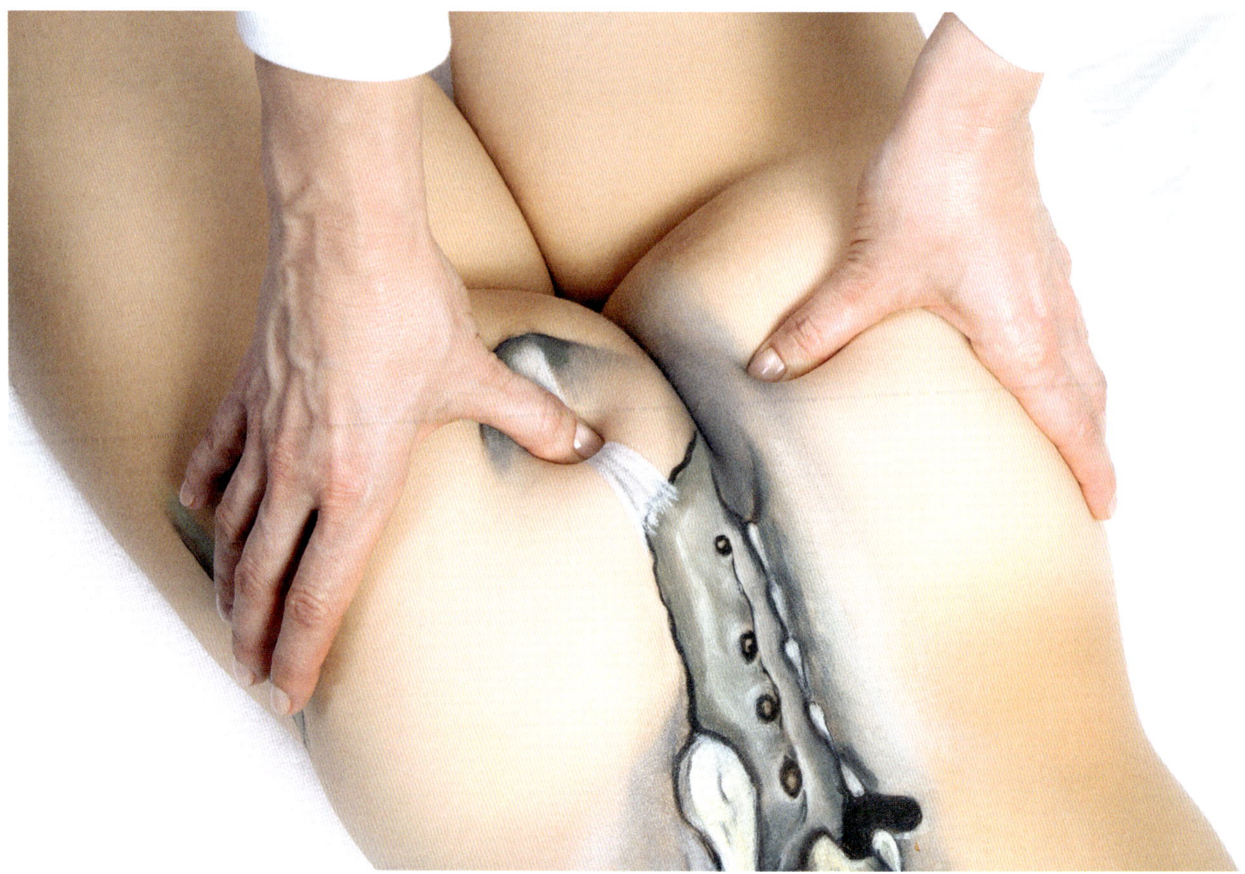

Ausgangsposition des Patienten

Bauchlage.

Ausgangsposition der Therapeutin

Stehend, auf der Kniehöhe des Patienten, zu seinem Kopf gerichtet. Die Daumen liegen bilateral an der Linie zwischen dem inferolateralen Winkel des Kreuzbeins und der Projektion des Sitzbeinhöckers auf die dorsale Fläche des Gesäßes.

Ausführung der Palpation

Die Therapeutin palpiert beidseitig und bewertet das Lig. sacrotuberale durch die Muskelmasse des M. gluteus maximus.

2.43. Lig. sacrotuberale (beidseitige Bewertung)

Lig. sacrotuberale

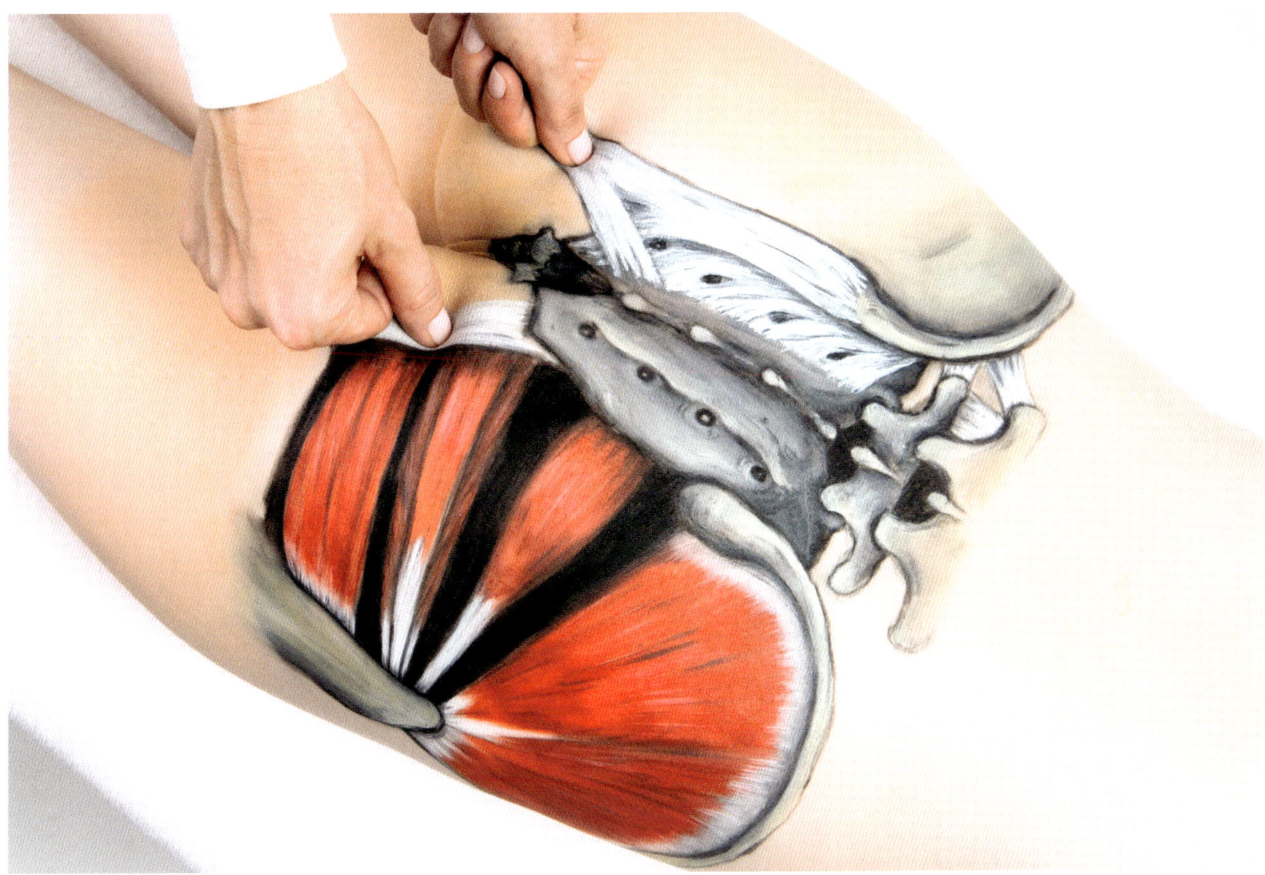

Ausgangsposition des Patienten

Bauchlage.

Ausgangsposition der Therapeutin

Die Therapeutin steht auf Höhe des Oberschenkels des Patienten, in Richtung seines Kopfes gewandt. Die Daumen sind in der Mitte der Länge zwischen dem sogenannten unteren seitlichen Winkel des Kreuzbeins und dem Sitzbeinhöcker positioniert.

Ausführung der Palpation

Die Therapeutin untersucht beidseitig das Lig. sacrotuberale in der Mitte seiner Länge. Der M. gluteus maximus ist im Bild nicht gezeigt.

2.44. Musculus obturator internus

M. obturator internus

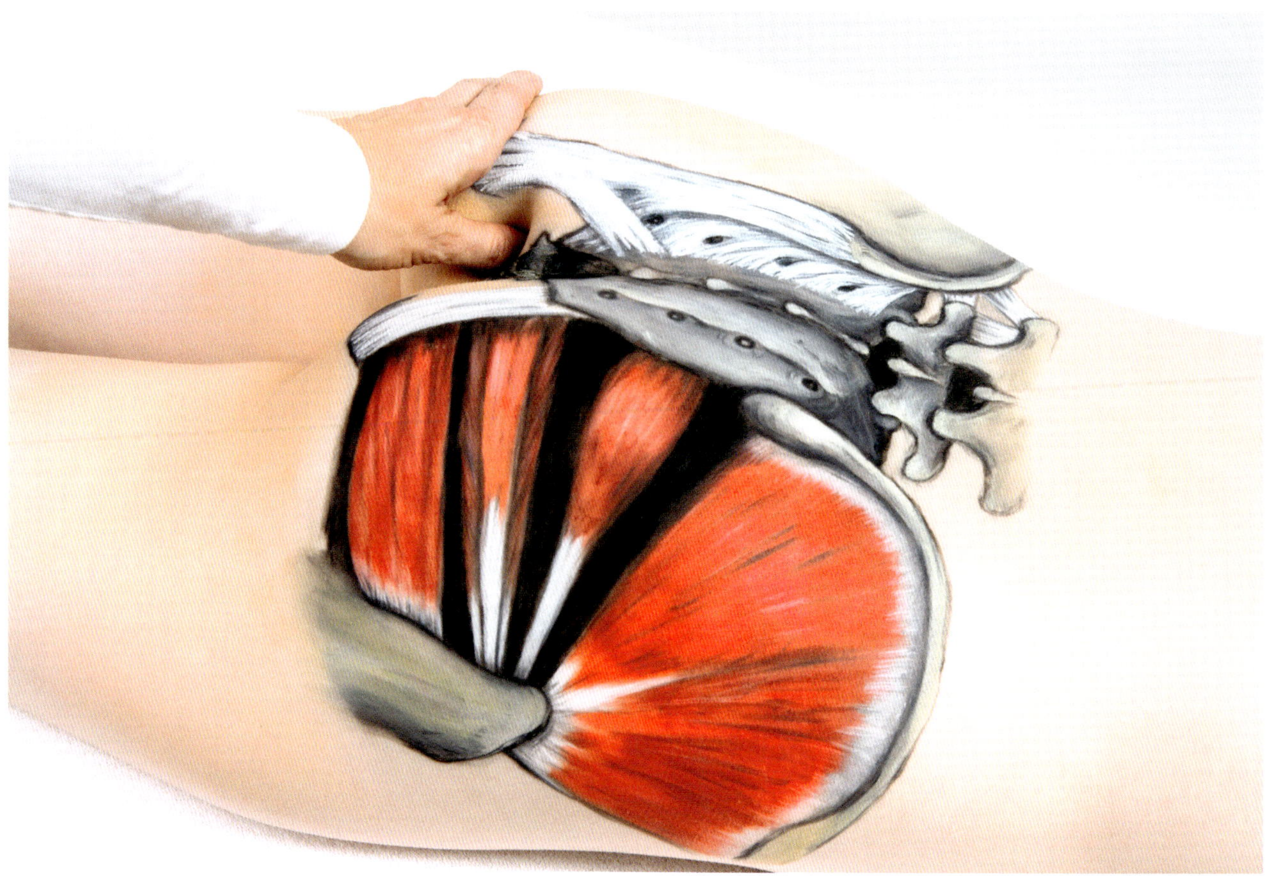

Ausgangsposition des Patienten

Bauchlage.

Ausgangsposition der Therapeutin

Die Therapeutin steht auf der gegenüberliegenden Seite der Untersuchung auf Höhe des Oberschenkels des Patienten, in Richtung seines Kopfes gewandt. Der Daumen zeigt in Richtung des Foramen obturatum.

Ausführung der Palpation

Die Therapeutin lokalisiert die Fossa ischiorectalis. Der Daumen ist in Richtung des unteren Teils des M. obturator internus positioniert.

2.45. Lig. anococcygeum

Lig. anococcygeum

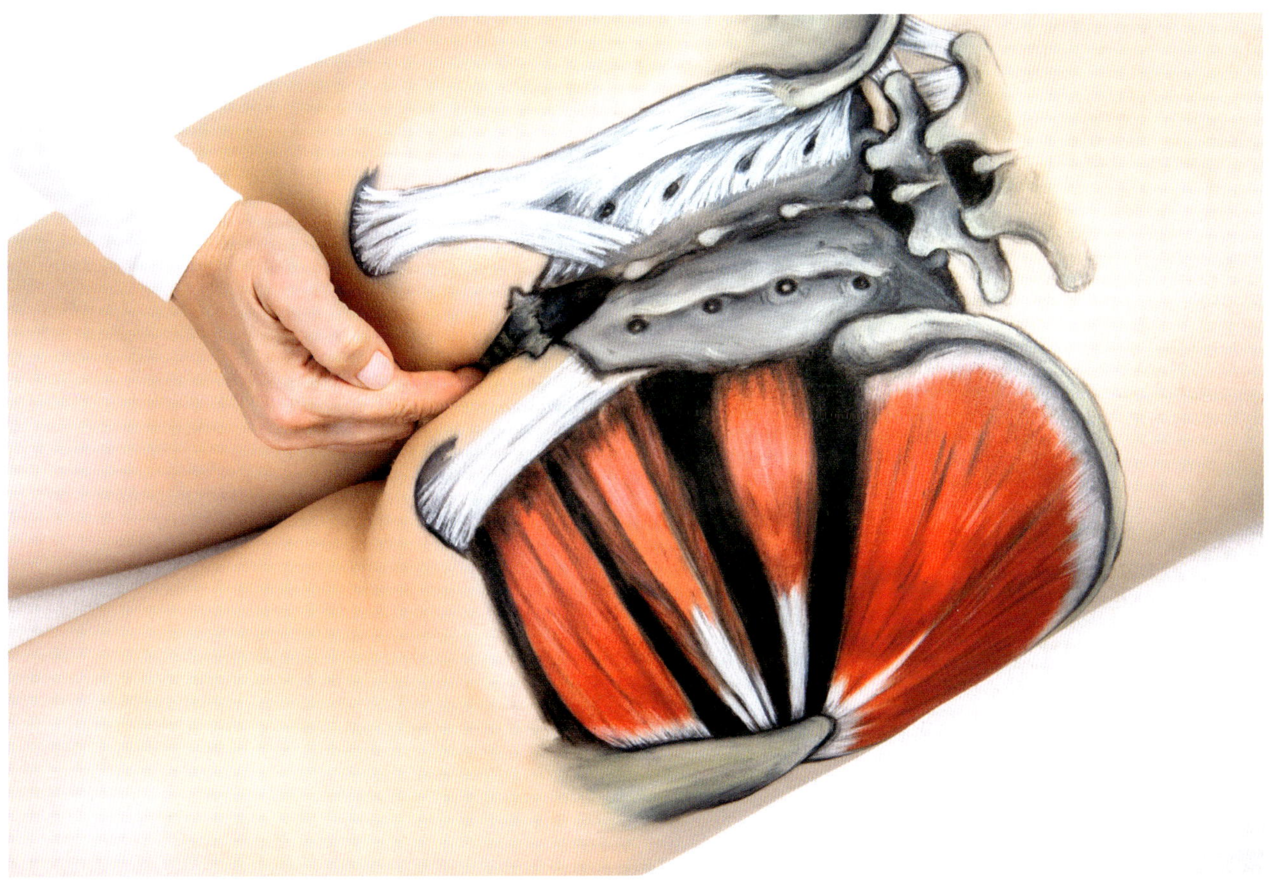

Ausgangsposition des Patienten

Bauchlage.

Ausgangsposition der Therapeutin

Die Therapeutin steht auf Höhe des Oberschenkels des Patienten, in Richtung seines Kopfes gewandt. Der Zeigefinger liegt vor dem kaudalen Teil des Steißbeins.

Ausführung der Palpation

Die Therapeutin ertastet das Lig. anococcygeum.

2.46. Großer Rollhügel

Os femoris – trochanter major

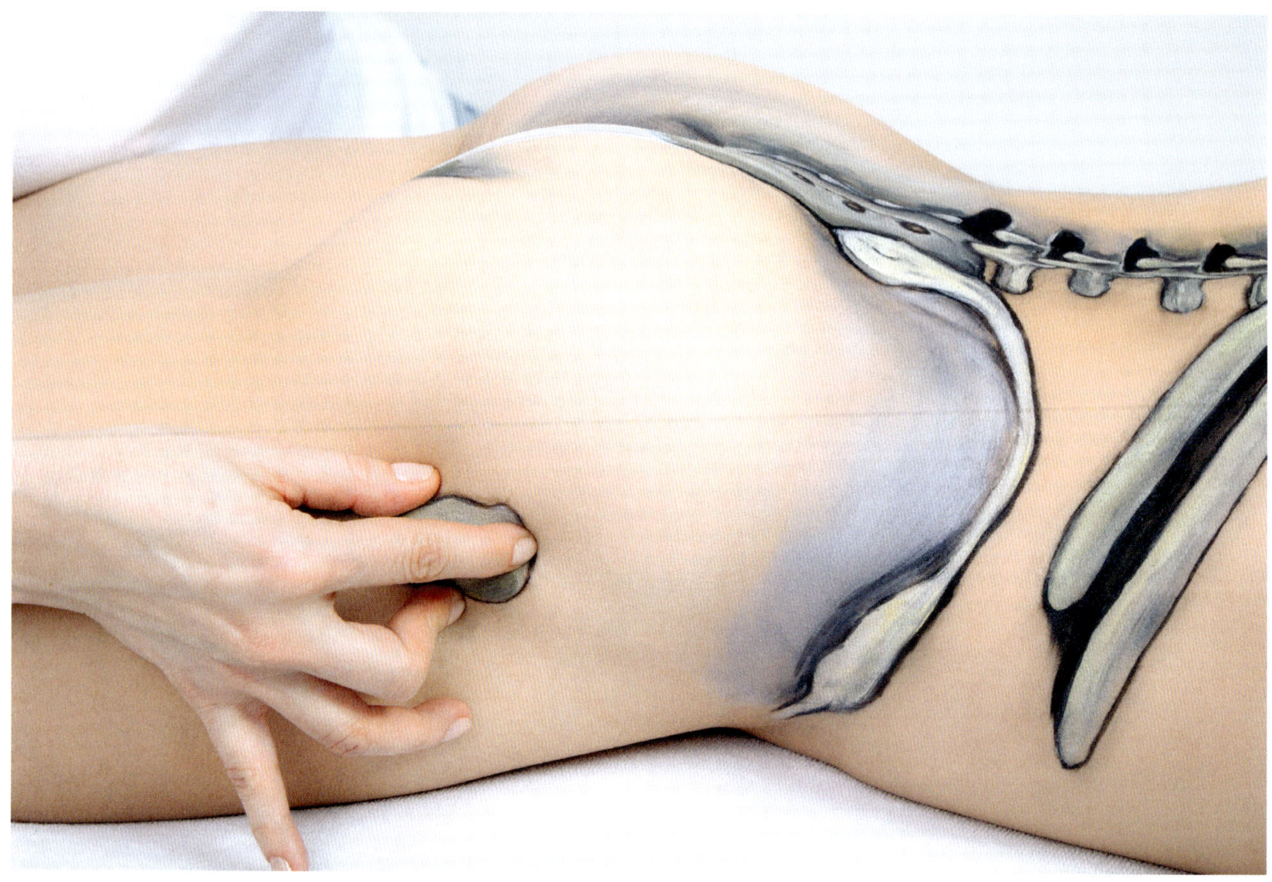

Ausgangsposition des Patienten

Bauchlage.

Ausgangsposition der Therapeutin

Stehend, auf der Kniehöhe des Patienten, von der Gegenseite der Palpation. Die Therapeutin macht eine Beugung, um den Unterarm im Verlauf der lateralen Seite des Oberschenkels zu platzieren.

Ausführung der Palpation

Die Therapeutin lokalisiert und palpiert den Trochanter major. Sie umfasst mit drei Fingern den vorderen, oberen und hinteren Rand des Trochanters.

2.47. Großer Rollhügel des Oberschenkelknochens

Os femoris – trochanter major

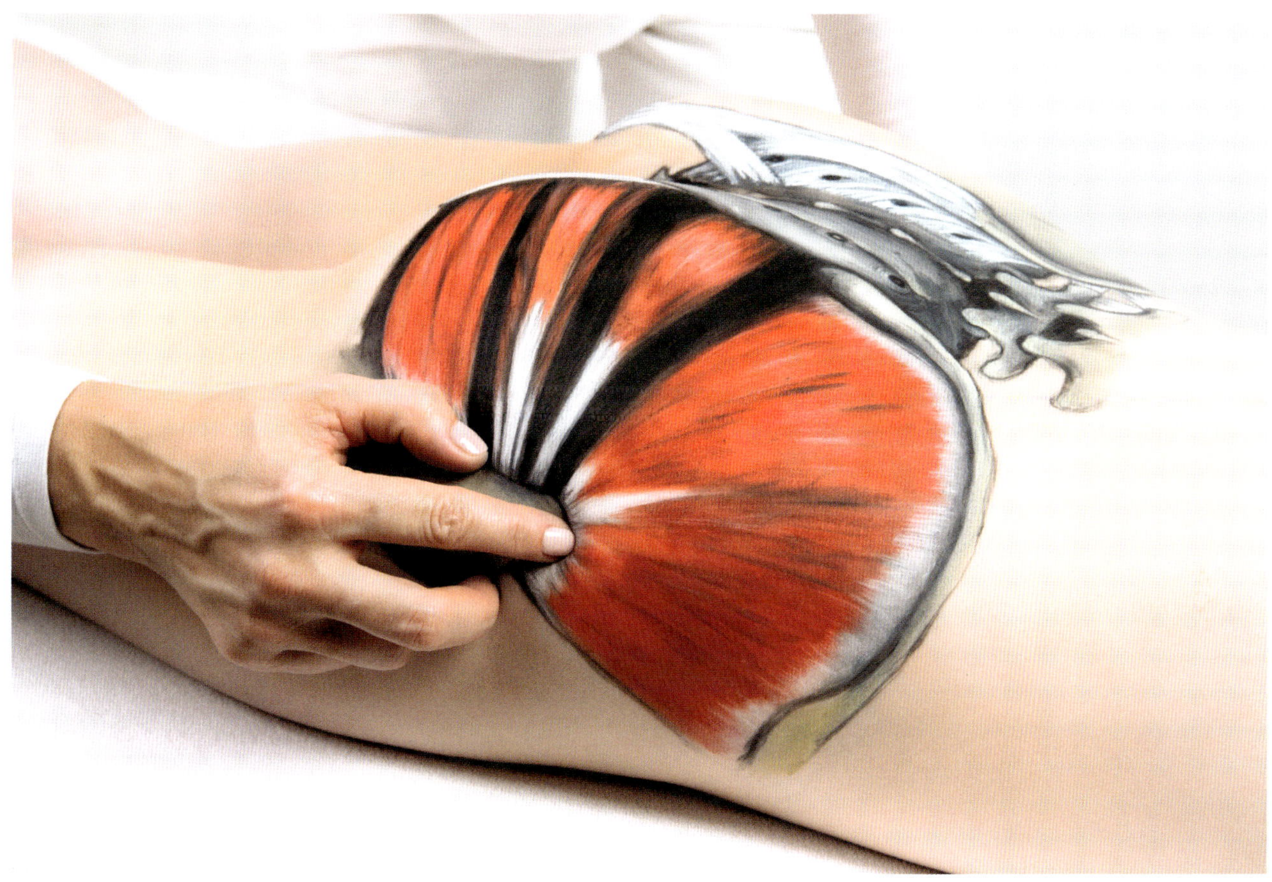

Ausgangsposition des Patienten

Bauchlage. Der Patient führt abwechselnd eine Innen- und Außenrotation im Hüftgelenk durch.

Ausgangsposition der Therapeutin

Die Therapeutin steht auf Höhe des Oberschenkels des Patienten auf der gegenüberliegenden Seite der Untersuchung. Der Unterarm ist entlang der Außenseite des Oberschenkels des Patienten positioniert.

Ausführung der Palpation

Die Therapeutin ertastet den großen Rollhügel des Oberschenkelknochens. Die Rotation im Hüftgelenk dient als Bestätigung für die Richtigkeit der Lokalisation. Der M. gluteus maximus ist im Bild nicht gezeigt.

2.48. Große Rollhügel des Oberschenkelknochens

Os femoris – trochanter major (pl.)

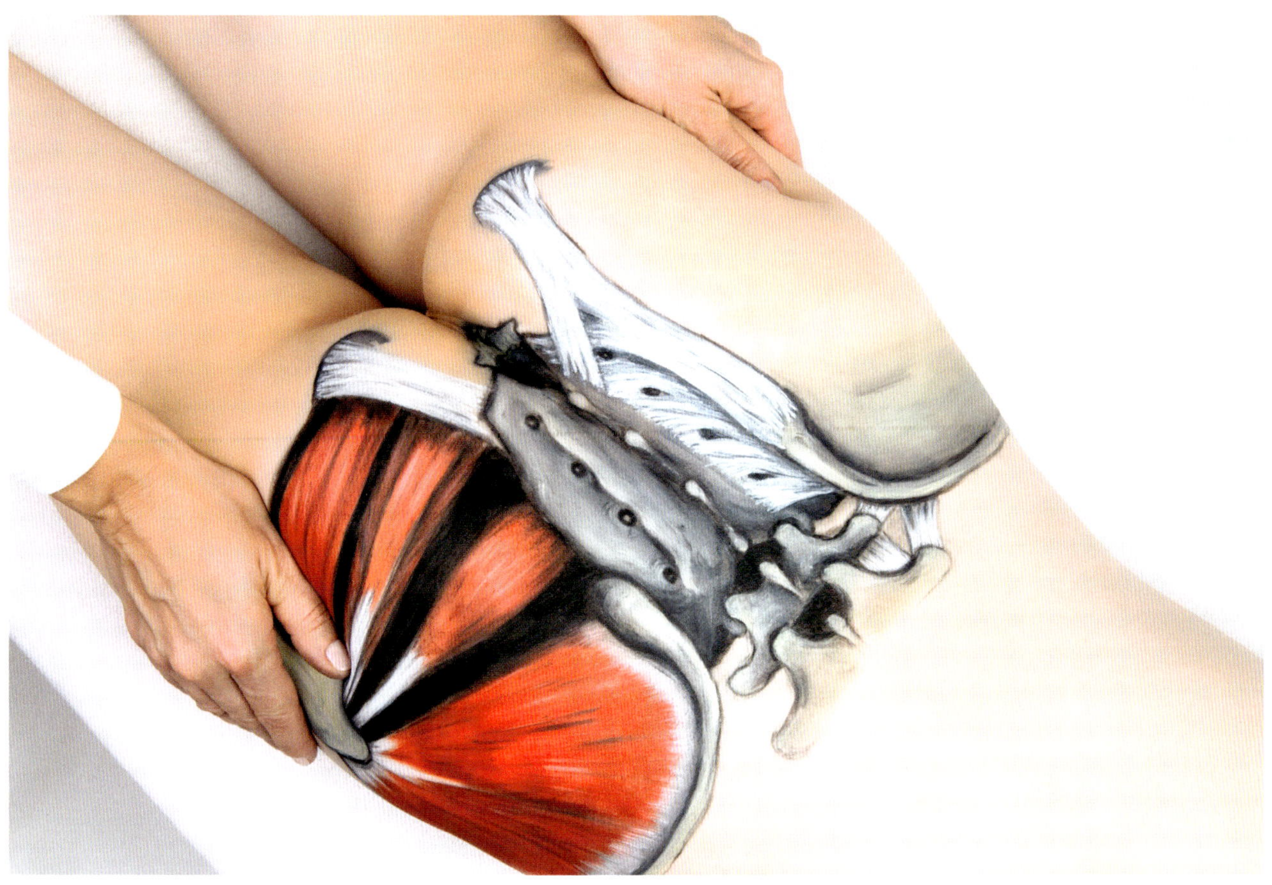

Ausgangsposition des Patienten

Bauchlage. Der Patient führt abwechselnd eine Innen- und Außenrotation im Hüftgelenk durch.

Ausgangsposition der Therapeutin

Die Therapeutin steht auf Höhe des Oberschenkels des Patienten, in Richtung seines Kopfes gewandt.

Ausführung der Palpation

Die Therapeutin untersucht beidseitig die hintere Fläche der großen Rollhügel. Sie erfasst die Bewegung des Oberschenkelknochens während der durchgeführten Rotation im Hüftgelenk. Der M. gluteus maximus ist im Bild nicht gezeigt.

2.49. Großer Gesäßmuskel (laterale Ansicht)

M. gluteus maximus

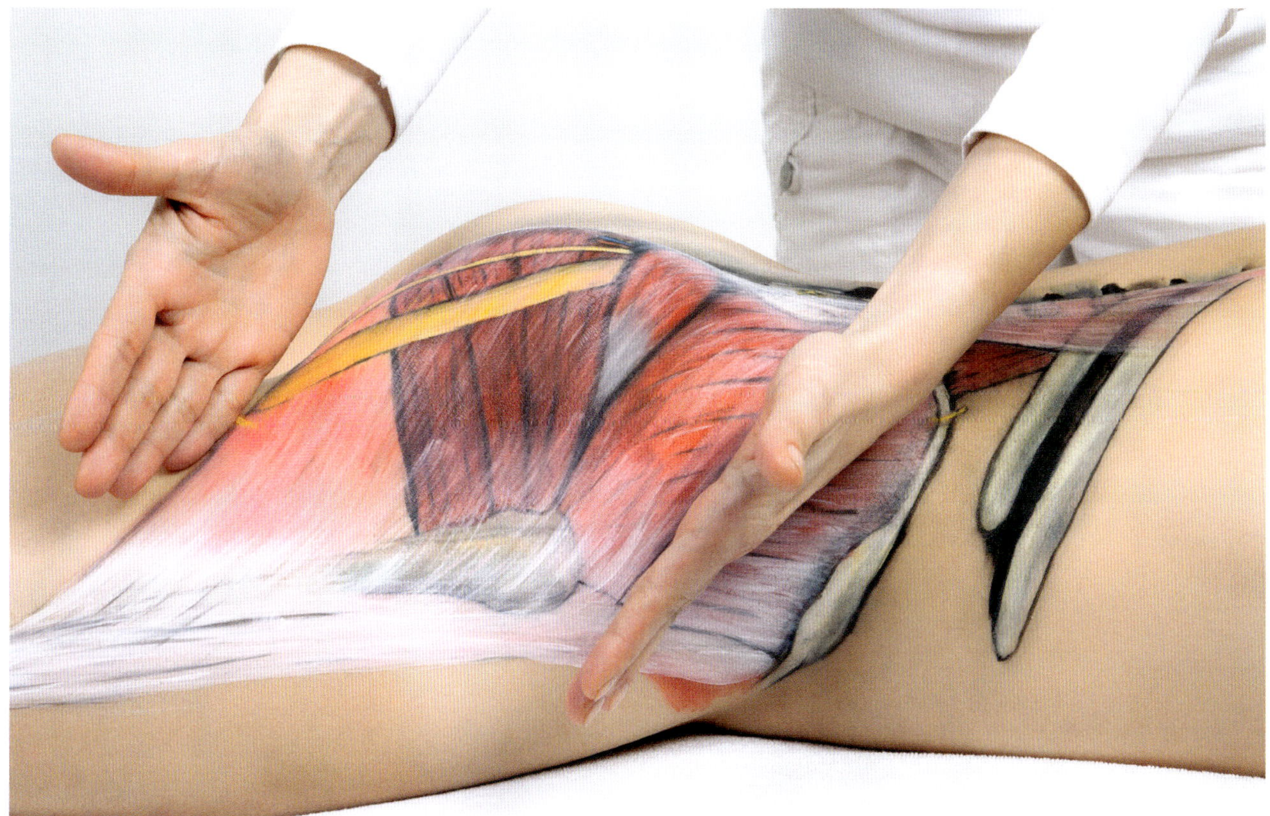

Ausgangsposition des Patienten

Bauchlage.

Ausgangsposition der Therapeutin

Stehend, auf der Oberkörperhöhe des Patienten, von der Gegenseite der Palpation.

Ausführung der Palpation

Die Therapeutin legt den Verlauf der Fasern des M. gluteus maximus fest, der von dem oberen und dem unteren Muskelrand abgegrenzt ist. Der M. gluteus maximus wird als eine transparente Struktur abgebildet.

2.50. Großer Gesäßmuskel (Ansicht von oben)

M. gluteus maximus

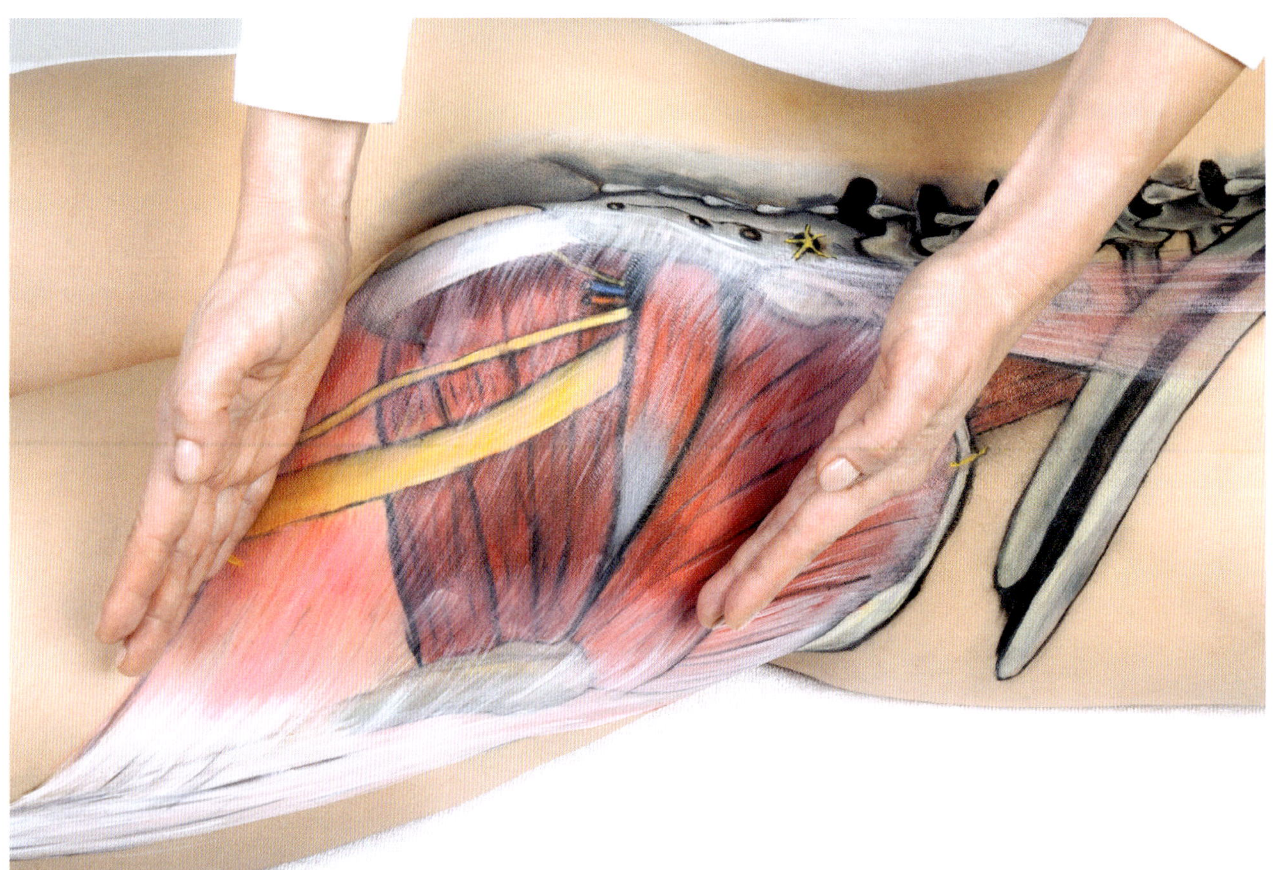

Ausgangsposition des Patienten

Bauchlage.

Ausgangsposition der Therapeutin

Stehend, auf der Oberkörperhöhe des Patienten, von der Gegenseite der Palpation.

Ausführung der Palpation

Die Therapeutin legt den Verlauf der Muskelfasern fest, der von dem oberen und dem unteren Muskelrand abgegrenzt ist. Der M. gluteus maximus wird als eine transparente Struktur abgebildet.

2.51. Großer Gesäßmuskel (Muskelränder)

M. gluteus maximus

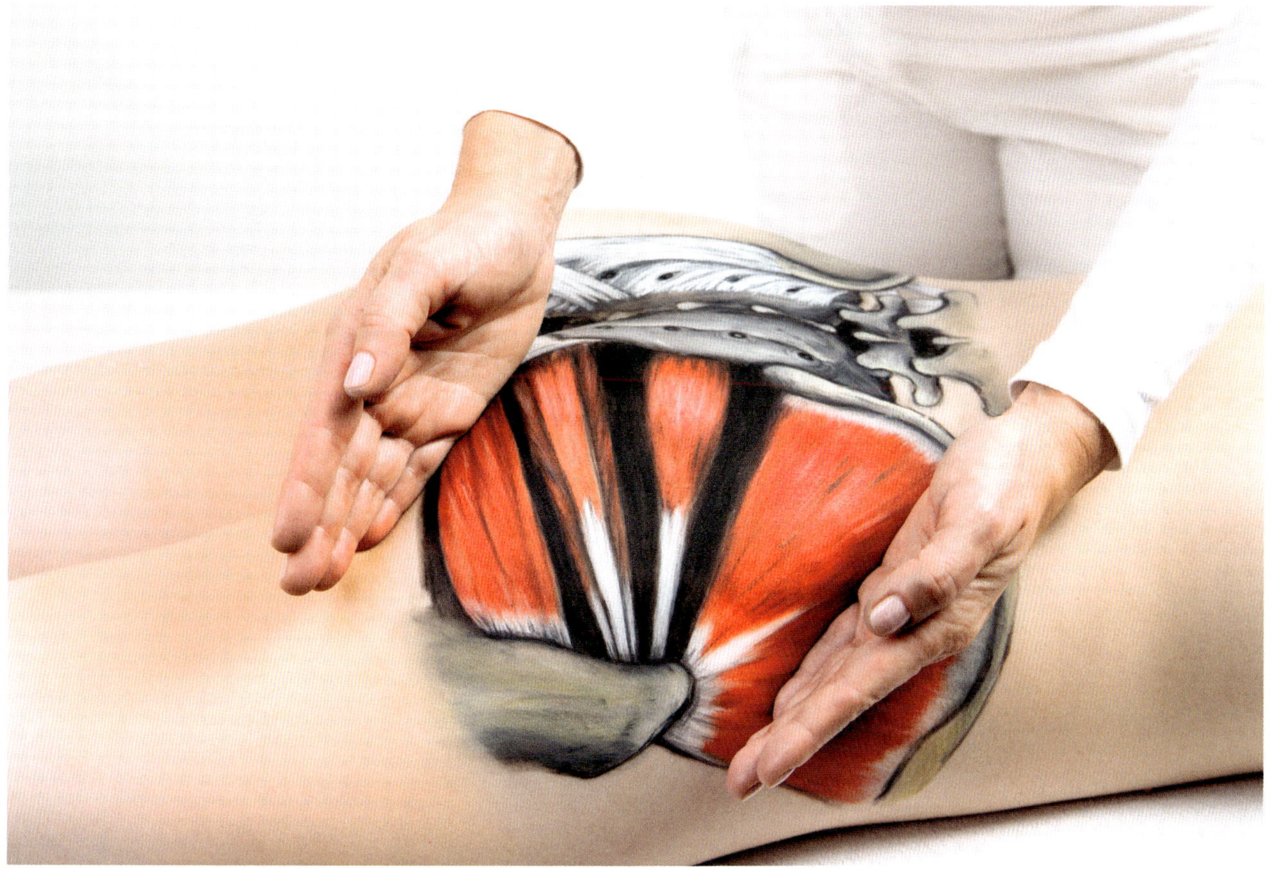

Ausgangsposition des Patienten

Bauchlage.

Ausgangsposition der Therapeutin

Die Therapeutin steht auf Höhe des Rumpfes des Patienten auf der gegenüberliegenden Seite der Untersuchung.

Ausführung der Palpation

Die Therapeutin lokalisiert den oberen und unteren Rand des M. gluteus maximus in Bezug auf die tiefer liegenden Gesäßmuskeln. Der M. gluteus maximus ist im Bild nicht gezeigt.

2.52. Großer Gesäßmuskel (oberer Rand)

M. gluteus maximus

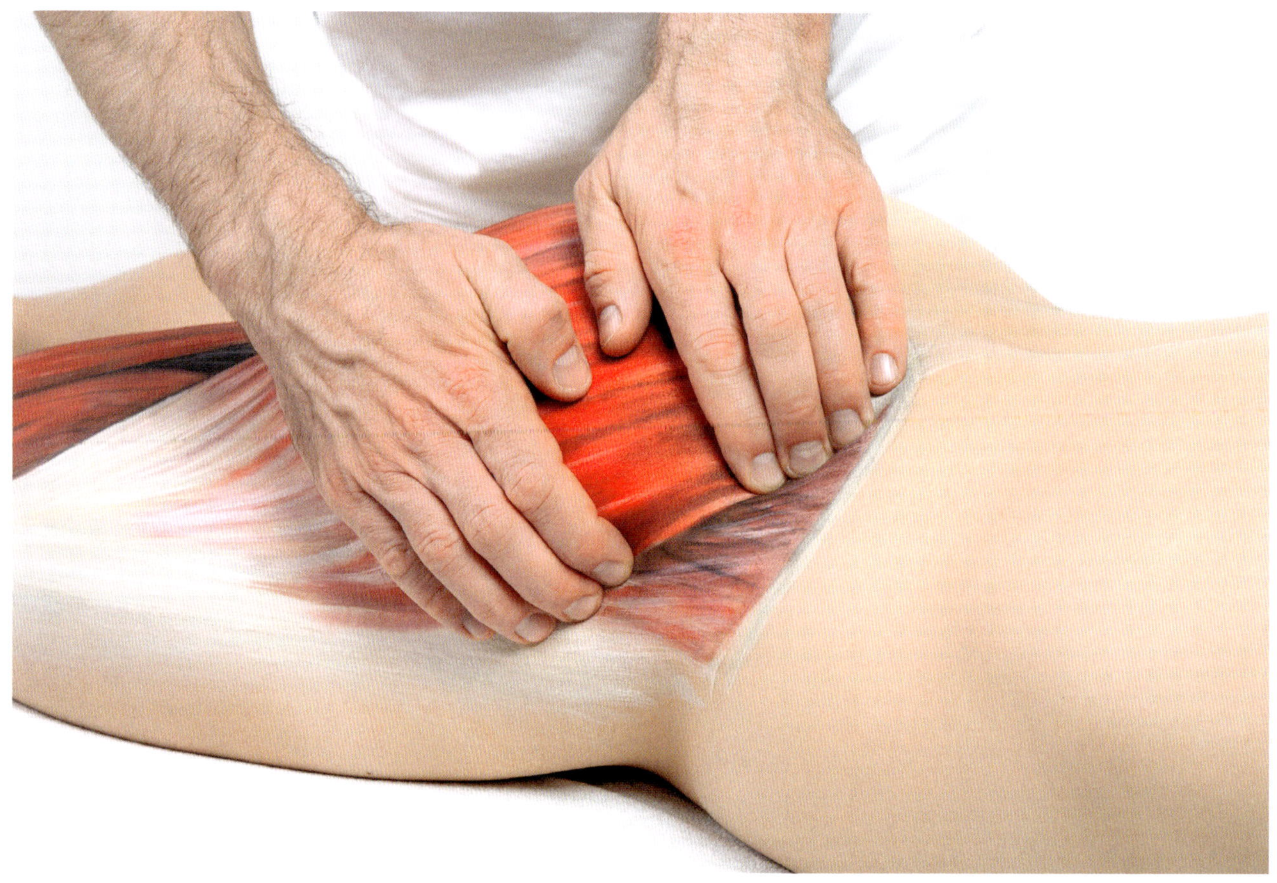

Ausgangsposition des Patienten

Bauchlage.

Ausgangsposition des Therapeuten

Stehend, auf der Oberkörperhöhe des Patienten, auf der Gegenseite der Palpation.

Ausführung der Palpation

Der Therapeut palpiert und bewertet den oberen Rand des M. gluteus maximus entlang einer schrägen Linie, die 45 Grad nach lateral und kaudal vom medialen Drittel des Beckenkamms verläuft. Die Palpation des oberen Randes des M. gluteus maximus wird auf der Ebene des M. gluteus medius durchgeführt.

2.53. Großer Gesäßmuskel (oberer Rand)

M. gluteus maximus

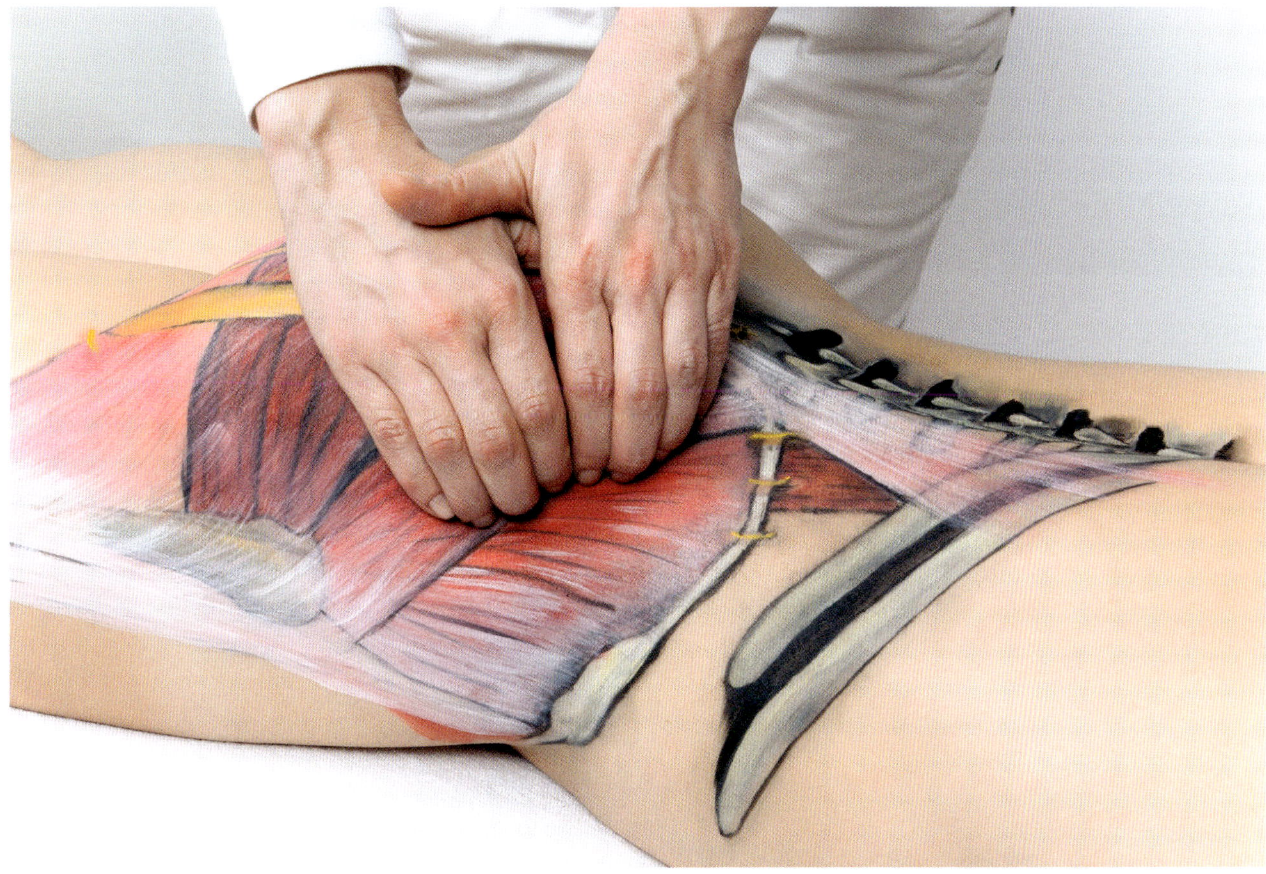

Ausgangsposition des Patienten

Der Patient befindet sich in Bauchlage.

Ausgangsposition der Therapeutin

Die Therapeutin steht auf Höhe des Oberschenkels des Patienten auf der dem untersuchten Bereich gegenüberliegenden Seite.

Ausführung der Palpation

Die Therapeutin untersucht den oberen Rand des Musculus gluteus maximus entlang einer schräg verlaufenden Linie, die in einem Winkel von 45° nach unten und außen von einem Drittel des inneren Darmbeinkamms verläuft. Die Untersuchung des oberen Randes des Musculus gluteus maximus erfolgt auf der Ebene des Musculus gluteus medius. Der Musculus gluteus maximus wird auf dem Bild als transparent dargestellt.

2.54. Großer Gesäßmuskel

M. gluteus maximus

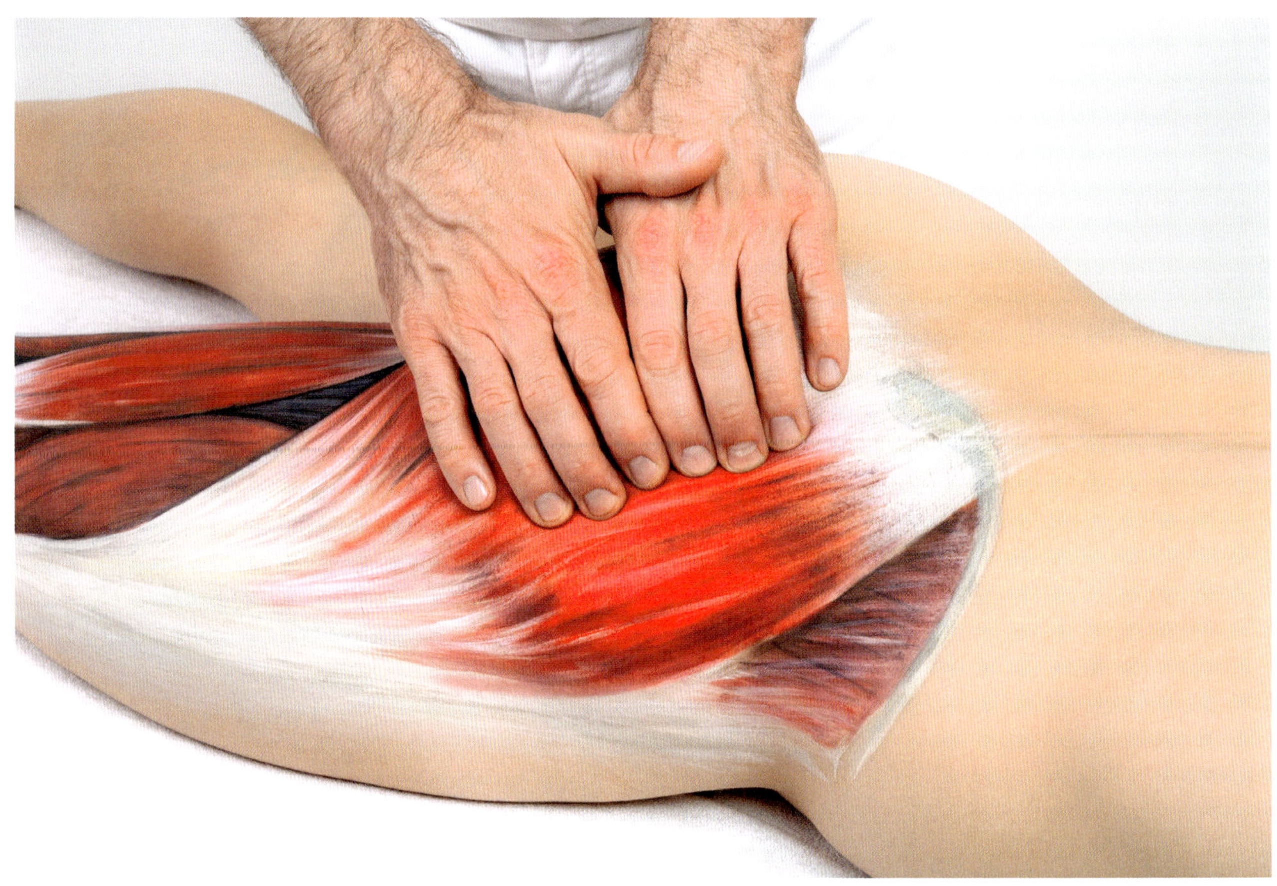

Ausgangsposition des Patienten

Der Patient befindet sich in Bauchlage.

Ausgangsposition des Therapeuten

Der Therapeut steht auf Höhe des Oberschenkels des Patienten auf der dem untersuchten Bereich gegenüberliegenden Seite. Die Finger liegen auf dem Musculus gluteus maximus entlang des Muskelfaserverlaufs.

Ausführung der Palpation

Der Therapeut palpiert mit den Fingern beider Hände die Fasern des Musculus gluteus maximus im mittleren Bereich des Muskels.

2.55. Großer Gesäßmuskel (unterer Rand)

M. gluteus maximus (Margo inferior)

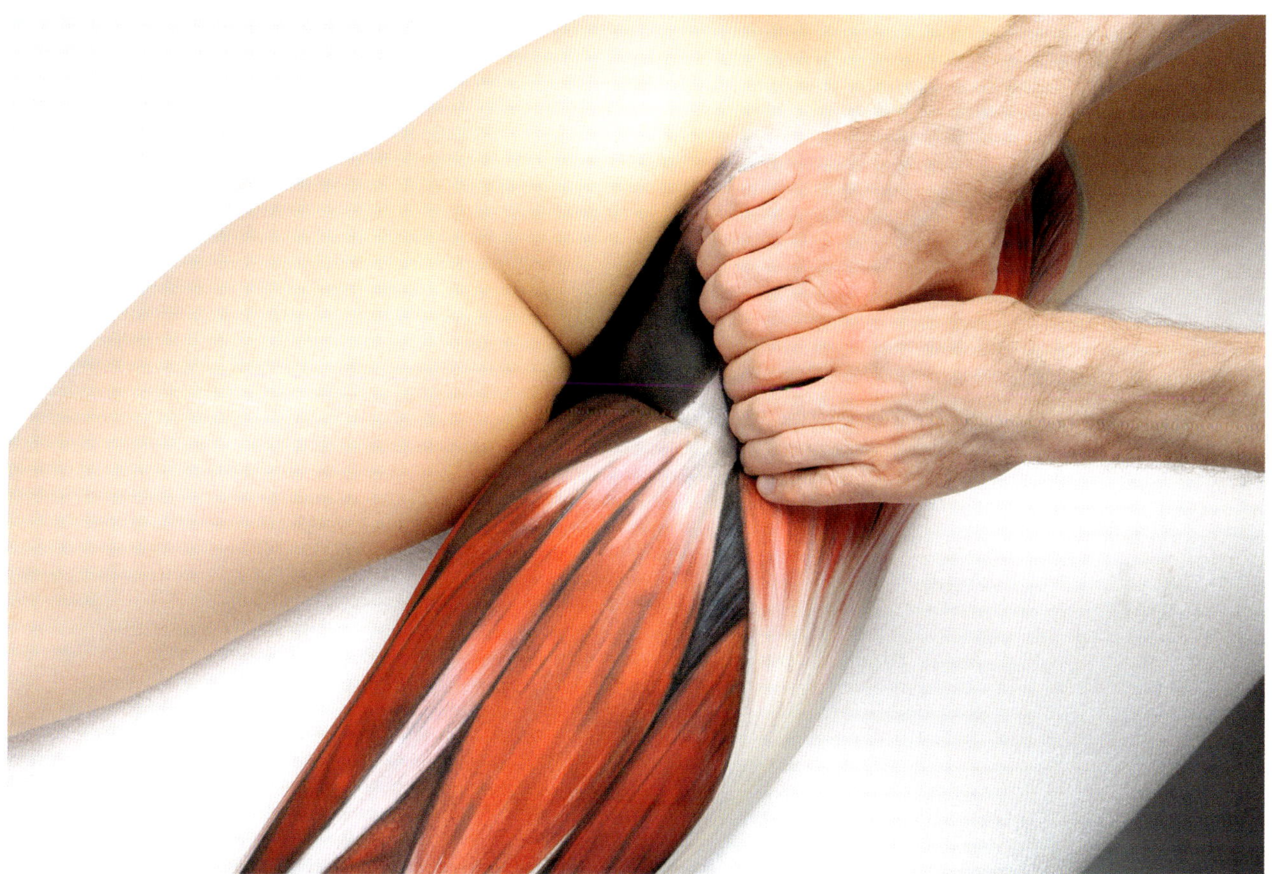

Ausgangsposition des Patienten

Der Patient befindet sich in Bauchlage.

Ausgangsposition des Therapeuten

Der Therapeut steht auf der untersuchten Seite auf Höhe des Rumpfes des Patienten und ist in Richtung der Füße des Patienten gewandt.

Ausführung der Palpation

Der Therapeut tastet mit den Fingern beider Hände den unteren Rand des Musculus gluteus maximus im proximalen Bereich ab. Die Untersuchung erfolgt senkrecht zum Muskelfaserverlauf.

2.56. Großer Gesäßmuskel (unterer Rand)

M. gluteus maximus

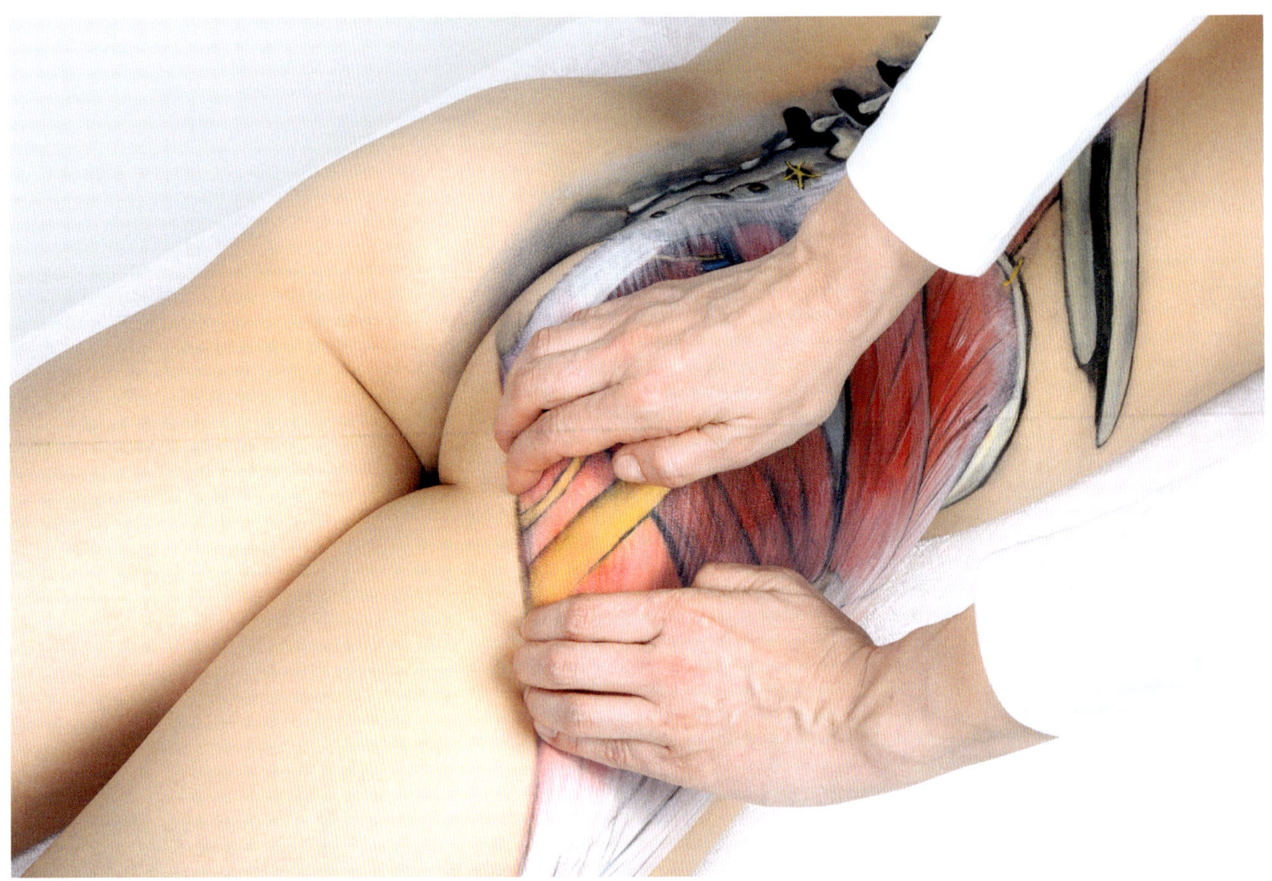

Ausgangsposition des Patienten

Bauchlage.

Ausgangsposition der Therapeutin

Stehend, auf der Oberkörperhöhe des Patienten, zu seinen Füßen gerichtet, von der Seite der Palpation

Ausführung der Palpation

Die Therapeutin palpiert und bewertet mit den Fingern beider Hände den unteren Rand des M. gluteus maximus. Die Handhaltung ist senkrecht zum Verlauf der Muskelfasern.

2.57. Großer Gesäßmuskel (Ursprung)

M. gluteus maximus

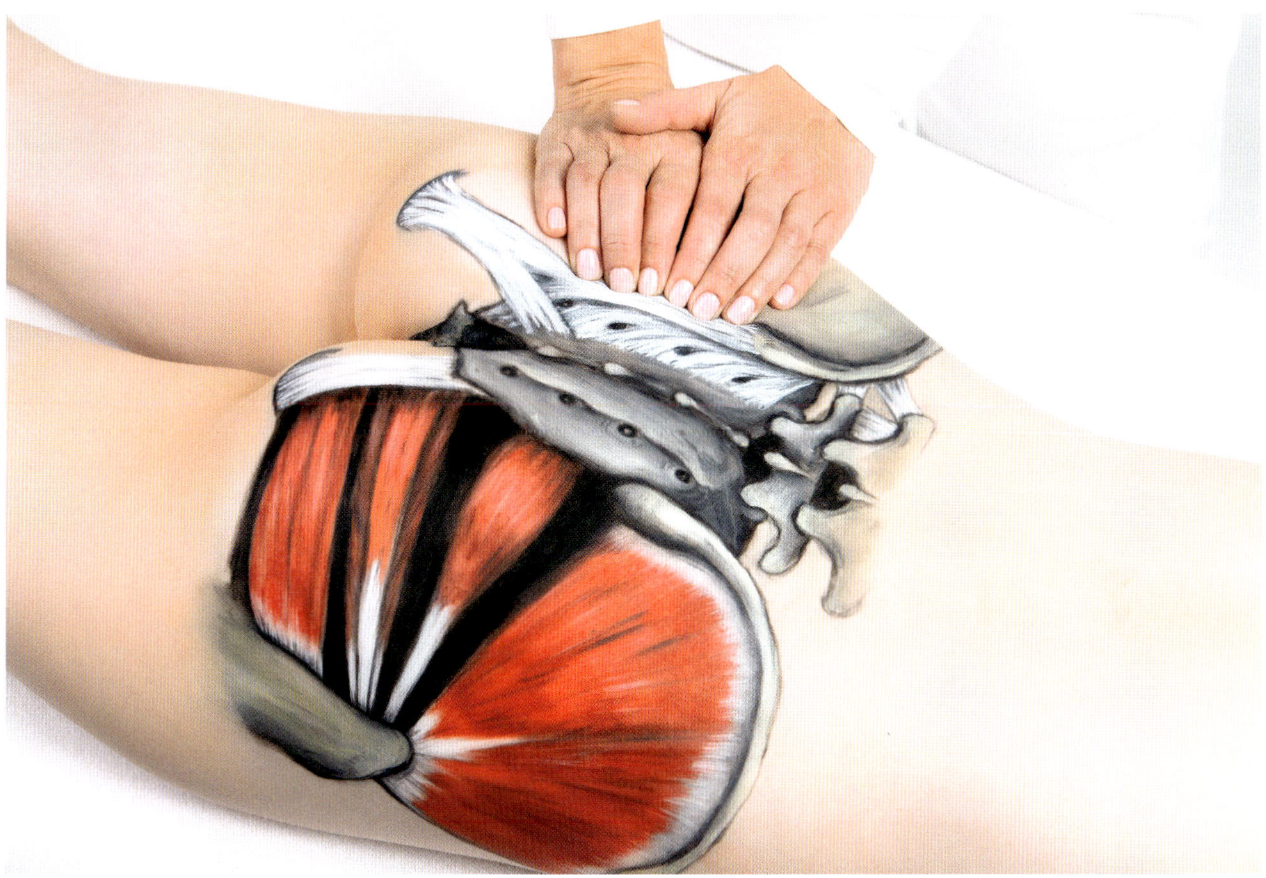

Ausgangsposition des Patienten

Bauchlage.

Ausgangsposition der Therapeutin

Die Therapeutin steht auf Höhe des Beckens des Patienten.

Ausführung der Palpation

Die Therapeutin untersucht die dorsale Fläche des Kreuzbeins. Sie schiebt die Finger entlang des Ursprungs des M. gluteus maximus in Richtung der oberen hinteren Fläche der Hüftbeinschaufel. Der M. gluteus maximus ist im Bild nicht gezeigt.

2.58. Mittlerer Gesäßmuskel (hinterer und vorderer Rand)

M. gluteus medius

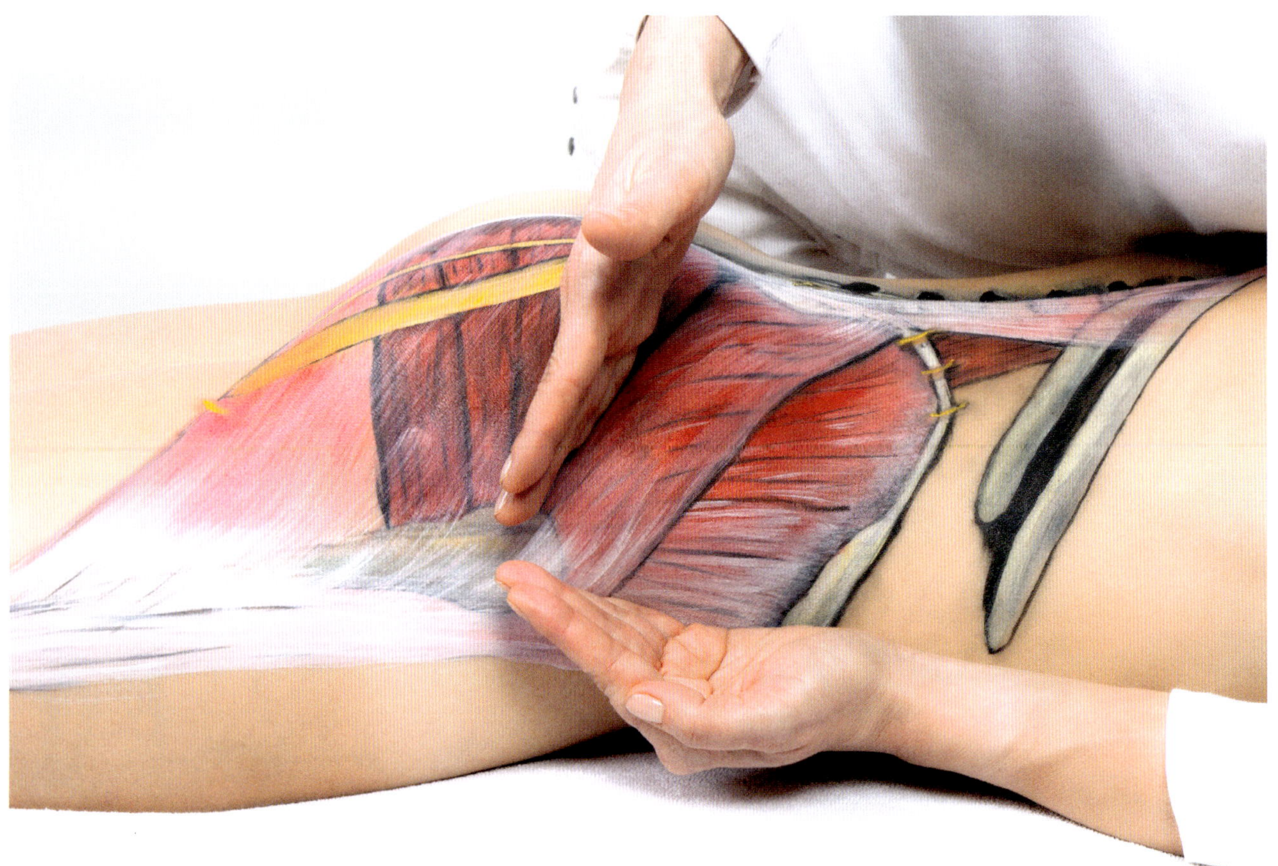

Ausgangsposition des Patienten

Bauchlage.

Ausgangsposition der Therapeutin

Stehend, auf der Oberkörperhöhe des Patienten, auf der Gegenseite der Palpation. Die Hände zeigen die Abgrenzung des M. gluteus medius. Auf der Fläche des M. gluteus medius ist der Oberrand des M. gluteus maximus sichtbar. Der M. gluteus maximus wurde als eine transparente Struktur abgebildet.

Ausführung der Palpation

Die Rechte Hand grenzt den hinteren Rand des M. gluteus medius ab, die linke Hand grenzt den Vorderrand desselben Muskels ab.

2.59. Mittlerer Gesäßmuskel (Ränder)

M. gluteus medius

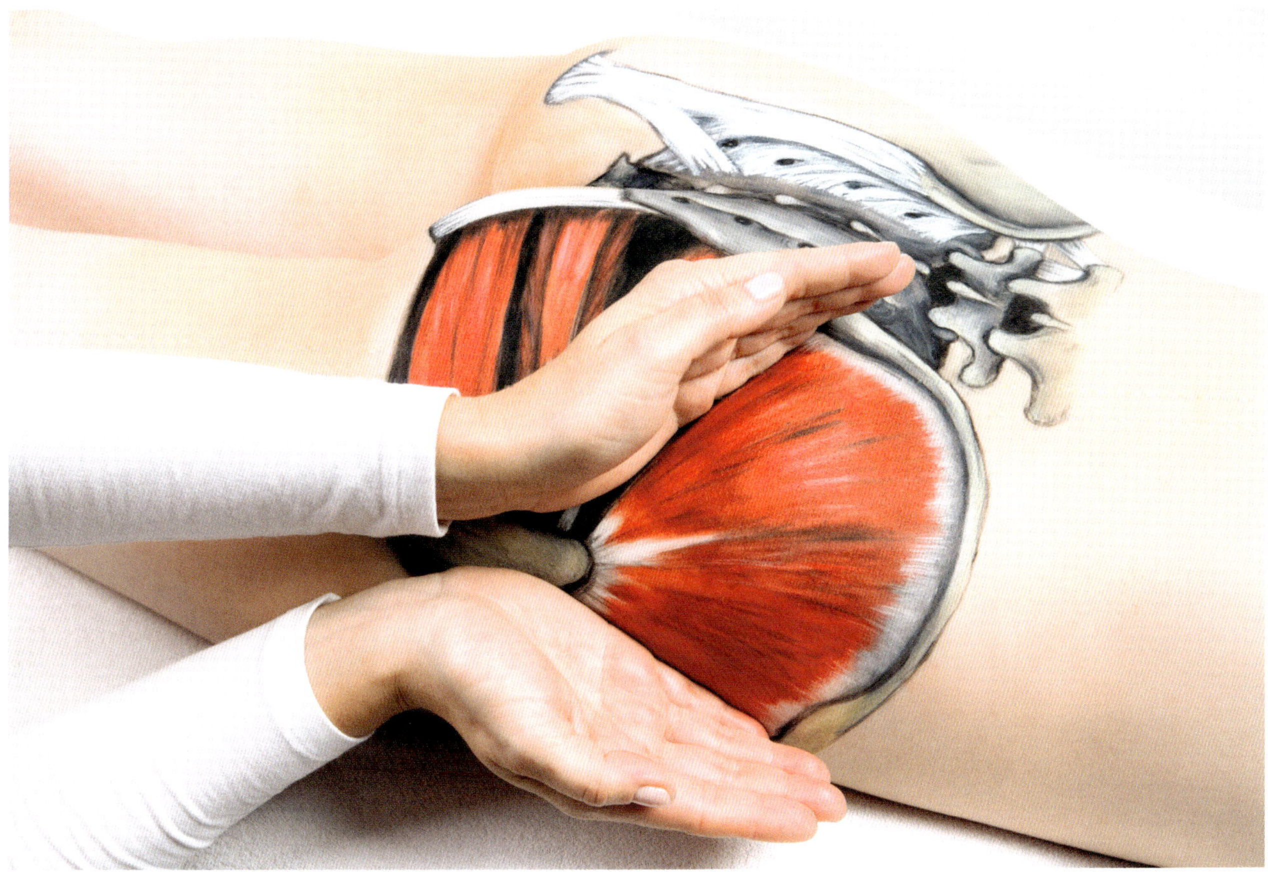

Ausgangsposition des Patienten

Bauchlage.

Ausgangsposition der Therapeutin

Die Therapeutin steht auf Höhe des Oberschenkels des Patienten. Die linke Hand legt die Linie zwischen der hinteren Fläche des großen Rollhügels des Oberschenkelknochens und dem Hüftkamm oberhalb des hinteren oberen Darmbeinstachels fest. Die rechte Hand legt die Linie zwischen der vorderen Fläche des großen Rollhügels des Oberschenkelknochens und dem Hüftbeinhöcker fest.

Ausführung der Palpation

Die Therapeutin lokalisiert den oberen und unteren Rand des M. gluteus medius. Der M. gluteus maximus ist im Bild nicht gezeigt.

2.60. Mittlerer Gesäßmuskel (Sehne)

M. gluteus medius (tendo)

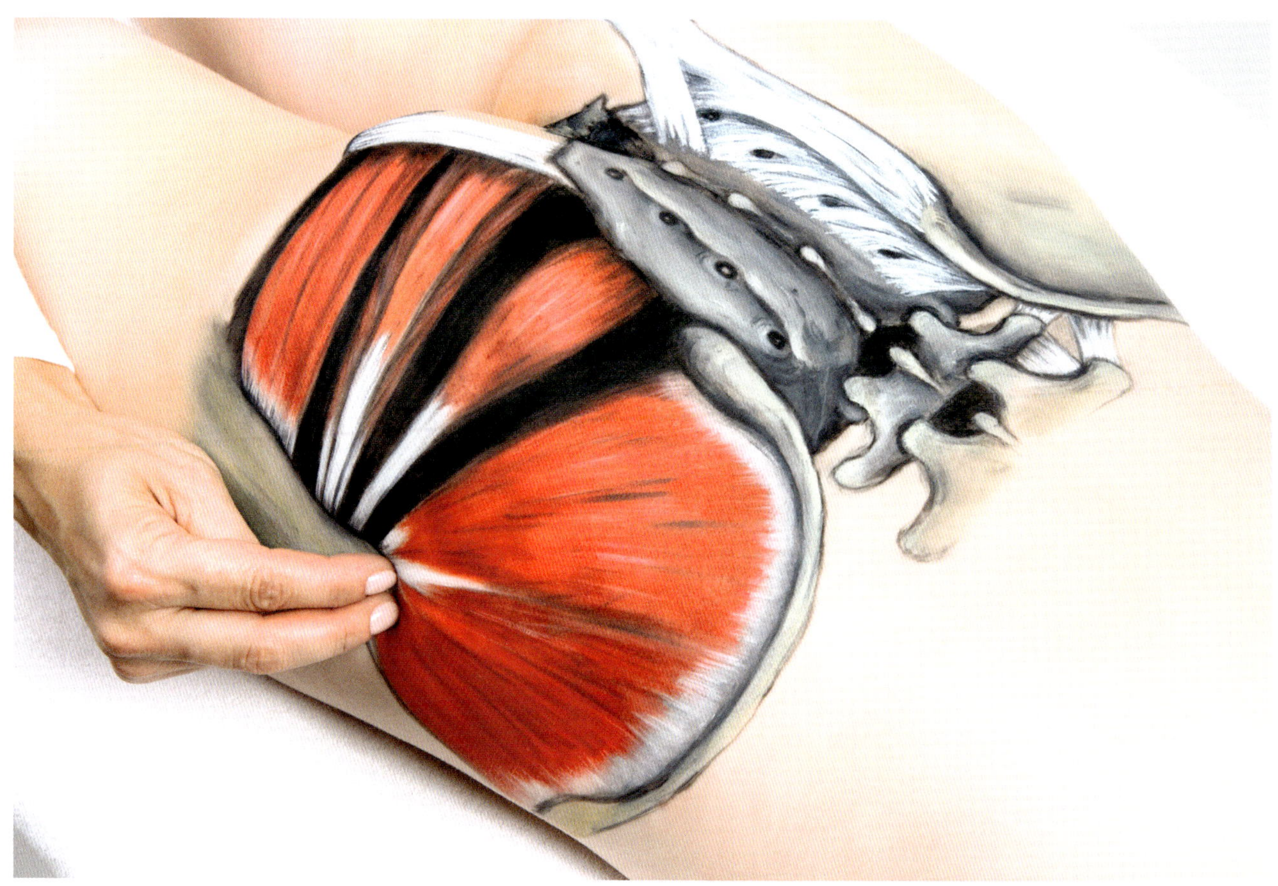

Ausgangsposition des Patienten

Bauchlage.

Ausgangsposition der Therapeutin

Die Therapeutin steht in Höhe des Oberschenkels des Patienten auf der gegenüberliegenden Seite der Palpation. Der Unterarm liegt entlang der seitlichen Oberschenkelfläche des Patienten.

Ausführung der Palpation

Die Therapeutin untersucht die kraniale Seite des großen Rollhügels des Femurs. Sie palpiert den Ansatz der Sehne des M. gluteus medius am großen Rollhügel. Auf dem Bild ist der M. gluteus maximus nicht gezeigt.

2.61. Mittlerer Gesäßmuskel (vorderer Rand)

M. gluteus medius

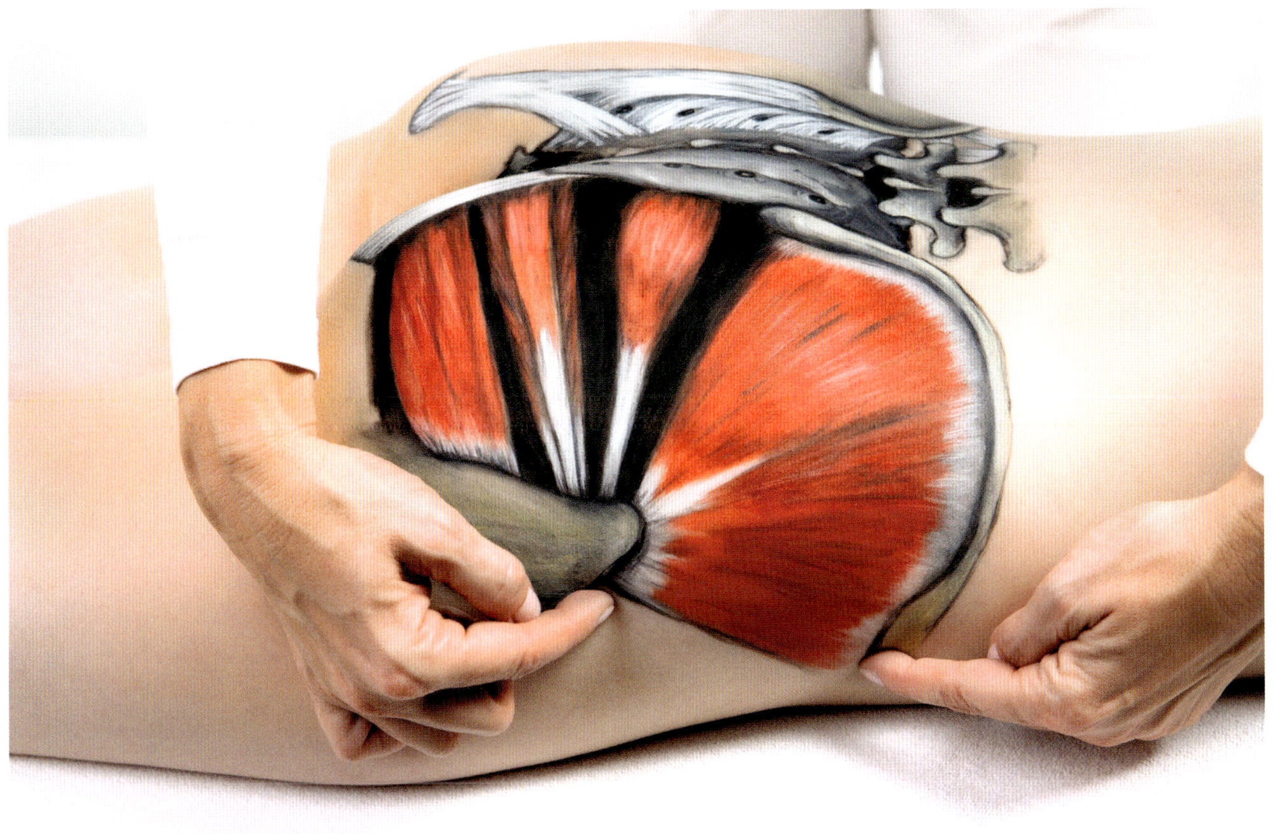

Ausgangsposition des Patienten

Bauchlage.

Ausgangsposition der Therapeutin

Die Therapeutin steht auf Höhe des Beckens des Patienten auf der gegenüberliegenden Seite der Untersuchung. Der linke Zeigefinger befindet sich am Hüftbeinhöcker. Der rechte Zeigefinger befindet sich am vorderen oberen Winkel des großen Rollhügels des Oberschenkelknochens.

Ausführung der Palpation

Die Therapeutin lokalisiert den vorderen Rand des M. gluteus medius. Am Hüftbein, vor dem Ursprung des M. gluteus medius, befindet sich der Ursprung des M. tensor fasciae latae. Der M. gluteus maximus ist im Bild nicht gezeigt.

2.62. Mittlerer Gesäßmuskel (Linie Tuberculum iliacum – Trochanter major)

M. gluteus medius

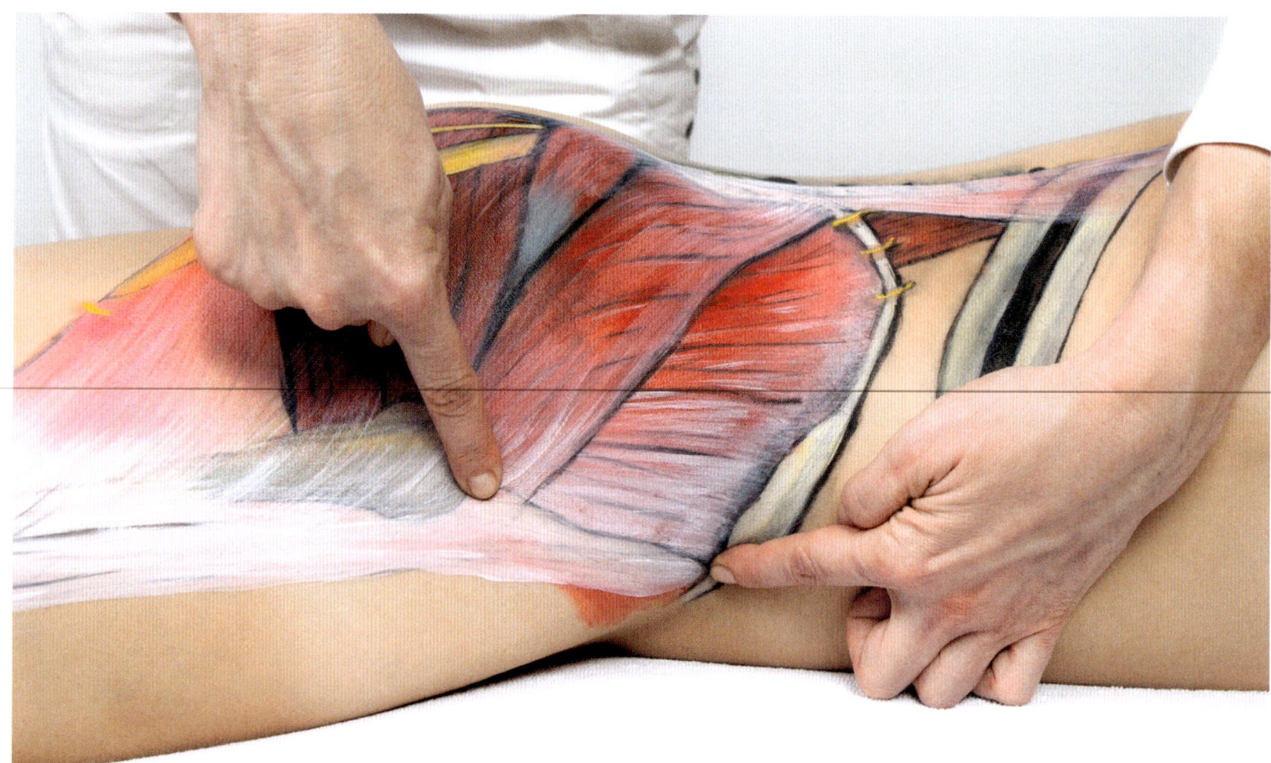

Ausgangsposition des Patienten

Bauchlage.

Ausgangsposition der Therapeutin

Stehend, auf der Beckenhöhe des Patienten, von der Gegenseite der Palpation.

Ausführung der Palpation

Die Therapeutin legt den vorderen Rand des M. gluteus medius entlang der Linie zwischen dem Tuberculum iliacum und der ventrokranialen Fläche des Trochanter major fest.

2.63. Mittlerer Gesäßmuskel (vorderer Rand)

M. gluteus medius

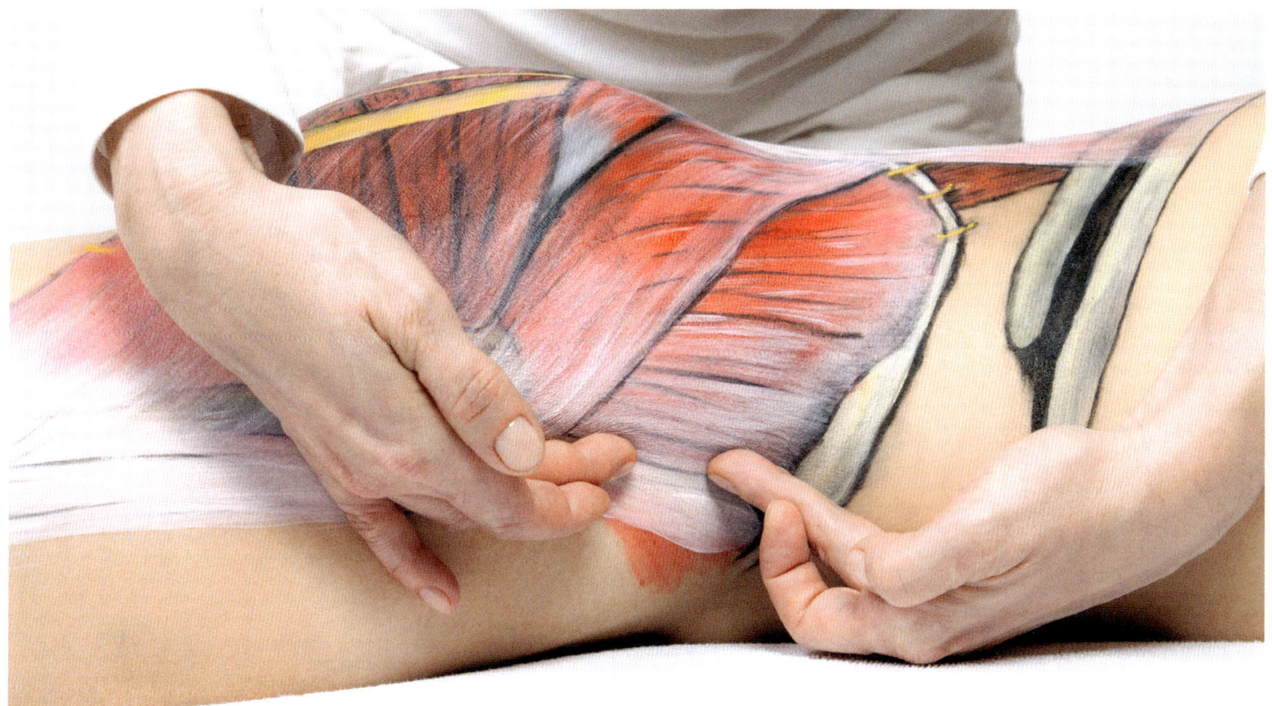

Ausgangsposition des Patienten

Bauchlage.

Ausgangsposition der Therapeutin

Stehend, auf der Beckenhöhe des Patienten, von der Gegenseite der Palpation. Die Finger zeigen eine Linie zwischen dem Tuberculum iliacum und der ventrokranialen Fläche des Trichanter major.

Ausführung der Palpation

Die Therapeutin palpiert und bewertet den vorderen Rand des M. gluteus medius an seiner Grenze zum hinteren Rand des M. tensor fasciae latae.

2.64. Sulcus zwischen dem Musculus tensor fasciae latae und dem Musculus gluteus medius

M. tensor fasciae latae, m. gluteus medius – sulcus intermuscularis

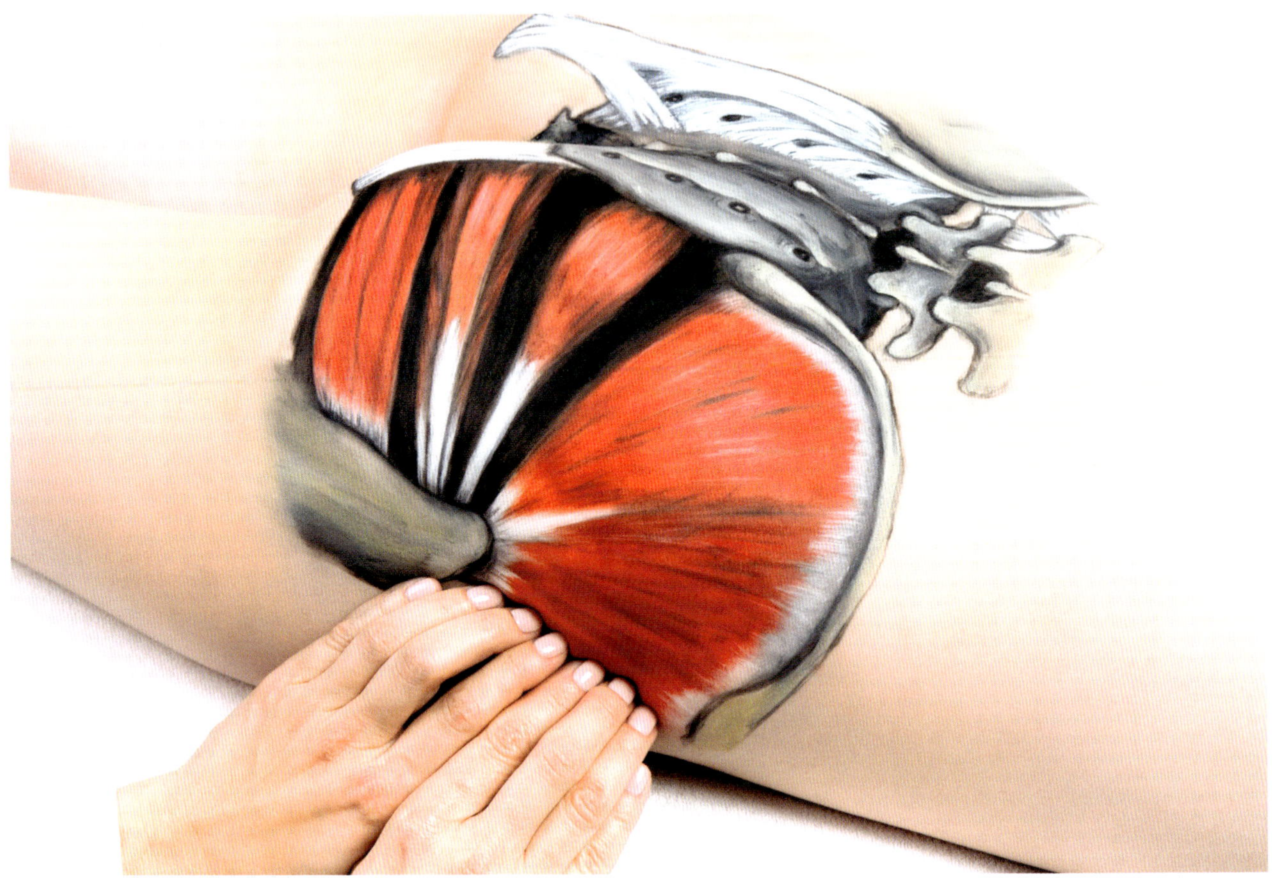

Ausgangsposition des Patienten

Bauchlage.

Ausgangsposition der Therapeutin

Die Therapeutin steht auf Höhe des Beckens des Patienten.

Ausführung der Palpation

Die Therapeutin untersucht den Sulcus zwischen dem M. tensor fasciae latae und dem Musculus gluteus medius. Sie hakt die Finger hinter den hinteren Rand des M. tensor fasciae latae ein.

2.65. Mittlerer Gesäßmuskel

M. gluteus medius

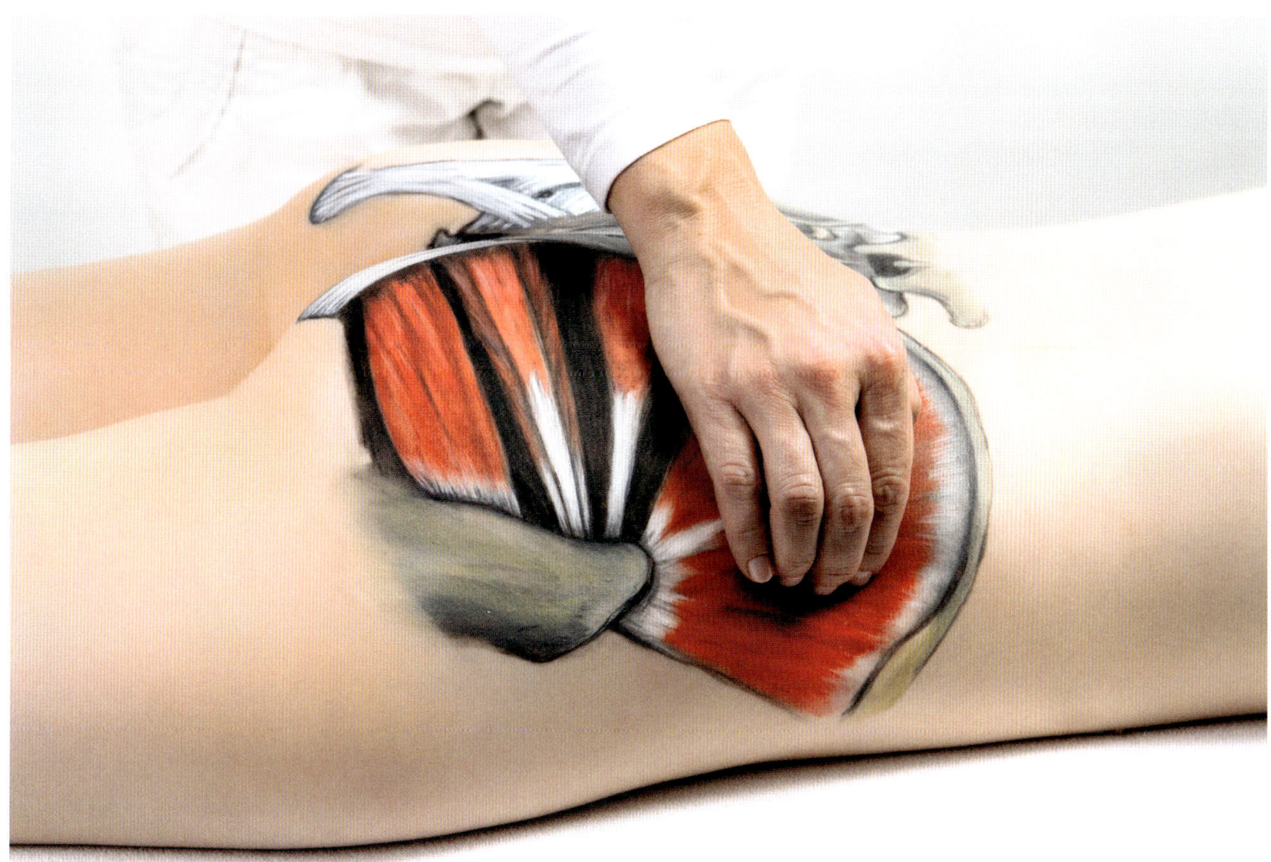

Ausgangsposition des Patienten

Bauchlage.

Ausgangsposition der Therapeutin

Die Therapeut steht auf Höhe des Beckens des Patienten auf der gegenüberliegenden Seite der Untersuchung.

Ausführung der Palpation

Die Therapeutin untersucht den freiliegenden Teil des M. gluteus medius vor und oberhalb des oberen Randes des M. gluteus maximus. Der M. gluteus maximus ist auf dem Bild nicht gezeigt.

2.66. Mittlerer Gesäßmuskel

M. gluteus medius

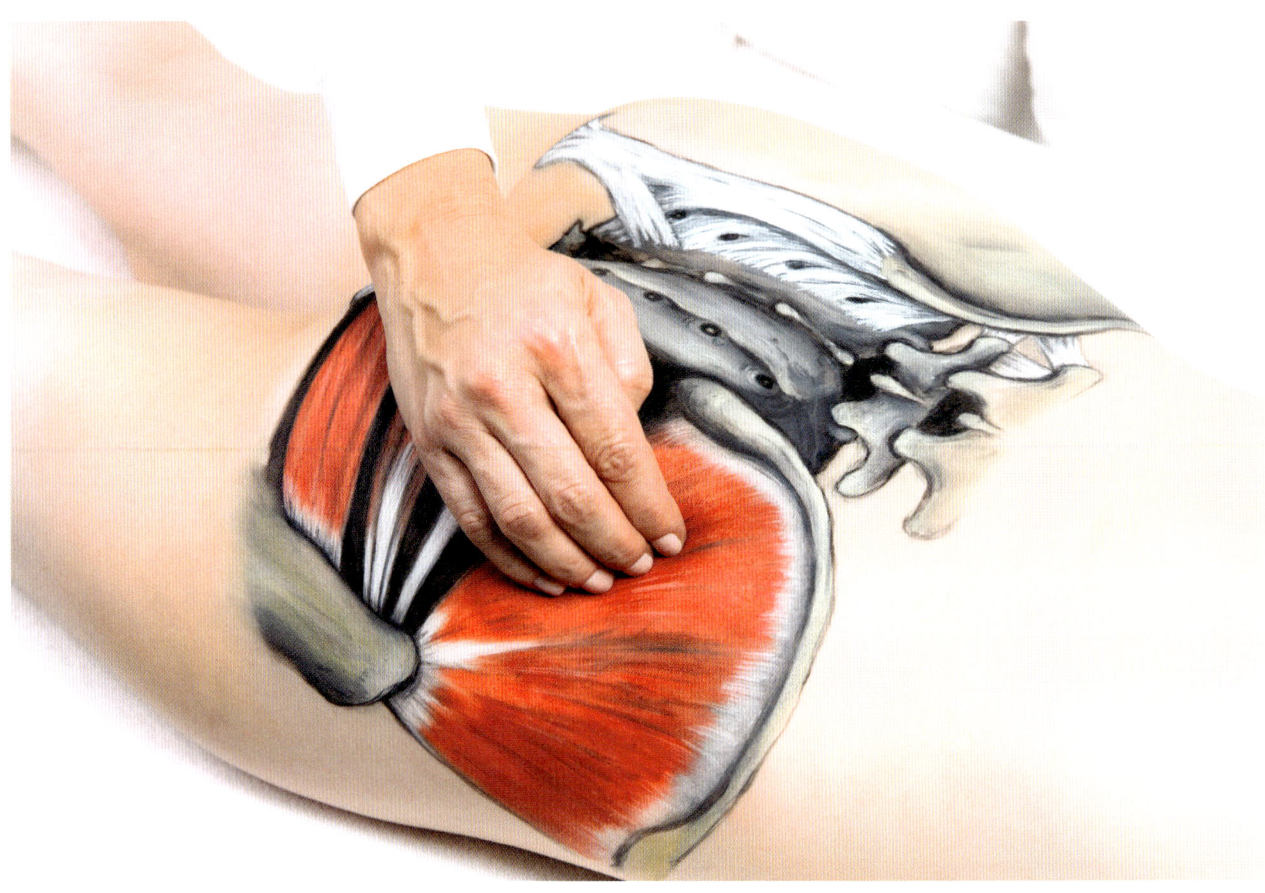

Ausgangsposition des Patienten

Bauchlage.

Ausgangsposition der Therapeutin

Die Therapeutin steht auf Höhe des Beckens des Patienten auf der gegenüberliegenden Seite der Untersuchung.

Ausführung der Palpation

Die Therapeutin untersucht den bedeckten Teil des M. gluteus medius hinter und unterhalb des oberen Randes des M. gluteus maximus. Der M. gluteus maximus ist auf dem Bild nicht gezeigt.

2.67. Mittlerer Gesäßmuskel (hinterer Rand)

M. gluteus medius – Margo posterior

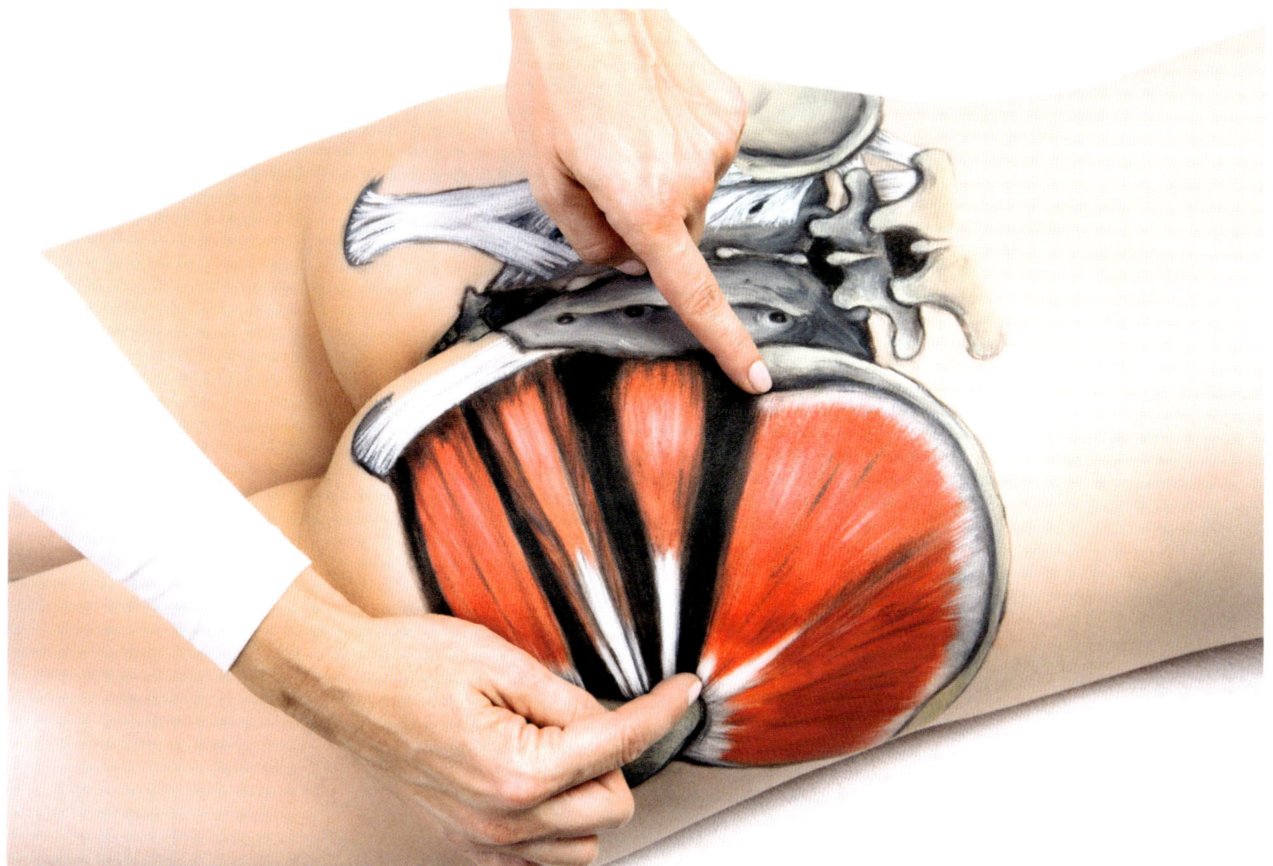

Ausgangsposition des Patienten

Bauchlage.

Ausgangsposition der Therapeutin

Die Therapeutin steht auf Höhe des Beckens des Patienten auf der gegenüberliegenden Seite der Untersuchung. Der linke Zeigefinger befindet sich auf dem Darmbeinkamm oberhalb des hinteren oberen Darmbeinstachels. Der rechte Zeigefinger befindet sich am hinteren oberen Winkel des großen Trochanter des Oberschenkelknochens (kein anatomischer Begriff; der Name wurde nur zu Palpationszwecken erstellt).

Ausführung der Palpation

Die Therapeutin lokalisiert den hinteren Rand des M.gluteus medius. Der M. gluteus maximus ist auf dem Bild nicht gezeigt.

2

2.68. Sulcus zwischen M. gluteus medius und M. piriformis

M. gluteus medius, m. piriformis – sulcus intermuscularis

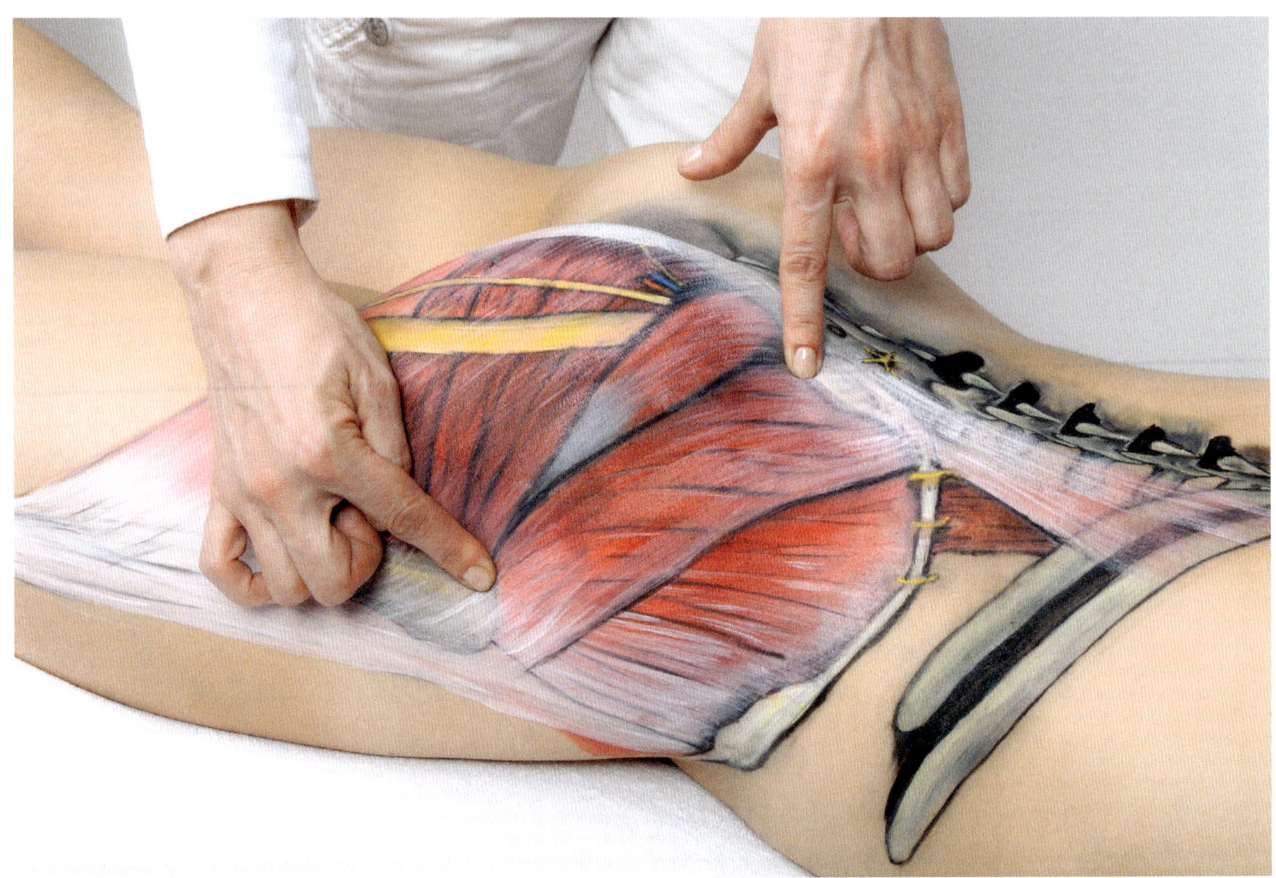

Ausgangsposition des Patienten

Bauchlage.

Ausgangsposition der Therapeutin

Stehend, auf der Oberschenkelhöhe des Patienten, von der Gegenseite der Palpation.

Ausführung der Palpation

Die Therapeutin zieht eine Linie zwischen der Spina iliaca posterior superior und dem oberen Teil der Hinterfläche des Trochanter major. Die genannte Linie entspricht dem Sulcus zwischen dem unteren Rand des M. gluteus medius und dem oberen Rand des M. piriformis. Der M. gluteus maximus wird als eine transparente Struktur abgebildet.

2.69. Mittlerer Gesäßmuskel (hinterer Rand)

M. gluteus medius – Margo posterior

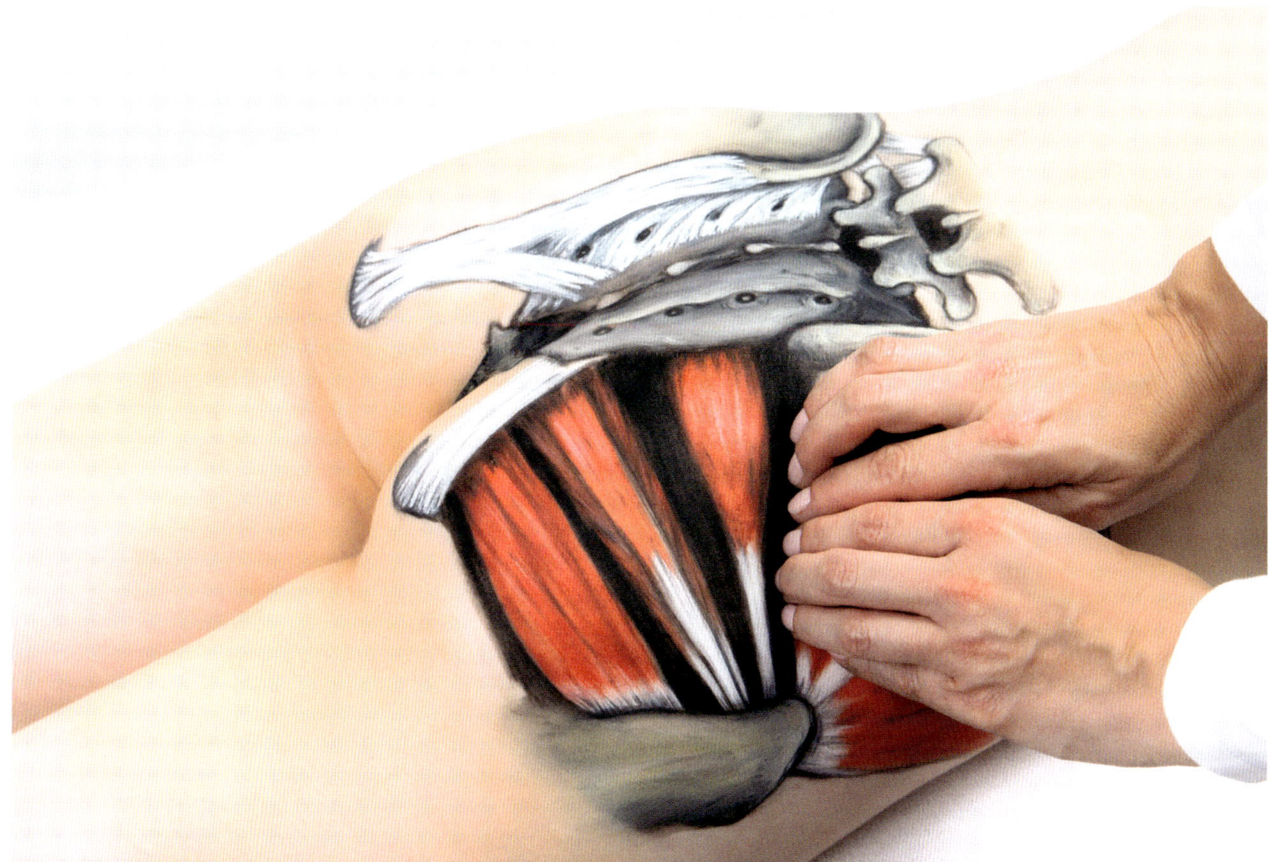

Ausgangsposition des Patienten

Bauchlage.

Ausgangsposition der Therapeutin

Die Therapeutin steht auf Höhe der Brust des Patienten und ist in Richtung seiner Füße gewandt. Die Finger sind entlang einer gedachten Linie positioniert, die die hintere Oberfläche der Crista iliaca mit dem hinteren oberen Winkel des Trochanter major des Femurs verbindet.

Ausführung der Palpation

Die Therapeutin untersucht den hinteren Rand des M. gluteus medius. Sie ertastet den Sulcus zwischen dem M. gluteus medius und dem M. piriformis. Der M. gluteus maximus ist auf dem Bild nicht gezeigt.

2.70. Mittlerer Gesäßmuskel (Ursprung)

M. gluteus medius (origio)

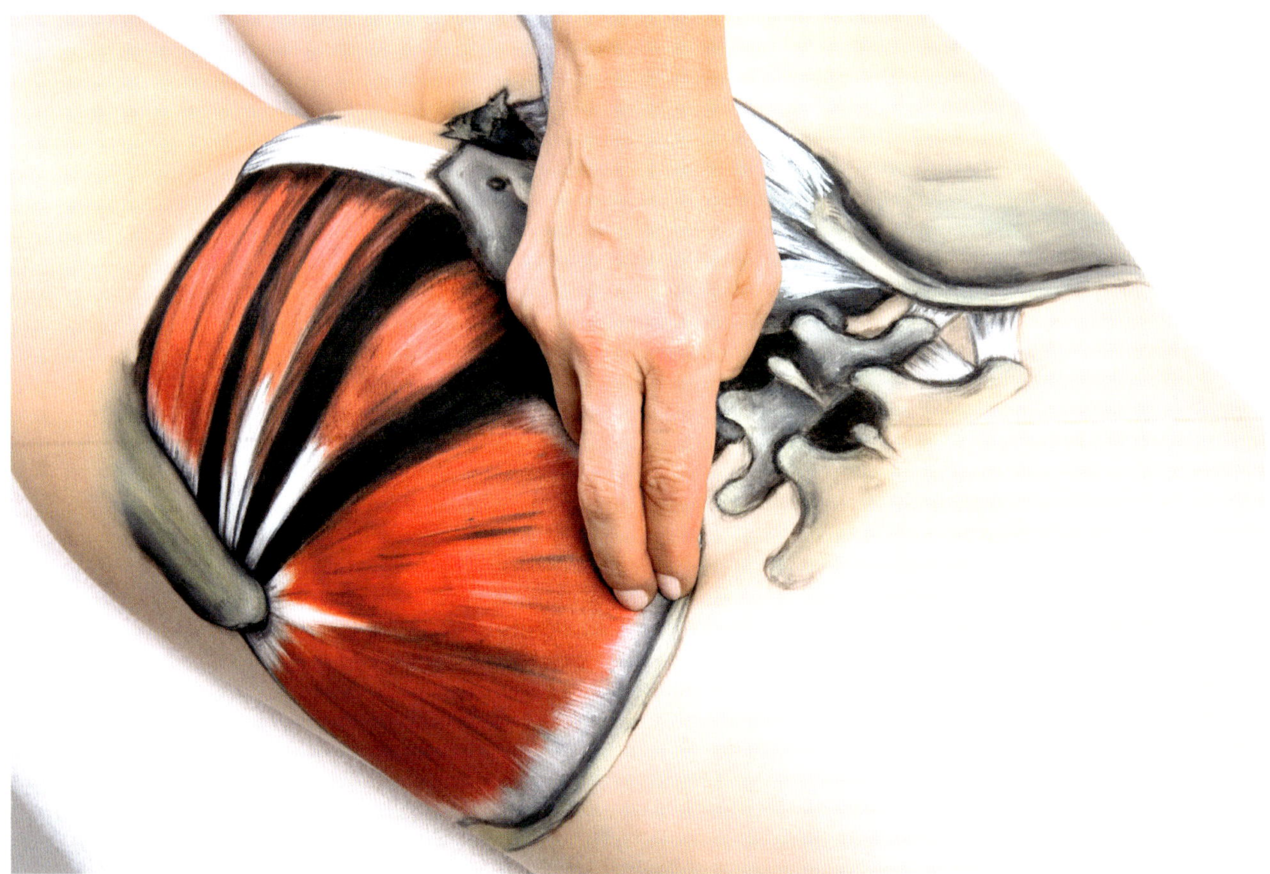

Ausgangsposition des Patienten

Bauchlage.

Ausgangsposition der Therapeutin

Die Therapeutin steht auf Höhe des Beckens des Patienten auf der gegenüberliegenden Seite der Untersuchung.

Ausführung der Palpation

Die Therapeutin untersucht den oberen Teil des Hüftbeins. Sie bewegt die Finger entlang des Ursprungs des M. gluteus medius. Der M. gluteus maximus ist auf dem Bild nicht gezeigt.

2.71. Musculus piriformis (Oberer Rand – Lokalisation)

M. piriformis – Margo superior

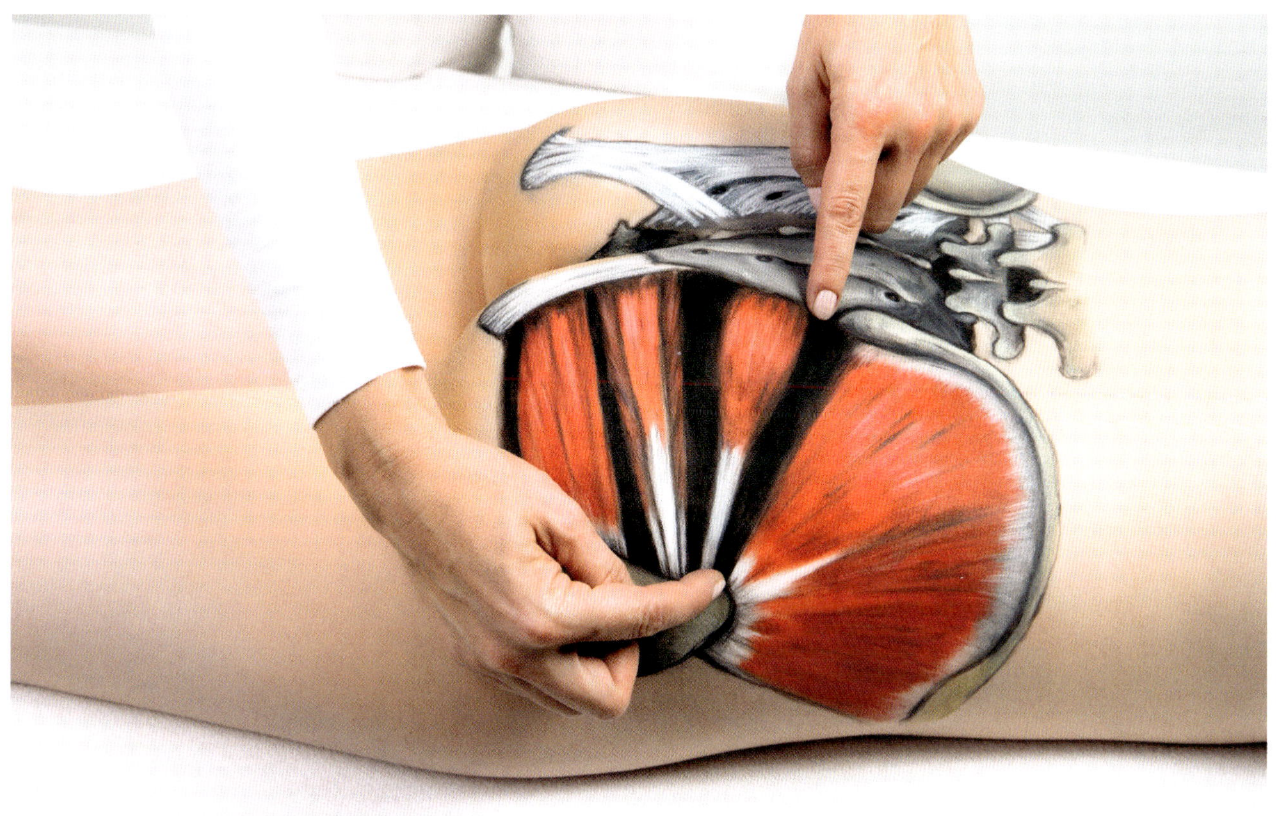

Ausgangsposition des Patienten

Bauchlage.

Ausgangsposition der Therapeutin

Die Therapeutin steht in Höhe des Oberschenkels des Patienten auf der gegenüberliegenden Seite der zu untersuchenden Seite. Der linke Zeigefinger befindet sich an der seitlichen Oberfläche des Kreuzbeins unterhalb der hinteren oberen Darmbeinschaufel. Der rechte Zeigefinger befindet sich an der hinteren, oberen Oberfläche des großen Trochanters des Oberschenkelknochens.

Ausführung der Palpation

Die Therapeutin lokalisiert den oberen Rand des M. piriformis. Der M. piriformis setzt an der vorderen Fläche des Kreuzbeins an. Auf dem Bild ist der M. gluteus maximus nicht gezeigt.

2.72. Musculus piriformis (Oberer Rand – Untersuchung)

M. piriformis – Margo superior

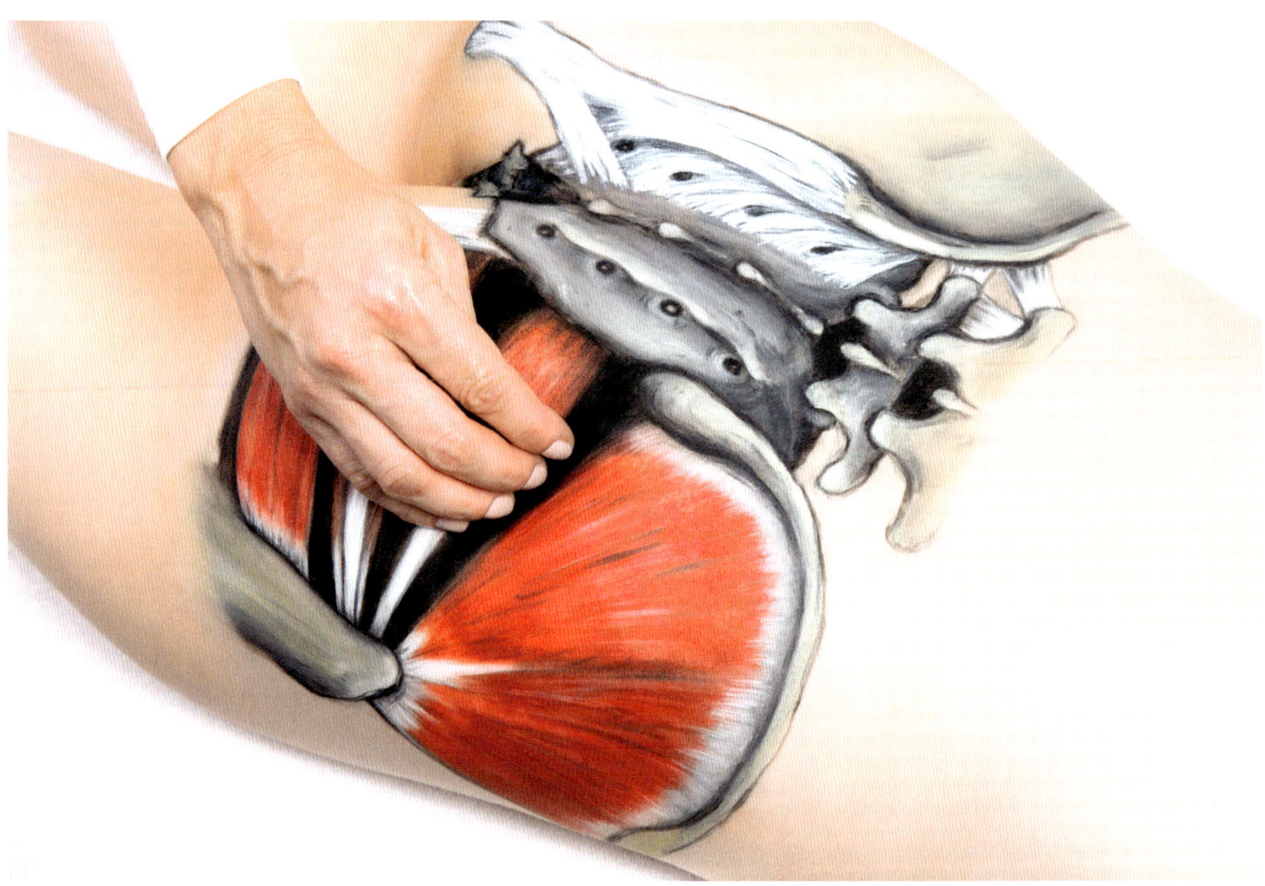

Ausgangsposition des Patienten

Bauchlage.

Ausgangsposition der Therapeutin

Die Therapeutin steht in Höhe des Oberschenkels des Patienten auf der gegenüberliegenden Seite der zu untersuchenden Seite.

Ausführung der Palpation

Die Therapeutin untersucht den oberen Rand des M. piriformis. Sie bewegt die Finger in Richtung des großen Trochanters des Oberschenkelknochens. Auf dem Bild ist der M. gluteus maximus nicht gezeigt.

2.73. Sulcus zwischen M. gluteus medius und M. piriformis (Palpation)

M. gluteus medius, m. piriformis – sulcus intermuscularis

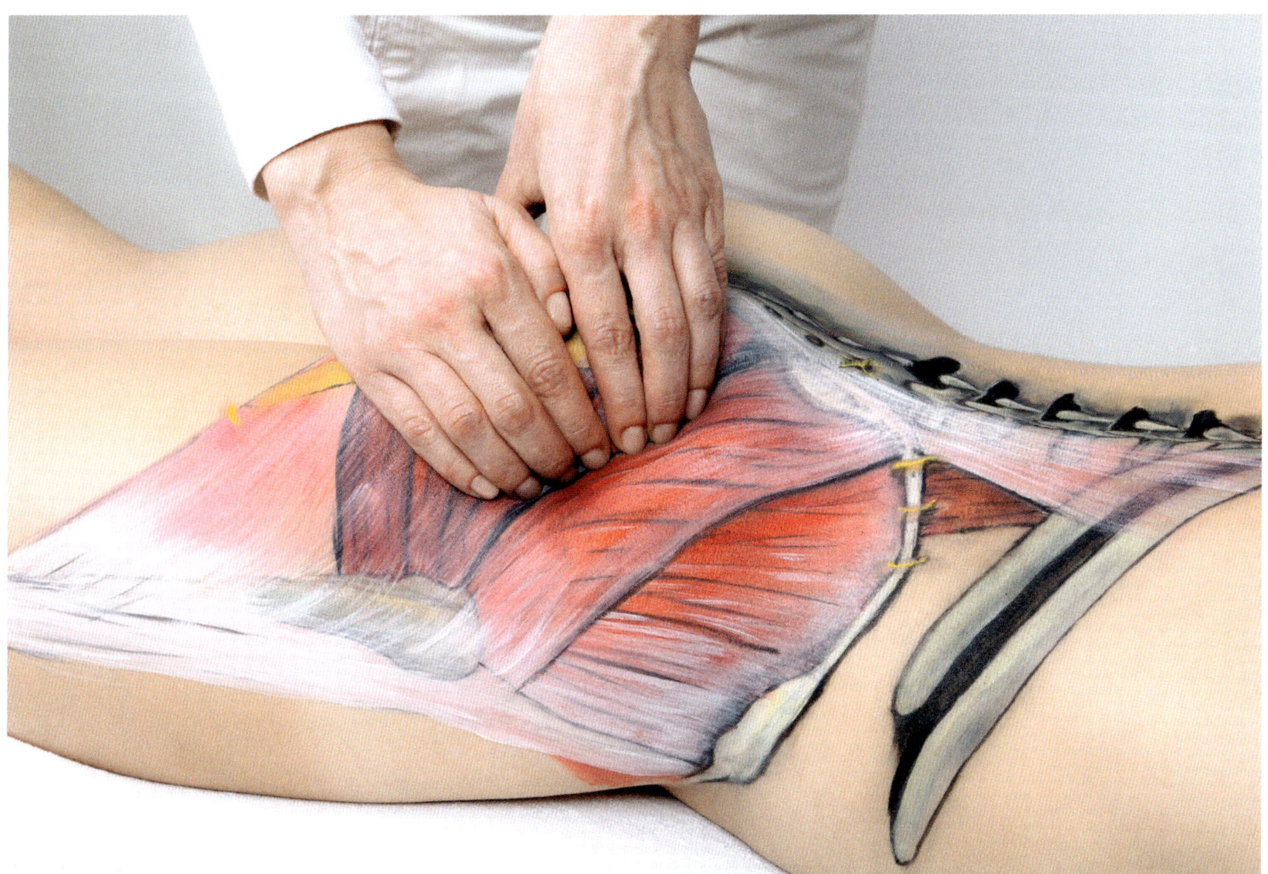

Ausgangsposition des Patienten

Bauchlage.

Ausgangsposition der Therapeutin

Stehend, auf der Oberschenkelhöhe des Patienten, von der Gegenseite der Palpation. Die Finger der Therapeutin liegen auf der Linie, die die Spina iliaca anterior superior mit dem oberen Anteil der hinteren Fläche des Trochanter major verbindet.

Ausführung der Palpation

Die Therapeutin palpiert und bewertet den Sulcus zwischen dem M. gluteus medius und dem M. piriformis. Im proximalen Teil des Sulcus bewertet man das Foramen suprapiriforme. Die Therapeutin beurteilt den M. Piriformis quer zum Faserverlauf. Der M. gluteus maximus wird als eine transparente Struktur abgebildet.

2.74. Musculus piriformis (Unterer Rand – Lokalisation)

M. piriformis – Margo inferior

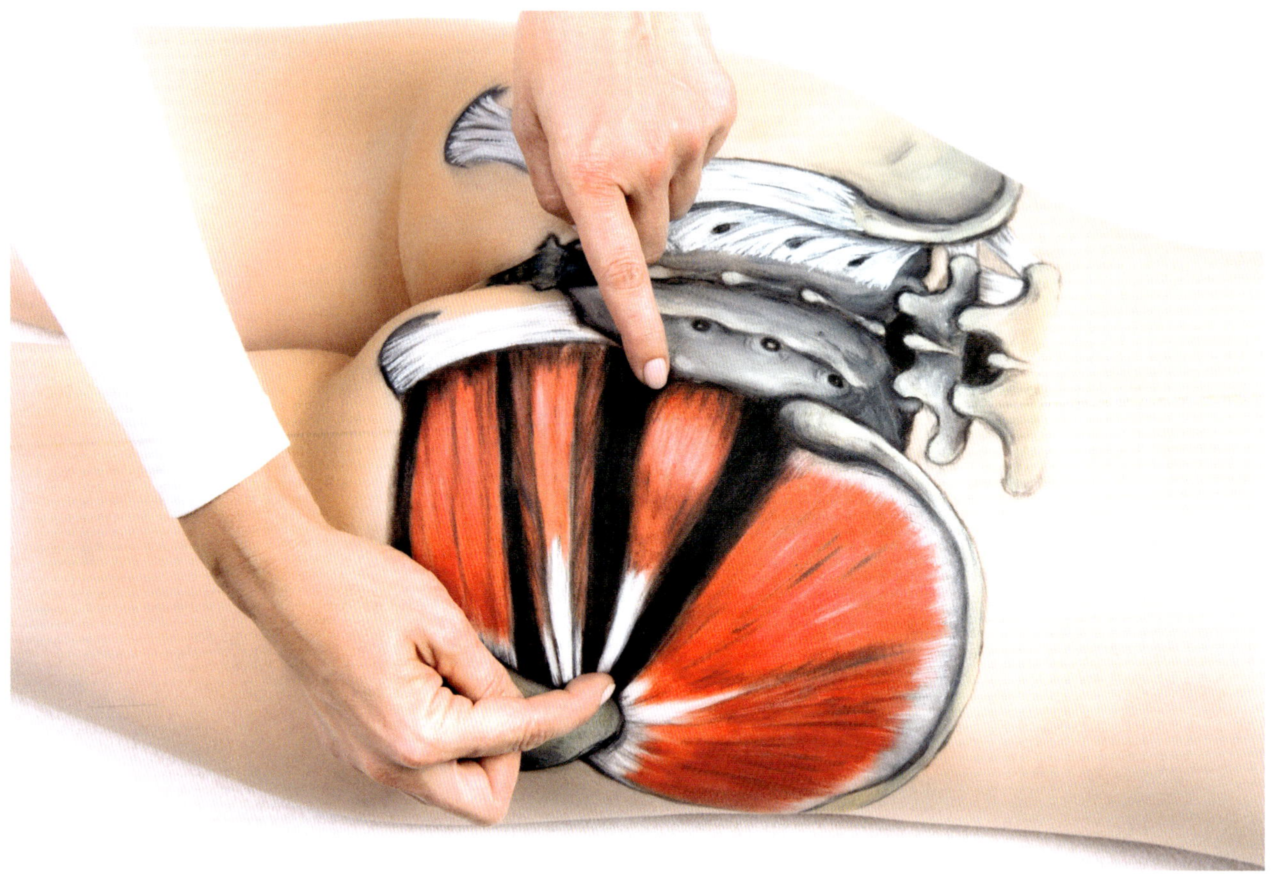

Ausgangsposition des Patienten

Bauchlage.

Ausgangsposition der Therapeutin

Die Therapeutin steht in Höhe des Oberschenkels des Patienten auf der gegenüberliegenden Seite der zu untersuchenden Seite. Der linke Zeigefinger befindet sich an der seitlichen Oberfläche des Kreuzbeins oberhalb des unteren seitlichen Winkels des Kreuzbeins. Der rechte Zeigefinger befindet sich an der hinteren, oberen Oberfläche des großen Trochanters des Oberschenkelknochens.

Ausführung der Palpation

Die Therapeutin lokalisiert den unteren Rand des M. piriformis. Der M. piriformis setzt an der vorderen Fläche des Kreuzbeins an. Auf dem Bild ist der M. gluteus maximus nicht gezeigt.

2.75. Musculus piriformis (Unterer Rand – Untersuchung)

M. piriformis – Margo inferior

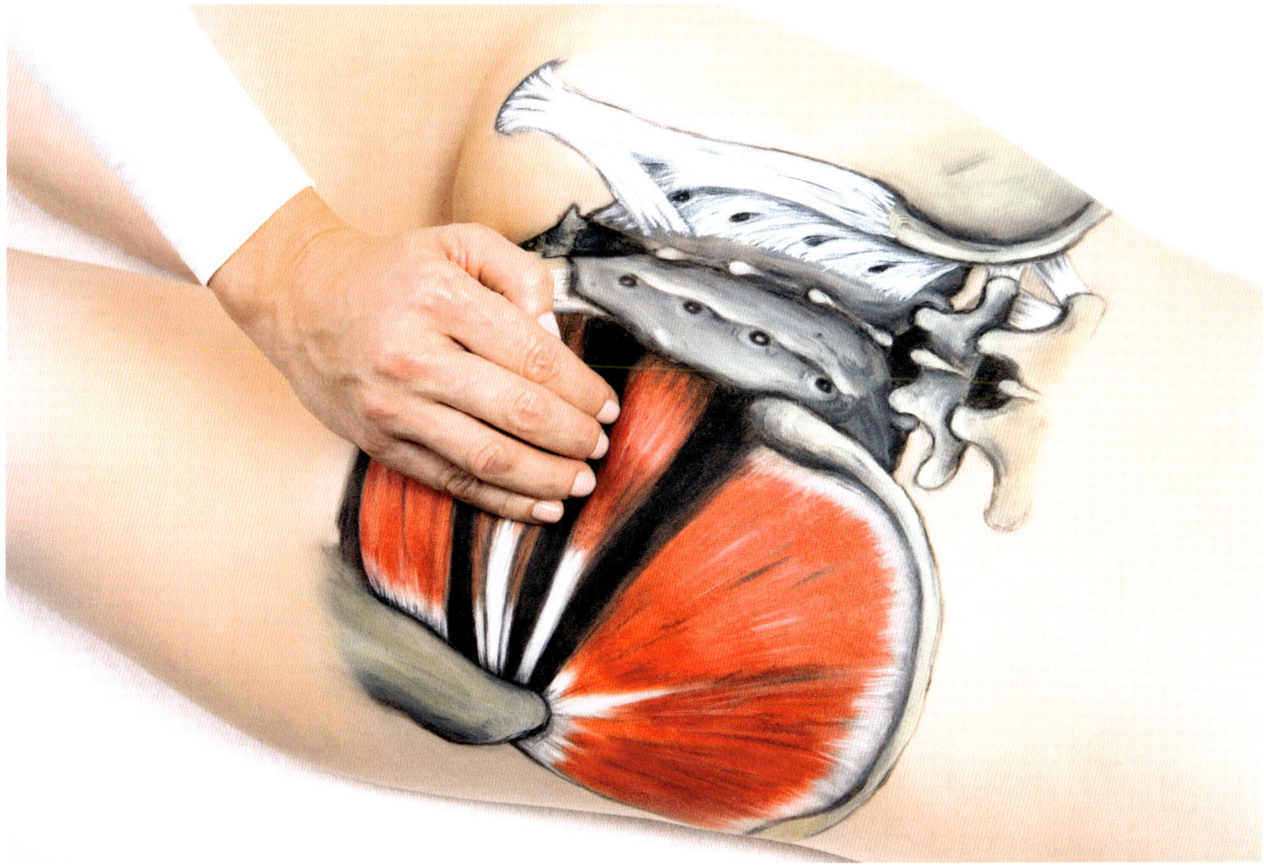

Ausgangsposition des Patienten

Bauchlage.

Ausgangsposition der Therapeutin

Die Therapeutin steht in Höhe des Oberschenkels des Patienten auf der gegenüberliegenden Seite der zu untersuchenden Seite.

Ausführung der Palpation

Die Therapeutin untersucht den unteren Rand des M. piriformis. Sie bewegt die Finger in Richtung des großen Trochanters des Oberschenkelknochens. Auf dem Bild ist der M. gluteus maximus nicht gezeigt.

2.76. Sulcus zwischen M. piriformis und M. gemellus superior

M. piriformis, m. gemellus sup. – sulcus intermuscularis

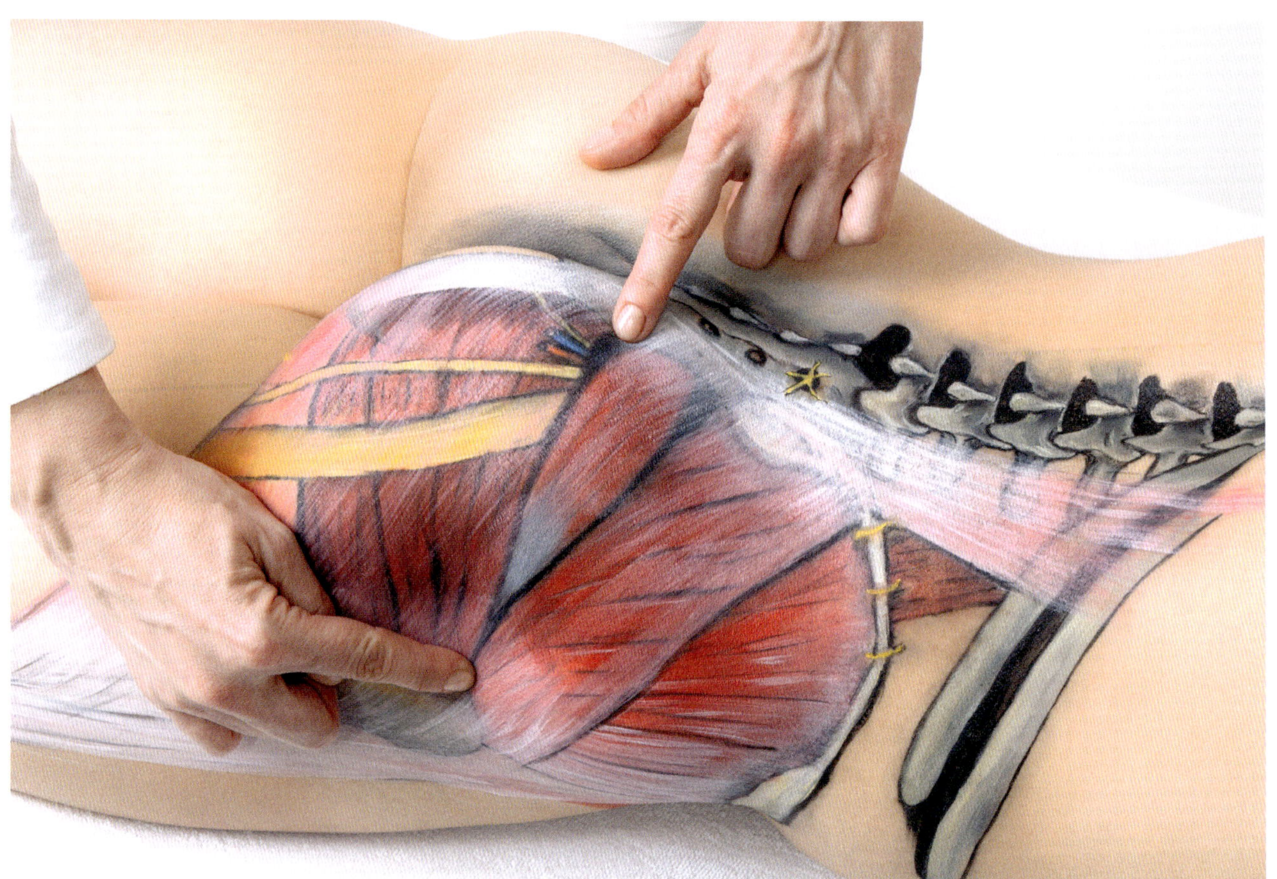

Ausgangsposition des Patienten

Bauchlage.

Ausgangsposition der Therapeutin

Stehend, auf der Oberschenkelhöhe des Patienten, von der Gegenseite der Palpation.

Ausführung der Palpation

Die Therapeutin zieht eine Linie zwischen dem lateralen Rand des Kreuzbeins oberhalb des Angulus inferolateralis und dem oberen Teil der Hinterfläche des Trochanter major. Die genannte Linie entspricht dem Sulcus zwischen dem unteren Rand des M. piriformis und dem oberen Rand des M. gemellus superior. Der M. gluteus maximus wird als eine transparente Struktur abgebildet.

2.77. Sulcus zwischen M. piriformis und M. gemellus superior (Palpation)

M. piriformis, m. gemellus sup. – sulcus intermuscularis

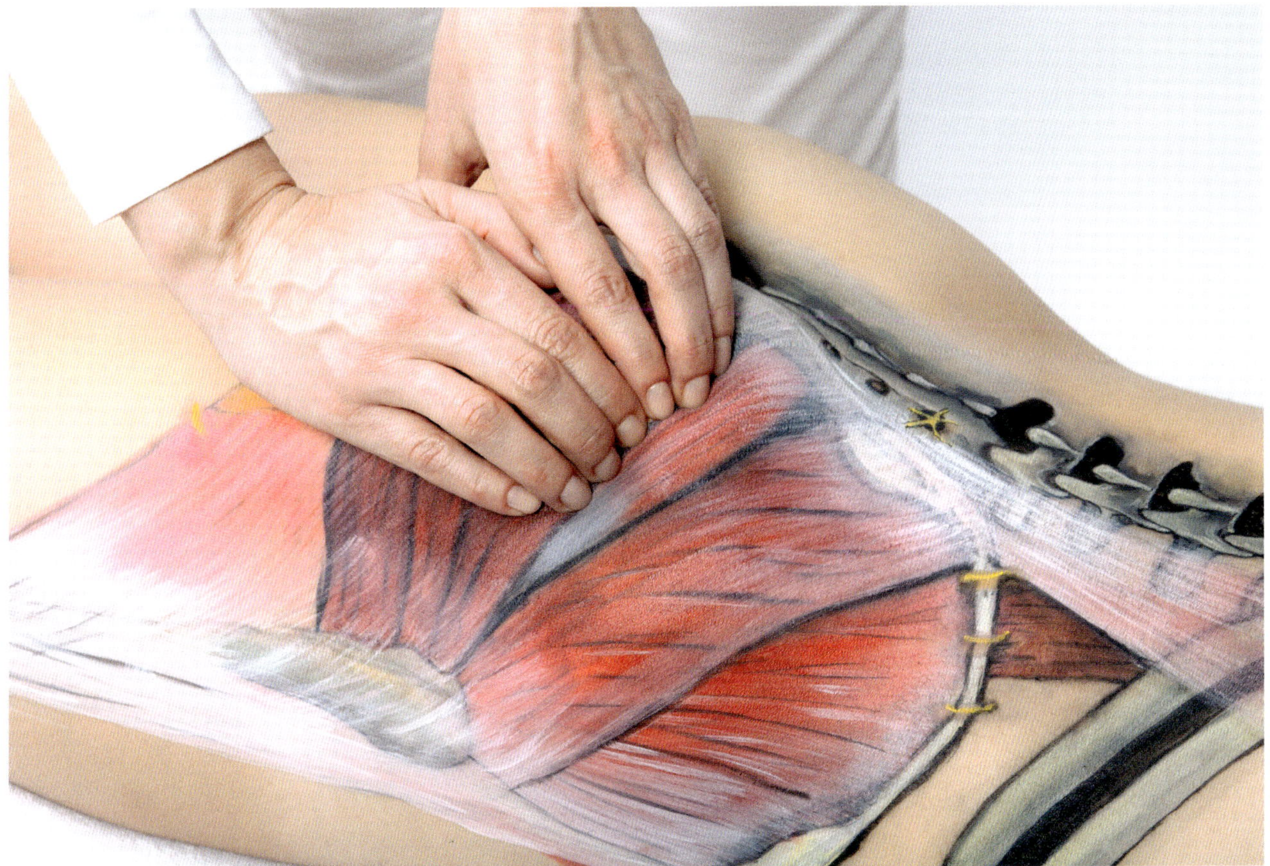

Ausgangsposition des Patienten

Bauchlage.

Ausgangsposition der Therapeutin

Stehend, auf der Oberschenkelhöhe des Patienten, von der Gegenseite der Palpation. Die Finger der Therapeutin liegen auf der Linie, die den lateralen Rand des Kreuzbeins mit dem oberen Anteil der hinteren Fläche des Trochanter major verbindet.

Ausführung der Palpation

Die Therapeutin palpiert und bewertet den Sulcus zwischen dem M. piriformis und dem M. gemellus superior. Im proximalen Teil des Sulcus bewertet sie das Foramen infrapiriforme. Der M. gluteus maximus wurde als eine transparente Struktur abgebildet.

2.78. Musculus piriformis (Ränder)

M. piriformis

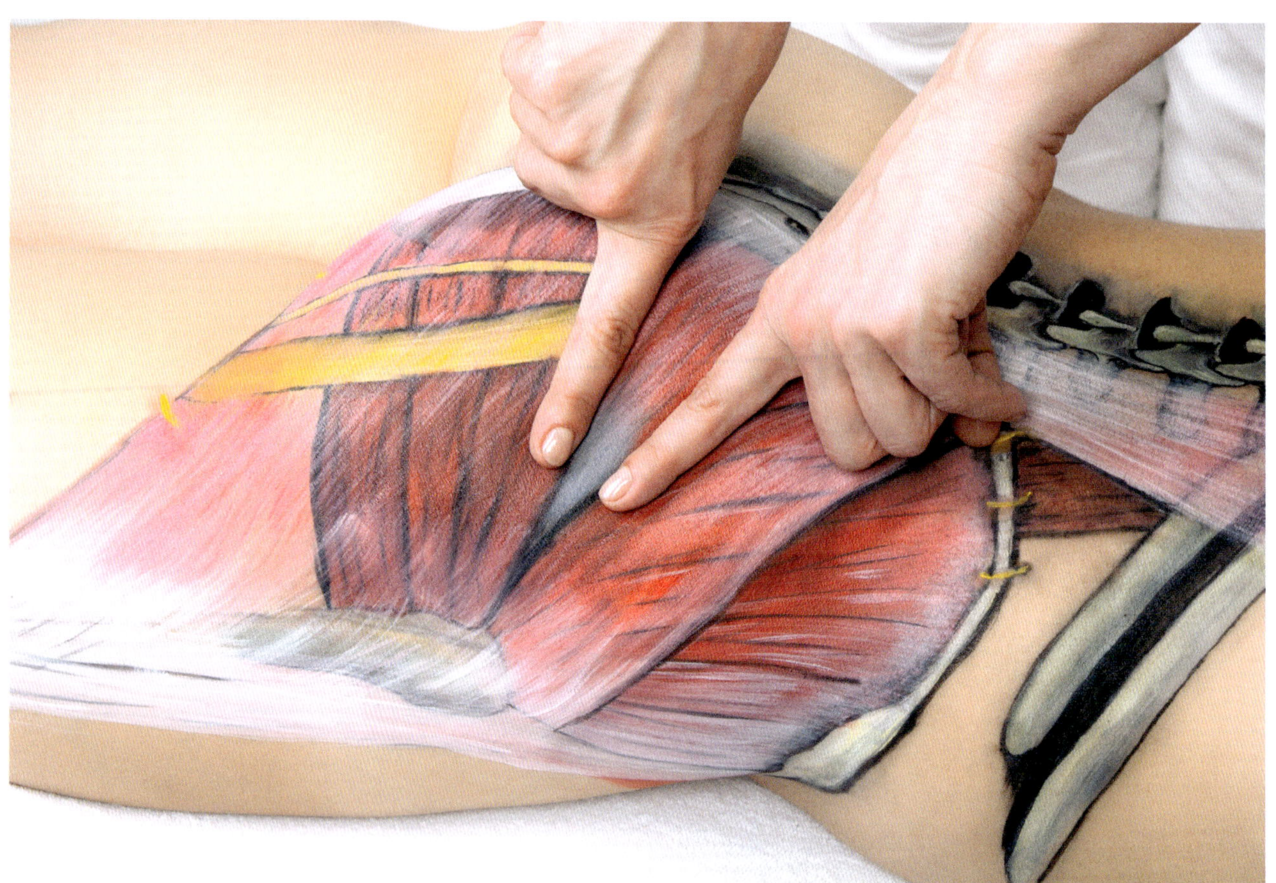

Ausgangsposition des Patienten

Bauchlage.

Ausgangsposition der Therapeutin

Stehend, auf der Beckenhöhe des Patienten, von der Gegenseite der Palpation.

Ausführung der Palpation

Die Therapeutin lokalisiert und grenzt den M. piriformis an seinen beiden Rändern ab. Der M. gluteus maximus wird als eine transparente Struktur abgebildet.

2.79. Musculus piriformis (Untersuchung quer zum Faserverlauf)

M. piriformis

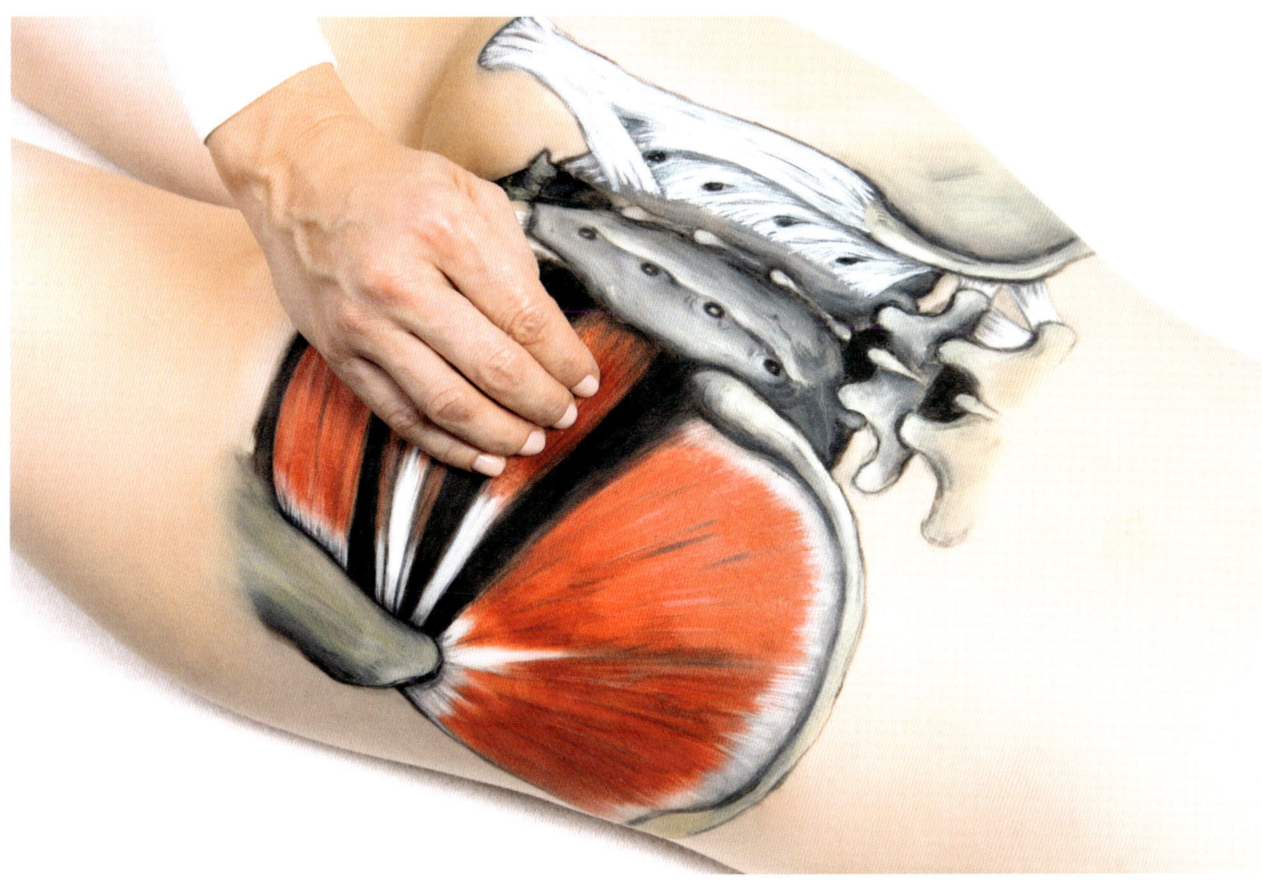

Ausgangsposition des Patienten

Bauchlage.

Ausgangsposition der Therapeutin

Die Therapeutin steht in Höhe des Oberschenkels des Patienten auf der gegenüberliegenden Seite der zu untersuchenden Seite.

Ausführung der Palpation

Die Therapeutin untersucht den M. piriformis quer zum Faserverlauf. Die Masse des M. gluteus maximus, durch die die Untersuchung durchgeführt wird, vermittelt den Eindruck, dass der Umfang des M. piriformis größer ist als in Wirklichkeit. Auf dem Bild ist der M. gluteus maximus nicht gezeigt.

2.80. Musculus piriformis (Untersuchung entlang der Fasern)

M. piriformis

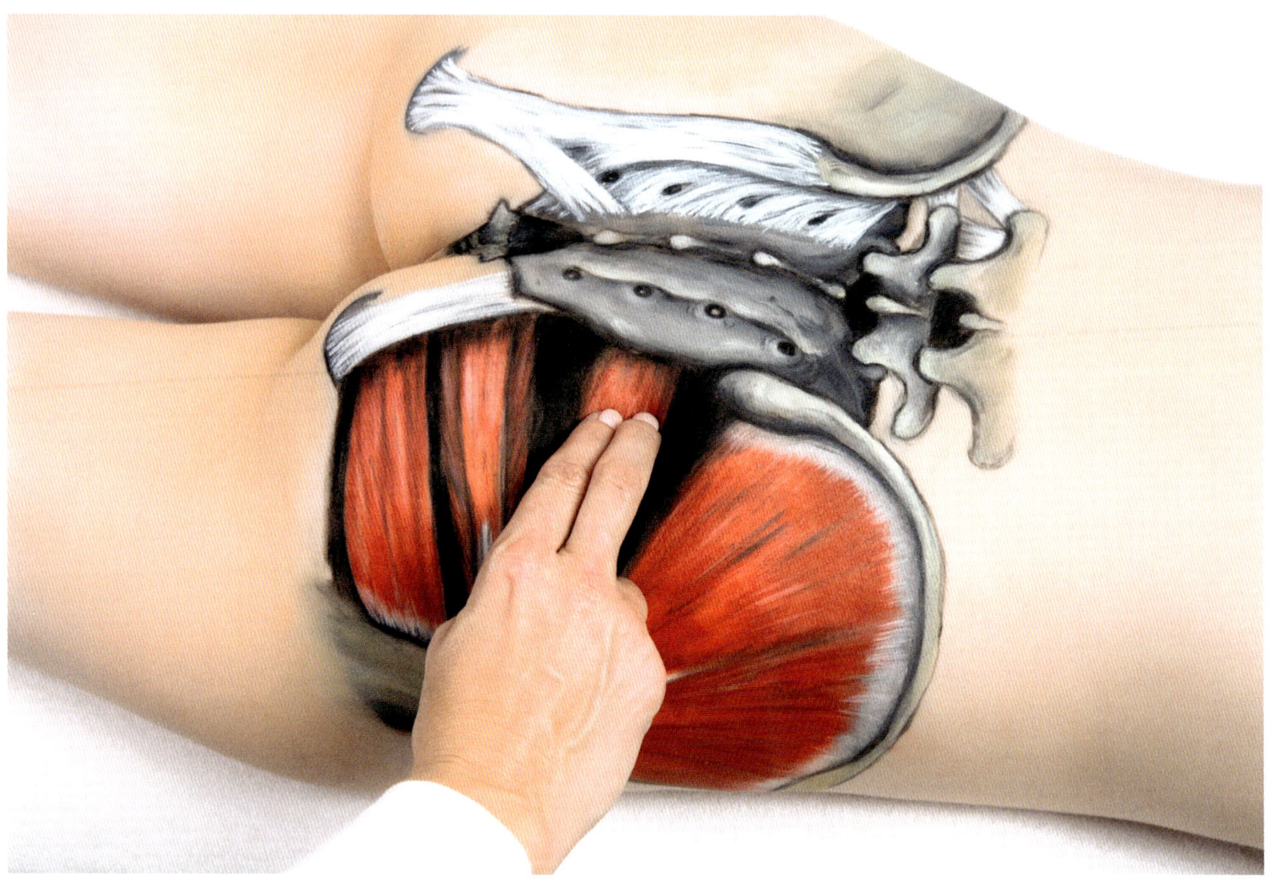

Ausgangsposition des Patienten

Bauchlage.

Ausgangsposition der Therapeutin

Die Therapeutin steht in Höhe des Oberschenkels des Patienten auf der zu untersuchenden Seite.

Ausführung der Palpation

Die Therapeutin untersucht den M. piriformis entlang der Muskelfasern. Der M. piriformis setzt an der vorderen Fläche des Kreuzbeins an. Auf dem Bild ist der M. gluteus maximus nicht gezeigt.

2.81. Sehnen der zwischen dem Becken und Trochanter verlaufenden Muskeln

M. obturator internus, mm. gemelli superior et inferior

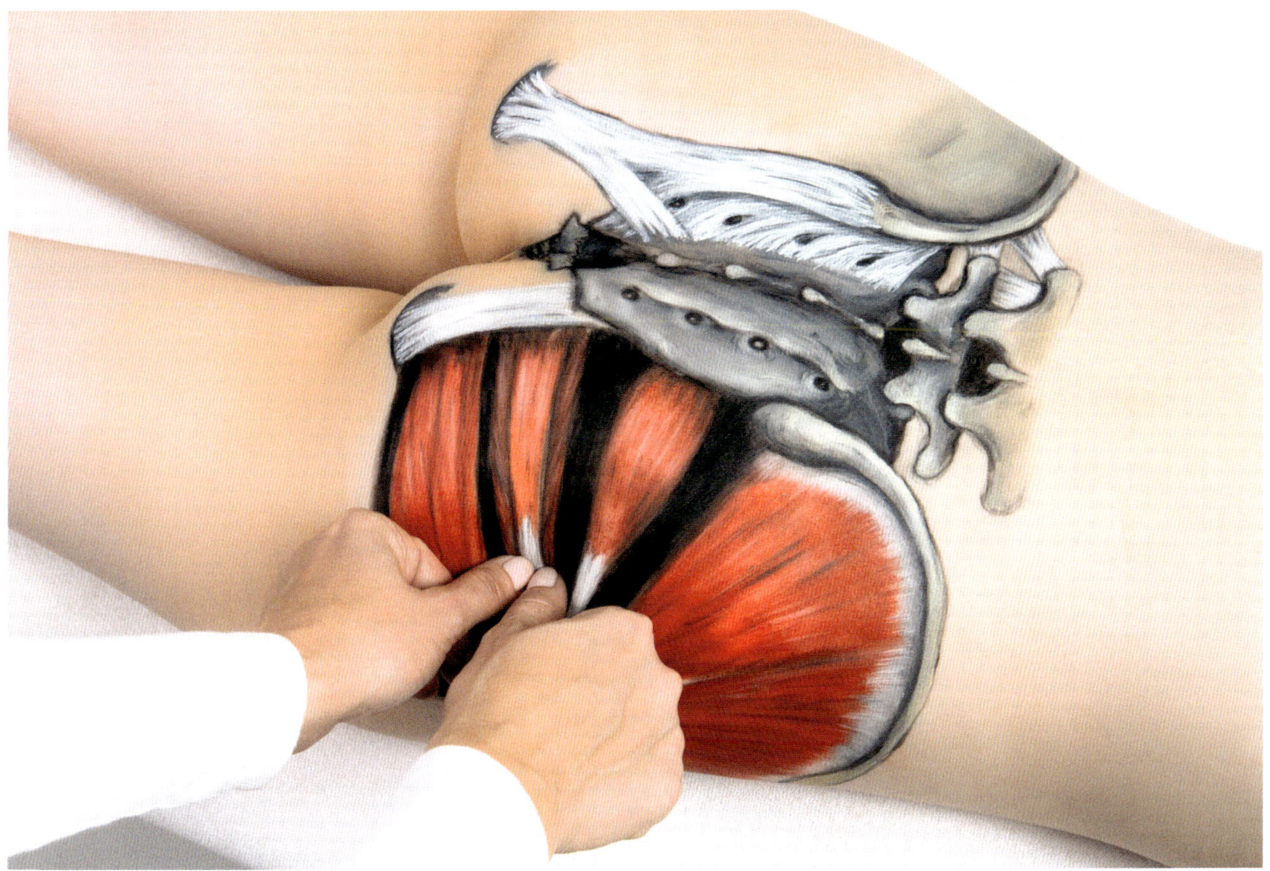

Ausgangsposition des Patienten

Bauchlage.

Ausgangsposition der Therapeutin

Die Therapeutin steht in Höhe des Beckens des Patienten.

Ausführung der Palpation

Die Therapeutin untersucht die hintere Oberfläche des großen Trochanters des Oberschenkelknochens. Sie palpiert die Ansätze der Sehnen der Muskeln der beiden Mm. gemelli und des M. obturator internus. Auf dem Bild ist der M. gluteus maximus nicht gezeigt.

2.82. Musculus quadratus femoris

M. quadratus femoris

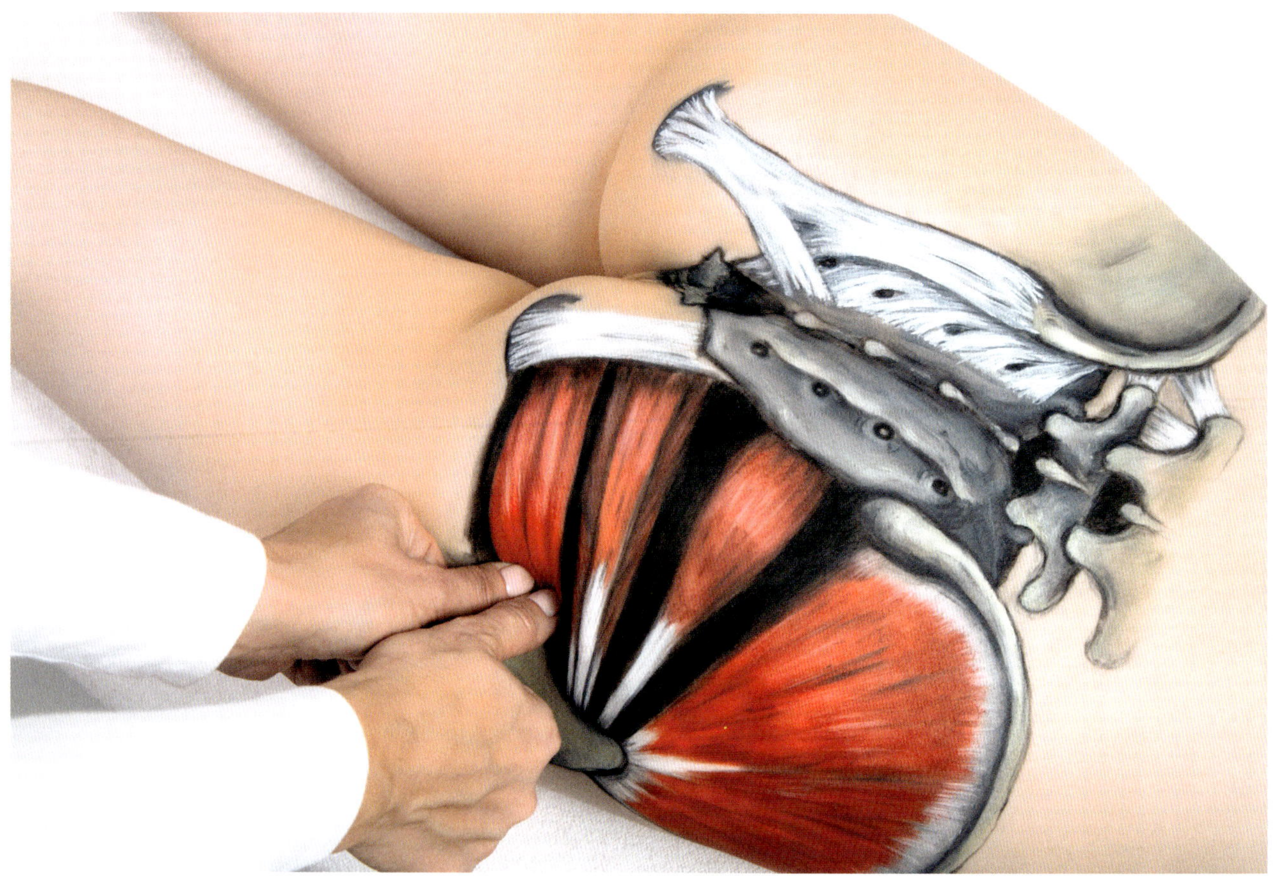

Ausgangsposition des Patienten

Bauchlage.

Ausgangsposition der Therapeutin

Die Therapeutin steht in Höhe des Oberschenkels des Patienten.

Ausführung der Palpation

Die Therapeutin untersucht die hintere Oberfläche des großen Trochanters des Oberschenkelknochens. Sie palpiert den Ansatz der Sehne des M. quadratus femoris. Auf dem Bild ist der M. gluteus maximus nicht gezeigt.

2.83. Großer Rollhügel (Sehnen)

Trochanter major

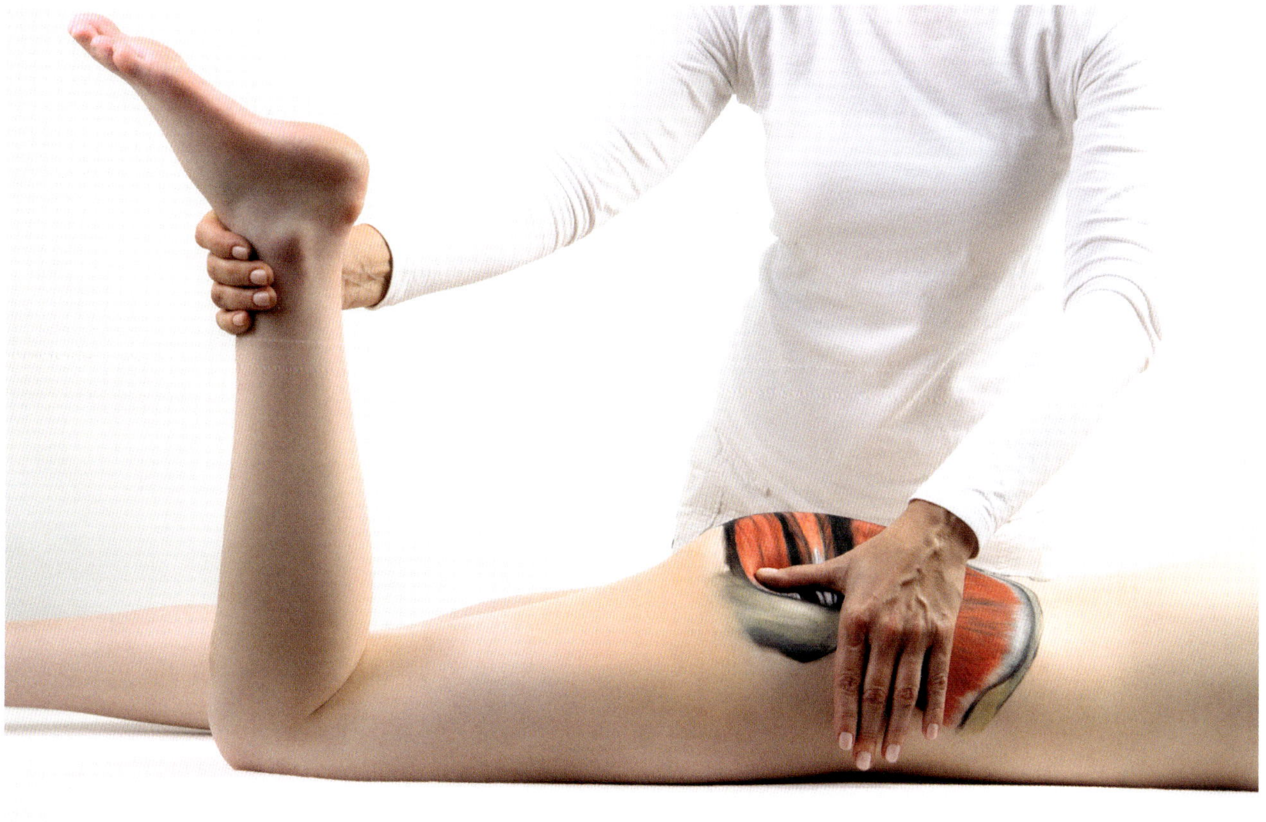

Ausgangsposition des Patienten

Bauchlage. Das Bein ist im Kniegelenk gebeugt.

Ausgangsposition der Therapeutin

Die Therapeutin steht in Höhe der Hüfte des Patienten auf der gegenüberliegenden Seite der zu untersuchenden Seite. Der Daumen liegt entlang der hinteren Oberfläche des großen Trochanters des Oberschenkelknochens.

Ausführung der Palpation

Die Therapeutin untersucht die hintere Oberfläche des großen Trochanters des Oberschenkelknochens zusammen mit den Sehnen der zwischen dem Kreuzbein und Trochanters verlaufenden Muskeln sowie des M. quadratus femoris. Innenrotation im Hüftgelenk bringt die genannten Muskeln auf Zug. Auf dem Bild ist der M. gluteus maximus nicht gezeigt.

2.84. Musculus obturator internus

M. obturator internus

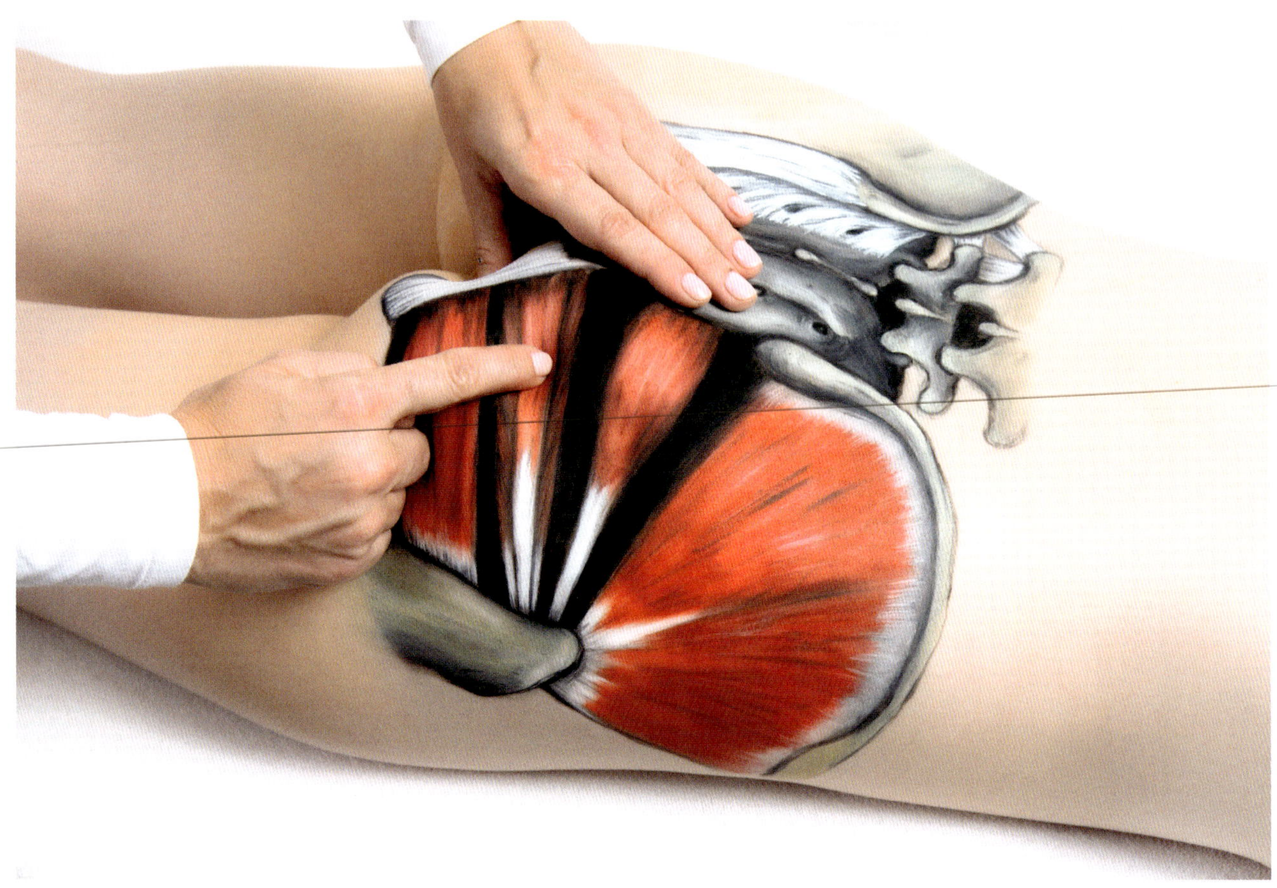

Ausgangsposition des Patienten

Bauchlage.

Ausgangsposition der Therapeutin

Die Therapeutin steht in Höhe des Oberschenkels des Patienten. Der Daumen der linken Hand befindet sich in der Fossa ischioanalis, in Richtung des Foramen obturatum, der Zeigefinger der rechten Hand liegt unterhalb des M. piriformis.

Ausführung der Palpation

Die Therapeutin lokalisiert den Verlauf des M. obturator internus.

2.85. Foramen suprapiriforme, Foramen infrapiriforme

Foramen suprapiriforme, foramen infrapiriforme

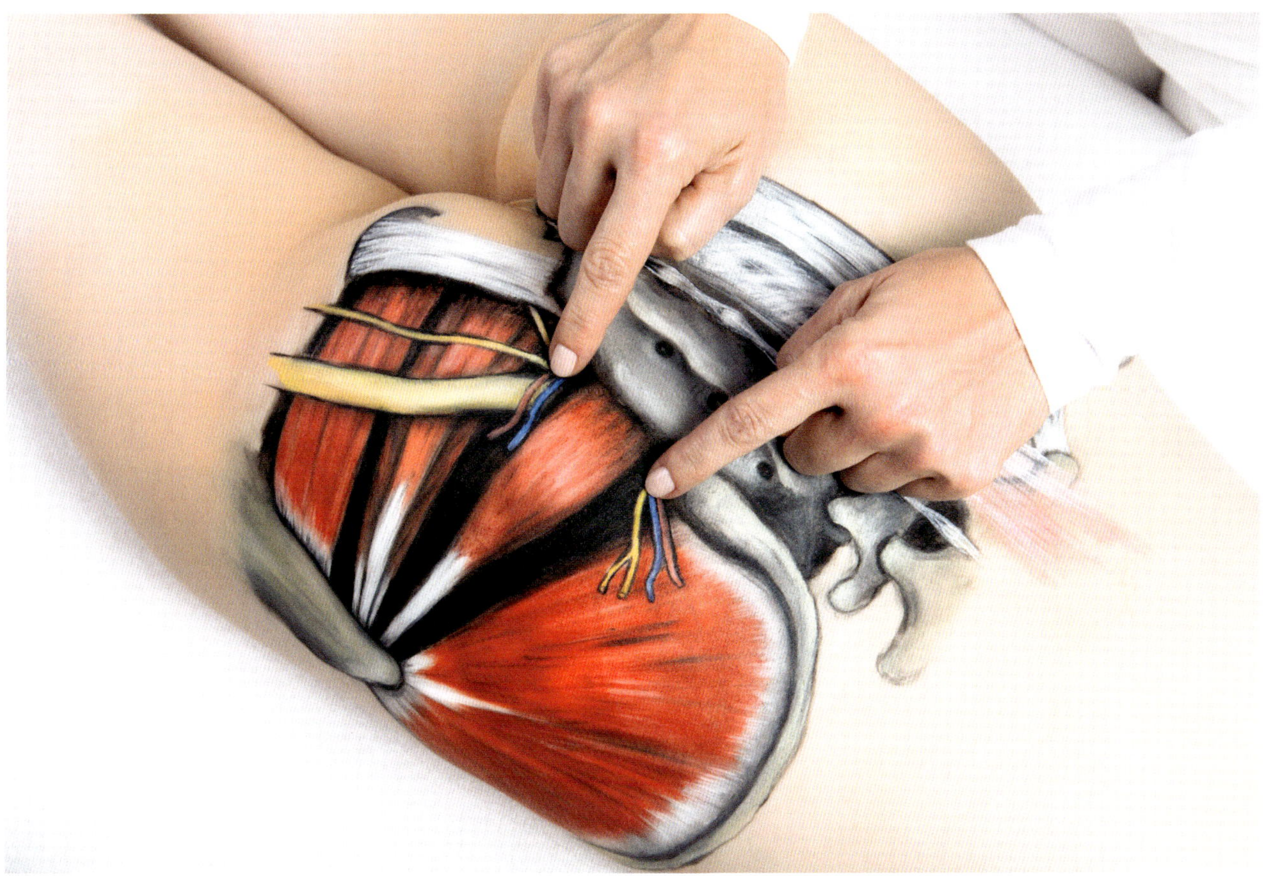

Ausgangsposition des Patienten

Bauchlage.

Ausgangsposition der Therapeutin

Die Therapeutin steht In Höhe der Hüfte des Patienten auf der gegenüberliegenden Seite der zu untersuchenden Seite.

Ausführung der Palpation

Die Therapeutin lokalisiert die Lage des Foramen suprapiriforme und des Foramen infrapiriforme. Auf dem Bild ist der M. gluteus maximus nicht gezeigt.

2.86. Foramen suprapiriforme

Foramen suprapiriforme

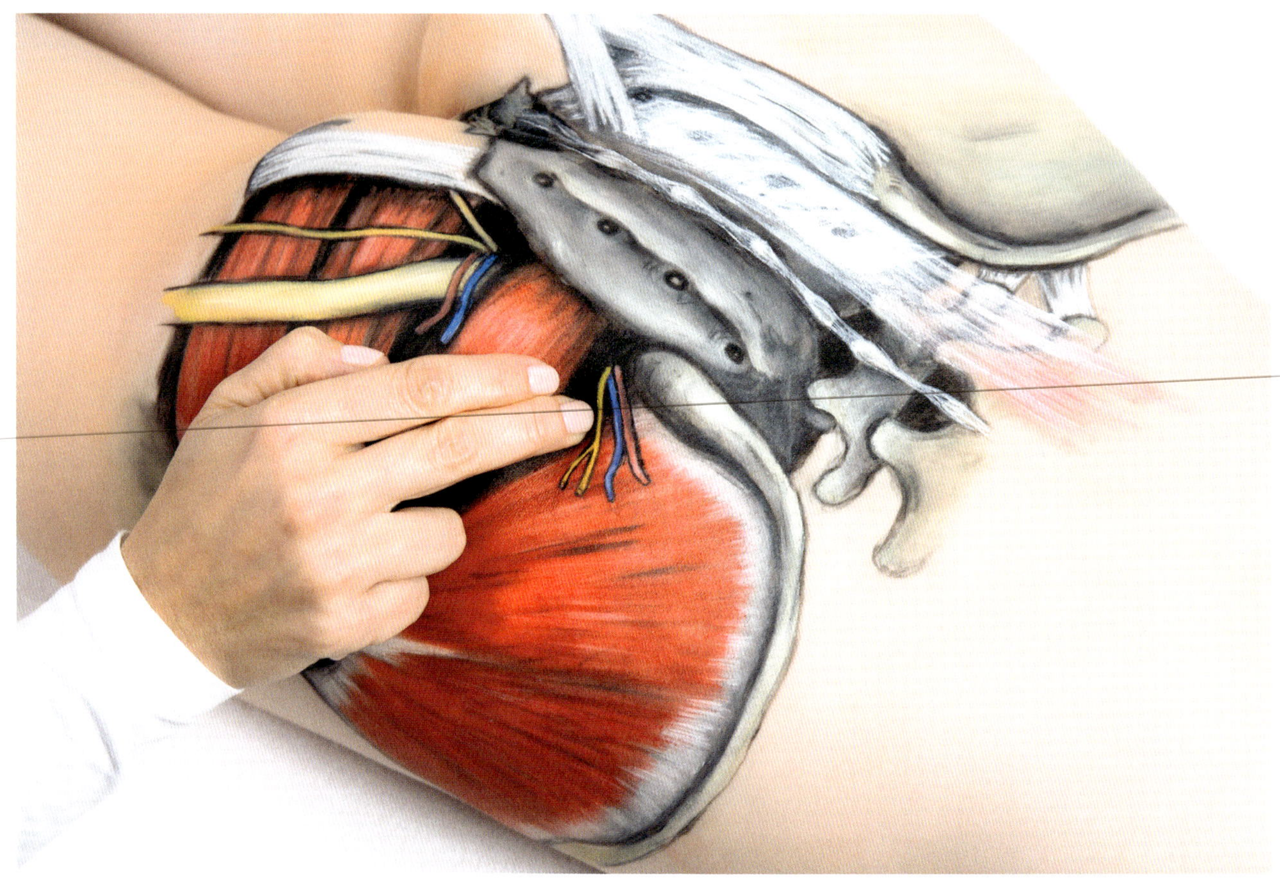

Ausgangsposition des Patienten

Bauchlage.

Ausgangsposition der Therapeutin

Die Therapeutin steht in Höhe der Hüfte des Patienten.

Ausführung der Palpation

Die Therapeutin untersucht das Foramen suprapiriforme. Sie orientiert sich am Puls der A. glutea superior. Auf dem Bild ist der M. gluteus maximus nicht gezeigt.

2.87. Foramen infrapiriforme

Foramen infrapiriforme

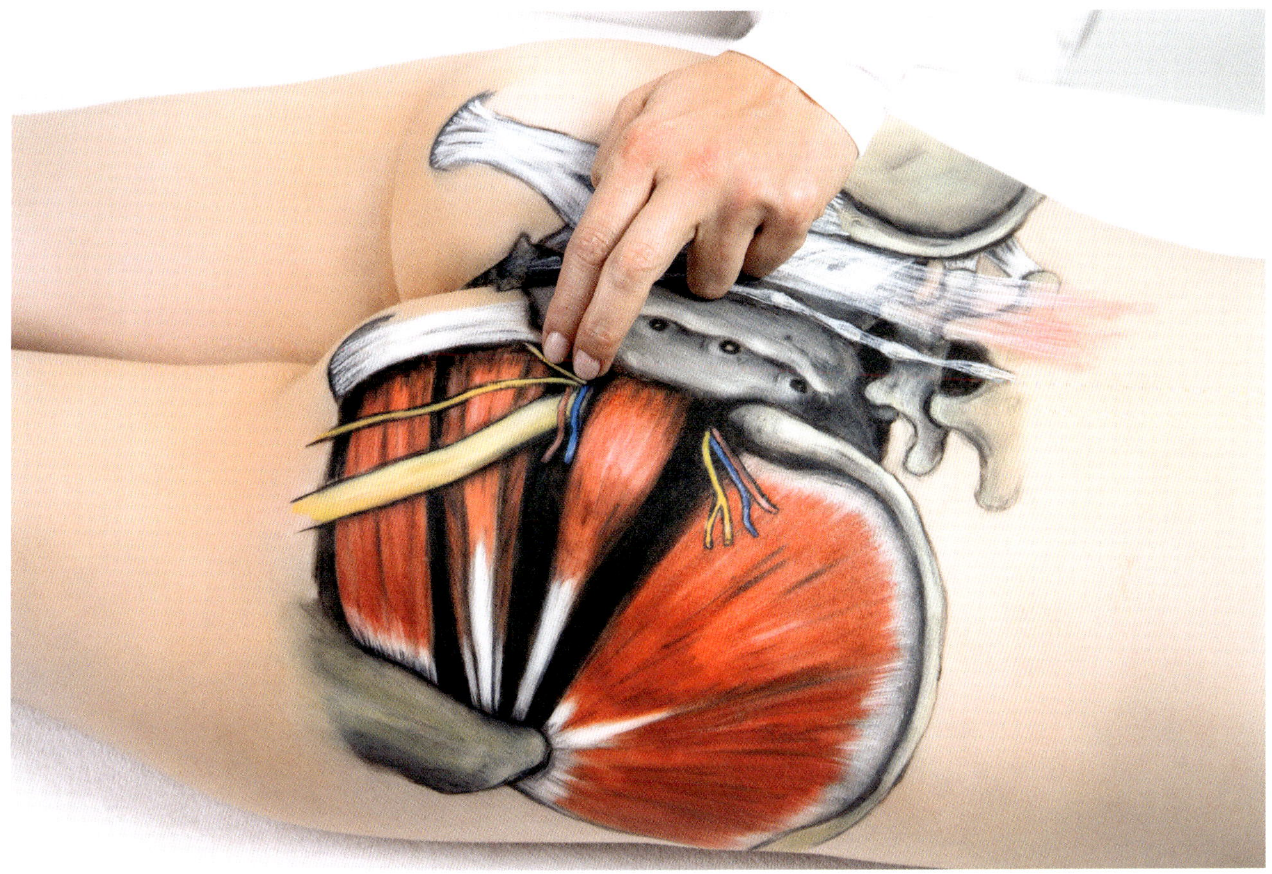

Ausgangsposition des Patienten

Bauchlage.

Ausgangsposition der Therapeutin

Die Therapeutin steht in Höhe der Hüfte des Patienten.

Ausführung der Palpation

Die Therapeutin lokalisiert das Foramen infrapiriforme. Sie palpiert außerhalb des lateralen Randes des Kreuzbeins in dem Sulcus zwischen dem M. piriformis und dem superioren M. gemellus. Auf dem Bild ist der M. gluteus maximus nicht gezeigt.

2.88. Ischiasnerv

N. ischiadicus

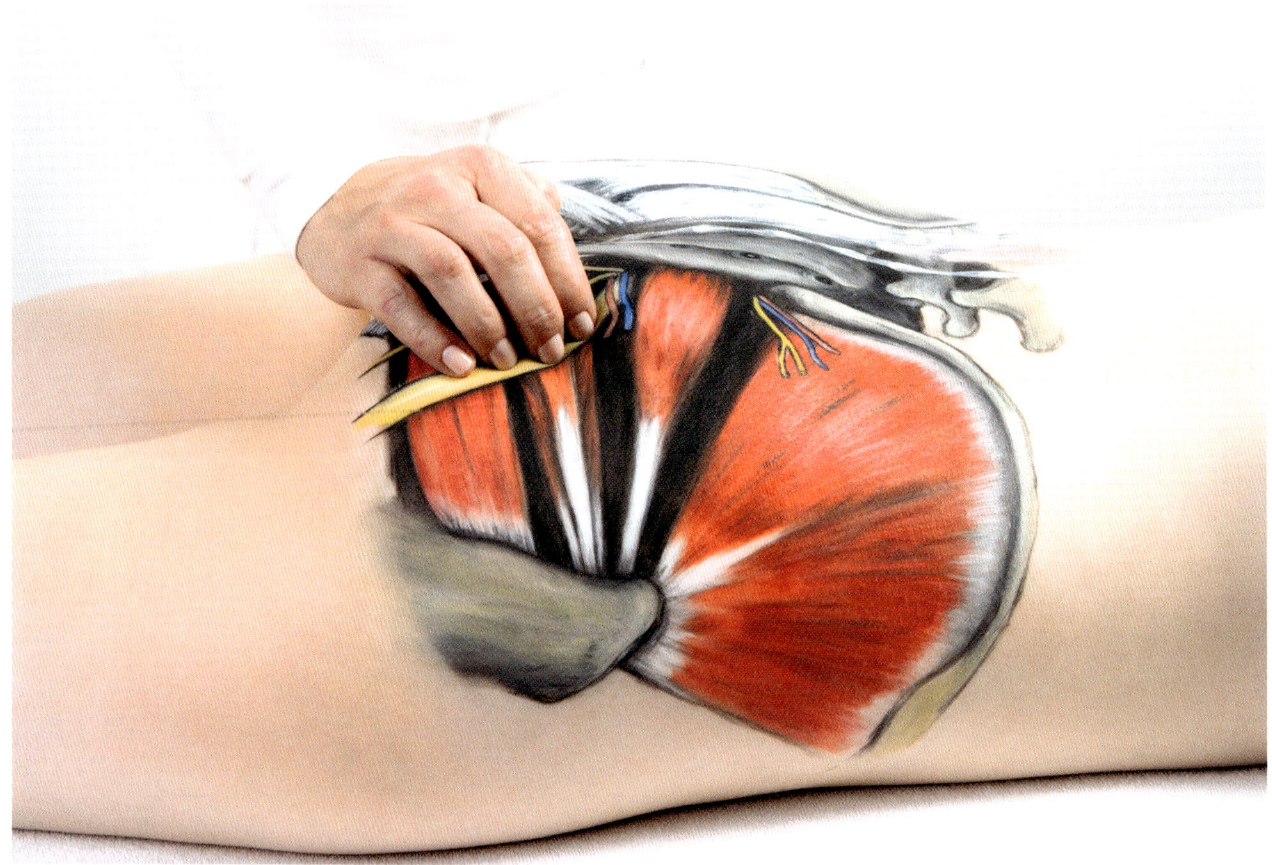

Ausgangsposition des Patienten

Bauchlage.

Ausgangsposition der Therapeutin

Die Therapeutin steht in Höhe der Hüfte des Patienten auf der gegenüberliegenden Seite der zu untersuchenden Seite.

Ausführung der Palpation

Die Therapeutin palpiert den Ischiasnerv entlang der Muskelschichten des M. gemellus superior, des M. obturator internus und des M. gemellus inferior. Auf dem Bild ist der M. gluteus maximus nicht gezeigt.

2.89. Ischiasnerv

N. ischiadicus

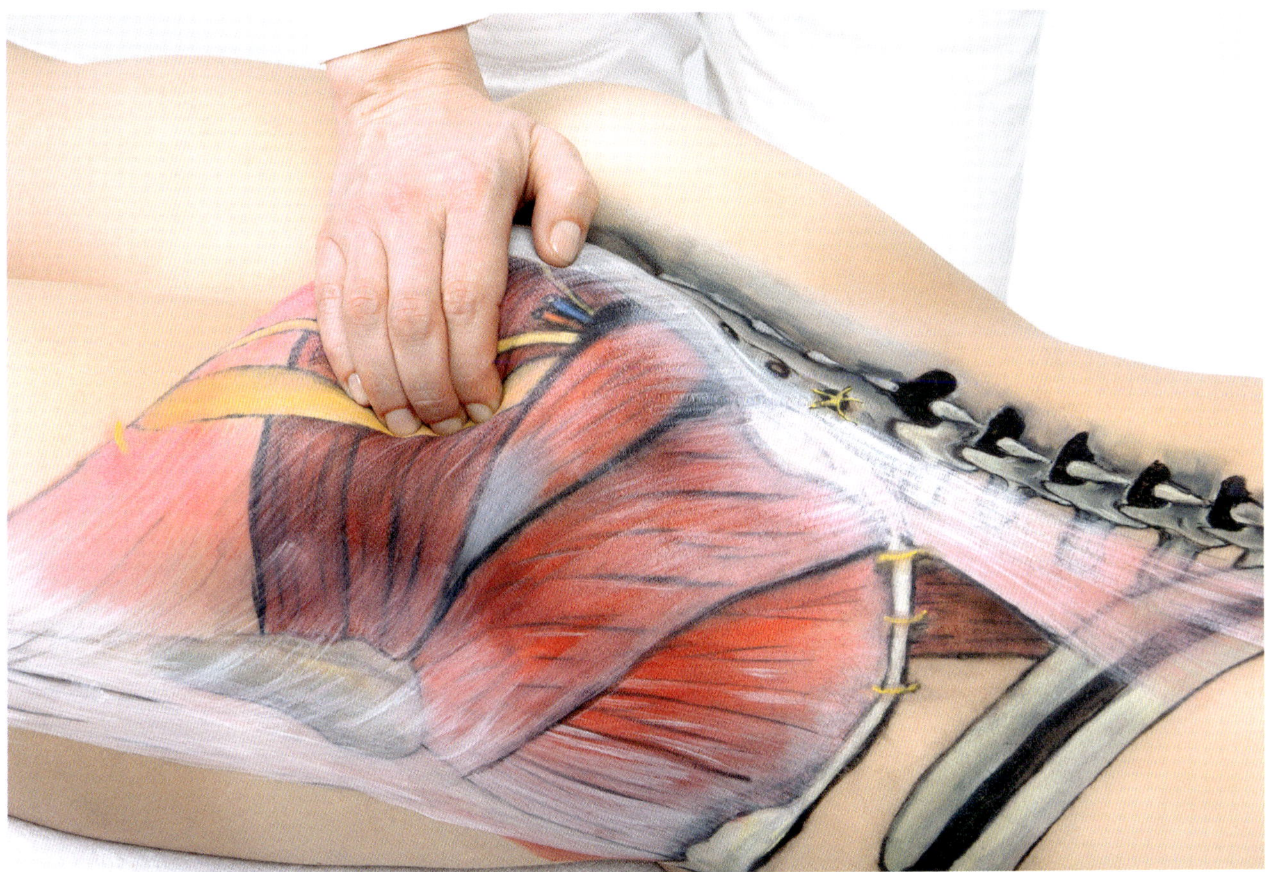

Ausgangsposition des Patienten

Bauchlage.

Ausgangsposition der Therapeutin

Stehend, auf der Oberschenkelhöhe des Patienten, von der Gegenseite der Palpation. Die Finger liegen kaudal vom unteren Rand des M. piriformis auf der schrägen Linie, die vom Foramen infrapiriforme nach kaudal und lateral verläuft.

Ausführung der Palpation

Die Therapeutin palpiert und bewertet den N. ischiadicus quer zum Verlauf des Nervs, auf der Unterlagefläche der Muskeln M. gemellus superior, M. obturator internus und M. quadratus femoris. Der M. gluteus maximus wurde als eine transparente Struktur abgebildet.

2.90. Ischiasnerv, Musculus quadratus femoris

N. ischiadicus, M. quadratus femoris

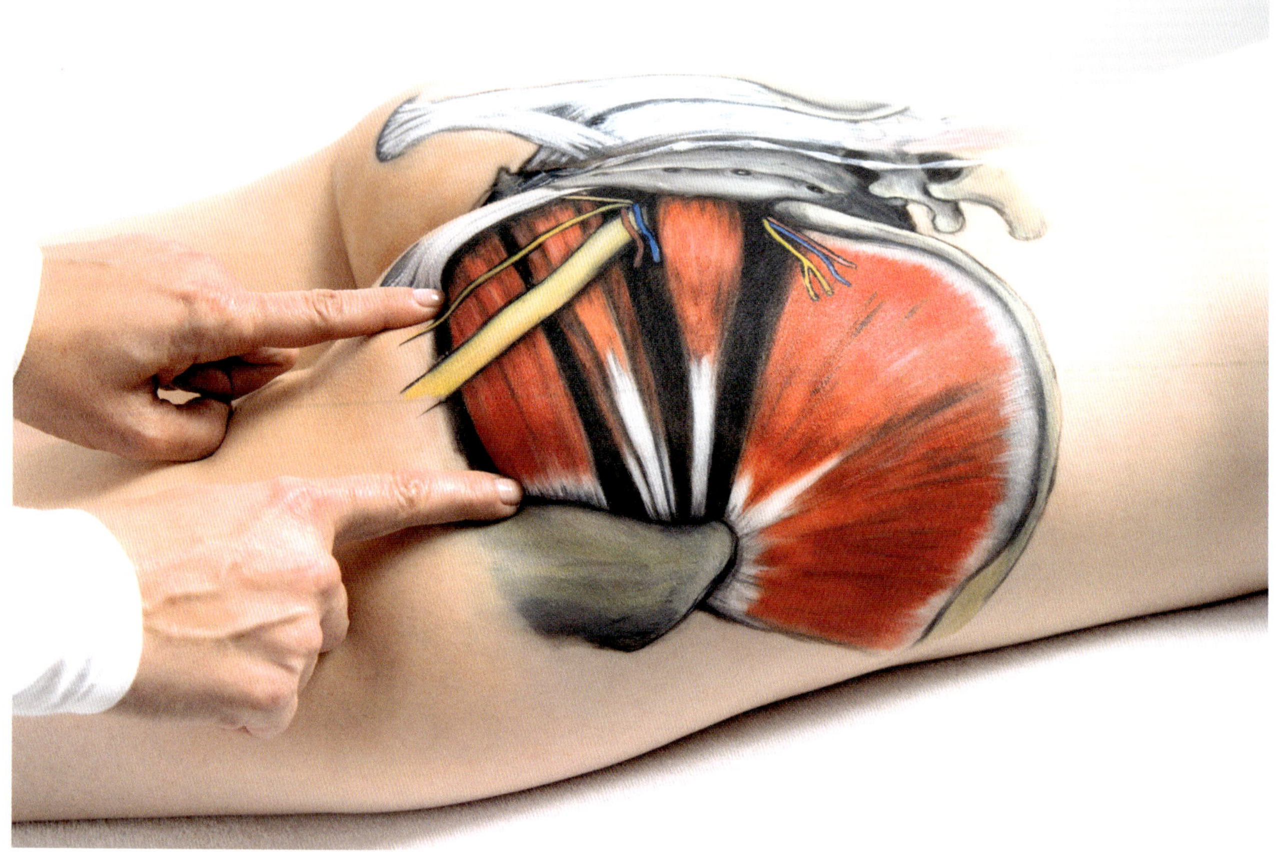

Ausgangsposition des Patienten

Bauchlage.

Ausgangsposition der Therapeutin

Die Therapeutin steht in Höhe des Oberschenkels des Patienten. Der linke Zeigefinger befindet sich in Höhe der Projektion des Sitzbeinhöckers auf der hinteren Oberfläche des Gesäßes. Der rechte Zeigefinger befindet sich auf der hinteren, unteren Oberfläche des großen Trochanters des Oberschenkelknochens.

Ausführung der Palpation

Die Therapeutin lokalisiert den Raum zwischen dem Sitzbeinhöcker und der hinteren Oberfläche des großen Trochanters des Oberschenkelknochens. Zwischen diesen definierten Punkten verläuft der Ischiasnerv über die Oberfläche des M. quadratus femoris. Auf dem Bild ist der Musculus gluteus maximus nicht gezeigt.

2.91. Ischiasnerv

N. ischiadicus

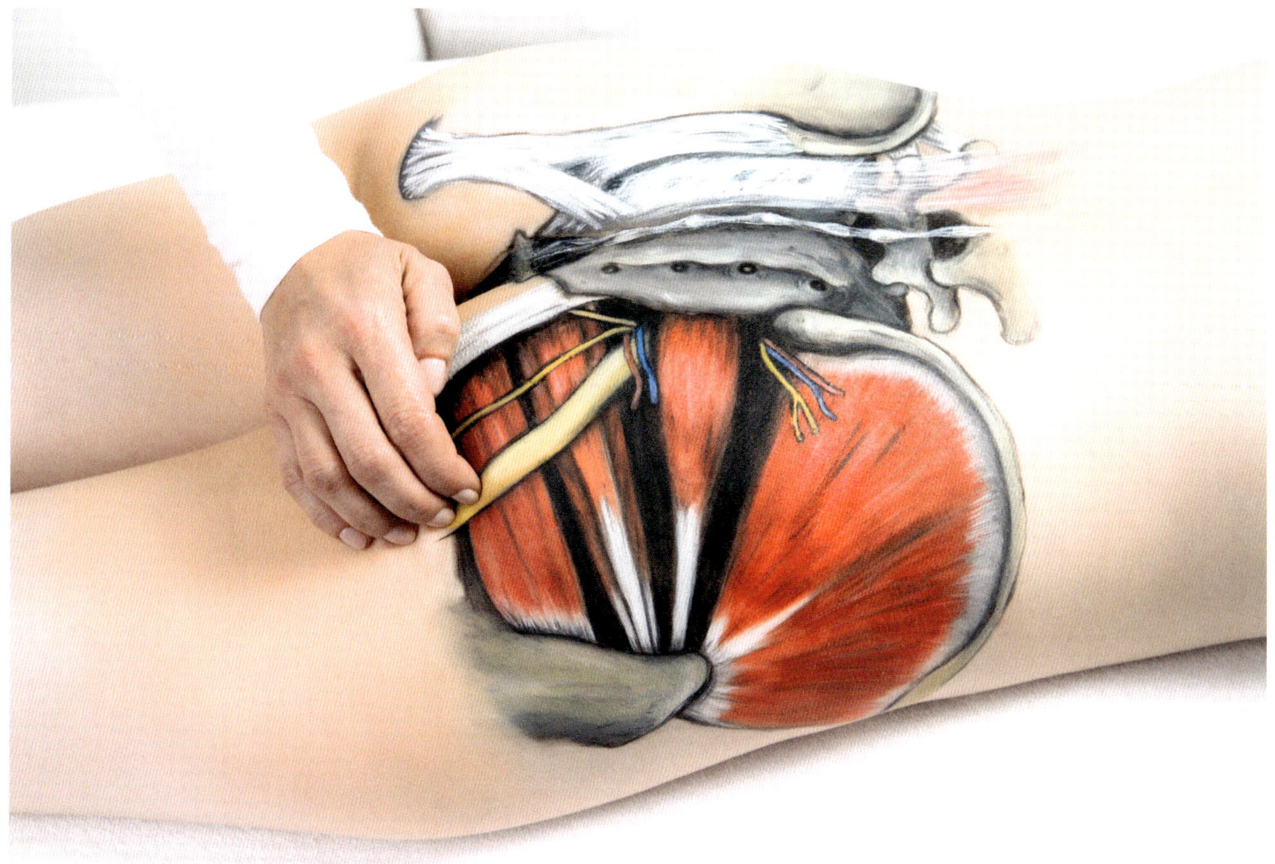

Ausgangsposition des Patienten

Bauchlage.

Ausgangsposition der Therapeutin

Die Therapeutin steht in Höhe der Hüfte des Patienten auf der gegenüberliegenden Seite der zu untersuchenden Seite.

Ausführung der Palpation

Die Therapeutin untersucht den Ischiasnerv entlang des M. quadratus femoris. Auf dem Bild ist der M. gluteus maximus nicht gezeigt.

2.92. Pudendalnerv

N. pudendus

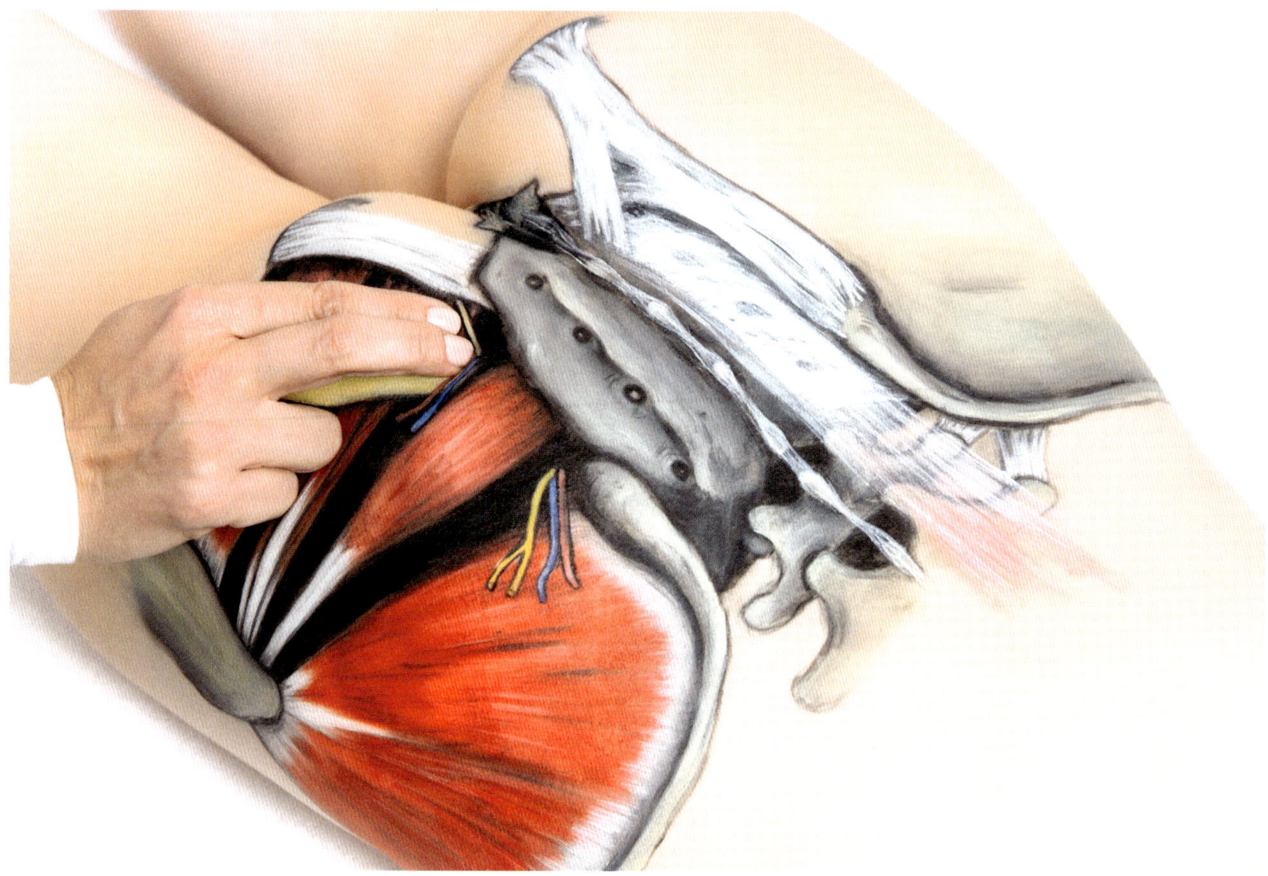

Ausgangsposition des Patienten

Bauchlage.

Ausgangsposition der Therapeutin

Die Therapeutin steht in Höhe des Oberschenkels des Patienten.

Ausführung der Palpation

Die Therapeutin untersucht den Raum zwischen dem Foramen infrapiriforme und dem lateralen Rand des Kreuzbeins. In diesem Raum befindet sich der Pudendalnerv (auf dem Bild schematisch dargestellt). Auf dem Bild ist der M. gluteus maximus nicht gezeigt.

2.93. Nn. clunium superiores

Nn. clunium sup.

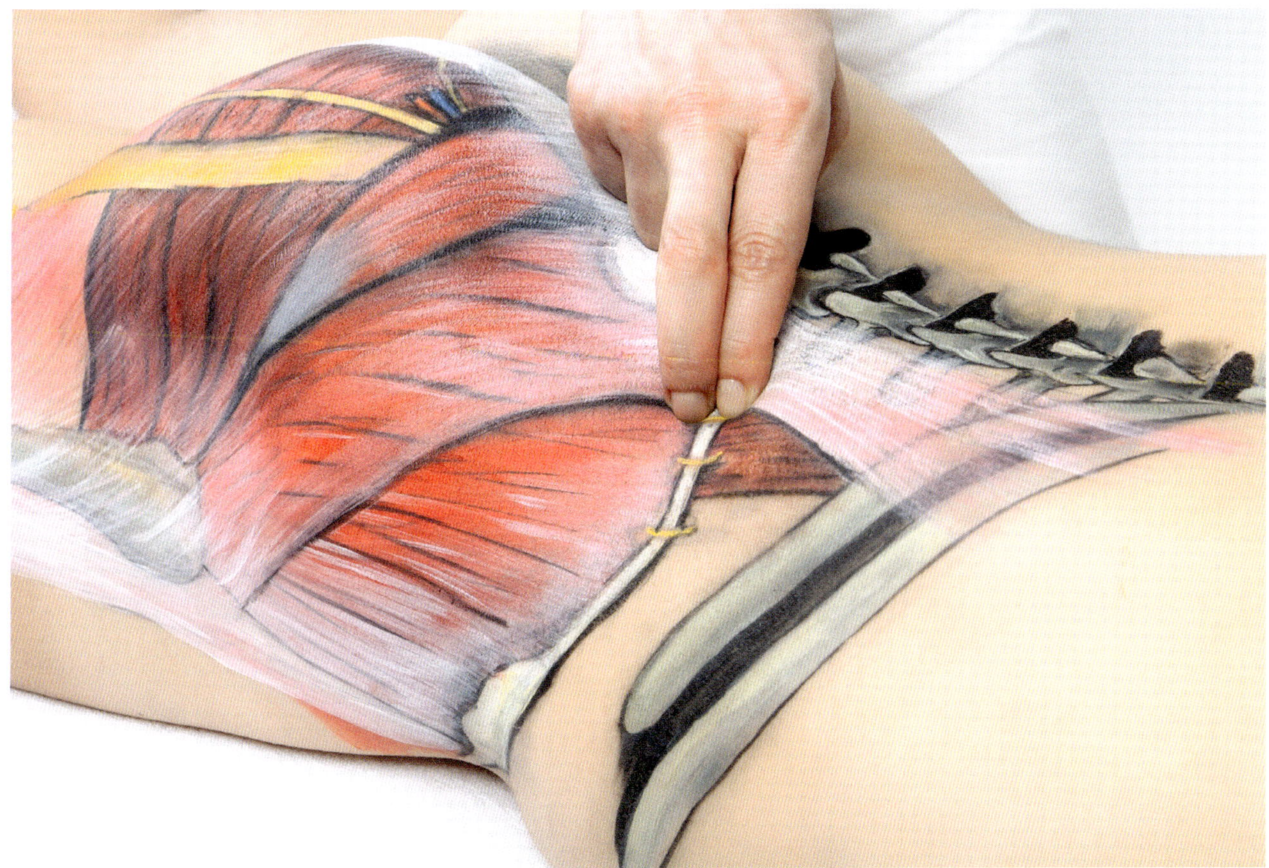

Ausgangsposition des Patienten

Bauchlage.

Ausgangsposition der Therapeutin

Stehend, auf der Oberschenkelhöhe des Patienten, von der Gegenseite der Palpation. Der Zeige- und der Mittelfinger liegen auf dem Beckenkamm.

Ausführung der Palpation

Die Therapeutin lokalisiert und palpiert die Äste der Nn. clunium superiores auf der Beckenkammfläche. Sie palpiert die Nerven quer zu ihrem Verlauf. Der M. gluteus maximus wird als eine transparente Struktur abgebildet.

2.94. Mittlere Gesäßhautnerven

Nn. clunium medii

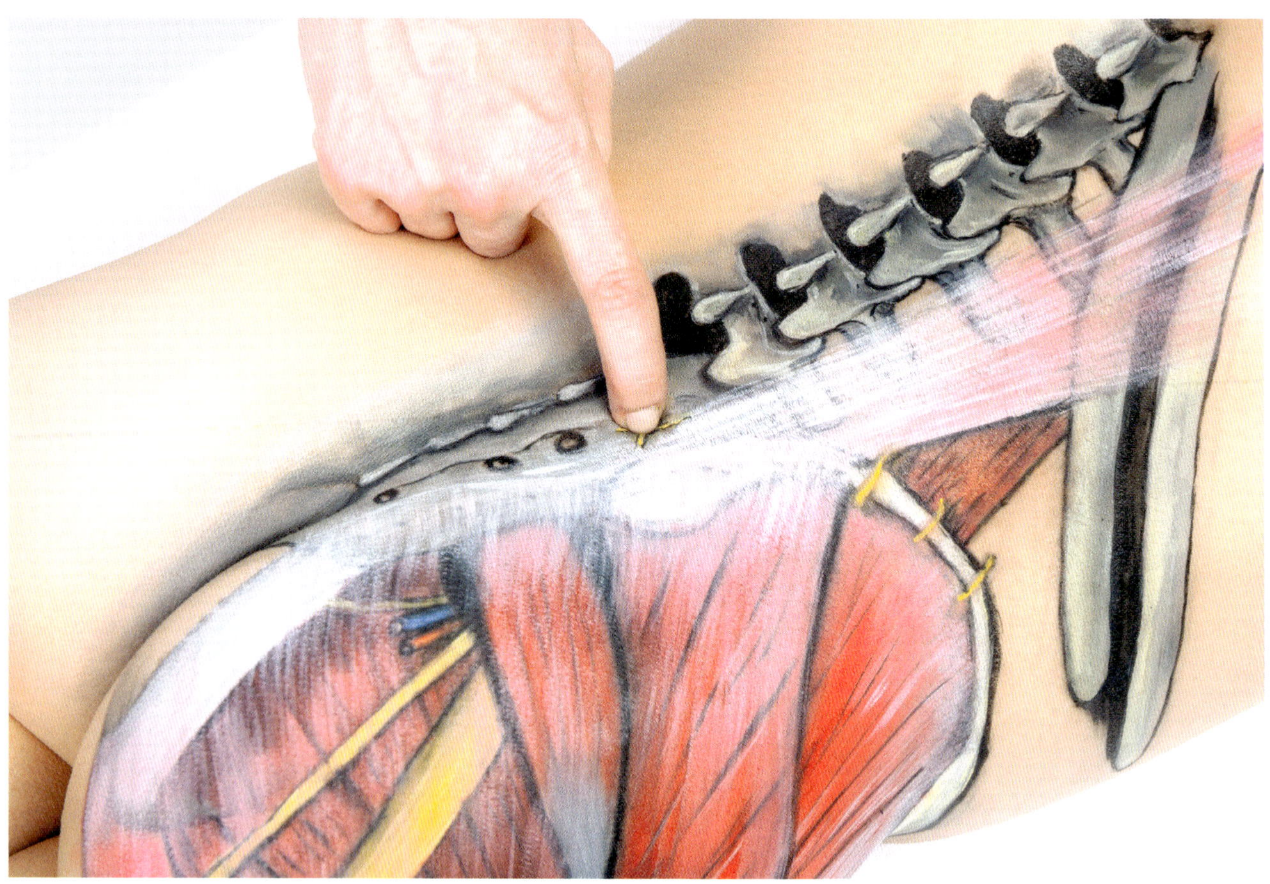

Ausgangsposition des Patienten

Der Patient befindet sich in Bauchlage.

Ausgangsposition der Therapeutin

Die Therapeutin steht auf Höhe des Beckens des Patienten. Sie legt den Zeigefinger in eines der dorsalen Foramina sacralia des Kreuzbeins.

Ausführung der Palpation

Die Therapeutin triggert Äste der mittleren Gesäßhautnerven in den aufeinanderfolgenden dorsalen Foramina sacralia.

2.95. Untere Gesäßhautnerven

Nn. clunium inferiores

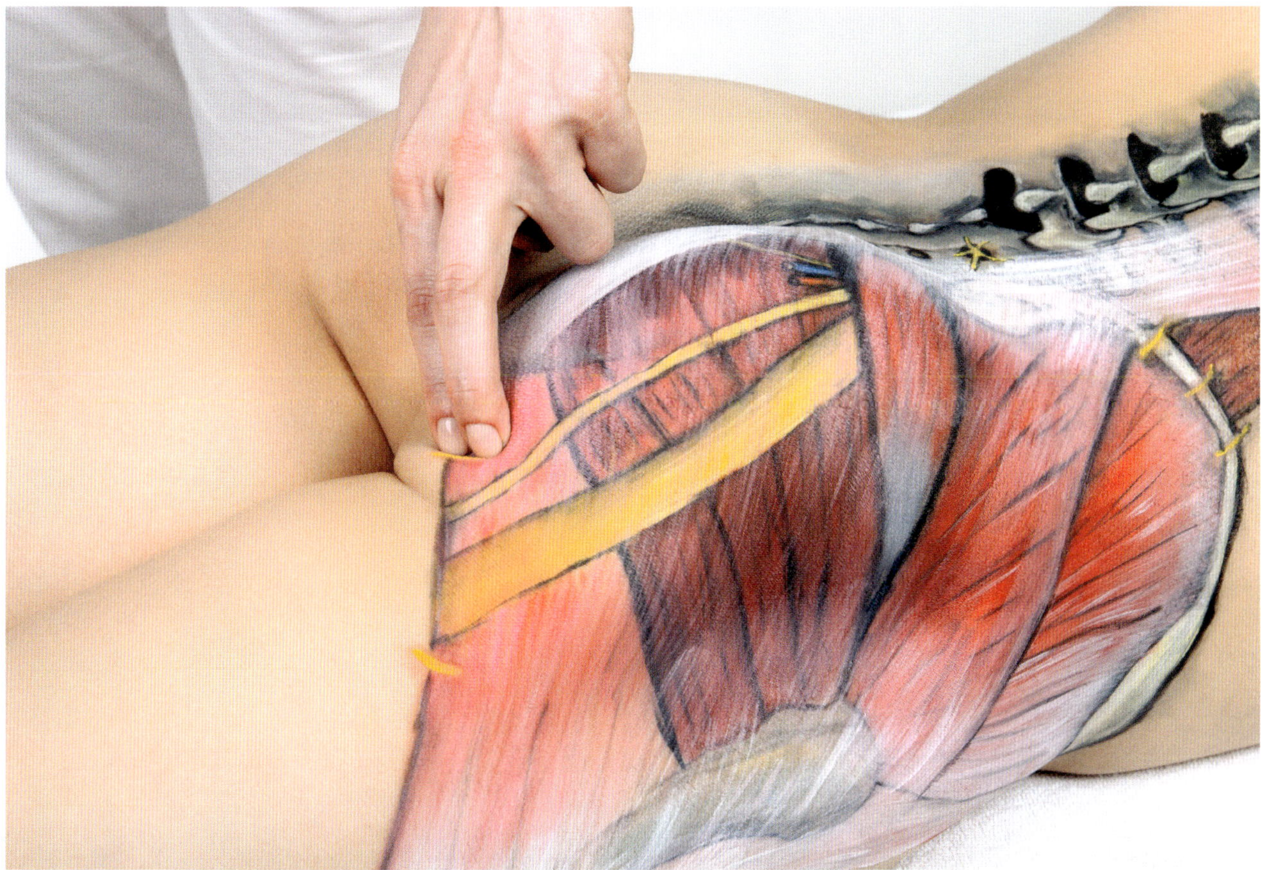

Ausgangsposition des Patienten

Der Patient befindet sich in Bauchlage.

Ausgangsposition der Therapeutin

Die Therapeutin steht auf der dem untersuchten Bereich gegenüberliegenden Seite, auf Höhe des Beckens des Patienten, und ist in Richtung der Füße des Patienten gewendet. Sie legt den Zeige- und Mittelfinger an den unteren Rand des Musculus gluteus maximus.

Ausführung der Palpation

Die Therapeutin tastet die Äste der unteren Gesäßhautnerven auf der Ebene des angespannten Musculus gluteus maximus und untersucht die Nerven quer zu ihrem Verlauf. Der Musculus gluteus maximus wird auf dem Bild transparent dargestellt.

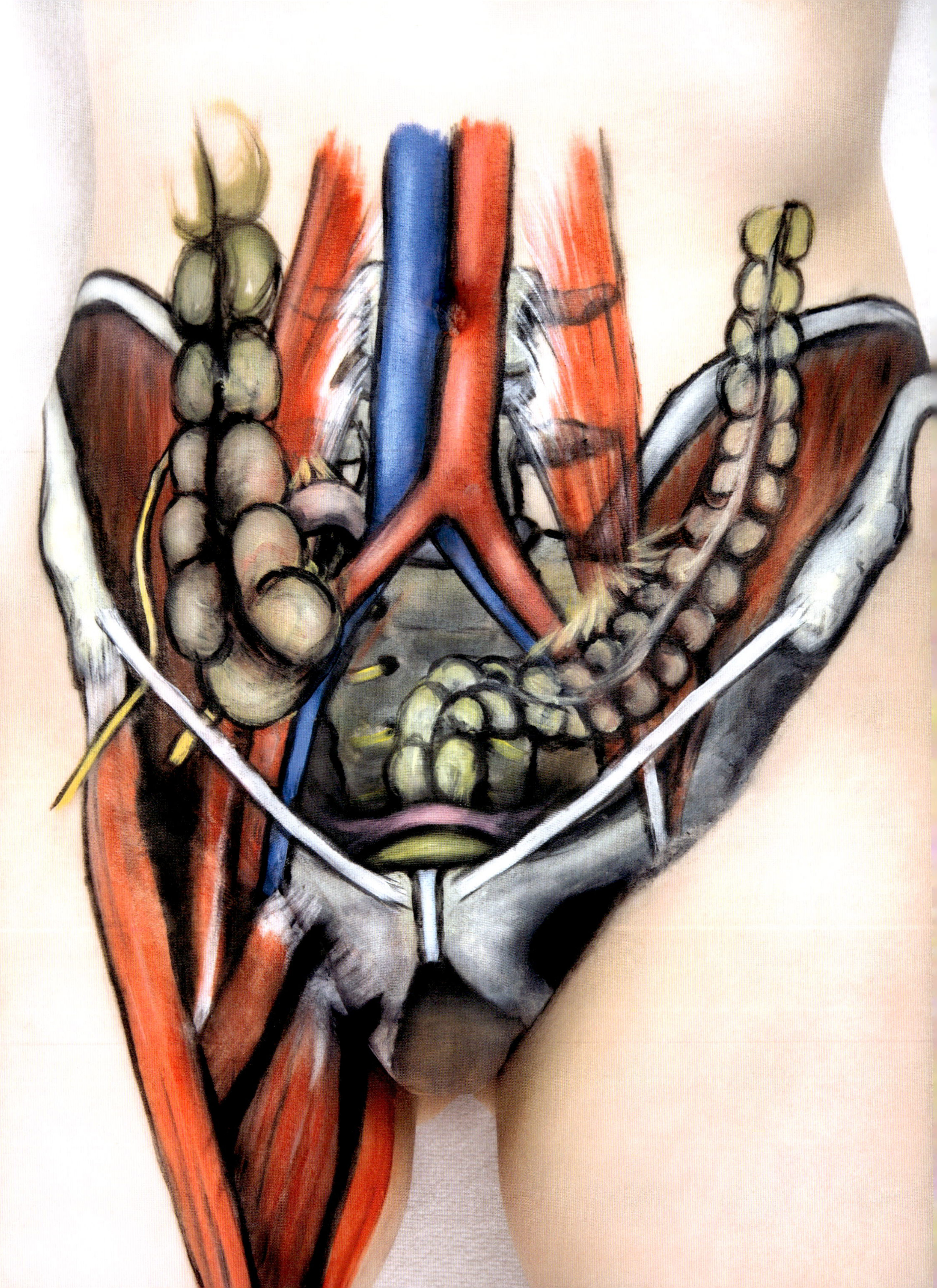

3 VORDERES BECKEN

3.1. Beckenkämme

Cristae iliacae

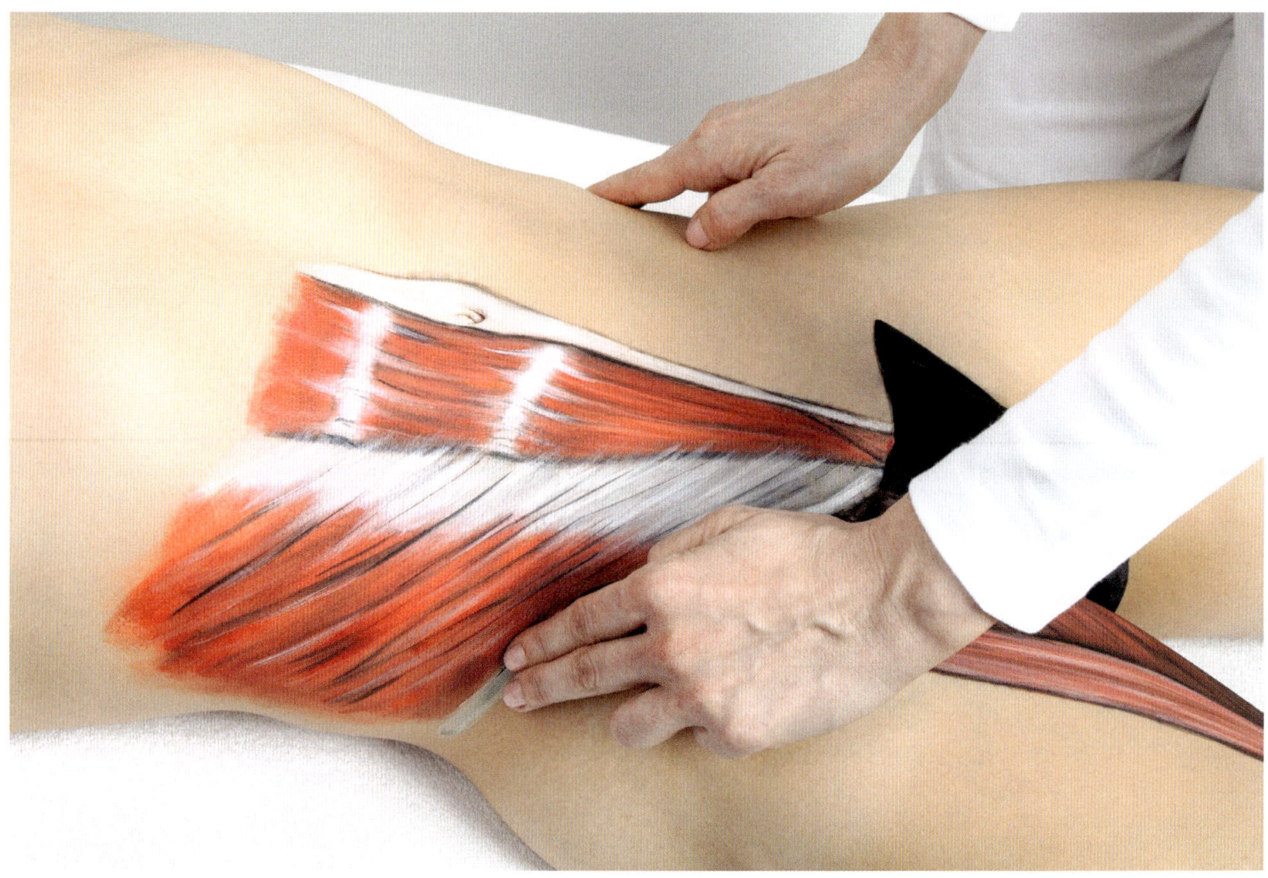

Ausgangsposition des Patienten

Rückenlage.

Ausgangsposition der Therapeutin

Stehend, auf der Oberschenkelhöhe des Patienten, von der Gegenseite der Palpation. Der Zeige- und der Mittelfinger liegen auf dem Beckenkamm.

Ausführung der Palpation

Die Therapeutin lokalisiert und palpiert die Äste der Nn. clunium superiores auf der Beckenkammfläche und palpiert die Nerven quer zu ihrem Verlauf. Der M. gluteus maximus wird als eine transparente Struktur abgebildet.

3.2. Darmbeinkamm

Crista iliaca

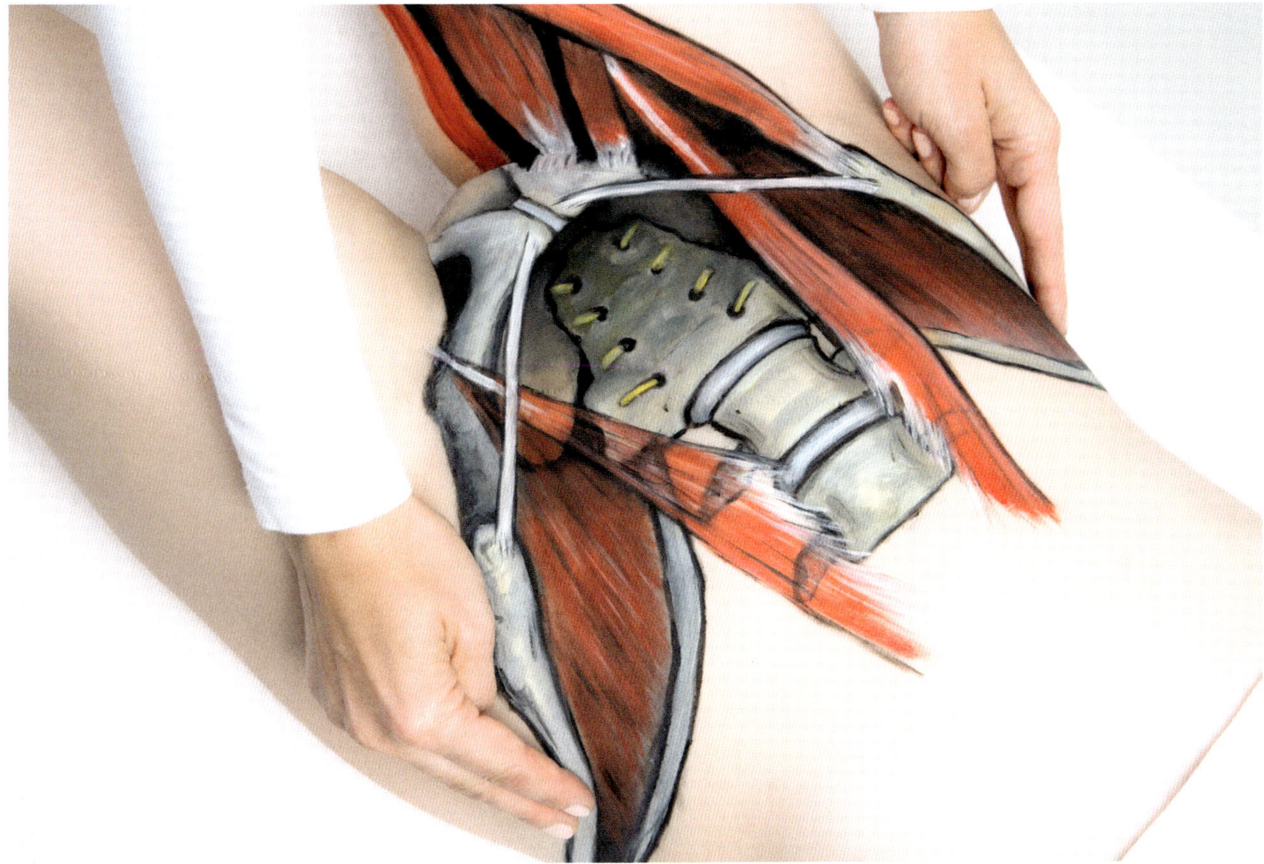

Ausgangsposition des Patienten

Rückenlage.

Ausgangsposition der Therapeutin

Die Therapeutin steht auf Höhe des Oberschenkels des Patienten, mit dem Gesicht in Richtung seines Kopfes.

Ausführung der Palpation

Die Therapeutin untersucht die Darmbeinkämme von den Darmbeinhöckern bis zu den vorderen oberen Darmbeinstacheln. Die Palpation erfolgt entlang der seitlichen Oberfläche der Darmbeinschaufeln.

3.3. Vordere obere Darmbeinstachel

Spinae iliacae anteriores superiores

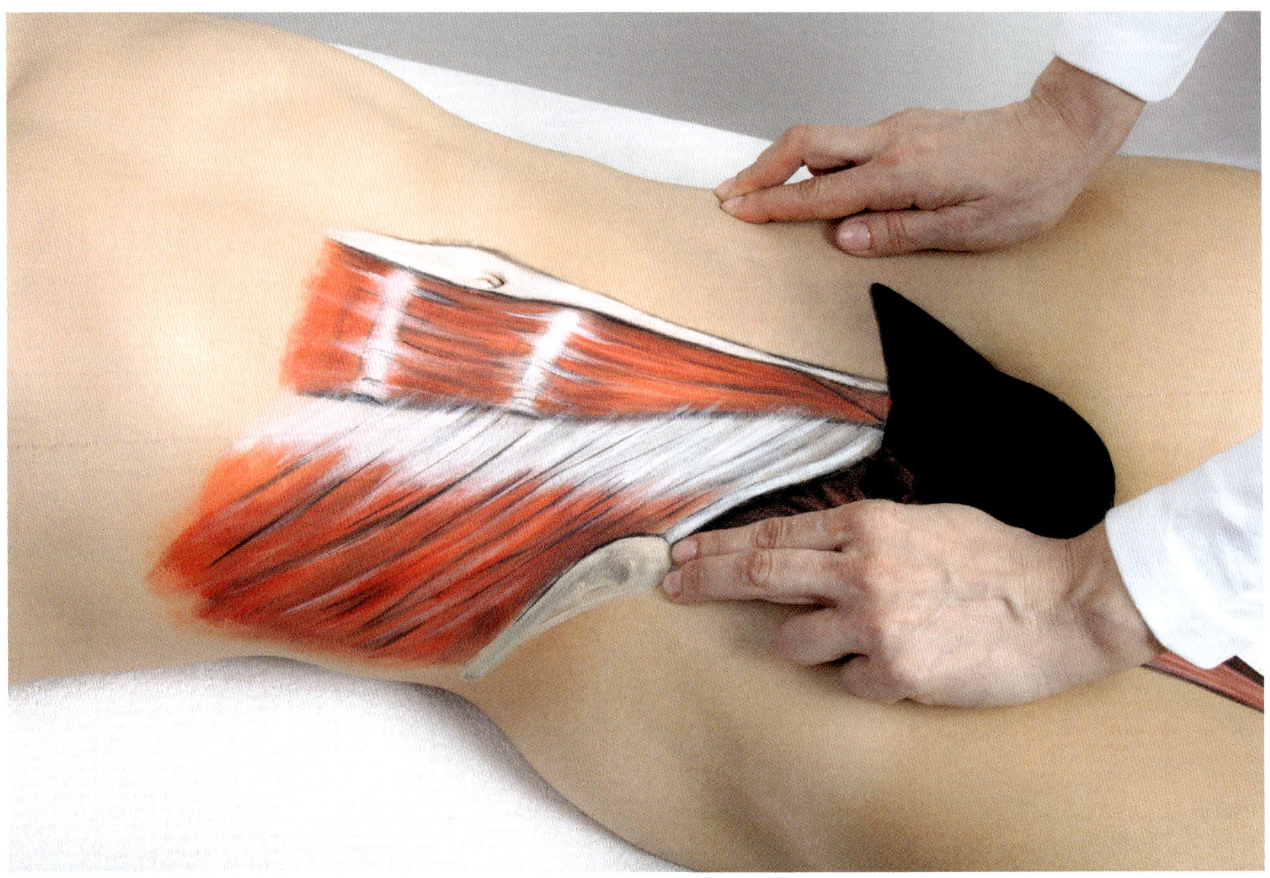

Ausgangsposition des Patienten

Rückenlage.

Ausgangsposition der Therapeutin

Stehend, auf der Oberschenkelhöhe des Patienten, zum Kopf gerichtet.

Ausführung der Palpation

Die Therapeutin lokalisiert und palpiert die vordere Fläche der beiden Spinae iliacae anteriores superiores.

3.4. Vordere obere Darmbeinstachel

Spinae iliacae anteriores superiores

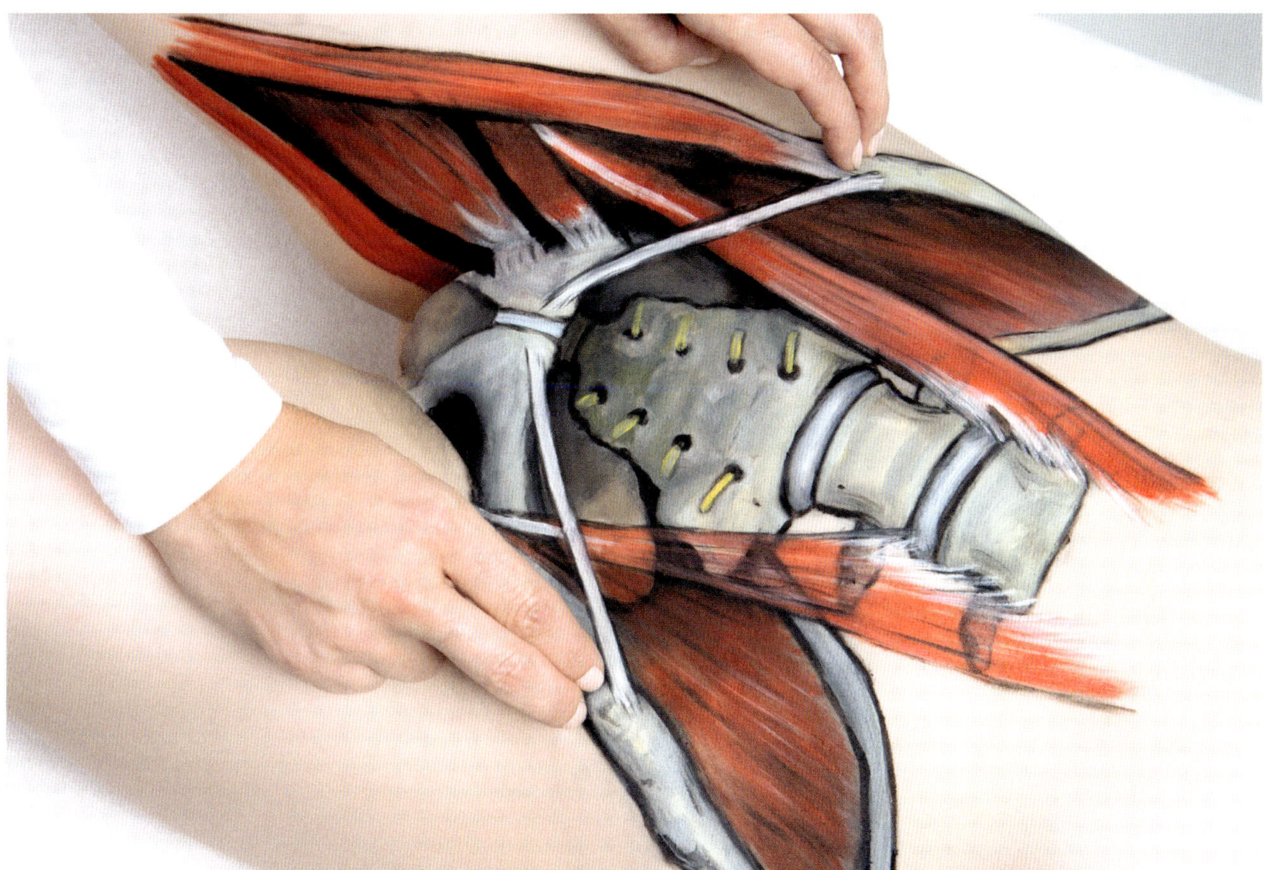

Ausgangsposition des Patienten

Rückenlage.

Ausgangsposition der Therapeutin

Die Therapeutin steht auf Höhe des Oberschenkels des Patienten, mit dem Gesicht in Richtung seines Kopfes.

Ausführung der Palpation

Die Therapeutin untersucht die vordere Oberfläche der vorderen oberen Darmbeinstacheln. Sie bewertet die Position der Darmbeinstacheln in der Transversalebene.

3.5. Vordere obere Darmbeinstachel

Spinae iliacae anteriores superiores (Fossae iliacae)

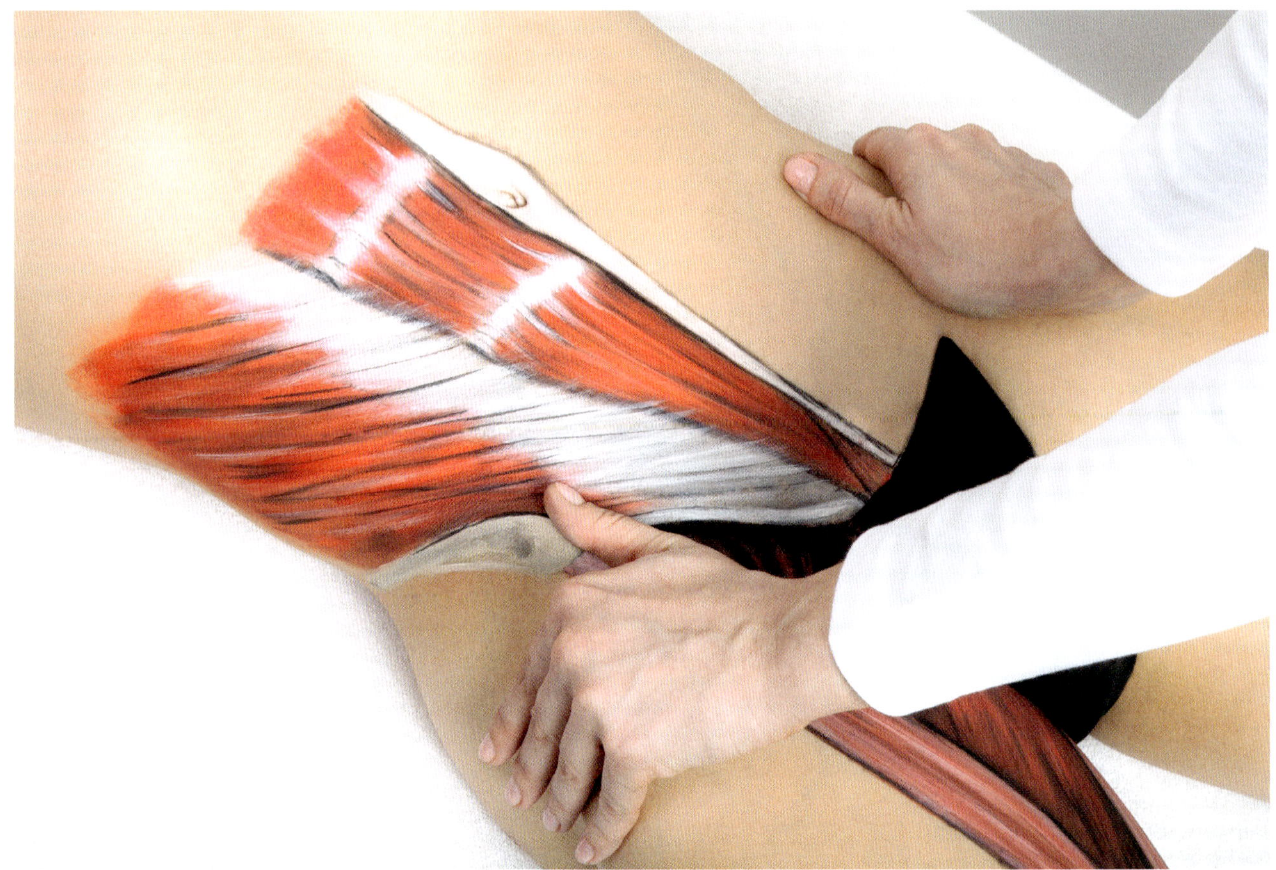

Ausgangsposition des Patienten

Rückenlage.

Ausgangsposition der Therapeutin

Stehend, auf der Oberschenkelhöhe des Patienten, zum Kopf gerichtet.

Ausführung der Palpation

Die Therapeutin palpiert und bewertet die Innenfläche beiden Spinae iliacae anteriores superiores von ihren kranialen Anteilen zu den beiden Beckenschaufeln (Fossae iliacae) her.

3.6. Vordere obere Darmbeinstachel

Spinae iliacae anteriores superiores (Fossae iliacae)

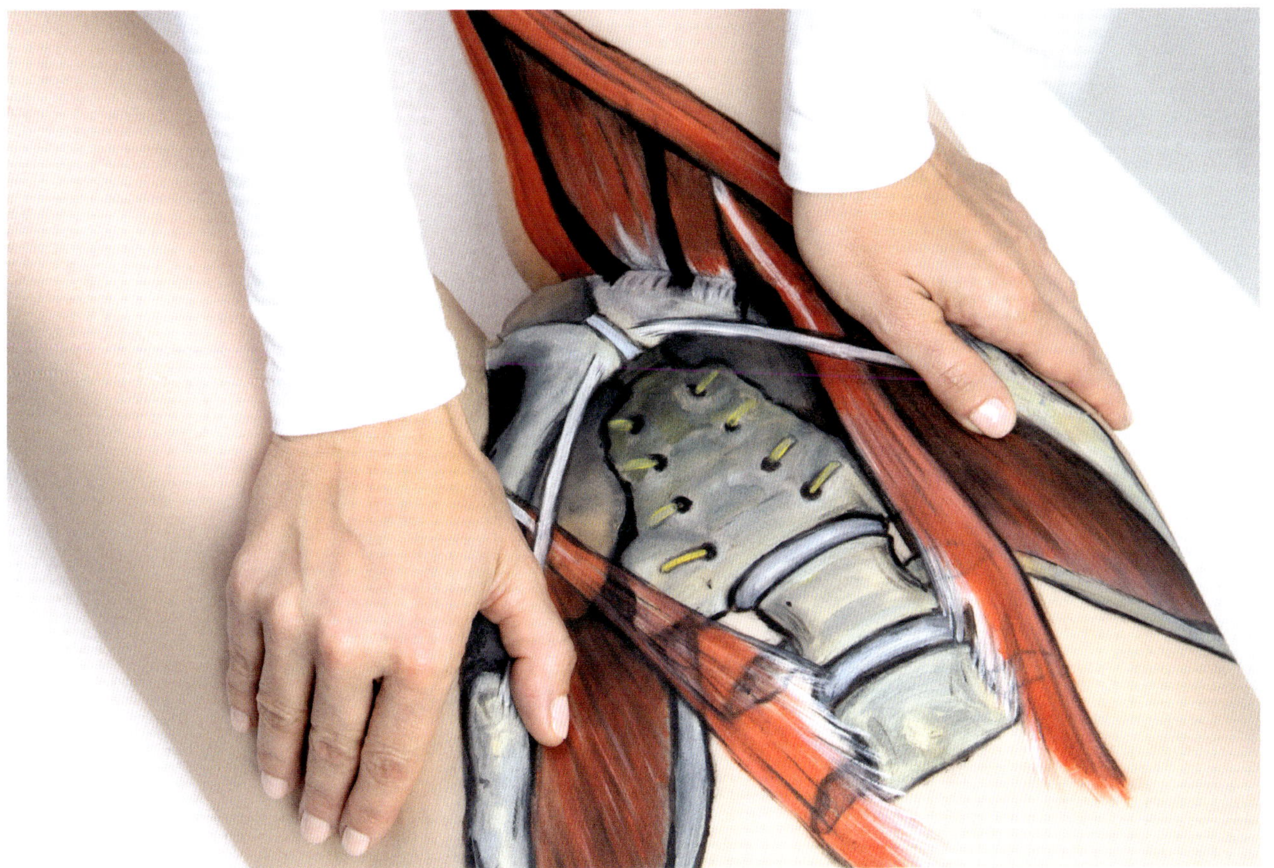

Ausgangsposition des Patienten

Rückenlage.

Ausgangsposition der Therapeutin

Die Therapeutin steht auf Höhe des Oberschenkels des Patienten, mit dem Gesicht in Richtung seines Kopfes.

Ausführung der Palpation

Die Therapeutin untersucht die innere Oberfläche der vorderen oberen Darmbeinstacheln. Sie platziert die Daumen in der Fossa iliaca in Richtung des Musculus iliacus (bilateral). Die Bauchmuskeln sind auf dem Bild nicht gezeigt.

3.7. Vordere obere Darmbeinstachel (unterer Pol)

Spinae iliacae anteriores superiores

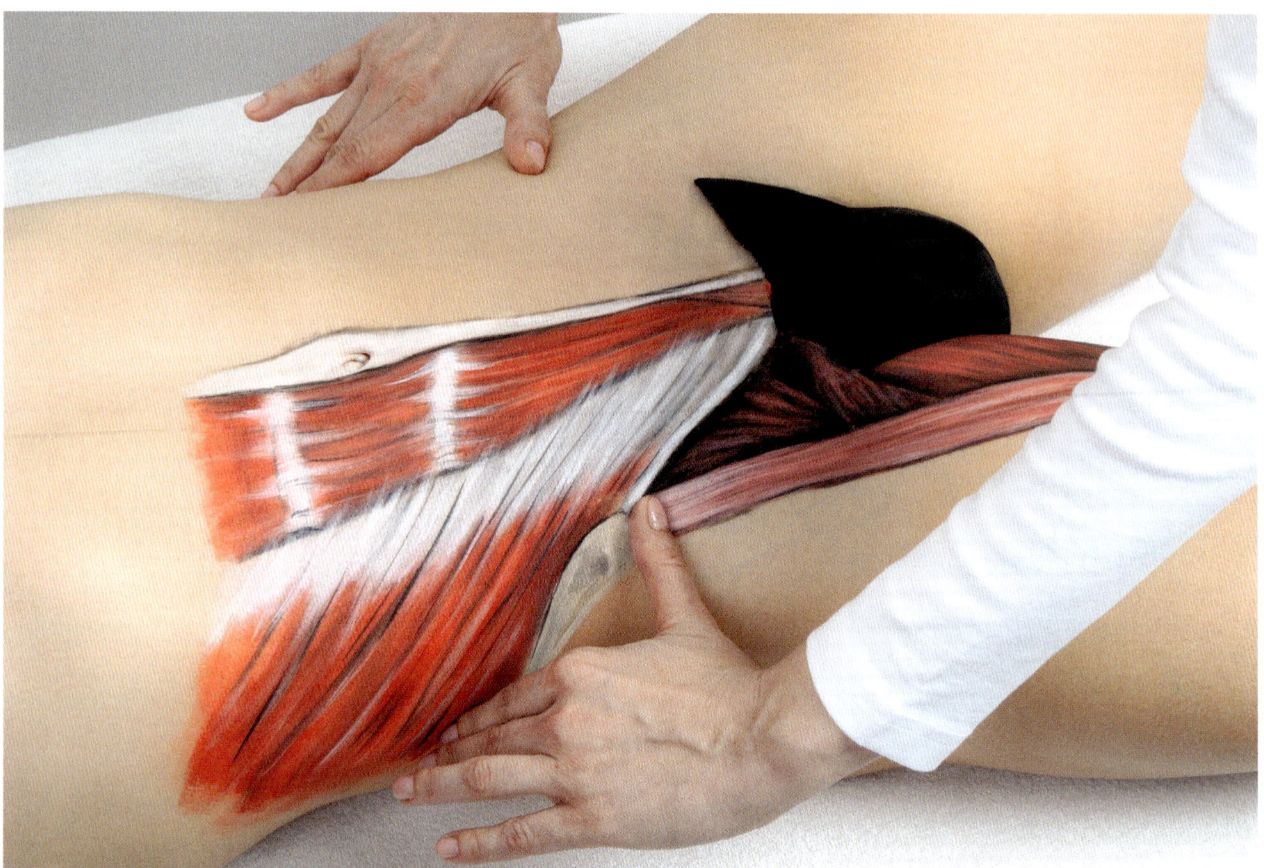

Ausgangsposition des Patienten

Rückenlage.

Ausgangsposition der Therapeutin

Stehend, auf der Oberschenkelhöhe des Patienten, zum Kopf gerichtet.

Ausführung der Palpation

Die Therapeutin palpiert und bewertet die beiden Spinae iliacae anteriores superiores an ihren unteren Polen, indem sie ihre Finger von den prominentesten Anteilen der Spinae (von den Spitzen der Spinae) nach kaudal verlagert.

3.8. Vordere obere Darmbeinstachel (untere Ränder)

Spinae iliacae anteriores superiores

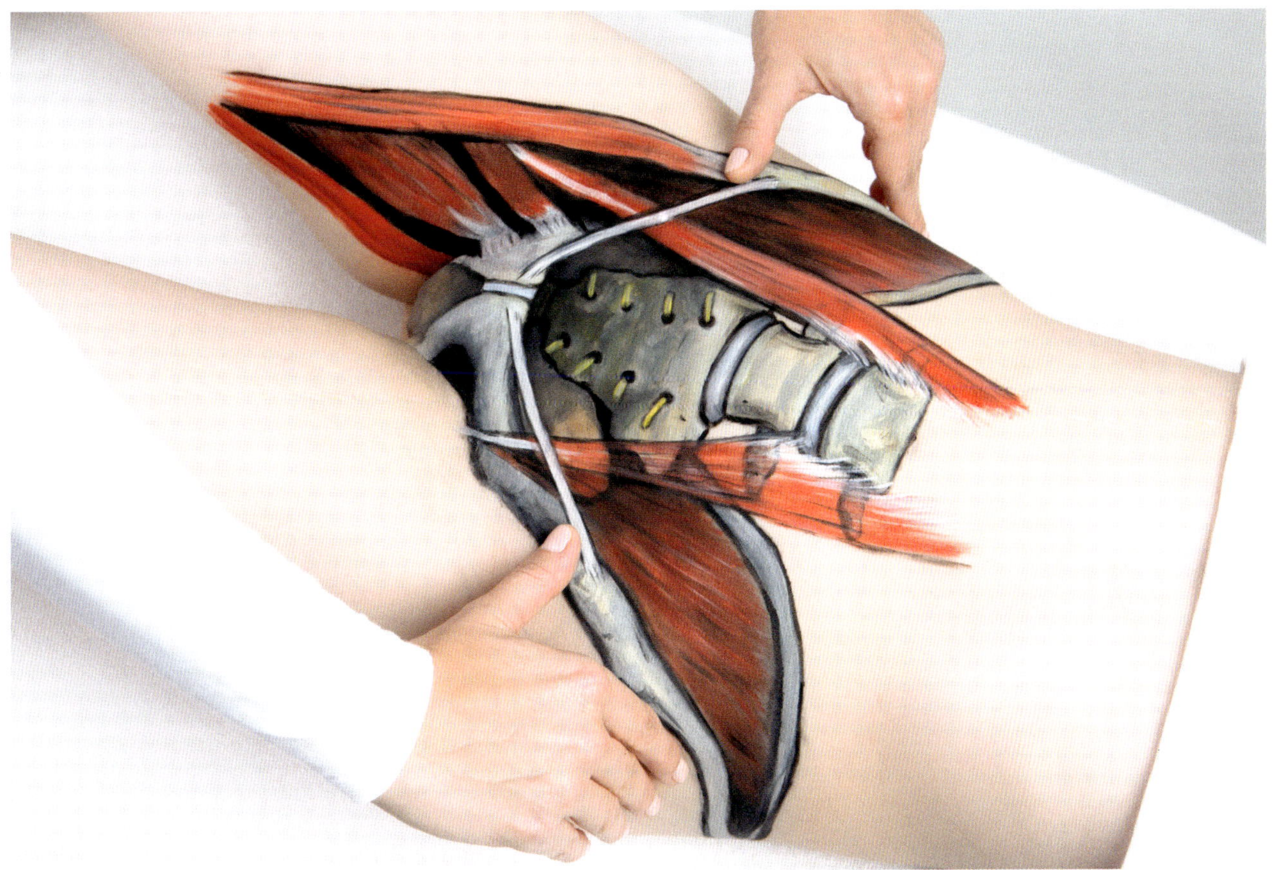

Ausgangsposition des Patienten

Rückenlage.

Ausgangsposition der Therapeutin

Die Therapeutin steht auf Höhe des Oberschenkels des Patienten, mit dem Gesicht in Richtung seines Kopfes.

Ausführung der Palpation

Die Therapeutin untersucht die vorderen oberen Darmbeinstacheln an ihren unteren Rändern. Sie bewertet die Position der Darmbeinstacheln in der Sagittalebene. Sie ertastet mit den Daumen die sehnigen Ansätze der Schneidermuskeln.

3.9. Schambeinfuge (Teil 1)

Symphysis pubica

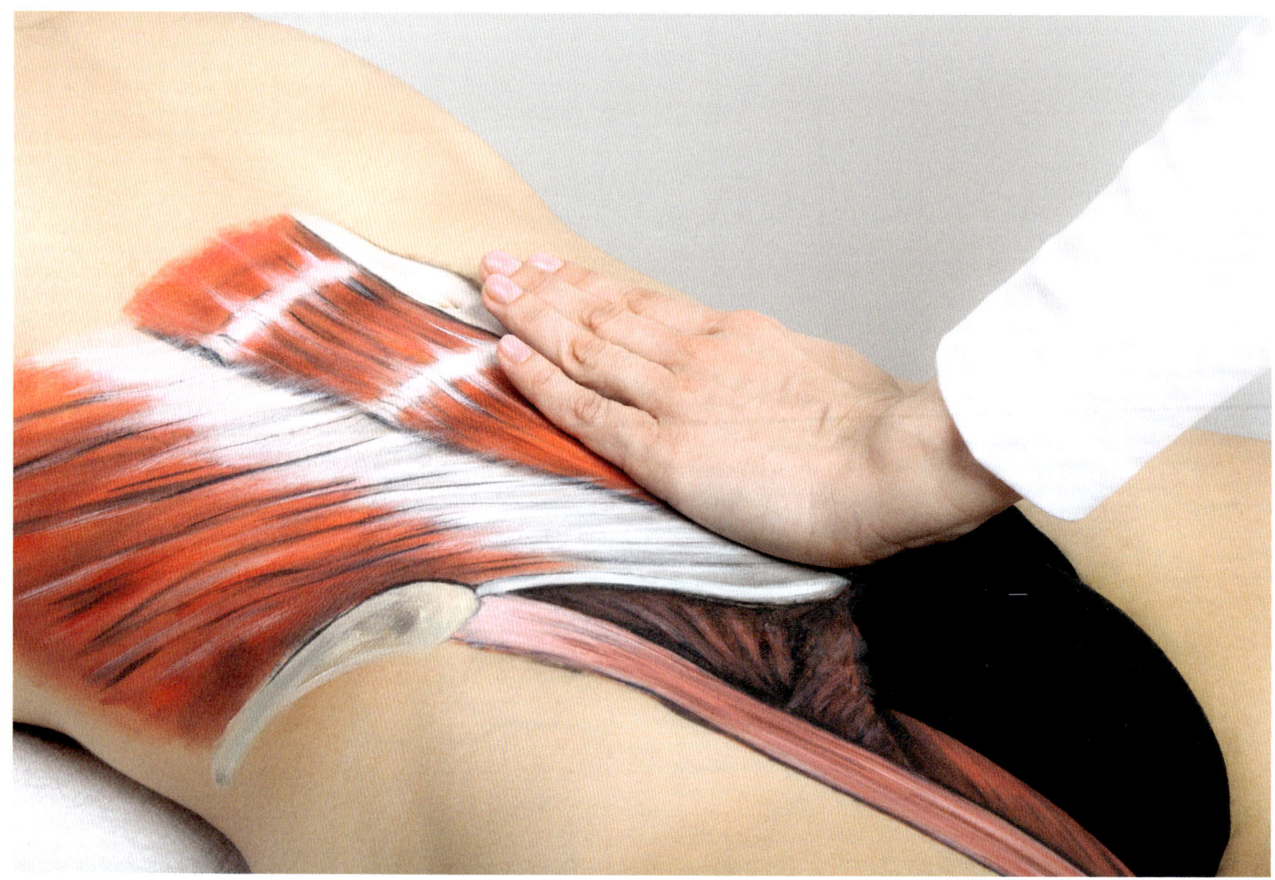

Ausgangsposition des Patienten

Rückenlage.

Ausgangsposition der Therapeutin

Stehend, auf der Oberschenkelhöhe des Patienten, zu seinem Kopf gerichtet. Die untersuchende Hand wird flach auf den Unterbauch gelegt.

Ausführung der Palpation

Die Therapeutin bewegt die Hand in Richtung der Schambeinfuge und legt die Basis der Hand dicht oberhalb der oberen Äste des Schambeins.

3.10. Schambein – bilateral

Oss pubis

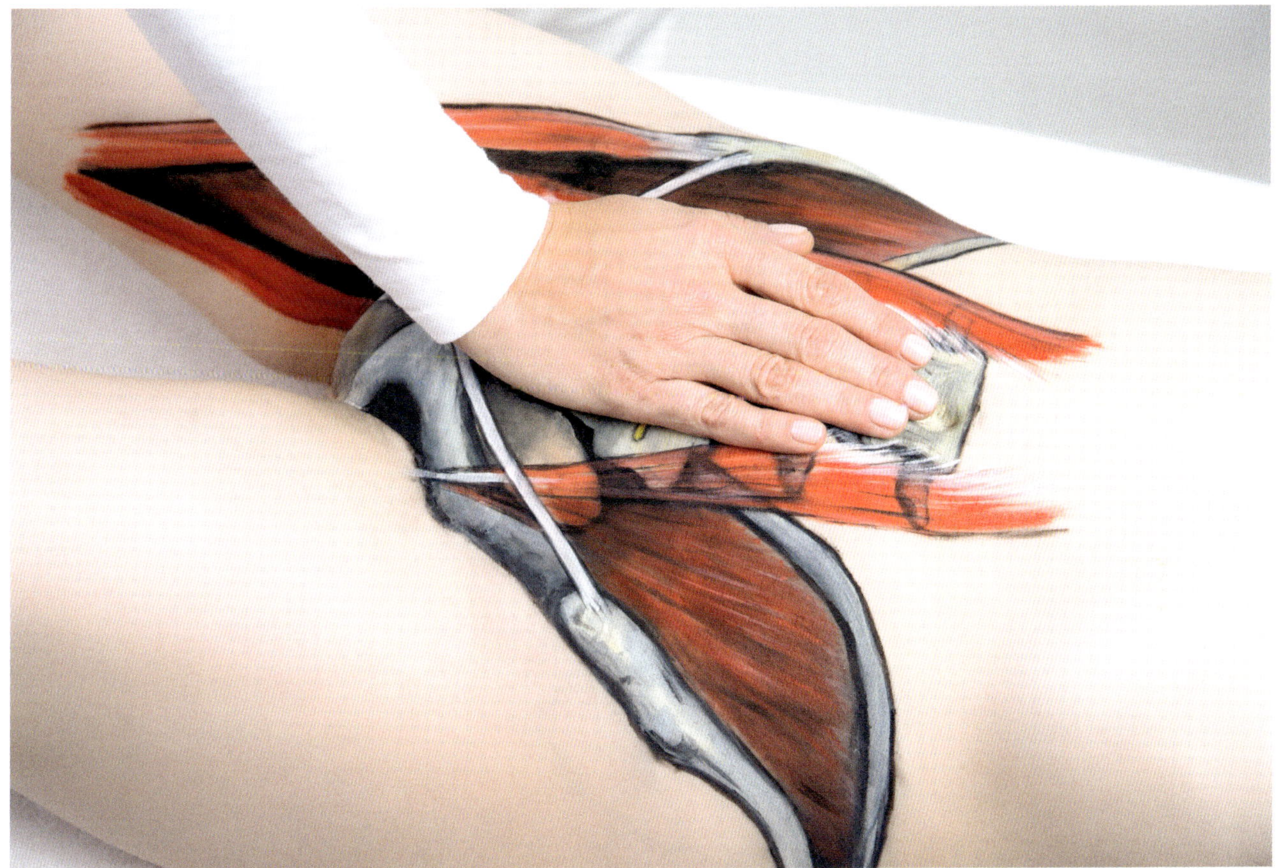

Ausgangsposition des Patienten

Rückenlage.

Ausgangsposition der Therapeutin

Die Therapeutin steht auf Höhe des Oberschenkels des Patienten, mit dem Gesicht in Richtung seines Kopfes. Die rechte Hand liegt flach auf dem Unterbauch.

Ausführung der Palpation

Die Therapeutin verschiebt die Hand in Richtung der Schamfuge. Mit der Handwurzel ertastet sie die oberen Oberflächen der oberen Äste der Schambeine. Die Bauchmuskeln sind auf dem Bild nicht gezeigt.

3.11. Knochenhöckerchen des Schambeins (rechts)

Tuberculum pubicum

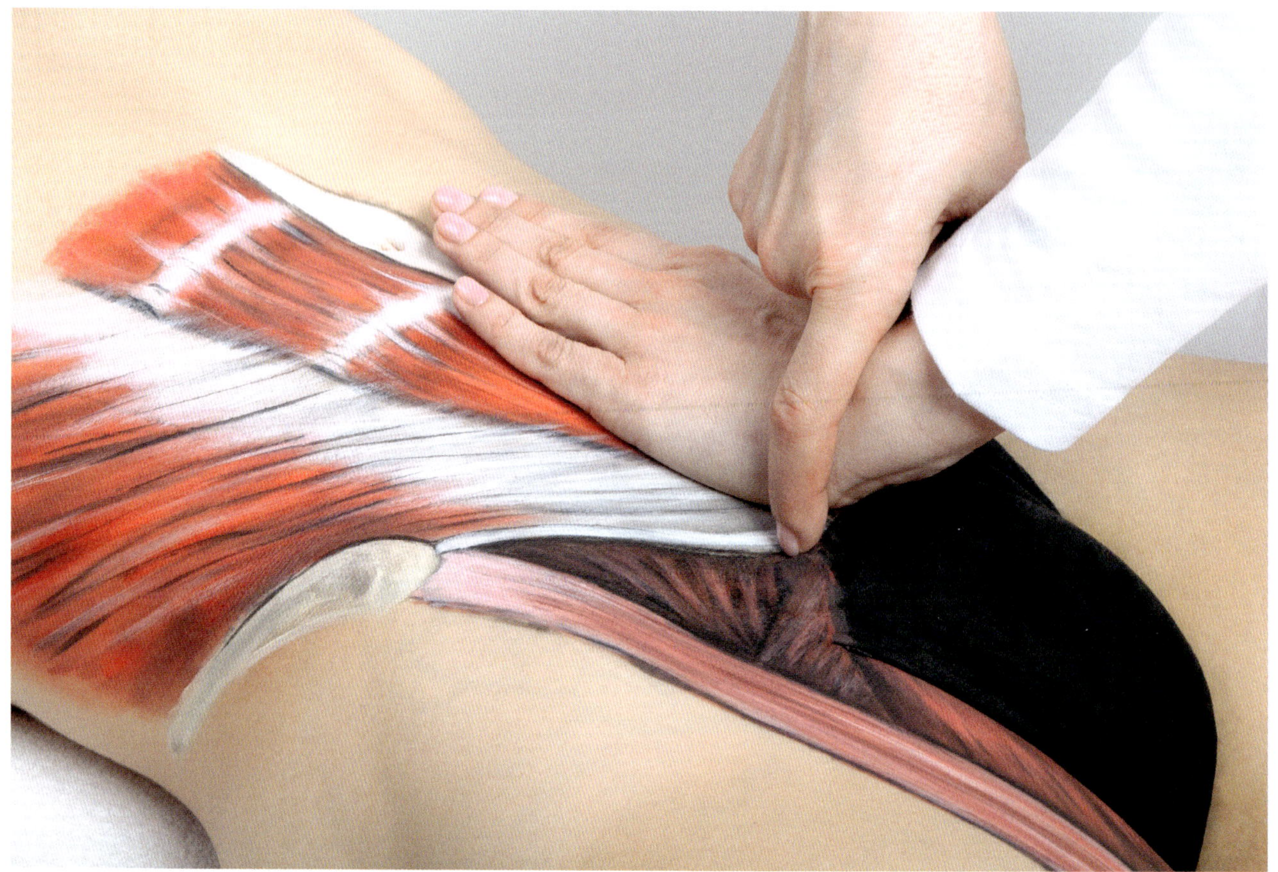

Ausgangsposition des Patienten

Rückenlage.

Ausgangsposition der Therapeutin

Stehend, auf der Oberschenkelhöhe des Patienten, von der Gegenseite der Palpation. Der Handballen liegt an den oberen Schambeinästen (Rami superiores ossis pubis).

Ausführung der Palpation

Die Therapeutin lokalisiert und palpiert mit dem Zeigefinger der rechten Hand das rechte Tuberculum pubicum.

3.12. Knochenhöckerchen des Schambeins

Tubercula pubica

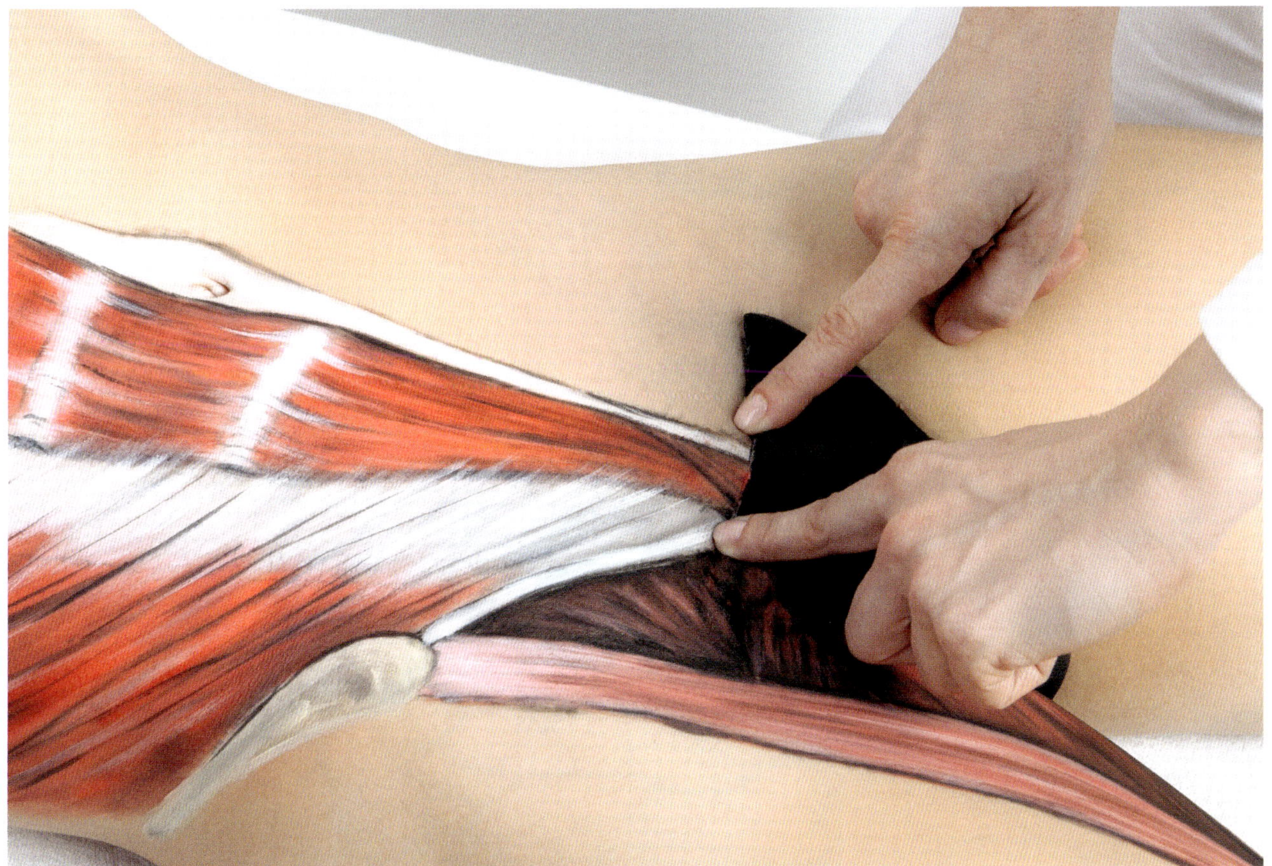

Ausgangsposition des Patienten

Rückenlage.

Ausgangsposition der Therapeutin

Stehend, auf der Oberschenkelhöhe des Patienten, zu seinem Kopf gerichtet.

Ausführung der Palpation

Die Therapeutin lokalisiert und palpiert mit den Zeigefingern die beiden Tubercula pubica auf der vorderen Fläche der Schambeinäste. Die Schambeinhöcker markieren die seitlichen Ränder des M. rectus abdominis im Schambereich.

3.13. Schambeinhöcker – bilateral

Tuberculum pubicum

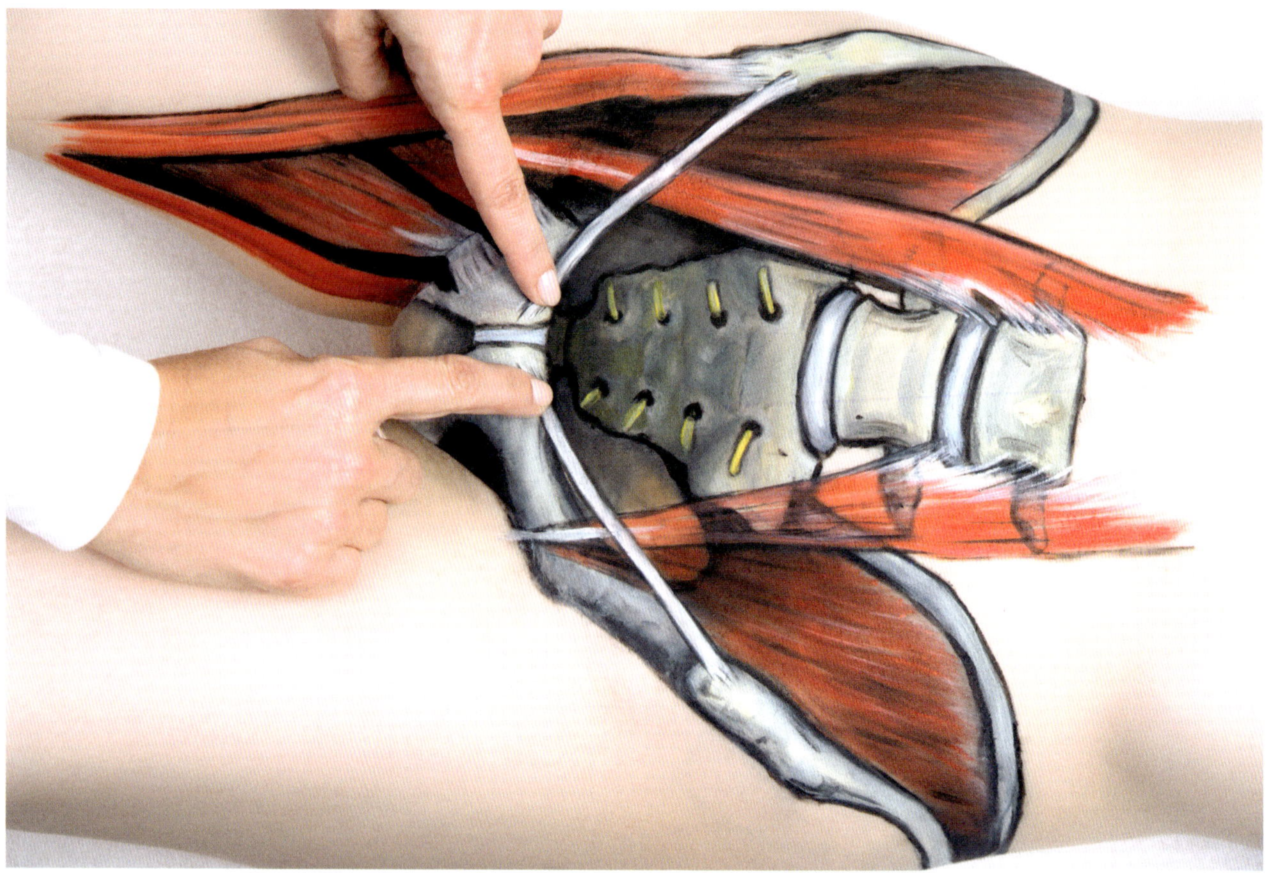

Ausgangsposition des Patienten

Rückenlage.

Ausgangsposition der Therapeutin

Die Therapeutin steht auf Höhe des Oberschenkels des Patienten, mit dem Gesicht in Richtung seines Kopfes.

Ausführung der Palpation

Die Therapeutin lokalisiert mit den Zeigefingern die Schambeinhöcker auf den vorderen Oberflächen der oberen Äste der Schambeine. Sie ertastet die Ansätze der Leistenbänder.

3.14. Schambein

Os pubis

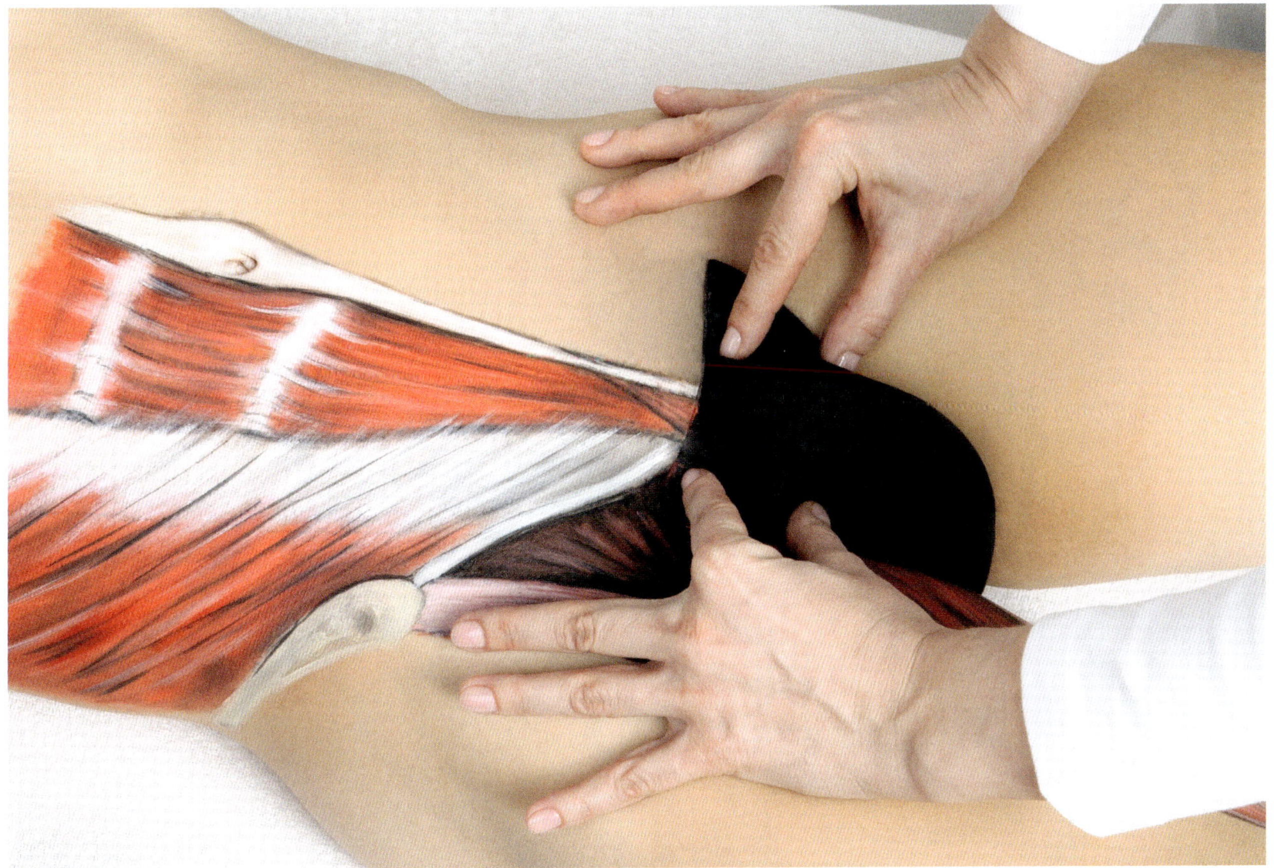

Ausgangsposition des Patienten

Rückenlage.

Ausgangsposition der Therapeutin

Stehend, auf der Oberschenkelhöhe des Patienten, zu seinem Kopf gerichtet.

Ausführung der Palpation

Die Therapeutin lokalisiert und palpiert die Äste des Schambeins. Mit dem Zeigefinger und dem Daumen der linken Hand umfasst sie den oberen und den unteren Ast des Schambeins auf der rechten Seite des Patienten. Auf dieselbe Art und Weise palpiert sie mit dem Zeigefinger und dem Daumen der rechten Hand den oberen und den unteren Ast auf der linken Seite.

3.15. Schambein – bilateral

Oss pubis

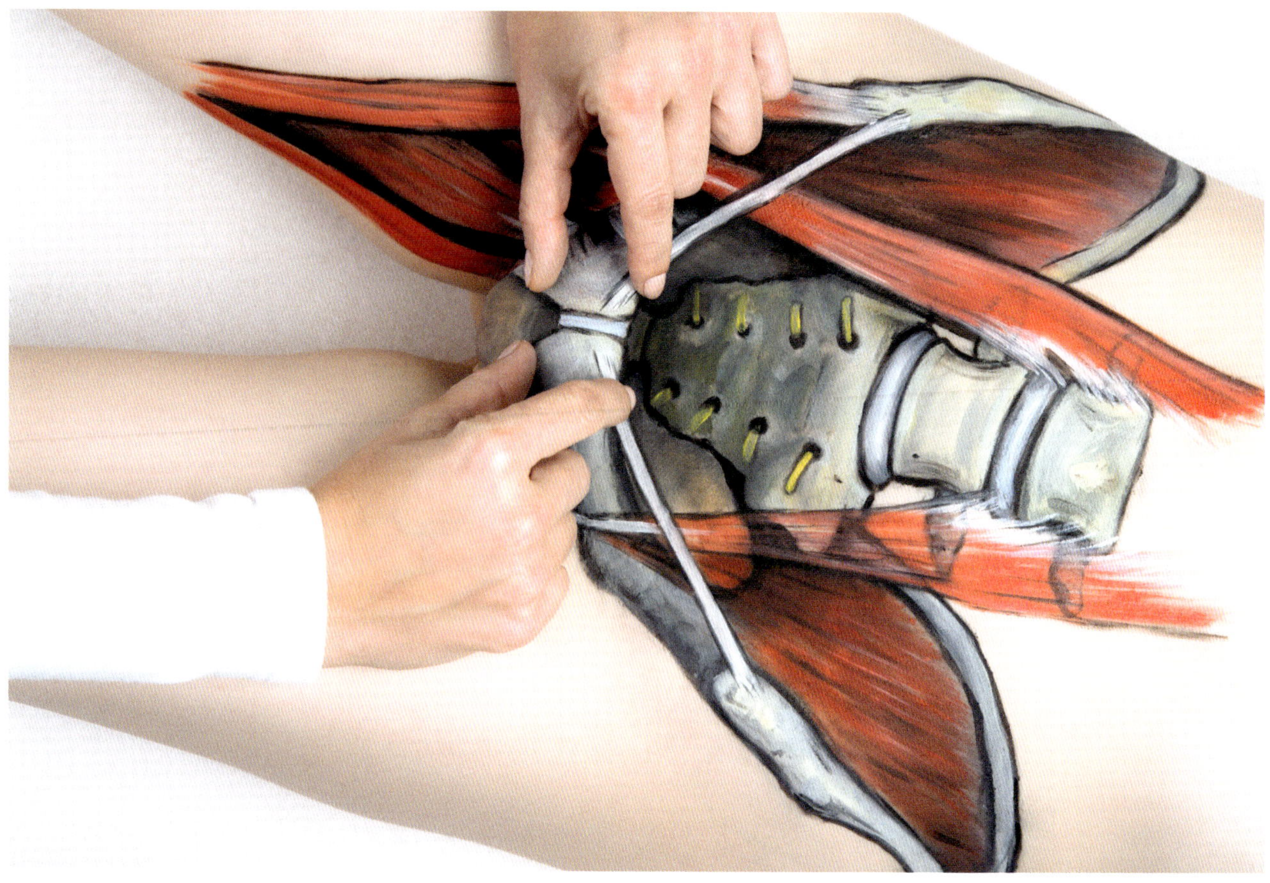

Ausgangsposition des Patienten

Rückenlage.

Ausgangsposition der Therapeutin

Die Therapeutin steht auf Höhe des Oberschenkels des Patienten, mit dem Gesicht in Richtung seines Kopfes.

Ausführung der Palpation

Die Therapeutin untersucht das Schambein bilateral. Sie umfasst den oberen und unteren Ast des Schambeins bilateral. In der Mittellinie ist die Schamfuge sichtbar.

3.16. Schambeinfuge – Teil 2

Symphysis pubica

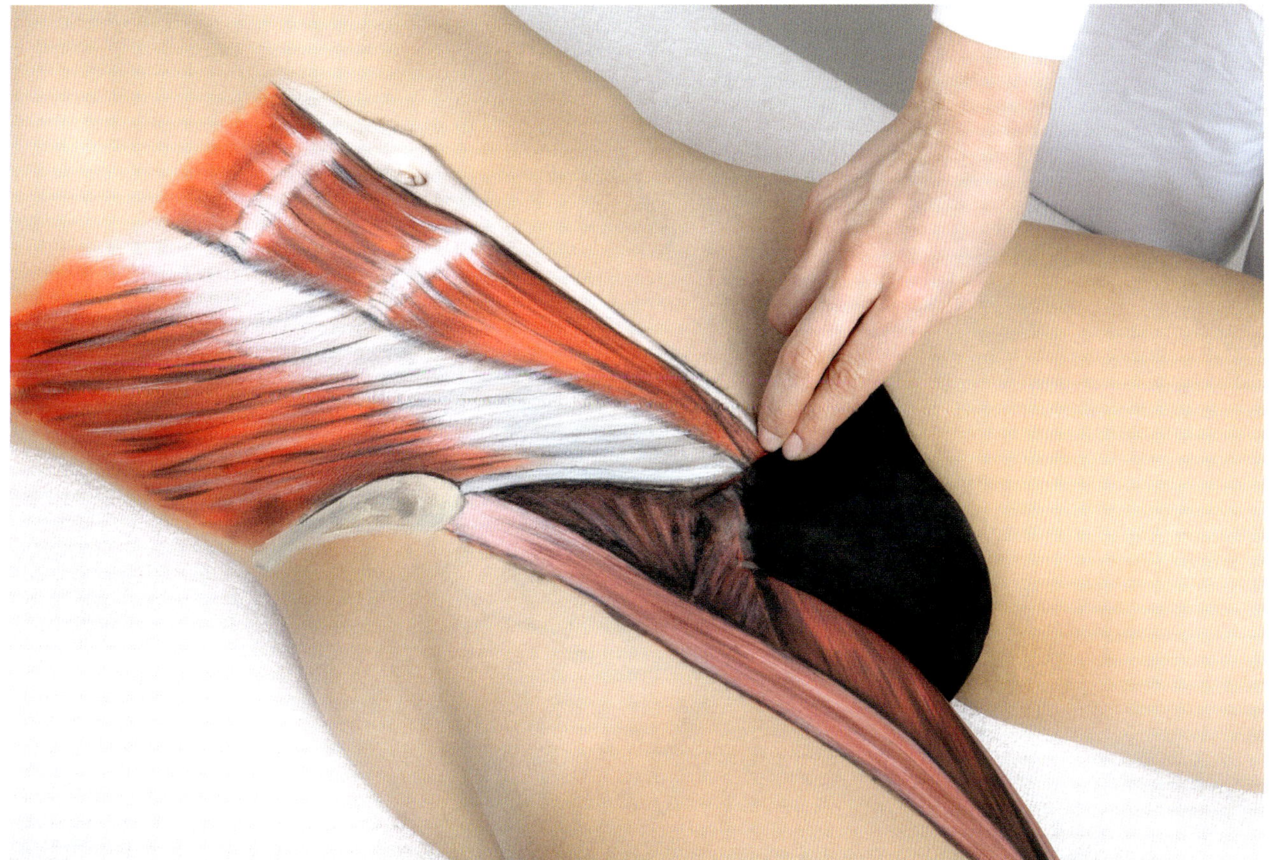

Ausgangsposition des Patienten

Rückenlage.

Ausgangsposition der Therapeutin

Stehend, auf der Oberschenkelhöhe des Patienten.

Ausführung der Palpation

Die Therapeutin lokalisiert und palpiert mit dem Zeige- und dem Mittelfinger die Schambeinfuge in der Mittellinie des Körpers, zwischen den beiden Schambeinen.

3.17. Schamfuge

Symphysis pubica

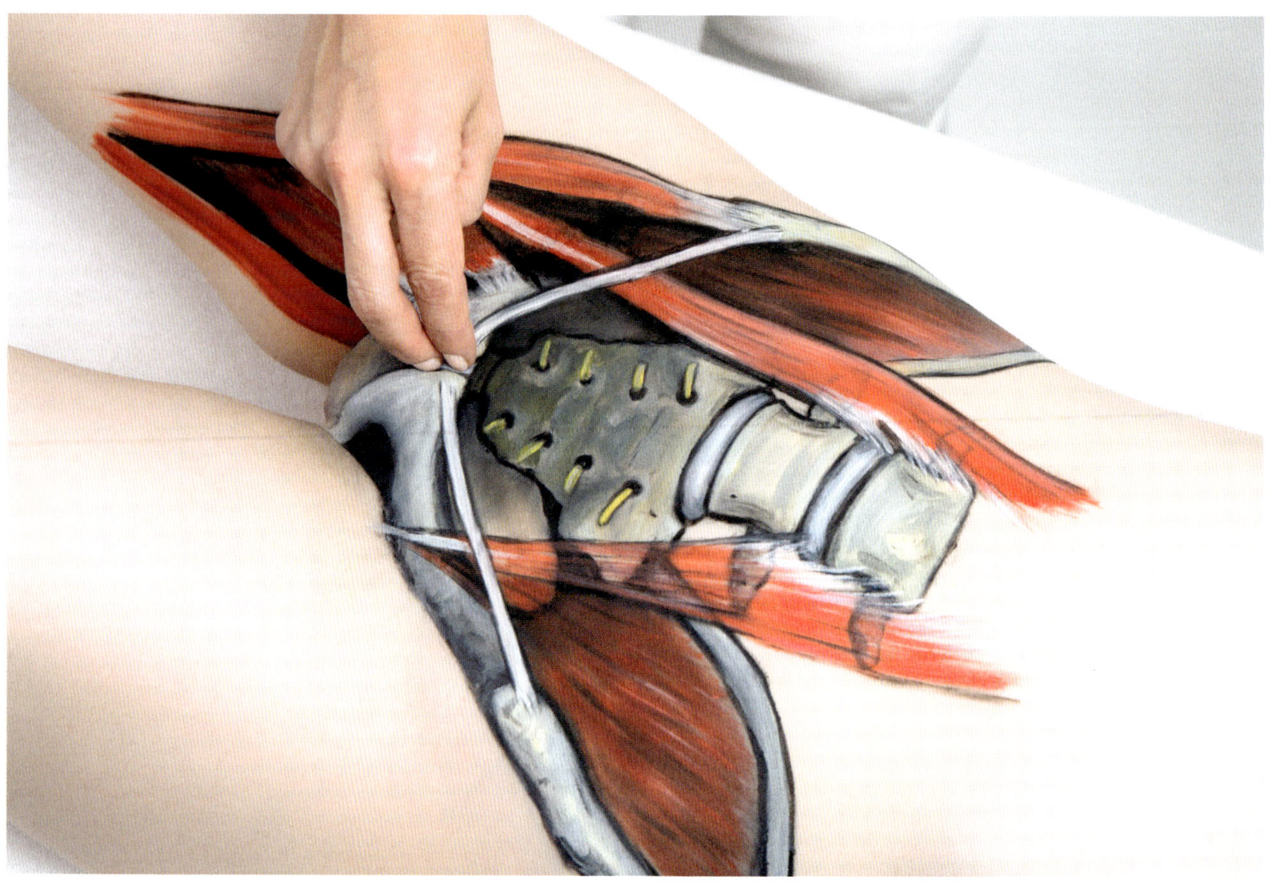

Ausgangsposition des Patienten

Rückenlage.

Ausgangsposition der Therapeutin

Die Therapeutin steht auf Höhe des Oberschenkels des Patienten, mit dem Gesicht in Richtung seines Kopfes.

Ausführung der Palpation

Die Therapeutin palpiert die Schamfuge in der Mittellinie. Sie lokalisiert einen Spalt, der der Schambeinscheibe entspricht, die das Verbindungsstück der beiden Schambeine bildet.

3.18. Schambeinäste

Rami ossis pubis

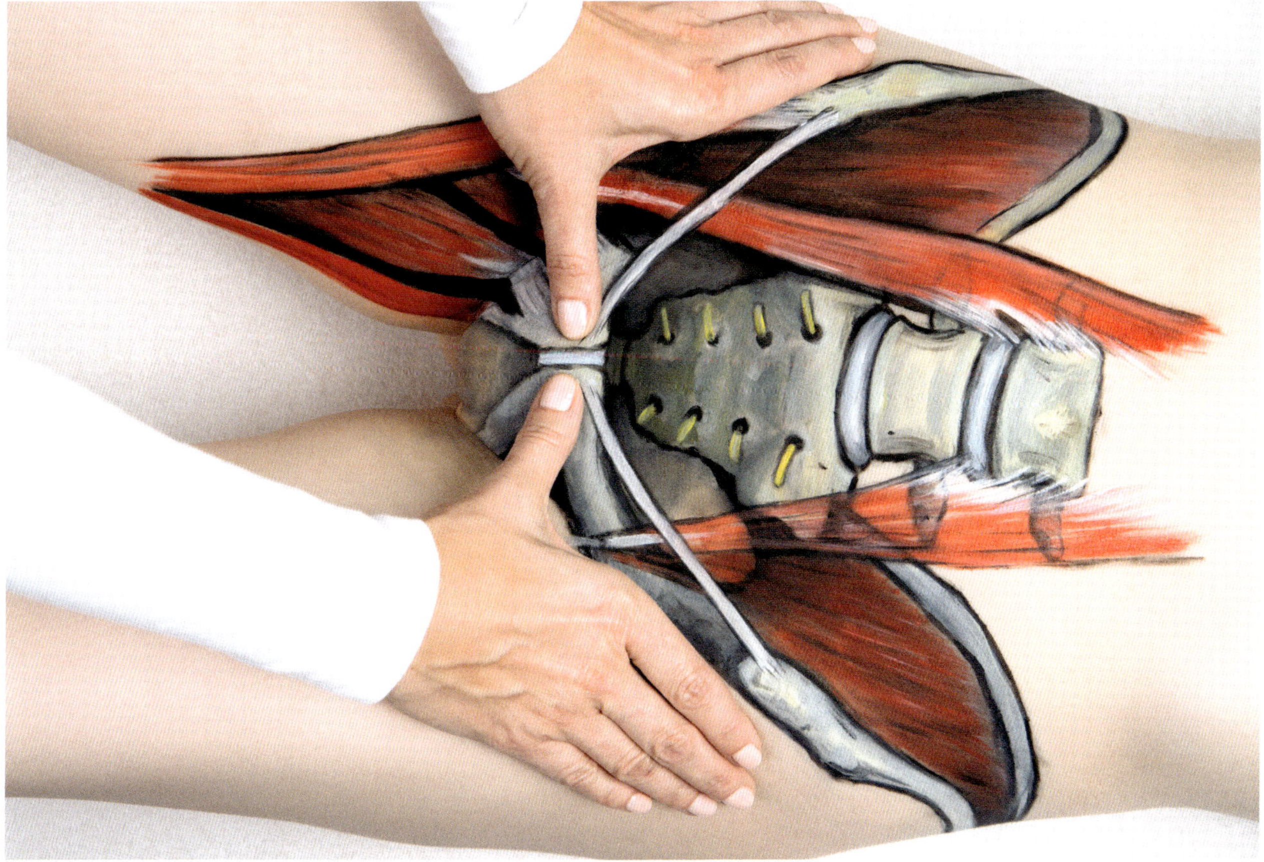

Ausgangsposition des Patienten

Rückenlage.

Ausgangsposition der Therapeutin

Die Therapeutin steht auf Höhe des Oberschenkels des Patienten, mit dem Gesicht in Richtung seines Kopfes.

Ausführung der Palpation

Die Therapeutin untersucht die vordere Oberfläche des Schambeins — bilateral. Sie legt die Daumen beidseitig der Schamfuge an. Sie bewertet die Beweglichkeit der Schambeinäste während der aktiven Hebung des Beines.

3.19. Schambein (Mobilität)

Os pubis

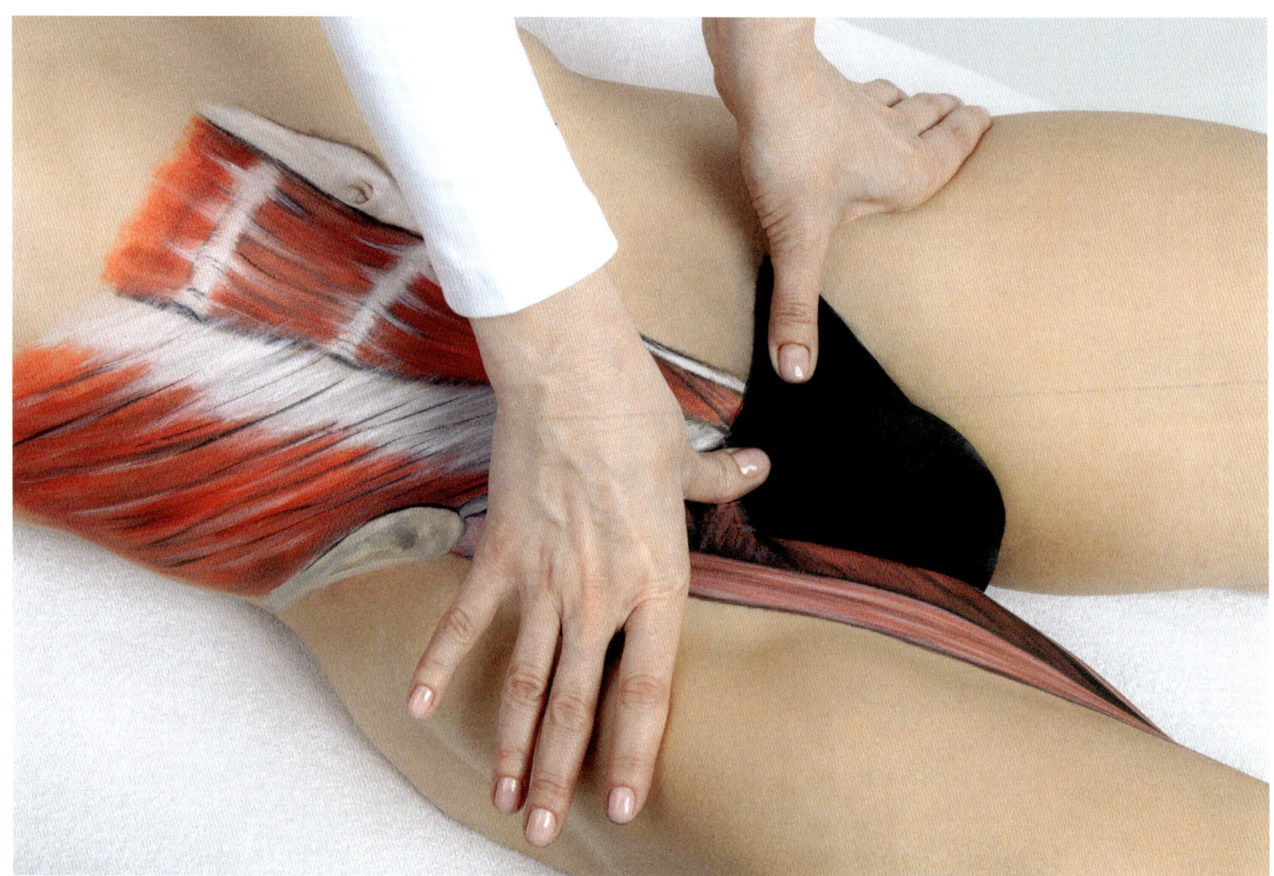

Ausgangsposition des Patienten

Rückenlage.

Ausgangsposition der Therapeutin

Stehend, auf der Thoraxhöhe des Patienten, zu seinen Füßen gerichtet.

Ausführung der Palpation

Während der Patient das Bein aktiv anhebt, bewertet die Therapeutin mit ihren Daumen die Mobilität der Schambeinäste.

3.20. Schambein – bilateral (Untersuchung der Beweglichkeit)

Os pubis

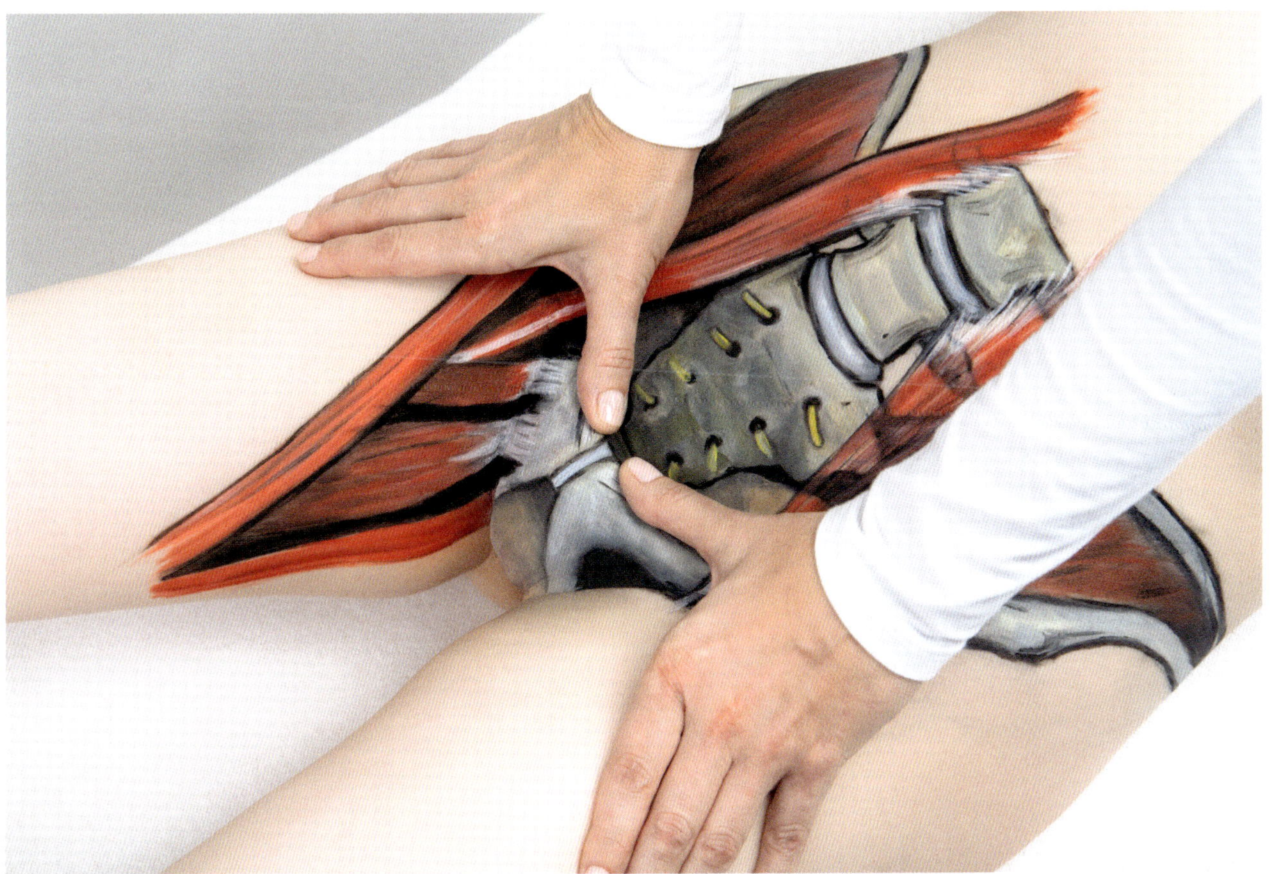

Ausgangsposition des Patienten

Rückenlage.

Ausgangsposition der Therapeutin

Die Therapeutin steht auf Höhe der Brust des Patienten, mit dem Gesicht in Richtung seiner Füße.

Ausführung der Palpation

Die Therapeutin untersucht beidseitig die obere Oberfläche des Schambeins. Sie legt die Daumen bilateral der Schamfuge und lateral der Schambeinhöcker an. Sie bewertet die Beweglichkeit der Schambeinäste während der aktiven Hebung des Beines.

3.21. Leistenband

Lig. inguinale

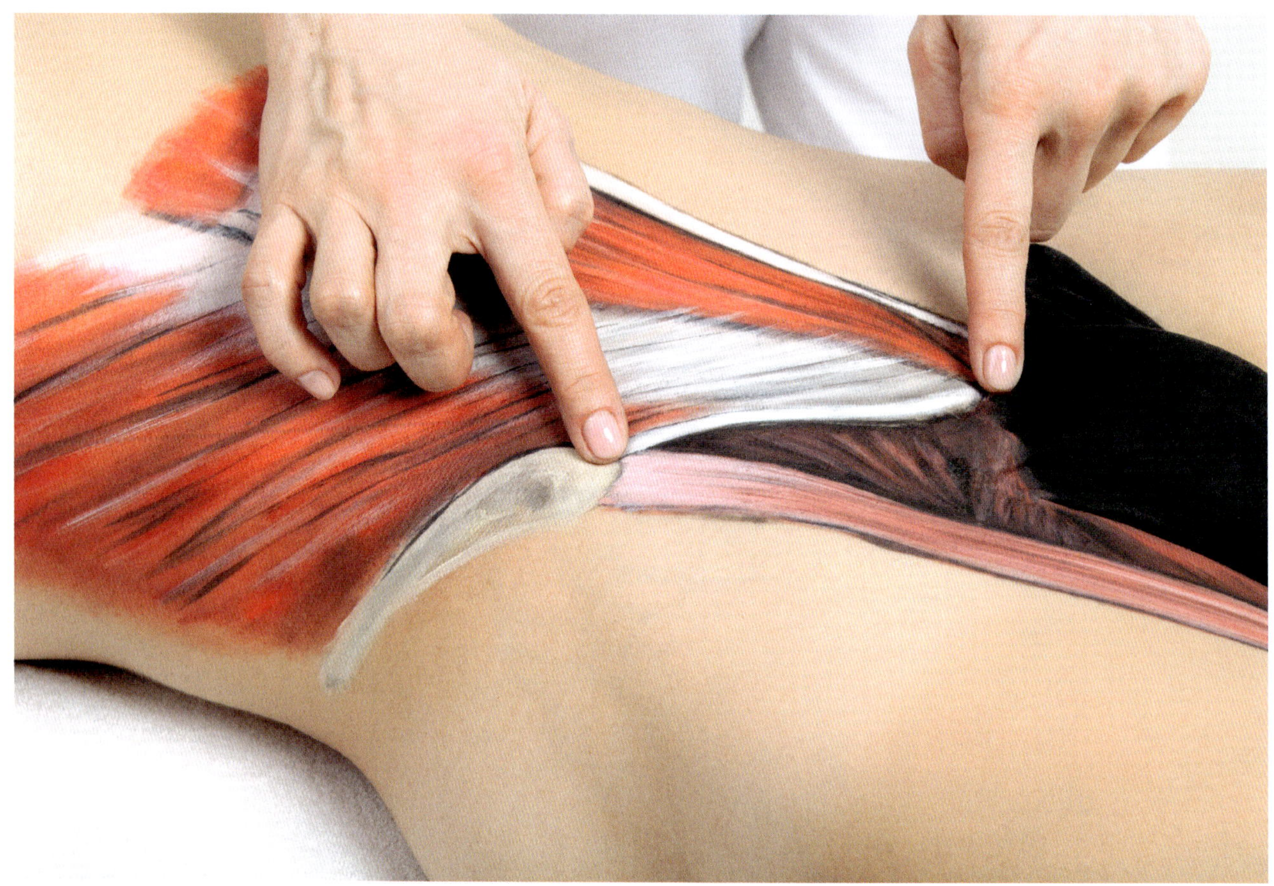

Ausgangsposition des Patienten

Rückenlage.

Ausgangsposition der Therapeutin

Stehend, auf der Thoraxhöhe des Patienten, von der Gegenseite der Palpation, zu seinen Füßen gerichtet.

Ausführung der Palpation

Die Therapeutin lokalisiert mit den Zeigefingern den vorderen oberen Darmbeinstachel und das Knochenhöckerchen des Schambeins. Zwischen den beiden genannten Strukturen verläuft das Leistenband.

3.22. Leistenband

Lig. inguinale

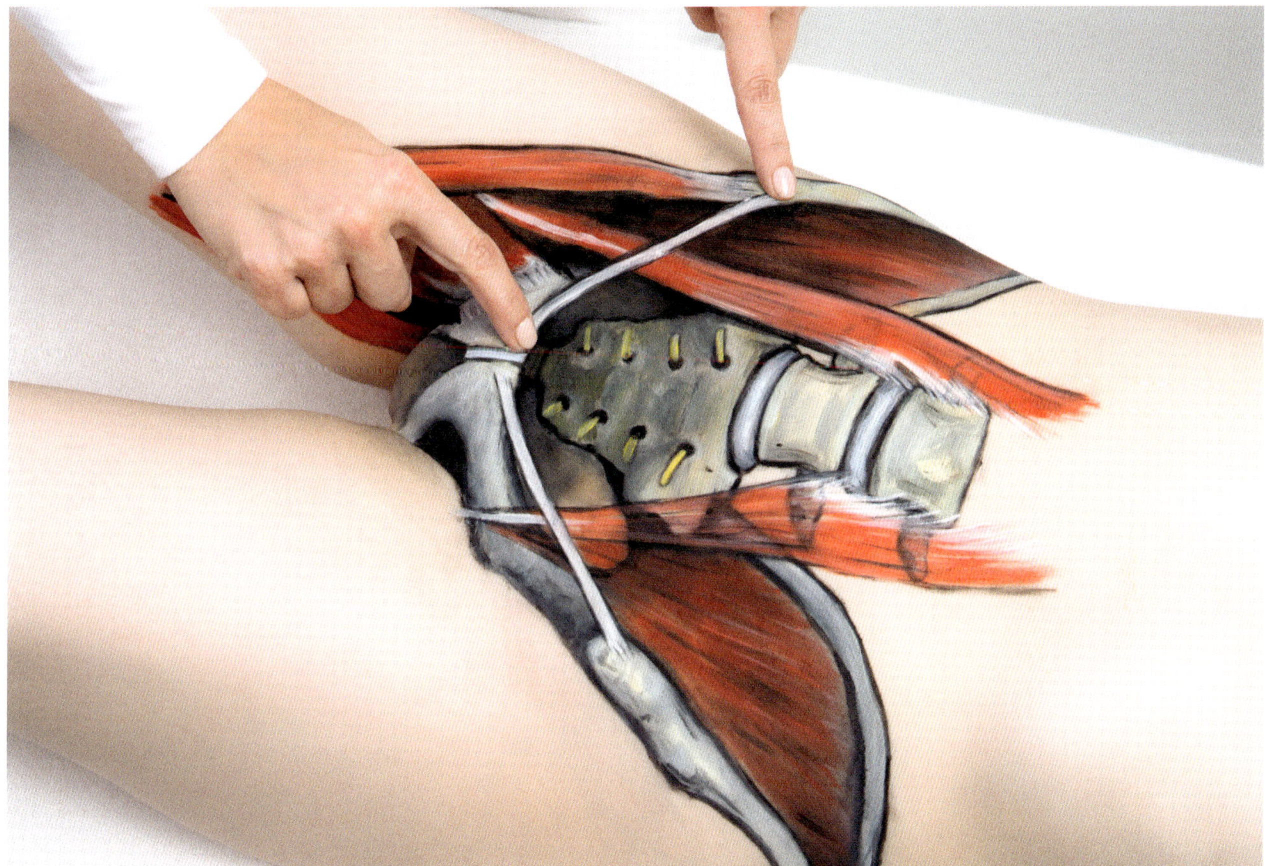

Ausgangsposition des Patienten

Rückenlage.

Ausgangsposition der Therapeutin

Die Therapeutin steht in Höhe des Oberschenkels des Patienten, mit dem Gesicht in Richtung seines Kopfes.

Ausführung der Palpation

Die Therapeutin lokalisiert den Verlauf des Leistenbandes zwischen dem vorderen oberen Darmbeinstachel und dem Tuberculum pubicum.

3.23. Leistenband (Palpation – Ansicht von unten)

Lig. inguinale

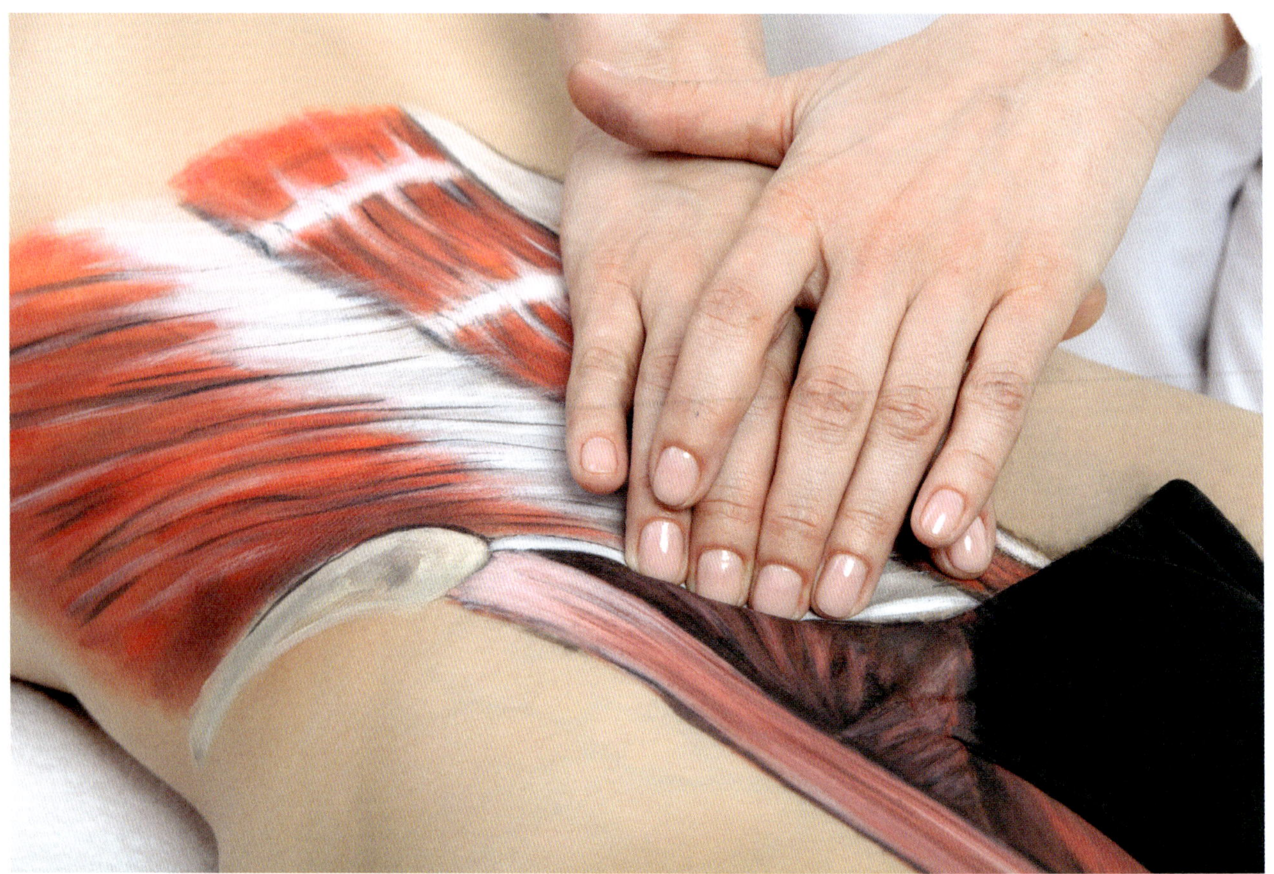

Ausgangsposition des Patienten

Rückenlage.

Ausgangsposition der Therapeutin

Stehend, auf der Beckenhöhe des Patienten, von der Gegenseite der Palpation, zu seinen Füßen gerichtet.

Ausführung der Palpation

Die Therapeutin lokalisiert und palpiert mit den Fingern beider Hände das Leistenband quer zu seinem Verlauf entlang der Linie zwischen dem vorderen oberen Darmbeinstachel und dem Knochenhöckerchen des Schambeins.

3.24. Leistenband

Lig. inguinale

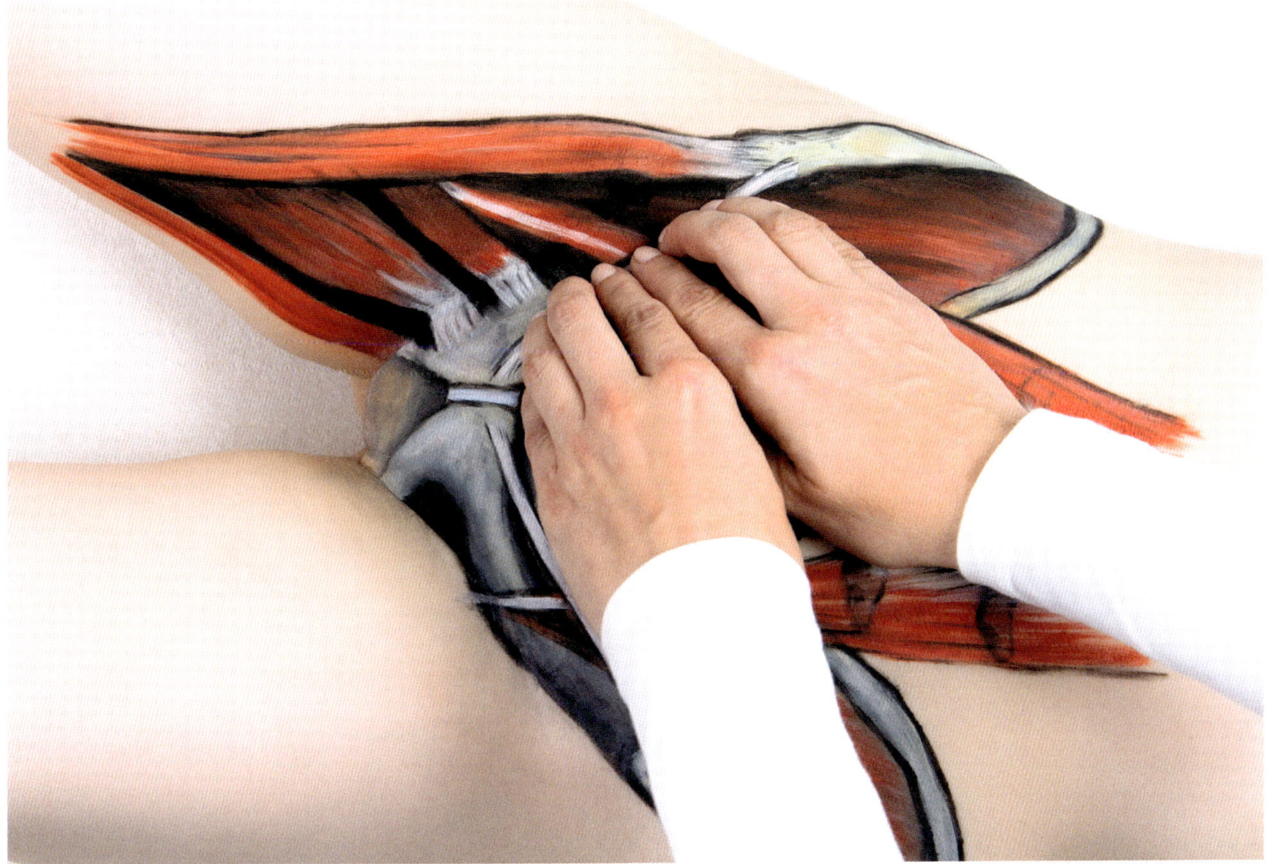

Ausgangsposition des Patienten

Rückenlage.

Ausgangsposition der Therapeutin

Die Therapeutin steht in Höhe der Brust des Patienten, gerichtet zu dessen Füßen. Die Finger sind im oberen Teil des Oberschenkeldreiecks positioniert.

Ausführung der Palpation

Die Therapeutin untersucht das Leistenband quer zu seinem Faserverlauf. Unterhalb der unteren Kante des Bandes erspürt sie den Widerstand der Oberschenkelfaszie. Sie bewegt die Finger nach kranial und nach medial, um das Leistenband zusammen mit den Sehnenfasern der Bauchmuskeln zu spüren. Die Bauchmuskeln sind auf dem Bild nicht gezeigt.

3.25. Leistenband (Palpation – Ansicht von oben)

Lig. inguinale

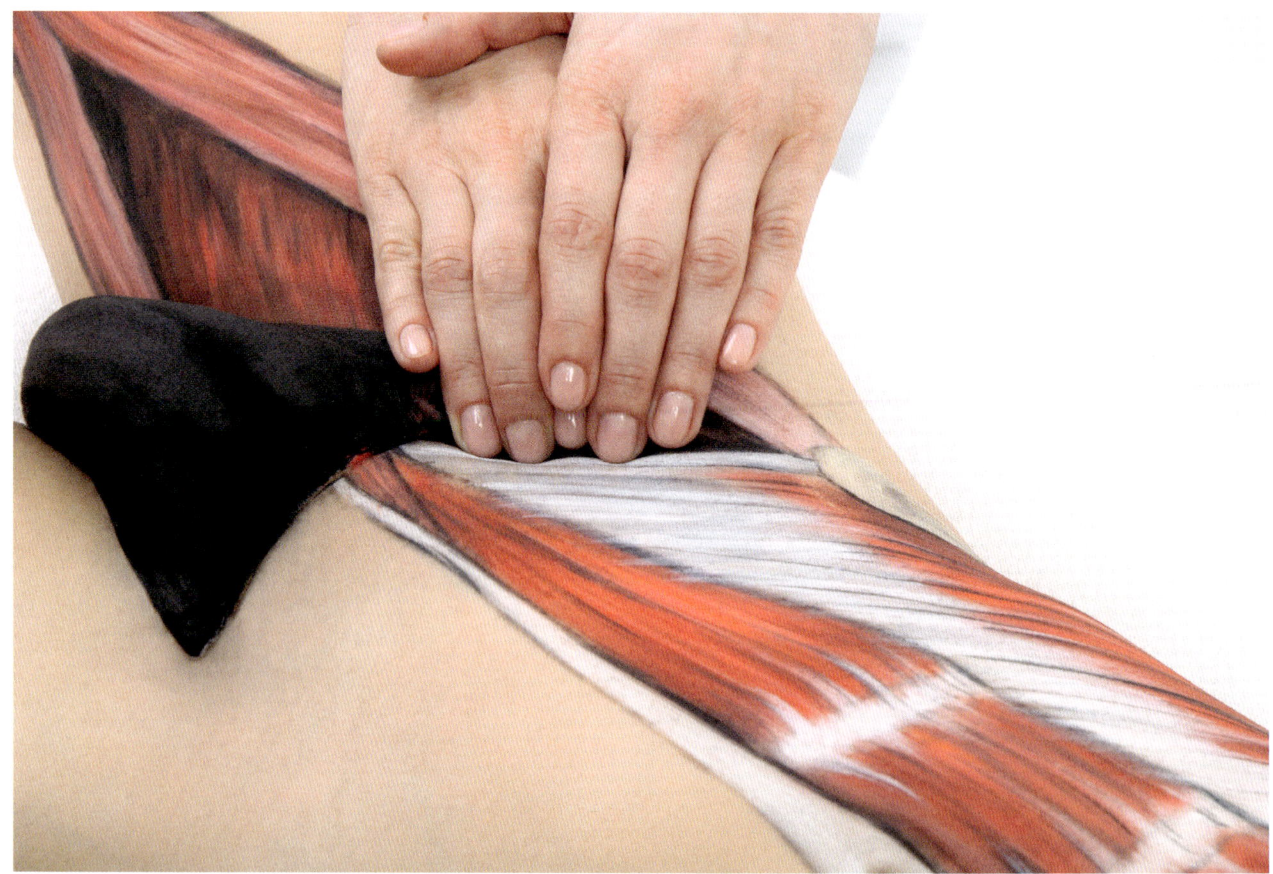

Ausgangsposition des Patienten

Rückenlage.

Ausgangsposition der Therapeutin

Stehend, auf der Oberschenkelhöhe des Patienten, von der Seite der Palpation.

Ausführung der Palpation

Die Therapeutin lokalisiert und palpiert mit den Fingern beider Hände das Leistenband quer zu seinem Verlauf. An dem Ursprung des Bandes, der sich am Knochenhöckerchen des Schambeins befindet, kann man die echten Fasern (Fibrae propriae) des Lig. inguinale ertasten.

3.26. Leistenband

Lig. inguinale

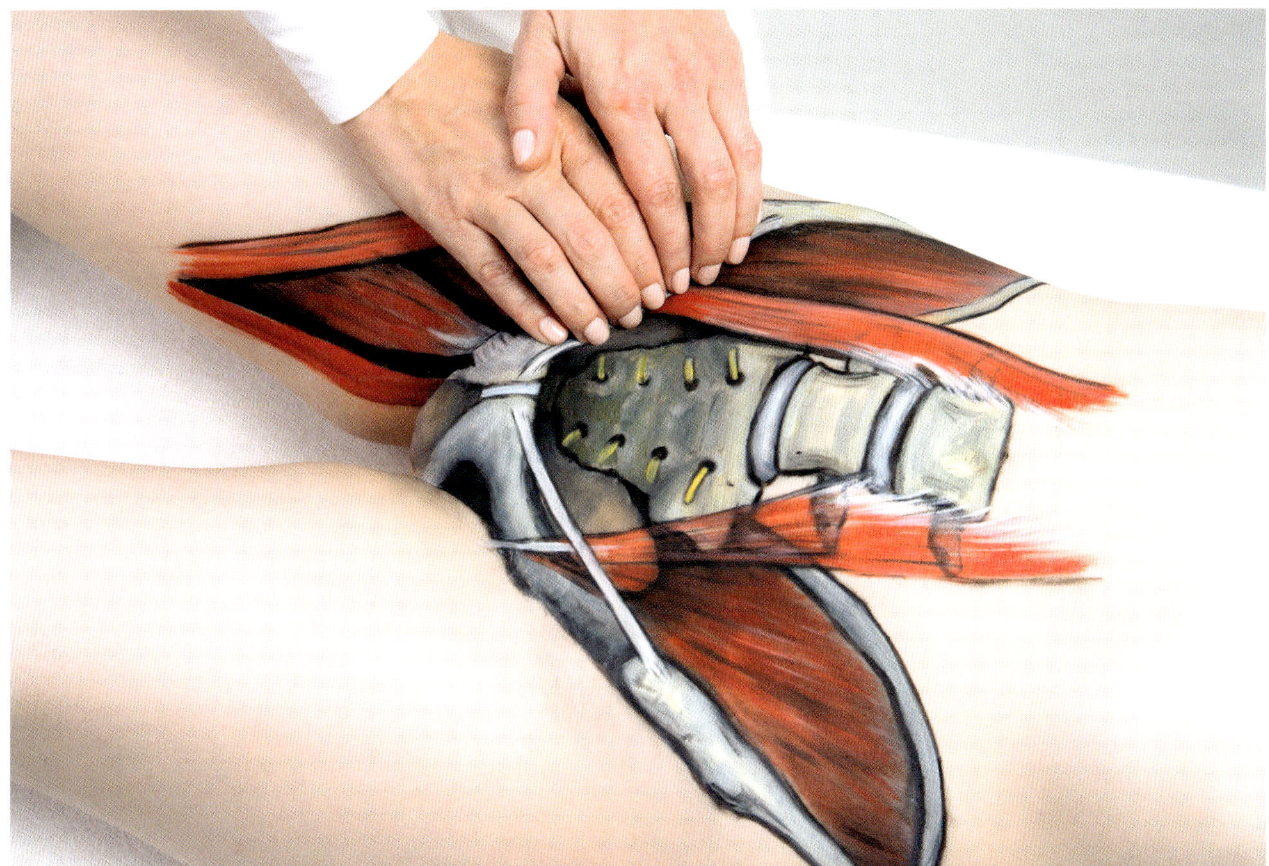

Ausgangsposition des Patienten

Rückenlage.

Ausgangsposition der Therapeutin

Die Therapeutin steht in Höhe der Brust des Patienten, gerichtet zu dessen Füßen. Die Finger sind im oberen Teil des Oberschenkeldreiecks positioniert.

Ausführung der Palpation

Die Therapeutin untersucht das Leistenband quer zum Faserverlauf. Unterhalb der unteren Kante des Bandes erspürt sie den Widerstand der Oberschenkelfaszie. Sie bewegt die Finger nach kranial und nach medial, um das Leistenband zusammen mit den Sehnenfasern der Bauchmuskeln zu spüren. Die Bauchmuskeln sind auf dem Bild nicht gezeigt.

3.27. Leistenbänder

Ligg. inguinalia

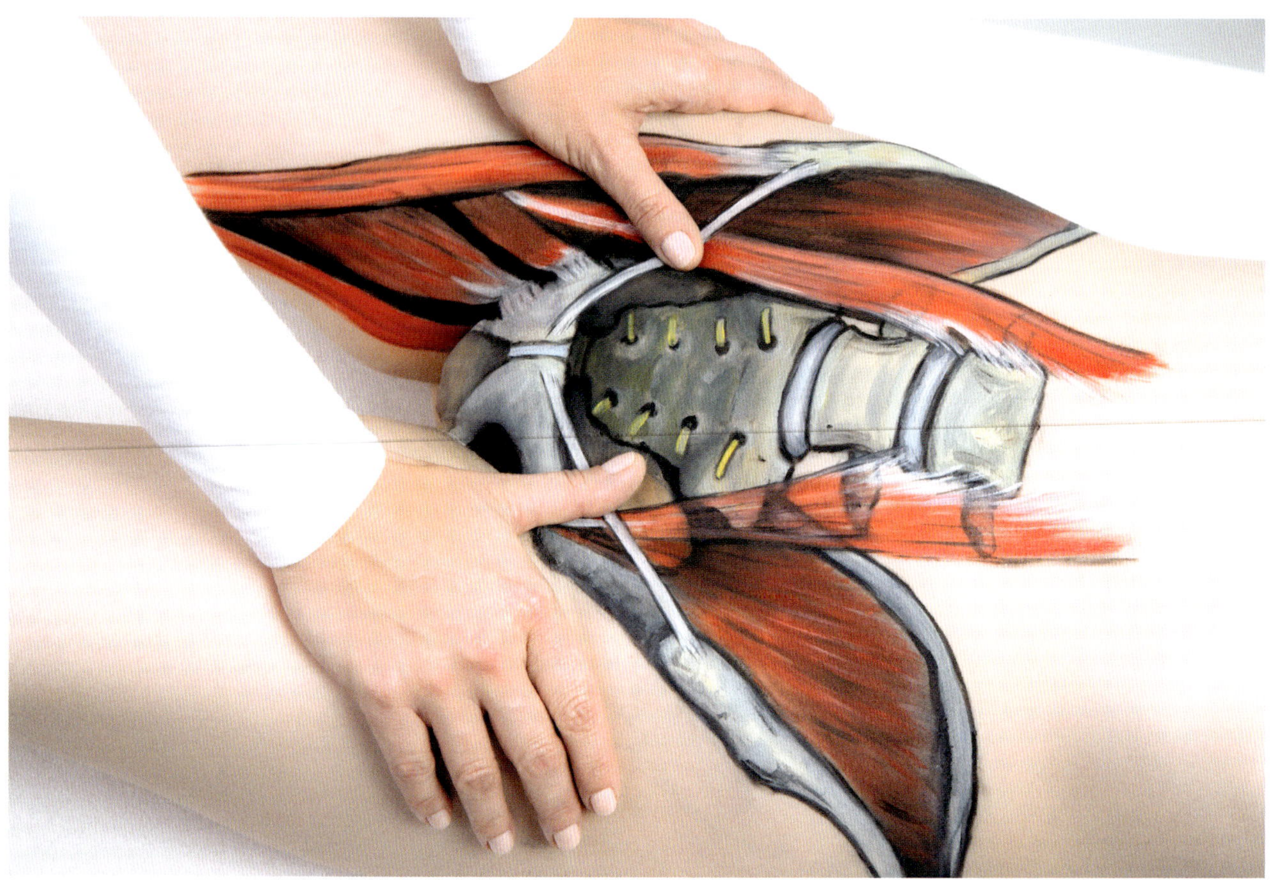

Ausgangsposition des Patienten

Rückenlage.

Ausgangsposition der Therapeutin

Die Therapeutin steht in Höhe des Oberschenkels des Patienten, zu seinem Kopf gerichtet. Die Daumen sind quer zum Verlauf der Bänder positioniert.

Ausführung der Palpation

Die Therapeutin untersucht die Leistenbänder in der Mitte ihrer Länge. Sie bewertet die Spannung der Bänder durch Kompression. Sie vergleicht den Widerstand, den sie auf beiden Seiten unter den Fingern spürt.

3.28. Leistenband

Lig. inguinale

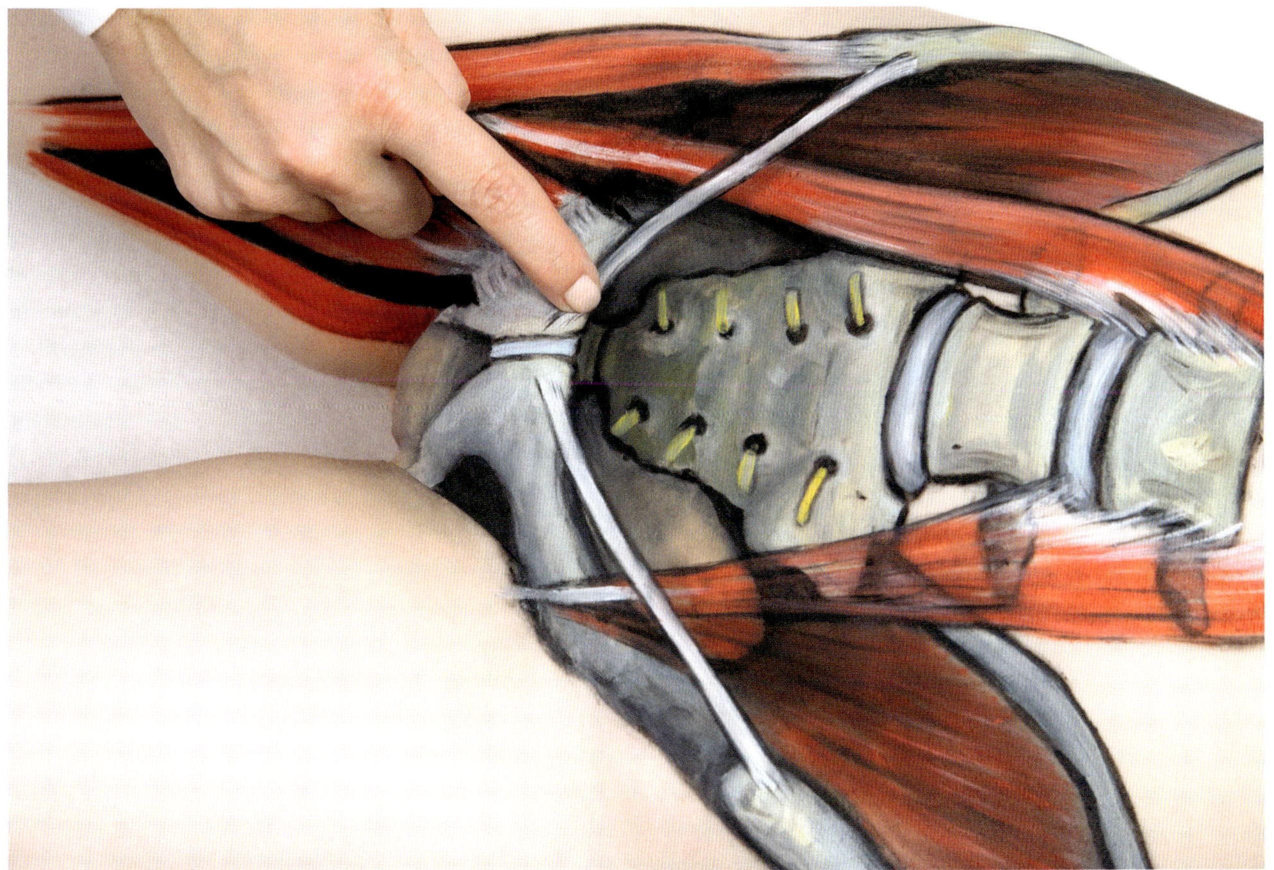

Ausgangsposition des Patienten

Rückenlage.

Ausgangsposition der Therapeutin

Die Therapeutin steht in Höhe des Oberschenkels des Patienten, zu seinem Kopf gerichtet.

Ausführung der Palpation

Die Therapeutin untersucht die Fasern des Leistenbandes. Sie positioniert einen Finger lateral des Tuberculum pubicum, um einen festen Bindegewebsstrang zu erspüren.

3.29. Oberschenkelarterien

A. femoralis (pl.)

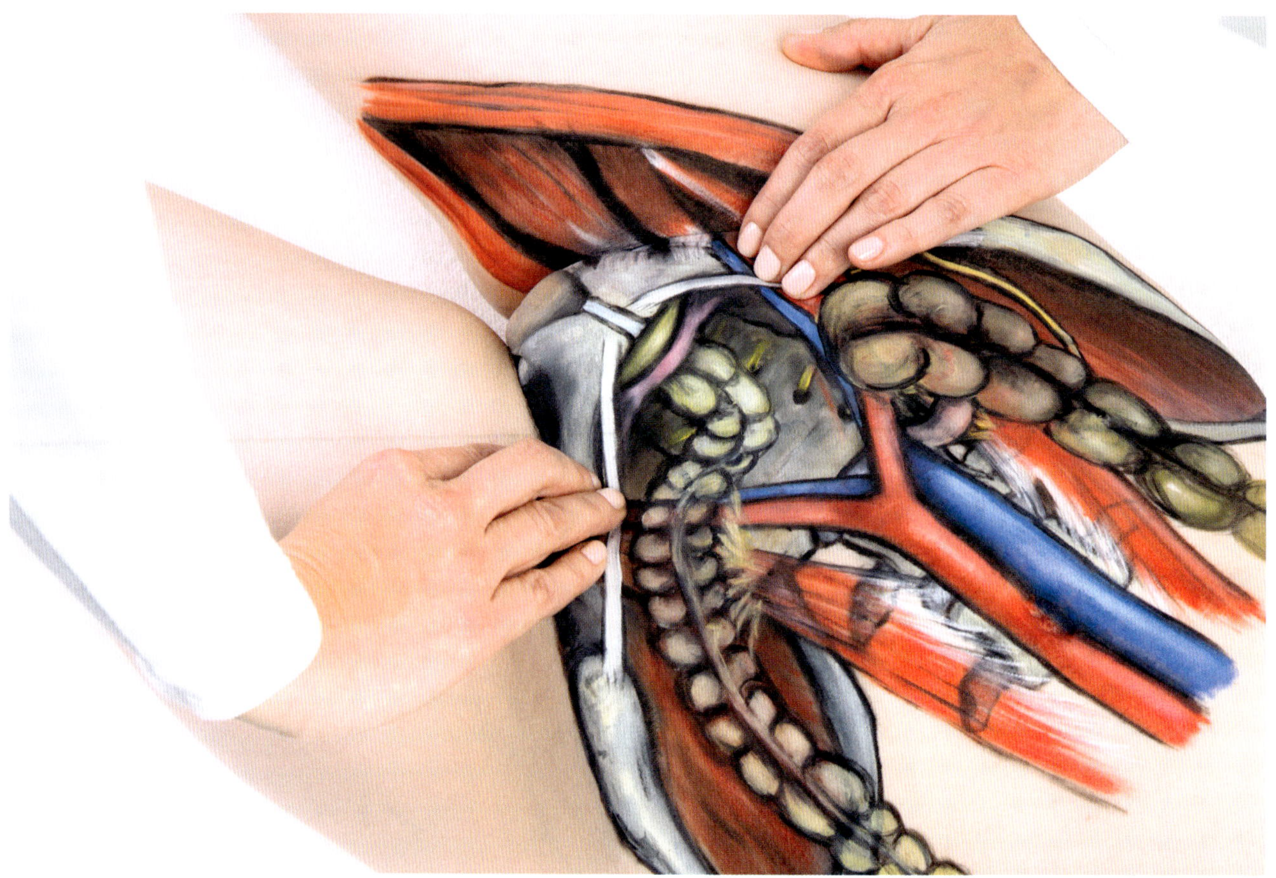

Ausgangsposition des Patienten

Rückenlage.

Ausgangsposition der Therapeutin

Die Therapeutin steht in Höhe des Oberschenkels des Patienten, zu seinem Kopf gerichtet. Die Finger sind auf den Leistenbändern in der Mitte positioniert.

Ausführung der Palpation

Die Therapeutin ertastet den Puls an den Oberschenkelarterien. Sie vergleicht den Pulsschlag auf beiden Seiten.

3.30. Iliakalgrube

Fossa iliaca

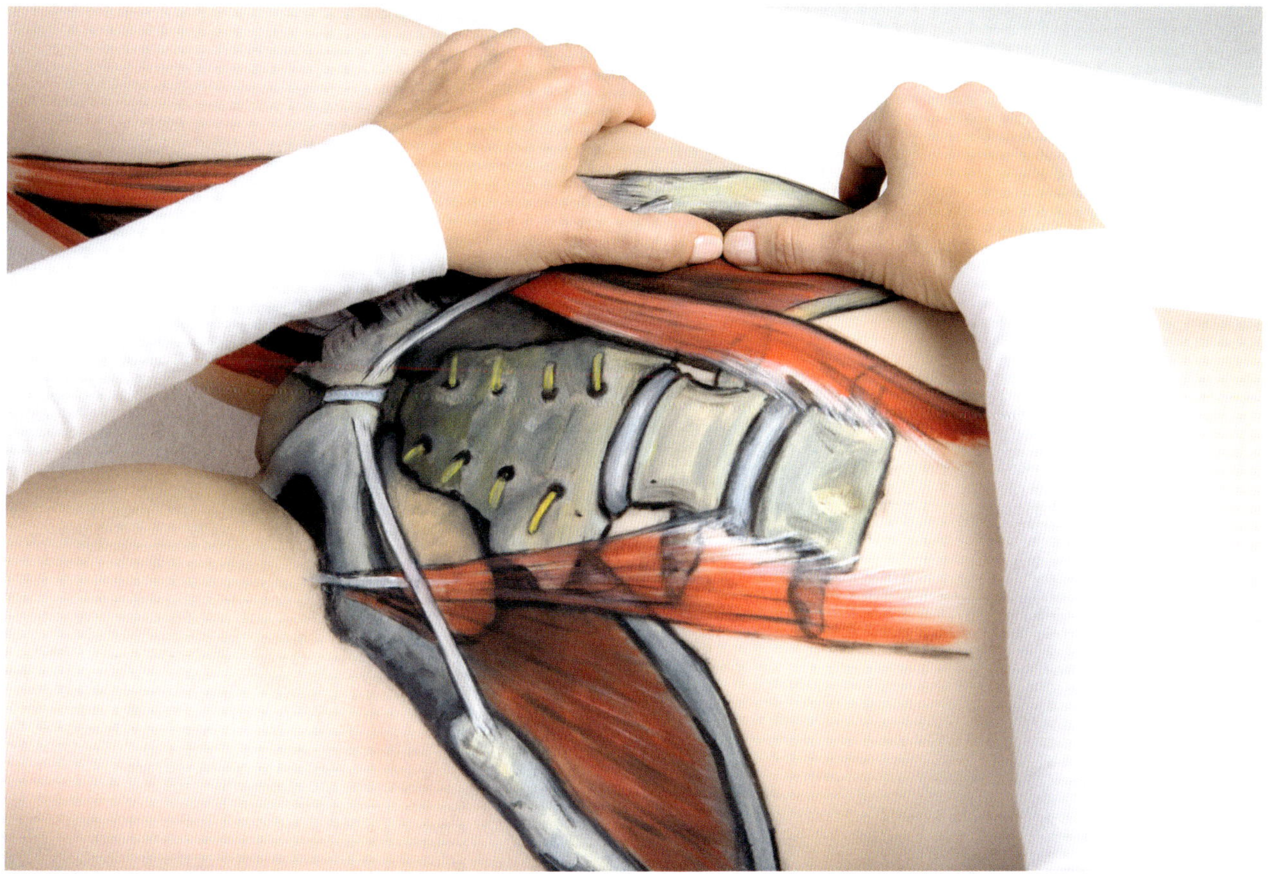

Ausgangsposition des Patienten

Rückenlage.

Ausgangsposition der Therapeutin

Die Therapeutin steht in Höhe des Beckens des Patienten, gerichtet zum Iliakalbereich auf der gegenüberliegenden Seite. Die Finger sind oberhalb des Leistenbandes positioniert.

Ausführung der Palpation

Die Therapeutin palpiert die rechte Iliakalgrube in Richtung des Musculus iliacus. Sie führt die Finger tiefer, indem sie den Widerstand der Bauchmuskeln überwindet. Die Bauchmuskeln sind auf dem Bild nicht gezeigt.

3.31. Rechte Iliakalgrube

Fossa iliaca

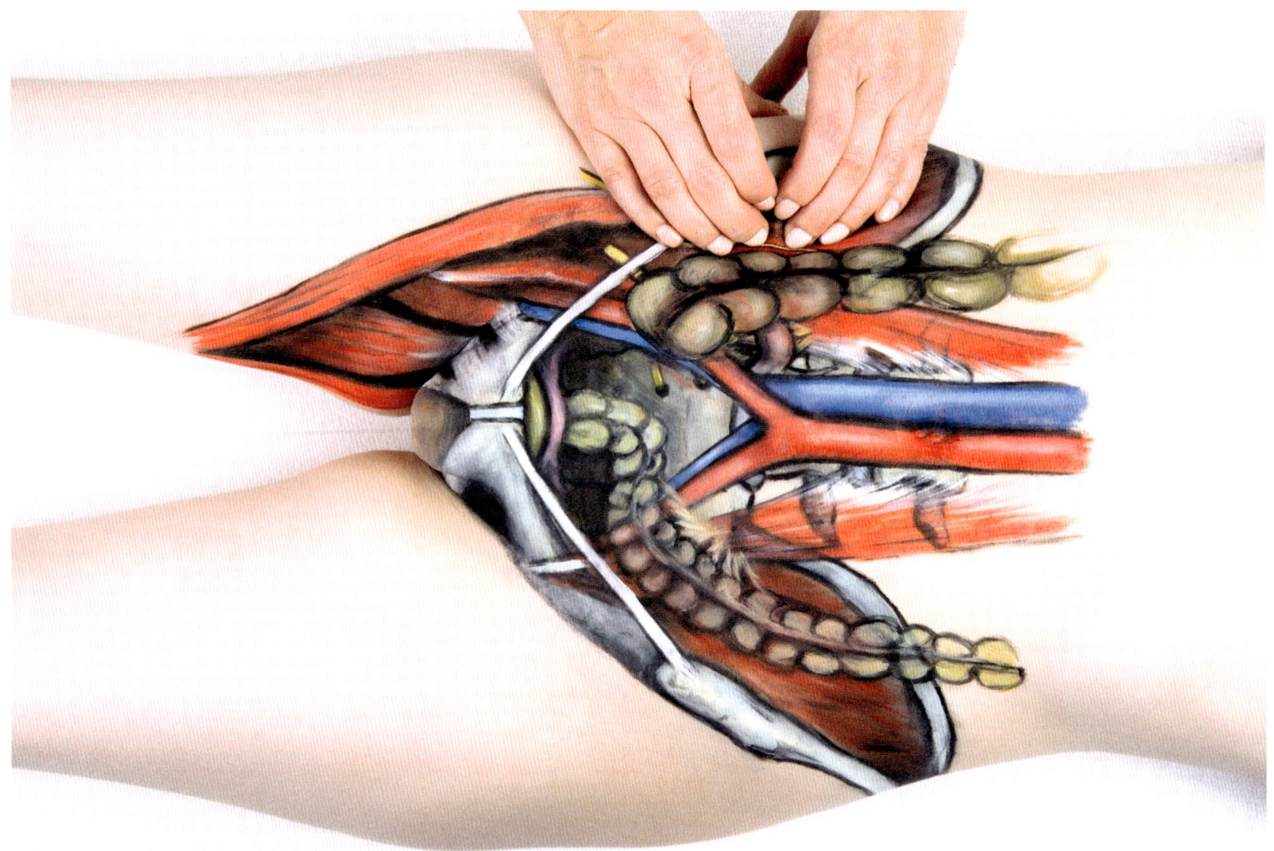

Ausgangsposition des Patienten

Rückenlage.

Ausgangsposition der Therapeutin

Die Therapeutin steht in Höhe des Beckens des Patienten, gerichtet zum Iliakalbereich. Die Finger sind oberhalb des Leistenbandes positioniert.

Ausführung der Palpation

Die Therapeutin palpiert die rechte Iliakalgrube in Richtung des M. iliacus. Sie führt die Finger tiefer, indem sie den Widerstand der Bauchmuskeln überwindet. Die Finger sind lateral des Blinddarms positioniert. Die Bauchmuskeln sind auf dem Bild nicht gezeigt.

3.32. Iliakalgrube

Fossa iliaca

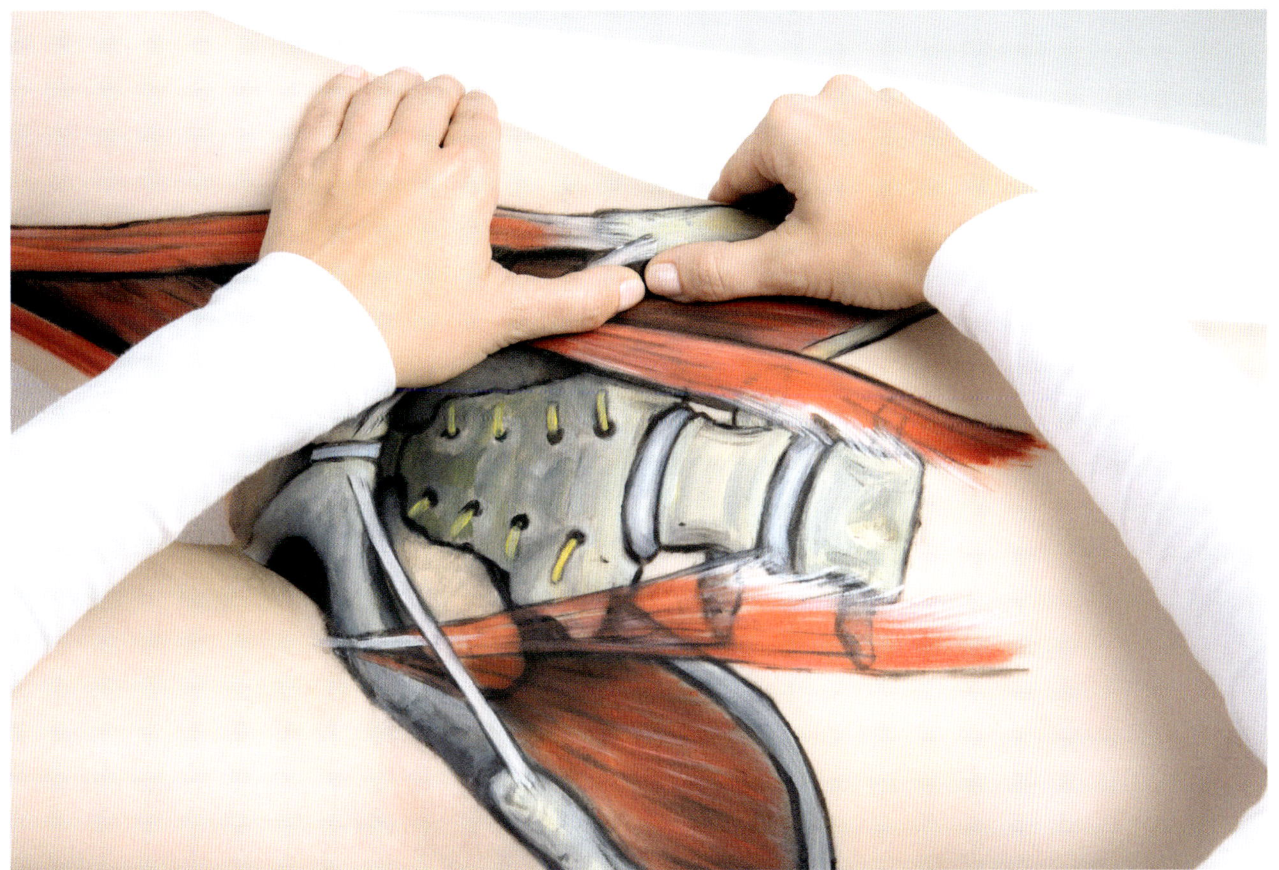

Ausgangsposition des Patienten

Rückenlage.

Ausgangsposition der Therapeutin

Die Therapeutin steht in Höhe des Beckens des Patienten, gerichtet zum Iliakalbereich auf der gegenüberliegenden Seite. Die Finger sind oberhalb des Leistenbandes positioniert.

Ausführung der Palpation

Die Therapeutin palpiert die rechte Iliakalgrube in Richtung des Leistenbandes. Sie führt die Finger tiefer, indem sie den Widerstand der Bauchmuskeln überwindet. Durch Kompression der Gewebe nahe dem Ansatz des Leistenbandes kann eine Empfindlichkeit des lateralen Hautnervs des Oberschenkels hervorgerufen werden. Die Bauchmuskeln sind auf dem Bild nicht gezeigt.

3.33. Lateraler Hautnerv des Oberschenkels

N. cutaneus femoris lat.

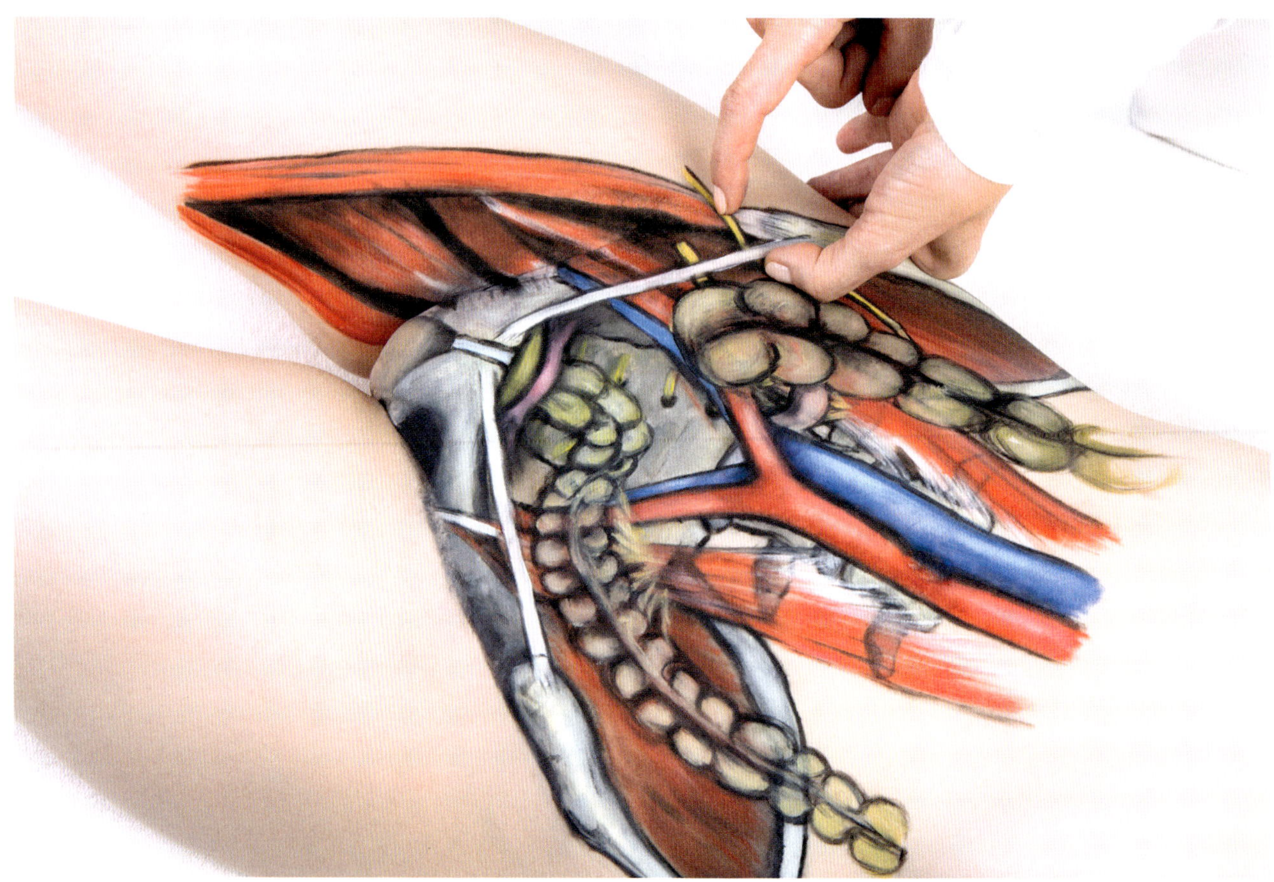

Ausgangsposition des Patienten

Rückenlage.

Ausgangsposition der Therapeutin

Die Therapeutin steht in Höhe des Beckens des Patienten, zu seiner Flanke gerichtet. Der Daumen ist auf der Innenseite des vorderen oberen Darmbeinstachels positioniert.

Ausführung der Palpation

Die Therapeutin lokalisiert den Verlauf des lateralen Hautnervs des Oberschenkels im Leistenbereich. Die Bauchmuskeln sind auf dem Bild nicht gezeigt.

3.34. Iliakalgrube

Fossa iliaca

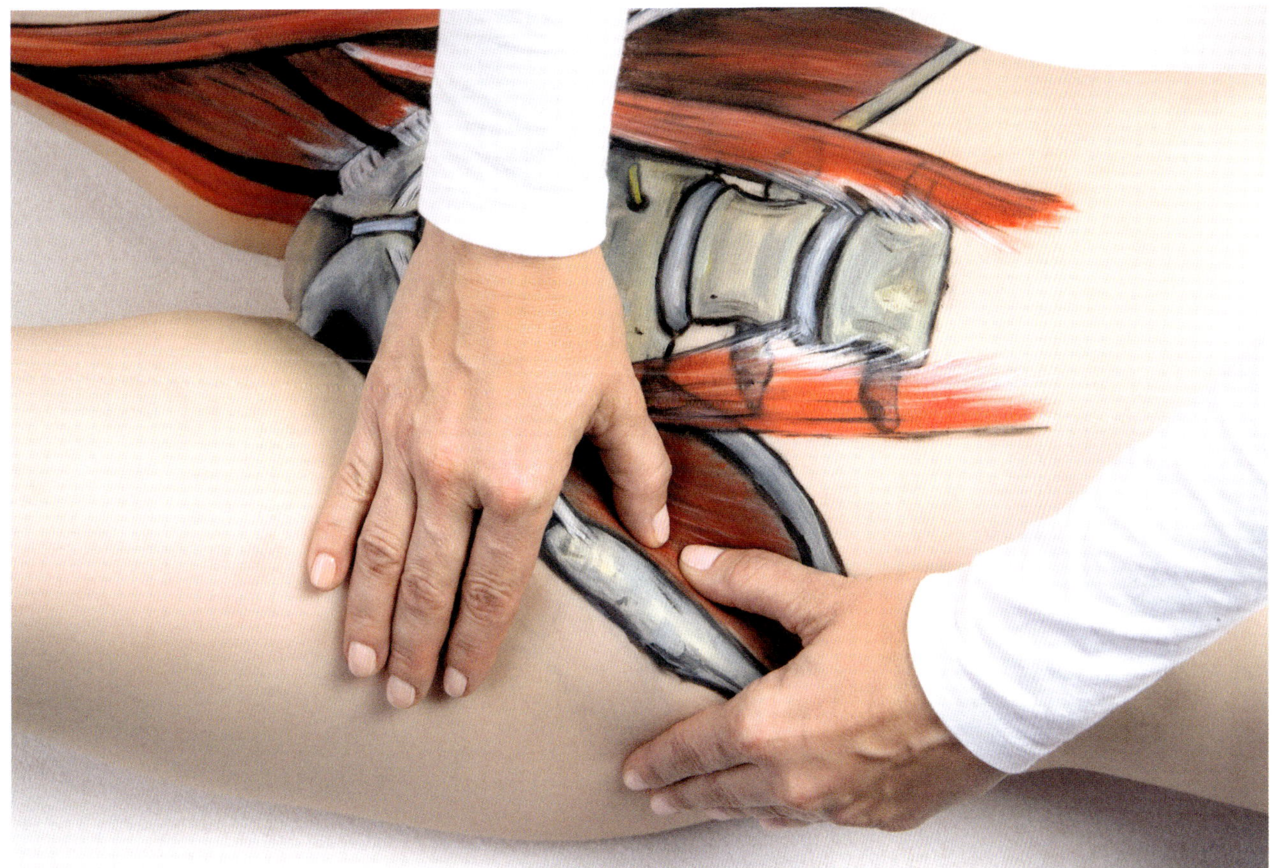

Ausgangsposition des Patienten

Rückenlage.

Ausgangsposition der Therapeutin

Die Therapeutin steht in Höhe des Beckens des Patienten, gerichtet zum Iliakalbereich auf der gegenüberliegenden Seite. Die Finger sind oberhalb des Leistenbandes positioniert.

Ausführung der Palpation

Die Therapeutin palpiert die linke Iliakalgrube in Richtung des Musculus iliacus. Sie führt die Finger tiefer, indem sie den Widerstand der Bauchmuskeln überwindet. Die Bauchmuskeln sind auf dem Bild nicht gezeigt.

3.35. Linke Iliakalgrube

Fossa iliaca

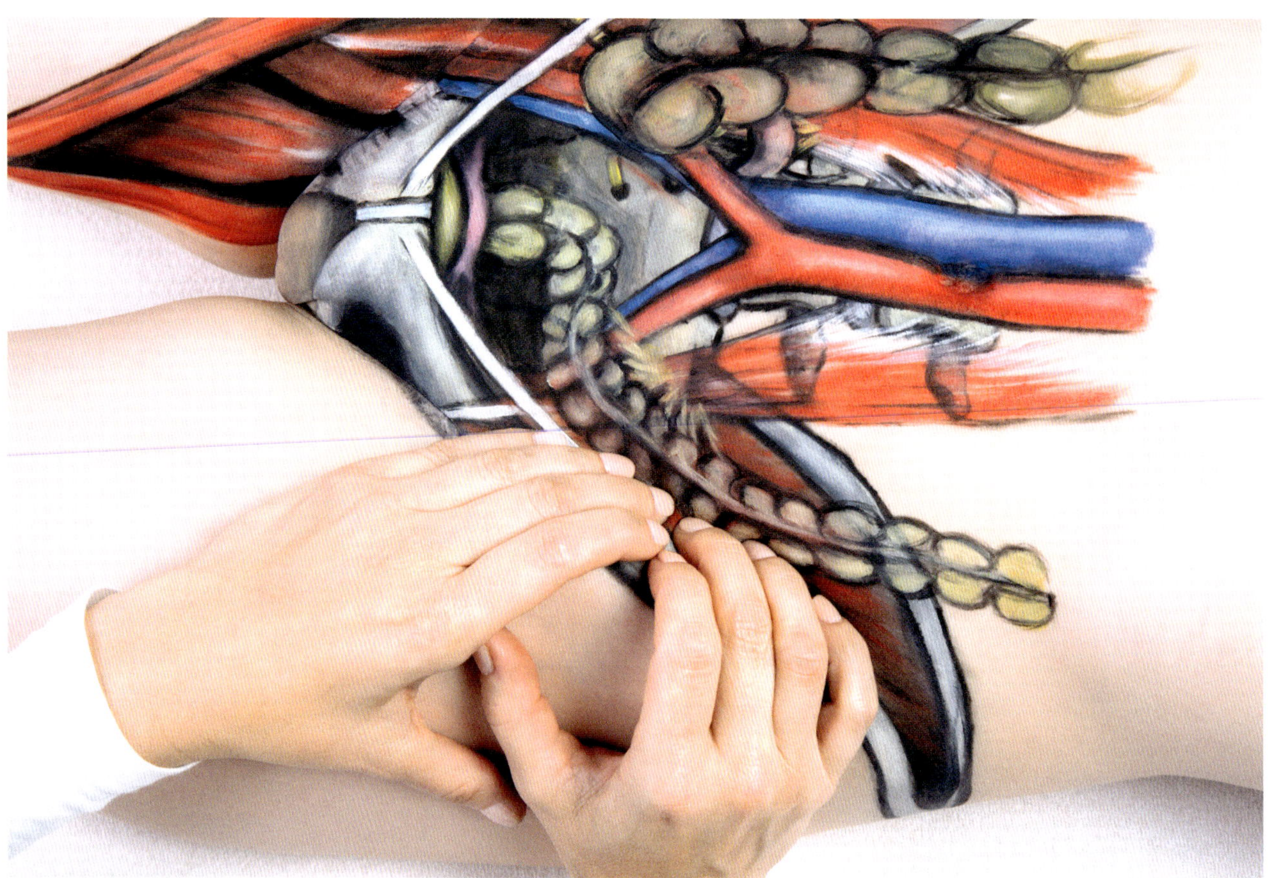

Ausgangsposition des Patienten

Rückenlage.

Ausgangsposition der Therapeutin

Die Therapeutin steht in Höhe des Beckens des Patienten, gerichtet zum Iliakalbereich. Die Finger sind oberhalb des Leistenbandes positioniert.

Ausführung der Palpation

Die Therapeutin palpiert die linke Iliakalgrube in Richtung des Musculus iliacus. Sie führt die Finger tiefer, indem sie den Widerstand der Bauchmuskeln überwindet. Die Finger sind lateral des Rektums positioniert. Die Bauchmuskeln sind auf dem Bild nicht gezeigt.

3.36. Weiße Linie

Linea alba

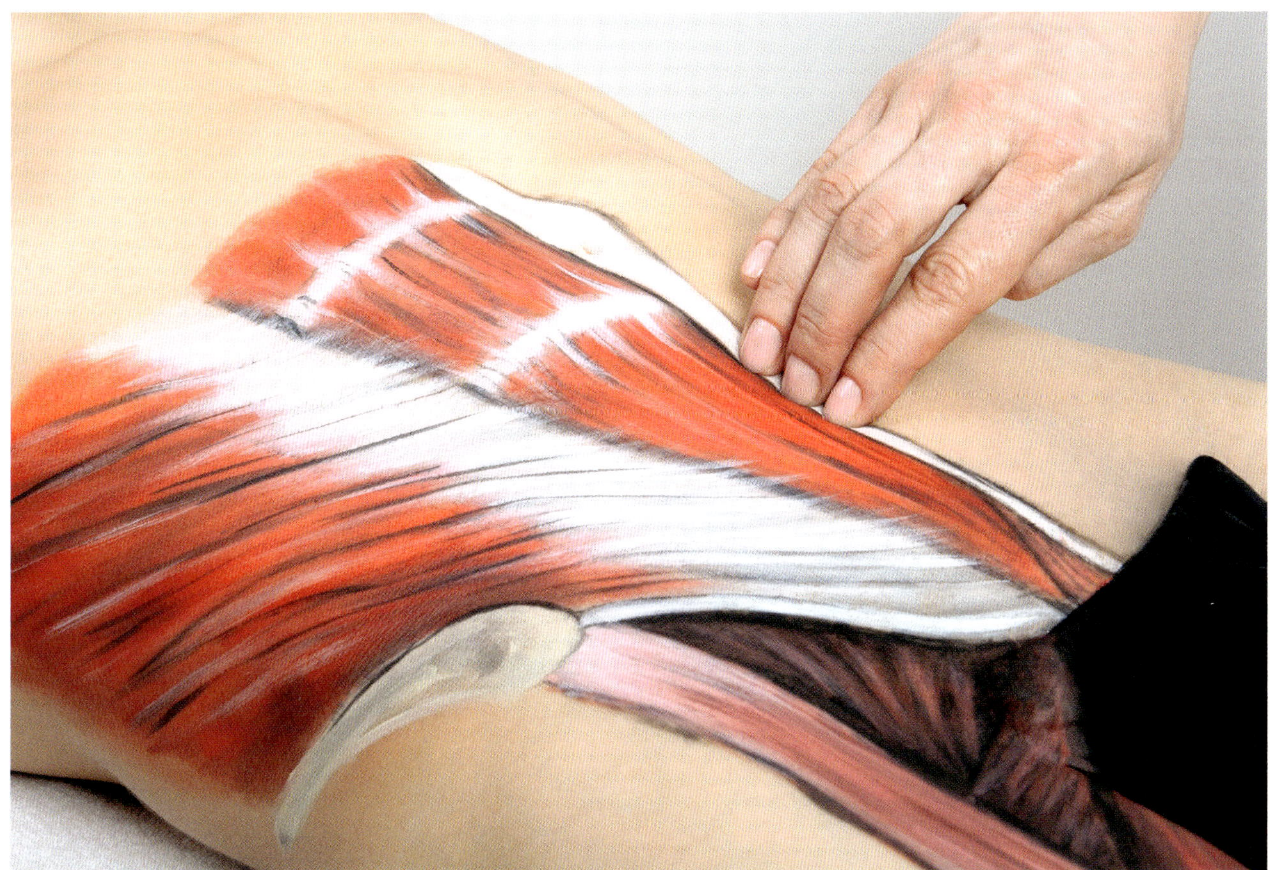

Ausgangsposition des Patienten

Rückenlage.

Ausgangsposition der Therapeutin

Stehend, auf der Beckenhöhe des Patienten.

Ausführung der Palpation

Die Therapeutin verlagert die Finger zwischen den Innenrändern der geraden Bauchmuskeln entlang der Linie zwischen der Schambeingefuge und dem Schwertfortsatz des Brustbeins.

3.37. Linea semilunaris

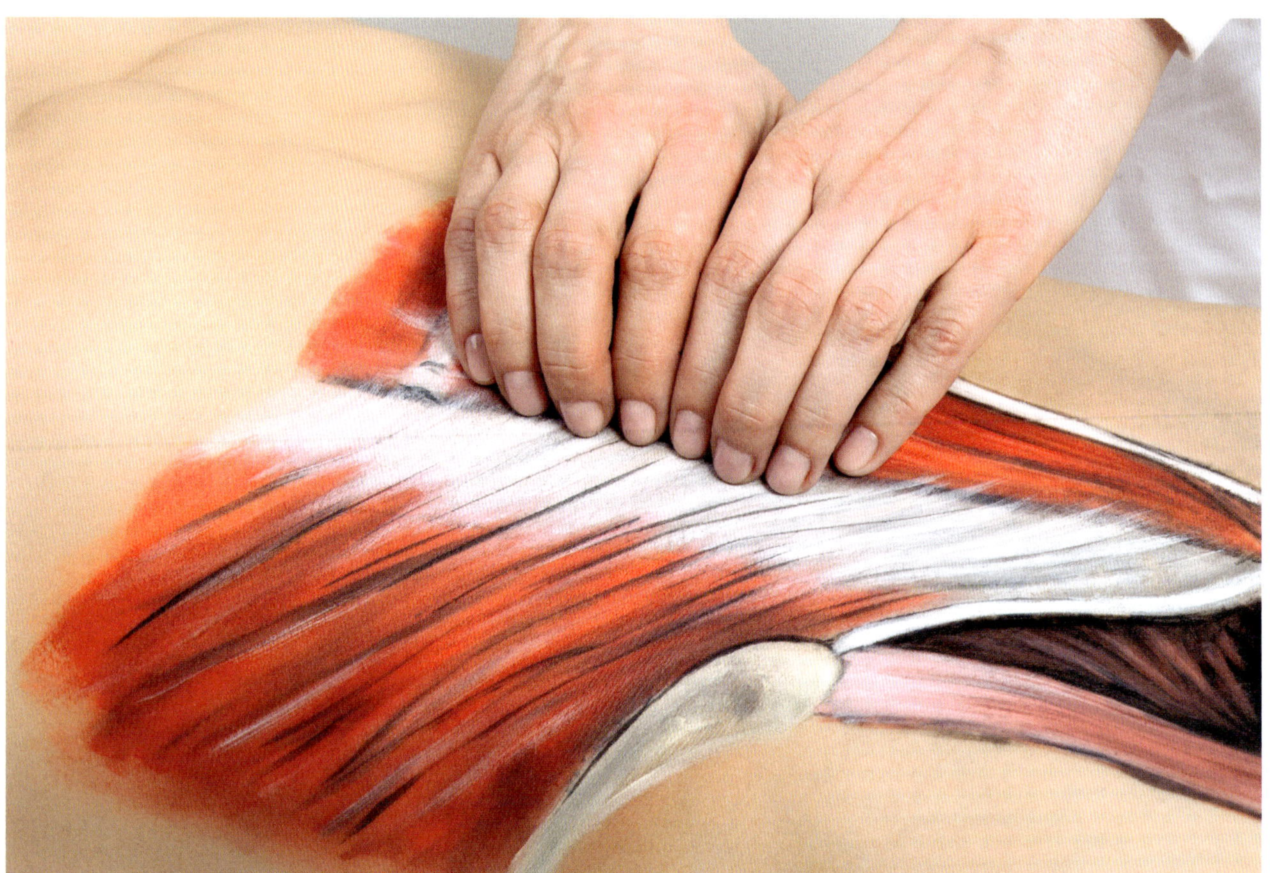

Ausgangsposition des Patienten

Rückenlage.

Ausgangsposition der Therapeutin

Stehend, auf der Beckenhöhe des Patienten, von der Gegenseite der Palpation.

Ausführung der Palpation

Die Therapeutin palpiert und bewertet mit den Fingern beider Hände den lateralen Rand des geraden Bauchmuskels vom Knochenhöckerchen des Schambeins her zum Thorax hin.

3.38. Unterbauch

Hypogastrium

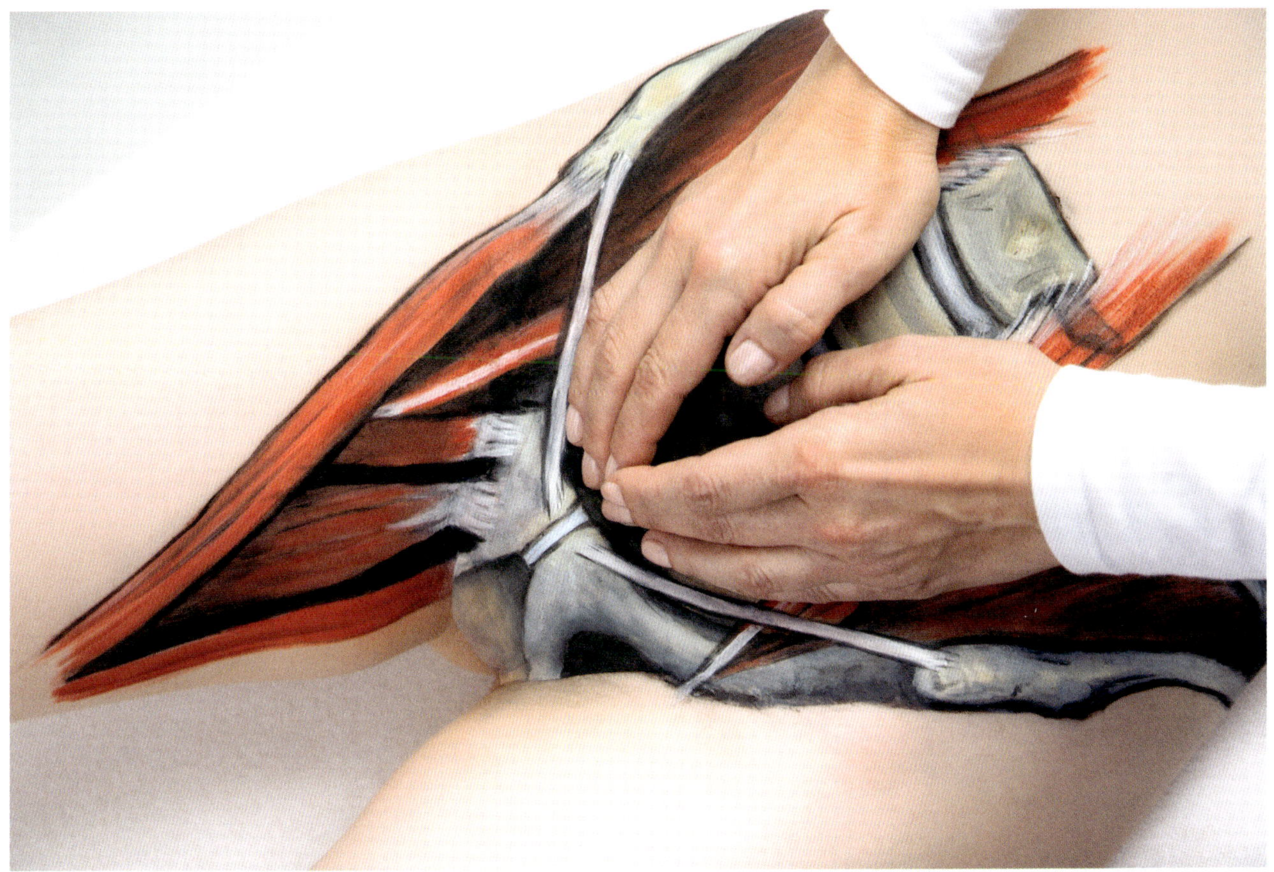

Ausgangsposition des Patienten

Rückenlage.

Ausgangsposition der Therapeutin

Die Therapeutin steht in Höhe des Rumpfes des Patienten, gerichtet zu dessen Füßen. Die Finger sind oberhalb des Leistenbandes und des Schambeins positioniert.

Ausführung der Palpation

Die Therapeutin palpiert die vordere Bauchwand im Unterbauchbereich oberhalb des distalen Ansatzes der geraden Bauchmuskeln. Der Handgriff wird angewendet, um Dünndarmschleifen zu erfassen. Die Bauchmuskeln sind auf dem Bild nicht gezeigt.

3.39. Großer Lendenmuskel

M. psoas major

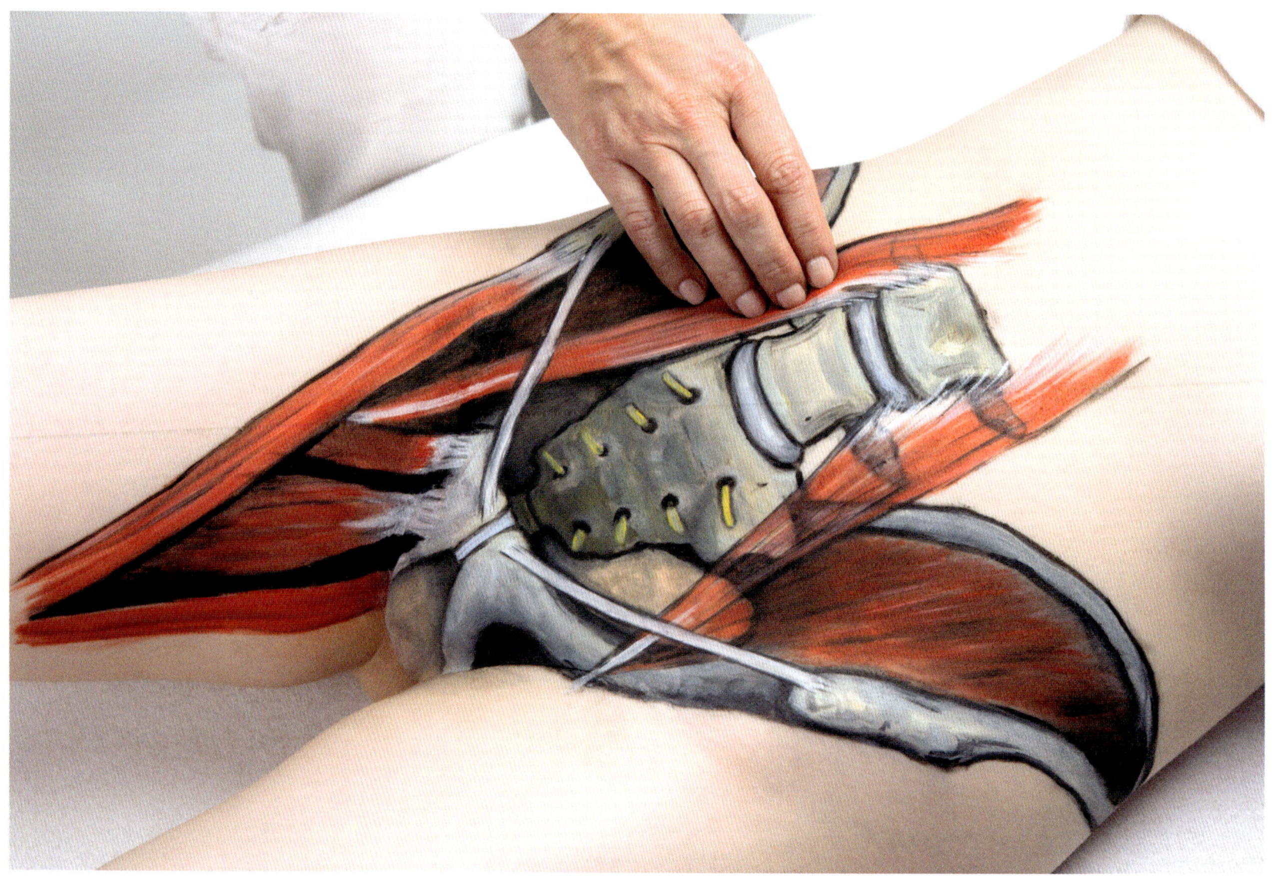

Ausgangsposition des Patienten

Rückenlage.

Ausgangsposition der Therapeutin

Die Therapeutin steht in Höhe des Beckens des Patienten, gerichtet zu dessen Flanke. Die Finger sind am äußeren Rand des geraden Bauchmuskels unterhalb des Nabels positioniert.

Ausführung der Palpation

Die Therapeutin untersucht den M. psoas major. Sie führt die Finger tiefer, indem sie den Widerstand der Bauchmuskeln und der Baucheingeweide überwindet. Sie spürt die Spannung des Lendenmuskels während der aktiven Bewegung des Anhebens des Beines. Die Bauchmuskeln sind auf dem Bild nicht gezeigt.

3.40. Großer Lendenmuskel (medialer Rand)

M. psoas major

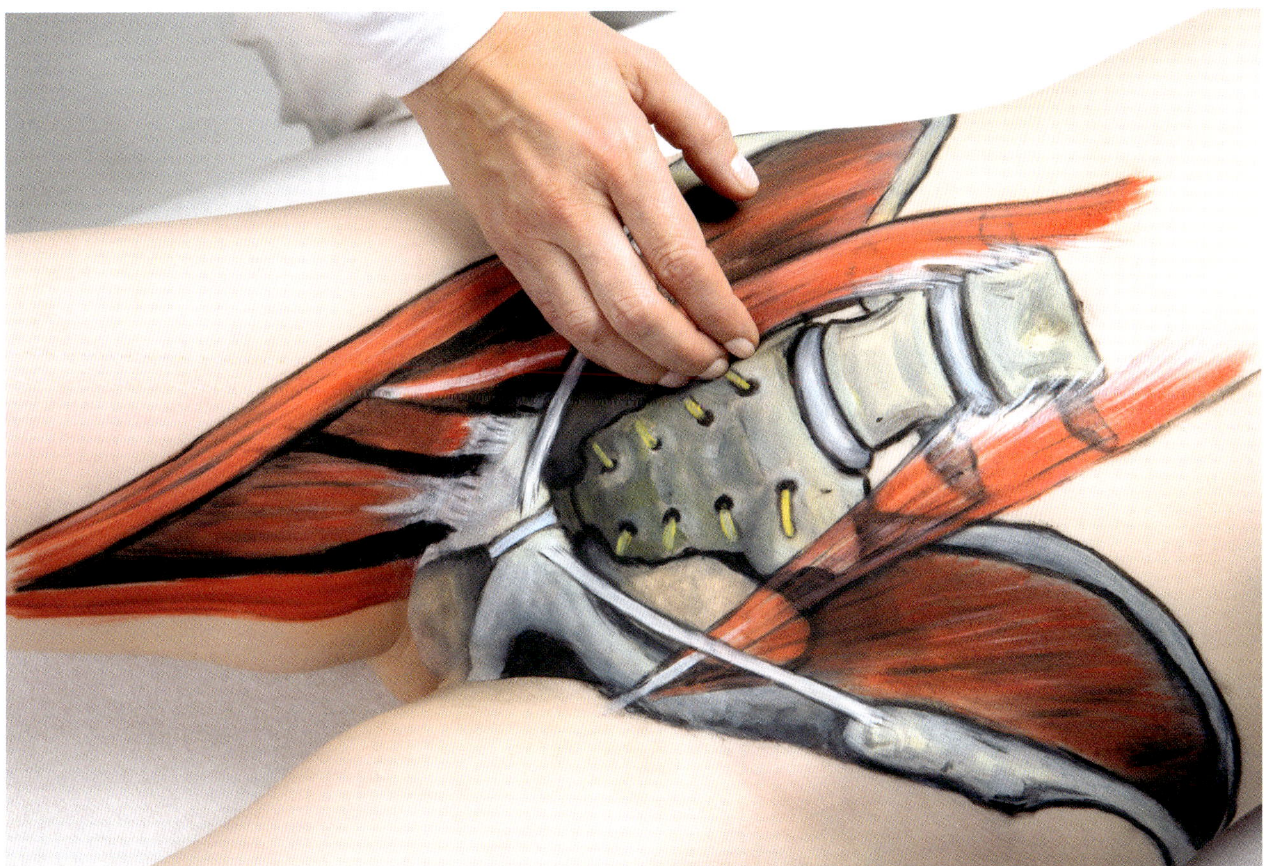

Ausgangsposition des Patienten

Rückenlage.

Ausgangsposition der Therapeutin

Die Therapeutin steht in Höhe des Beckens des Patienten, gerichtet zu dessen Seite. Die Finger sind am äußeren Rand des geraden Bauchmuskels in Hohe des vorderen oberen Darmbeinstachels positioniert.

Ausführung der Palpation

Die Therapeutin untersucht den medialen Rand des M. psoas major. Sie führt die Finger tiefer und nach medial im Vergleich zur vorderen Oberfläche des M. psoas major. Die Richtigkeit der Palpation kann durch aktive Beugung im Hüftgelenk bestätigt werden. Die Bauchmuskeln sind auf dem Bild nicht gezeigt.

3.41. Großer Lendenmuskel (lateraler Rand)

M. psoas major

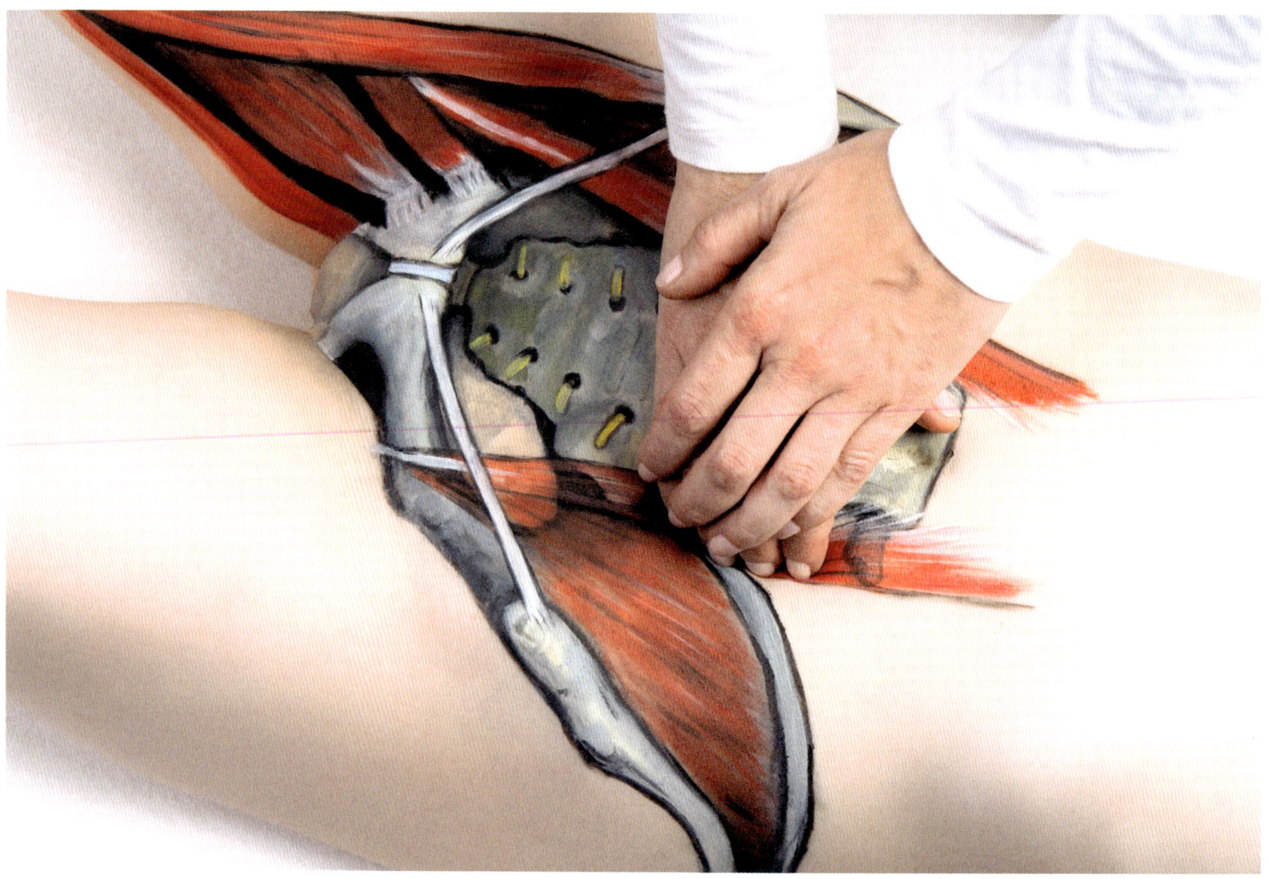

Ausgangsposition des Patienten

Rückenlage.

Ausgangsposition der Therapeutin

Die Therapeutin steht in Höhe des Beckens des Patienten, gerichtet zum Iliakalbereich auf der gegenüberliegenden Seite. Die Finger sind am äußeren Rand des geraden Bauchmuskels unterhalb des Nabels positioniert.

Ausführung der Palpation

Die Therapeutin palpiert den lateralen Rand des M. psoas major. Sie führt die Finger tiefer und seitlich im Vergleich zur vorderen Oberfläche des großen M. psoas major. Die Richtigkeit der Palpation kann durch aktive Beugung im Hüftgelenk bestätigt werden. Die Bauchmuskeln sind auf dem Bild nicht gezeigt.

3.42. Großer Lendenmuskel

M. psoas major

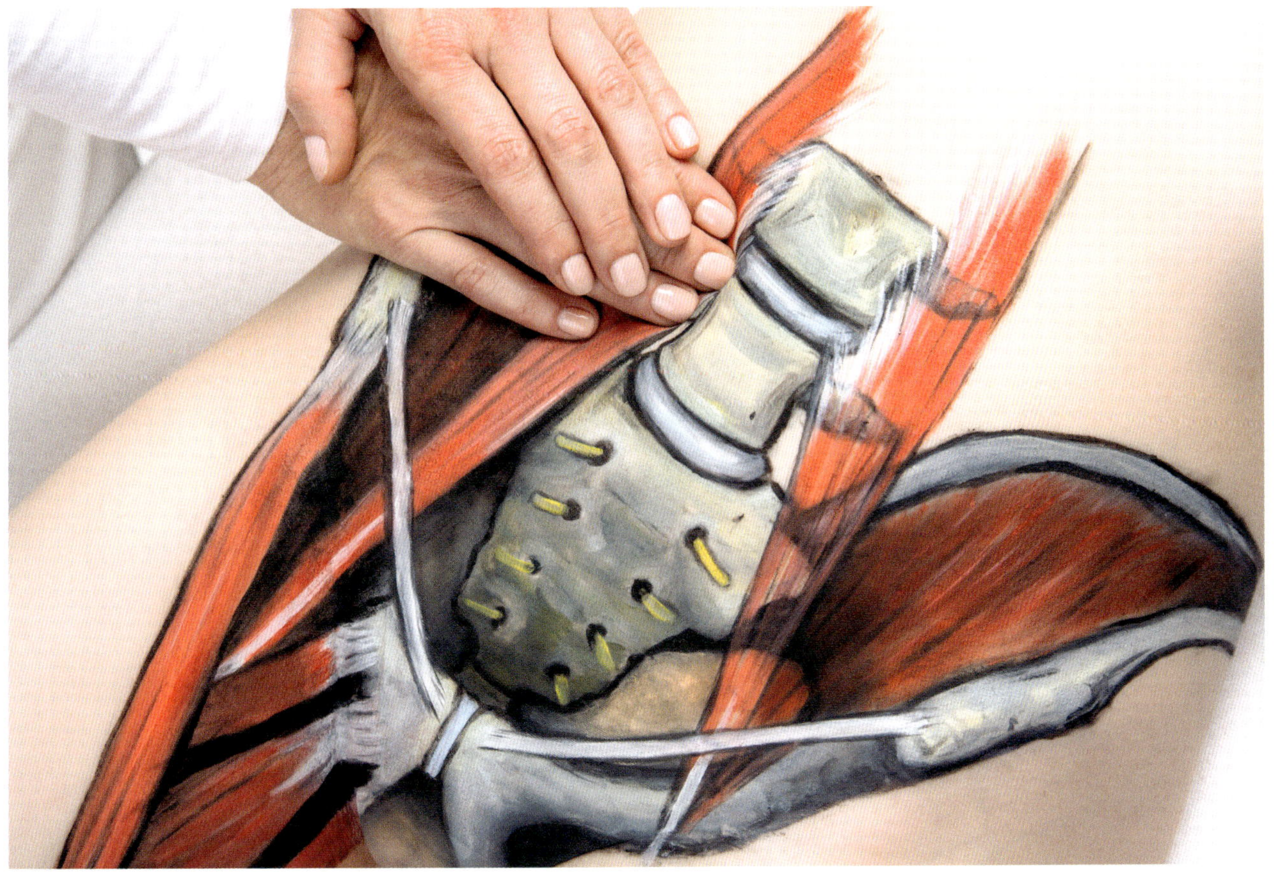

Ausgangsposition des Patienten

Rückenlage.

Ausgangsposition der Therapeutin

Die Therapeutin steht in Höhe des Beckens des Patienten, gerichtet zu dessen Seite. Die Finger sind am äußeren Rand des geraden Bauchmuskels unterhalb des Nabels positioniert.

Ausführung der Palpation

Die Therapeutin palpiert mit beiden Händen den M. psoas major. Sie bewegt die Finger in medialer Richtung. Bei schlanken Menschen kann der knöcherne Widerstand der vorderen Oberfläche der Wirbelkörper erspürt werden. Bei der Untersuchung auf der linken Seite sollte besonders vorsichtig vorgegangen werden aufgrund der Nähe zur Bauchaorta. Die Bauchmuskeln sind auf dem Bild nicht gezeigt.

3.43. Gemeinsame Beckenarterie

A. iliaca communis

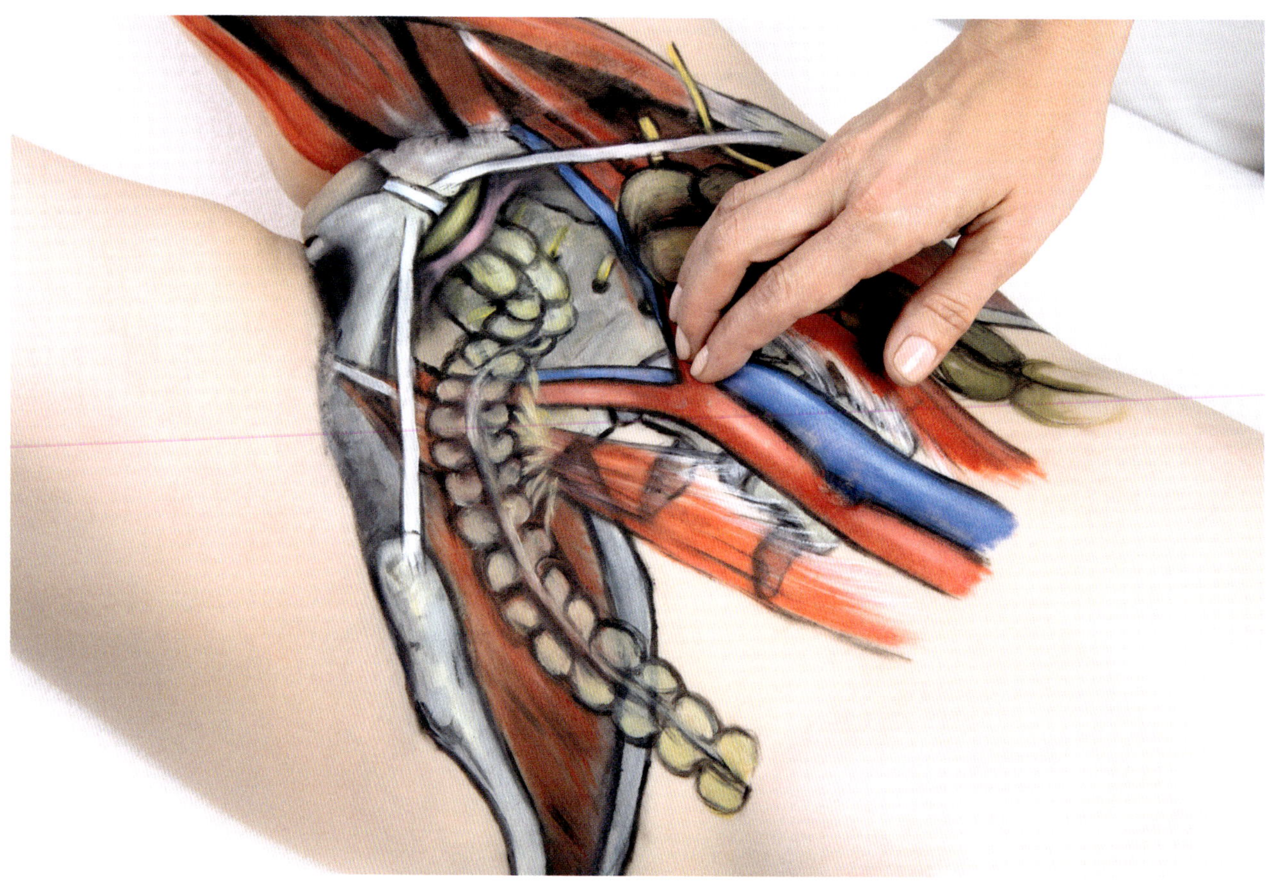

Ausgangsposition des Patienten

Rückenlage.

Ausgangsposition der Therapeutin

Die Therapeutin steht in Höhe des Rumpfes des Patienten, gerichtet zu dessen Flanke. Die Finger sind am seitlichen Rand des geraden Bauchmuskels auf Höhe des unteren Randes des Wirbels L5 positioniert.

Ausführung der Palpation

Die Therapeutin lokalisiert die A. iliaca communis. Sie bewegt die Finger von der vorderen Oberfläche des M. psoas major in medialer und kaudaler Richtung. Die Bauchmuskeln sind auf dem Bild nicht gezeigt.

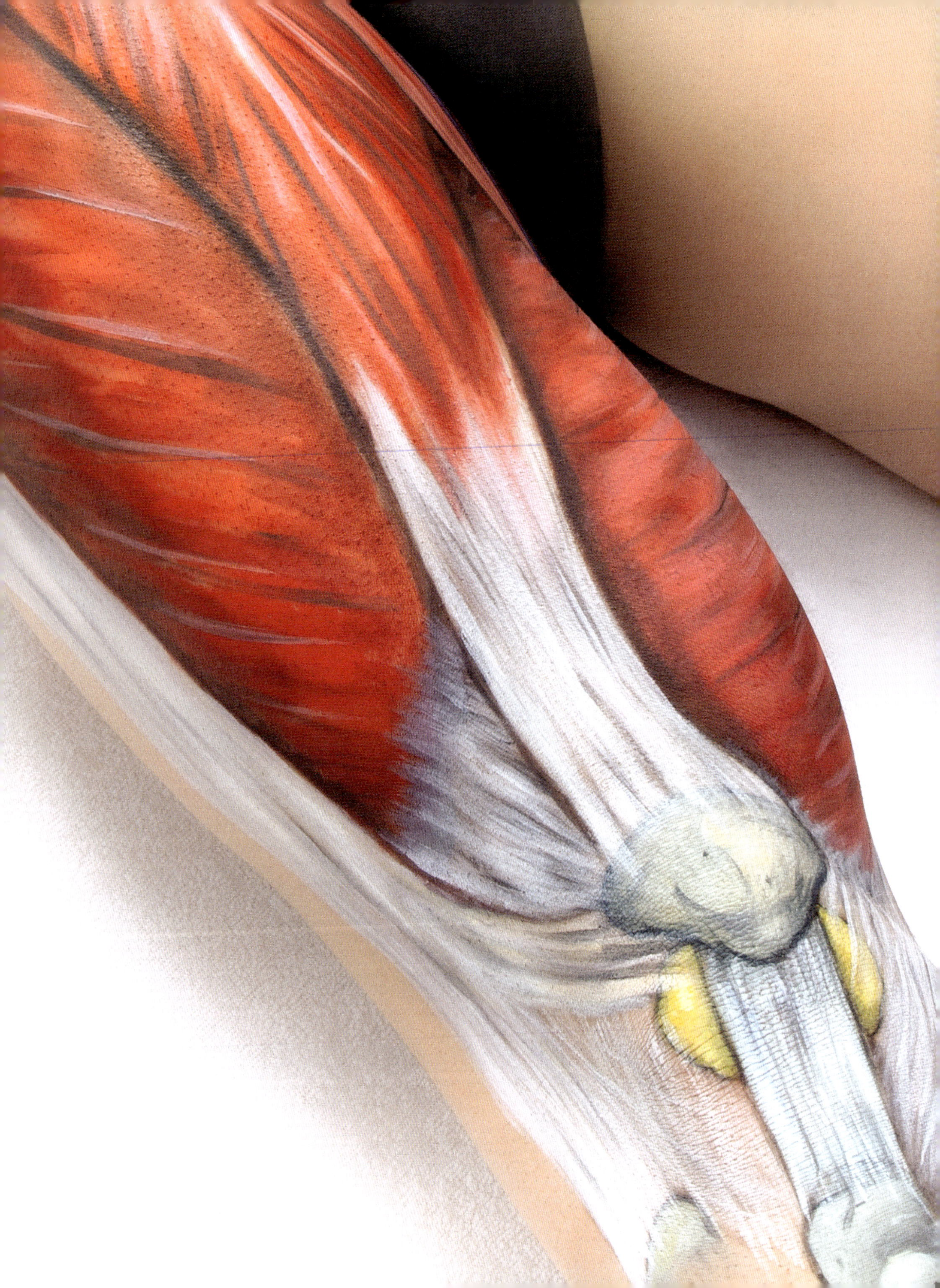

4

VORDERER OBERSCHENKEL

4.1. Oberschenkelgrübchen

Foveola femoris

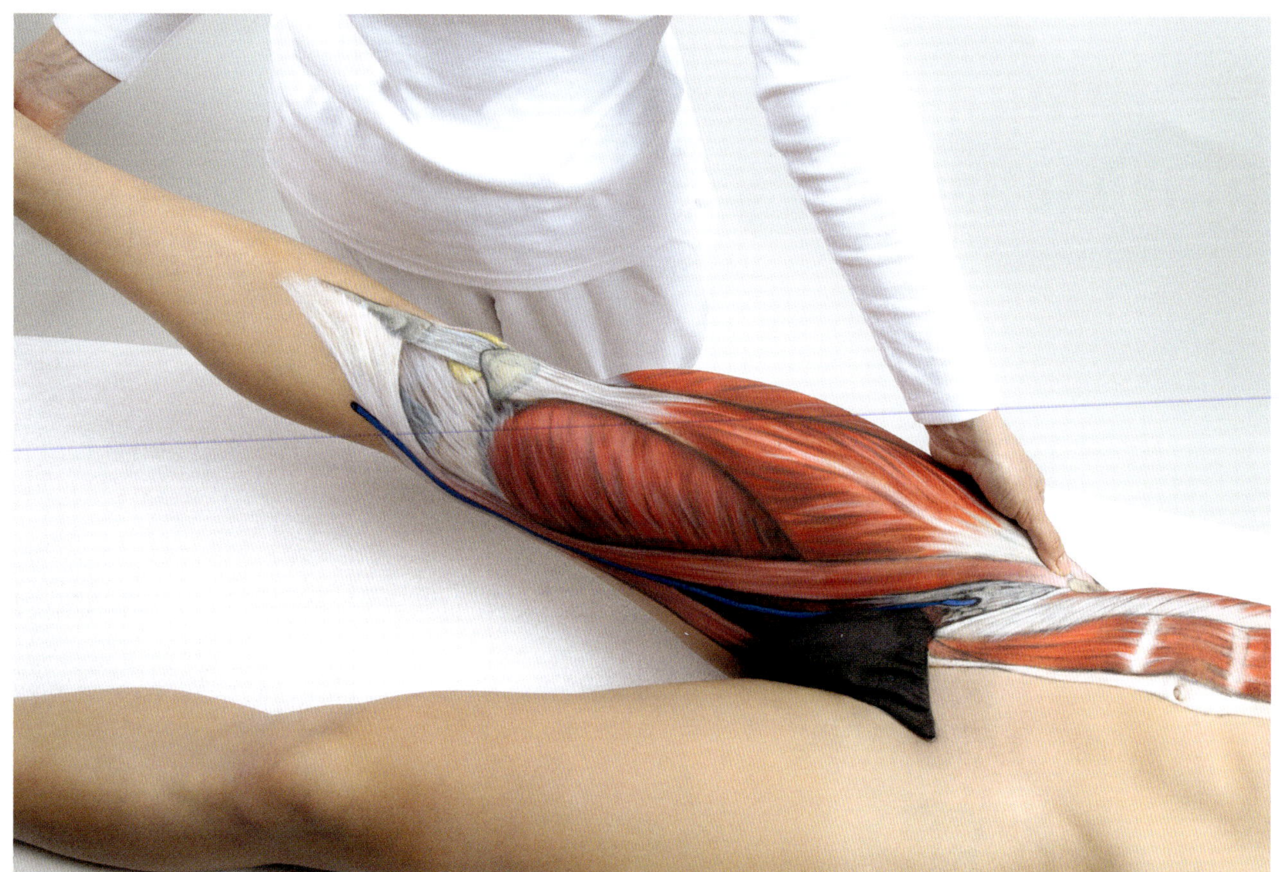

Ausgangsposition des Patienten

Rückenlage. Das Bein angehoben, über der Bankfläche.

Ausgangsposition der Therapeutin

Stehend, auf der Kniehöhe des Patienten, von der Seite der Palpation.

Ausführung der Palpation

Die Therapeutin setzt die Daumenspitze in die sichtbare Vertiefung unterhalb des vorderen oberen Darmbeinstachel.

4.2. Oberschenkelgrübchen (Abgrenzungen)

Foveola femoris

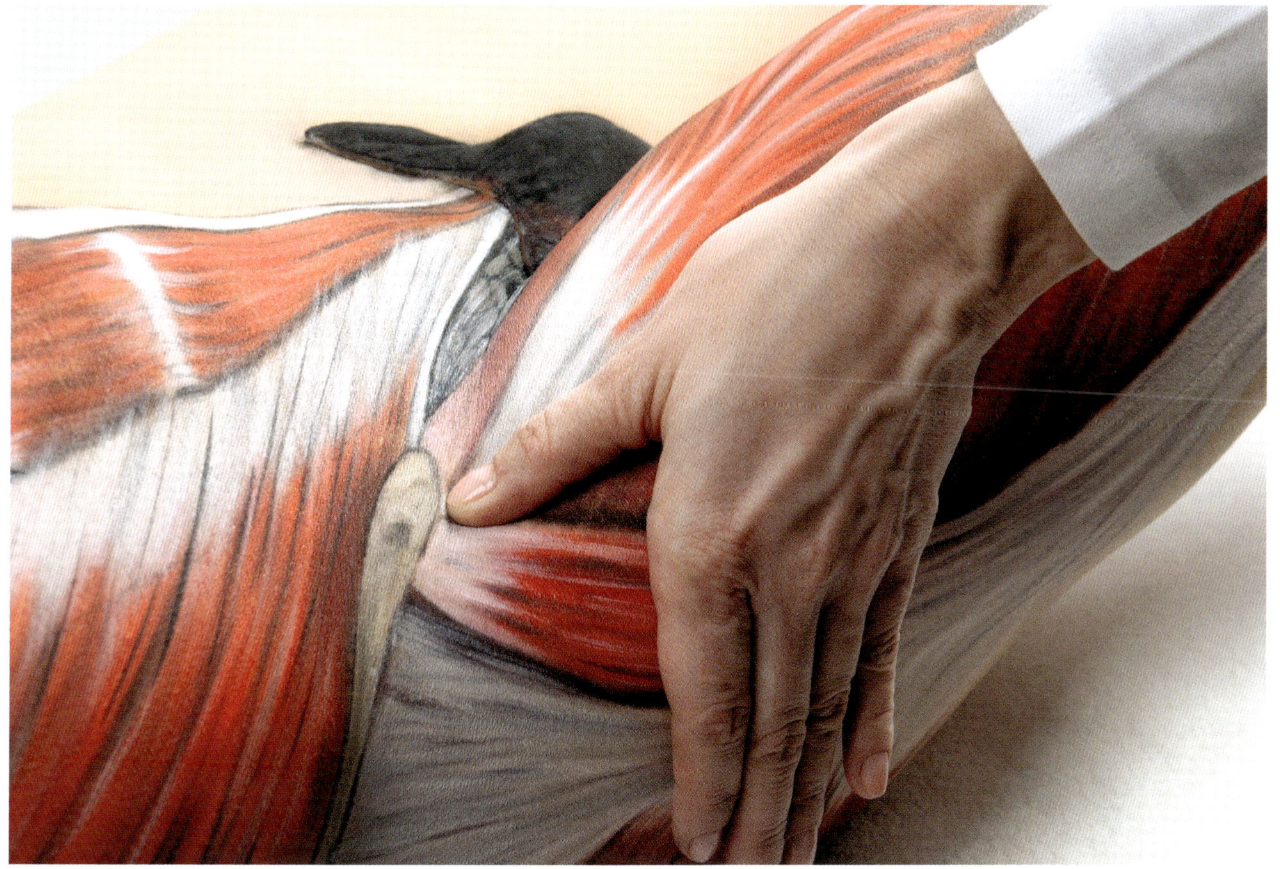

Ausgangsposition des Patienten

Rückenlage. Das Bein angehoben, über der Bankfläche.

Ausgangsposition der Therapeutin

Stehend, auf der Kniehöhe des Patienten, von der Seite der Palpation.

Ausführung der Palpation

Die Therapeutin setzt die Daumenspitze in die sichtbare Vertiefung unterhalb des vorderen oberen Darmbeinstachels. Die genannte Vertiefung (das sog. Oberschenkelgrübchen) ist von dem M. starorius und dem M. tensor fasciae latae abgegrenzt. Sie befindet sich kaudal des Ursprungs der Muskeln am vorderen oberen Darmbeinstachel.

4.3. Vorderer unterer Darmbeinstachel

Spina iliaca anterior inferior

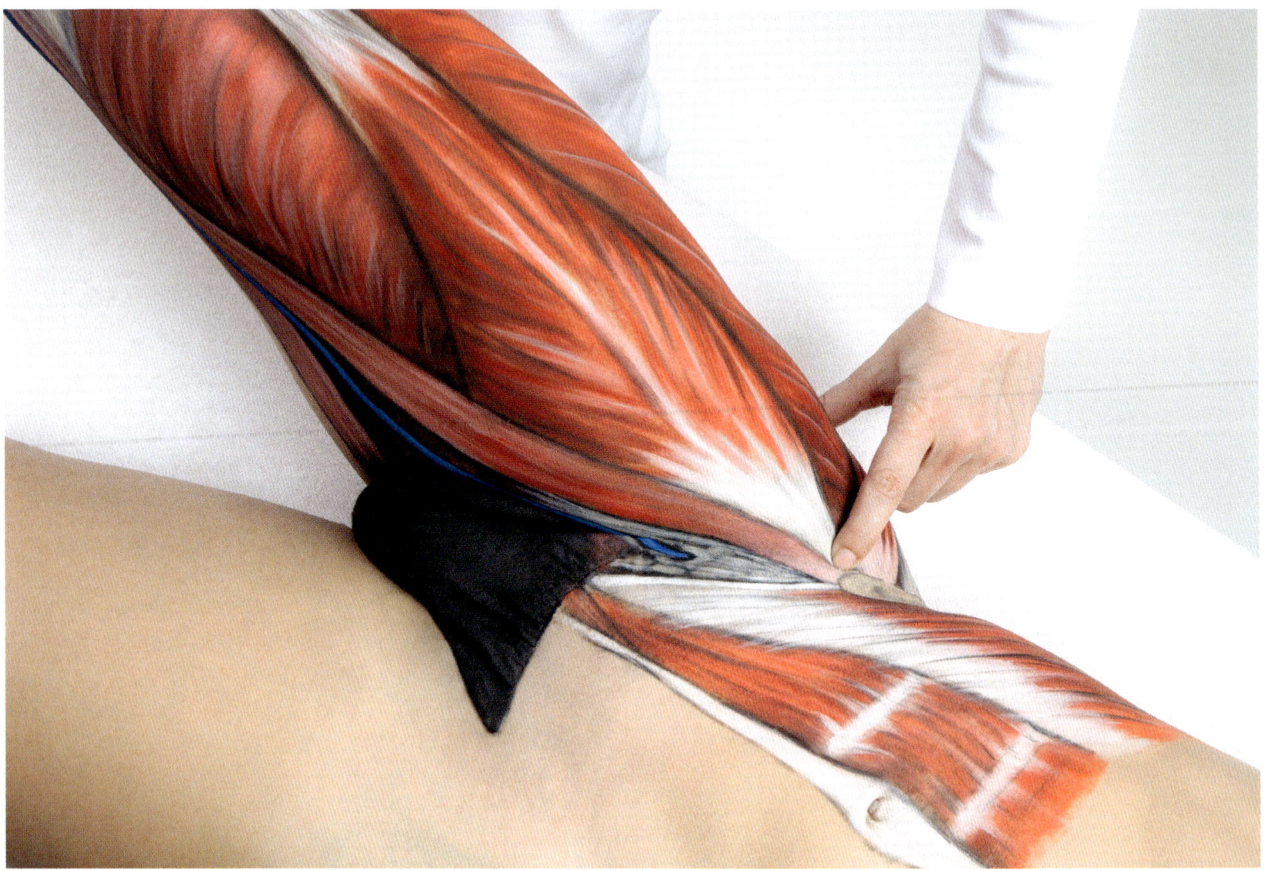

Ausgangsposition des Patienten

Rückenlage. Das Bein angehoben, über der Bankfläche.

Ausgangsposition der Therapeutin

Stehend, auf der Kniehöhe des Patienten, von der Seite der Palpation.

Ausführung der Palpation

Die Therapeutin palpiert und bewertet mit dem Zeigefinger den Boden des Oberschenkelgrübchens, der von dem vorderen unteren Darmbeinstachel und der Sehne des M. rectus femoris gebildet wird.

4.4. Musculus rectus femoris (Sehne)

M. rectus femoris (Tendo)

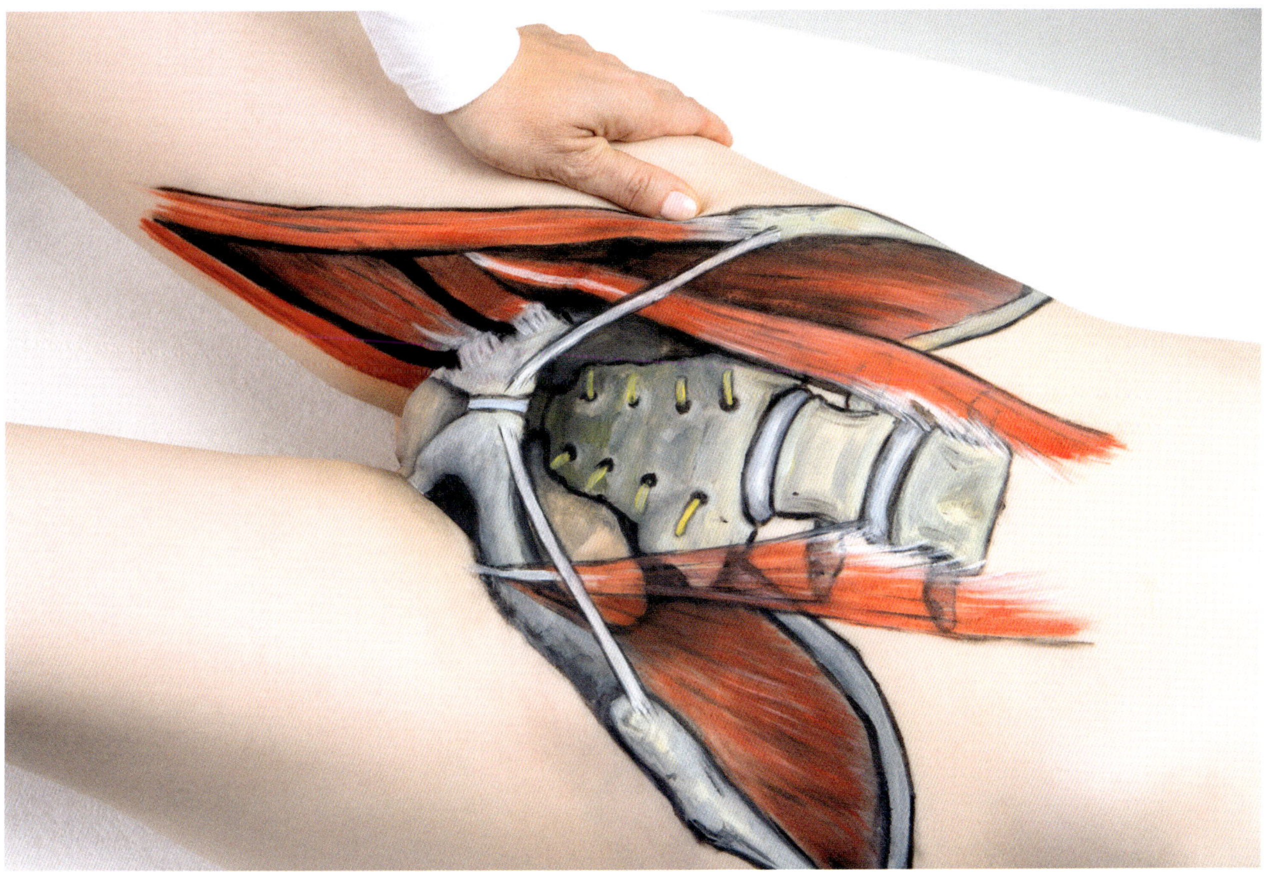

Ausgangsposition des Patienten

Rückenlage.

Ausgangsposition der Therapeutin

Die Therapeutin steht in Kniehöhe des Patienten und ist in Richtung seines Kopfes ausgerichtet. Der Daumen der linken Hand liegt in der Vertiefung unterhalb des vorderen oberen Darmbeinstachels in der sogenannten Fovea.

Ausführung der Palpation

Die Therapeutin untersucht die Sehne des Musculus rectus femoris. Sie ertastet die Spannung des Musculus rectus femoris während der Knieextension gegen Widerstand.

4.5. Musculus tensor fasciae latae

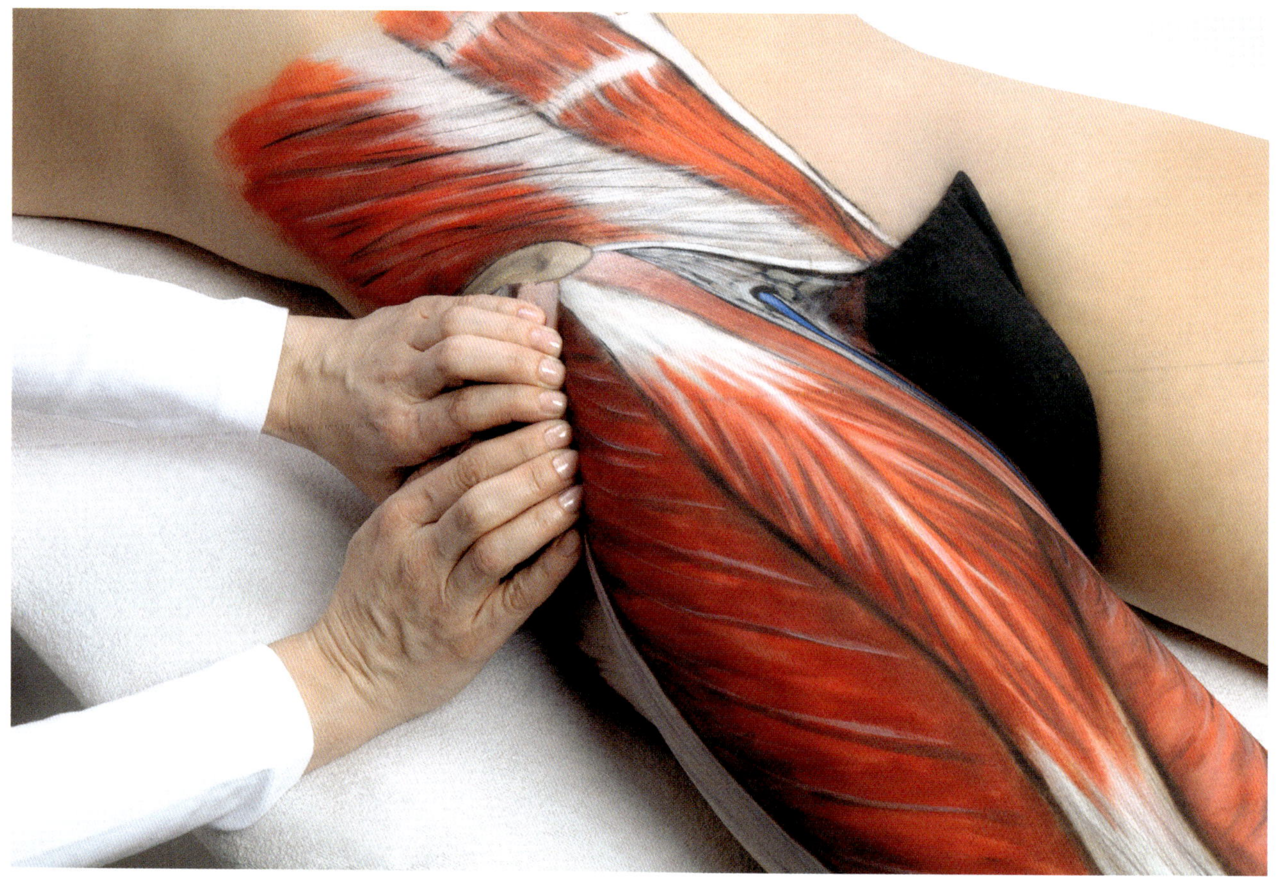

Ausgangsposition des Patienten

Rückenlage.

Ausgangsposition der Therapeutin

Stehend, auf der Oberkörperhöhe des Patienten, zu seinen Füßen gerichtet.

Ausführung der Palpation

Die Therapeutin palpiert und bewertet mit den Fingern beider Hände den vorderen Rand des M. tensor fasciae latae, indem sie die Finger entlang einer schrägen Linie von dem vorderen oberen Darmbeinstachel nach kaudal und lateral versetzt.

4.6. Musculus tensor fasciae latae (Tractus iliotibialis)

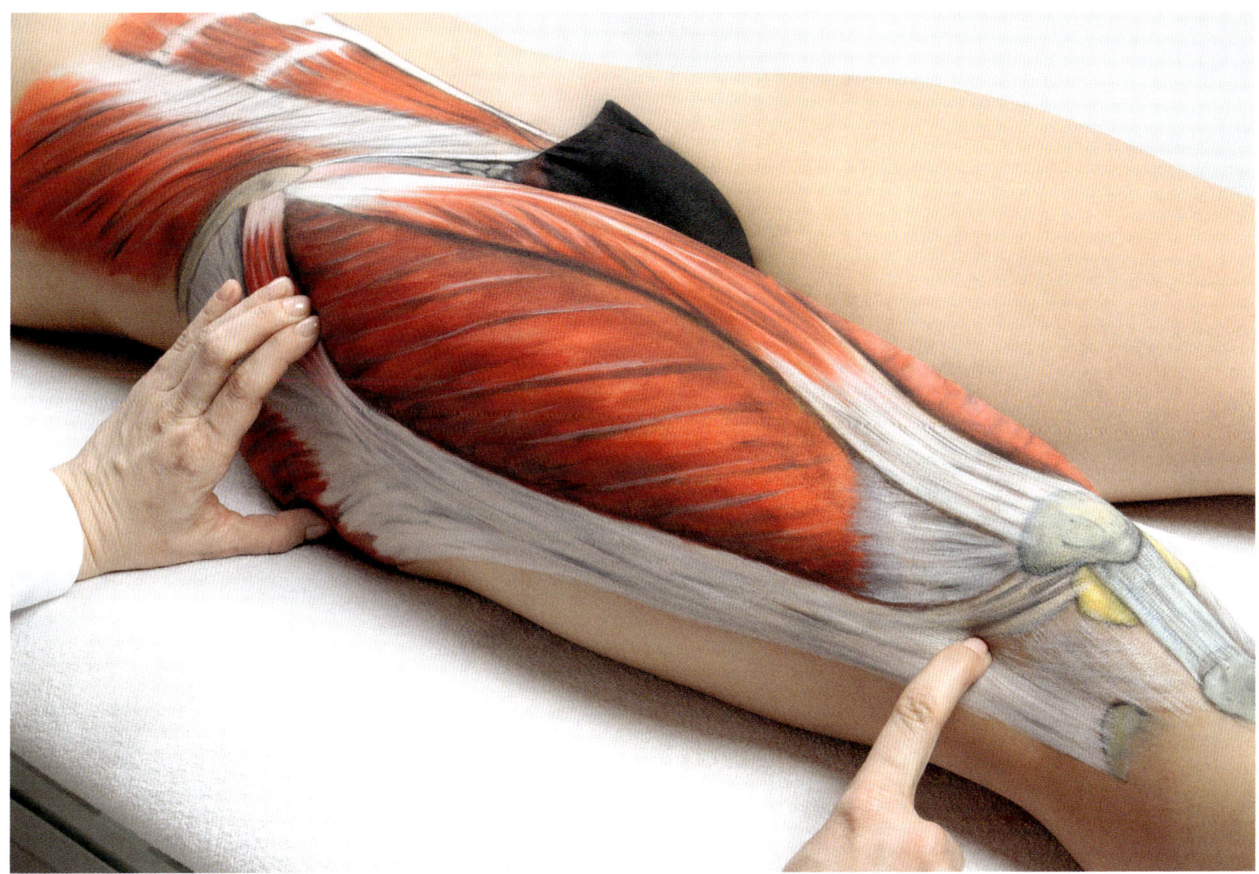

Ausgangsposition des Patienten

Rückenlage.

Ausgangsposition der Therapeutin

Stehend, auf der Oberkörperhöhe des Patienten, von der Seite der Palpation.

Ausführung der Palpation

Die Therapeutin legt die Lokalisation des vorderen Randes des M. tensor fasciae latae fest, der in den vorderen Rand des Tractus iliotibialis übergeht.

4.7. Tractus iliotibialis (vorderer Rand)

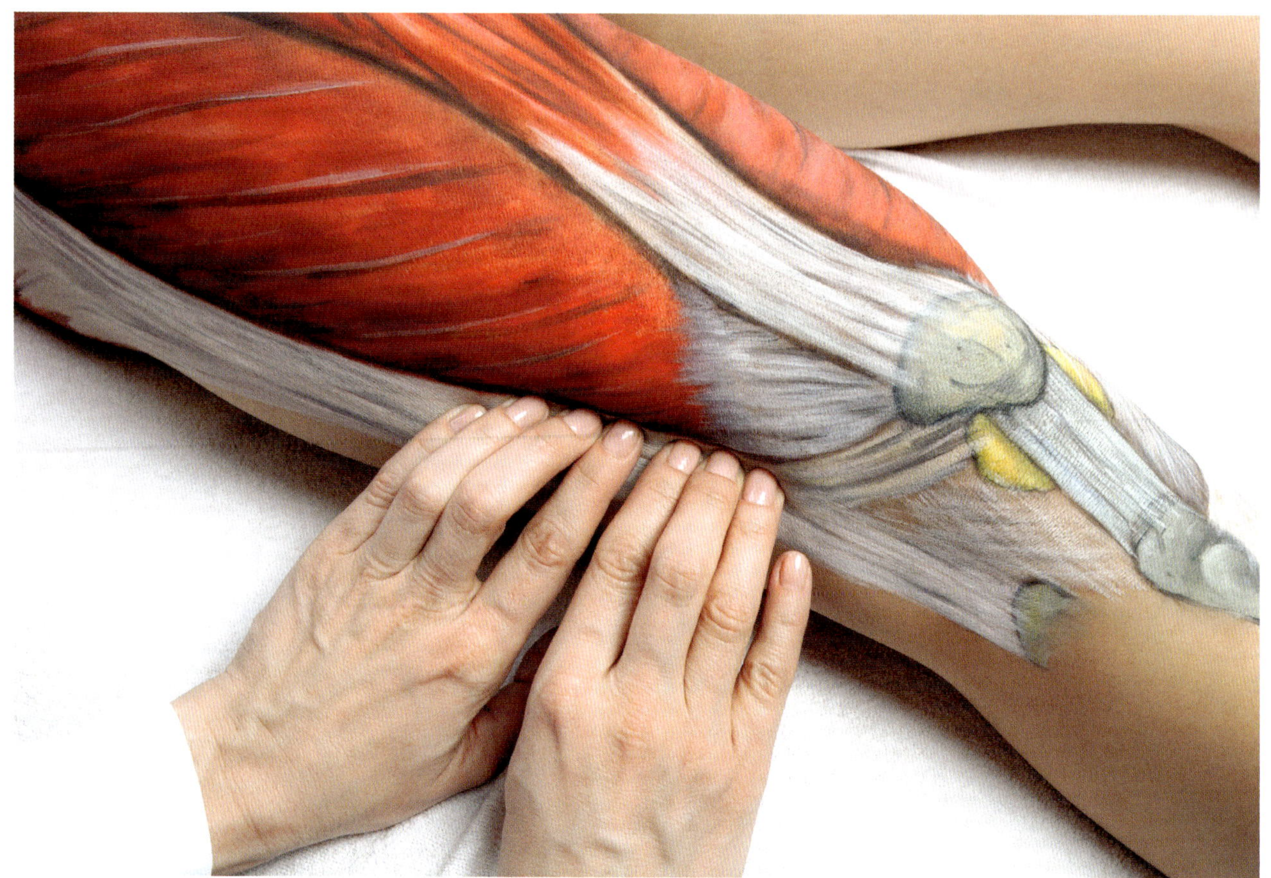

Ausgangsposition des Patienten

Rückenlage.

Ausgangsposition der Therapeutin

Stehend, auf der Oberkörperhöhe des Patienten, von der Seite der Palpation.

Ausführung der Palpation

Die Therapeutin palpiert und bewertet den vorderen Rand des Tractus iliotibialis auf der Fläche des M. vastus lateralis.

4.8. Tractus iliotibialis (hinterer Rand)

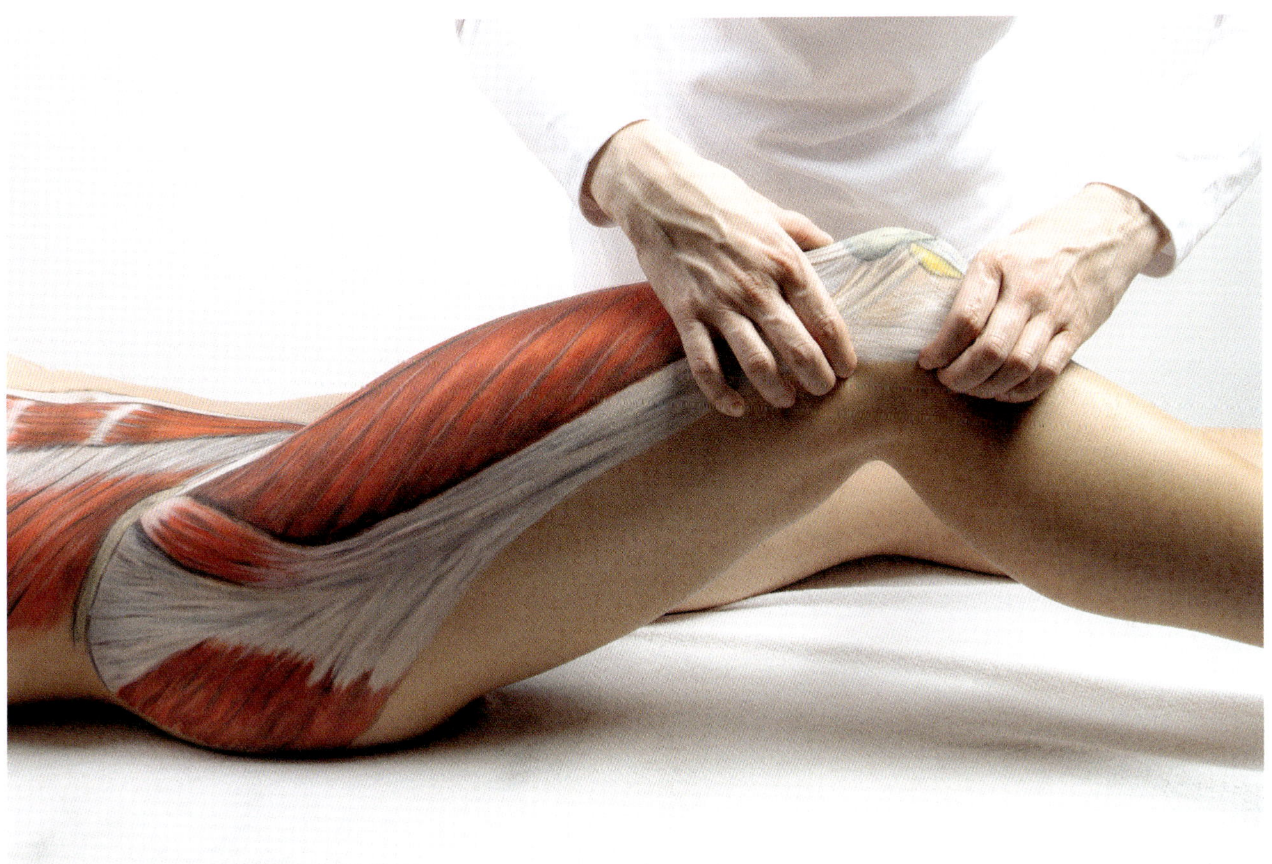

Ausgangsposition des Patienten

Rückenlage. Das Bein angewinkelt, der Fuß ruht auf der Unterlage.

Ausgangsposition der Therapeutin

Stehend, auf der Oberkörperhöhe des Patienten, von der Gegenseite der Palpation.

Ausführung der Palpation

Die Therapeutin umfasst mit beiden Händen den hinteren Rand des Tractus iliotibialis auf der Höhe des Kniegelenkes.

4.9. Impressio tractus iliotibialis (Tuberculum von Gerdy)

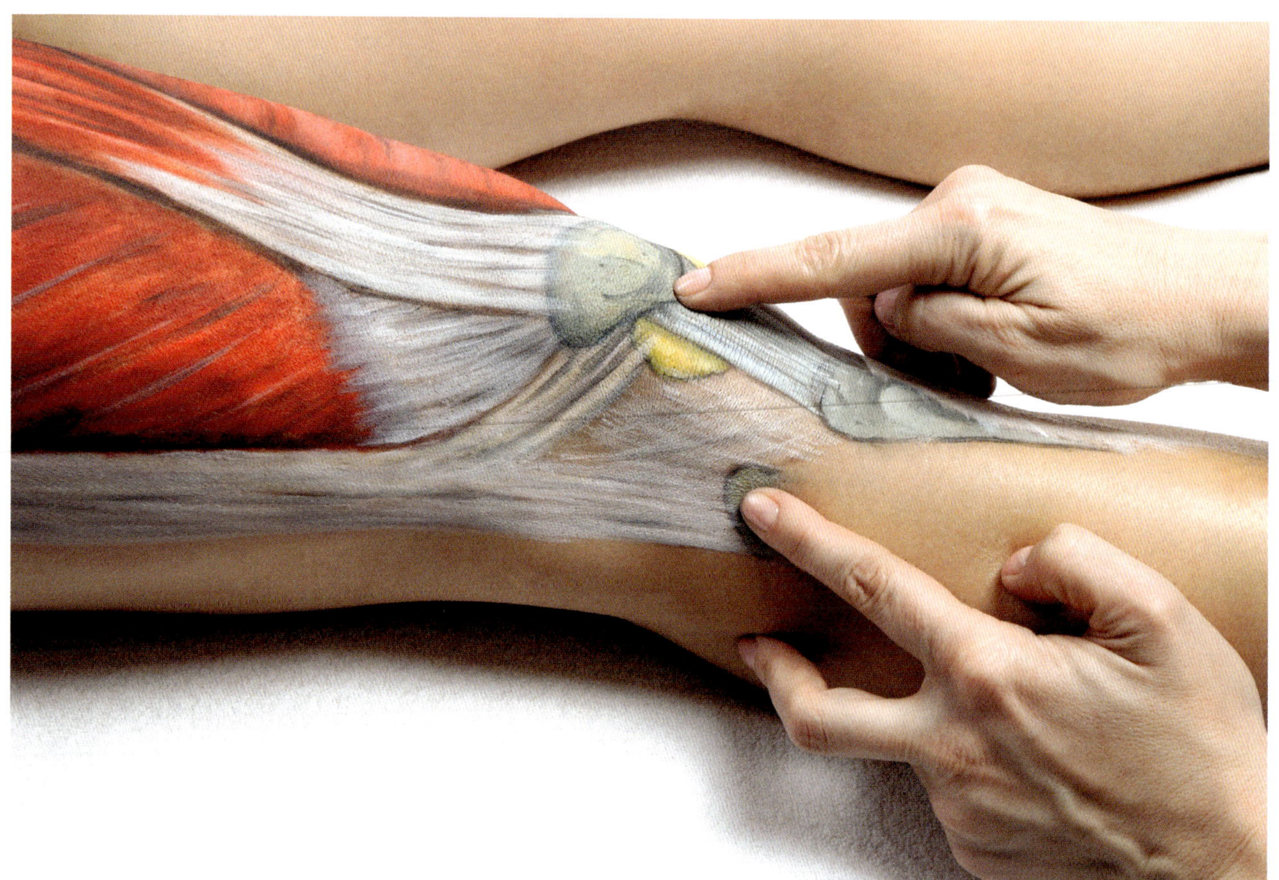

Ausgangsposition des Patienten

Rückenlage.

Ausgangsposition der Therapeutin

Stehend, auf der Unterschenkelhöhe des Patienten, von der Gegenseite der Palpation.

Ausführung der Palpation

Die Therapeutin zieht mit den Fingern eine gedachte Linie zwischen der Spitze der Kniescheibe (Patella) und dem Wadenbeinkopf (Caput fibulae), auf der sie das Tuberculum von Gerdy lokalisiert.

4.10. Musculus sartorius

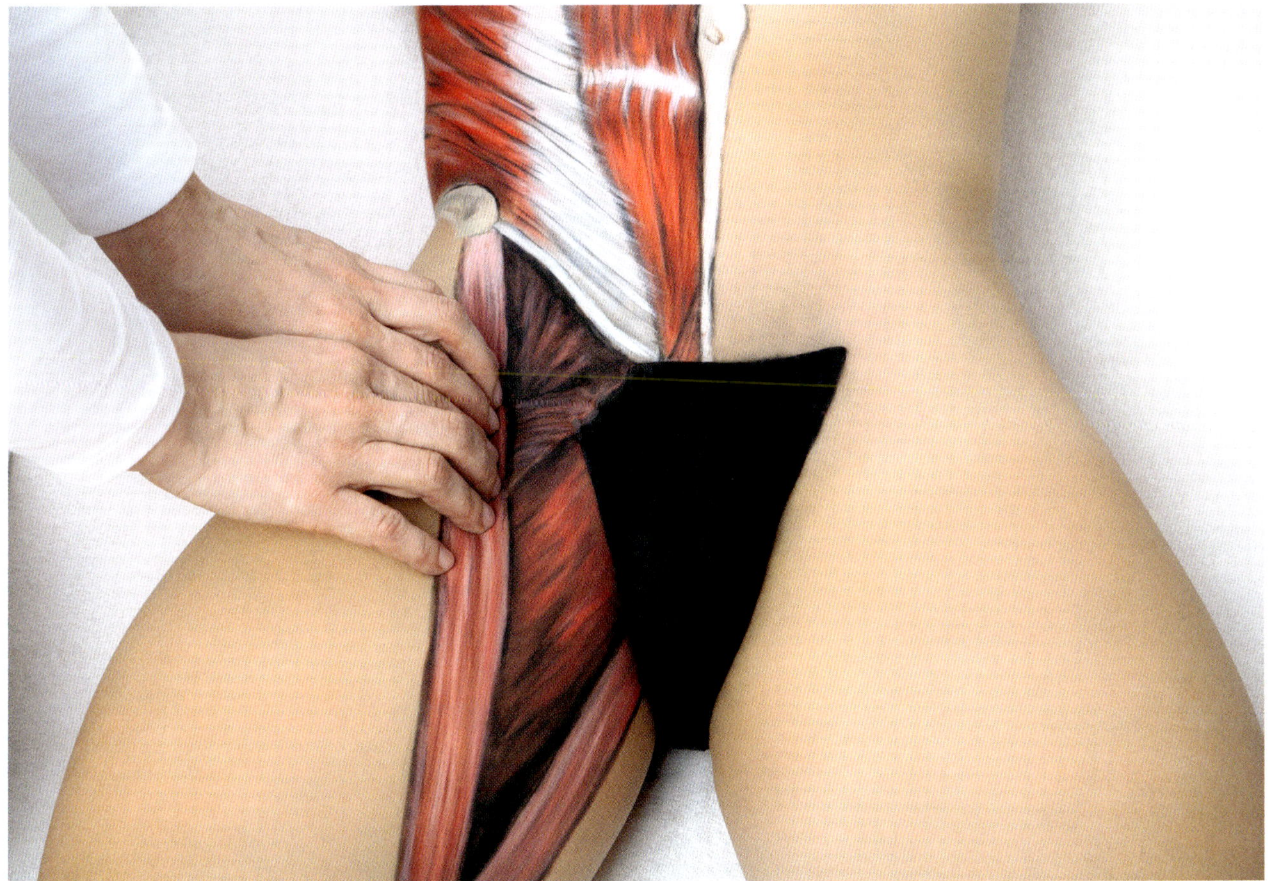

Ausgangsposition des Patienten

Rückenlage.

Ausgangsposition der Therapeutin

Stehend, auf der Oberschenkelhöhe des Patienten, von der Seite der Palpation.

Ausführung der Palpation

Die Therapeutin findet mit den Fingern beider Hände den M. sartorius im oberen Teil der Vorderfläche des Oberschenkels auf der schrägen Linie vom vorderen oberen Darmbeinstachel nach kaudal und medial.

4.11. Musculus sartorius (medialer Rand)

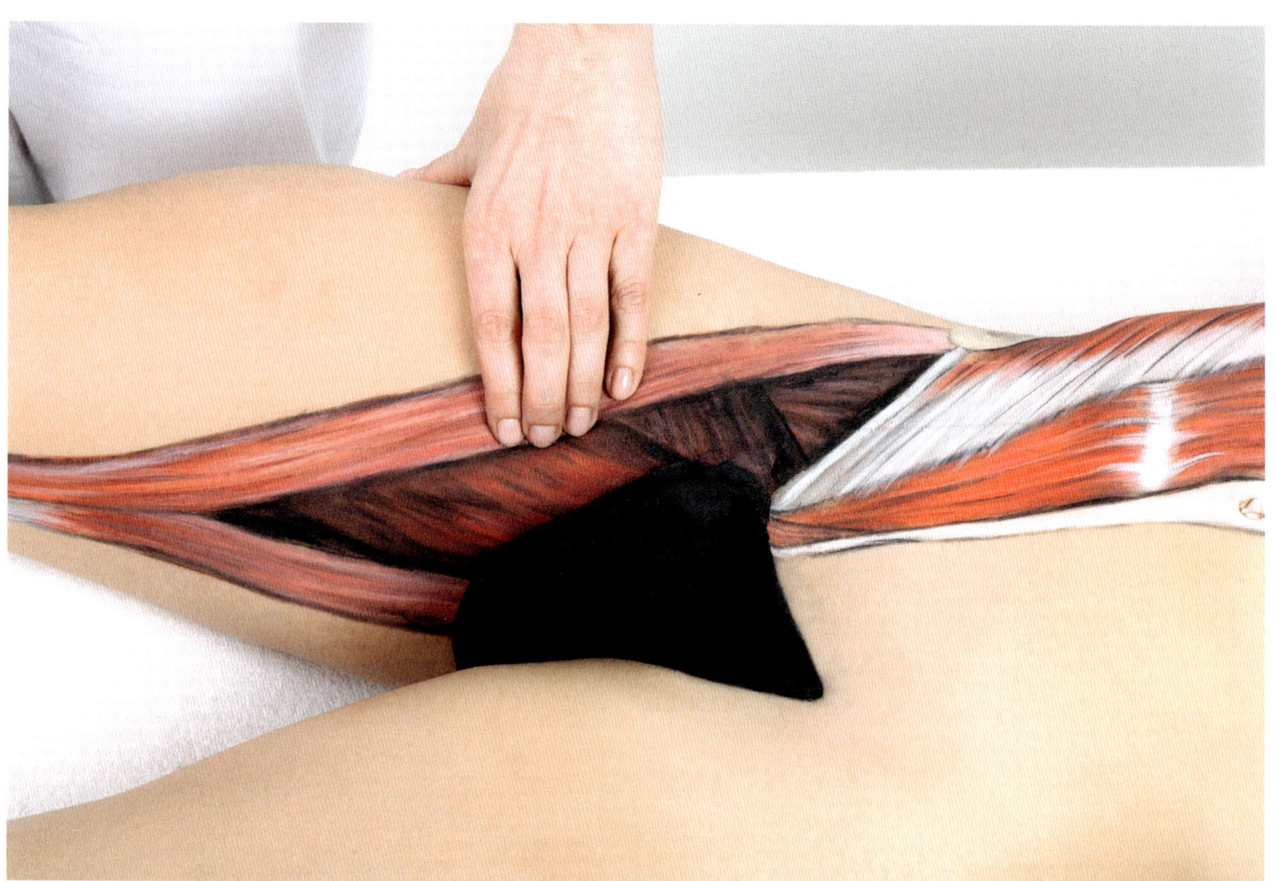

Ausgangsposition des Patienten

Rückenlage.

Ausgangsposition der Therapeutin

Stehend, auf der Oberschenkelhöhe des Patienten, von der Seite der Palpation.

Ausführung der Palpation

Die Therapeutin versetzt die Hand entlang des medialen Randes des M. sartorius in die Richtung der medialen Oberschenkelfläche, wo der M. sartorius an den M. gracilis angrenzt.

4.12. Musculus sartorius (unterer Rand)

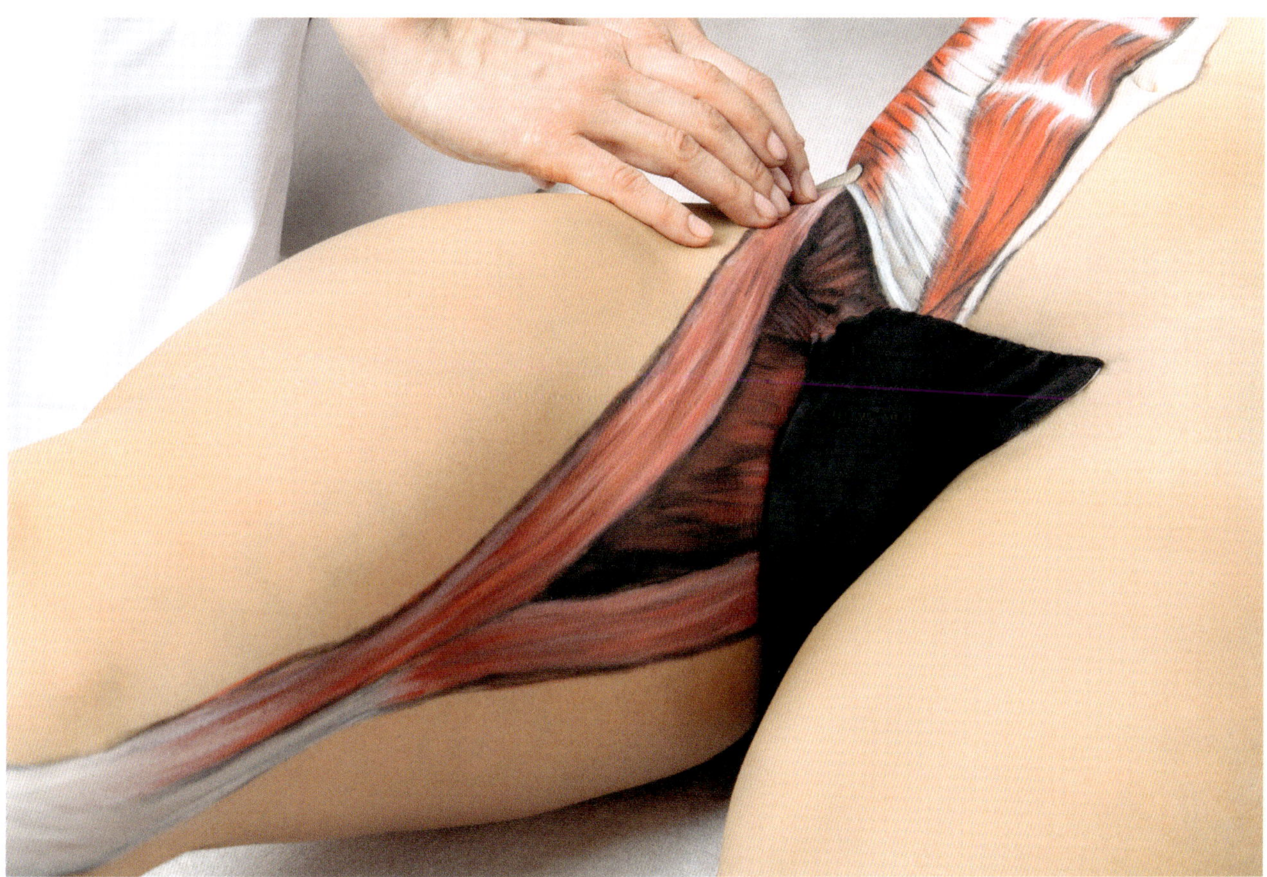

Ausgangsposition des Patienten

Rückenlage.

Ausgangsposition der Therapeutin

Stehend, auf der Oberschenkelhöhe des Patienten, von der Seite der Palpation.

Ausführung der Palpation

Die Therapeutin palpiert und bewertet den lateralen Rand des M. sartorius vom M. rectus femoris nach medial.

4.13. Schneidermuskel (medialer Rand)

M. sartorius

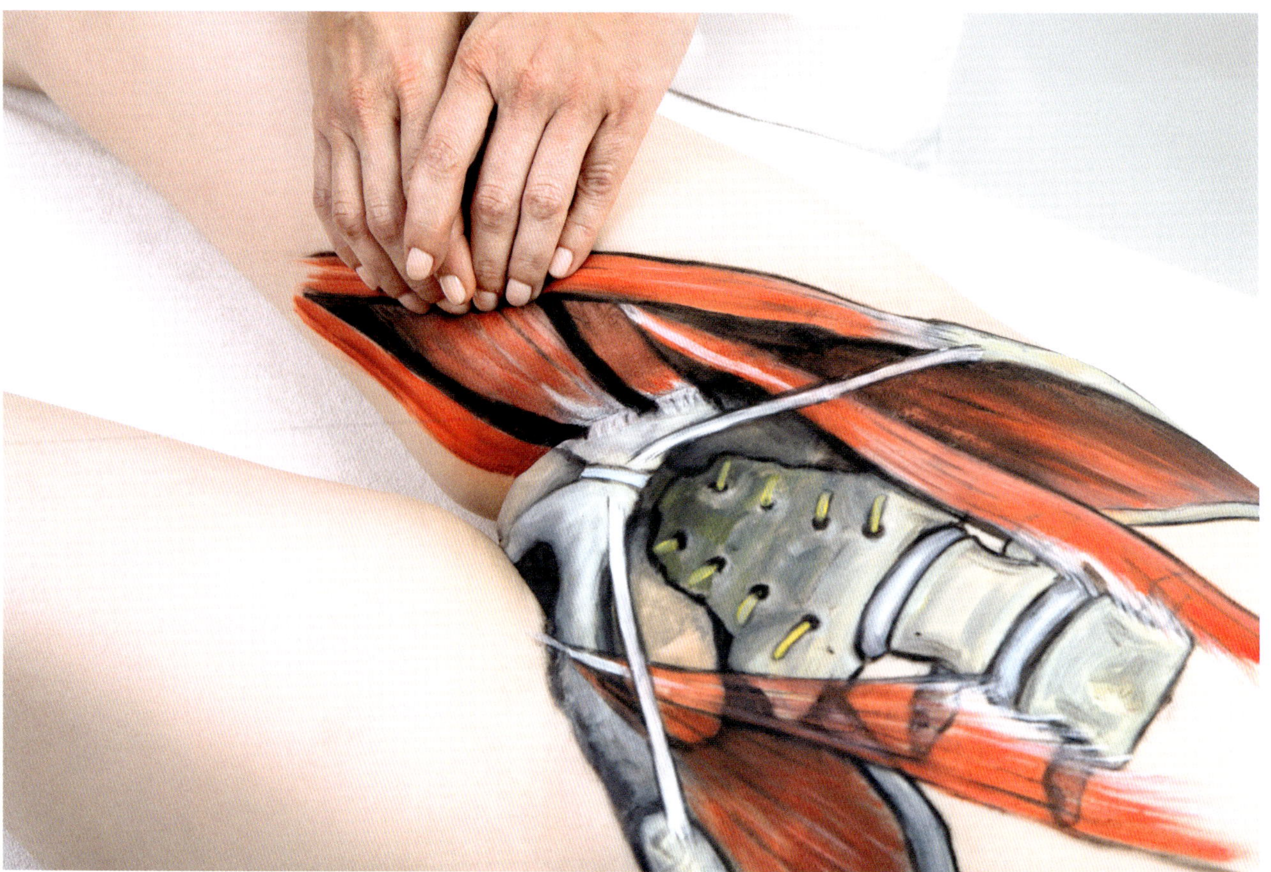

Ausgangsposition des Patienten

Rückenlage.

Ausgangsposition der Therapeutin

Die Therapeutin steht in Oberschenkelhöhe des Patienten.

Ausführung der Palpation

Die Therapeutin palpiert den medialen Rand des Schneidermuskels im mittleren Drittel der Oberschenkellänge. Der von der Fascia lata umgebene Schneidermuskel verläuft in einer Rinne, die vom Quadrizepsmuskel und den Adduktoren gebildet wird.

4.14. Schneidermuskel

M. sartorius

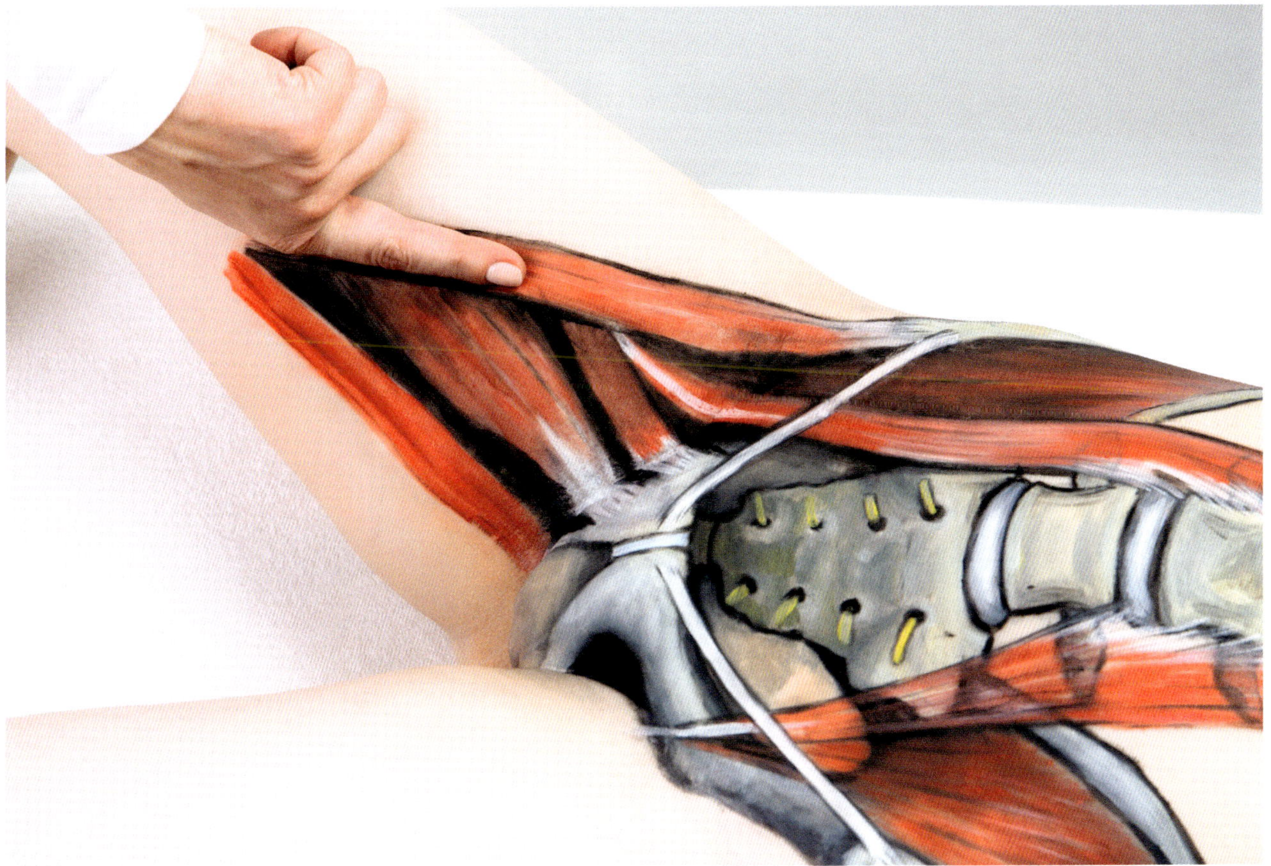

Ausgangsposition des Patienten

Rückenlage. Das Bein auf der untersuchten Seite ist gebeugt, abduziert und außenrotiert im Hüftgelenk.

Ausgangsposition der Therapeutin

Die Therapeutin steht in Oberschenkelhöhe des Patienten und ist in Richtung seines Kopfes ausgerichtet.

Ausführung der Palpation

Die Therapeutin lokalisiert den Verlauf des Schneidermuskels auf der vorderen medialen Oberschenkelfläche. Sie legt einen Finger an die Stelle, an der der lange Adduktor vom Schneidermuskel bedeckt wird.

4.15. Musculus adductor longus

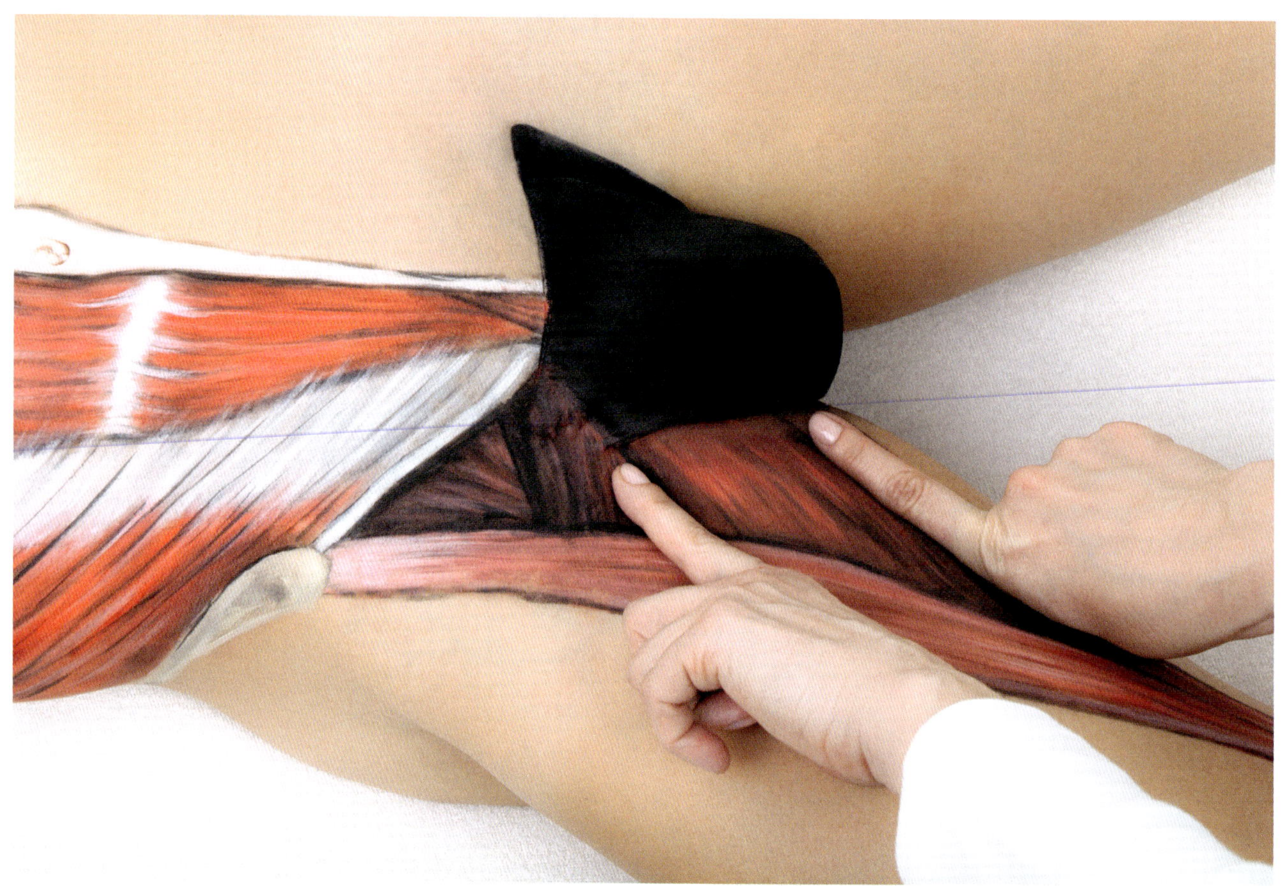

Ausgangsposition des Patienten

Rückenlage. Das Bein auf der untersuchten Seite in Flexion, Abduktion und Außenrotation im Hüftgelenk.

Ausgangsposition der Therapeutin

Stehend, auf der Kniehöhe des Patienten, auf der Seite der Palpation.

Ausführung der Palpation

Die Therapeutin markiert mit den Zeigefingern die Ränder des M. adductor longus.

4.16. Musculus adductor longus (Ränder)

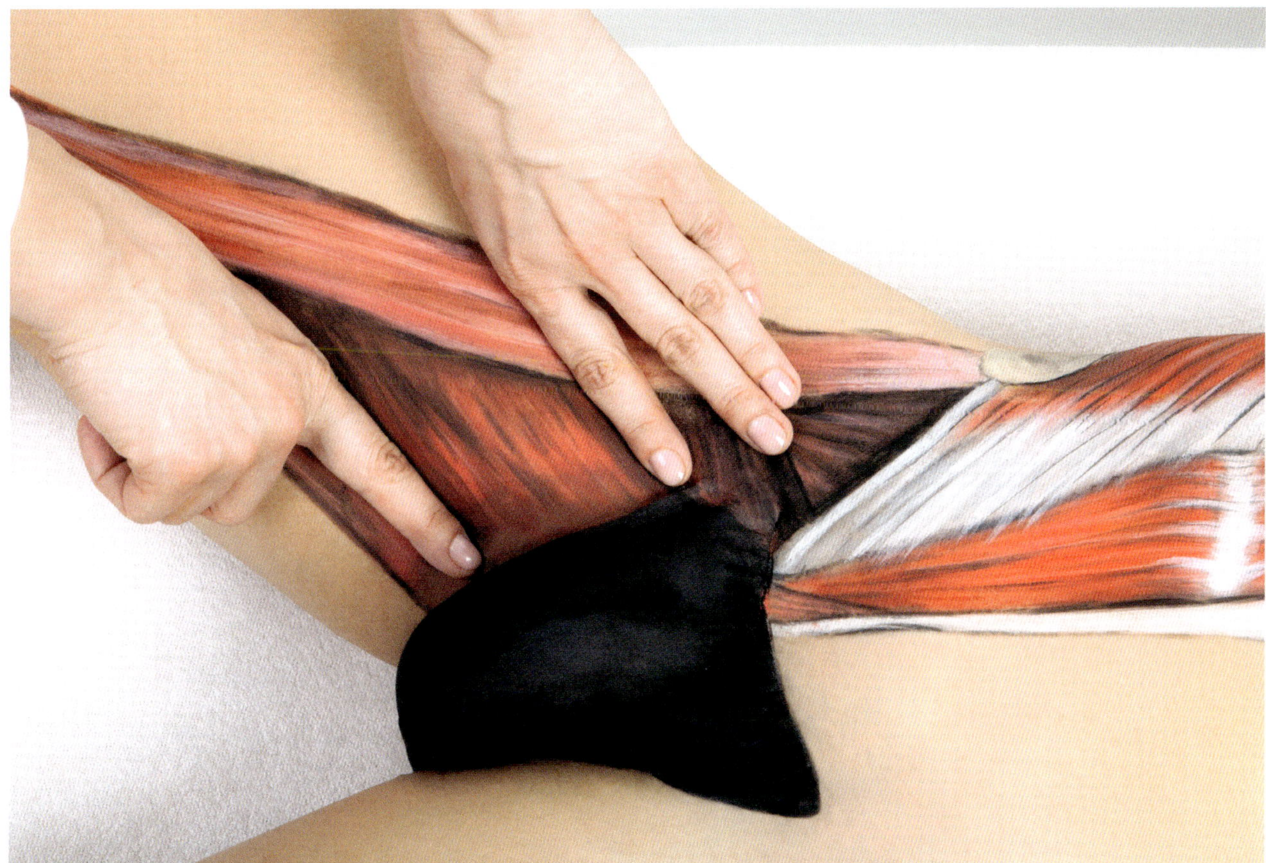

Ausgangsposition des Patienten

Rückenlage. Das Bein auf der untersuchten Seite in Flexion, Abduktion und Außenrotation im Hüftgelenk.

Ausgangsposition der Therapeutin

Stehend, auf der Kniehöhe des Patienten, auf der Seite der Palpation.

Ausführung der Palpation

Die Therapeutin markiert mit den Zeigefingern die Ränder des M. adductor longus. Der Zeigefinger der rechten Hand befindet sich in der Rille zwischen dem M. adductor longus und dem M. gracilis. Der Zeigefinger der linken Hand liegt am Rand des M. adductor longus lateralis. Der laterale Rand des Musculus adductor longus, das Leistenband und der mediale Rand des M. sartorius definieren das femorale Dreieck.

4.17. Musculus adductor longus (lateraler Rand)

M. adductor longus

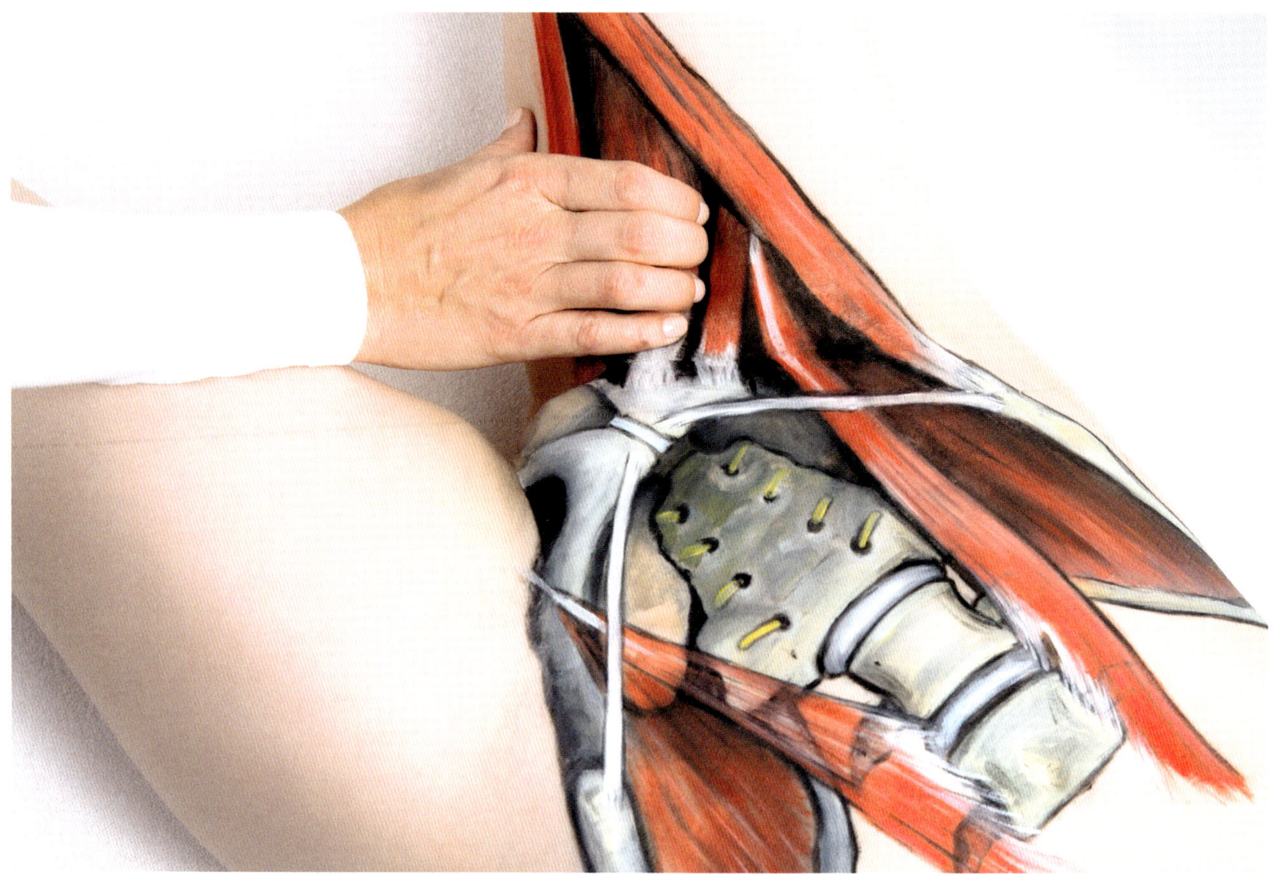

Ausgangsposition des Patienten

Rückenlage. Das Bein auf der untersuchten Seite ist gebeugt, abduziert und außenrotiert im Hüftgelenk.

Ausgangsposition der Therapeutin

Die Therapeutin steht in Kniehöhe des Patienten auf der gegenüberliegenden Seite.

Ausführung der Palpation

Die Therapeutin untersucht den lateralen Rand der Sehne des langen Adduktors. Sie bewegt die Finger in Richtung des Schneidermuskels.

4.18. Musculus adductor longus (medialer Rand)

M. adductor longus

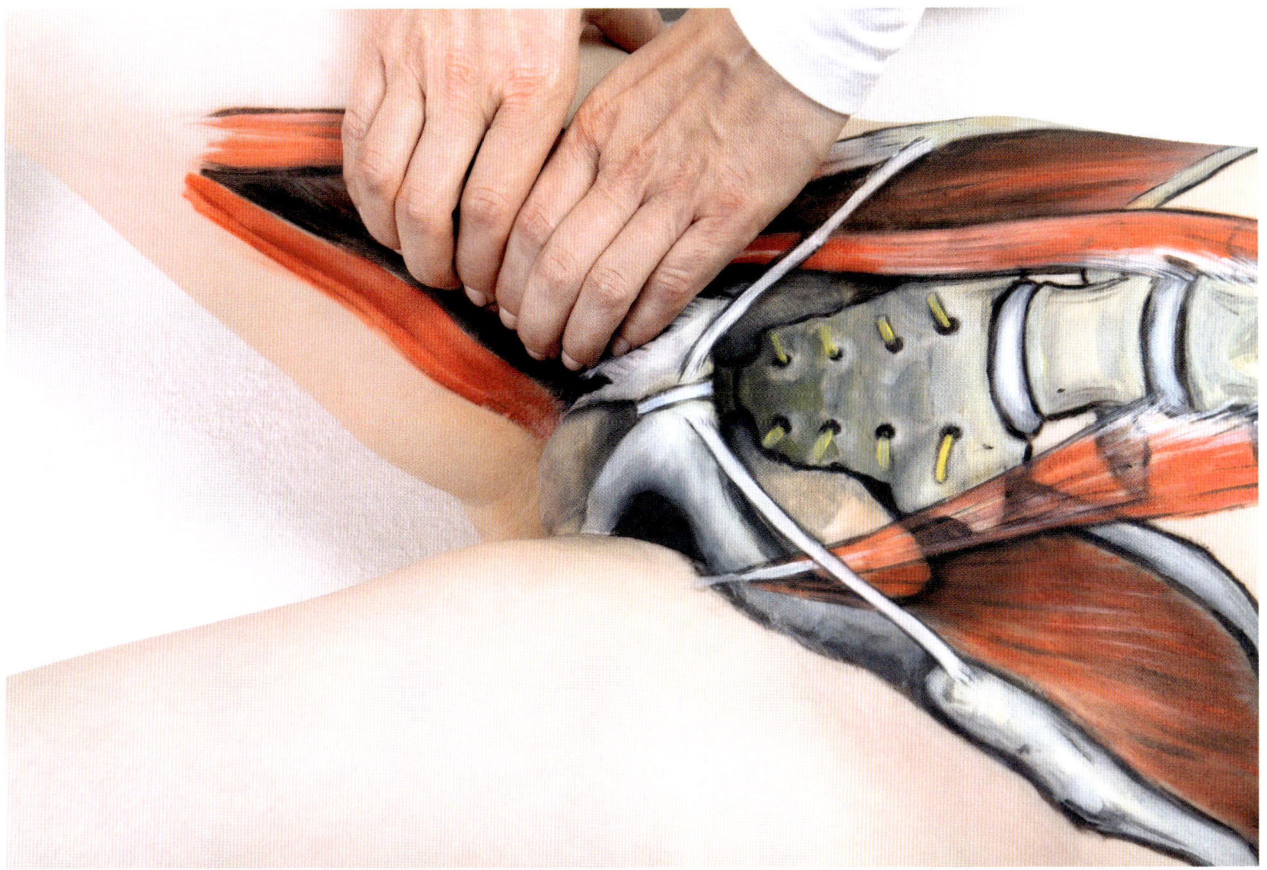

Ausgangsposition des Patienten

Rückenlage. Das Bein auf der untersuchten Seite ist gebeugt, abduziert und außenrotiert im Hüftgelenk.

Ausgangsposition der Therapeutin

Die Therapeutin steht in Beckenhöhe des Patienten und ist in Richtung des Oberschenkels auf der gegenüberliegenden Seite ausgerichtet.

Ausführung der Palpation

Die Therapeutin untersucht den medialen Rand des M. adductor longus. Sie palpiert in Richtung des Schneidermuskels.

4.19. Musculus adductor longus (Sehne)

M. adductor longus

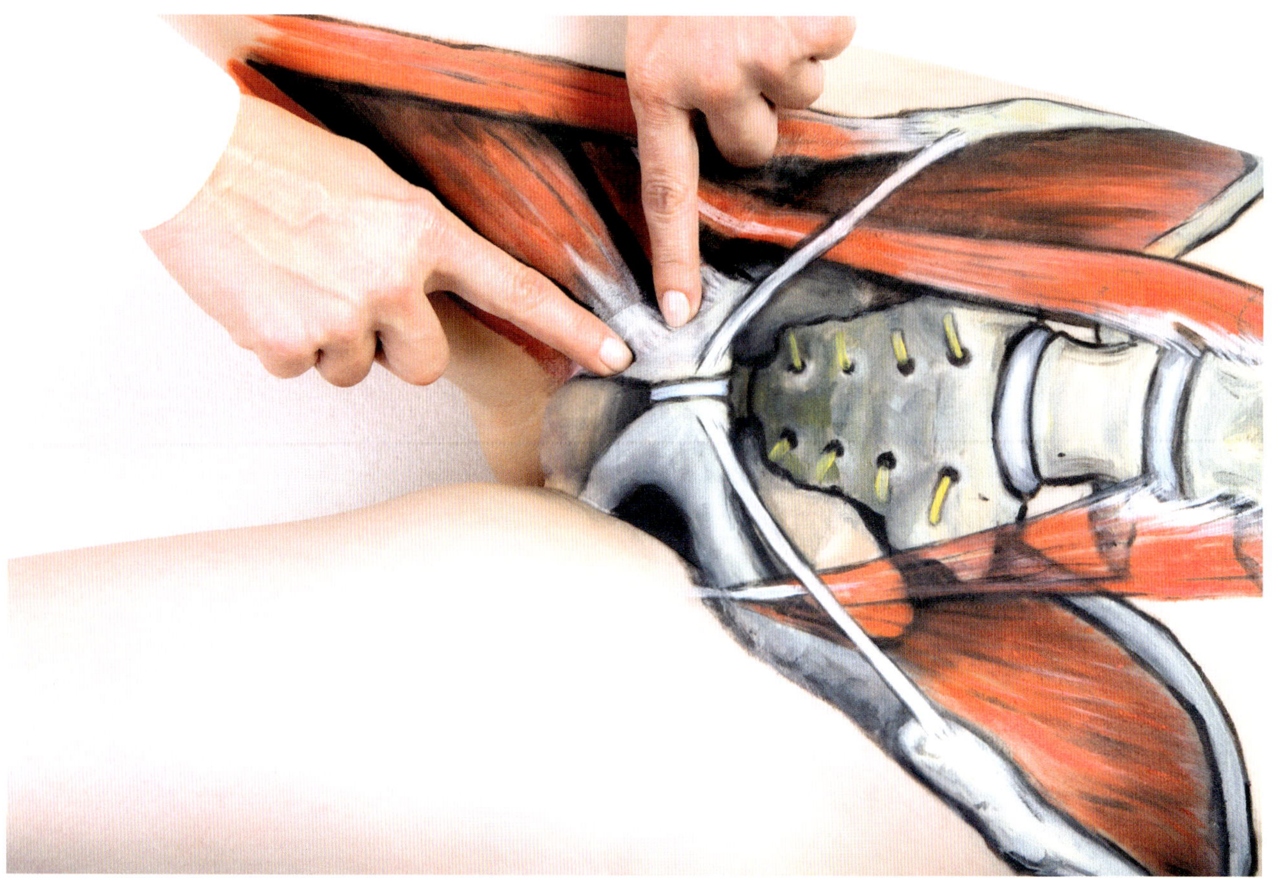

Ausgangsposition des Patienten

Rückenlage. Das Bein auf der untersuchten Seite ist gebeugt, abduziert und außenrotiert im Hüftgelenk.

Ausgangsposition der Therapeutin

Die Therapeutin steht in Oberschenkelhöhe des Patienten und ist in Richtung seines Kopfes ausgerichtet.

Ausführung der Palpation

Die Therapeutin lokalisiert die Sehne des M. adductor longus. Der Muskel ist auf der oberen, inneren Oberschenkelfläche lateral des Schambeins sichtbar.

4.20. Musculus adductor longus (Sehne)

M. adductor longus

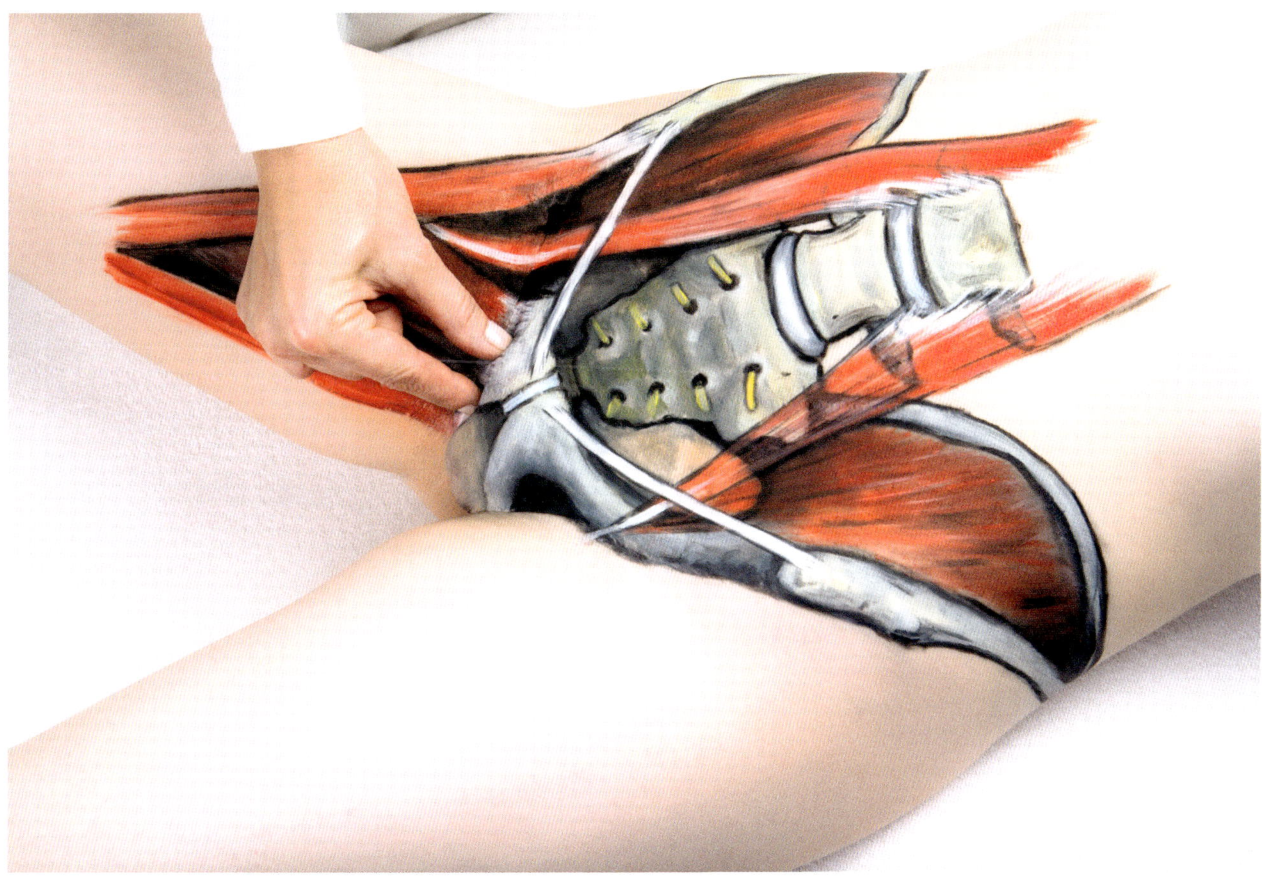

Ausgangsposition des Patienten

Rückenlage. Das Bein auf der untersuchten Seite ist gebeugt, abduziert und außenrotiert im Hüftgelenk.

Ausgangsposition der Therapeutin

Die Therapeutin steht in Beckenhöhe des Patienten.

Ausführung der Palpation

Die Therapeutin umgreift die Sehne des M. adductor longus lateral der Ansatzstelle am Schambein. Im Vergleich zu den Sehnen des M. gracilis und des M. pectineus, ist die Sehne des M. adduktor longus die am besten zugängliche Struktur in der Palpation.

4.21. Musculus gracilis (Sehne)

M. gracilis (Tendo)

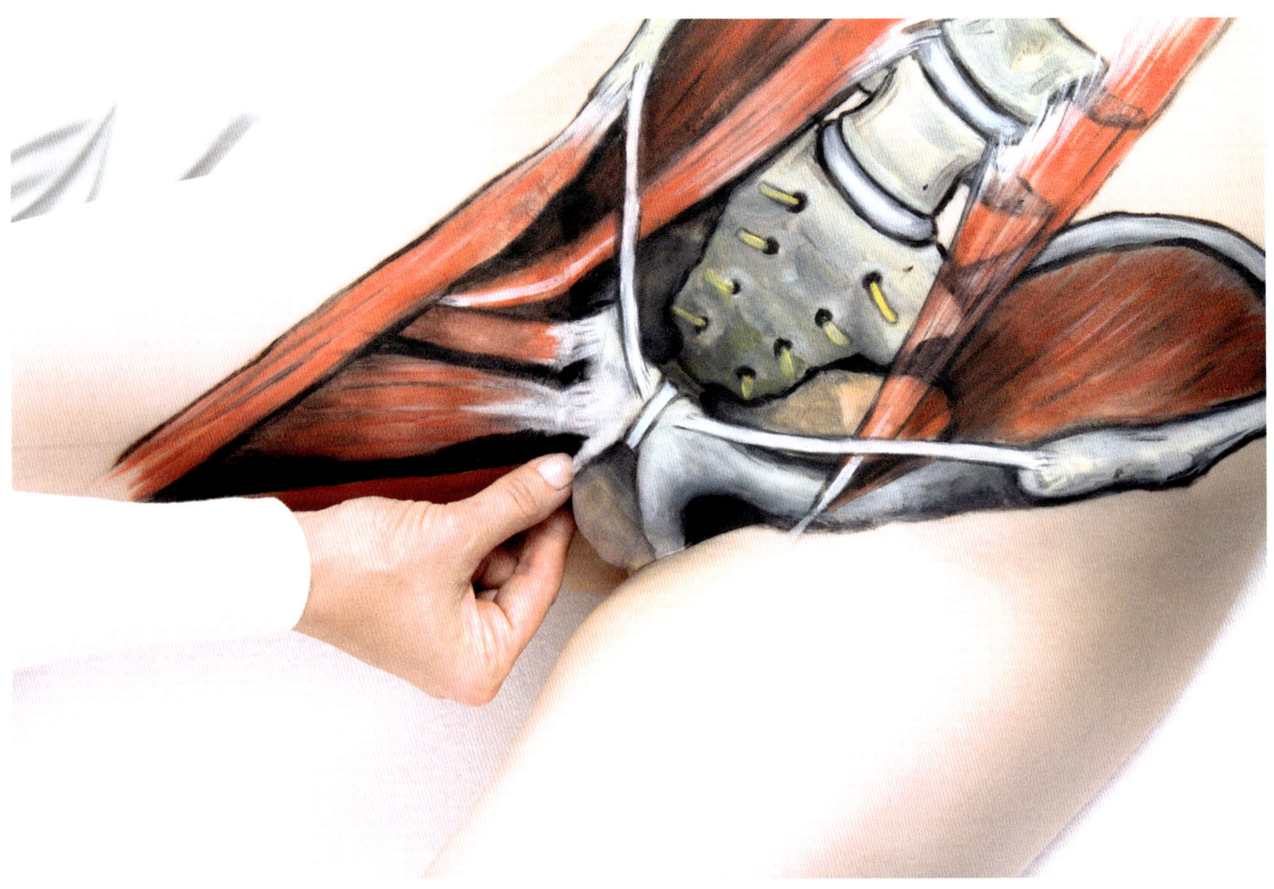

Ausgangsposition des Patienten

Rückenlage. Das Bein auf der untersuchten Seite ist gebeugt, abduziert und außenrotiert im Hüftgelenk.

Ausgangsposition der Therapeutin

Die Therapeutin steht in Höhe des Oberschenkels des Patienten und ist in Richtung seines Kopfes ausgerichtet.

Ausführung der Palpation

Die Therapeutin umgreift die Sehne des M. gracilis an der inneren Oberschenkelfläche. Sie palpiert in Richtung des Sehnenansatzes am unteren Ast des Schambeins. Sie erfasst die Spannung während der Adduktionsbewegung im Hüftgelenk.

4.22. Musculus gracilis (hinterer Rand)

M. gracilis

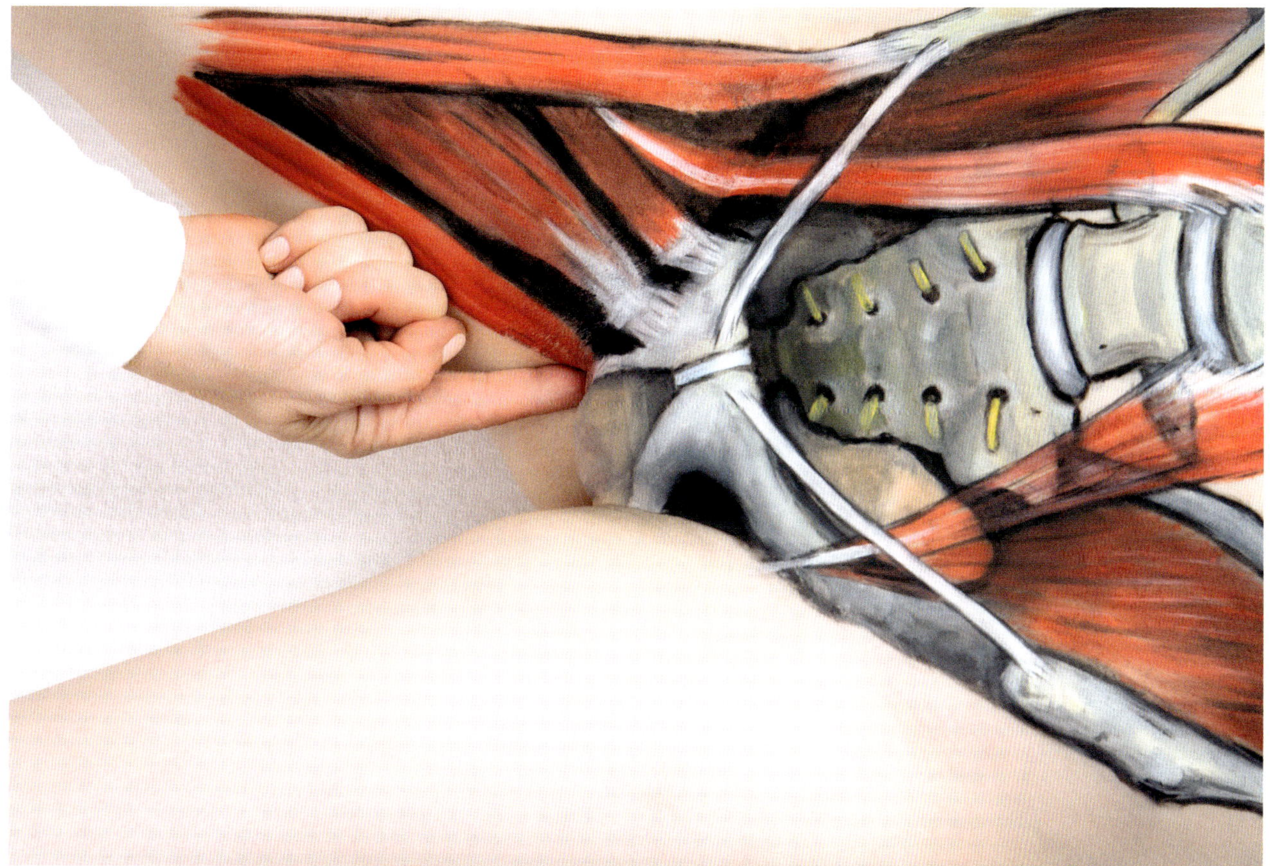

Ausgangsposition des Patienten

Rückenlage. Das Bein auf der untersuchten Seite ist gebeugt, abduziert und außenrotiert im Hüftgelenk.

Ausgangsposition der Therapeutin

Die Therapeutin steht in Höhe des Oberschenkels des Patienten und ist in Richtung seines Kopfes ausgerichtet.

Ausführung der Palpation

Die Therapeutin lokalisiert den hinteren Rand der Sehne des M. gracilis. Dahinter und tiefer in Bezug auf den M. gracilis kann der M. adduktor magnus ertastet werden.

4.23. Musculus gracilis (hinterer Rand)

M. gracilis

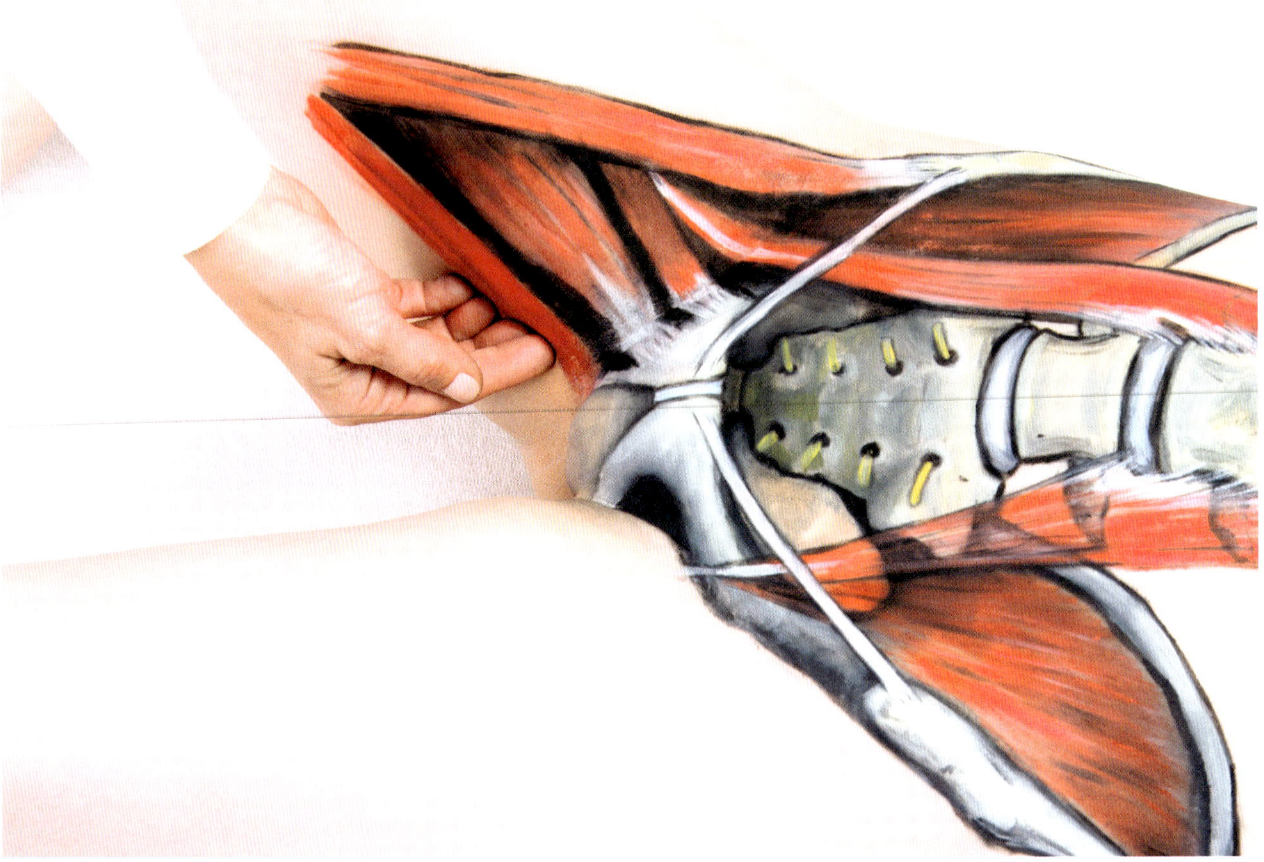

Ausgangsposition des Patienten

Rückenlage. Das Bein auf der untersuchten Seite ist gebeugt, abduziert und außenrotiert im Hüftgelenk.

Ausgangsposition der Therapeutin

Die Therapeutin steht in Höhe des Oberschenkels des Patienten und ist in Richtung seines Kopfes ausgerichtet.

Ausführung der Palpation

Die Therapeutin untersucht den hinteren Rand des M. gracilis. Sie palpiert entlang des Muskels nach distal. Die Durchführbarkeit der Palpation des M. gracilis ist von der Menge des Fettgewebes an der inneren Oberschenkelfläche abhängig.

4.24. Musculus gracilis (vorderer Rand)

M. gracilis

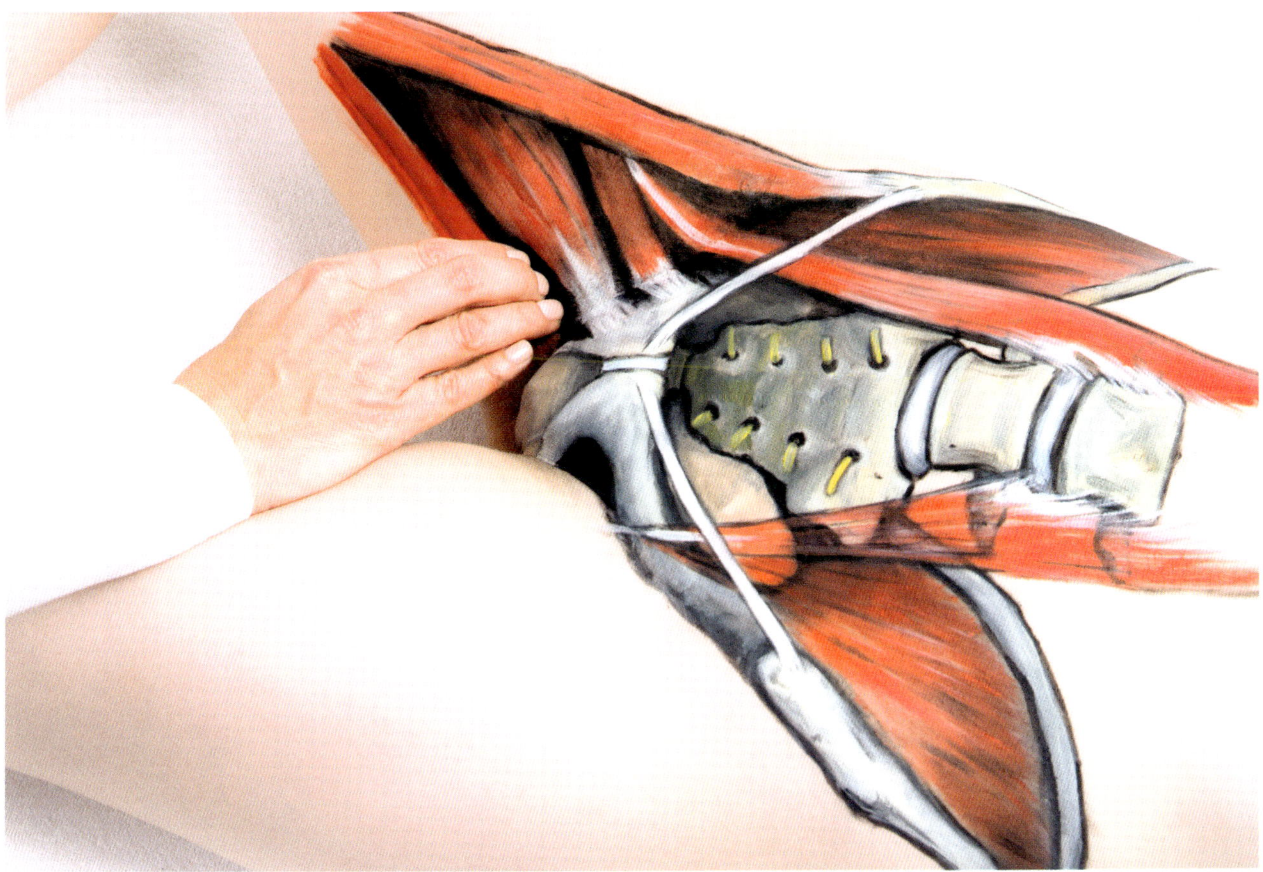

Ausgangsposition des Patienten

Rückenlage. Das Bein auf der untersuchten Seite ist gebeugt, abduziert und außenrotiert im Hüftgelenk.

Ausgangsposition der Therapeutin

Die Therapeutin steht auf der gegenüberliegenden Seite in Höhe des Oberschenkels des Patienten und ist in Richtung seines Kopfes ausgerichtet.

Ausführung der Palpation

Die Therapeutin untersucht den vorderen Rand des M. gracilis. Sie palpiert nach distal, wo der Muskel an den Schneidermuskel grenzt. Die Durchführbarkeit der Palpation des M. gracilis ist von der Menge des Fettgewebes an der inneren Oberschenkelfläche abhängig.

4.25. Musculus gracilis (vorderer Rand)

M. gracilis

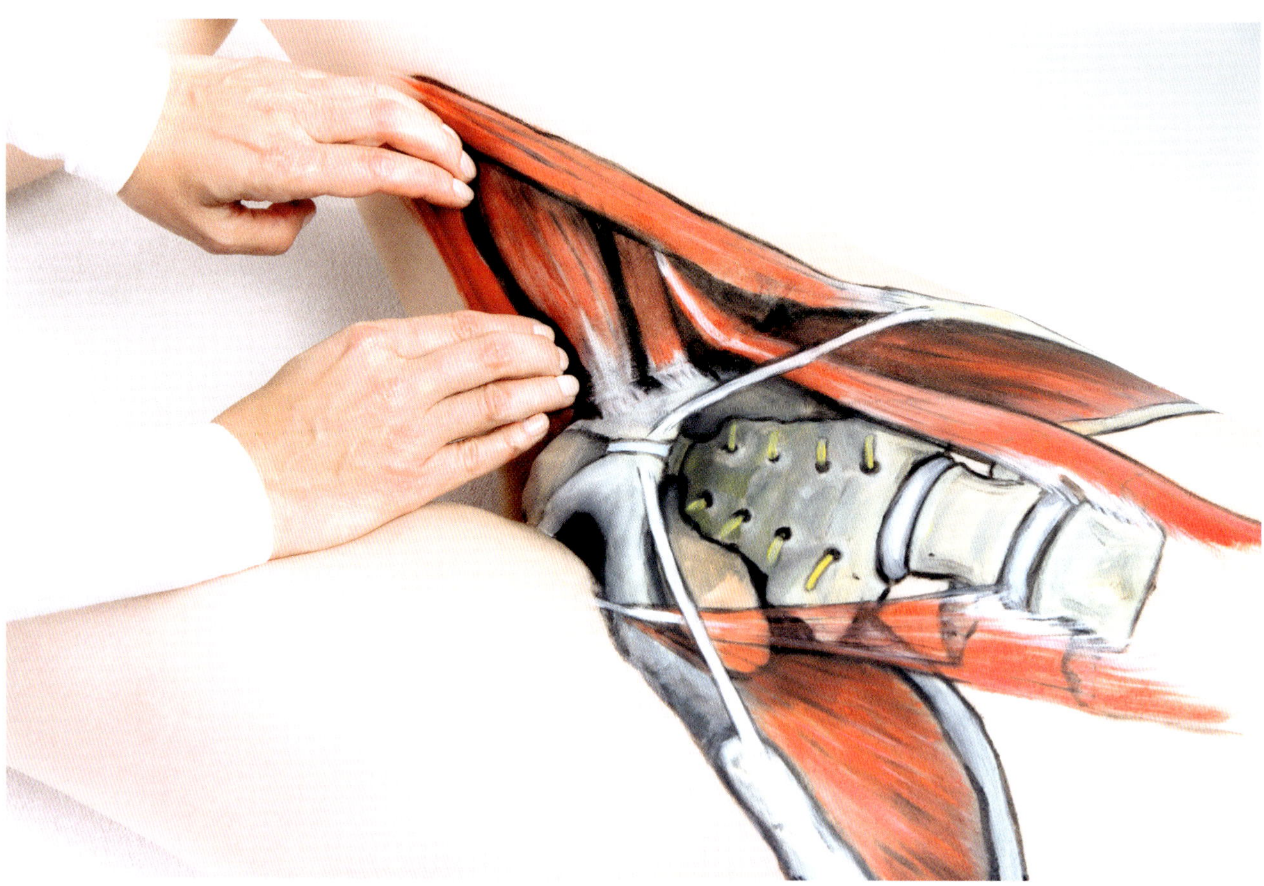

Ausgangsposition des Patienten

Rückenlage. Das Bein auf der untersuchten Seite ist gebeugt, abduziert und außenrotiert im Hüftgelenk.

Ausgangsposition der Therapeutin

Die Therapeutin steht auf der gegenüberliegenden Seite in Höhe des Oberschenkels des Patienten und ist in Richtung seines Kopfes ausgerichtet.

Ausführung der Palpation

Die Therapeutin untersucht den vorderen Rand des schlanken Muskels. Sie palpiert in Richtung des Schneidermuskels.

4.26. Musculus gracilis

M. gracilis

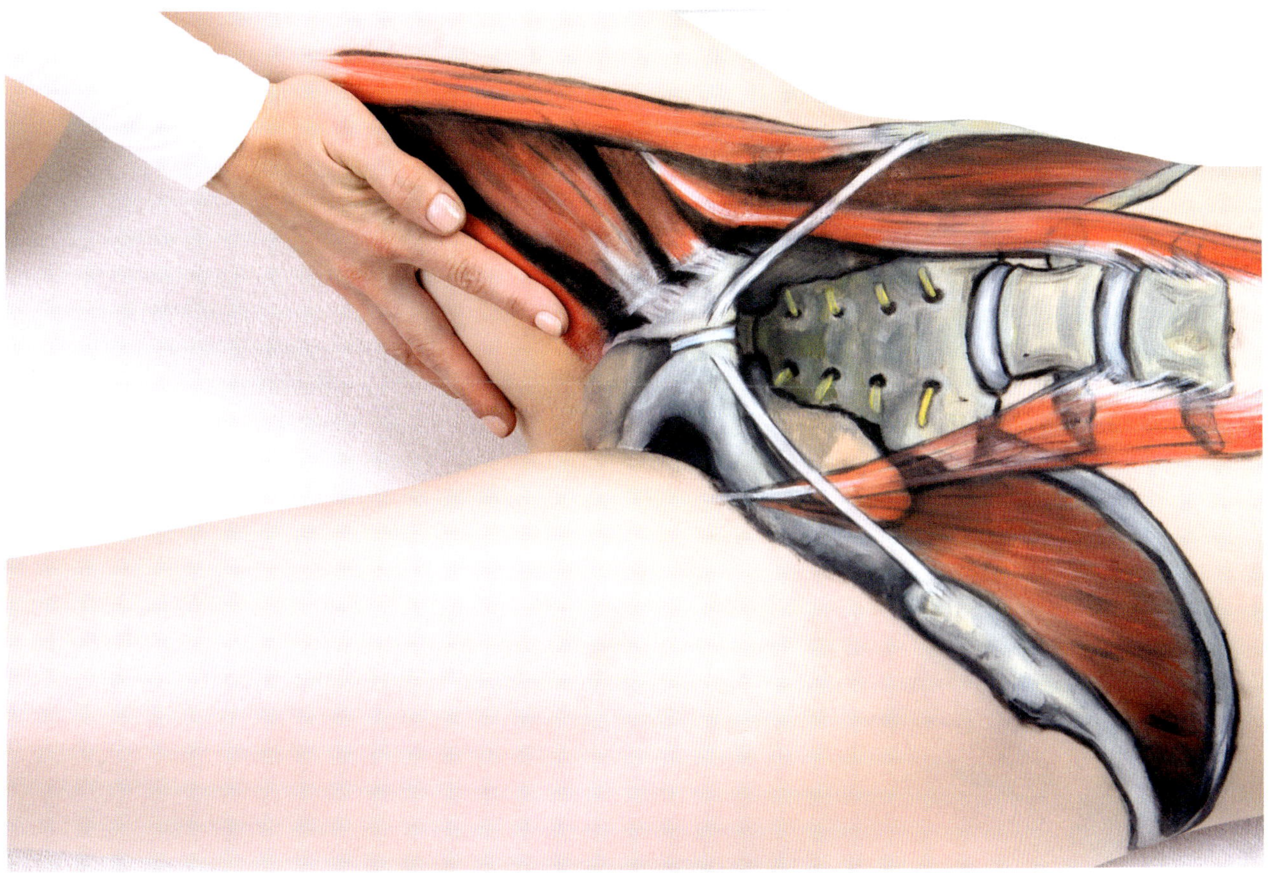

Ausgangsposition des Patienten

Rückenlage. Das Bein auf der untersuchten Seite ist gebeugt, abduziert und außenrotiert im Hüftgelenk.

Ausgangsposition der Therapeutin

Die Therapeutin steht in Höhe des Oberschenkels des Patienten und ist in Richtung seines Kopfes ausgerichtet.

Ausführung der Palpation

Die Therapeutin untersucht den M. gracilis kaudal seiner proximalen Sehne. Sie palpiert quer zum Faserverlauf des Muskels. Der Muskel ist als ein schmales Band spürbar. Die Durchführbarkeit der Palpation des M. gracilis ist von der Menge des Fettgewebes an der inneren Oberschenkelfläche abhängig.

4.27. Sulcus zwischen dem Musculus gracilis und dem Musculus adductor longus

M. gracilis, M. adductor longus – Sulcus intermuscularis

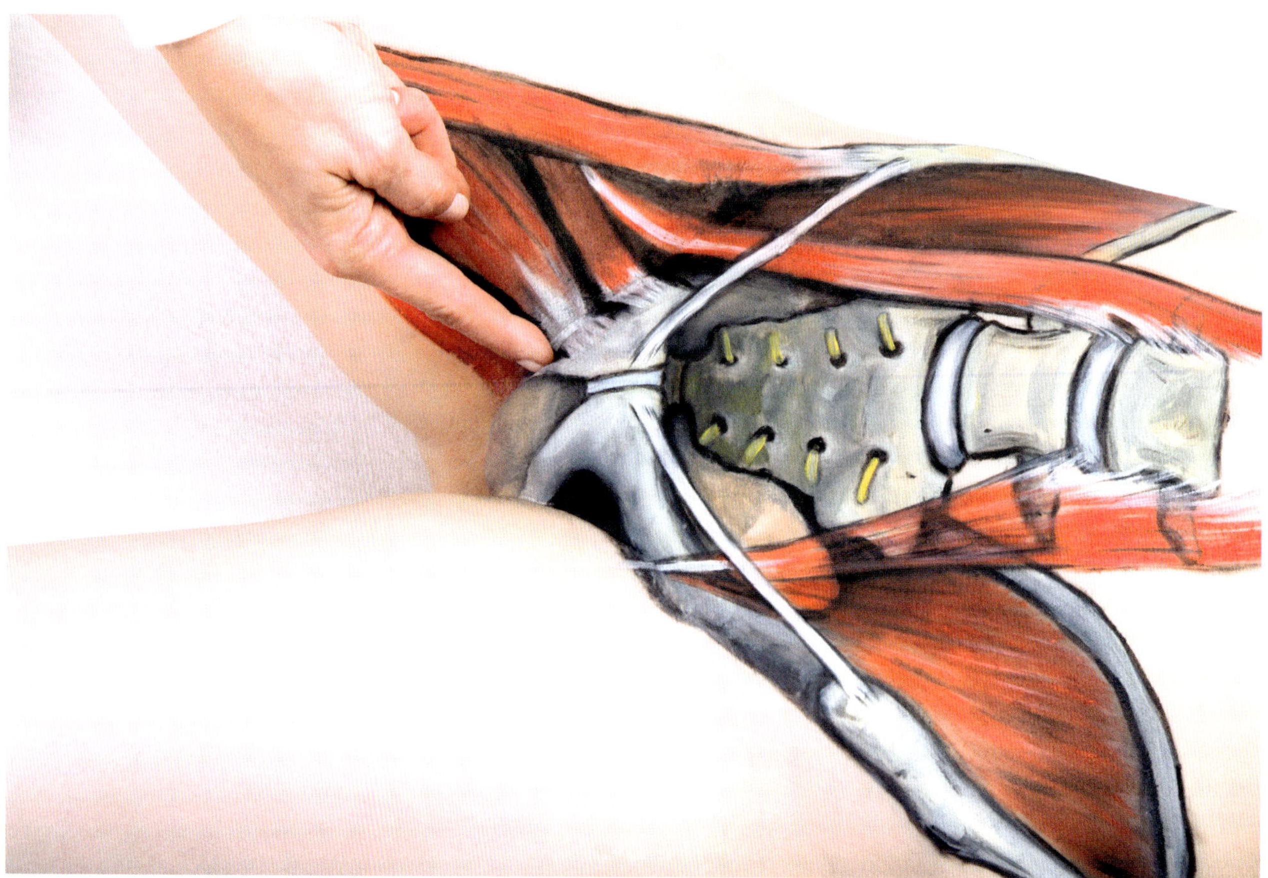

Ausgangsposition des Patienten

Rückenlage. Das Bein auf der untersuchten Seite ist gebeugt, abduziert und außenrotiert im Hüftgelenk.

Ausgangsposition der Therapeutin

Die Therapeutin steht in Höhe des Oberschenkels des Patienten und ist in Richtung seines Kopfes ausgerichtet.

Ausführung der Palpation

Die Therapeutin findet den Spalt zwischen der Sehne des Musculus adductor longus und der Sehne des Musculus gracilis. Sie legt einen Finger kaudal des medialen Randes des Musculus adductor longus. Die Sehnen der genannten Muskeln liegen oberflächlich.

4.28. Femorales Dreieck (Spitze)

Trigonum femorale

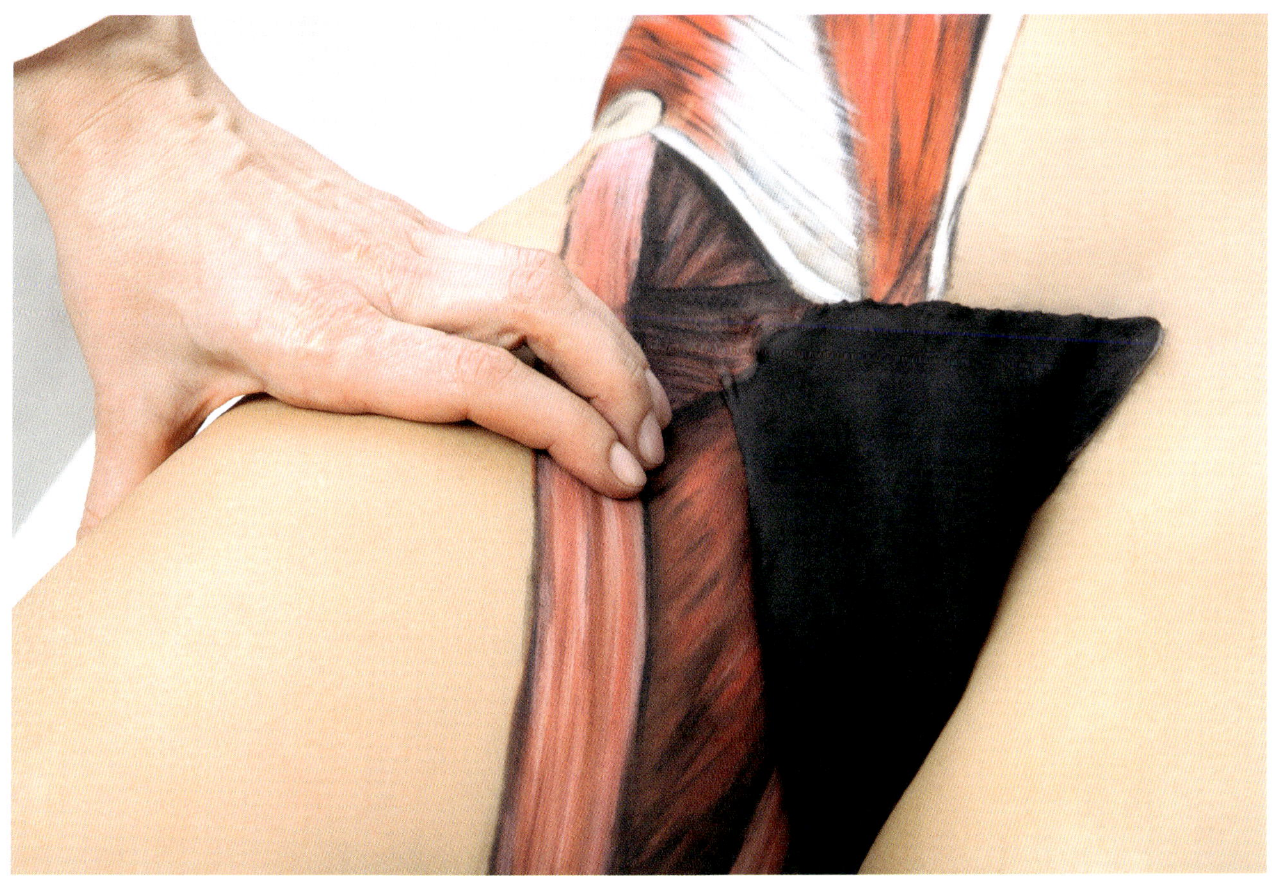

Ausgangsposition des Patienten

Rückenlage.

Ausgangsposition der Therapeutin

Stehend, auf der Kniehöhe des Patienten, auf der Seite der Palpation.

Ausführung der Palpation

Die Therapeutin markiert mit den Fingern die Spitze des femoralen Dreiecks zwischen dem M. sartorius und dem M. adductor longus.

4.29. Sulcus zwischen dem Musculus sartorius und dem Musculus adductor longus

M. gracilis, M. adductor longus – Sulcus intermuscularis

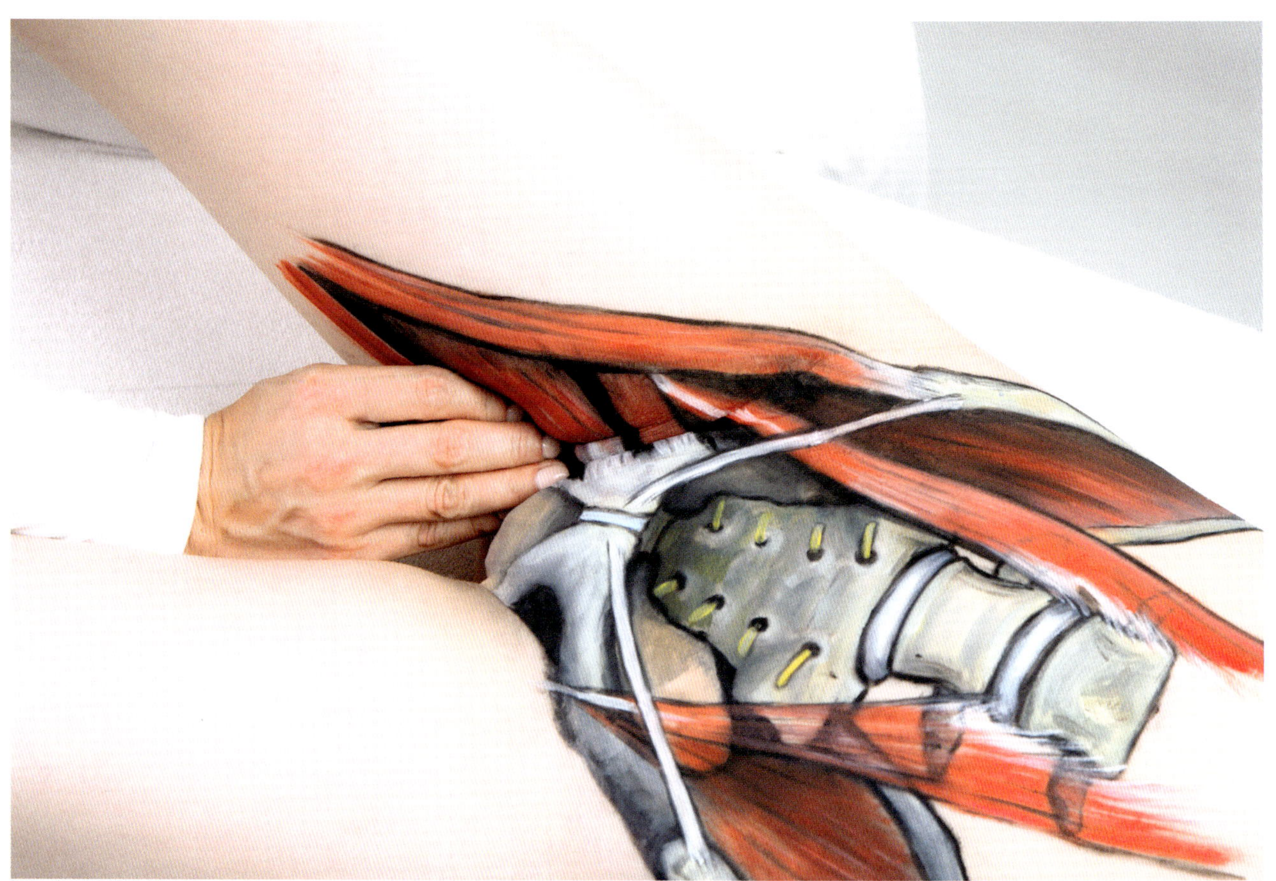

Ausgangsposition des Patienten

Rückenlage. Das untere Bein auf der untersuchten Seite ist gebeugt, abduziert und in der Hüfte außenrotiert.

Ausgangsposition der Therapeutin

Die Therapeutin steht auf Kniehöhe des Patienten und ist in Richtung seines Kopfes gewandt.

Ausführung der Palpation

Die Therapeutin untersucht den Sulcus zwischen dem M. gracils und dem M. adductor longus. Die Untersuchung beginnt kranial der Sehnenansatzstelle des M. sartorius am unteren Ast des Schambeins. Die Finger werden nach kaudal in Richtung des Schneidermuskels versetzt. Der Sulcus bildet zusammen mit dem medialen Rand des Schneidermuskels und dem Leistenband das sogenannte größere Oberschenkeldreieck (Trigonum femorale).

4.30. Musculus obturatorius externus

M. obturatorius externus

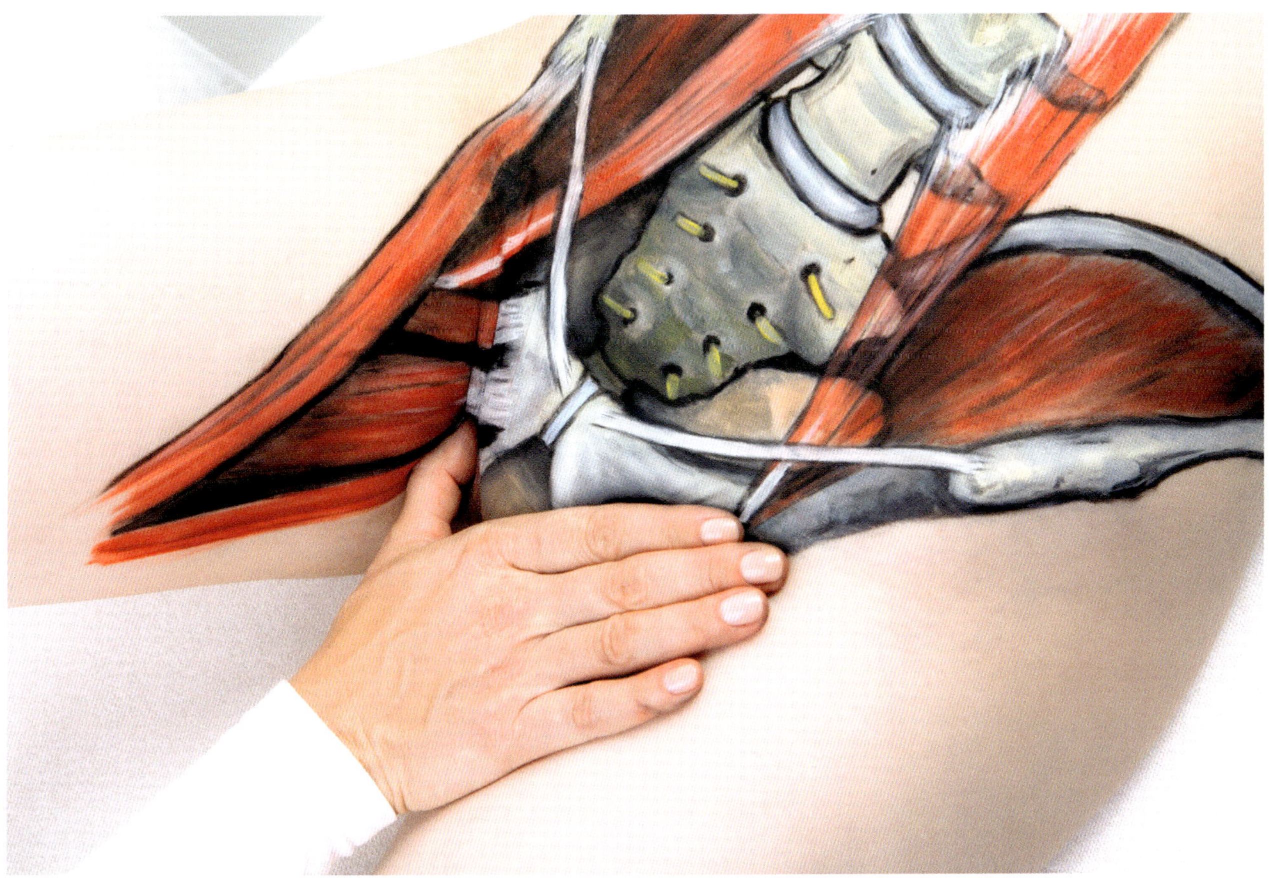

Ausgangsposition des Patienten

Rückenlage. Das untere Bein auf der untersuchten Seite ist gebeugt, abduziert und außenrotiert in der Hüfte.

Ausgangsposition der Therapeutin

Die Therapeutin steht auf Kniehöhe des Patienten und ist in Richtung seines Kopfes gewandt. Der Daumen liegt in dem Sulcus zwischen den Sehnen des M. gracilis und des Musculus adductor longus.

Ausführung der Palpation

Die Therapeutin untersucht den Bereich des M. obturator externus. Der Daumen wird nach medial versetzt und dringt sanft durch den Gewebewiderstand hindurch.

4.31. Foramen obturatum

Foramen obturatum

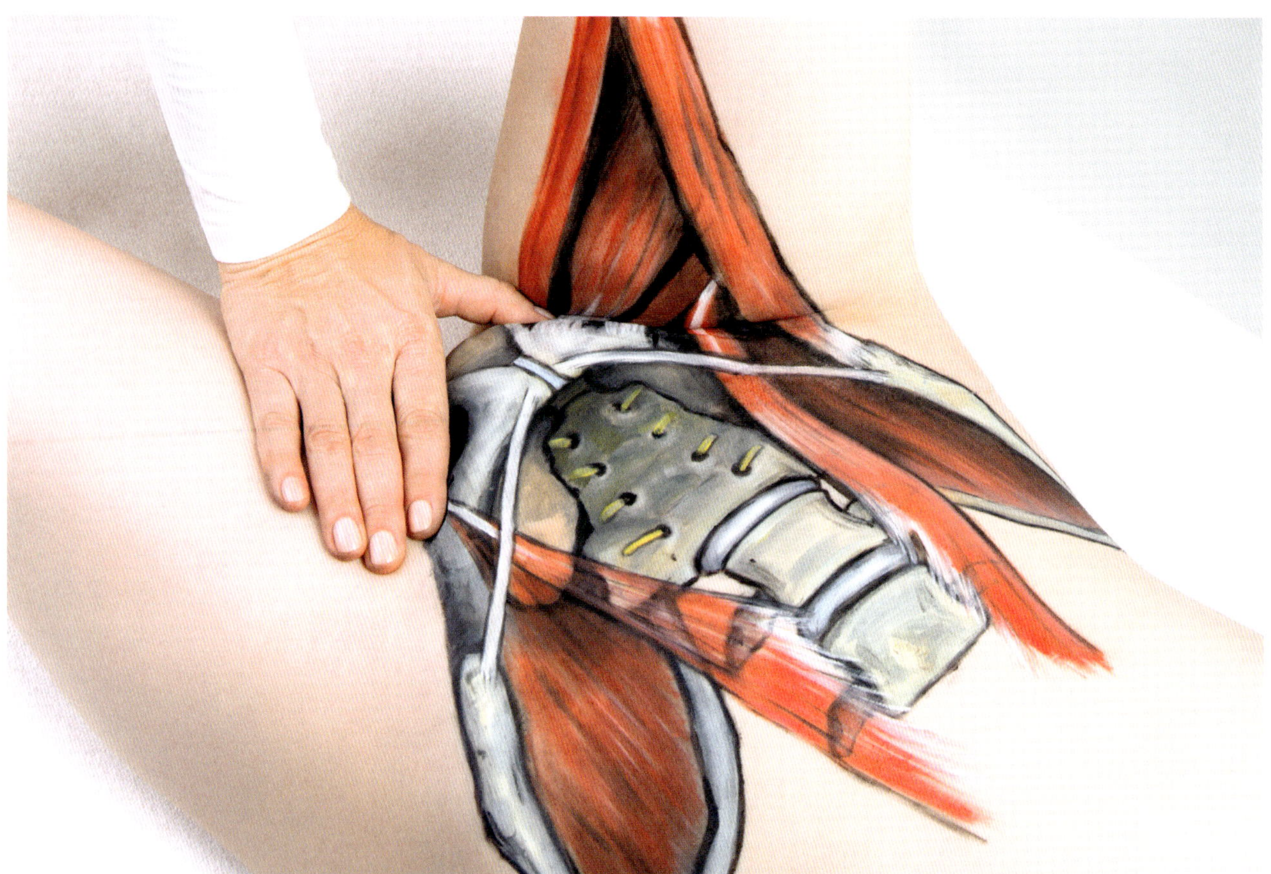

Ausgangsposition des Patienten

Rückenlage. Das untere Bein auf der untersuchten Seite ist gebeugt, abduziert und außenrotiert in der Hüfte.

Ausgangsposition der Therapeutin

Die Therapeutin steht auf Kniehöhe des Patienten und ist in Richtung seines Kopfes gewandt. Der Daumen liegt in dem Sulcus zwischen den Sehnen des M. gracilis und des Musculus adductor longus.

Ausführung der Palpation

Die Therapeutin nähert die Daumenspitze dem M. obturator externus. Ein erhöhter Gewebewiderstand wird während des Valsalva-Manövers des Patienten wahrgenommen.

4.32. Adduktorenkanal

Canalis adductorius

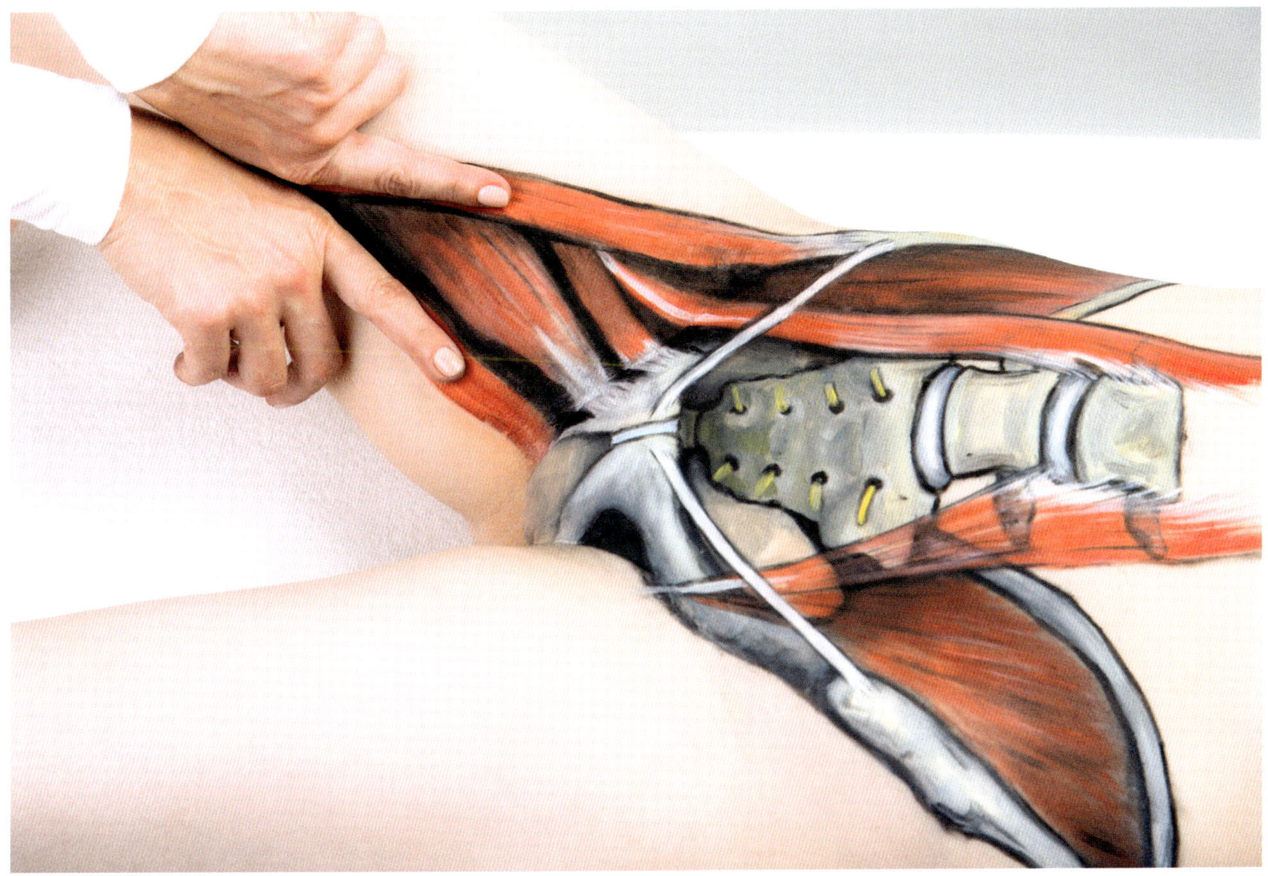

Ausgangsposition des Patienten

Rückenlage. Das untere Bein auf der untersuchten Seite ist gebeugt, abduziert und außenrotiert in der Hüfte.

Ausgangsposition der Therapeutin

Die Therapeutin steht auf Kniehöhe des Patienten und ist in Richtung seines Kopfes gewandt. Der rechte Zeigefinger liegt auf dem M. gracilis, der linke Zeigefinger auf dem Schneidermuskel.

Ausführung der Palpation

Die Therapeutin palpiert in einem dreieckigen Bereich zwischen dem M. gracilis und dem Schneidermuskel. An der Spitze des Dreiecks ist der mediale Rand des M. adductor longus vom Schneidermuskel bedeckt. Diese Stelle entspricht dem Eingang zum Adduktorenkanal.

4.33. Musculus pectineus

M. pectineus

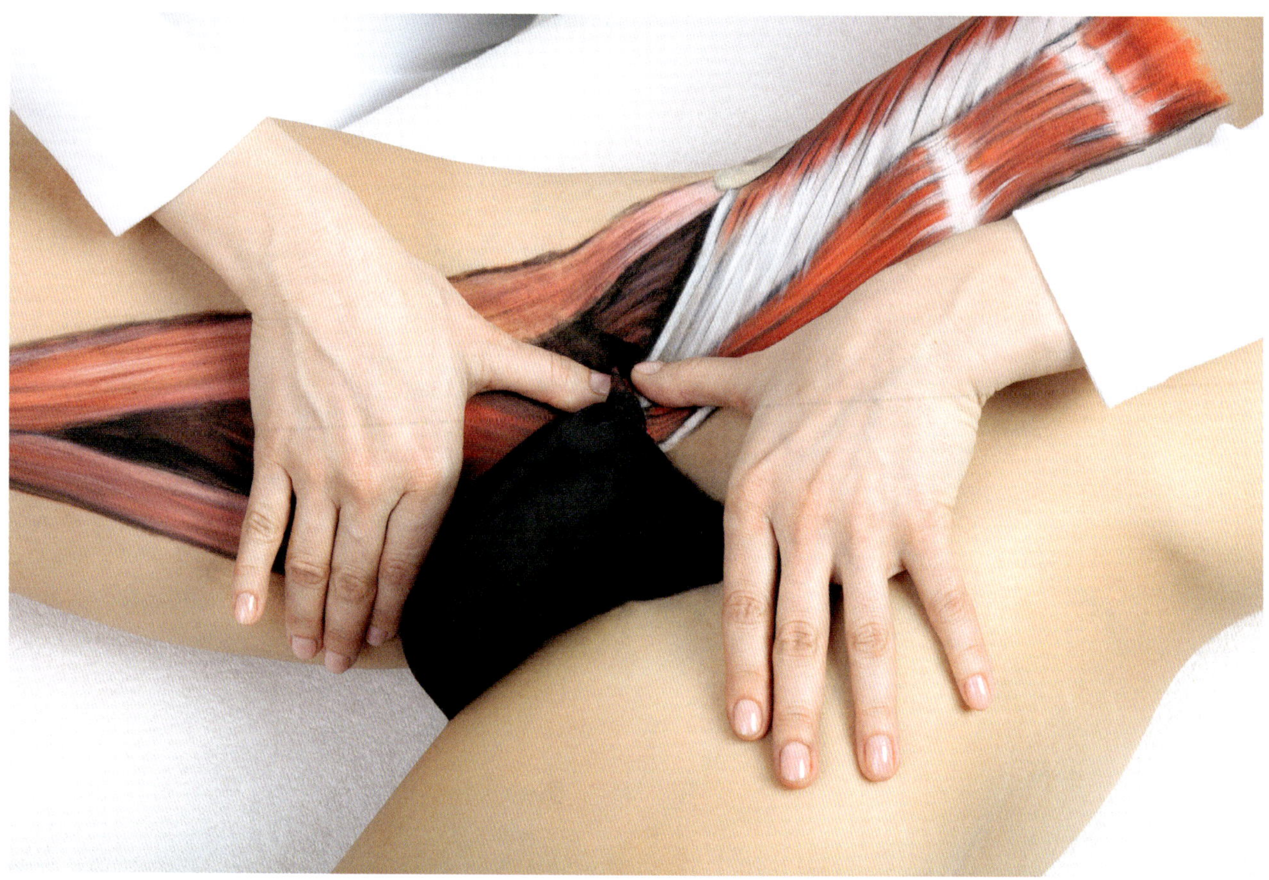

Ausgangsposition des Patienten

Rückenlage. Das Bein auf der untersuchten Seite in Flexion, Abduktion und Außenrotation im Hüftgelenk. Die plantare Seite des Fußes der untersuchten Seite liegt der Innenfläche des gegenüberliegenden Knies an.

Ausgangsposition der Therapeutin

Stehend, auf der Beckenhöhe des Patienten, auf der Seite der Palpation. Der Daumen liegt entlang des lateralen Randes des M. adductor longus, die Daumenkuppe befindet sich unterhalb des Leistenbandes.

Ausführung der Palpation

Die Therapeutin palpiert und bewertet den M. pectineus mit dem Daumen der rechten Hand quer zum Faserverlauf.

4.34. Musculus pectineus (Untersuchung)

M. pectineus

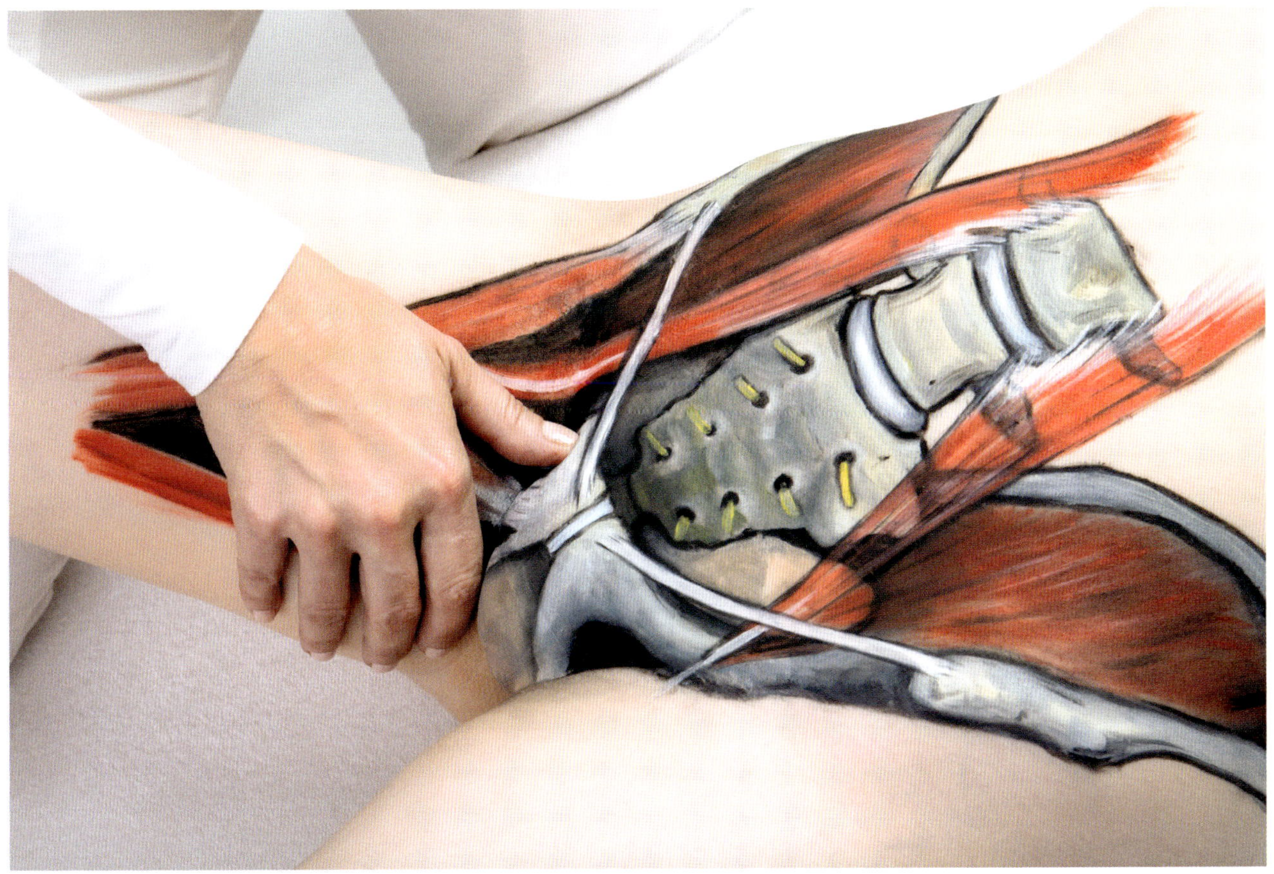

Ausgangsposition des Patienten

Rückenlage. Das untere Bein auf der untersuchten Seite ist im Knie- und Hüftgelenk gebeugt.

Ausgangsposition der Therapeutin

Die Therapeutin steht auf Höhe des Beckens des Patienten. Der Daumen liegt parallel zum lateralen Rand des M. adductor longus. Die Daumenspitze ist kranial der Sehne des M. adductor longus positioniert.

Ausführung der Palpation

Die Therapeutin untersucht den M. pectineus quer zum Faserverlauf. Der Daumen wird nach kranial, zur Mitte und in die Tiefe versetzt. Im Palpationstest ist der M. pectineus als abgerundete Struktur wahrnehmbar.

4.35. Musculus pectineus

M. pectineus

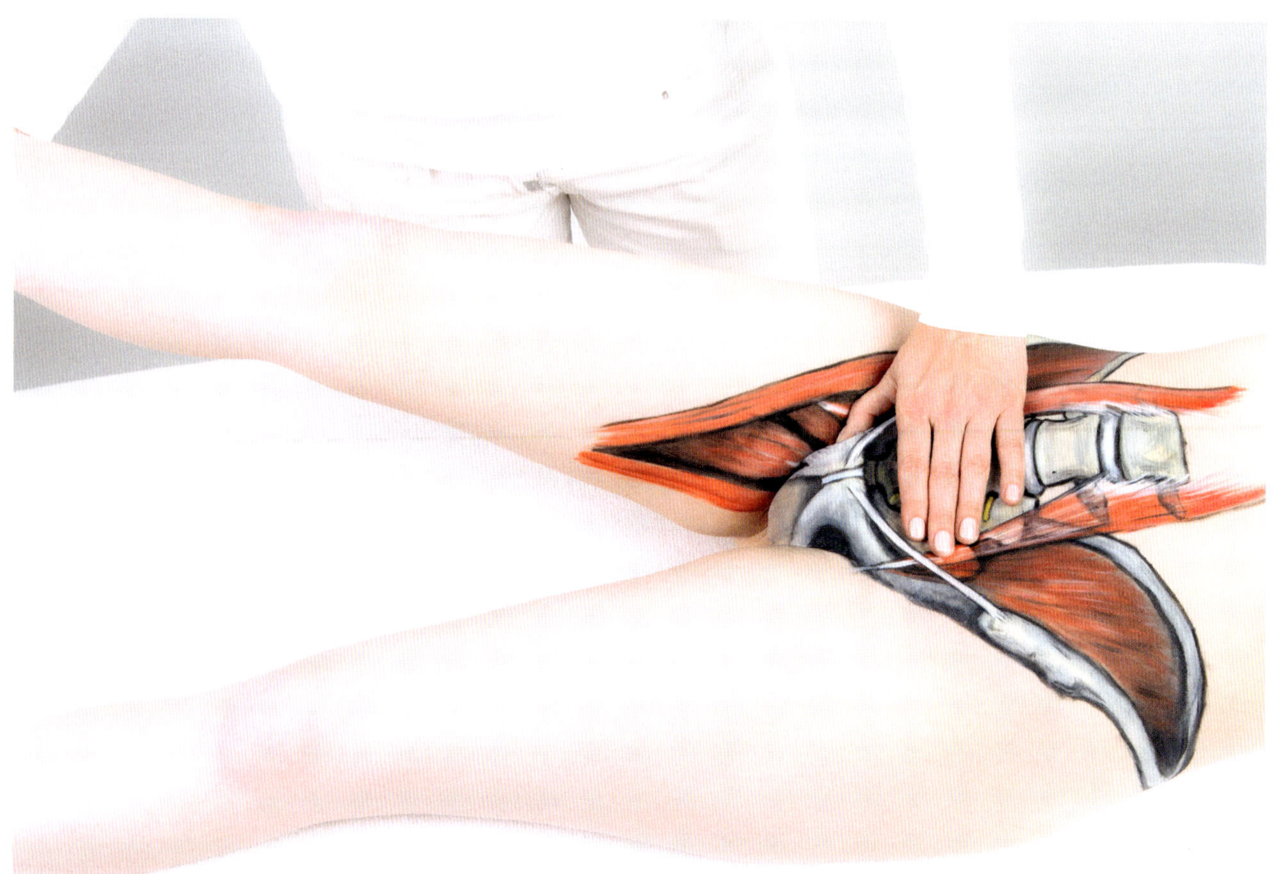

Ausgangsposition des Patienten

Rückenlage. Das untere Bein auf der untersuchten Seite ist abduziert und in der Hüfte außenrotiert.

Ausgangsposition der Therapeutin

Die Therapeutin steht auf Höhe des Oberschenkels des Patienten. Sie umfasst den Unterschenkel des Patienten oberhalb des Sprunggelenks. Sie beugt, adduziert und rotiert das untere Bein des Patienten in der Hüfte, um die tiefer liegenden Gewebe besser palpieren zu können.

Ausführung der Palpation

Die Therapeutin untersucht mit der Daumenkuppe den M. pectineus, indirekt auch den M. obturator externus und den Bereich des Foramen obturatum.

4.36. Musculus iliopsoas

M. iliopsoas

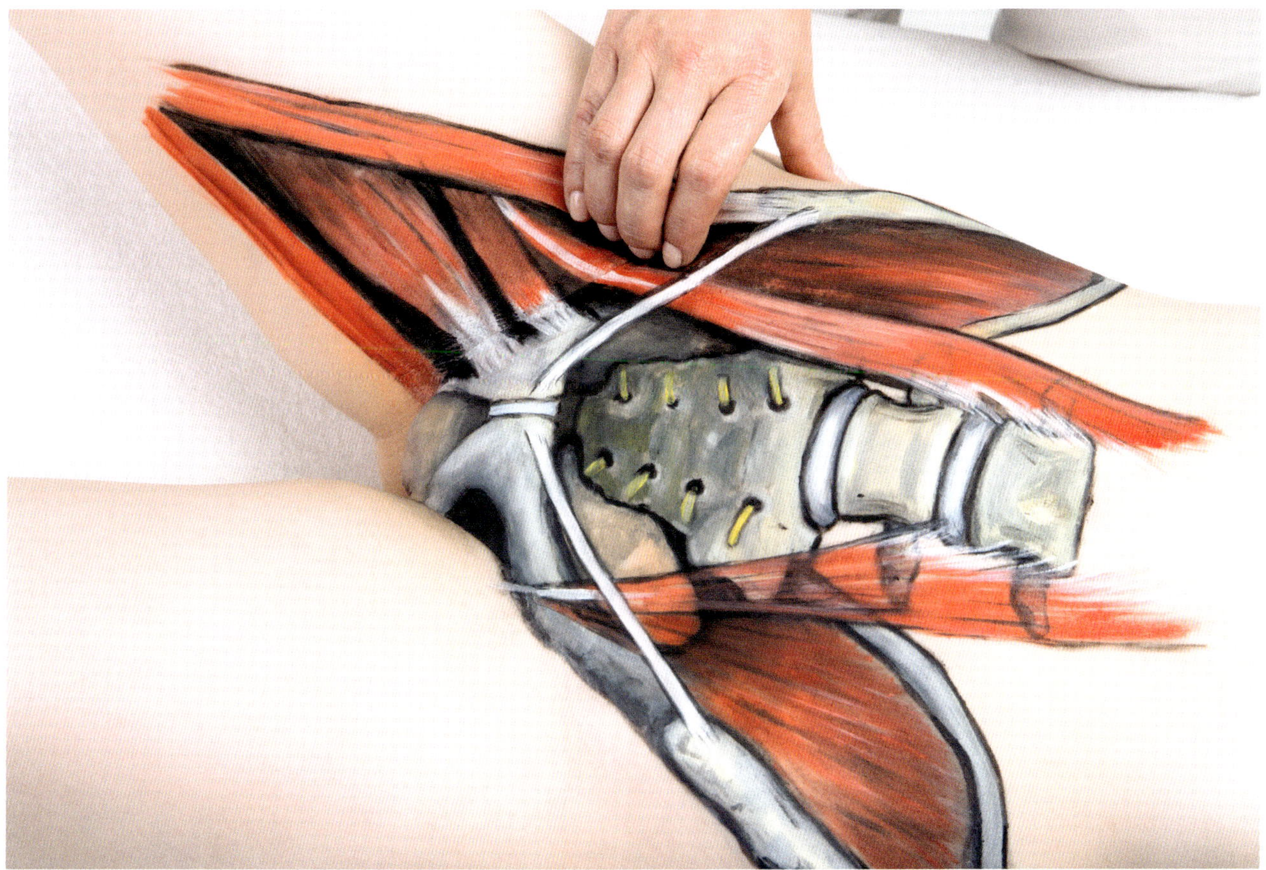

Ausgangsposition des Patienten

Rückenlage.

Ausgangsposition der Therapeutin

Die Therapeutin steht auf Höhe der Hüfte des Patienten. Die Finger sind am inneren Rand des Schneidermuskels platziert.

Ausführung der Palpation

Die Therapeutin sucht den Iliopsoas-Muskel kaudal des Leistenbandes. Die Finger werden vom Rand des Schneidermuskels nach medial und in die Tiefe versetzt.

4.37. Musculus iliopsoas

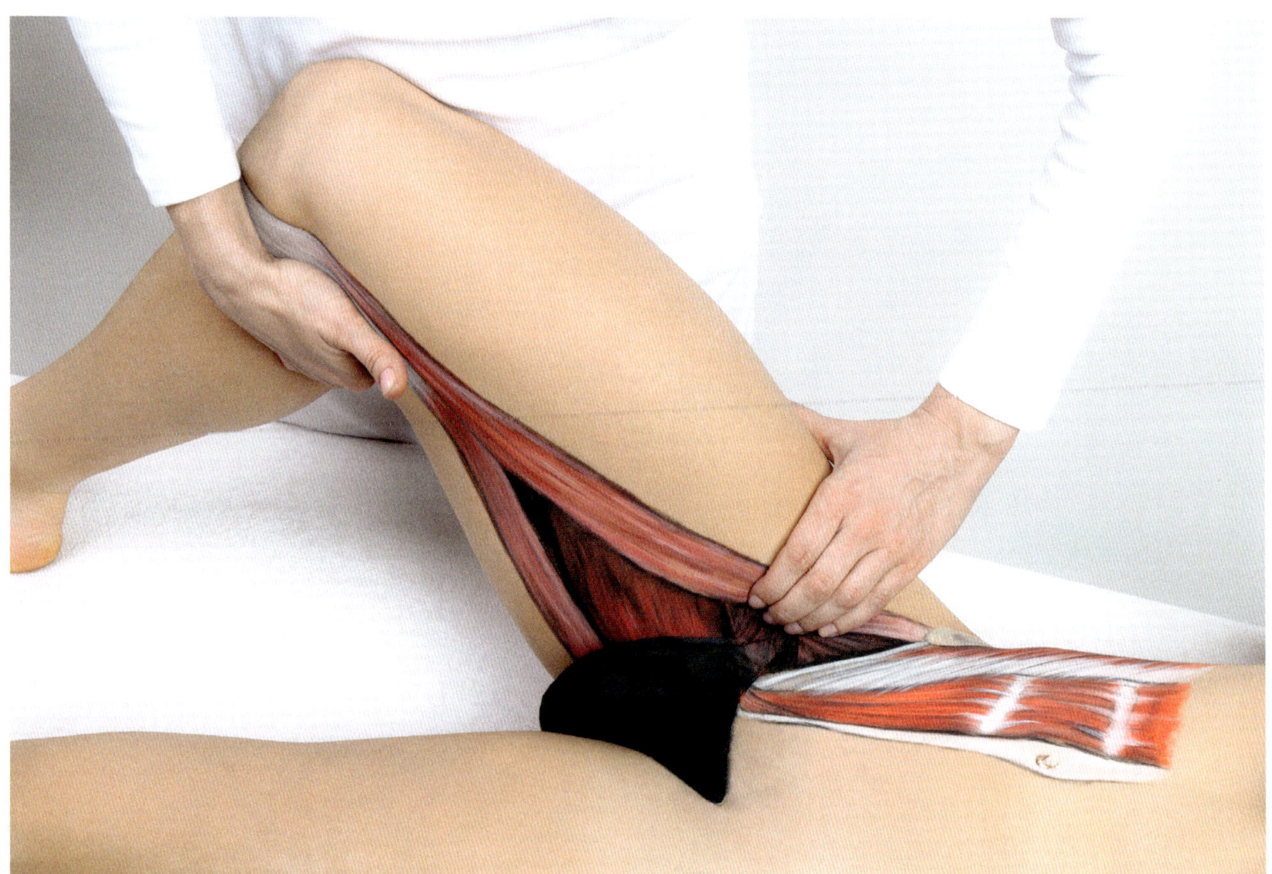

Ausgangsposition des Patienten

Rückenlage. Das Bein der untersuchten Seite im Knie- und Hüftgelenk gebeugt.

Ausgangsposition der Therapeutin

Stehend, auf der Kniehöhe des Patienten, auf der Seite der Palpation. Die Therapeutin unterstützt mit einer Hand das gebeugte Knie des Patienten. Die Finger der anderen Hand werden auf den medialen Rand des M. sartorius innerhalb des femoralen Dreiecks gelegt.

Ausführung der Palpation

Die Therapeutin lokalisiert den M. iliopsoas von der Innenseite des M. sartorius im oberen Teil des femoralen Dreiecks.

4.38. Musculus iliopsoas (Trochanter)

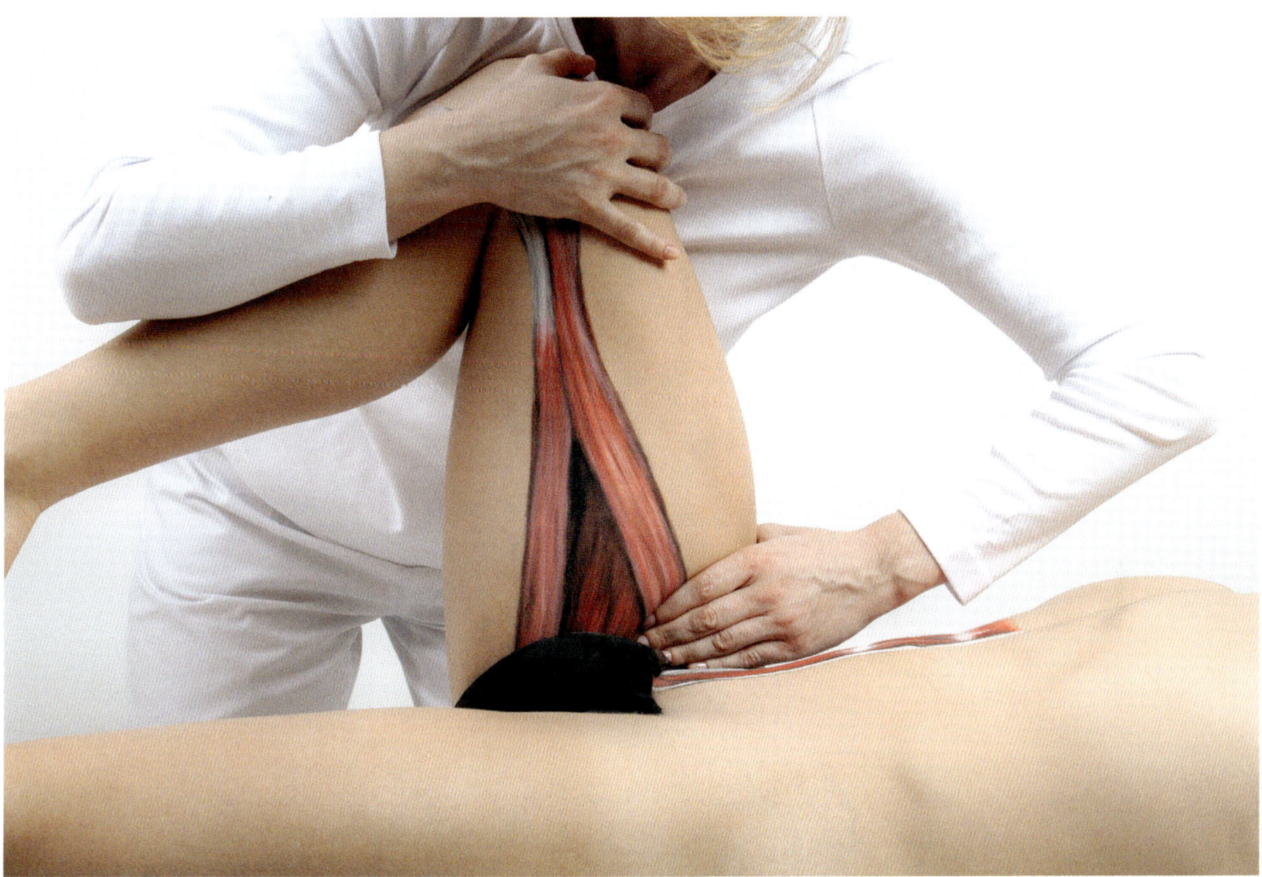

Ausgangsposition des Patienten

Rückenlage. Das Bein der untersuchten Seite angewinkelt im Knie- und Hüftgelenk.

Ausgangsposition der Therapeutin

Stehend, auf der Oberschenkelhöhe des Patienten, auf der Seite der Palpation. Die Therapeutin greift mit einer Hand das angehobene Knie des Patienten. Die andere Hand wird auf den Ili opsoas-Muskel gelegt, medial vom M. sartorius, an der Spitze des femoralen Dreiecks.

Ausführung der Palpation

Die Therapeutin palpiert und bewertet den M. iliopsoas entlang des Faserverlaufs bis zum Ansatz der Muskelsehne am Trochanter minor des Femur. Hüftbeugung gegen Widerstand kann die Palpation bestätigen.

4.39. Musculus iliopsoas (Sehne)

M. iliopsoas

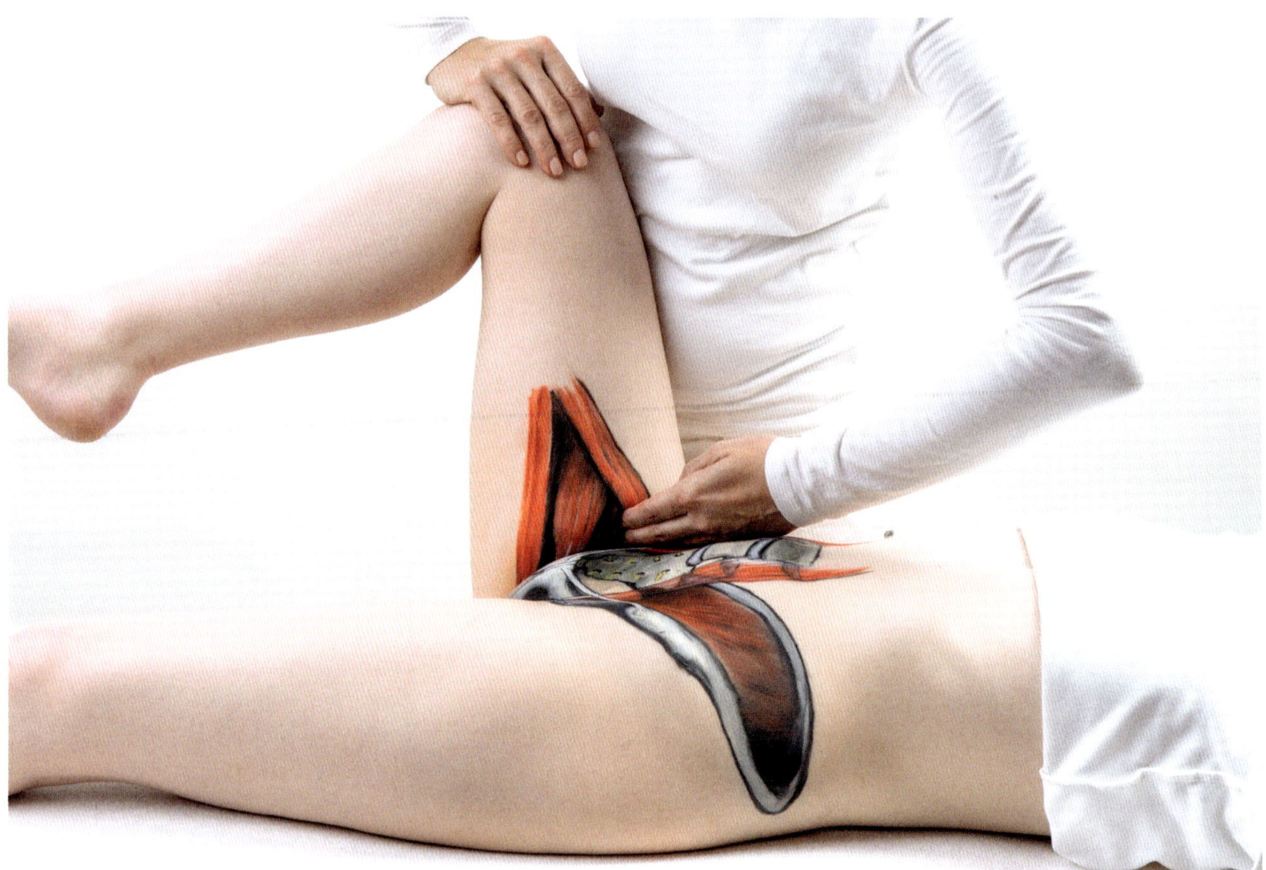

Ausgangsposition des Patienten

Rückenlage. Das untere Bein auf der untersuchten Seite ist im Knie- und Hüftgelenk gebeugt.

Ausgangsposition der Therapeutin

Die Therapeutin steht auf Höhe der Hüfte des Patienten und ist in Richtung des Oberschenkels auf der gegenüberliegenden Seite gewandt. Der linke Ellbogen der Therapeutin ist in Richtung der linken Schulter des Patienten positioniert.

Ausführung der Palpation

Die Therapeutin sucht die Sehne des Iliopsoas-Muskels. Sie positioniert den linken Unterarm in Außenrotation. Der Patient führt eine Flexionbewegung gegen Widerstand, Beugung im Hüftgelenk durch. Die wahrnehmbare Muskelspannung bestätigt die Richtigkeit der Lokalisation.

4.40. Iliopsoas-Muskel (kleiner Trochanter)

M. iliopsoas (Trochanter minor)

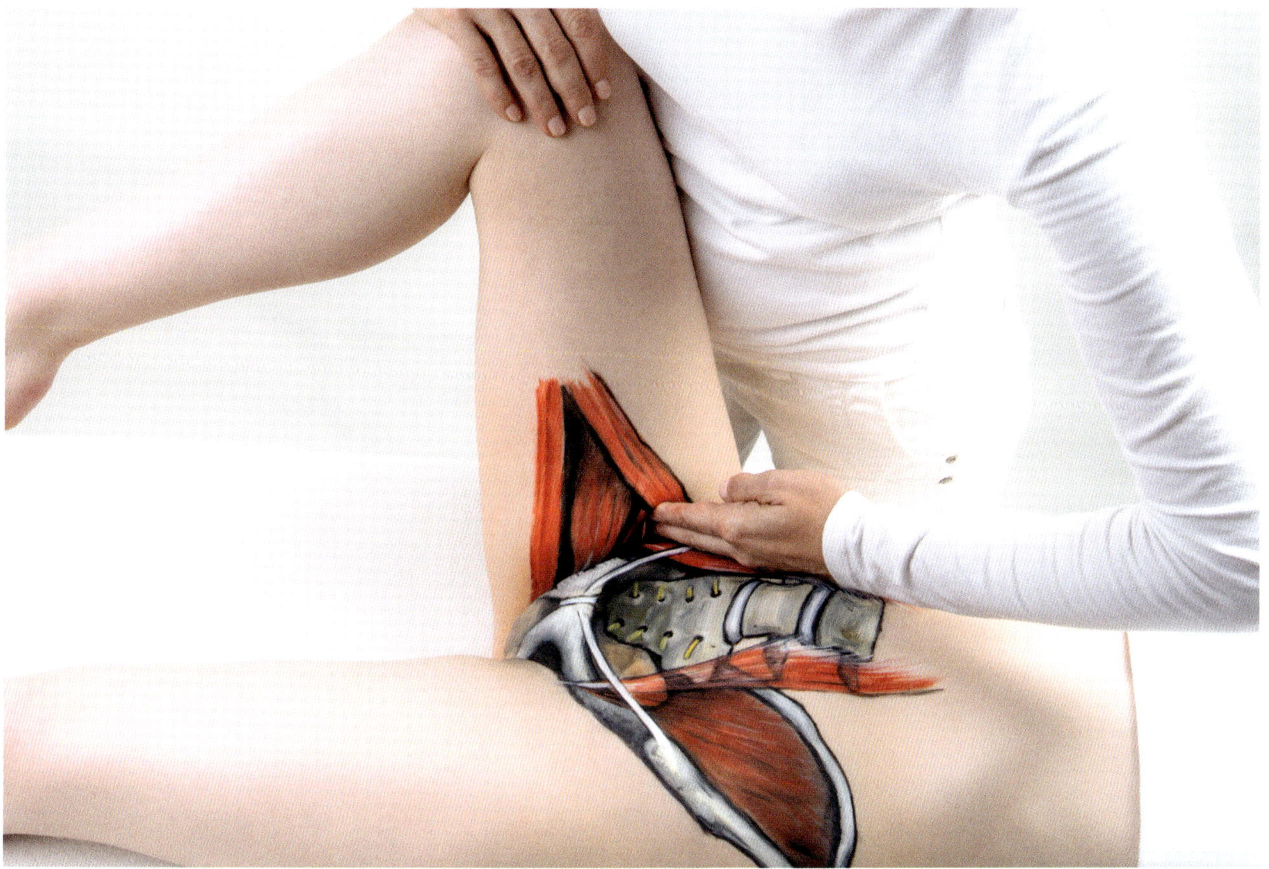

Ausgangsposition des Patienten

Rückenlage. Das untere Bein auf der untersuchten Seite ist im Knie- und Hüftgelenk gebeugt.

Ausgangsposition der Therapeutin

Die Therapeutin steht auf Höhe der Hüfte des Patienten und ist in Richtung des Oberschenkels auf der gegenüberliegenden Seite gewandt. Der linke Ellbogen der Therapeutin ist in Richtung der linken Schulter des Patienten positioniert. Der Unterarm ist in äußerer Rotation. Die Hand liegt in der Verlängerung des Unterarms.

Ausführung der Palpation

Die Therapeutin lokalisiert den Ursprung der Iliopsoas-Sehne am Trochanter minor des Oberschenkelknochens.

4.41. Fossa iliopectinea

Fossa iliopectinea

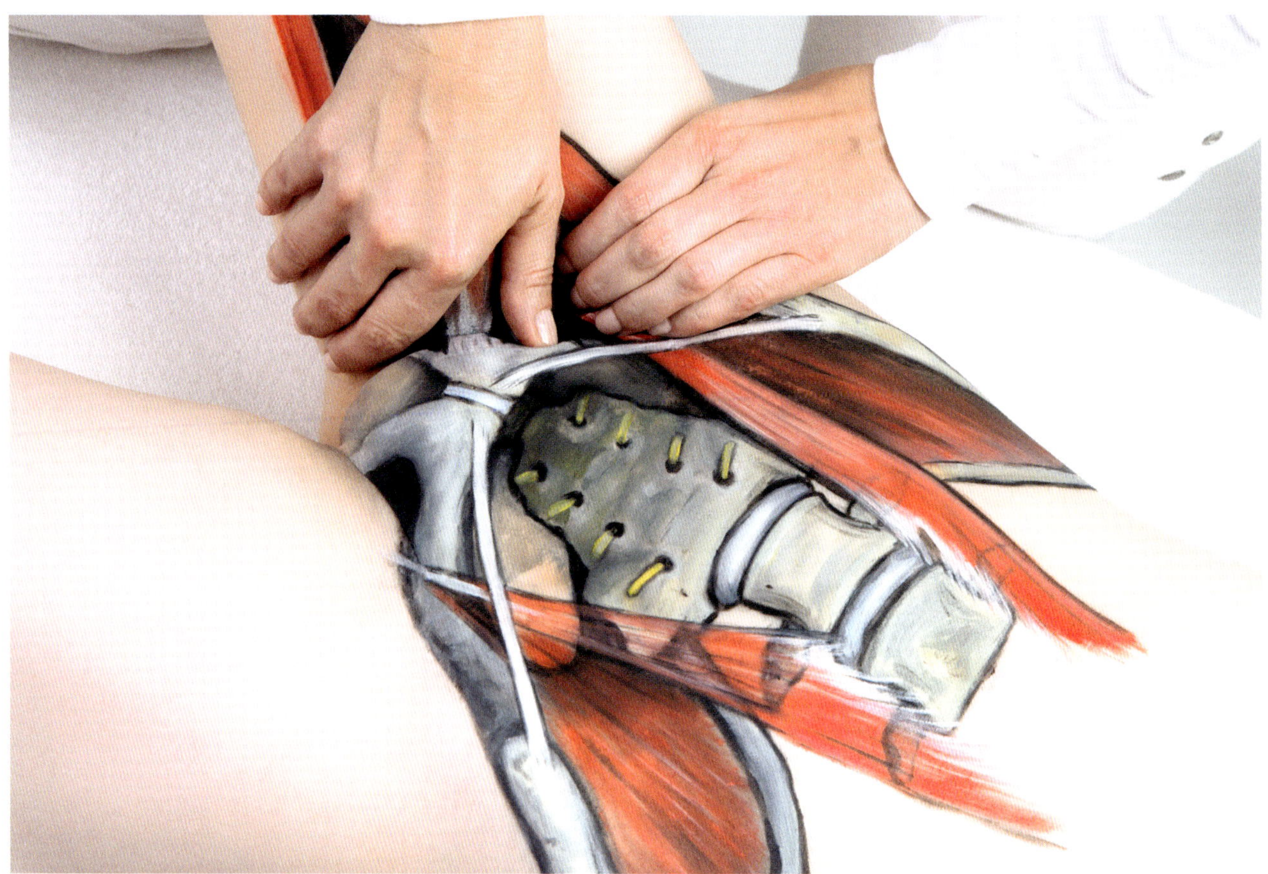

Ausgangsposition des Patienten

Rückenlage. Das untere Bein auf der zu untersuchenden Seite ist im Knie- und Hüftgelenk angewinkelt.

Ausgangsposition der Therapeutin

Die Therapeutin steht in Höhe des Hüftgelenks des Patienten.

Ausführung der Palpation

Die Therapeutin lokalisiert eine Vertiefung, die dem Sulcus zwischen dem M. pectineus und dem M. iliopsoas entspricht. In der Fossa iliopectinea kann der Puls der A. femoralis getastet werden.

4.42. Fascia cribrosa

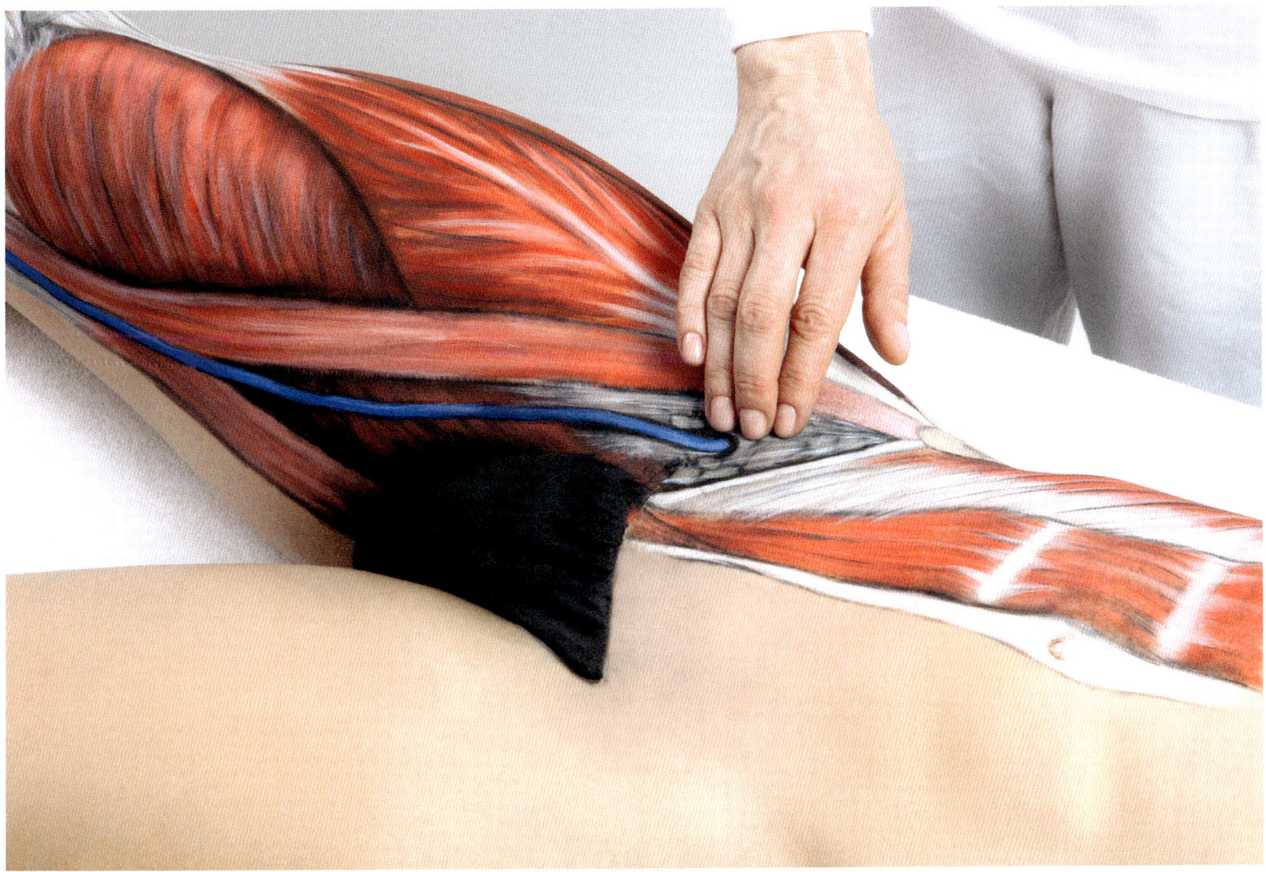

Ausgangsposition des Patienten

Rückenlage.

Ausgangsposition der Therapeutin

Stehend, auf der Höhe des Hüftgelenkes des Patienten, auf der Seite der Palpation.

Ausführung der Palpation

Die Therapeutin palpiert und bewertet die Faszie auf Höhe des femoralen Dreiecks. Sie sucht nach Lymphknoten, die kettenartig, senkrecht und schräg verlaufen. Die Bewertung wird in verschiedenen Tiefen (auf verschiedenen Ebenen) durchgeführt.

4.43. A. femoralis

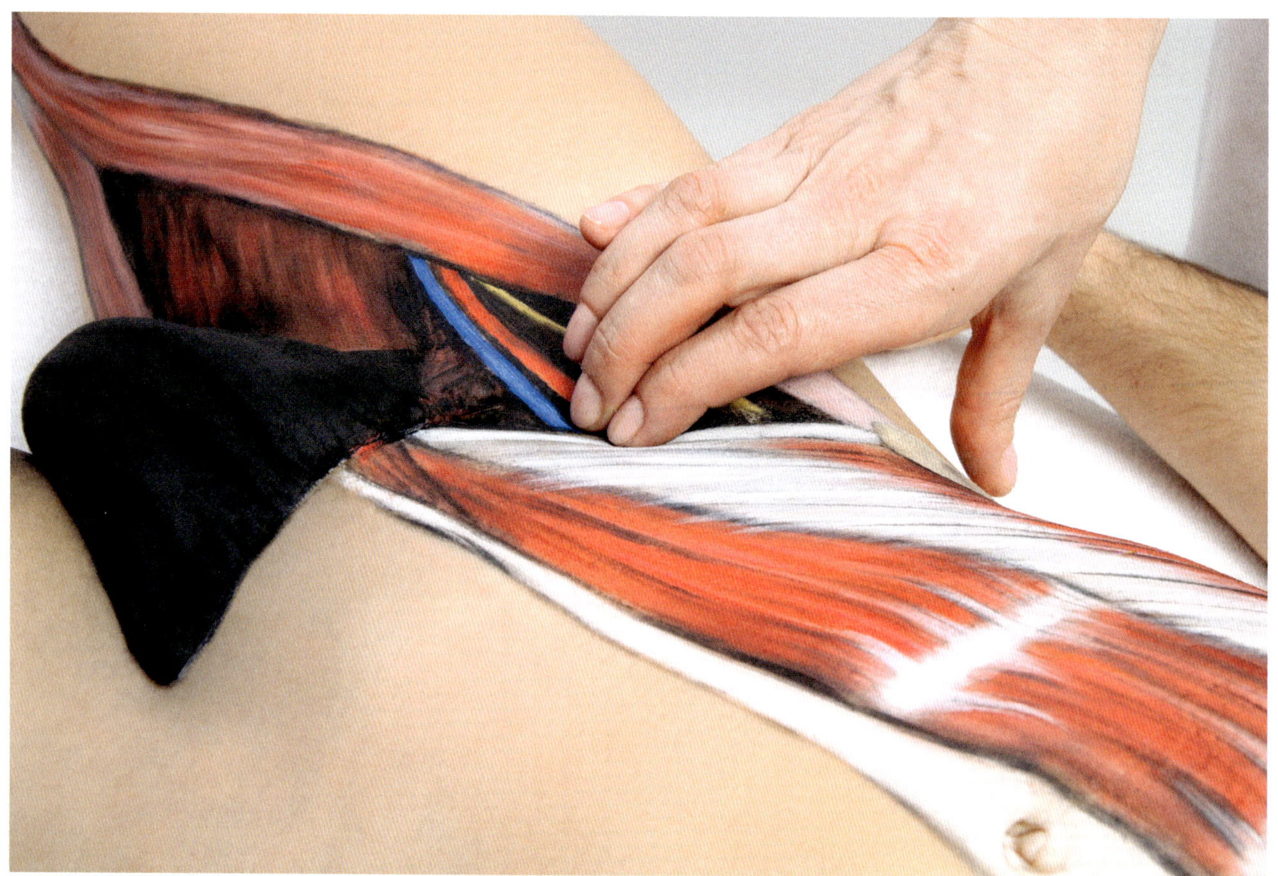

Ausgangsposition des Patienten

Rückenlage.

Ausgangsposition der Therapeutin

Stehend, auf der Beckenhöhe des Patienten, auf der Seite der Palpation.

Ausführung der Palpation

Die Therapeutin palpiert und untersucht den Puls an der A. femoralis in der Mitte des Leistenbandes. Medial der A. femoralis verläuft die V. femoralis.

4.44. N. femoralis

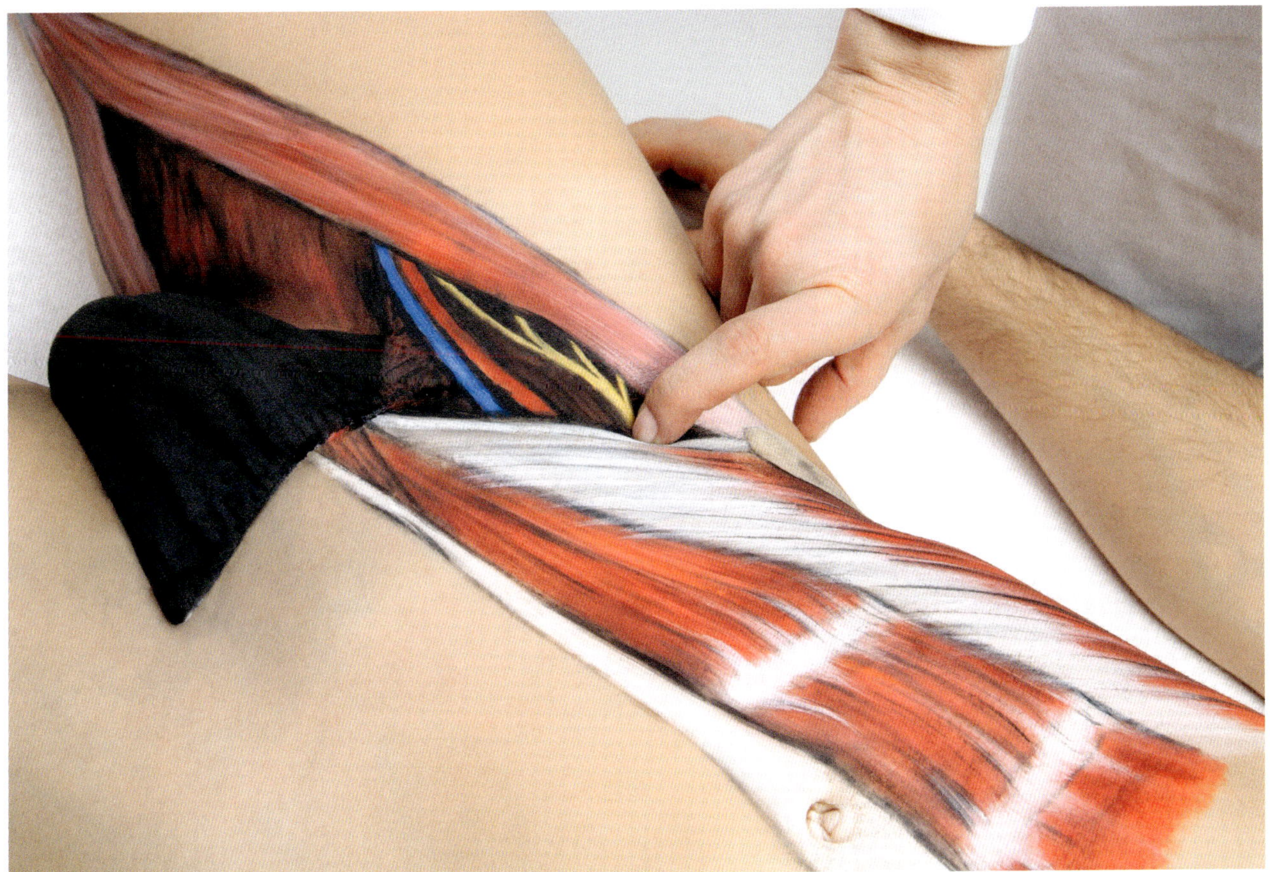

Ausgangsposition des Patienten

Rückenlage.

Ausgangsposition der Therapeutin

Stehend, auf der Höhe des Hüftgelenks des Patienten, auf der Seite der Palpation.

Ausführung der Palpation

Die Therapeutin lokalisiert den Stamm des N. femoralis unter dem Leistenband lateral der A. femoralis. Die Palpation wird mit der Spitze des Zeigefingers quer zum Nervenverlauf ausgeführt.

4.45. Oberschenkelnerv

N. femoralis

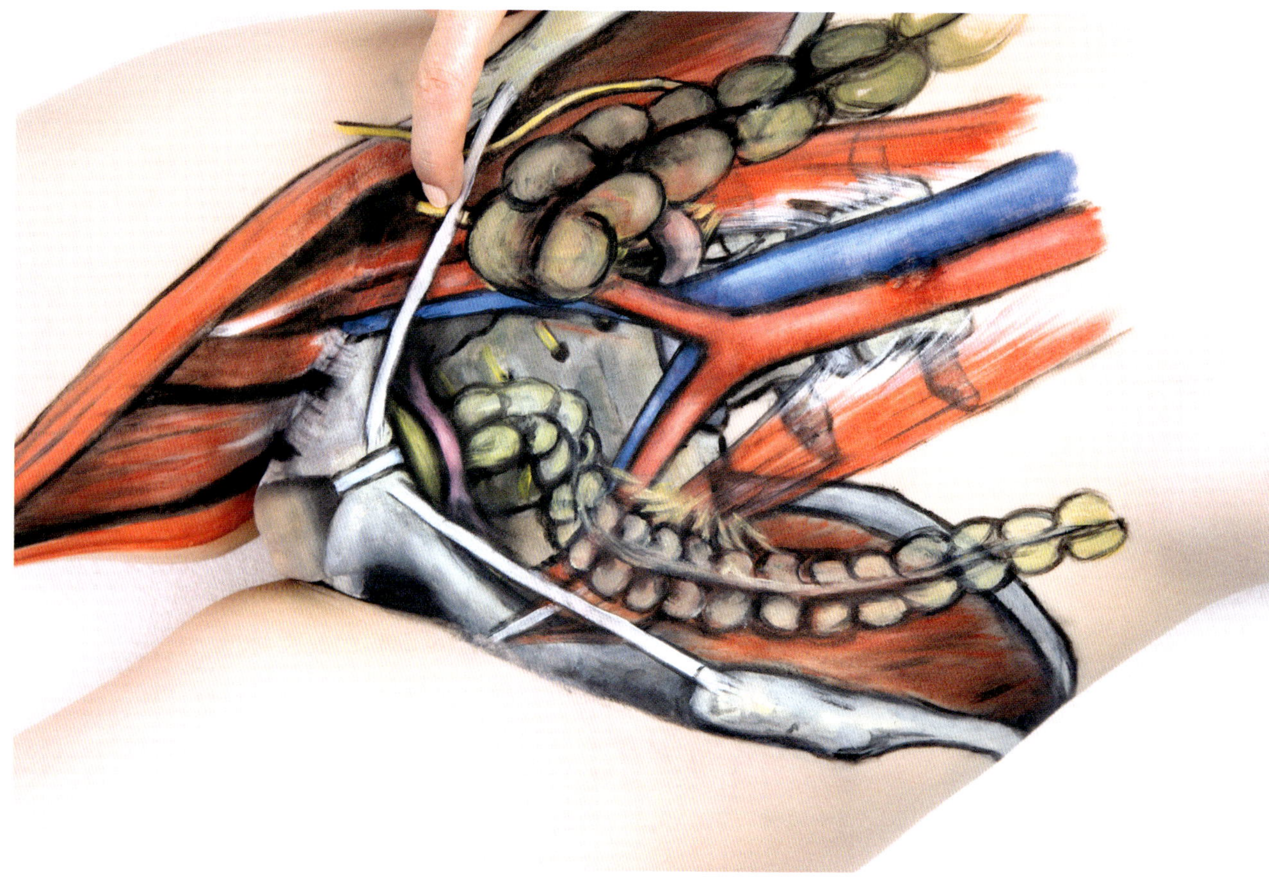

Ausgangsposition des Patienten

Rückenlage.

Ausgangsposition der Therapeutin

Die Therapeutin steht auf Höhe des Rumpfes des Patienten, mit Blickrichtung zu dessen Füßen. Der Zeigefinger ist direkt kaudal des Leistenbandes platziert, medial vom Sehnenansatz des Schneidermuskels.

Ausführung der Palpation

Die Therapeutin lokalisiert den Oberschenkelnerv. Der inguinale Anteil des Oberschenkelnervs verläuft zusammen mit dem M. iliopsoas unter dem Leistenband durch die sogenannte Lacuna musculorum. Kaudal des Leistenbandes teilt sich der Nerv in seine Endäste auf.

4.46. Musculus quadriceps femoris (lateraler Sulcus)

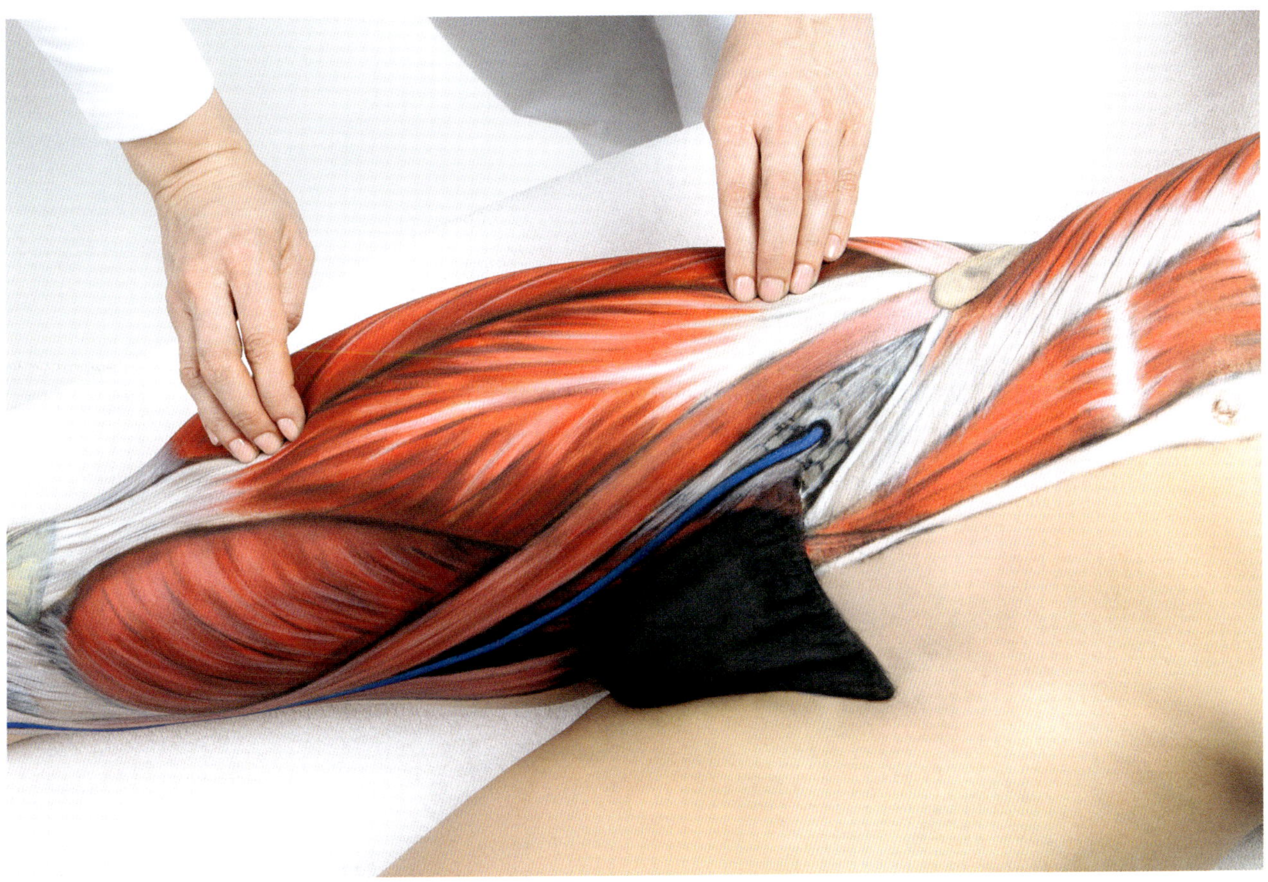

Ausgangsposition des Patienten

Rückenlage.

Ausgangsposition der Therapeutin

Stehend, auf der Oberschenkelhöhe des Patienten, auf der Seite der Palpation.

Ausführung der Palpation

Die Therapeutin definiert die Rille (den Sulcus) zwischen dem M. vastus lateralis und dem M. rectus femoris. Die Bewertung erfolgt entlang einer vertikalen Linie, die zwischen dem M. tensor der Fascia lata und dem lateralen Rand der Quadrizepssehne verläuft.

4.47. Musculus quadriceps femoris (M. vastus lateralis)

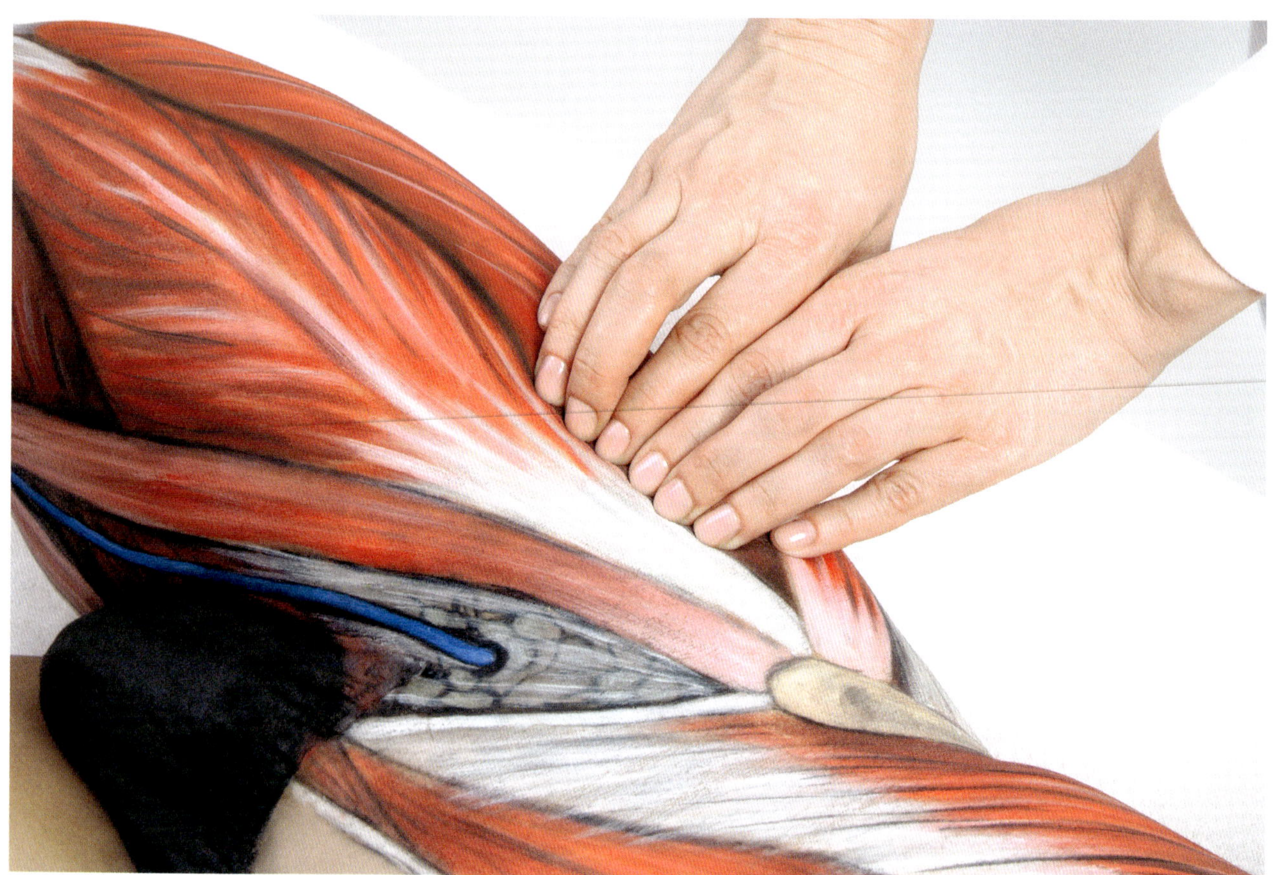

Ausgangsposition des Patienten

Rückenlage.

Ausgangsposition der Therapeutin

Stehend, auf der Höhe des Hüftgelenks des Patienten, auf der Seite der Palpation.

Ausführung der Palpation

Die Therapeutin palpiert und bewertet den M. vastus lateralis mit den Fingern beider Hände. Sie beginnt die Palpation im proximalen Teil des Oberschenkels. Die Untersuchung erfolgt entlang des Sulcus zwischen dem M. vastus lateralis und dem M. rectus femoris.

4.48. Sehne des M. quadriceps femoris (lateraler Rand)

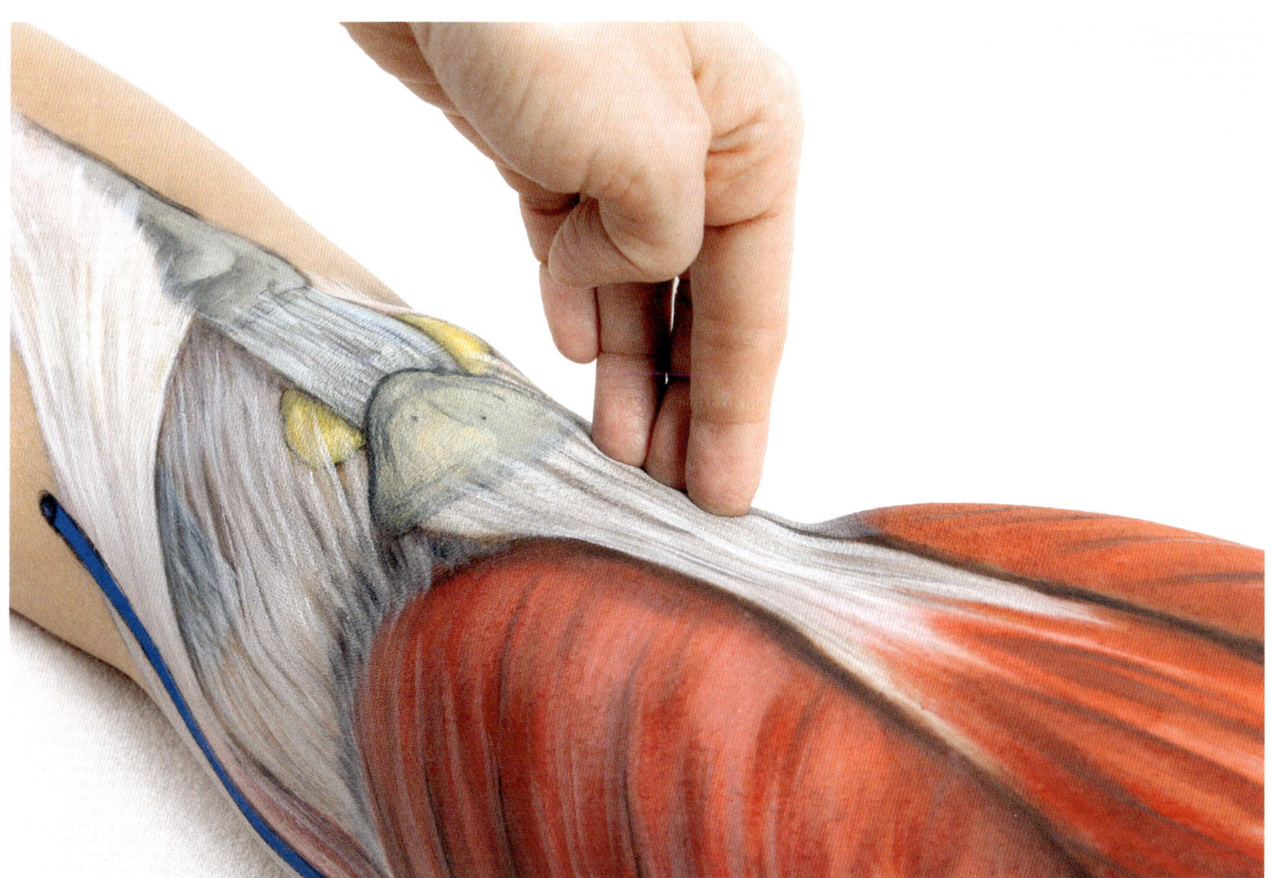

Ausgangsposition des Patienten

Rückenlage. Der M. quadriceps femoris angespannt.

Ausgangsposition der Therapeutin

Stehend, auf der Kniehöhe des Patienten, auf der Gegenseite der Palpation.

Ausführung der Palpation

Die Therapeutin palpiert und bewertet den seitlichen Rand der Quadrizepssehne in Richtung Patellabasis.

4.49. Sehne des M. quadriceps femoris (medialer Rand)

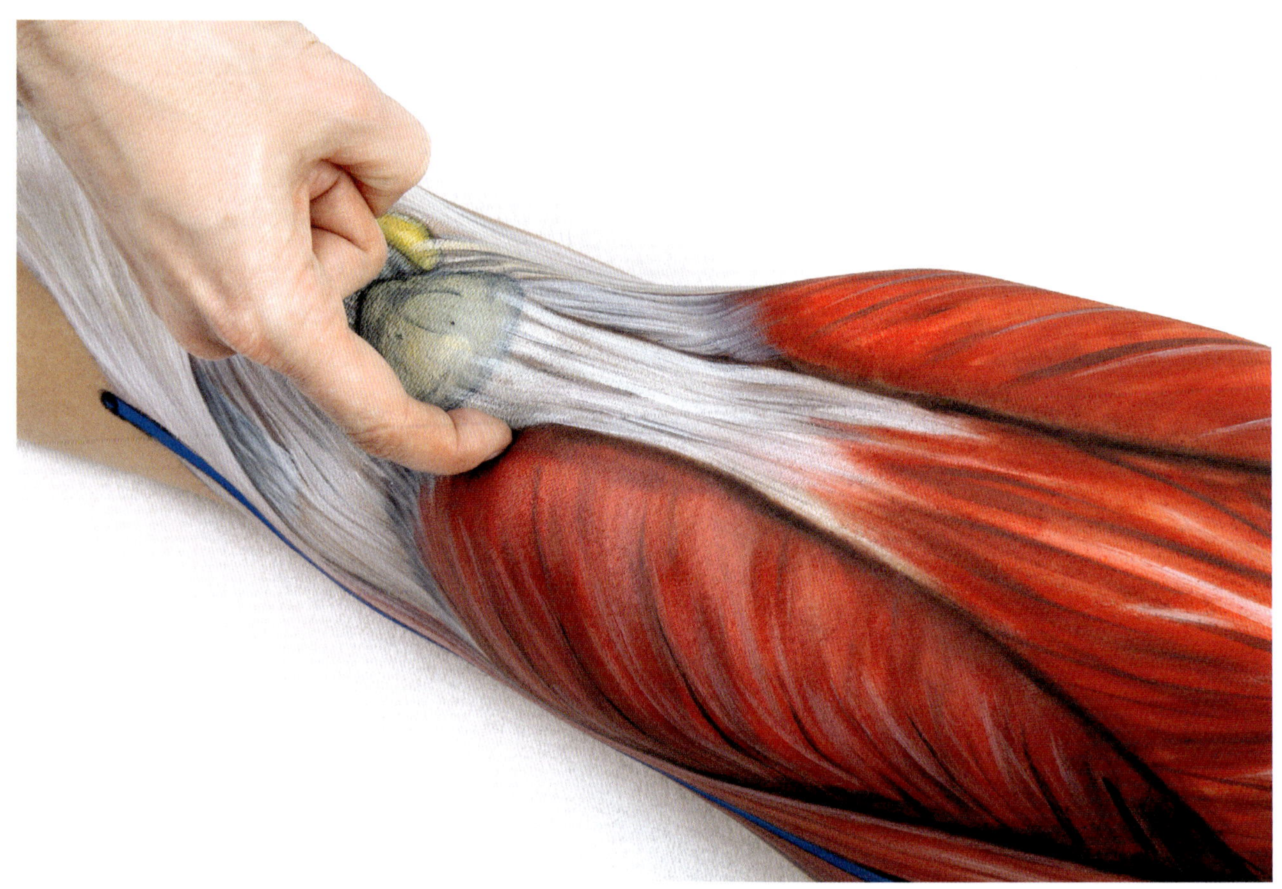

Ausgangsposition des Patienten

Rückenlage. Der M. quadriceps femoris angespannt.

Ausgangsposition der Therapeutin

Stehend, auf der Kniehöhe des Patienten, auf der Gegenseite der Palpation.

Ausführung der Palpation

Die Therapeutin palpiert und bewertet mit dem Zeigefinger den medialen Rand der Quadrizepssehne von der Basis der Kniescheibe nach proximal. Die Zugänglichkeit der Ränder der Quadrizepssehne hängt vom Entwicklungsgrad der Muskelmasse der einzelnen Köpfe dieses Muskels ab.

4.50. Musculus quadriceps femoris (medialer Sulcus)

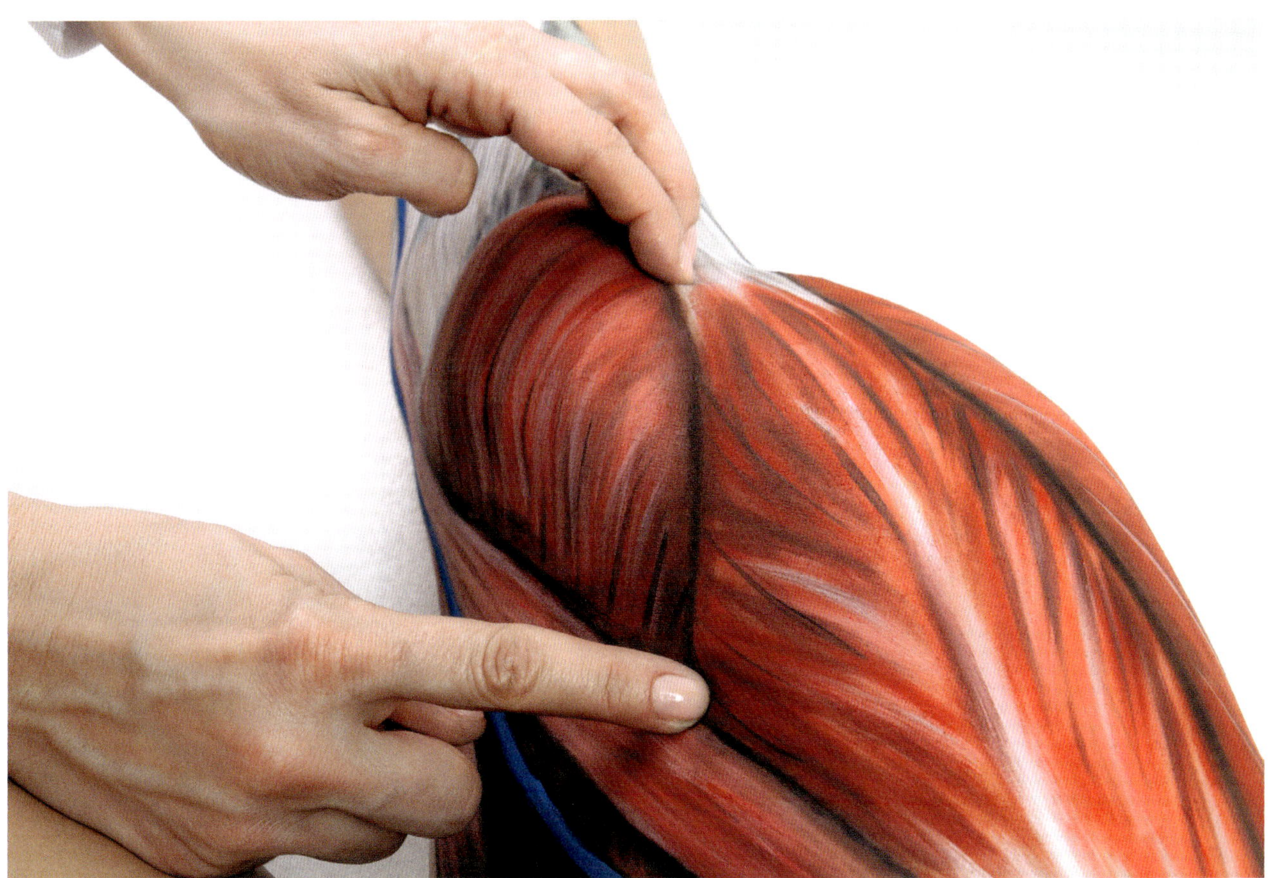

Ausgangsposition des Patienten

Rückenlage.

Ausgangsposition der Therapeutin

Stehend, auf der Knichöhe des Patienten, auf der Gegenseite der Palpation.

Ausführung der Palpation

Die Therapeutin markiert mit den Fingern den Sulcus zwischen dem M. rectus femoris und dem M. vastus medialis.

4.51. Musculus quadriceps femoris (M. vastus medialis)

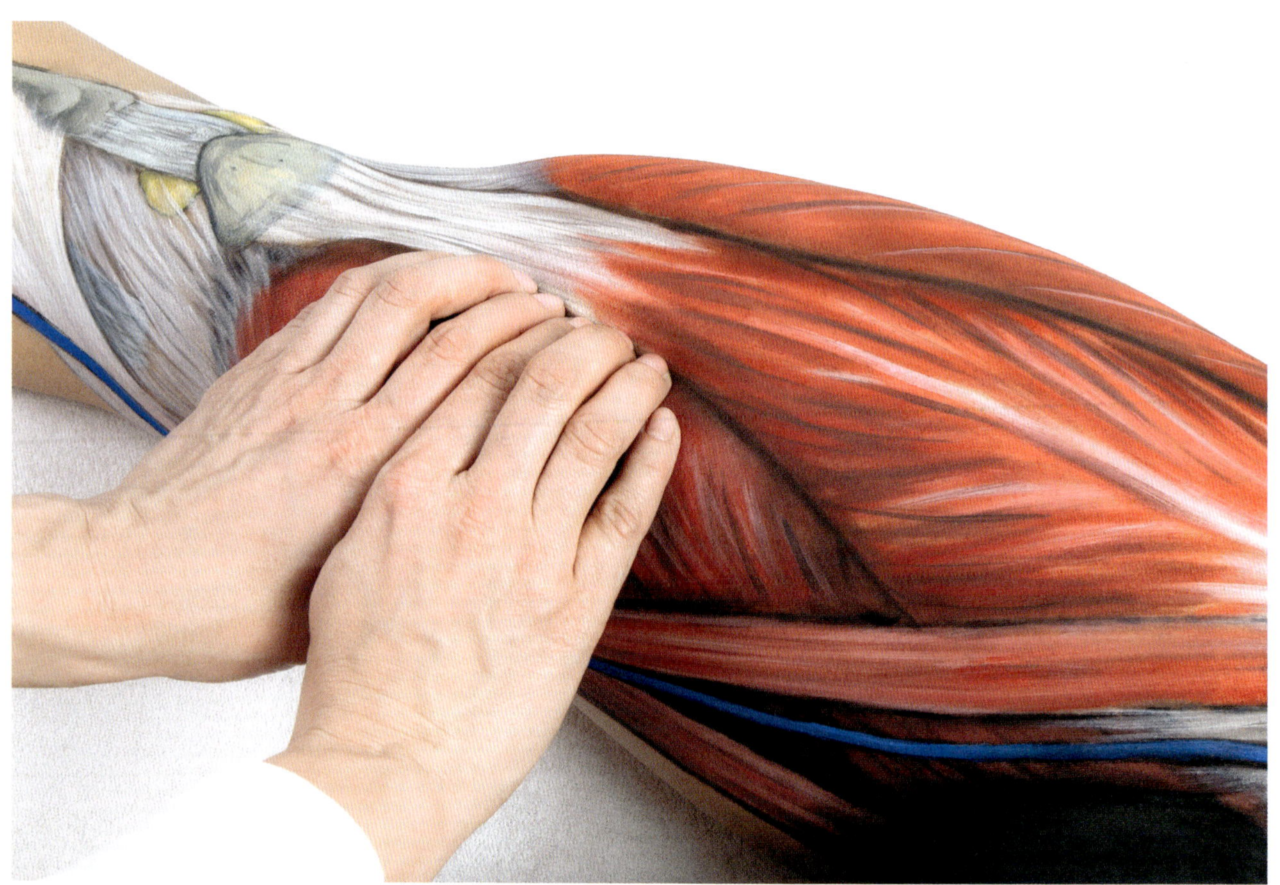

Ausgangsposition des Patienten

Rückenlage.

Ausgangsposition der Therapeutin

Stehend, auf der Kniehöhe des Patienten, auf der Gegenseite der Palpation.

Ausführung der Palpation

Die Therapeutin palpiert und bewertet mit den Fingern beider Hände den M. vastus medialis, von der Quadrizepssehne bis zum lateralen Rand des M. sartorius.

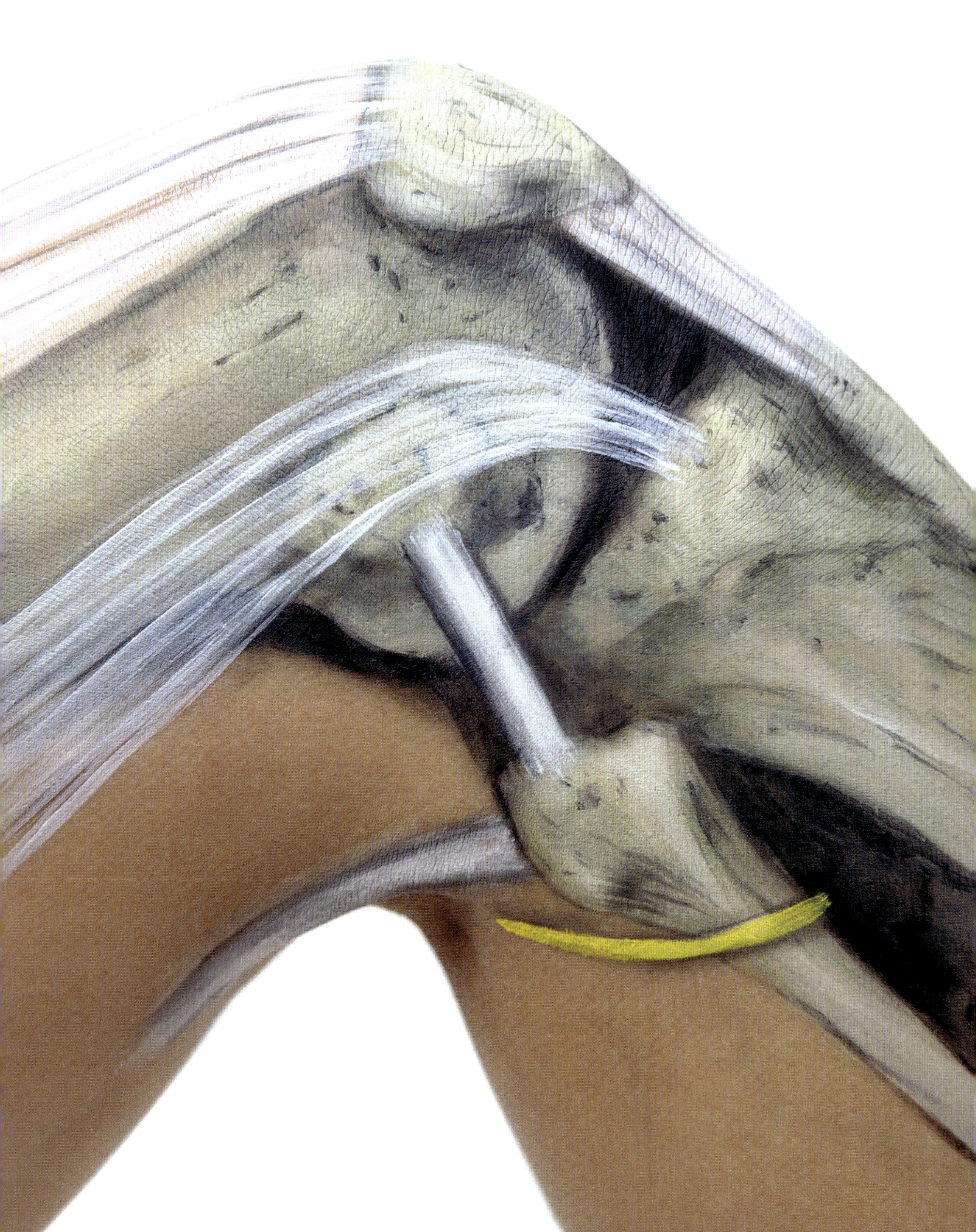

5 KNIEGELENK

5

5.1. Kniescheibe (Referenzpunkte)

Patella

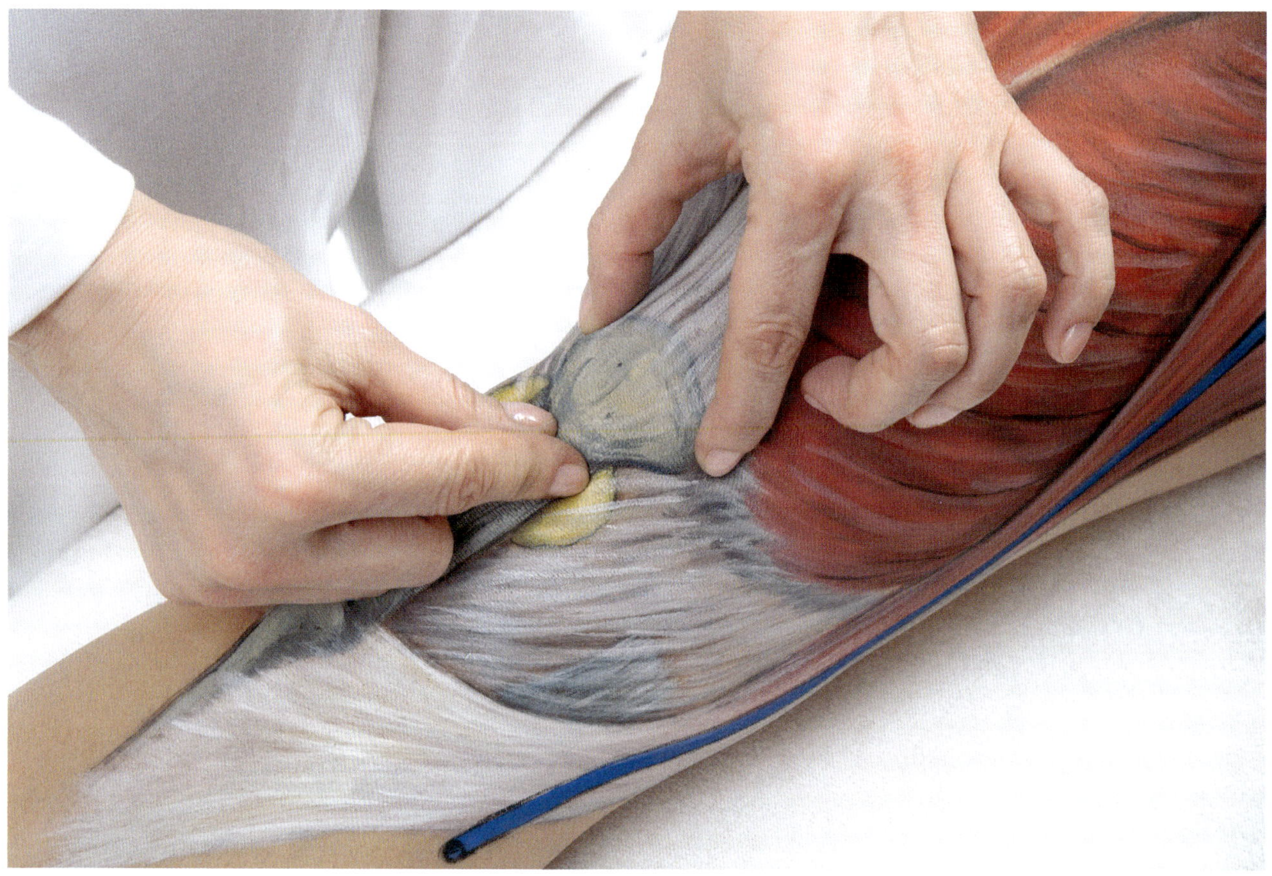

Ausgangsposition des Patienten

Rückenlage.

Ausgangsposition der Therapeutin

Stehend, auf der Kniehöhe des Patienten, auf der Seite der Palpation.

Ausführung der Palpation

Die Therapeutin markiert mit den Fingern beider Hände bei der Untersuchung der Patella drei Referenzpunkte: die Patellaspitze und die Seitenflächen.

5.2. Basis der Kniescheibe

Basis patellae

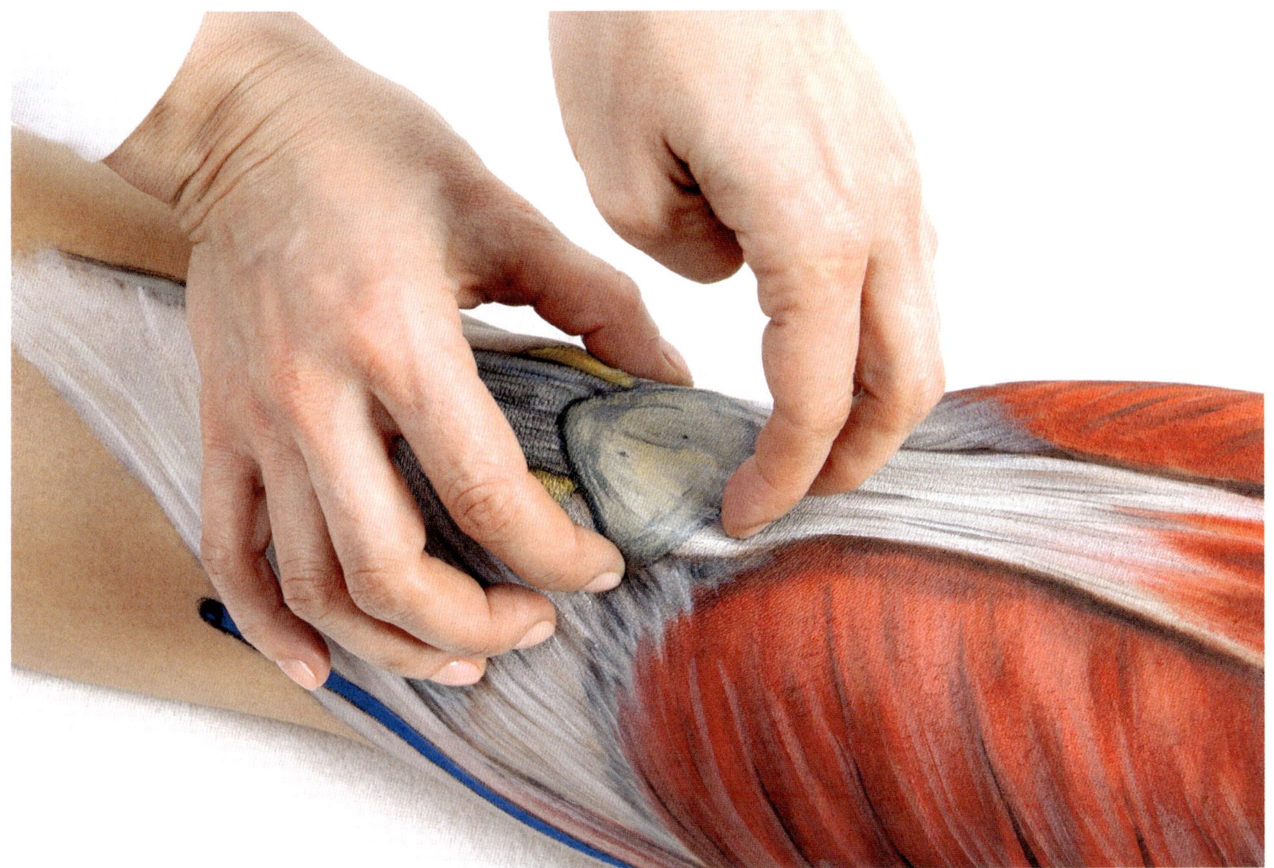

Ausgangsposition des Patienten

Rückenlage.

Ausgangsposition der Therapeutin

Stehend, auf der Unterschenkelhöhe des Patienten, auf der Seite der Palpation.

Ausführung der Palpation

Die Therapeutin palpiert und bewertet die Patellabasis durch den Ansatz der Quadrizepssehne.

5.3. Tuberositas tibiae

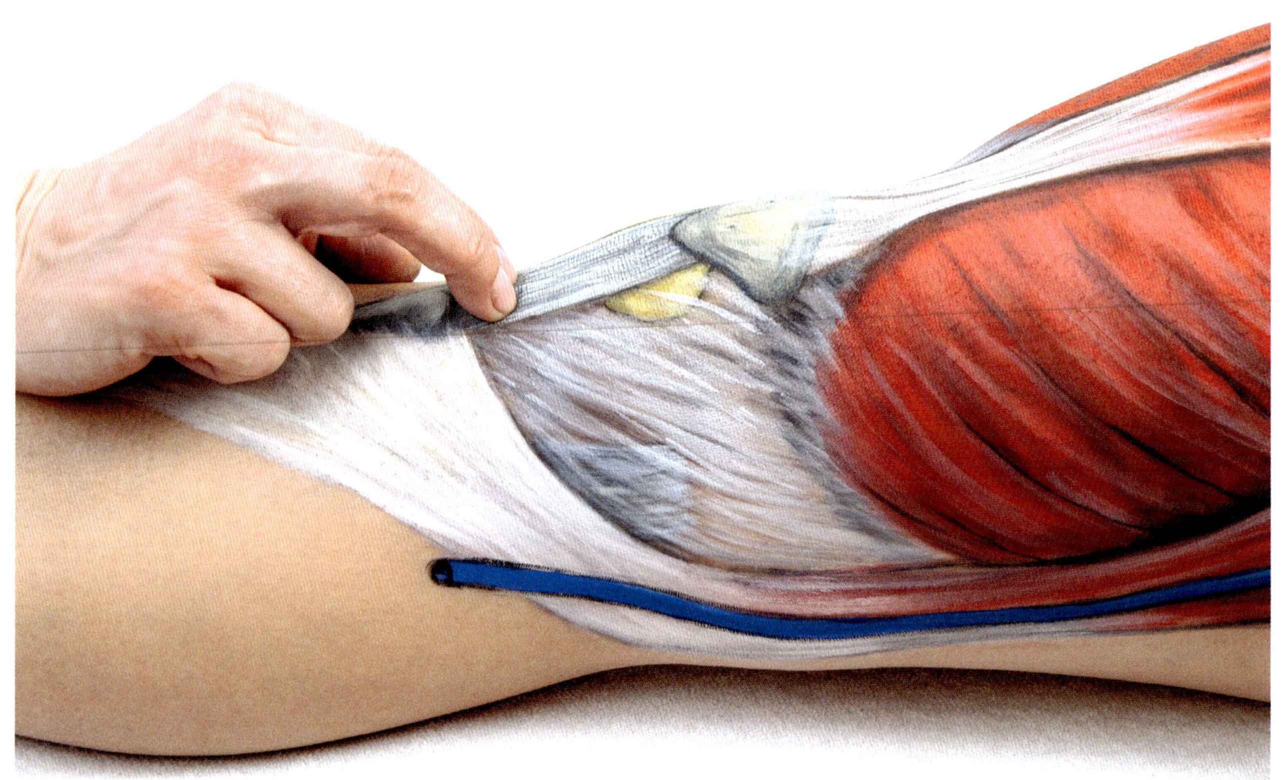

Ausgangsposition des Patienten

Rückenlage.

Ausgangsposition der Therapeutin

Stehend, auf der Unterschenkelhöhe des Patienten, auf der Seite der Palpation.

Ausführung der Palpation

Die Therapeutin palpiert und bewertet mit Zeige- und Mittelfinger durch die Patellasehne (Lig. patellae) den oberen Rand der Tuberositas tibiae.

5.4. Tuberositas tibiae (medialer und lateraler Rand)

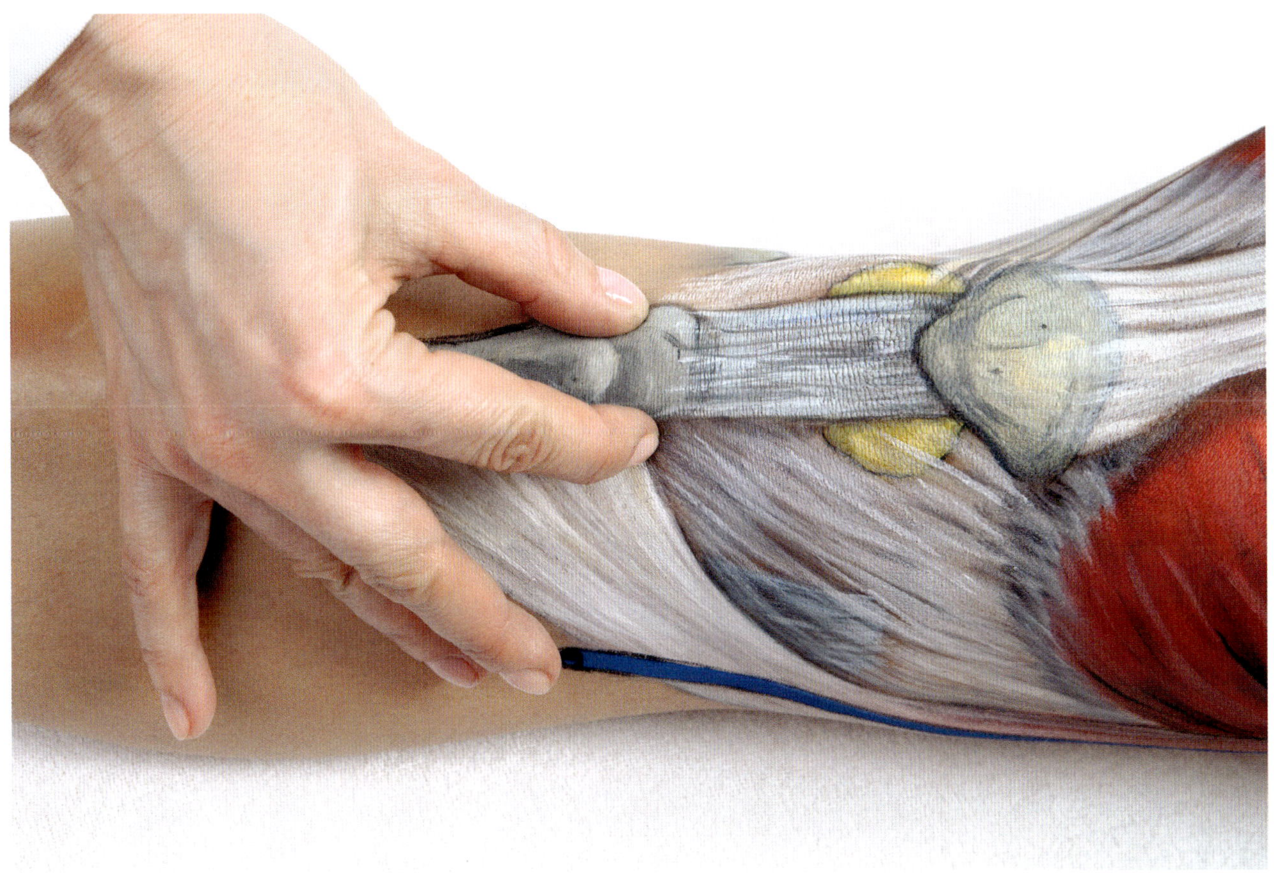

Ausgangsposition des Patienten

Rückenlage.

Ausgangsposition der Therapeutin

Stehend, auf der Unterschenkelhöhe des Patienten, auf der Seite der Palpation.

Ausführung der Palpation

Die Therapeutin palpiert und bewertet den medialen und den lateralen Rand der Tuberositas tibiae.

5.5. Patellasehne (medialer Rand)

Lig. patellae

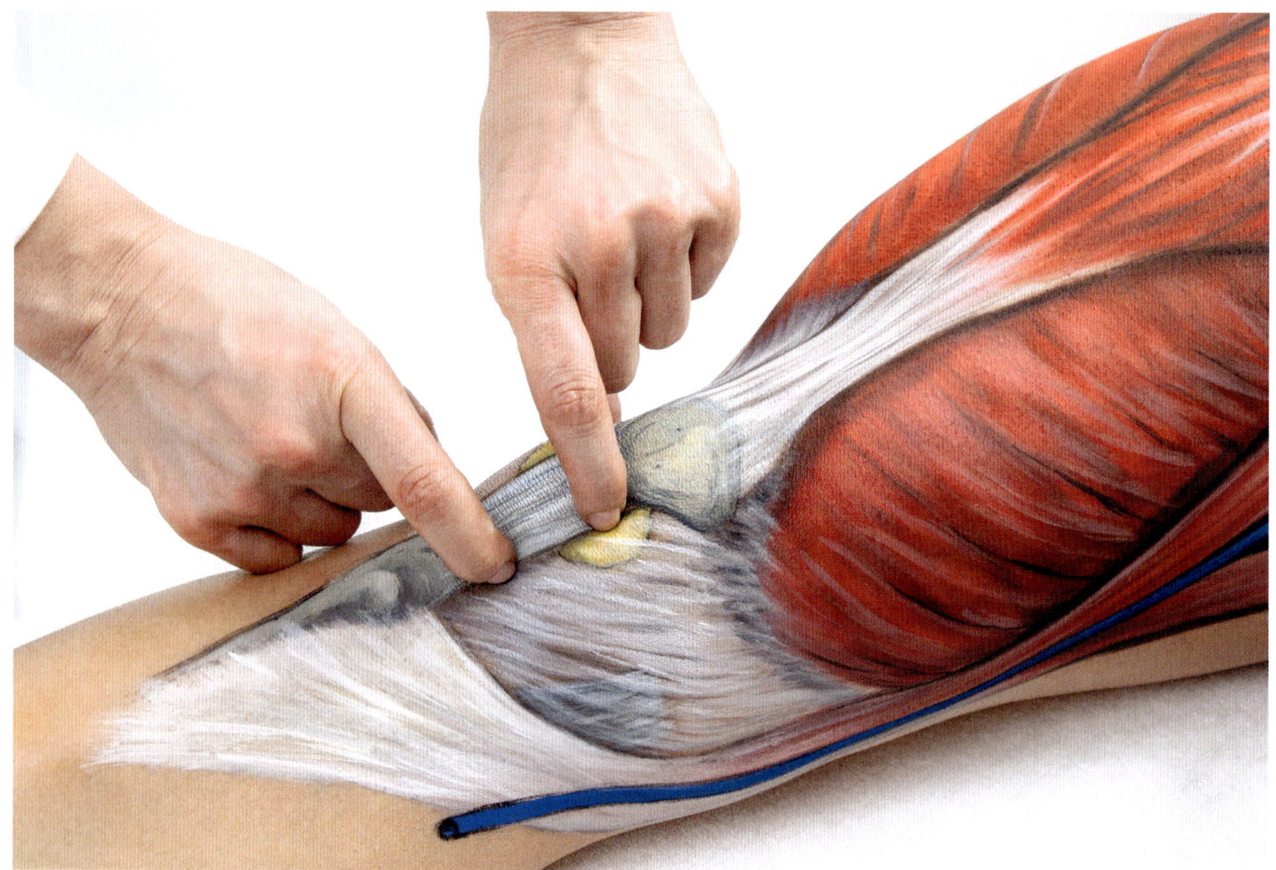

Ausgangsposition des Patienten

Rückenlage. Der M. quadriceps femoris angespannt.

Ausgangsposition der Therapeutin

Stehend, auf der Kniehöhe des Patienten, auf der Seite der Palpation.

Ausführung der Palpation

Die Therapeutin untersucht mit den Fingernägeln der Zeigefinger den medialen Rand des Lig. patellae auf der Linie zwischen Tuberositas tibiae und Patella.

5.6. Patellasehne (lateraler Rand)

Lig. patellae

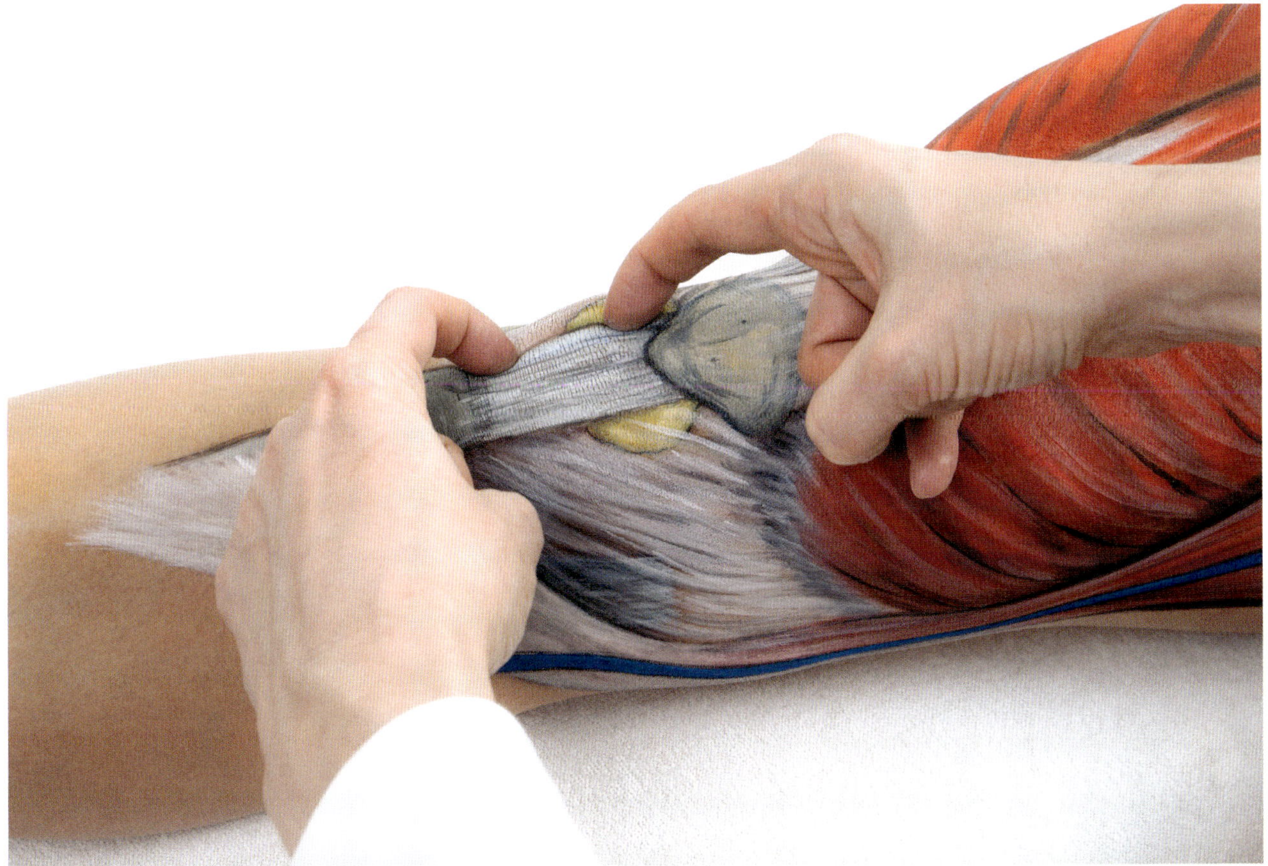

Ausgangsposition des Patienten

Rückenlage. Der M. quadriceps femoris angespannt.

Ausgangsposition der Therapeutin

Stehend, auf der Kniehöhe des Patienten, auf der Gegenseite der Palpation.

Ausführung der Palpation

Die Therapeutin untersucht mit den Fingernägeln der Zeigefinger den lateralen Rand des Lig. patellae auf der Linie zwischen Tuberositas tibiae und Patella.

5.7. Mediale Fläche des Kniegelenks

Facies medialis genu

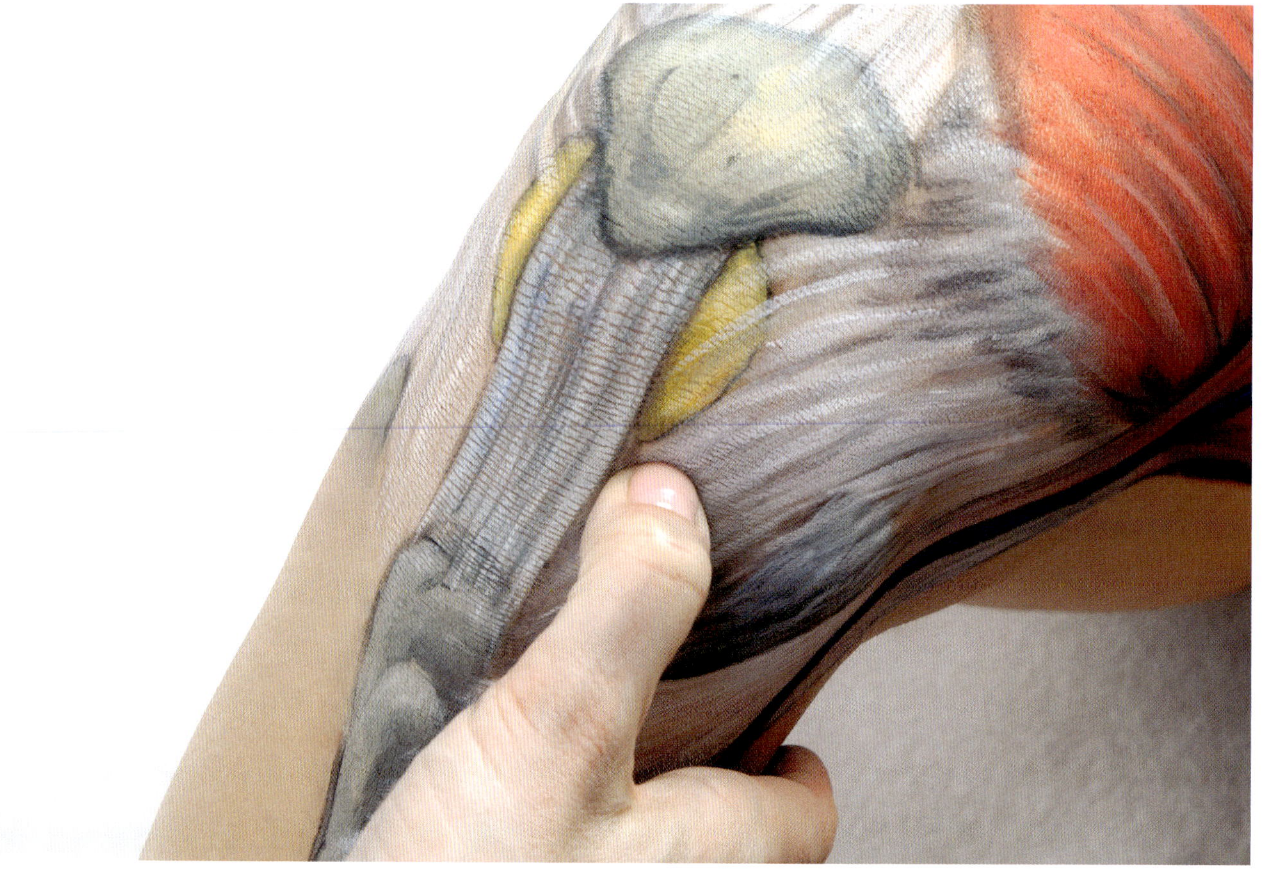

Ausgangsposition des Patienten

Rückenlage. Bein im Kniegelenk gebeugt, Fuß auf der Unterlage.

Ausgangsposition der Therapeutin

Stehend, auf der Fußhöhe des Patienten, auf der Seite der Palpation. Der Daumen liegt auf der Innenseite des Lig. patellae zwischen den medialen Femur- und Tibiakondylen.

Ausführung der Palpation

Die Therapeutin übt Druck mit dem Daumen in den Gelenkspalt zum Vorderhorn des Innenmeniskus aus.

5.8. Kniegelenkspalt

Cavum articulare genus

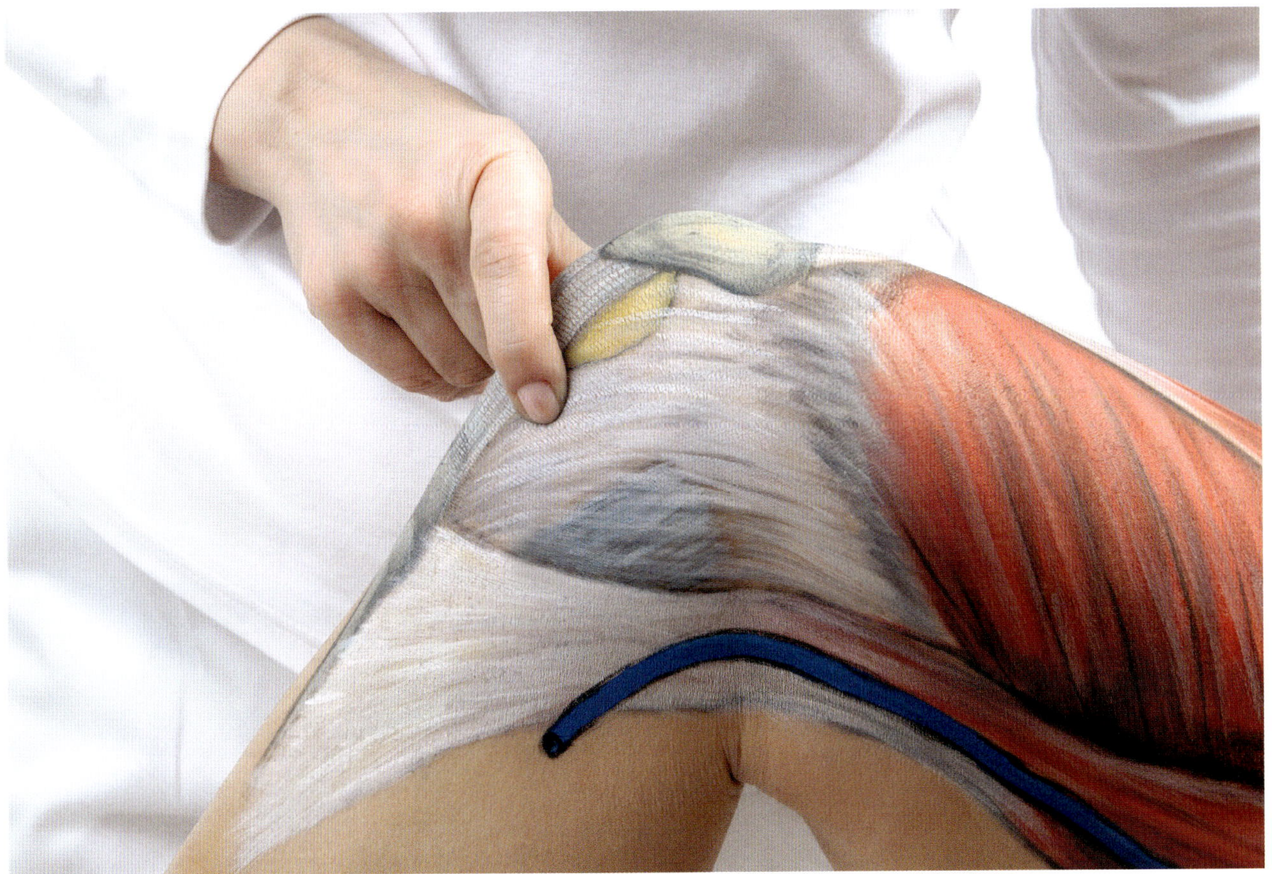

Ausgangsposition des Patienten

Rückenlage. Bein im Kniegelenk gebeugt, Fuß auf der Unterlage.

Ausgangsposition der Therapeutin

Stehend, auf der Kniehöhe des Patienten, auf der Seite der Palpation.

Ausführung der Palpation

Die Therapeutin palpiert und bewertet den Kniegelenkspalt auf der medialen Seite. Der Finger ist zum vorderen Rand des medialen Seitenbandes (Lig. collaterale mediale) gerichtet.

5.9. Tibiales Seitenband

Lig. collaterale mediale

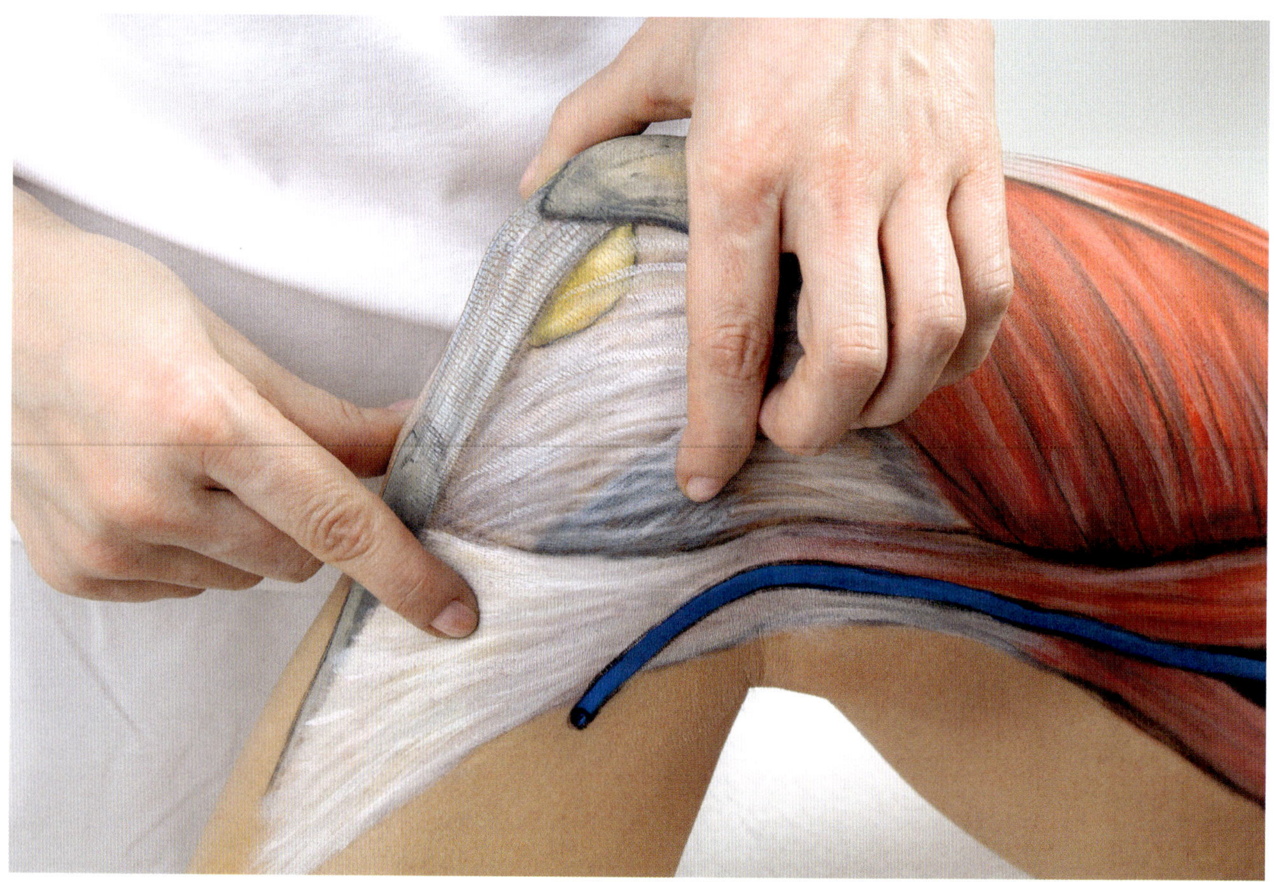

Ausgangsposition des Patienten

Rückenlage. Bein im Kniegelenk gebeugt, Fuß auf der Unterlage.

Ausgangsposition der Therapeutin

Stehend, auf der Kniehöhe des Patienten, auf der Seite der Palpation.

Ausführung der Palpation

Die Therapeutin markiert mit den Zeigefingern den Rand des tibialen Seitenbandes zwischen dem medialen Epicondylus des Femurs und der anteromedialen Oberfläche der Tibia.

5.10. Tibiales Seitenband (vorderer Rand)

Lig. collaterale mediale

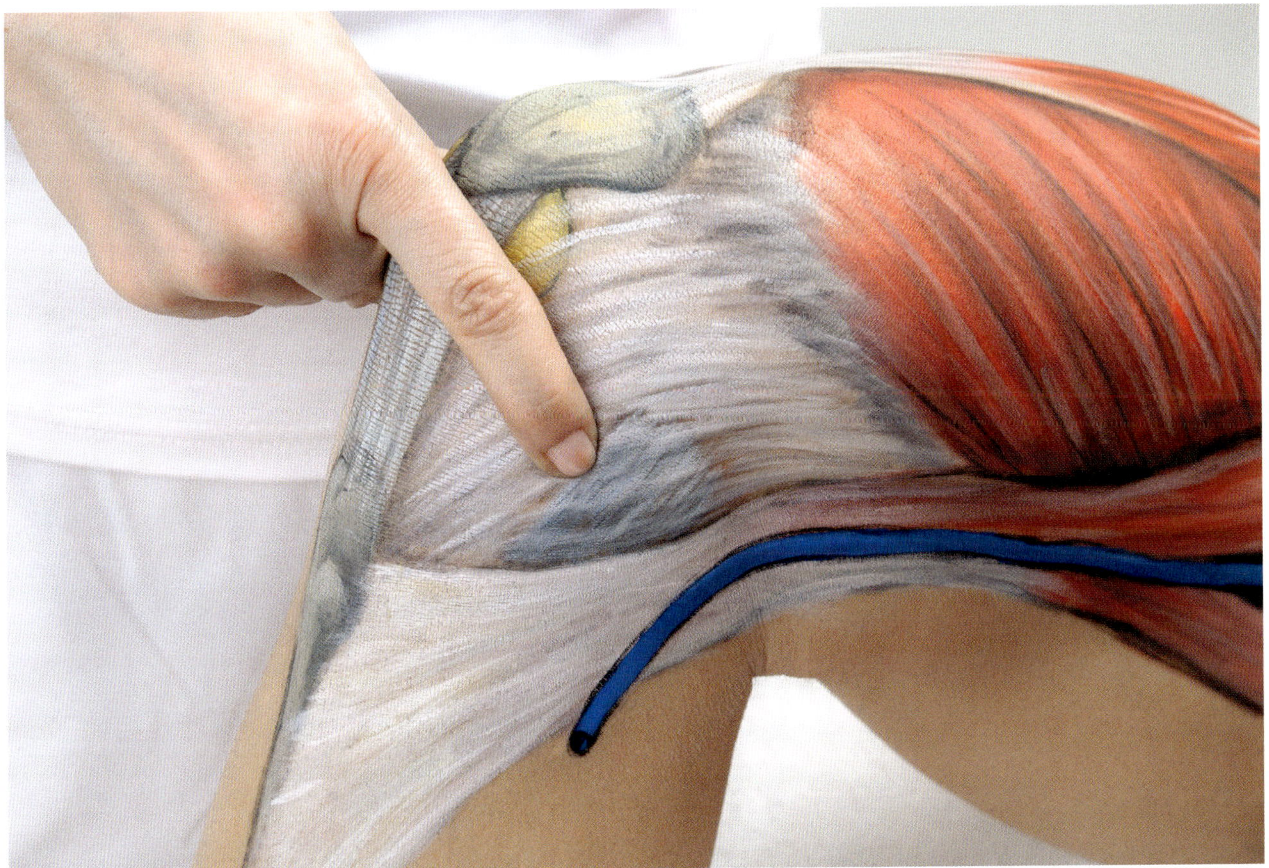

Ausgangsposition des Patienten

Rückenlage. Bein im Kniegelenk gebeugt, Fuß auf der Unterlage.

Ausgangsposition der Therapeutin

Stehend, auf der Kniehöhe des Patienten, auf der Seite der Palpation.

Ausführung der Palpation

Die Therapeutin palpiert und bewertet mit dem Zeigefinger den vorderen Rand des tibialen Seitenbandes in Höhe des Kniegelenkspaltes.

5.11. Tibiales Seitenband (hinterer Rand)

Lig. collaterale mediale

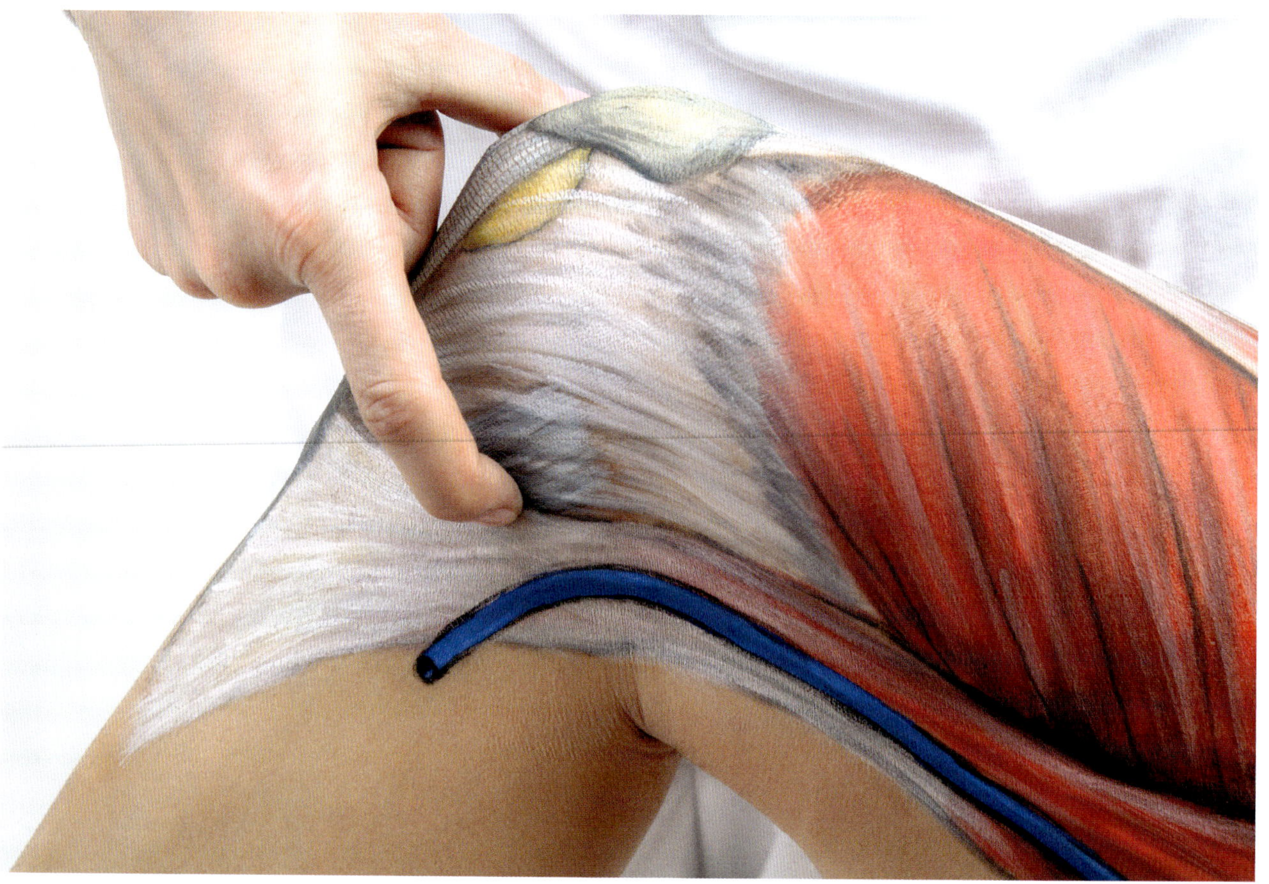

Ausgangsposition des Patienten

Rückenlage. Bein im Kniegelenk gebeugt, Fuß auf der Unterlage.

Ausgangsposition der Therapeutin

Stehend, auf der Kniehöhe des Patienten, auf der Seite der Palpation.

Ausführung der Palpation

Die Therapeutin palpiert und bewertet mit dem Zeigefinger den hinteren Rand des tibialen Seitenbandes auf Höhe des Kniegelenks, oberhalb der Gänsefußsehnen (Pes anserinus). Bei gestrecktem Knie bedecken die Gänsefußsehnen den hinteren Rand des tibialen Seitenbandes.

5.12. Medialer Epicondylus des Femurs

Epicondylus medialis femoris

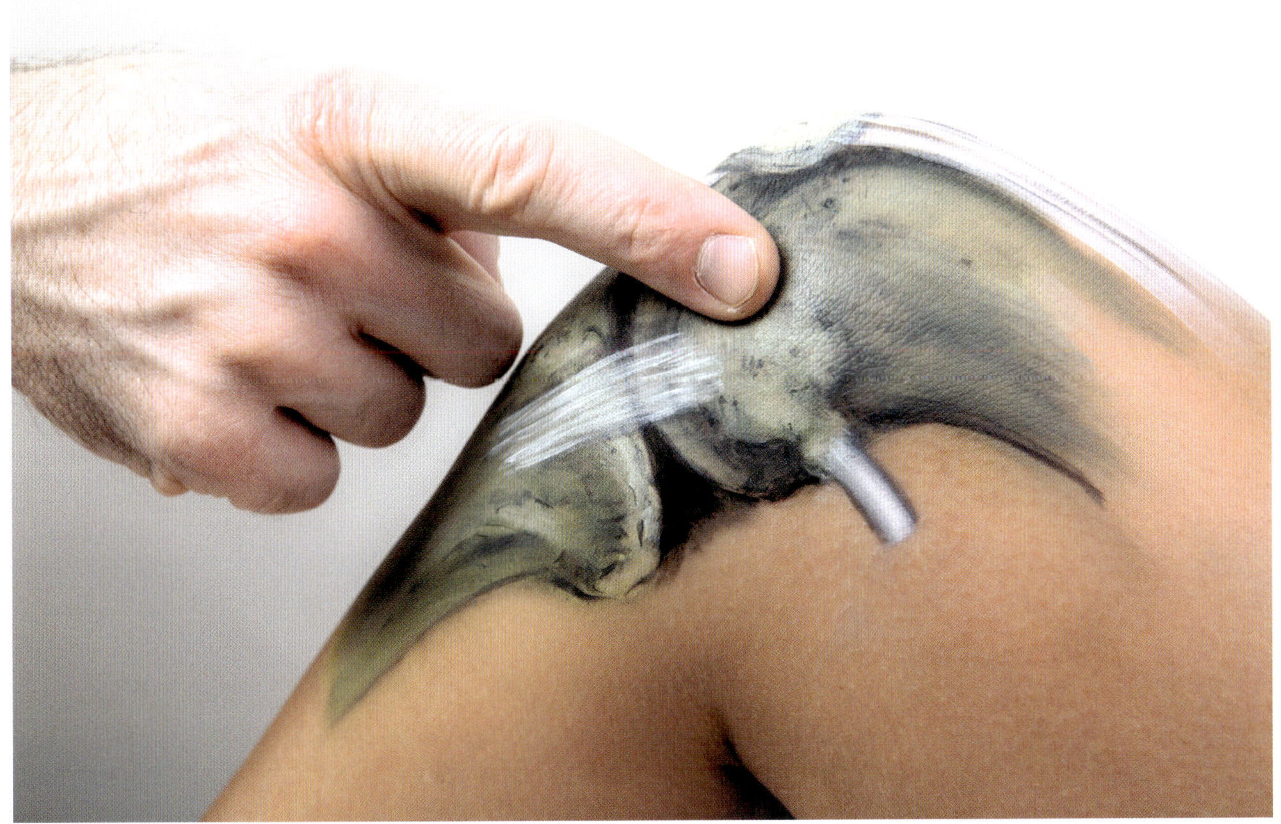

Ausgangsposition des Patienten

Rückenlage. Bein im Kniegelenk gebeugt, Fuß auf der Unterlage.

Ausgangsposition des Therapeuten

Stehend, auf der Kniehöhe des Patienten, auf der Seite der Palpation.

Ausführung der Palpation

Der Therapeut palpiert und bewertet mit dem Zeigefinger den medialen Epicondylus des Femurs. Es ist ein knöcherner Vorsprung an der Vorderfläche der medialen Femurkondyle.

5.13. Kniegelenkspalt

Cavum articulare genus

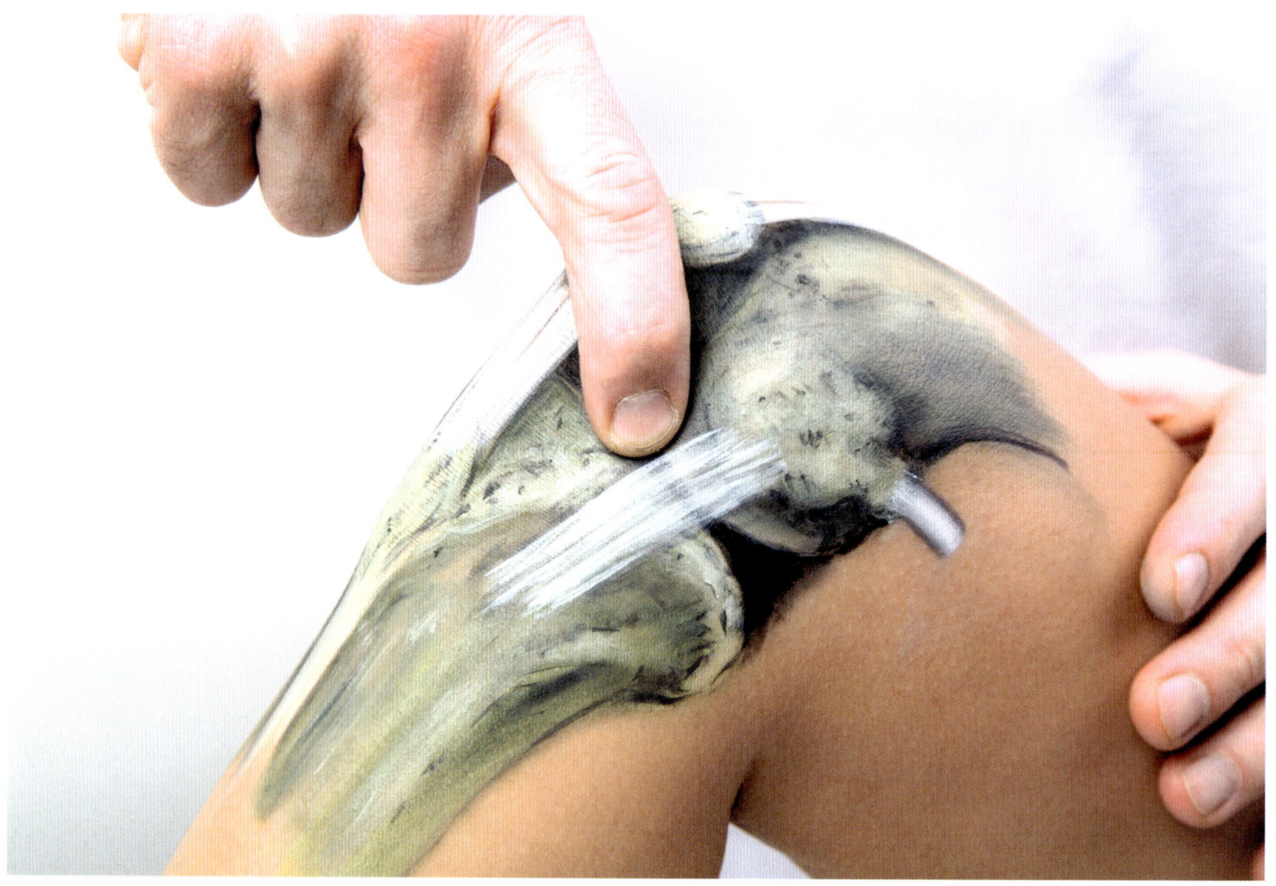

Ausgangsposition des Patienten

Rückenlage. Bein im Kniegelenk gebeugt, Fuß auf der Unterlage.

Ausgangsposition des Therapeuten

Stehend, auf der Kniehöhe des Patienten, auf der Seite der Palpation.

Ausführung der Palpation

Der Therapeut palpiert und bewertet mit dem Zeigefinger die mediale Seite des Kniegelenkspaltes. Er verfolgt die Struktur in Richtung des vorderen tibialen Seitenbandes (Lig. collaterale mediale).

5.14. Tibiales Seitenband (Ursprung und Ansatz)

Lig. collaterale tibiale

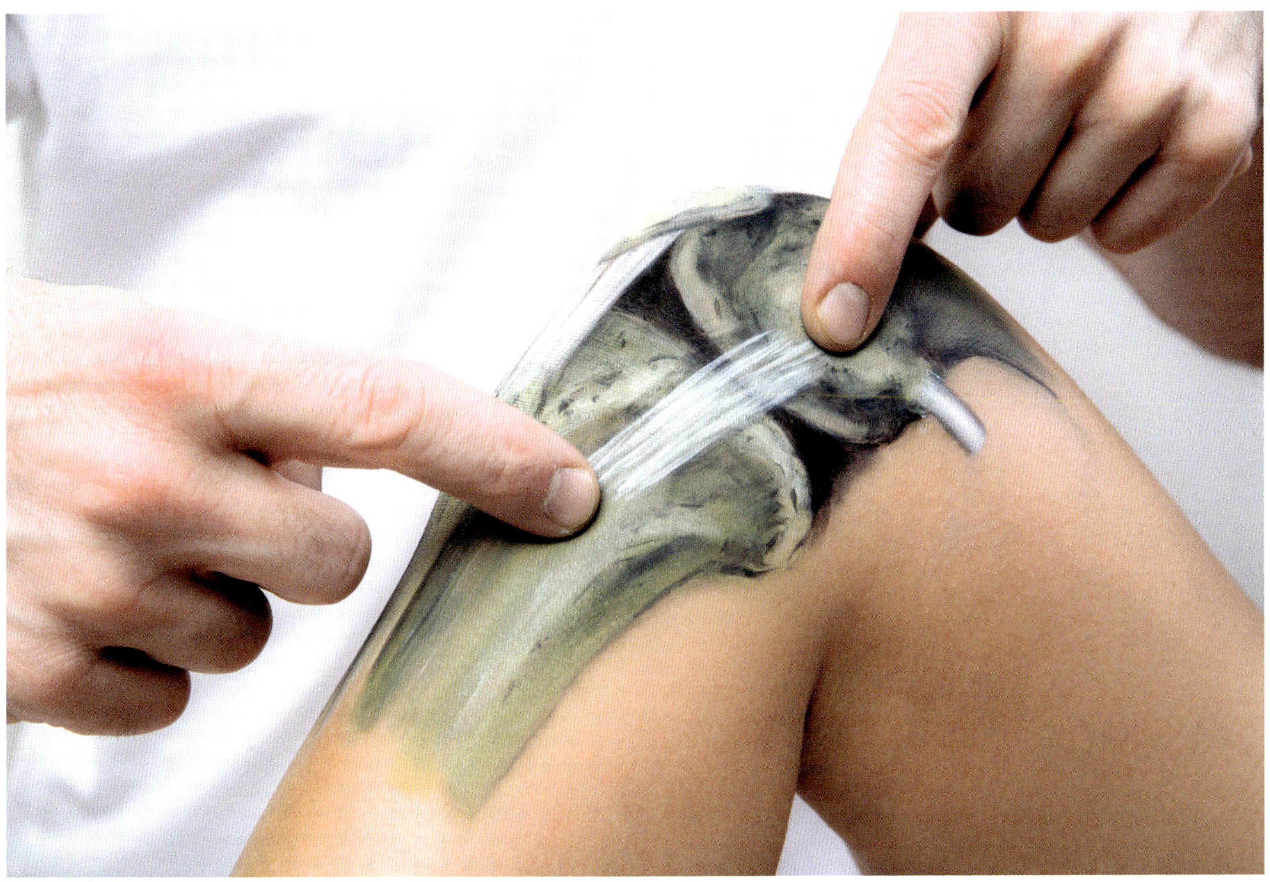

Ausgangsposition des Patienten

Rückenlage. Bein im Kniegelenk gebeugt, Fuß auf der Unterlage.

Ausgangsposition des Therapeuten

Stehend, auf der Kniehöhe des Patienten, auf der Seite der Palpation.

Ausführung der Palpation

Der Therapeut definiert mit den Zeigefingern den Verlauf des tibialen Seitenbandes zwischen dem medialen Epicondylus des Femurs und der anteromedialen Oberfläche der Tibia.

5.15. Tibiales Seitenband (vorderer Rand – Verlaufsrichtung)

Lig. collaterale tibiale

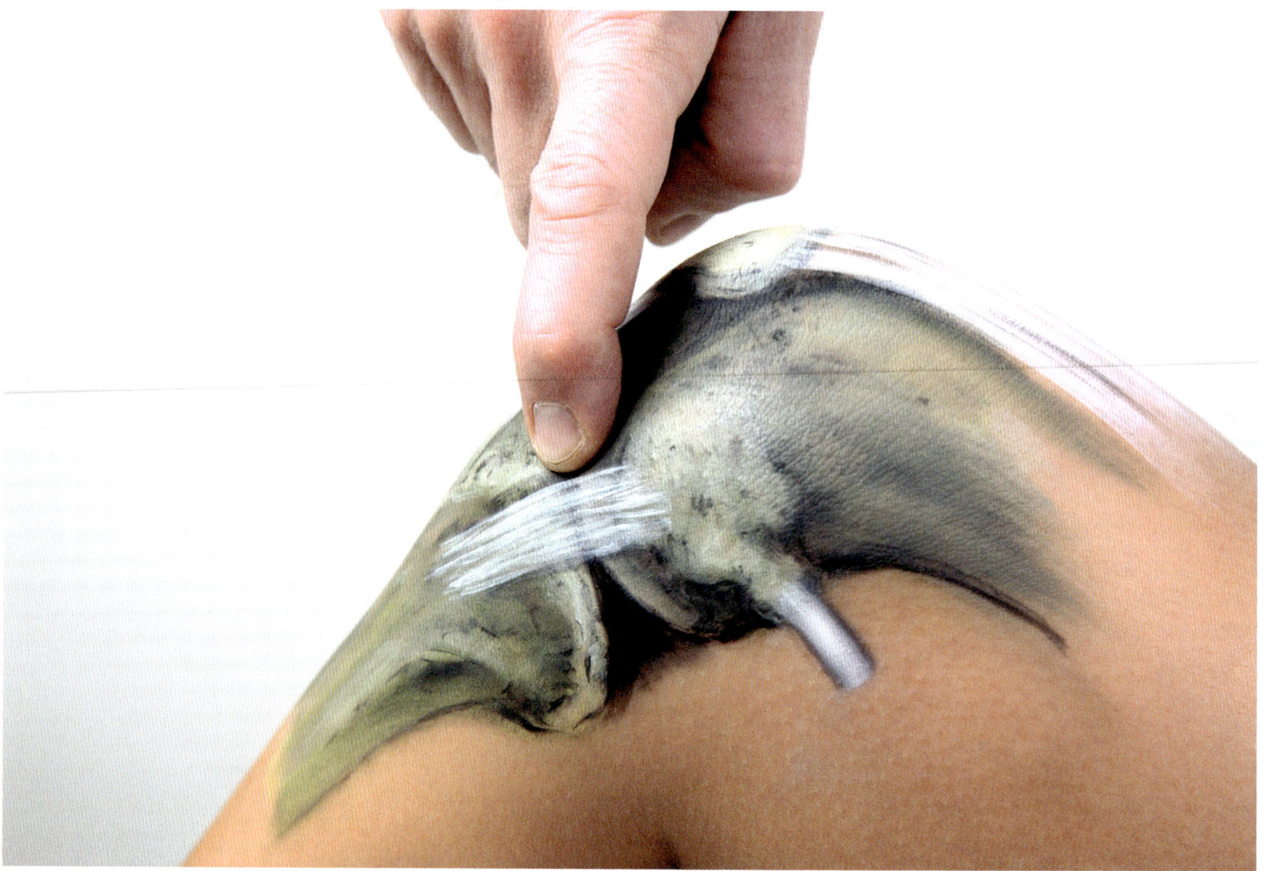

Ausgangsposition des Patienten

Rückenlage. Bein im Kniegelenk gebeugt, Fuß auf der Unterlage.

Ausgangsposition des Therapeuten

Stehend, auf der Kniehöhe des Patienten, auf der Seite der Palpation.

Ausführung der Palpation

Der Therapeut palpiert und bewertet mit dem Zeigefinger den Vorderrand des tibialen Seitenbandes auf Höhe des Kniegelenkspaltes.

5.16. Tibiales Seitenband (hinterer Rand – Verlaufsrichtung)

Lig. collaterale tibiale

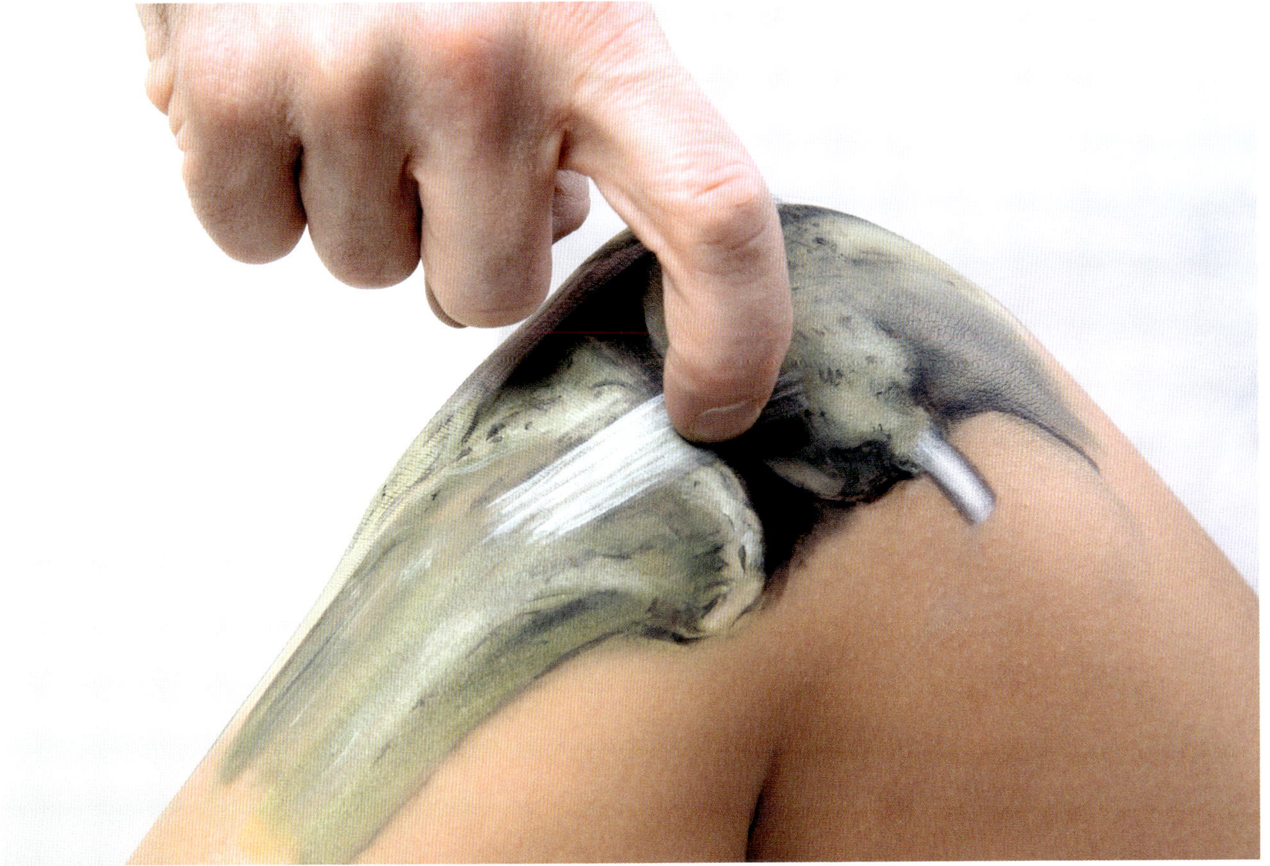

Ausgangsposition des Patienten

Rückenlage. Bein im Kniegelenk gebeugt, Fuß auf der Unterlage.

Ausgangsposition des Therapeuten

Stehend, auf der Kniehöhe des Patienten, auf der Seite der Palpation.

Ausführung der Palpation

Der Therapeut palpiert und bewertet mit dem Zeigefinger den Hinterrand des tibialen Seitenbandes auf Höhe des Kniegelenkspaltes.

5.17. Mediale Femurkondyle (mediale Fläche)

Condylus medialis femoris

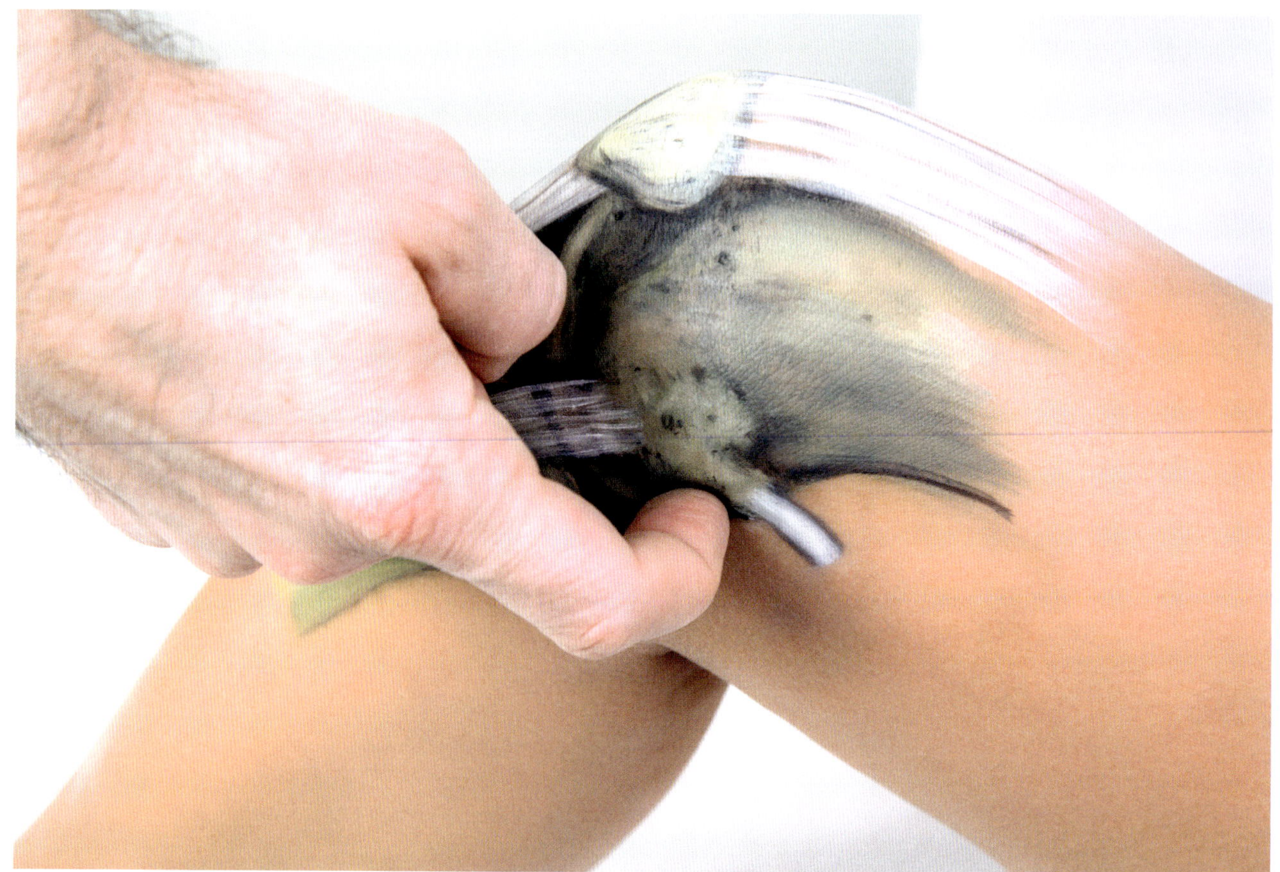

Ausgangsposition des Patienten

Rückenlage. Bein im Kniegelenk gebeugt, Fuß auf der Unterlage.

Ausgangsposition des Therapeuten

Stehend, auf der Kniehöhe des Patienten, auf der Seite der Palpation.

Ausführung der Palpation

Der Therapeut palpiert und bewertet mit dem Zeigefinger die mediale Fläche der medialen Femurkondyle dorsal des tibialen Seitenbandes (Lig. collaterale tibiale).

5.18. Mediale Femurkondyle (superomediale Fläche)

Condylus medialis femoris

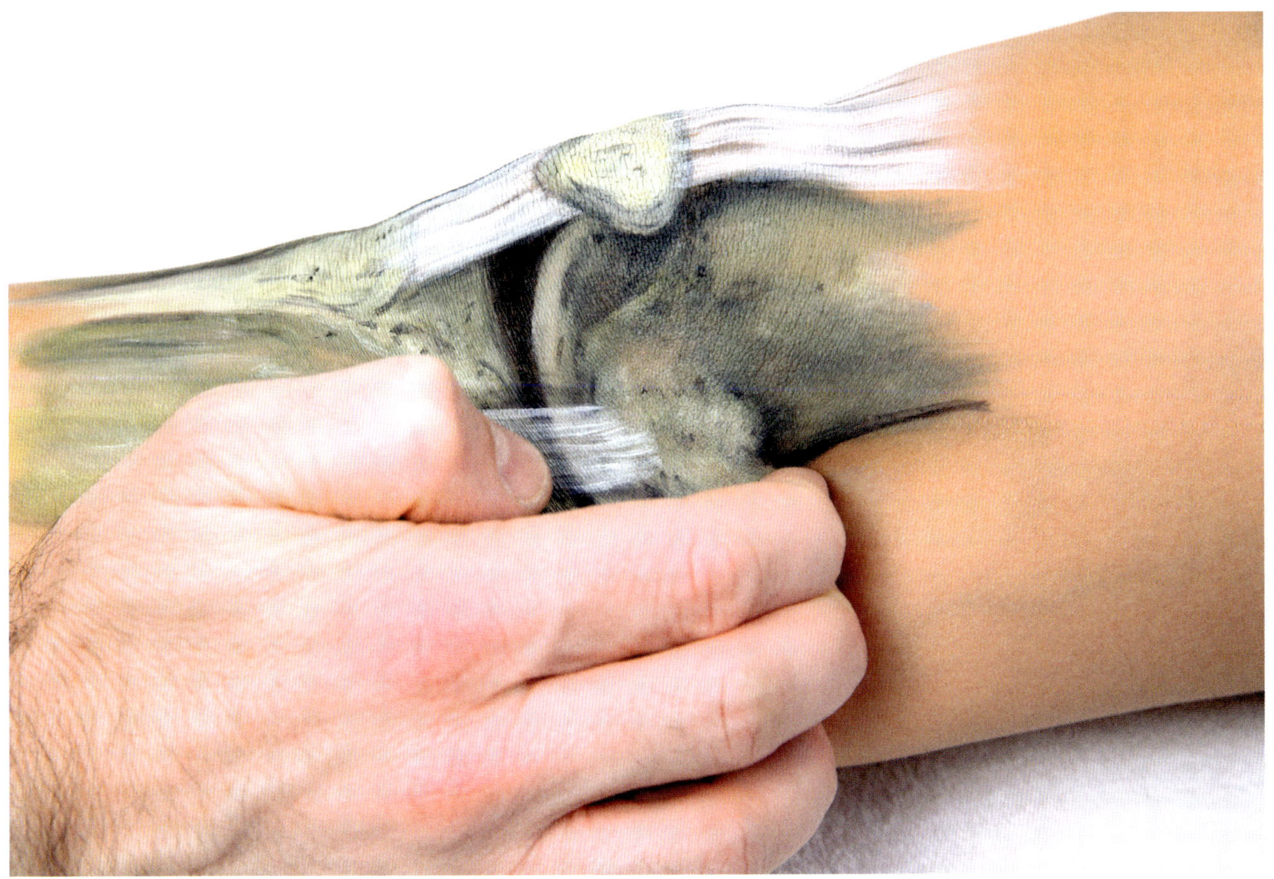

Ausgangsposition des Patienten

Rückenlage. Bein gestreckt.

Ausgangsposition des Therapeuten

Stehend, auf der Seite der Palpation. Eine Hand liegt auf der medialen Oberschenkelfläche des Patienten.

Ausführung der Palpation

Der Therapeut palpiert und bewertet mit den Fingern die superomediale Fläche der medialen Femurkondyle.

5.19. Adduktor Tuberkel

Tuberculum adductorium

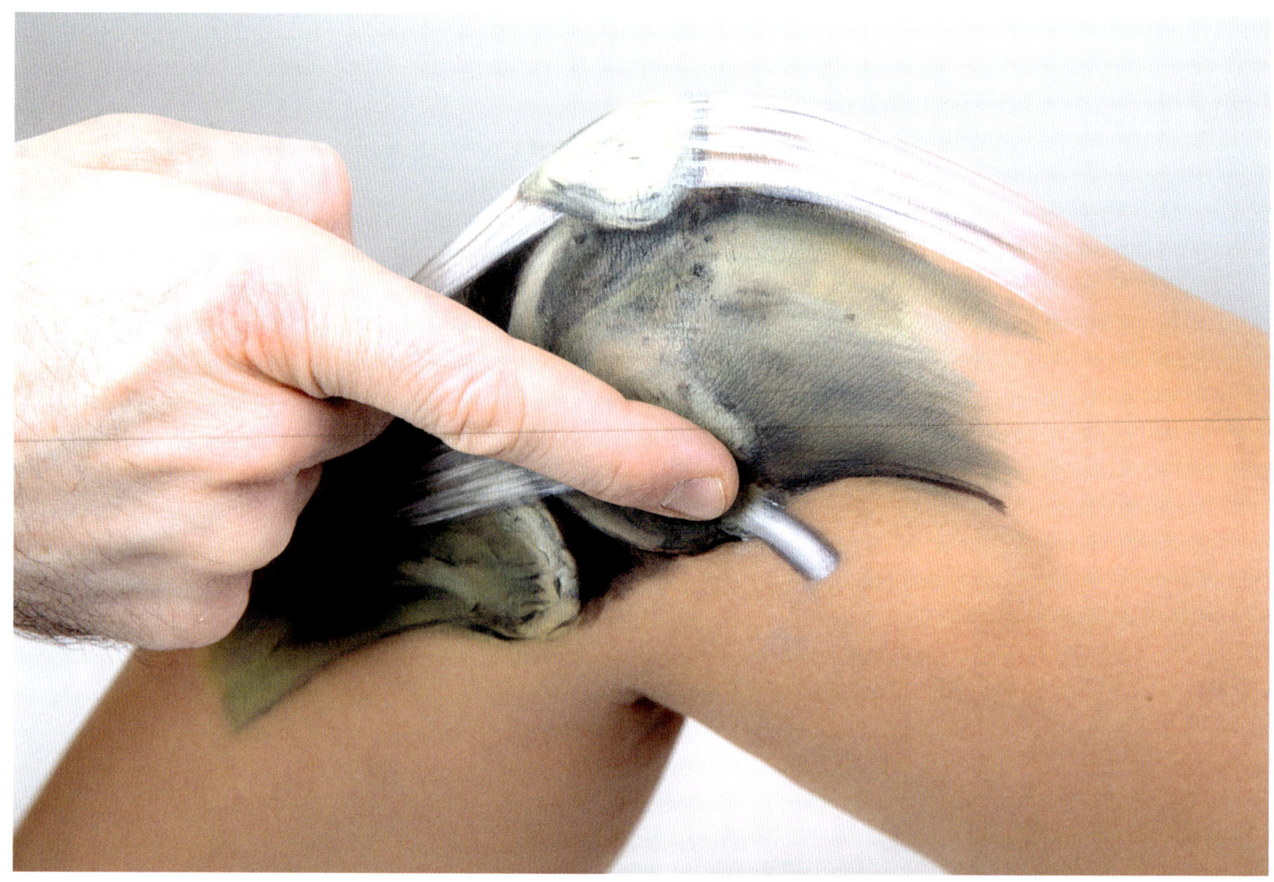

Ausgangsposition des Patienten

Rückenlage. Bein im Kniegelenk gebeugt, Fuß auf der Unterlage.

Ausgangsposition des Therapeuten

Stehend, auf der Kniehöhe, auf der Seite der Palpation. Der Zeigefinger befindet sich auf der anteromedialen Fläche des Femurs.

Ausführung der Palpation

Der Therapeut palpiert und bewertet mit dem Zeigefinger das Tuberculum adductorium an der medialen Oberfläche des Femurs, oberhalb des Epicondylus medialis.

5.20. Sehne des M. adductor magnus

Tendo m. adductoris magni

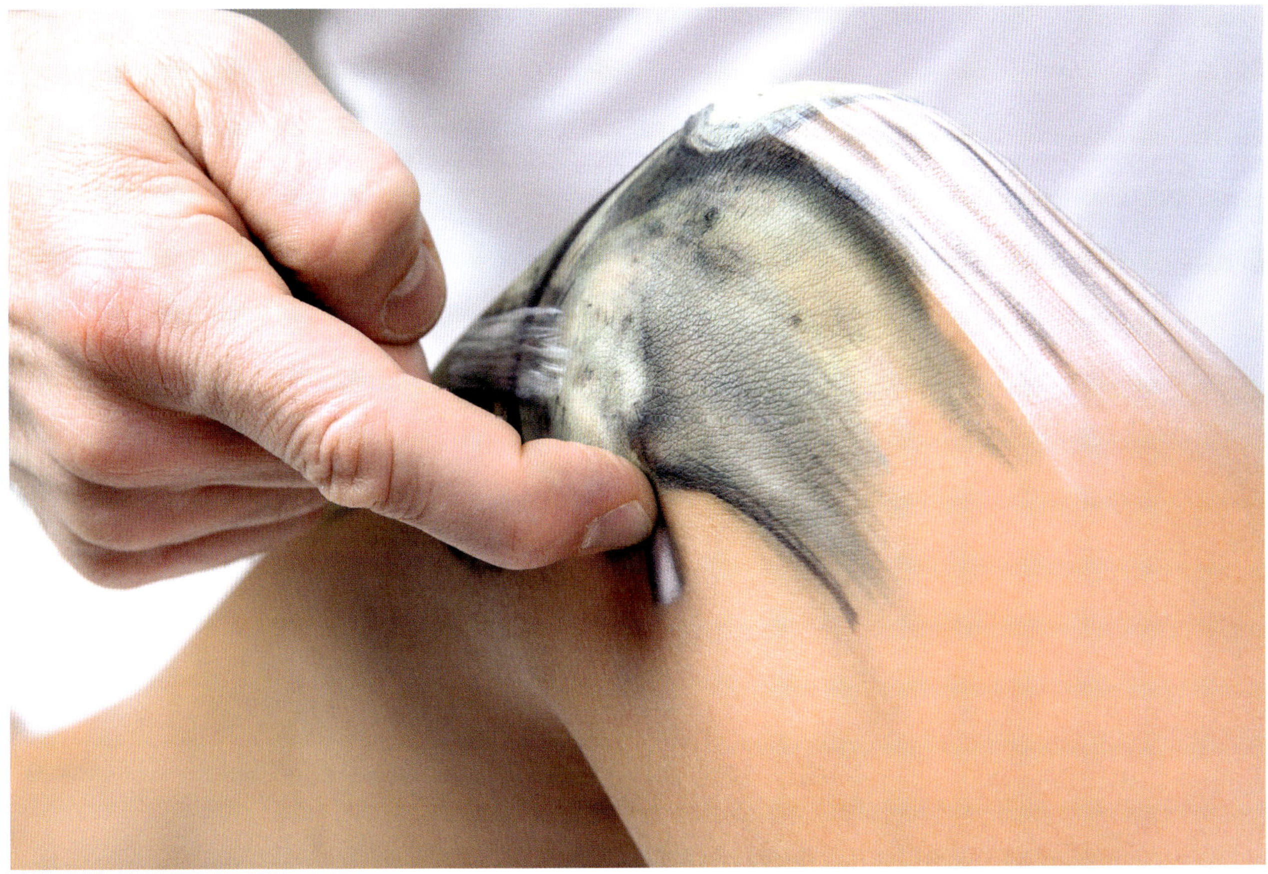

Ausgangsposition des Patienten

Rückenlage. Bein im Kniegelenk gebeugt, Fuß auf der Unterlage.

Ausgangsposition des Therapeuten

Stehend, auf der Kniehöhe, auf der Seite der Palpation. Der Zeigefinger befindet sich auf dem Tuberculum adductorium.

Ausführung der Palpation

Der Therapeut palpiert und bewertet mit dem Zeigefinger die Sehne des M. adductor magnus.

5.21. Kniegelenkspalt (Tibiakondylen)

Cavum articulare genus (Condyli tibiae)

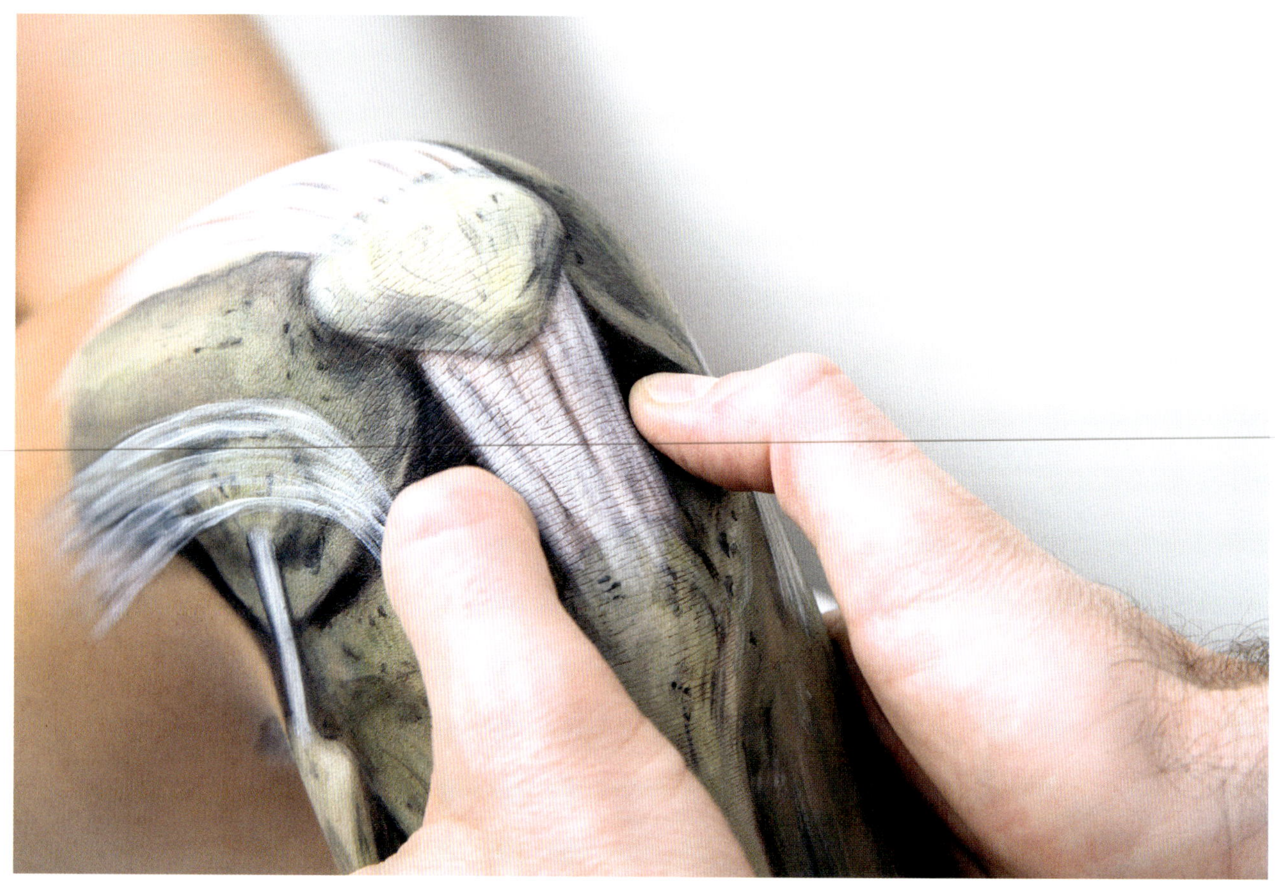

Ausgangsposition des Patienten

Rückenlage. Bein im Kniegelenk gebeugt, Fuß auf der Unterlage.

Ausgangsposition des Therapeuten

Stehend, vor dem Knie des Patienten. Die Daumen liegen im Gelenkspalt beiderseits des Lig. patellae.

Ausführung der Palpation

Der Therapeut palpiert und bewertet mit den Daumen die Bewegungen der Tibiakondylen bei aktiver Rotation des Unterschenkels des Patienten. Während der Innenrotation bewegt sich der laterale Kondylus nach vorne.

5.22. Lateraler Epicondylus des Femurs

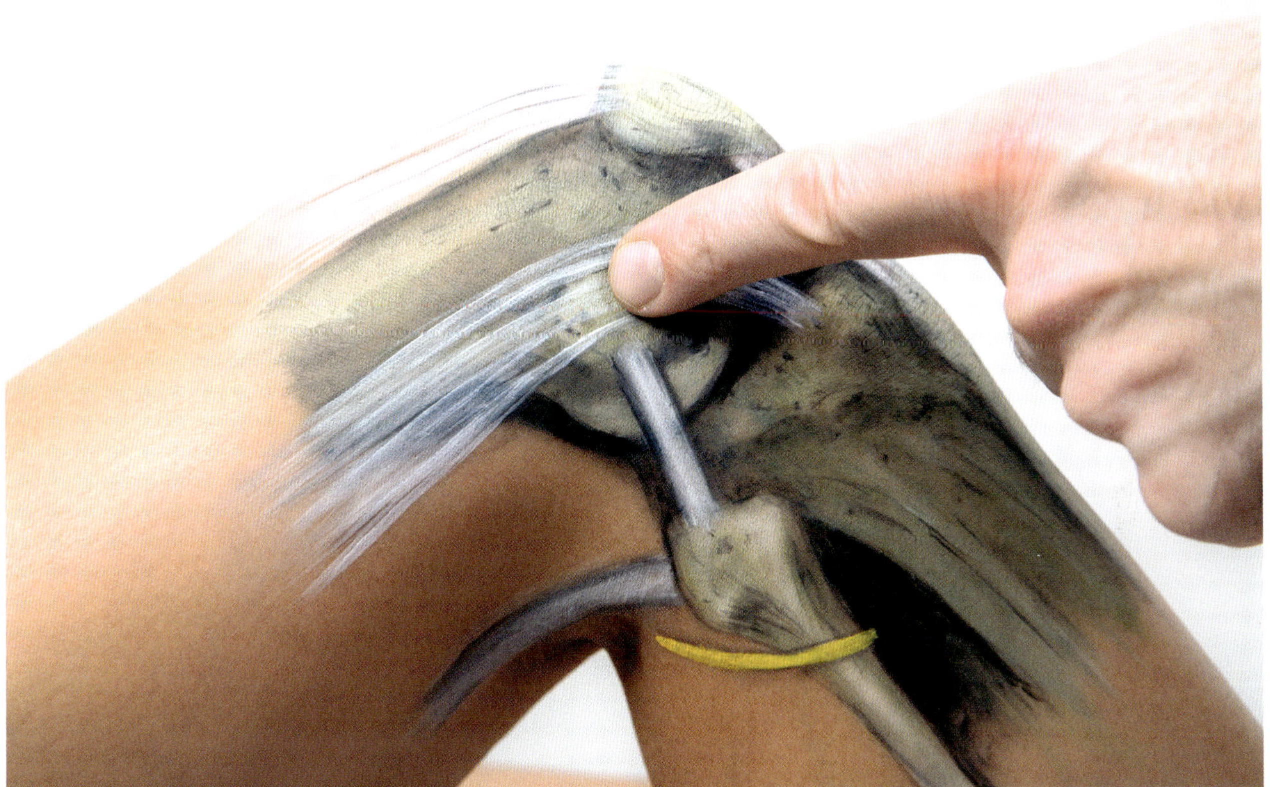

Ausgangsposition des Patienten

Rückenlage. Bein im Kniegelenk gebeugt, Fuß auf der Unterlage.

Ausgangsposition des Therapeuten

Stehend, auf der Fußhöhe des Patienten, auf der Seite der Palpation.

Ausführung der Palpation

Der Therapeut palpiert und bewertet mit dem Zeigefinger den lateralen Epicondylus des Femurs. Es ist ein knöcherner Vorsprung auf der vorderen Oberfläche der Femurkondyle.

5.23. Fibulakopf

Caput fibulae

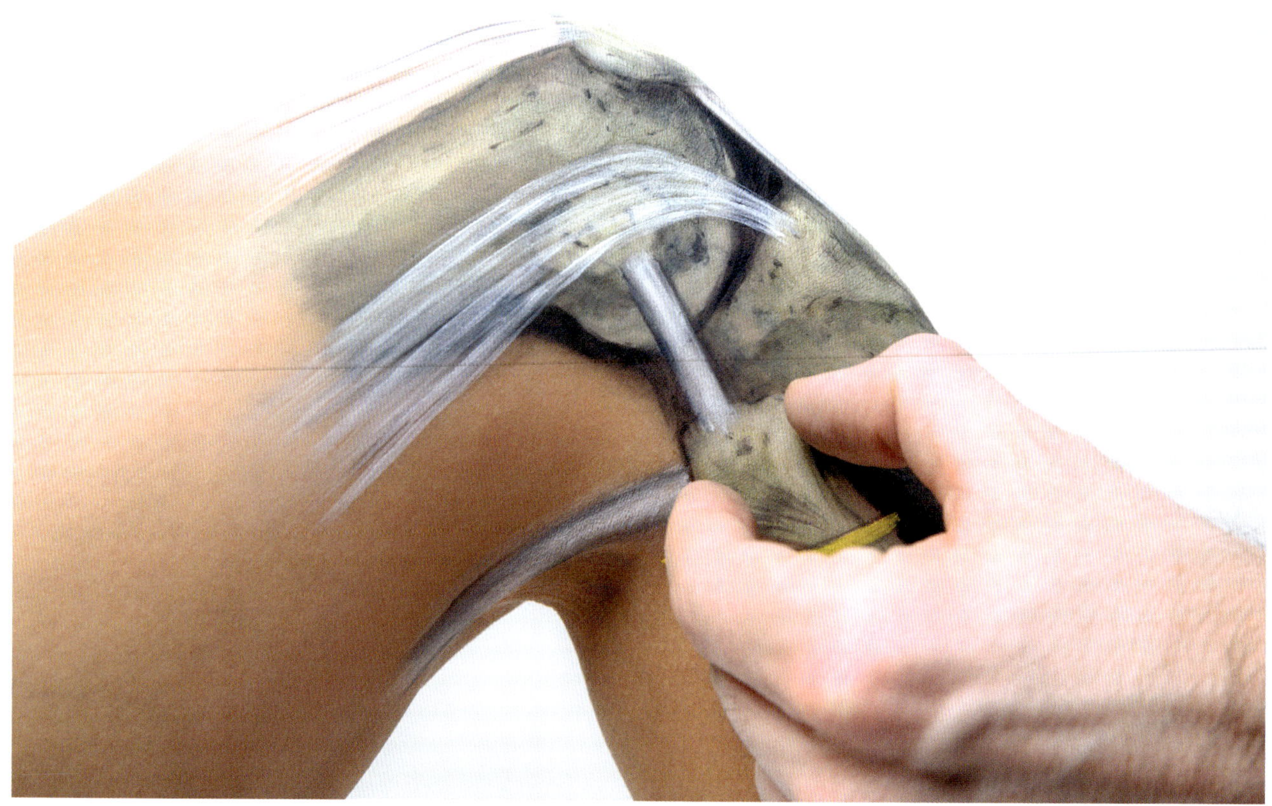

Ausgangsposition des Patienten

Rückenlage. Bein im Kniegelenk gebeugt, Fuß auf der Unterlage.

Ausgangsposition des Therapeuten

Stehend, auf der Fußhöhe des Patienten, auf der Seite der Palpation.

Ausführung der Palpation

Der Therapeut palpiert und bewertet mit Daumen und Zeigefinger das Fibulaköpfchen an der lateralen Fläche des proximalen Endes des Unterschenkels. Das Fibulaköpfchen (Caput fibulae) ist häufig sichtbar und durch die Haut leicht palpierbar.

5.24. Fibulakopf (Gelenkmobilisation)

Caput fibulae

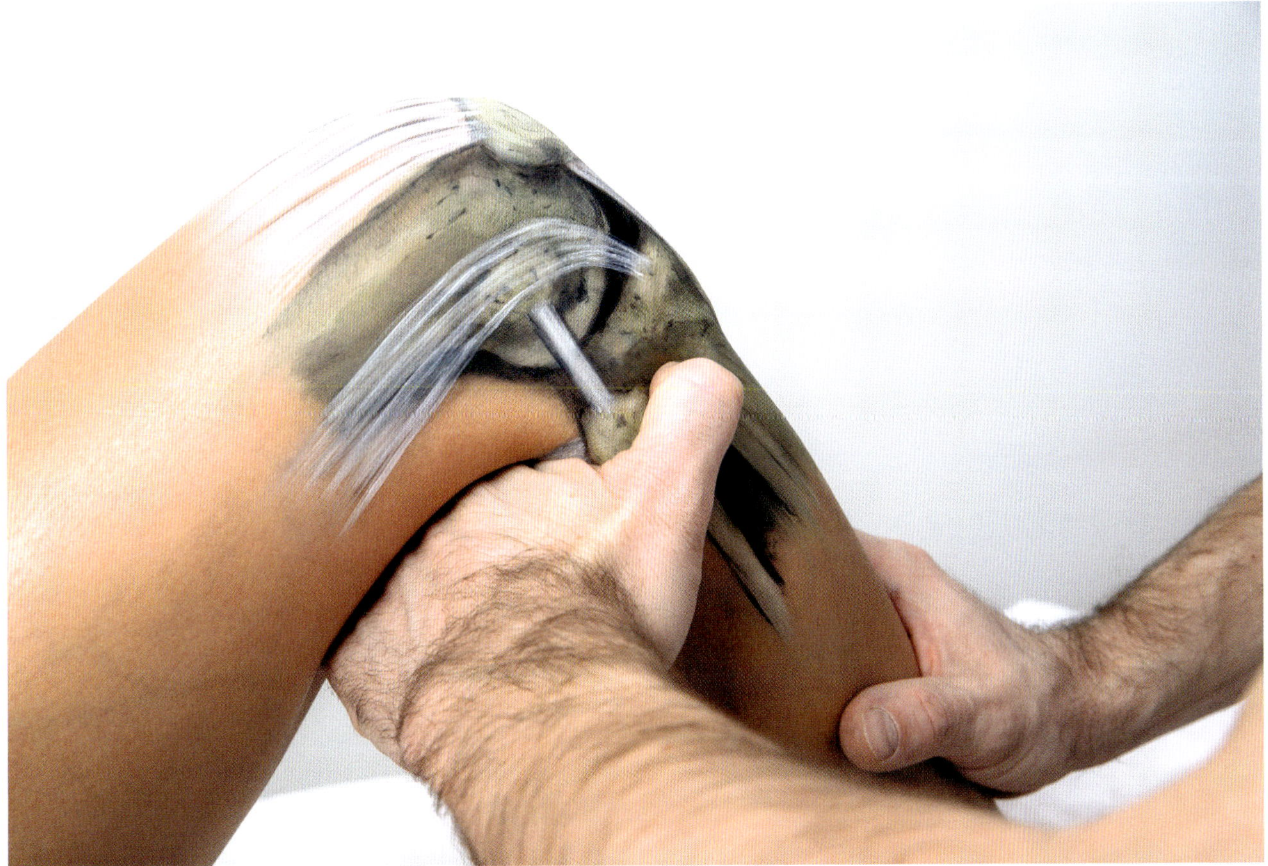

Ausgangsposition des Patienten

Rückenlage. Bein im Kniegelenk gebeugt, Fuß auf der Unterlage.

Ausgangsposition des Therapeuten

Stehend, auf der Fußhöhe des Patienten, auf der Seite der Palpation. Der Therapeut umfasst das Fibulaköpfchen mit Daumen und Zeigefinger.

Ausführung der Palpation

Der Therapeut mobilisiert das Fibulaköpfchen zum Schienbein (tibiofibulare Gelenkmobilisation).

5.25. Abdruck des Iliotibialbandes (Tuberculum von Gerdy)

Impressio tractus iliotibialis

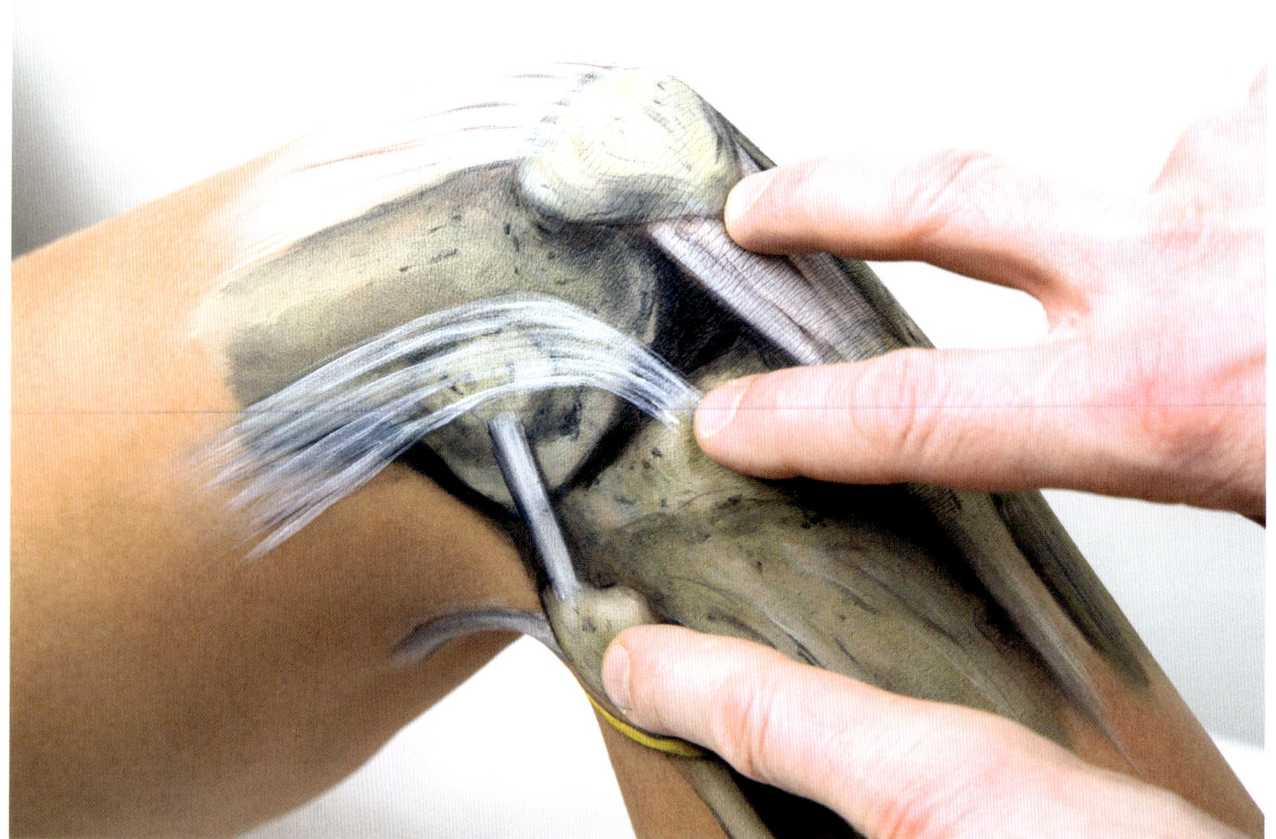

Ausgangsposition des Patienten

Rückenlage. Bein im Kniegelenk gebeugt, Fuß auf der Unterlage.

Ausgangsposition des Therapeuten

Stehend, auf der Unterschenkelhöhe des Patienten, auf der Seite der Palpation.

Ausführung der Palpation

Der Therapeut zieht eine Linie zwischen der Patellaspitze und dem Fibulaköpfchen, auf der er das Tuberculum von Gerdy lokalisiert. Der Abdruck des Iliotibialbandes (Impressio tractus iliotibialis) befindet sich auf der lateralen Tibiakondyle.

5.26. Iliotibialband

Tractus iliotibialis

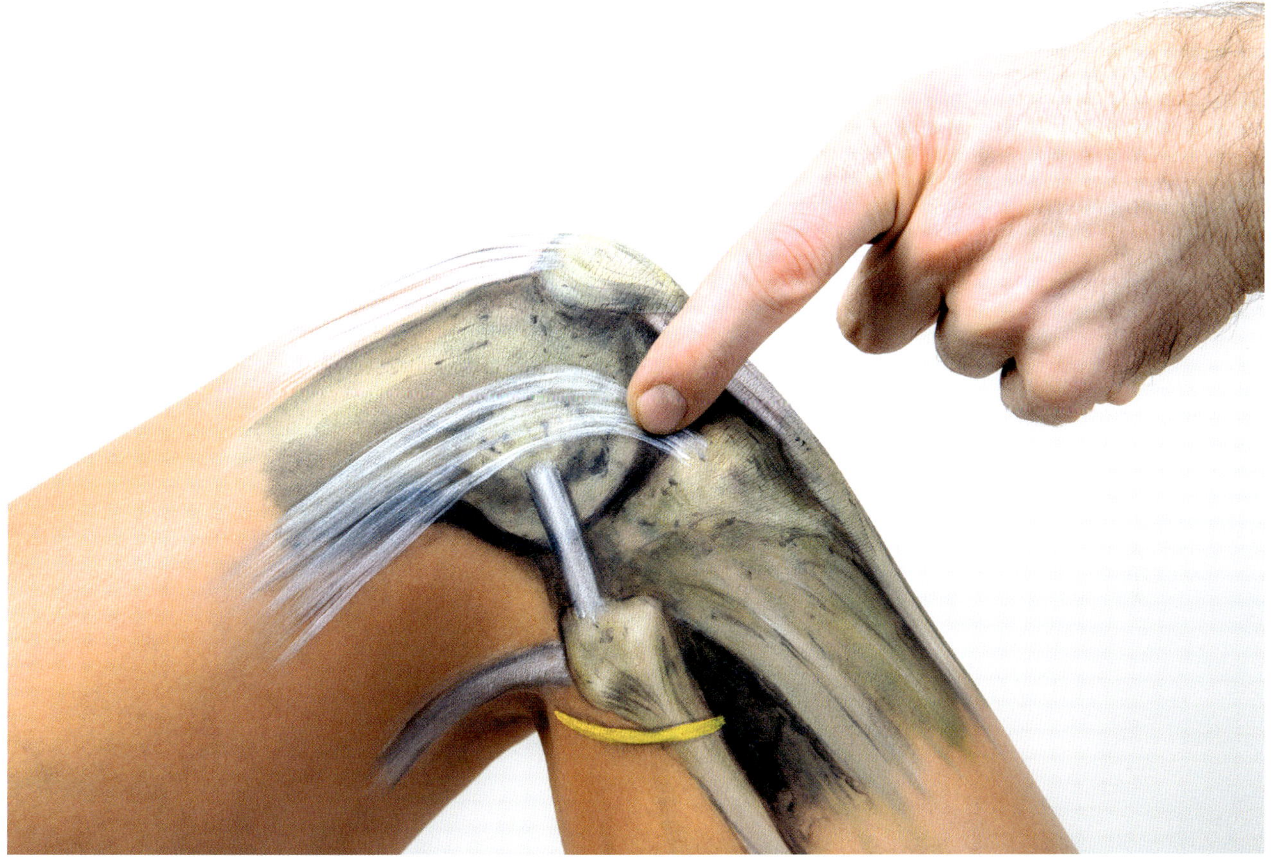

Ausgangsposition des Patienten

Rückenlage. Bein im Kniegelenk gebeugt, Fuß auf der Unterlage.

Ausgangsposition des Therapeuten

Stehend, auf der Fußhöhe des Patienten, auf der Seite der Palpation.

Ausführung der Palpation

Der Therapeut palpiert und bewertet mit dem Zeigefinger das Iliotibialband auf Höhe des Kniegelenkspalts.

5.27. Iliotibialband (hinterer Rand)

Tractus iliotibialis

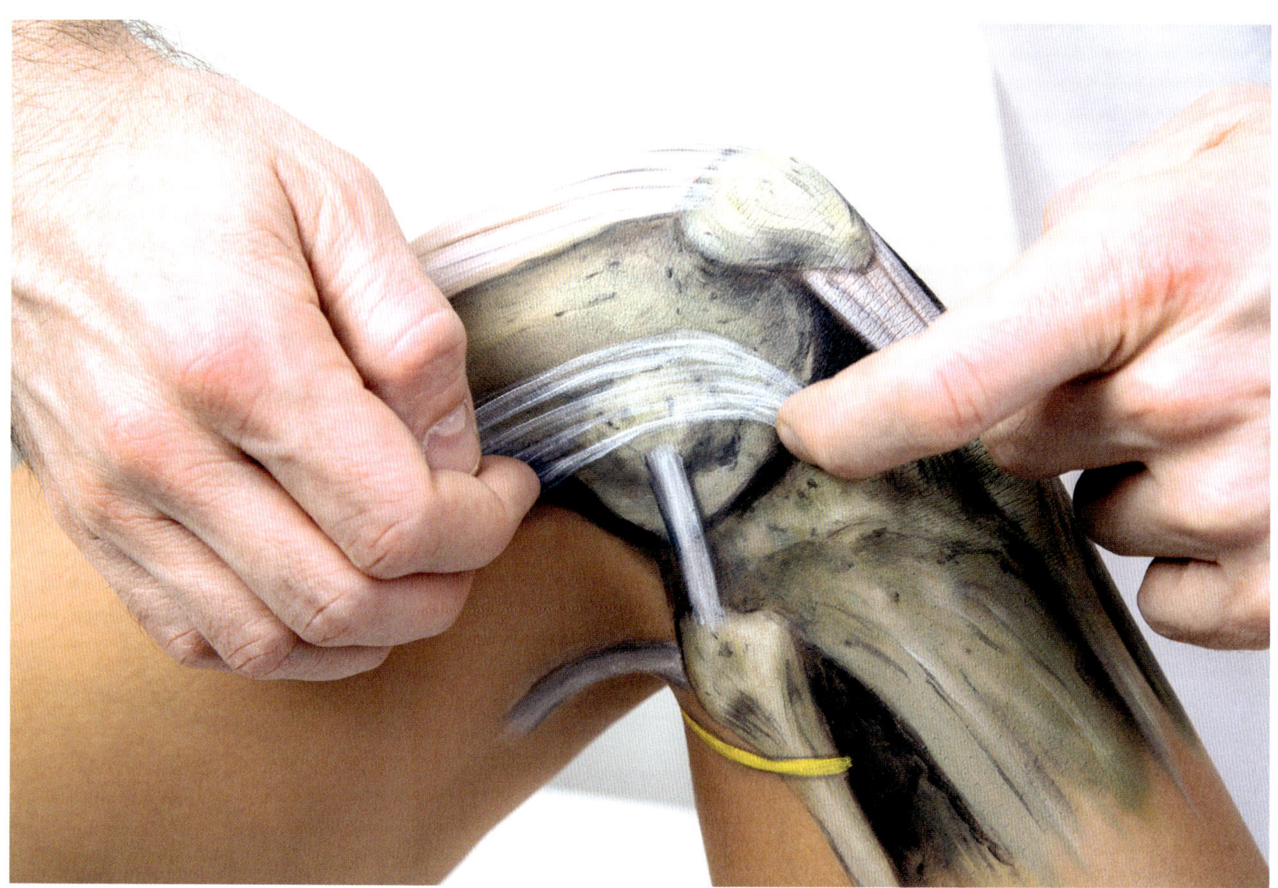

Ausgangsposition des Patienten

Rückenlage. Bein im Kniegelenk gebeugt, Fuß auf der Unterlage.

Ausgangsposition des Therapeuten

Stehend, auf der Fußhöhe des Patienten, auf der Gegenseite der Palpation.

Ausführung der Palpation

Der Therapeut palpiert und bewertet mit beiden Händen den hinteren Rand des Tractus iliotibialis auf Höhe des Kniegelenks.

5.28. Seitenfläche des Kniegelenkes

Facies lateralis genu

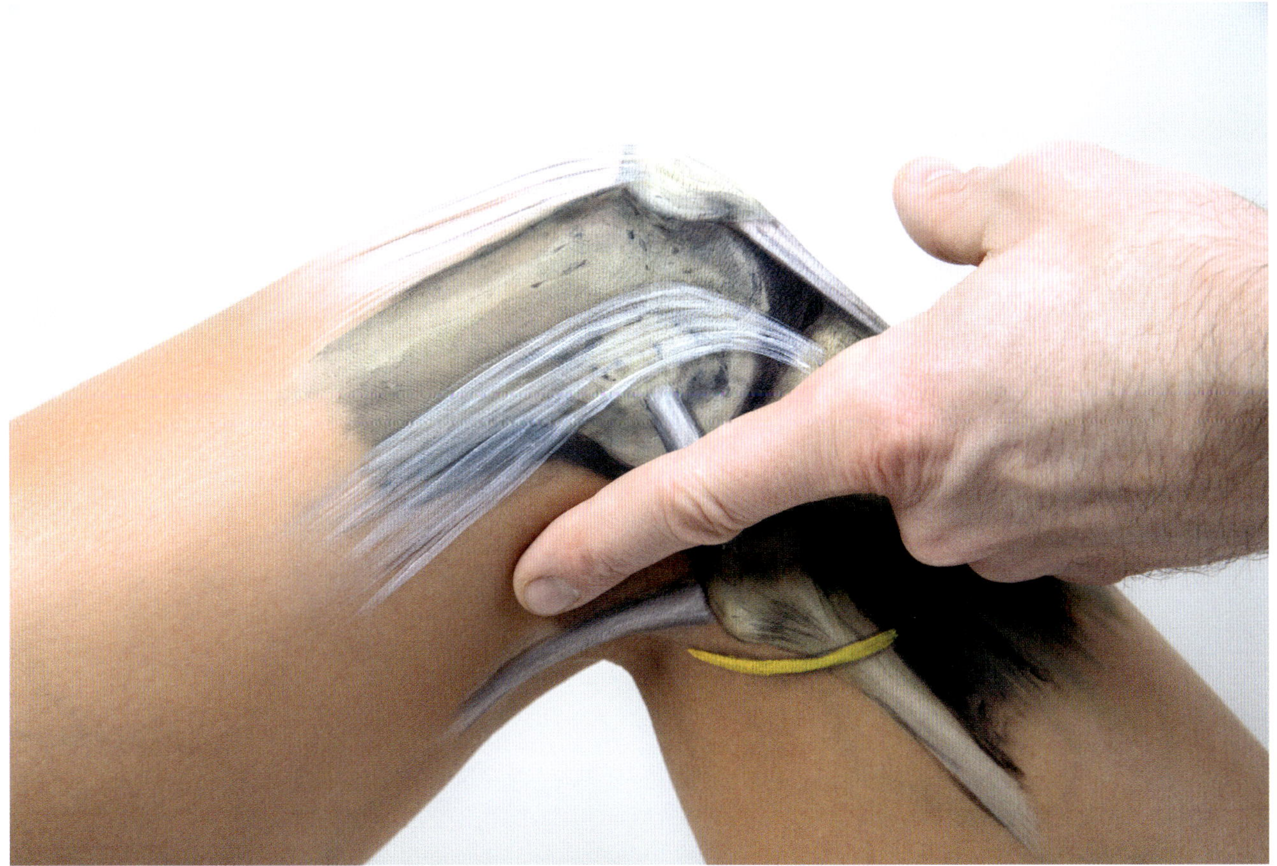

Ausgangsposition des Patienten

Rückenlage. Bein im Kniegelenk gebeugt, Fuß auf der Unterlage.

Ausgangsposition des Therapeuten

Stehend, auf der Fußhöhe des Patienten. Der Zeigefinger liegt zwischen dem hinteren Rand des Iliotibialbandes und der Bizepssehne.

Ausführung der Palpation

Der Therapeut lokalisiert den Raum, der durch den Tractus iliotibialis und die Bizepssehne begrenzt ist. Im distalen Teil dieses Raums befindet sich das laterale Seitenband (Lig. collaterale laterale).

5.29. Laterales Seitenband

Lig. collaterale laterale / fibulare

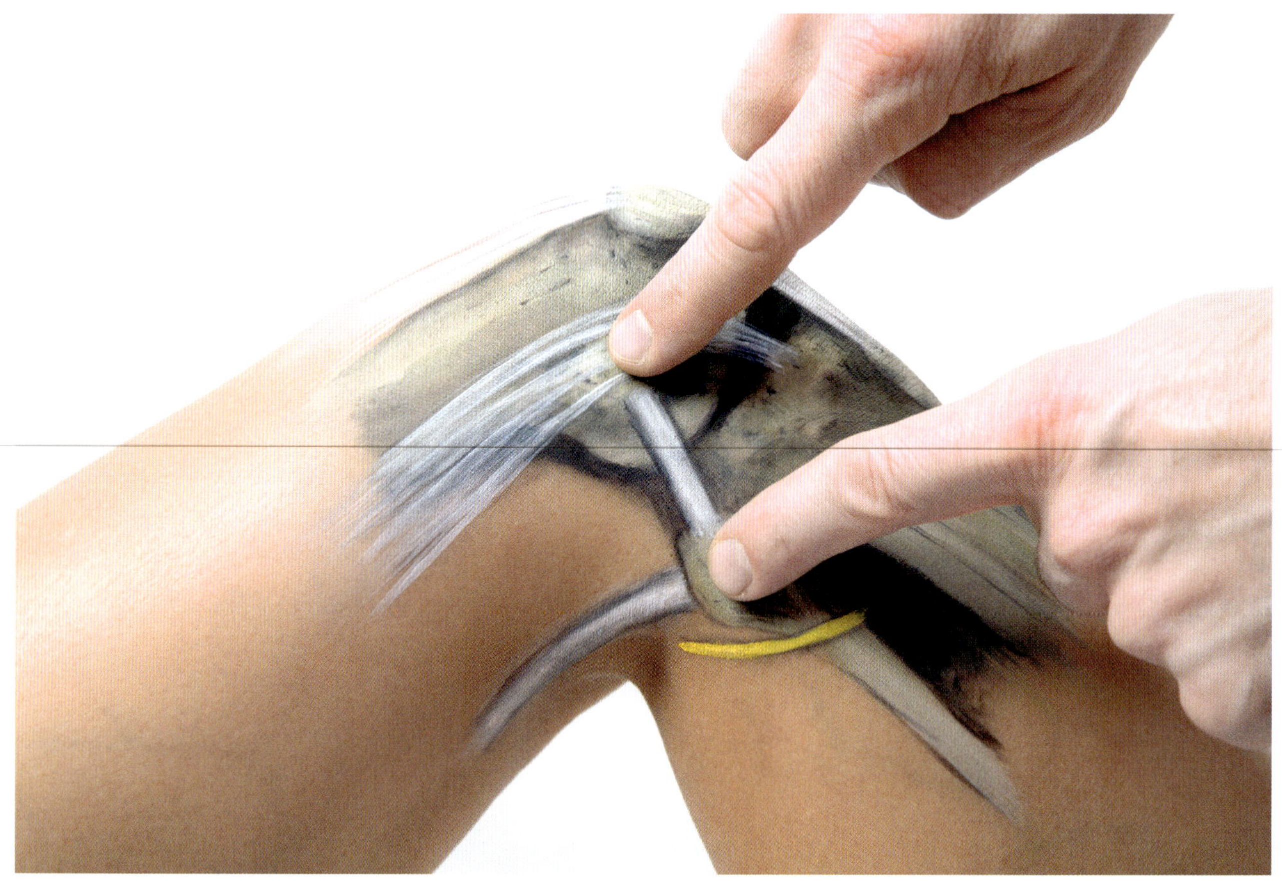

Ausgangsposition des Patienten

Rückenlage. Bein im Kniegelenk gebeugt, Fuß auf der Unterlage.

Ausgangsposition des Therapeuten

Stehend, auf der Fußhöhe des Patienten, auf der Seite der Palpation.

Ausführung der Palpation

Der Therapeut definiert mit den Zeigefingern den Verlauf des lateralen Seitenbandes zwischen dem Epicondylus lateralis des Femurs und der Spitze des Fibulaköpfchens.

5.30. Laterales Seitenband (Palpation)

Lig. collaterale laterale / fibulare

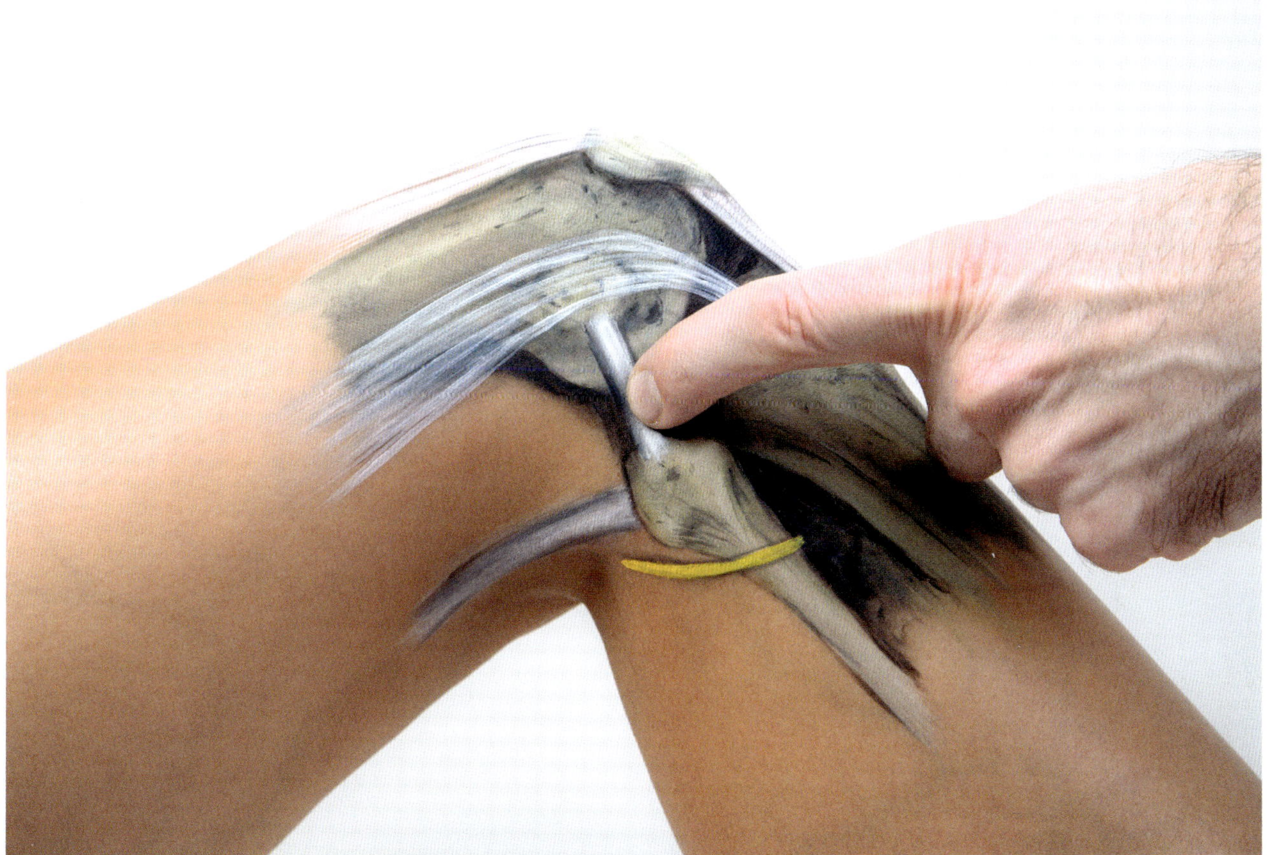

Ausgangsposition des Patienten

Rückenlage. Bein im Kniegelenk gebeugt, Fuß auf der Unterlage.

Ausgangsposition des Therapeuten

Stehend, auf der Fußhöhe des Patienten, auf der Seite der Palpation.

Ausführung der Palpation

Der Therapeut palpiert und bewertet mit dem Zeigefinger das laterale Seitenband in der Mitte seiner Länge, quer zum Faserverlauf.

5.31. Laterales Seitenband (Spannungsbewertung)

Lig. collaterale laterale / fibulare

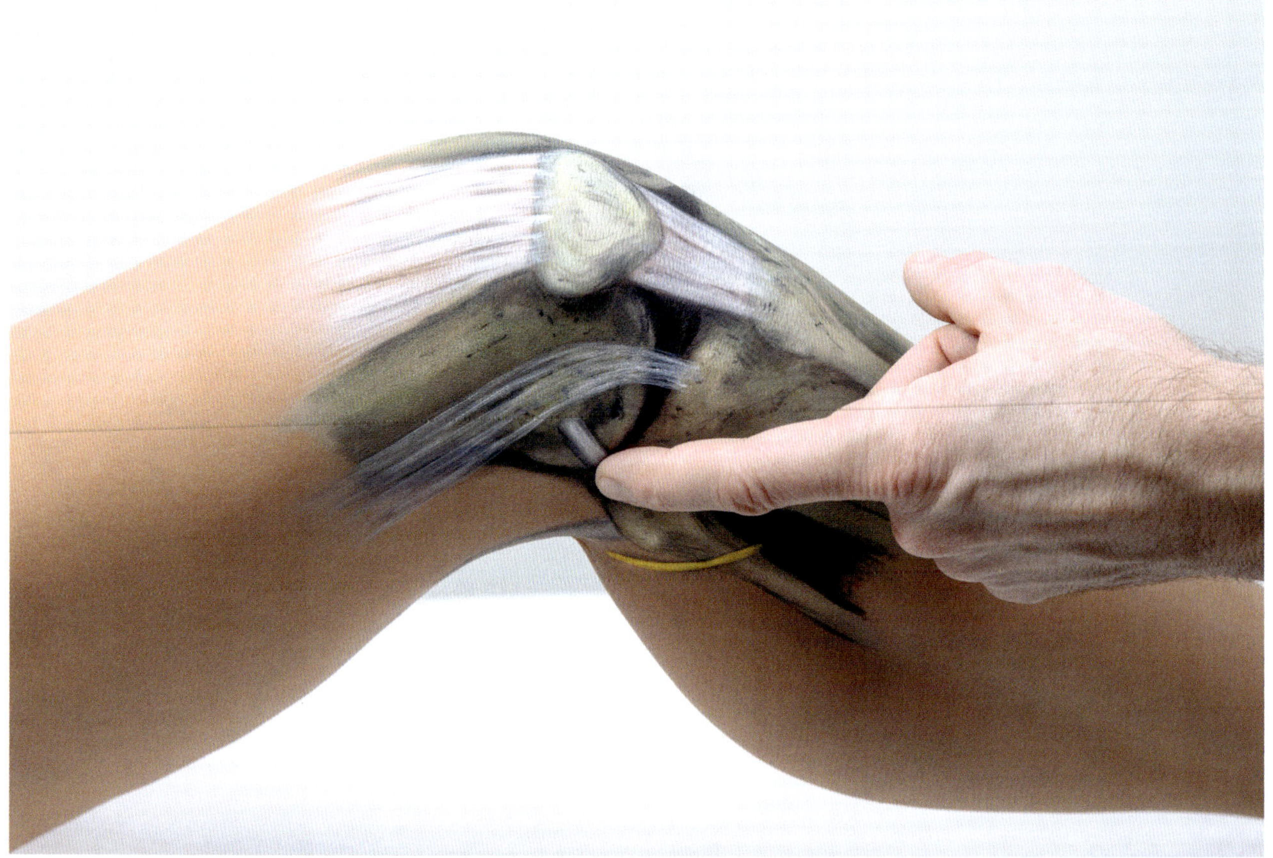

Ausgangsposition des Patienten

Rückenlage. Bein im Kniegelenk gebeugt, Fuß auf der Unterlage.

Ausgangsposition des Therapeuten

Stehend, auf der Fußhöhe des Patienten, auf der Seite der Palpation. Der Zeigefinger des Therapeuten liegt in der Mitte der Länge des lateralen Seitenbandes.

Ausführung der Palpation

Der Therapeut bewertet die Spannung des lateralen Seitenbandes während der Abduktionsbewegung der unteren Extremität. Der Fuß des Patienten bleibt auf der Unterlage.

5.32. Laterales Seitenband (Fibulaköpfchen)

Lig. collaterale laterale (Caput fibulae)

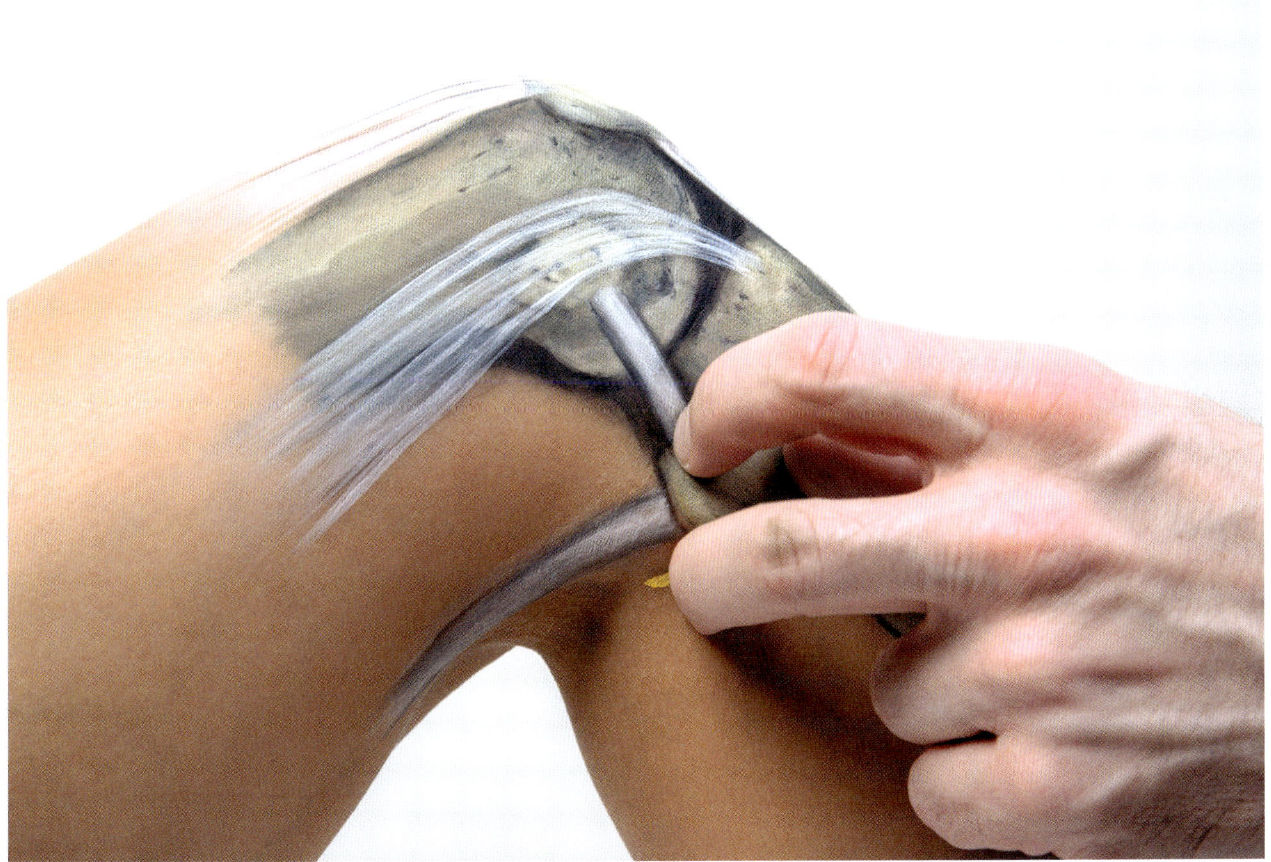

Ausgangsposition des Patienten

Rückenlage. Bein im Kniegelenk gebeugt, Fuß auf der Unterlage.

Ausgangsposition des Therapeuten

Stehend, auf der Fußhöhe des Patienten, auf der Seite der Palpation. Der Zeigefinger des Therapeuten liegt in der Mitte der Länge des lateralen Seitenbandes.

Ausführung der Palpation

Der Therapeut umfasst das Fibulaköpfchen mit drei Fingern. Mit dem Zeigefinger untersucht er die Spitze des Fibulaköpfchens und das Seitenband.

5.33. N. fibularis (peronaeus) communis

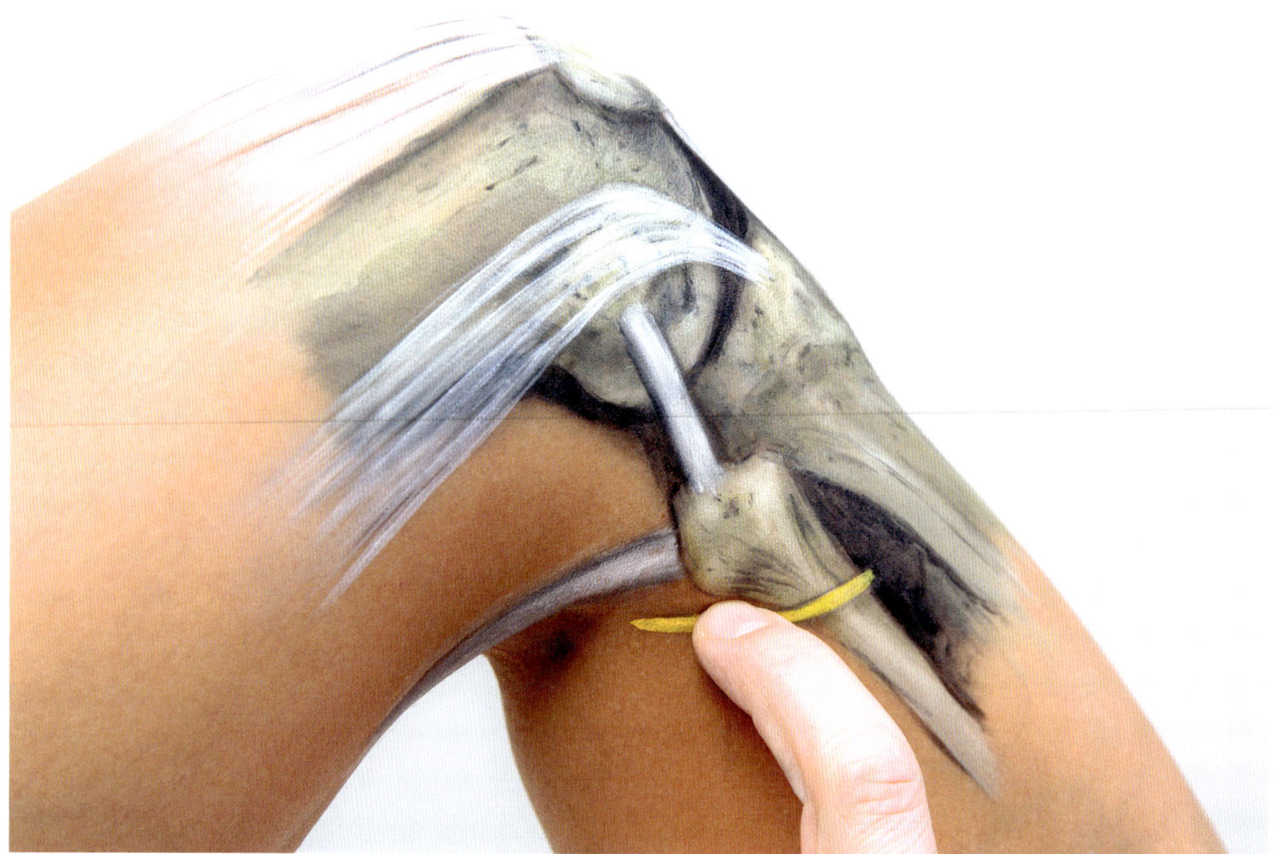

Ausgangsposition des Patienten

Rückenlage. Bein im Kniegelenk gebeugt, Fuß auf der Unterlage.

Ausgangsposition des Therapeuten

Stehend, auf der Fußhöhe des Patienten, auf der Seite der Palpation. Der Zeigefinger des Therapeuten liegt in der Mitte der Länge des lateralen Seitenbandes.

Ausführung der Palpation

Der Therapeut lokalisiert den N. peronaeus communis mit dem Zeigefinger unterhalb des Fibulaköpfchens auf Höhe des Wadenbeinhalses (Collum fibulae).

5.34. Hoffa-Fettkörper

Corpus adiposum infrapatellare

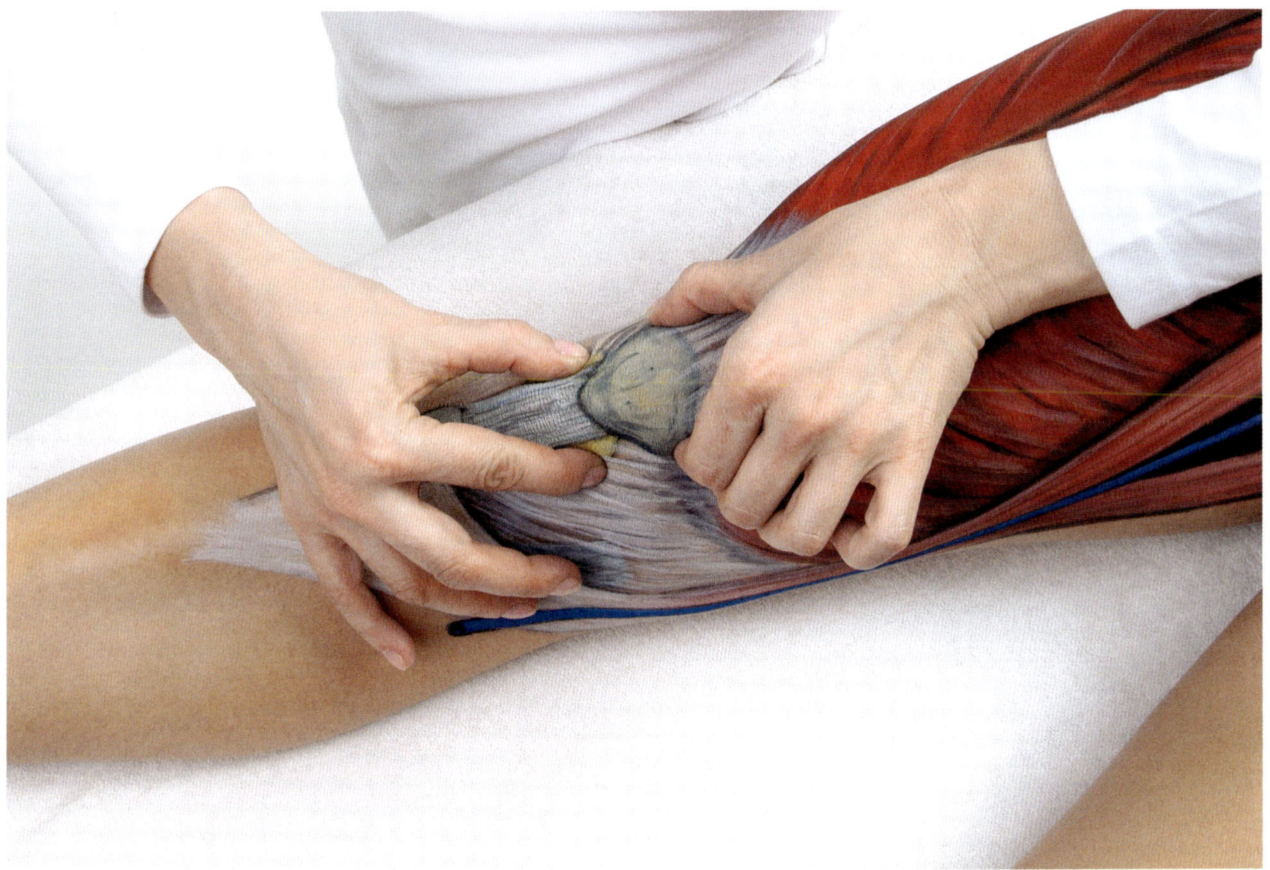

Ausgangsposition des Patienten

Rückenlage.

Ausgangsposition des Therapeuten

Stehend, auf der Oberschenkelhöhe des Patienten, auf der Seite der Palpation. Daumen und Zeigefinger einer Hand stabilisieren die Kniescheibe, indem sie die Ränder von lateral und medial umfassen. Daumen und Zeigefinger der anderen Hand umfassen das Gewebe unterhalb der Patellaspitze hinter der Patellasehne.

Ausführung der Palpation

Der Therapeut mobilisiert den Fettkörper des Kniegelenkes mit einer Bewegung quer zur Längsachse der unteren Extremität.

5.35. Bursa infrapatellaris

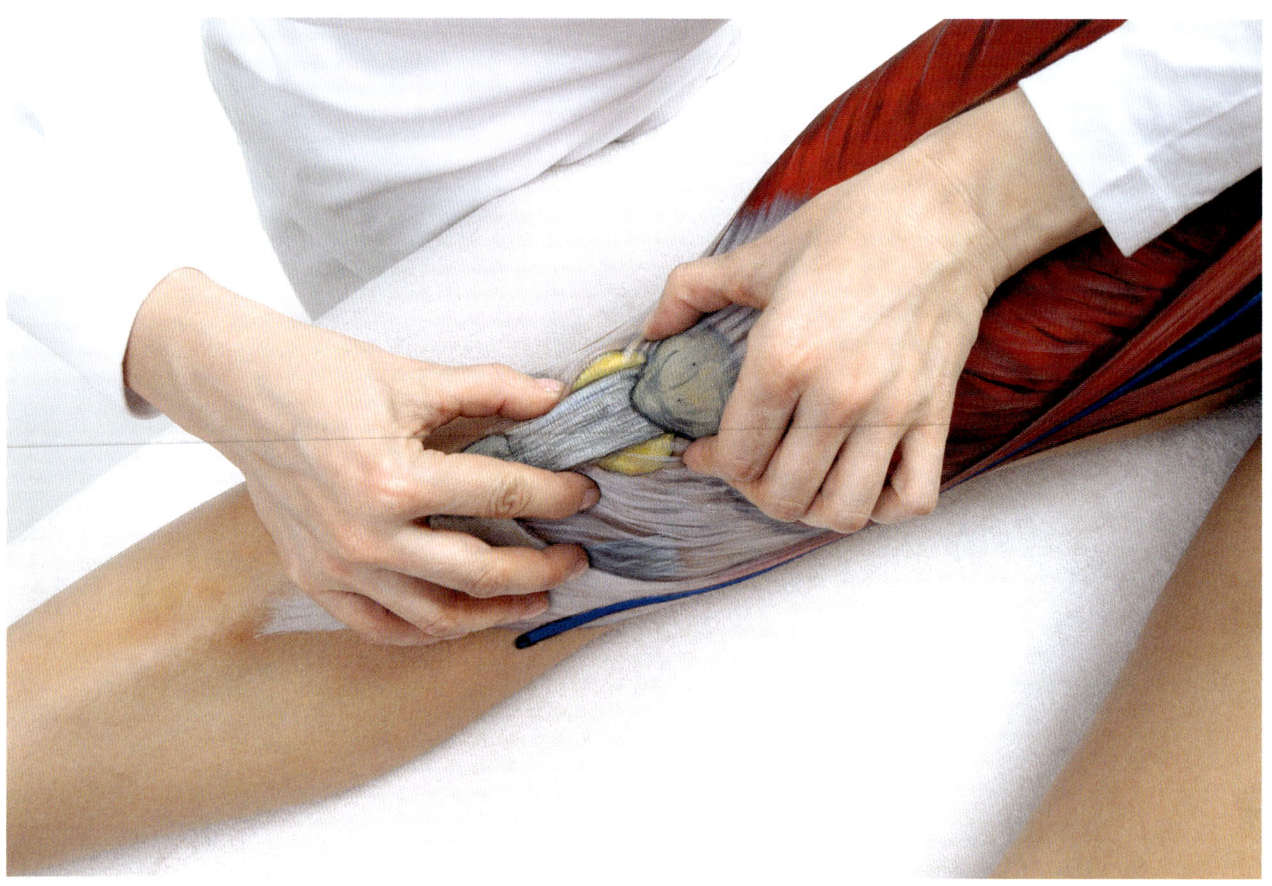

Ausgangsposition des Patienten

Rückenlage.

Ausgangsposition des Therapeuten

Stehend, auf der Oberschenkelhöhe des Patienten, auf der Seite der Palpation. Der Therapeut stabilisiert die Kniescheibe mit den Fingern einer Hand. Die Finger der anderen Hand umfassen die Bursa infrapatellaris dorsal der Patellasehne.

Ausführung der Palpation

Der Therapeut mobilisiert die Bursa infrapatellaris mit einer Bewegung quer zur Längsachse der unteren Extremität.

5.36. Bursa suprapatellaris

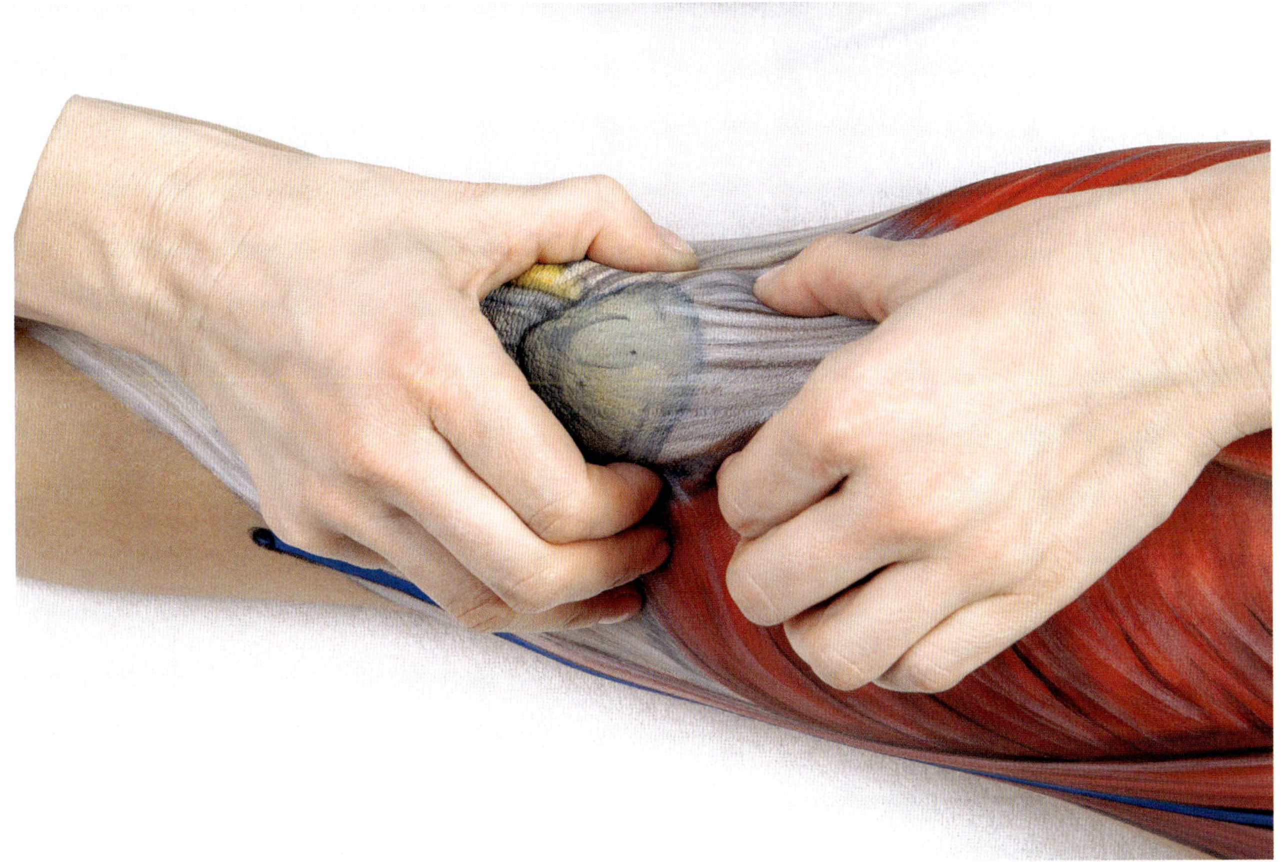

Ausgangsposition des Patienten

Rückenlage.

Ausgangsposition des Therapeuten

Stehend, auf der Oberschenkelhöhe des Patienten, auf der Seite der Palpation. Daumen und Zeigefinger einer Hand stabilisieren die Kniescheibe, indem sie die Ränder von lateral und medial umfassen. Die Finger der anderen Hand umfassen die Bursa suprapatellaris kranial der Patellabasis, hinter der Sehne des M. quadriceps femoris.

Ausführung der Palpation

Der Therapeut mobilisiert die Bursa suprapatellaris mit einer Bewegung quer zur Längsachse der unteren Extremität kranial der Basis der Kniescheibe.

5.37. Schleimbeutel des Gänsefußes

Bursa pedis anserini

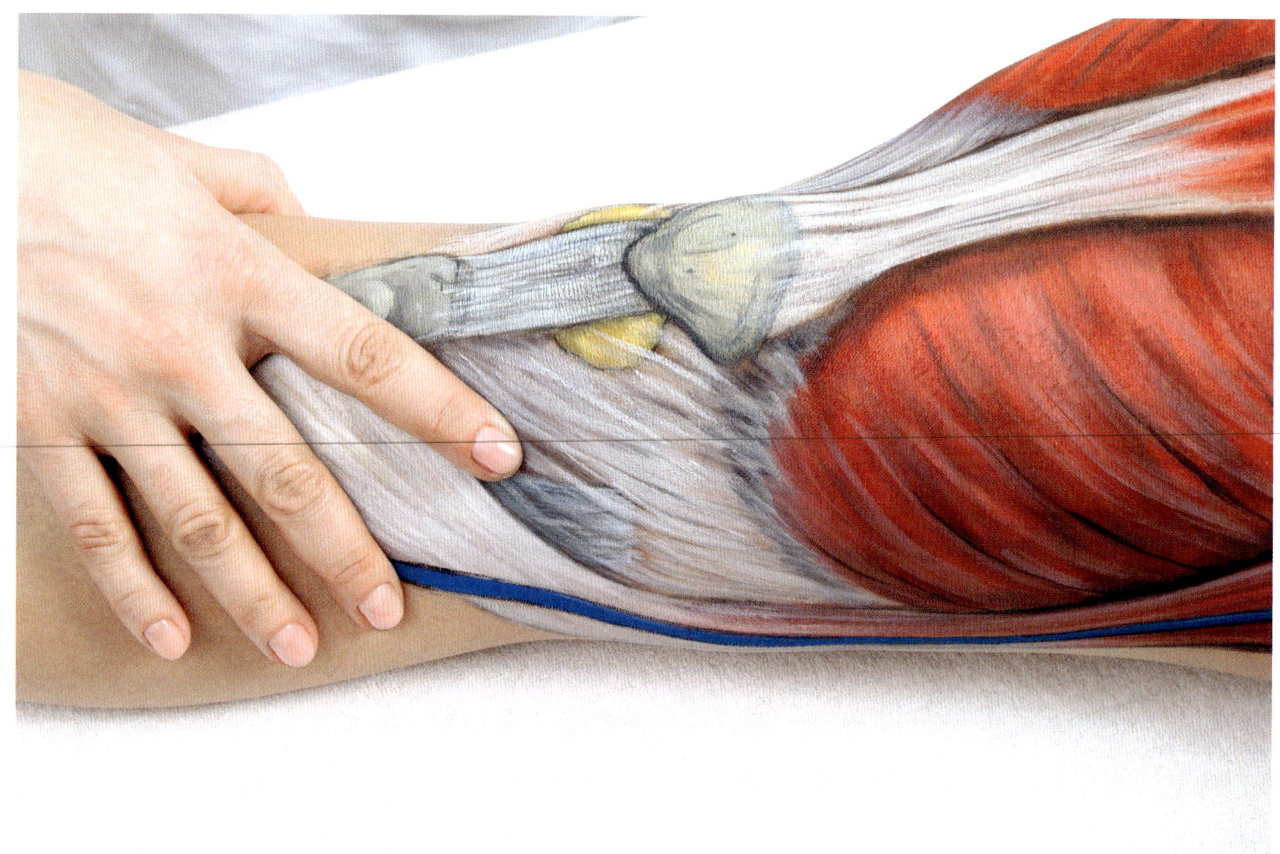

Ausgangsposition des Patienten

Rückenlage.

Ausgangsposition des Therapeuten

Stehend, auf der Oberschenkelhöhe des Patienten, auf der Seite der Palpation. Eine Hand liegt auf der Vorderkante der Tibia unterhalb der Tuberositas tibiae, die Finger zeigen nach kranial und medial.

Ausführung der Palpation

Der Therapeut spreizt die Finger und umfasst die Sehne des Gänsefußes. Er führt einen alternierenden Druck auf beiden Seiten der Sehnen aus und mobilisiert den Schleimbeutel des Gänsefußes.

5.38. Bursa praepatellaris (Mobilisation – Teil 1)

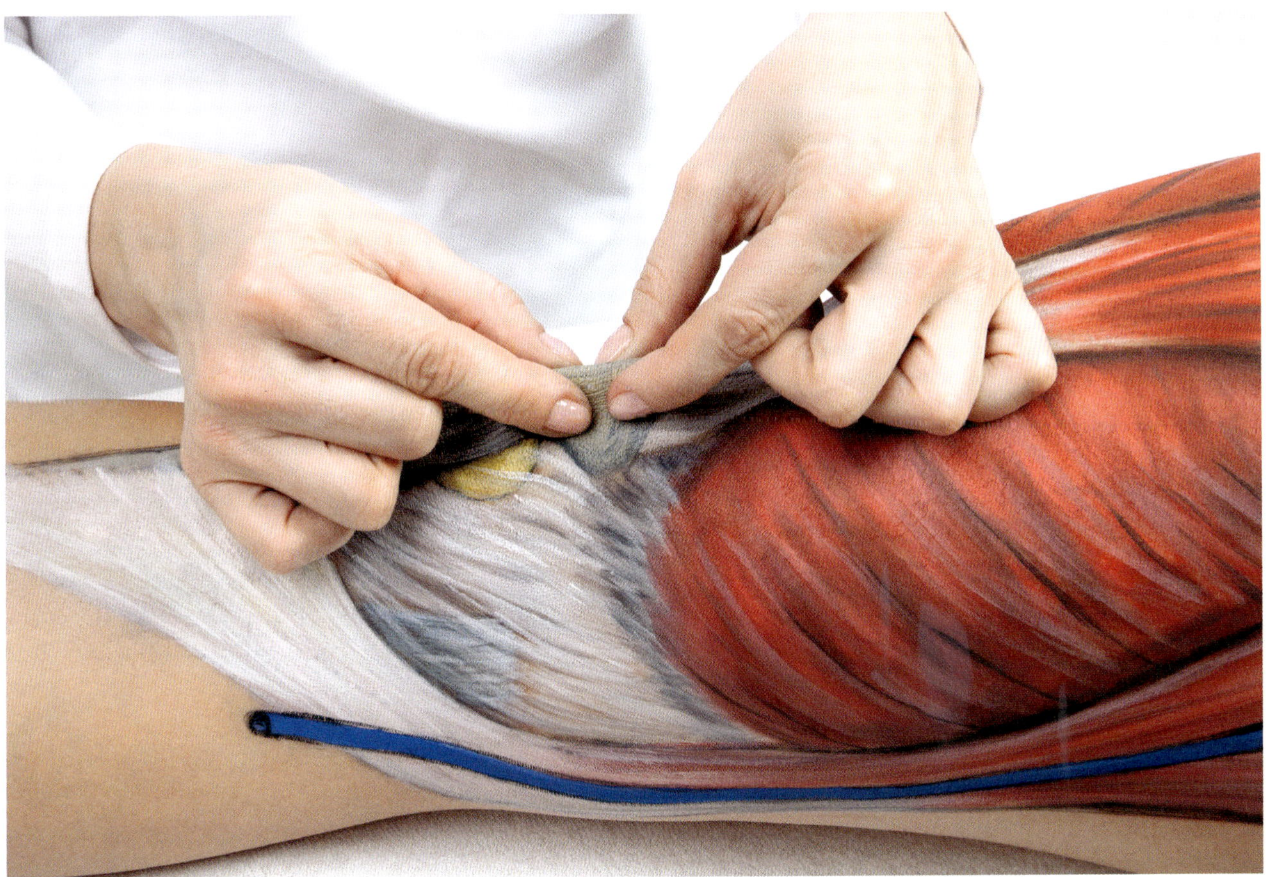

Ausgangsposition des Patienten

Rückenlage.

Ausgangsposition des Therapeuten

Stehend, auf der Kniehöhe des Patienten, auf der Seite der Palpation.

Ausführung der Palpation

Der Therapeut palpiert und bewertet mit beiden Händen die Bursa praepatellaris. Er rollt die Hautfalte mit Daumen und Zeigefinger oberflächlich in Bezug auf die Vorderfläche der Patella und der Patellasehne. Die Mobilisation erfolgt quer zur Längsachse der unteren Extremität.

5.39. Bursa praepatellaris (Mobilisation – Teil 2)

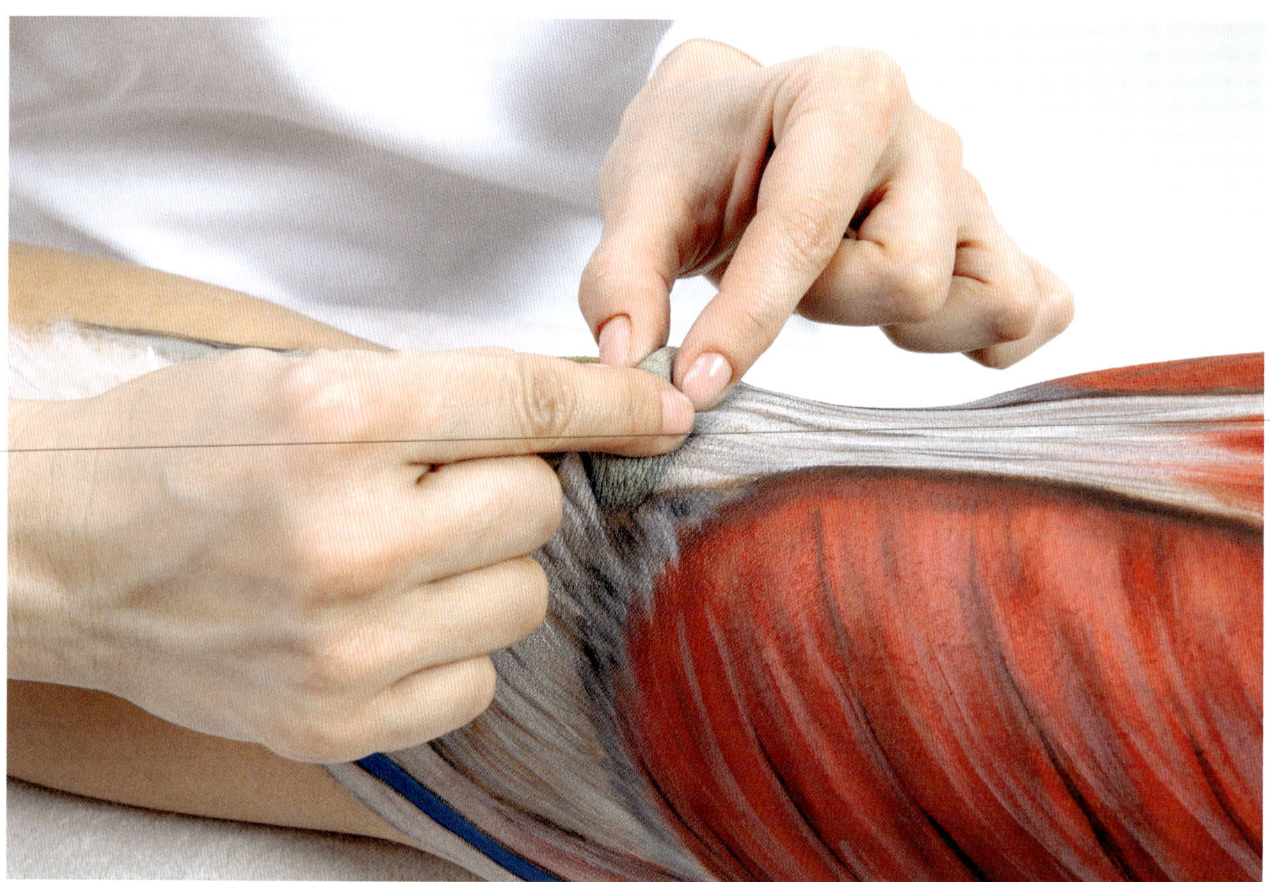

Ausgangsposition des Patienten

Rückenlage.

Ausgangsposition des Therapeuten

Stehend, mit dem Gesicht zum Patienten, auf der Kniehöhe auf der Seite der Palpation.

Ausführung der Palpation

Der Therapeut palpiert und bewertet mit beiden Händen die Bursa praepatellaris. Er rollt die Hautfalte mit Daumen und Zeigefinger oberflächlich in Bezug auf die Vorderfläche der Patella und der Patellasehne. Die Mobilisation erfolgt quer zur Längsachse der unteren Extremität.

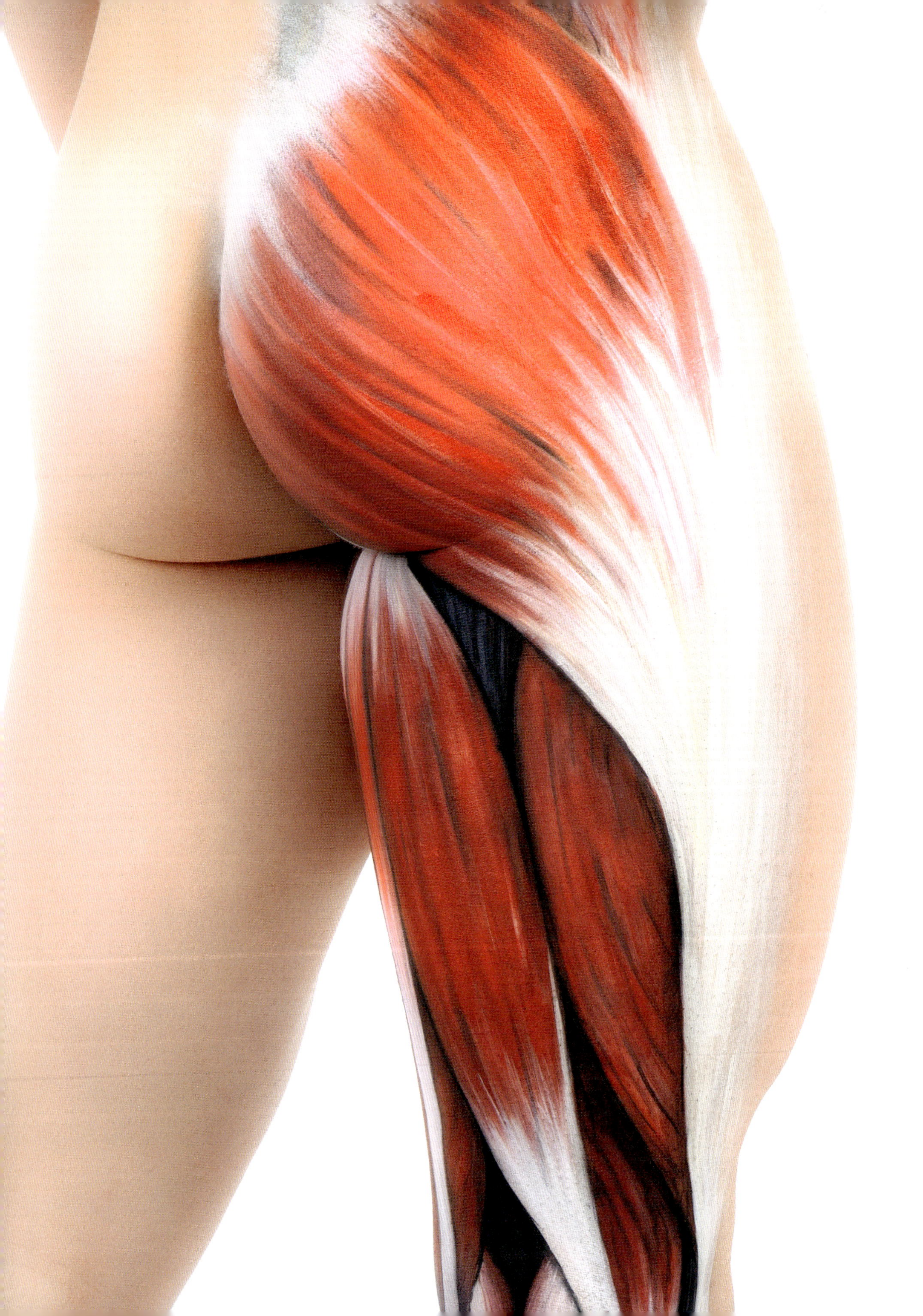

6 HINTERER OBERSCHENKEL

6.1. Musculus gluteus maximus (unterer Rand, medialer Teil)
6.2. Musculus gluteus maximus (unterer Rand, lateraler Teil)
6.3. Musculus gluteus maximus (Übergang des unteren Randes des Muskels in den hinteren Rand des Iliotibialbandes)
6.4. Iliotibialband (Hinterrand) ■ *Tractus iliotibialis*
6.5. Iliotibialband (Hinterrand – Palpation mit beiden Händen) ■ *Tractus iliotibialis*
6.6. Gemeinsame Sehne der ischiocruralen Muskeln
6.7. Die Sehne des M. biceps femoris
6.8. Musculus biceps femoris
6.9. Musculus biceps femoris (Ansicht von kaudal)
6.10. Musculus biceps femoris (lateraler Rand – Teil 1)
6.11. Musculus biceps femoris (lateraler Rand – Teil 2)
6.12. Musculus biceps femoris (medialer Rand)
6.13. Musculus vastus lateralis (Hinterrand)
6.14. Musculus vastus lateralis (Palpation des hinteren Randes)
6.15. Musculus vastus lateralis
6.16. Sulcus intermuscularis (M. vastus lateralis, Caput breve des M. biceps femoris)
6.17. Musculus semitendinosus (Verlauf des Muskels)
6.18. Musculus semitendinosus (medialer Rand)
6.19. Musculus semitendinosus (lateraler Rand)
6.20. Musculus semitendinosus (lateraler Rand – Palpation)
6.21. Musculus semitendinosus (medialer Rand – Palpation)
6.22. Musculus semimembranosus (lateraler und medialer Rand)
6.23. Musculus semimembranosus (medialer Rand)
6.24. Musculus semimembranosus (lateraler Rand)
6.25. Musculus gracilis
6.26. Sehne des M. semitendinosus
6.27. Sehne des M. gracilis
6.28. Sehne des M. semimembranosus
6.29. Musculus adductor magnus
6.30. Hinterer Oberschenkelhautnerv ■ *N. cutaneus femoris posterior*

6.1. Musculus gluteus maximus (unterer Rand, medialer Teil)

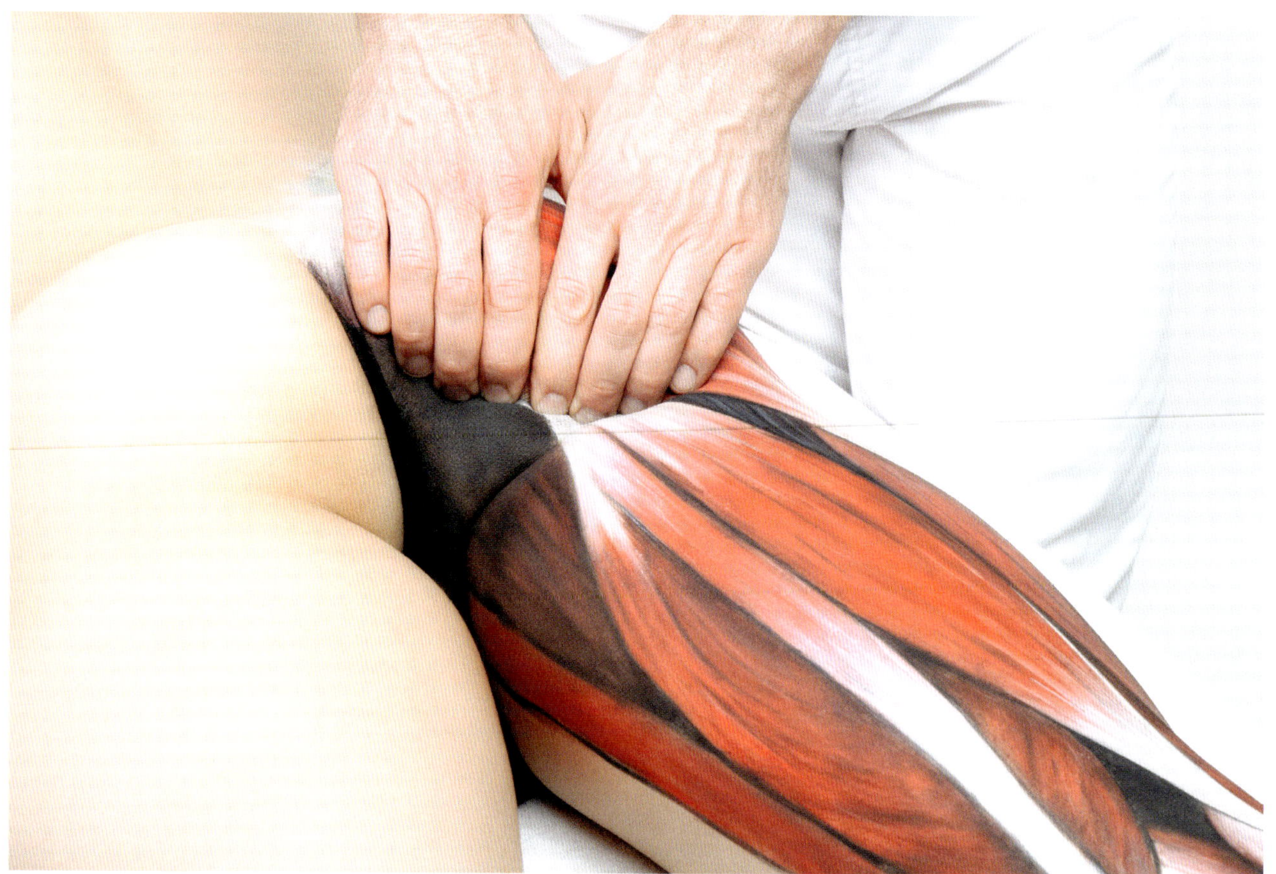

Ausgangsposition des Patienten

Bauchlage.

Ausgangsposition des Therapeuten

Stehend, auf der Oberkörperhöhe des Patienten, zu den Füßen des Patienten gerichtet.

Ausführung der Palpation

Der Therapeut palpiert und bewertet den unteren Rand des großen Gesäßmuskels (M. gluteus maximus) in seinem medialen Teil. Beide Hände, senkrecht zum Verlauf der Muskelfasern angelegt, umfassen den Muskel. Die Kontraktion des großen Gesäßmuskels zieht die Hände nach kaudal und medial.

6.2. Musculus gluteus maximus (unterer Rand, lateraler Teil)

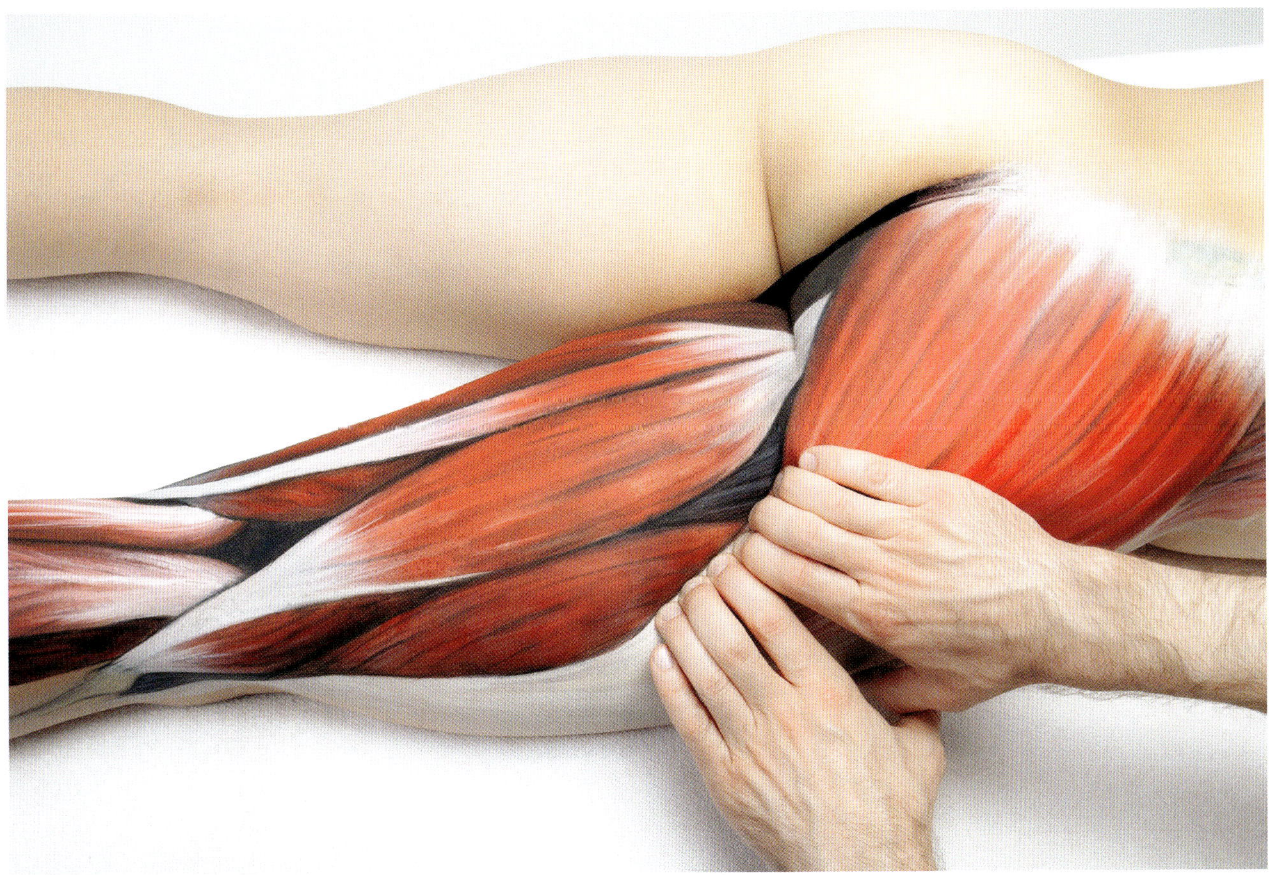

Ausgangsposition des Patienten

Bauchlage.

Ausgangsposition des Therapeuten

Stehend, auf der Oberkörperhöhe des Patienten, zu den Füßen des Patienten gerichtet.

Ausführung der Palpation

Der Therapeut lokalisiert und palpiert mit den Fingern beider Hände die Stelle, an der der untere Rand des M. gluteus maximus in den hinteren Rand des Tractus iliotibialis übergeht. Die Palpation beginnt an der Beckenhinterfläche.

6.3. Musculus gluteus maximus (Übergang des unteren Randes des Muskels in den hinteren Rand des Iliotibialbandes)

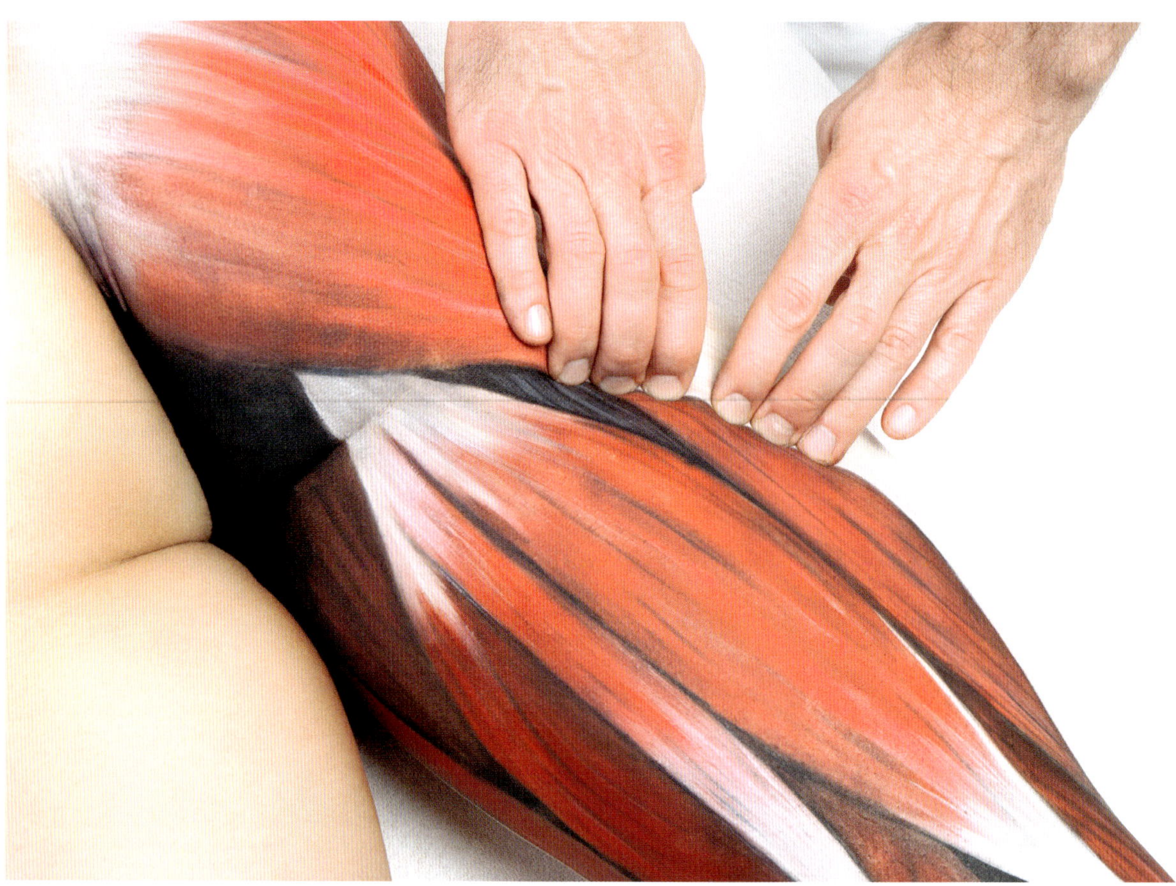

Ausgangsposition des Patienten

Bauchlage.

Ausgangsposition des Therapeuten

Stehend, auf der Oberkörperhöhe des Patienten, zu den Füßen des Patienten gerichtet.

Ausführung der Palpation

Der Therapeut palpiert und bewertet mit den Fingern beider Hände die Stelle, an der der untere Rand des M. gluteus maximus in den hinteren Rand des Tractus iliotibialis übergeht an der Hinterfläche des Oberschenkels.

6.4. Iliotibialband (Hinterrand)

Tractus iliotibialis

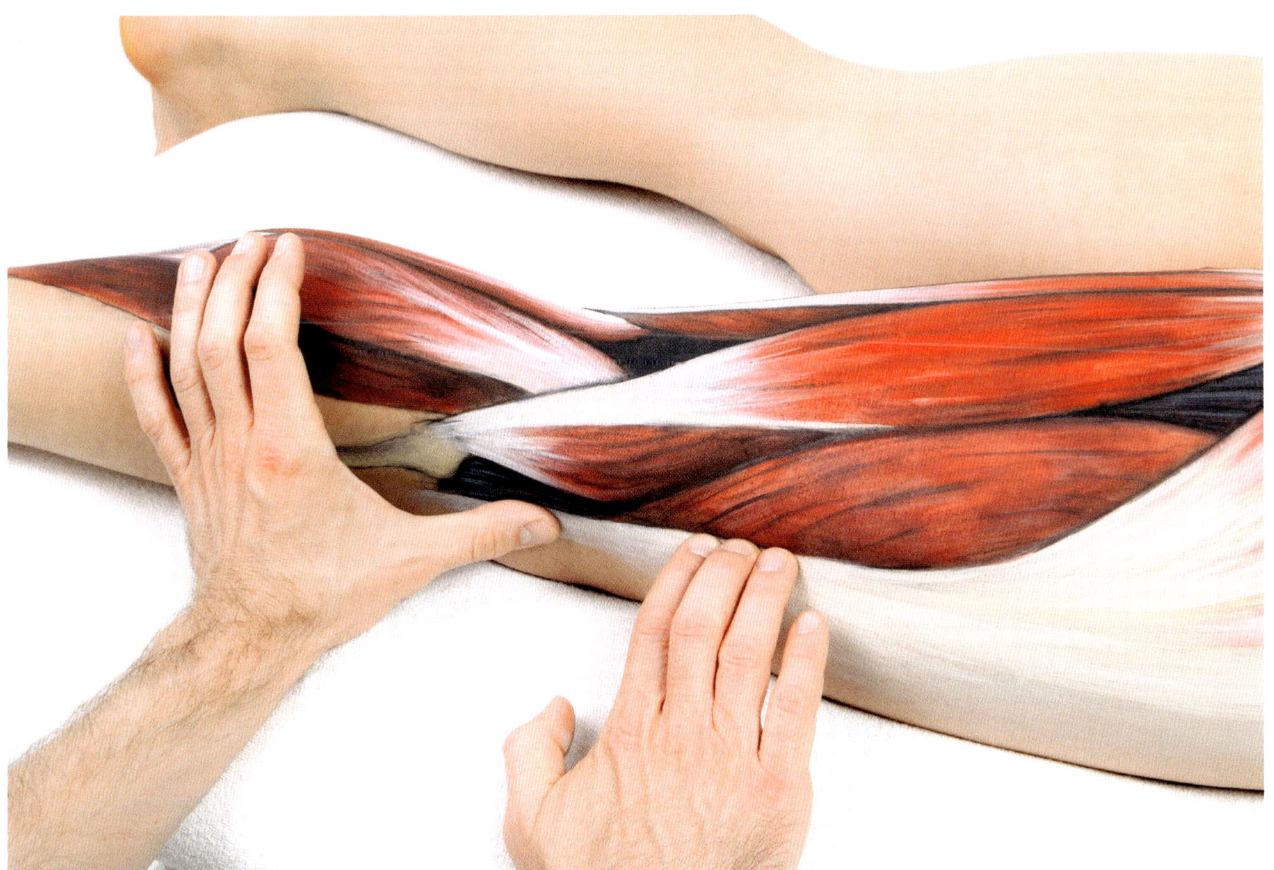

Ausgangsposition des Patienten

Bauchlage.

Ausgangsposition des Therapeuten

Stehend, auf der Oberkörperhöhe des Patienten, auf der Seite der Palpation.

Ausführung der Palpation

Der Therapeut lokalisiert mit beiden Händen den hinteren Rand des Tractus iliotibialis. Dazu rollt der Daumen der linken Hand quer zum Verlauf des Tractus iliotibialis ab und die Finger der rechten Hand nehmen gleichzeitig die Bewegung der untersuchten Struktur wahr.

6.5. Iliotibialband (Hinterrand – Palpation mit beiden Händen)

Tractus iliotibialis

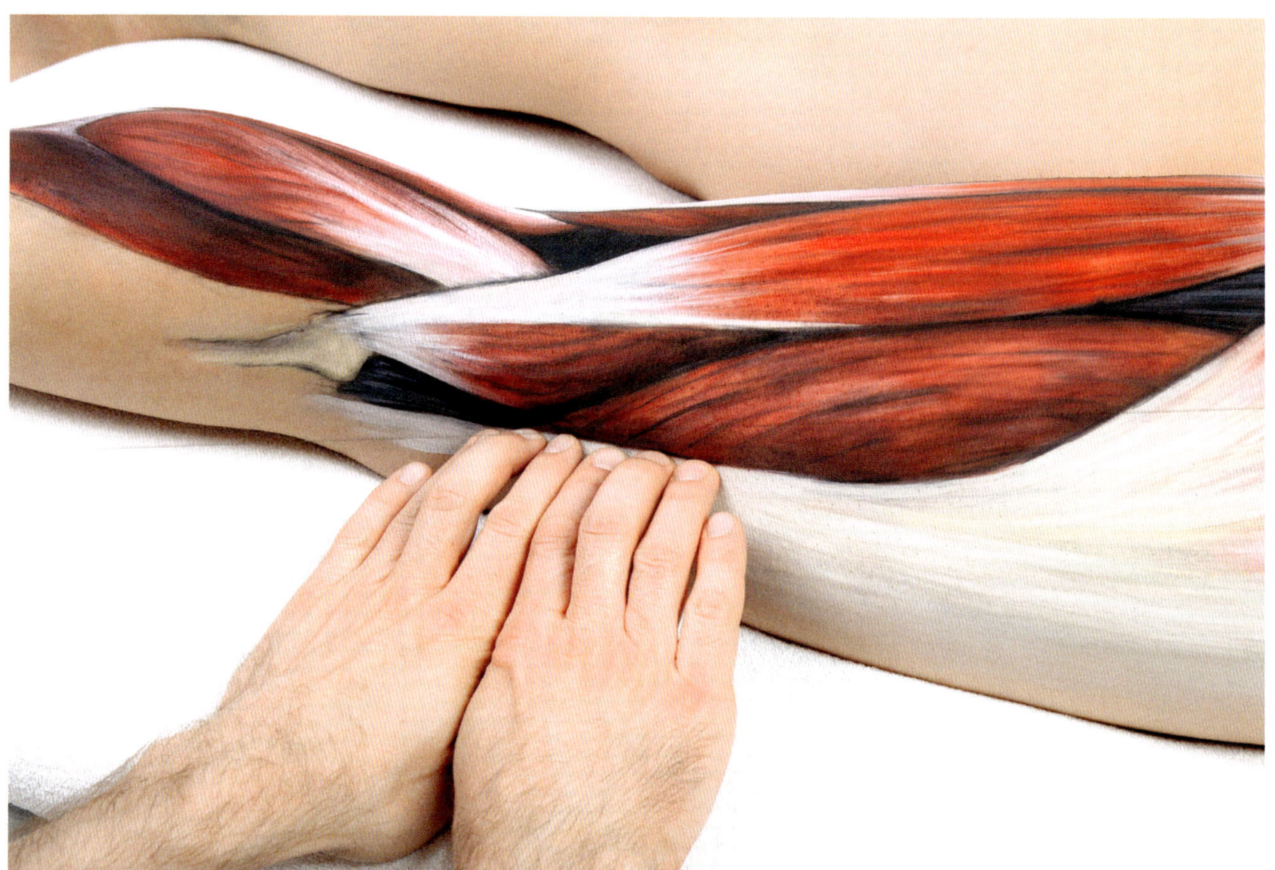

Ausgangsposition des Patienten

Bauchlage.

Ausgangsposition des Therapeuten

Stehend, auf der Oberkörperhöhe des Patienten, auf der Seite der Palpation.

Ausführung der Palpation

Der Therapeut palpiert und bewertet mit den Fingern beider Hände den hinteren Rand des Tractus iliotibialis. Dazu legt er die Finger auf die Seitenfläche des Oberschenkels, oberhalb des Kniegelenkspaltes.

6.6. Gemeinsame Sehne der ischiocruralen Muskeln

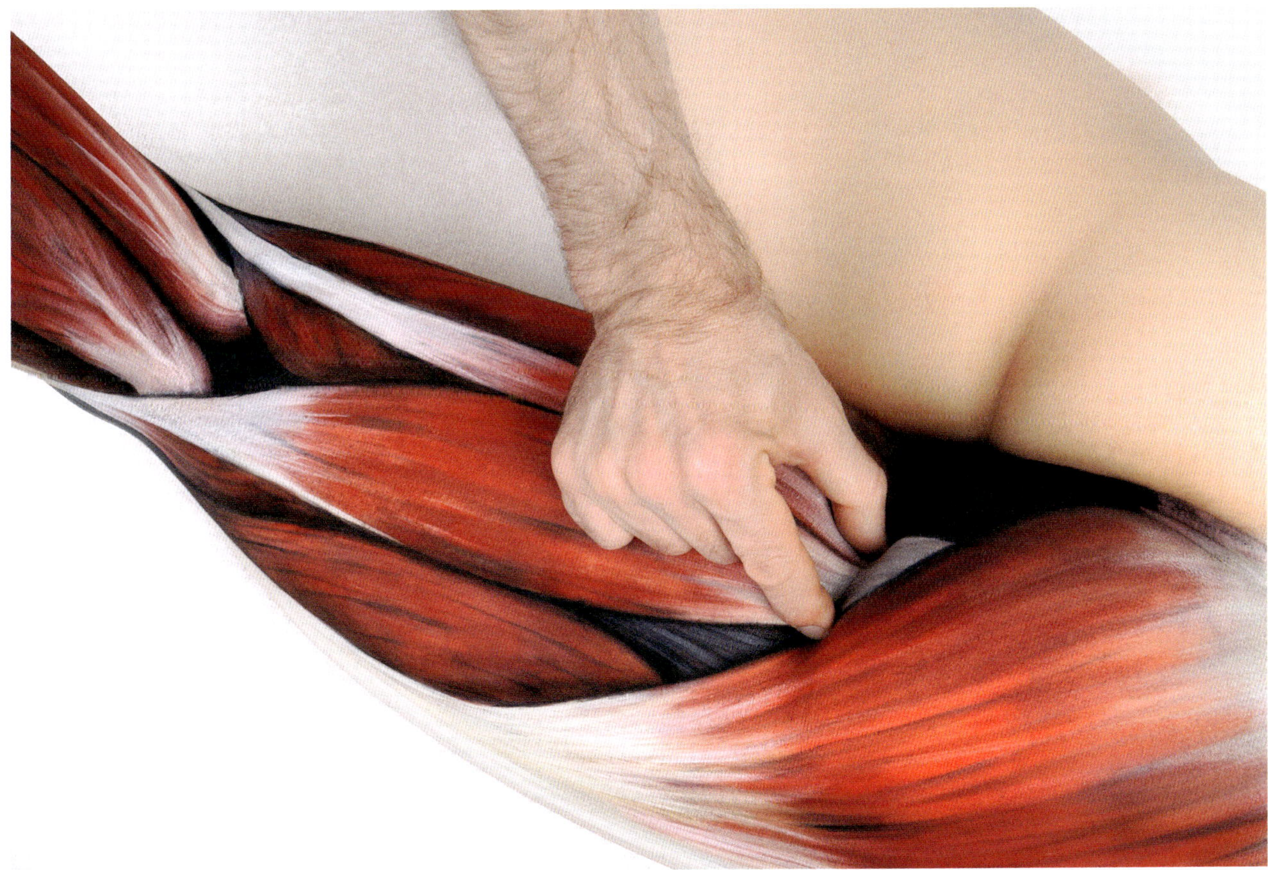

Ausgangsposition des Patienten

Bauchlage.

Ausgangsposition des Therapeuten

Stehend, auf der Oberkörperhöhe des Patienten, auf der Gegenseite der Palpation. Der Therapeut lokalisiert den Sitzbeinhöcker.

Ausführung der Palpation

Der Therapeut palpiert und bewertet mit Zeigefinger und Daumen die gemeinsame Sehne der ischiocruralen Muskeln direkt unterhalb des Sitzbeinhöckers. Der Therapeut umfasst die Sehne mit zwei Fingern.

6.7. Die Sehne des M. biceps femoris

M. biceps femoris – Tendo

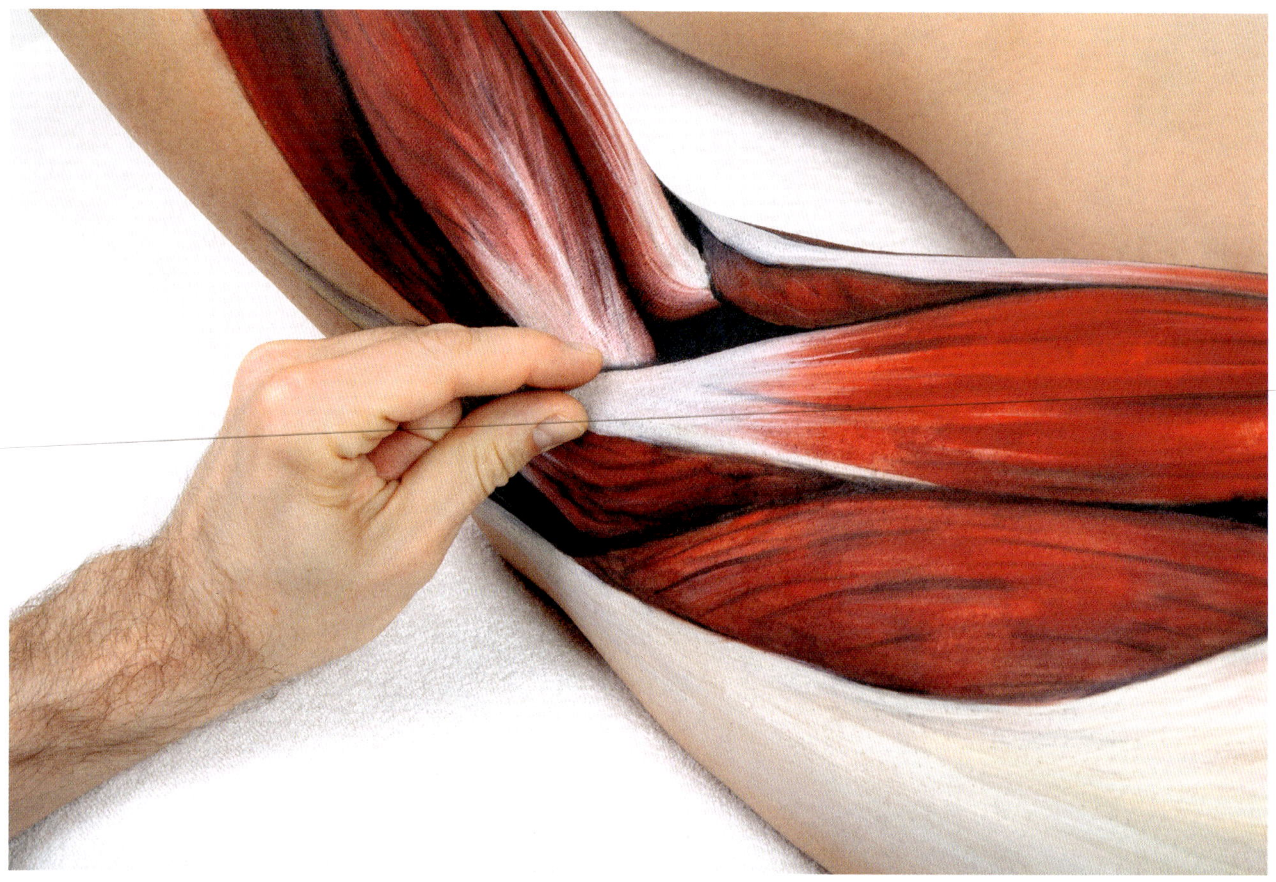

Ausgangsposition des Patienten

Bauchlage. Knie gebeugt, Unterschenkel außenrotiert.

Ausgangsposition des Therapeuten

Stehend, auf der Oberkörperhöhe des Patienten, auf der Seite der Palpation.

Ausführung der Palpation

Der Therapeut palpiert und bewertet die Bizepssehne, die die Außenseite des oberen Teils der Kniekehle begrenzt.

6.8. Musculus biceps femoris

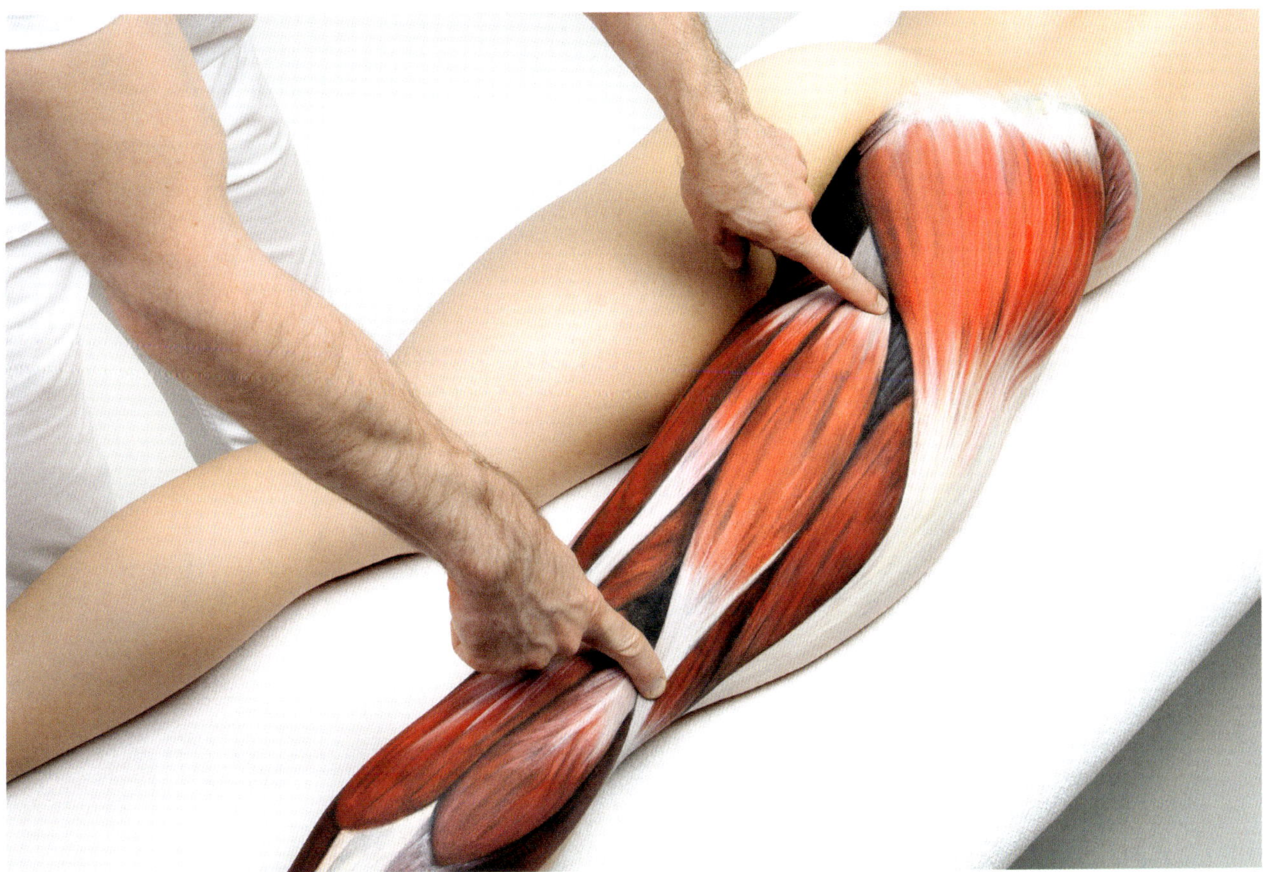

Ausgangsposition des Patienten

Bauchlage. Knie gestreckt.

Ausgangsposition des Therapeuten

Stehend, auf der Oberkörperhöhe des Patienten, auf der Gegenseite der Palpation.

Ausführung der Palpation

Der Therapeut markiert mit den Zeigefingern den seitlichen Rand des langen Kopfes des M. biceps femoris. Er umfasst die Anfangssehne der ischiokruralen Muskulatur und die Endsehne des M. biceps femoris.

6.9. Musculus biceps femoris (Ansicht von kaudal)

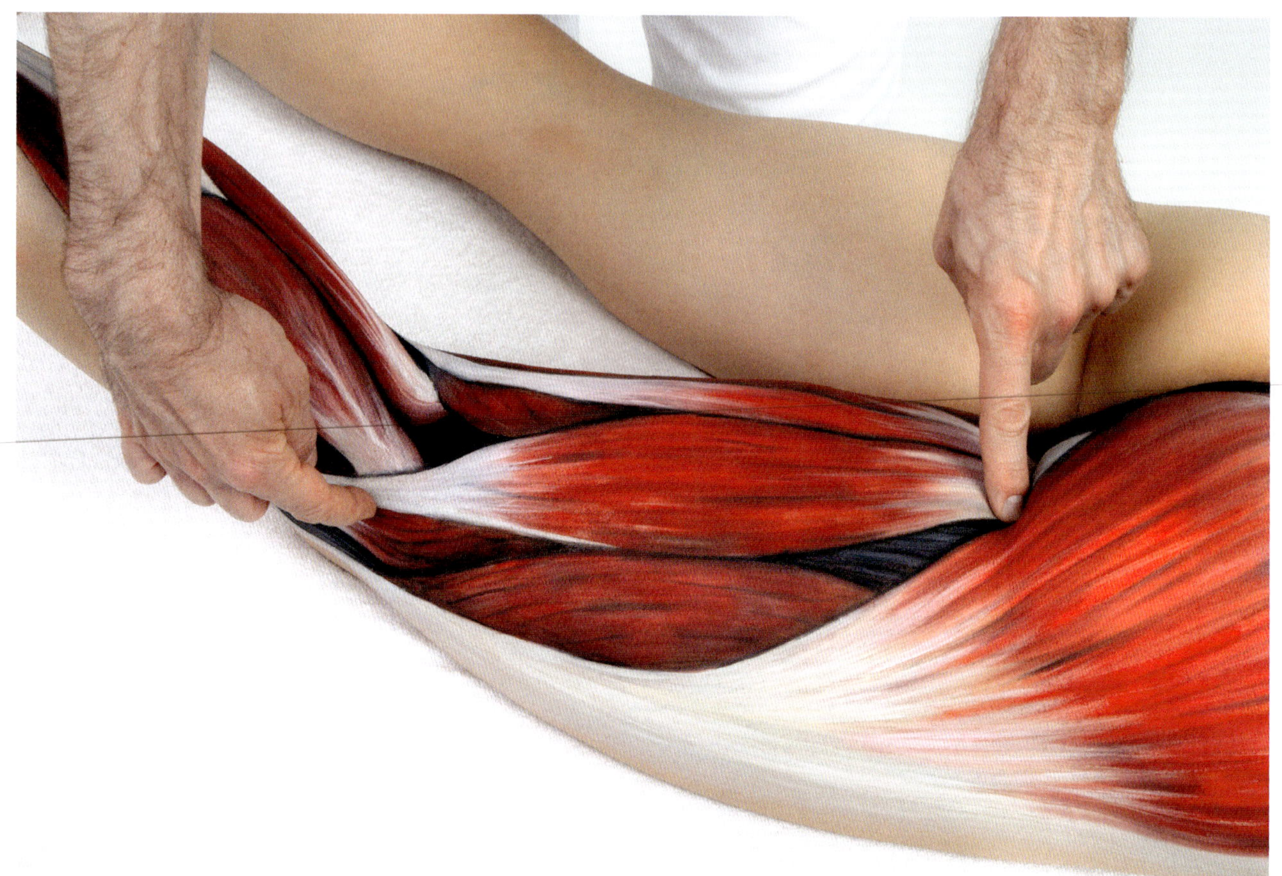

Ausgangsposition des Patienten

Bauchlage. Knie gestreckt.

Ausgangsposition des Therapeuten

Stehend, auf der Kniehöhe des Patienten, auf der Gegenseite der Palpation.

Ausführung der Palpation

Der Therapeut markiert mit den Zeigefingern beider Hände den seitlichen Rand des langen Kopfes des M. biceps femoris. Er umfasst die Anfangssehne der ischiokruralen Muskulatur und die Endsehne des M. biceps femoris.

6.10. Musculus biceps femoris (lateraler Rand – Teil 1)

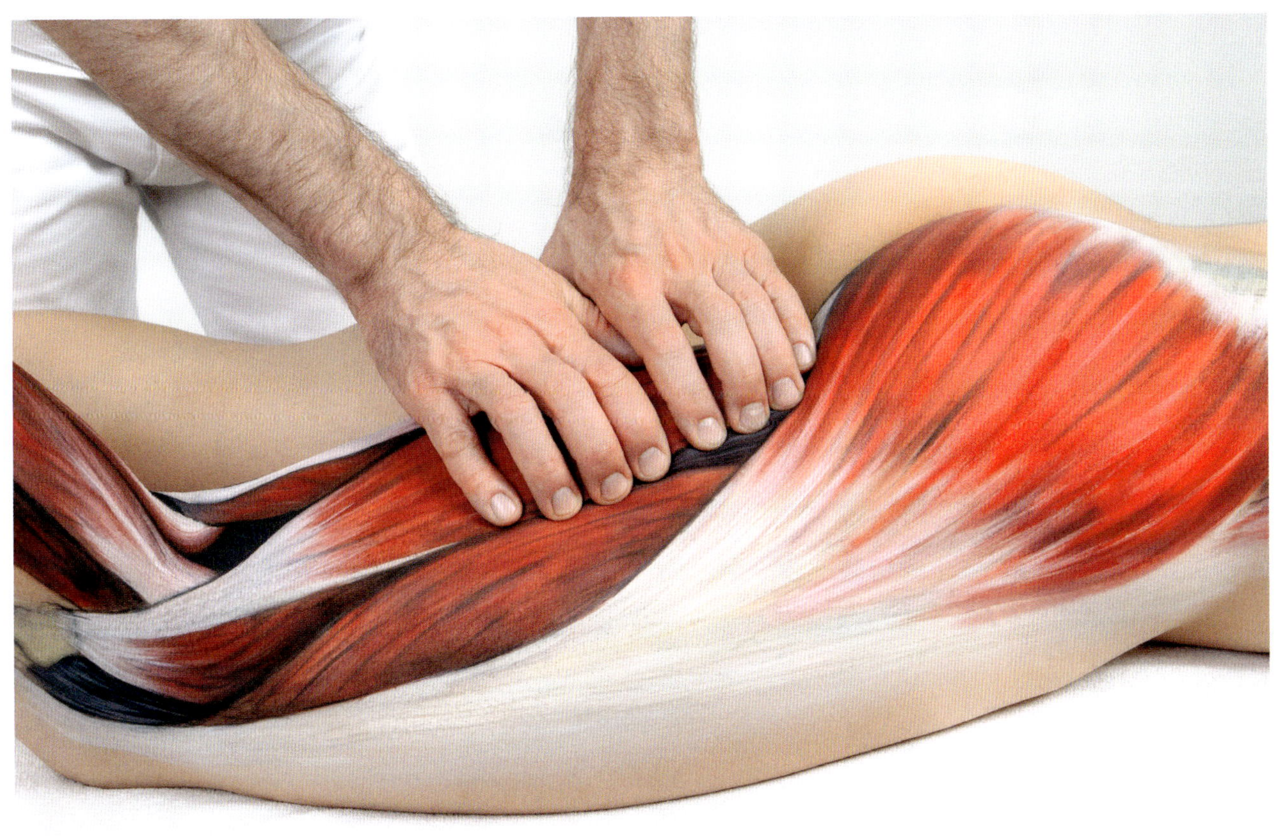

Ausgangsposition des Patienten

Bauchlage. Knie gestreckt, Unterschenkel außenrotiert.

Ausgangsposition des Therapeuten

Stehend, auf der Kniehöhe des Patienten, auf der Gegenseite der Palpation.

Ausführung der Palpation

Der Therapeut palpiert und bewertet mit den Fingern beider Hände den seitlichen Rand des langen Kopfes des M. biceps femoris auf der Linie, die den seitlichen Rand der Sehne der ischiokruralen Muskulatur mit der Endsehne des M. biceps femoris verbindet.

6.11. Musculus biceps femoris (lateraler Rand – Teil 2)

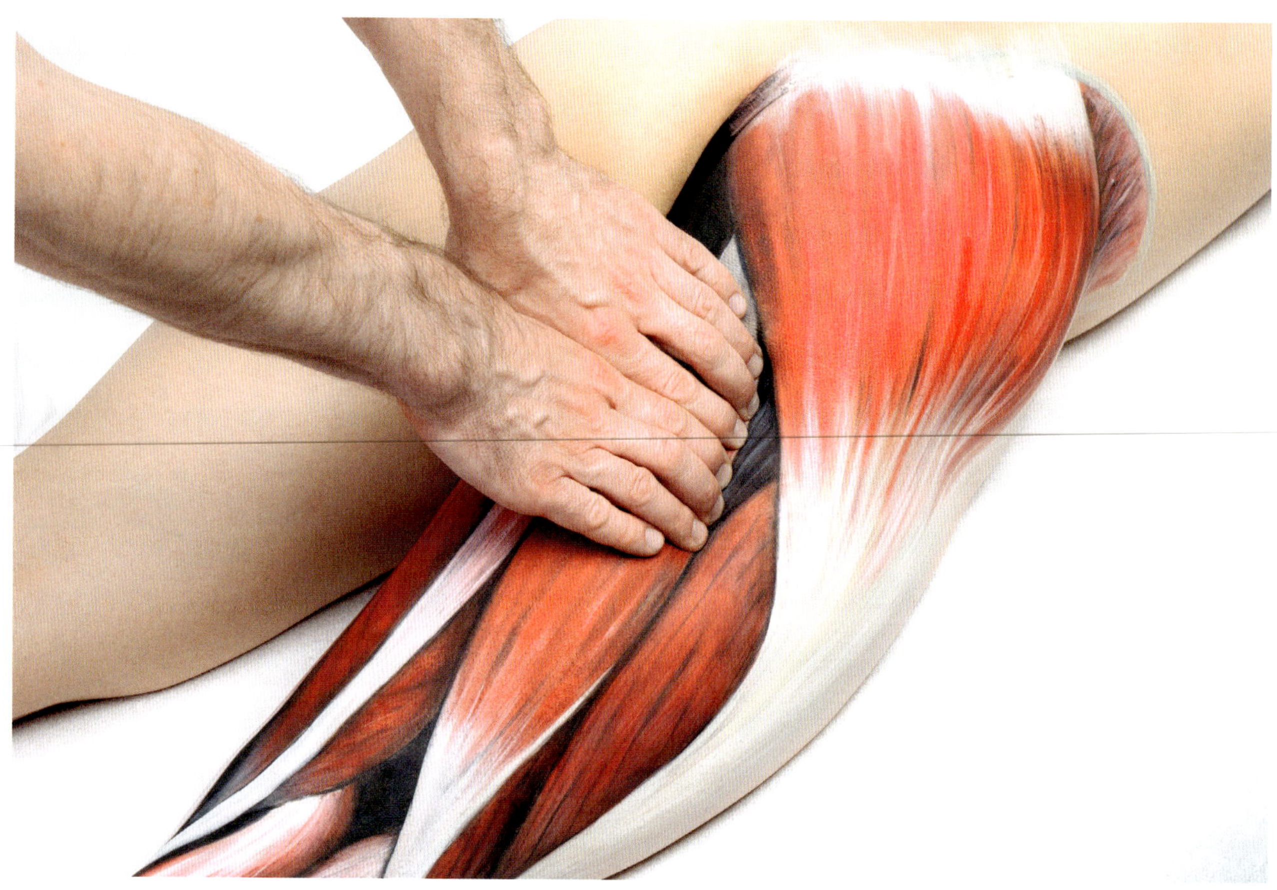

Ausgangsposition des Patienten

Bauchlage. Knie gestreckt, Unterschenkel außenrotiert.

Ausgangsposition des Therapeuten

Stehend, auf der Kniehöhe des Patienten, auf der Gegenseite der Palpation.

Ausführung der Palpation

Der Therapeut palpiert und bewertet mit den Fingern beider Hände den seitlichen Rand des langen Kopfes des M. biceps femoris in Richtung hinterer Rand des M. vastus lateralis. Der Patient führt abwechselnd Beuge- und Streckbewegungen des Kniegelenks aus.

6.12. Musculus biceps femoris (medialer Rand)

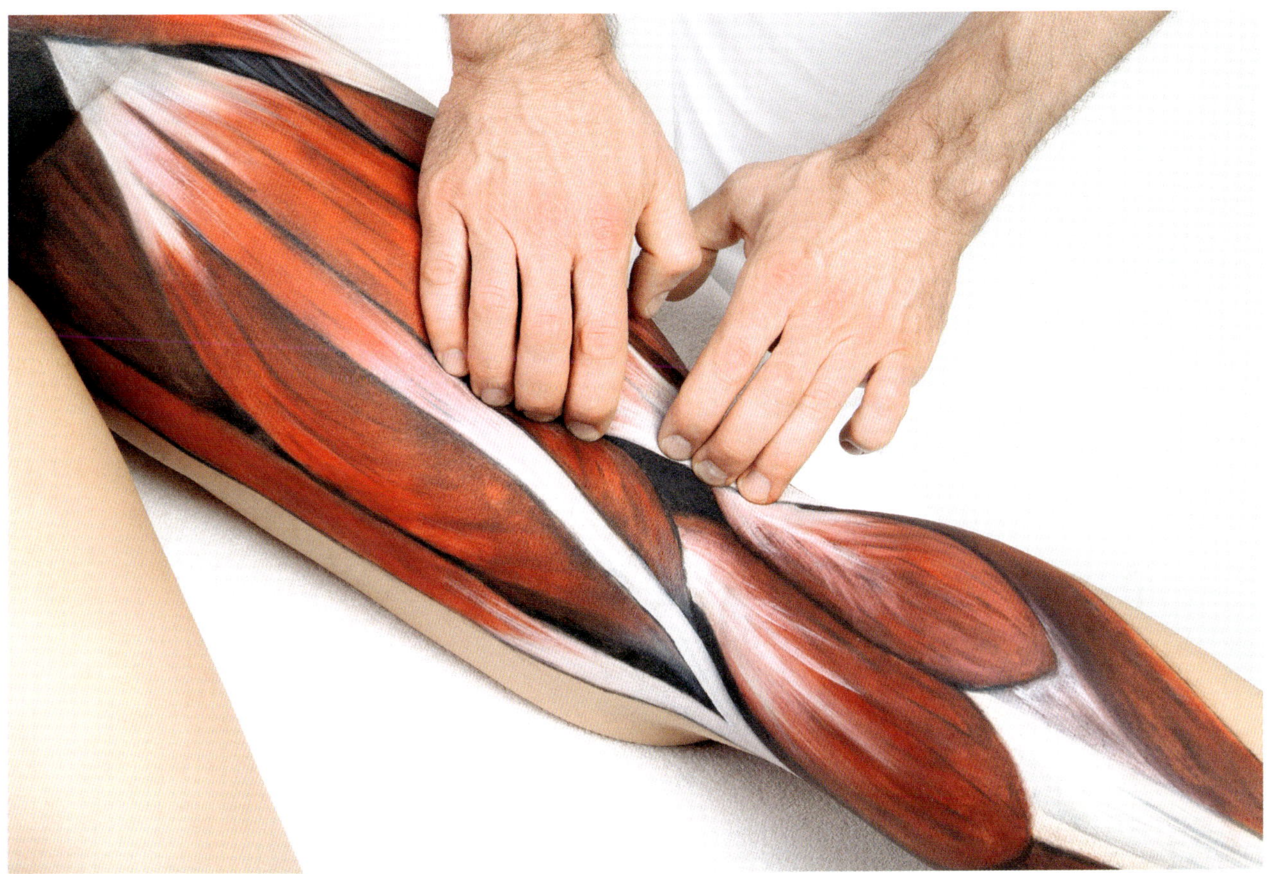

Ausgangsposition des Patienten

Bauchlage. Knie gestreckt, Unterschenkel außenrotiert.

Ausgangsposition des Therapeuten

Stehend, auf der Kniehöhe des Patienten, auf der Seite der Palpation.

Ausführung der Palpation

Der Therapeut palpiert und bewertet mit den Fingern beider Hände den medialen Rand des langen Kopfes des M. biceps femoris. Er bildet die seitliche Begrenzung des kranialen Anteils der Kniekehle.

6.13. Musculus vastus lateralis (Hinterrand)

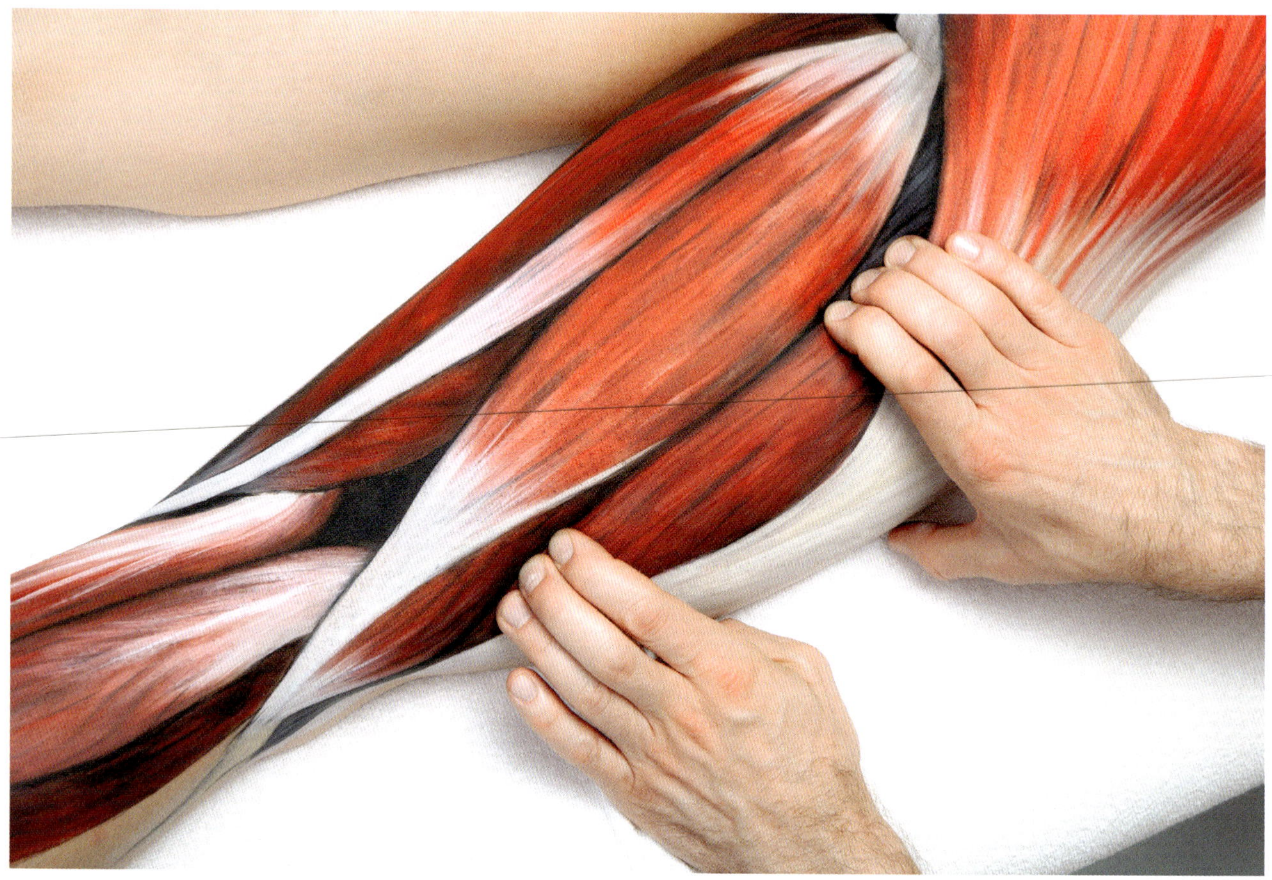

Ausgangsposition des Patienten

Bauchlage. Knie gestreckt.

Ausgangsposition des Therapeuten

Stehend, auf der Oberschenkelhöhe des Patienten, auf der Seite der Palpation.

Ausführung der Palpation

Der Therapeut palpiert und bewertet mit den Fingern beider Hände den hinteren Rand des M. vastus lateralis. Im oberen Teil grenzt der Muskel an den langen Kopf des Bizeps femoris. Im unteren Teil grenzt der Muskel an den kurzen Kopf des Bizeps femoris.

6.14. Musculus vastus lateralis (Palpation des hinteren Randes)

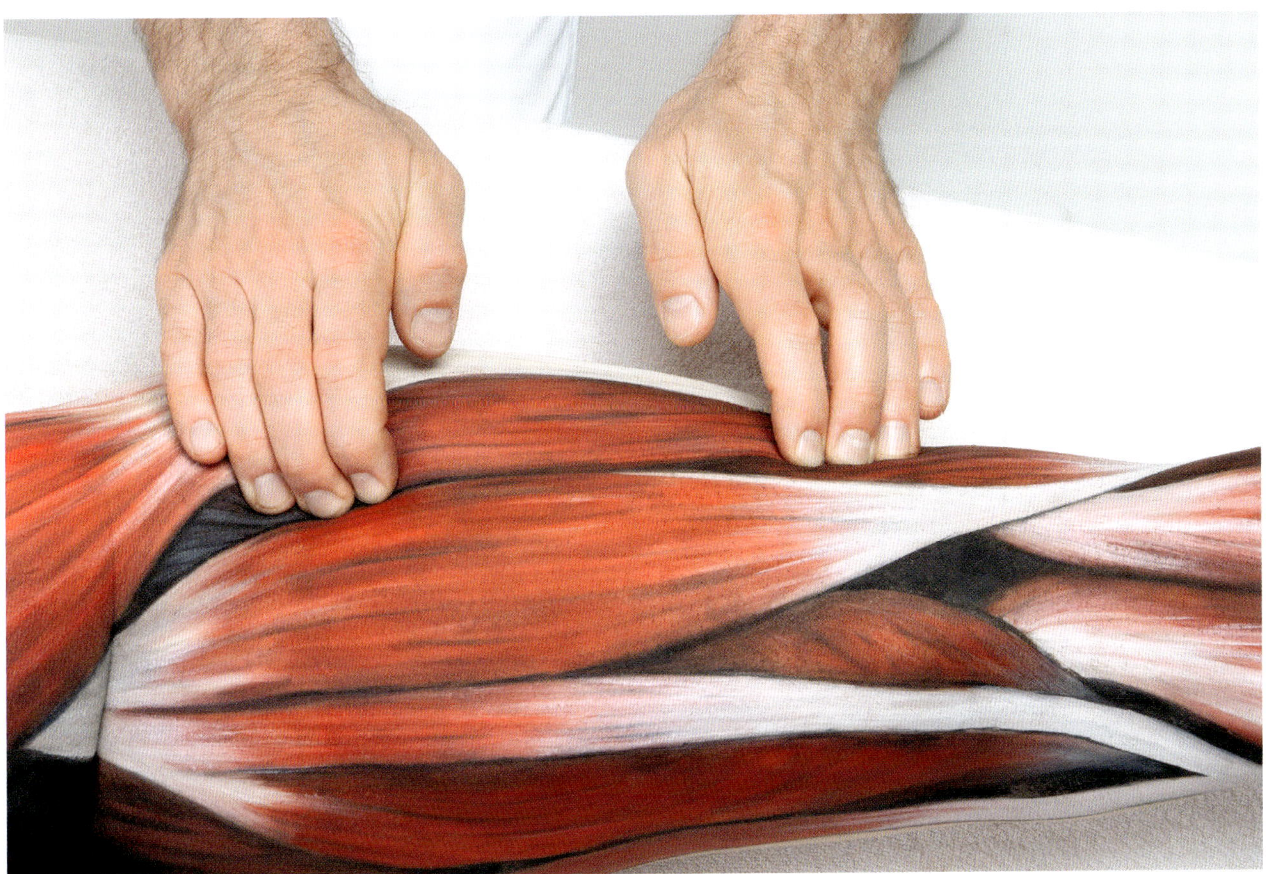

Ausgangsposition des Patienten

Bauchlage. Knie gestreckt.

Ausgangsposition des Therapeuten

Stehend, auf der Oberschenkelhöhe des Patienten, auf der Seite der Palpation.

Ausführung der Palpation

Der Therapeut palpiert und bewertet mit den Fingern beider Hände den hinteren Rand des M. vastus lateralis an der Grenze zum lateralen Rand des M. biceps femoris.

6.15. Musculus vastus lateralis

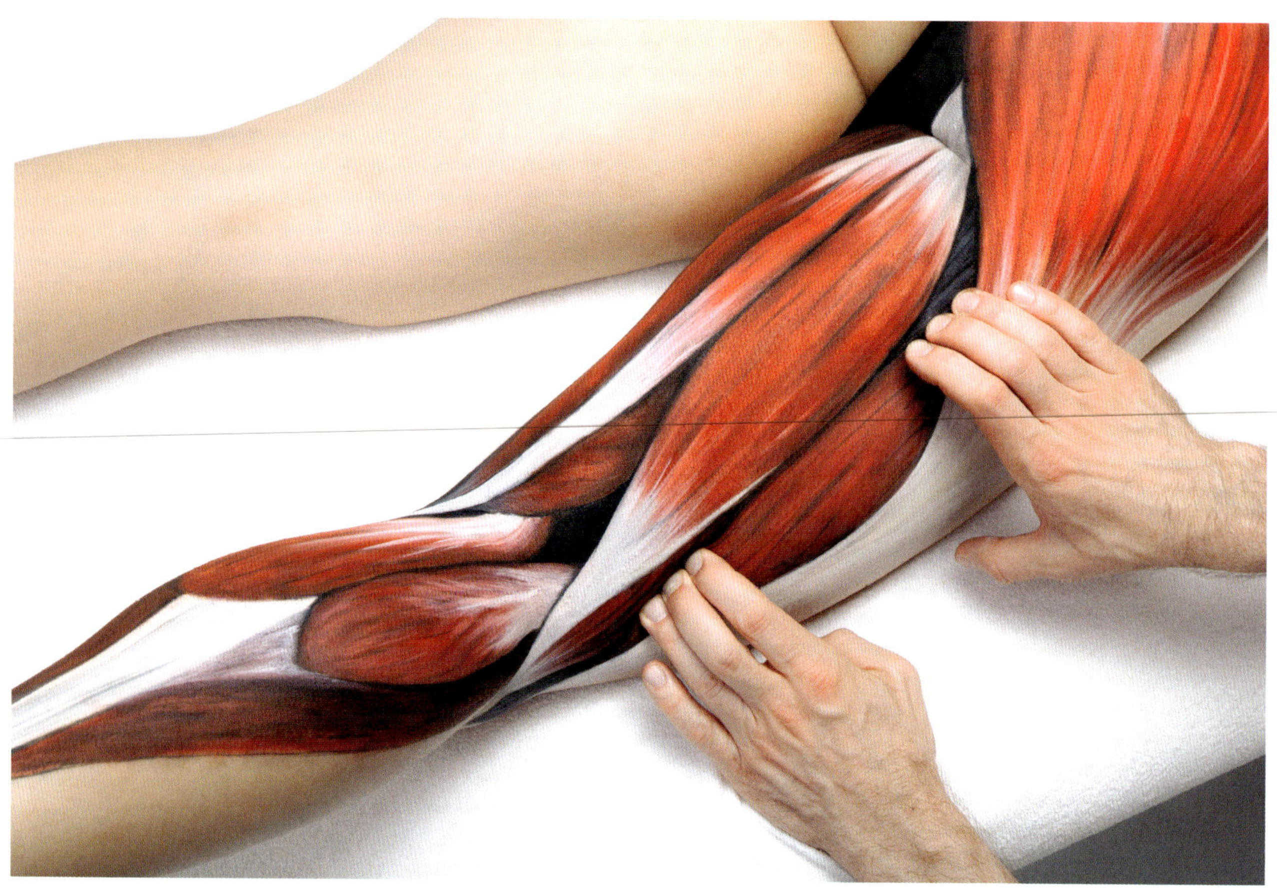

Ausgangsposition des Patienten

Bauchlage. Knie gestreckt.

Ausgangsposition des Therapeuten

Stehend, auf der Oberschenkelhöhe des Patienten, auf der Seite der Palpation.

Ausführung der Palpation

Der Therapeut palpiert und bewertet mit den Fingern beider Hände den hinteren Rand des M. vastus lateralis. Die Untersuchung wird durch abwechselnde Beuge- und Streckbewegungen im Kniegelenk bestätigt.

6.16. Sulcus intermuscularis (M. vastus lateralis, Caput breve des M. biceps femoris)

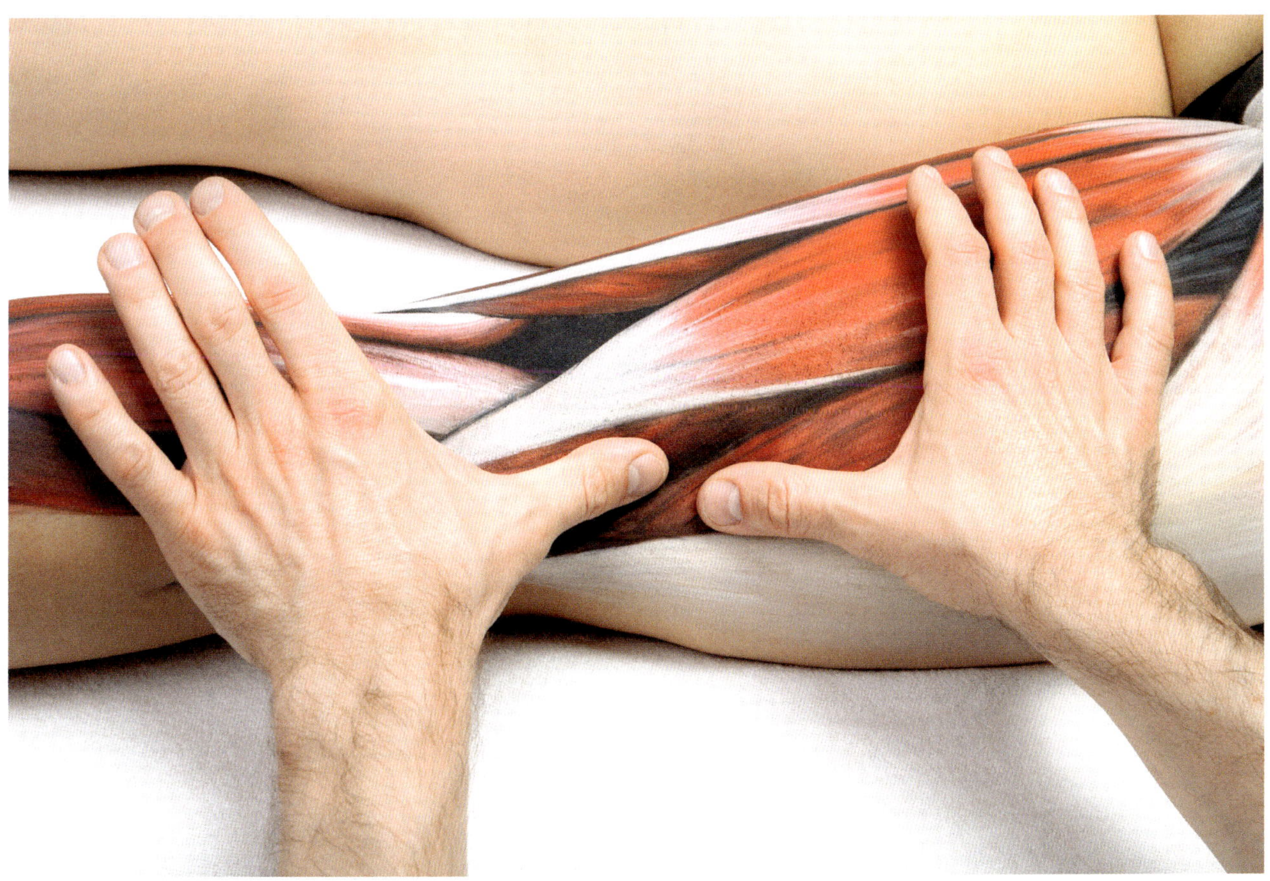

Ausgangsposition des Patienten

Bauchlage. Knie gestreckt.

Ausgangsposition des Therapeuten

Stehend, auf der Oberschenkelhöhe des Patienten, auf der Seite der Palpation.

Ausführung der Palpation

Die Daumen des Therapeuten liegen auf beiden Seiten des Sulcus zwischen dem M. vastus lateralis und dem kurzen Kopf des M. biceps femoris. Der Patient führt abwechselnd Flexions- und Extensionsbewegungen im Kniegelenk aus. Der Therapeut nimmt die Spannung der untersuchten Muskeln während ihrer Kontraktion wahr.

6.17. Musculus semitendinosus (Verlauf des Muskels)

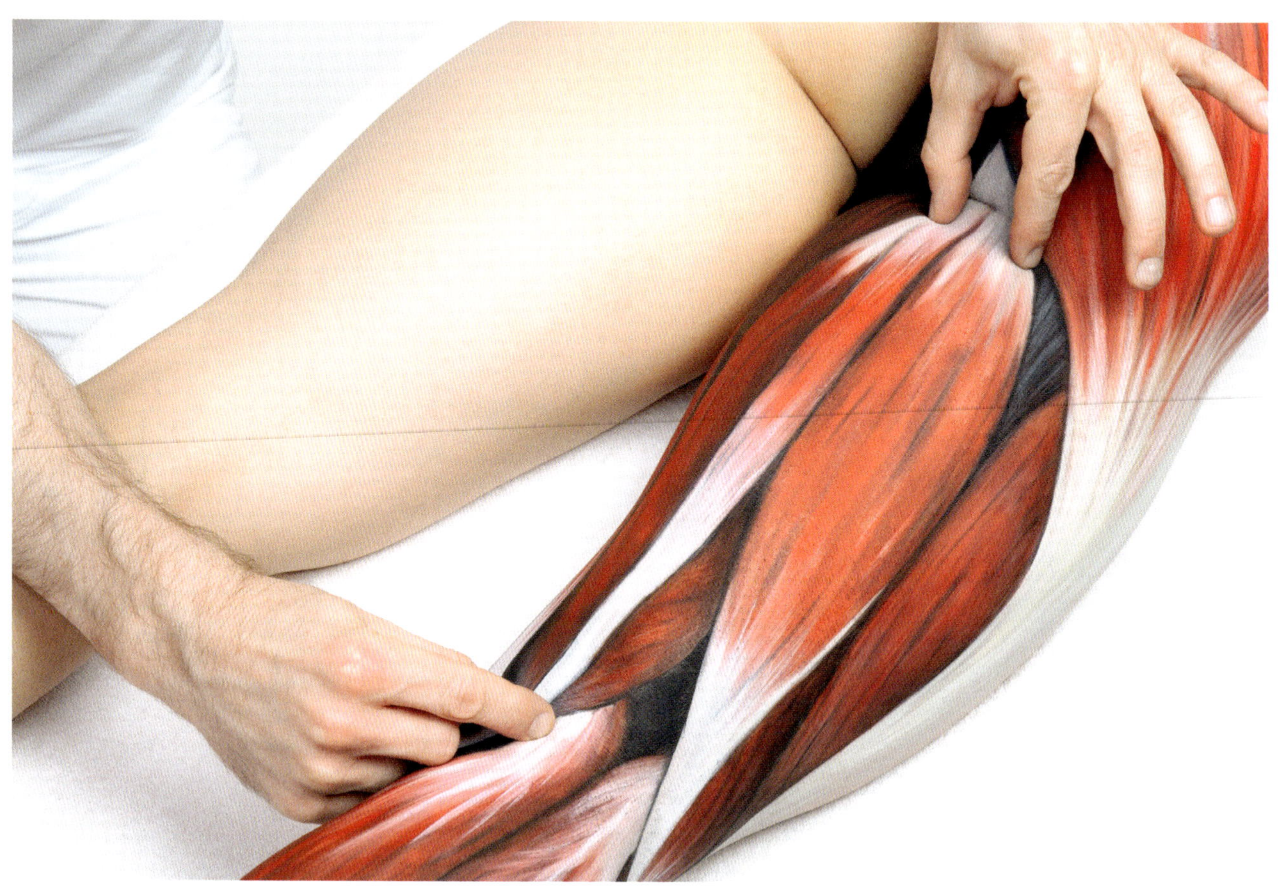

Ausgangsposition des Patienten

Bauchlage. Knie gestreckt.

Ausgangsposition des Therapeuten

Stehend, auf der Oberschenkelhöhe des Patienten, auf der Gegenseite der Palpation.

Ausführung der Palpation

Der Therapeut markiert mit beiden Händen den Verlauf des M. semitendinosus. Mit Daumen und Zeigefinger einer Hand umfasst er die gemeinsame Sehne der ischiocruralen Muskeln. Die Finger der anderen Hand umfassen das distale Ende des M. semitendinosus.

6.18. Musculus semitendinosus (medialer Rand)

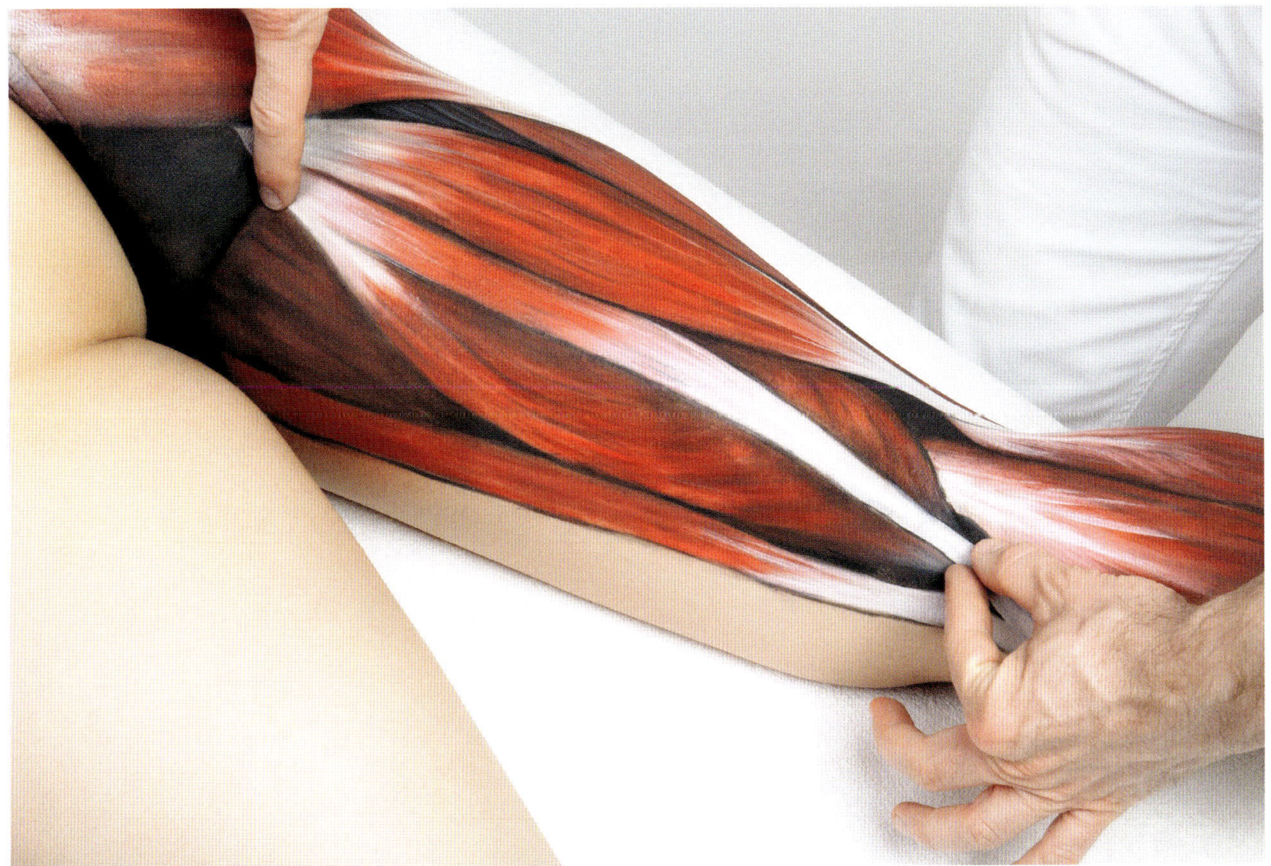

Ausgangsposition des Patienten

Bauchlage. Knie gebeugt, Unterschenkel innenrotiert.

Ausgangsposition des Therapeuten

Stehend, auf der Kniehöhe des Patienten, auf der Seite der Palpation.

Ausführung der Palpation

Der Therapeut markiert den medialen Rand des M. semitendinosus mit seinen Fingern auf der Linie zwischen dem medialen Rand der gemeinsamen Sehne der ischiokruralen Muskeln und der distalen Sehne des M. semitendinosus.

6.19. Musculus semitendinosus (lateraler Rand)

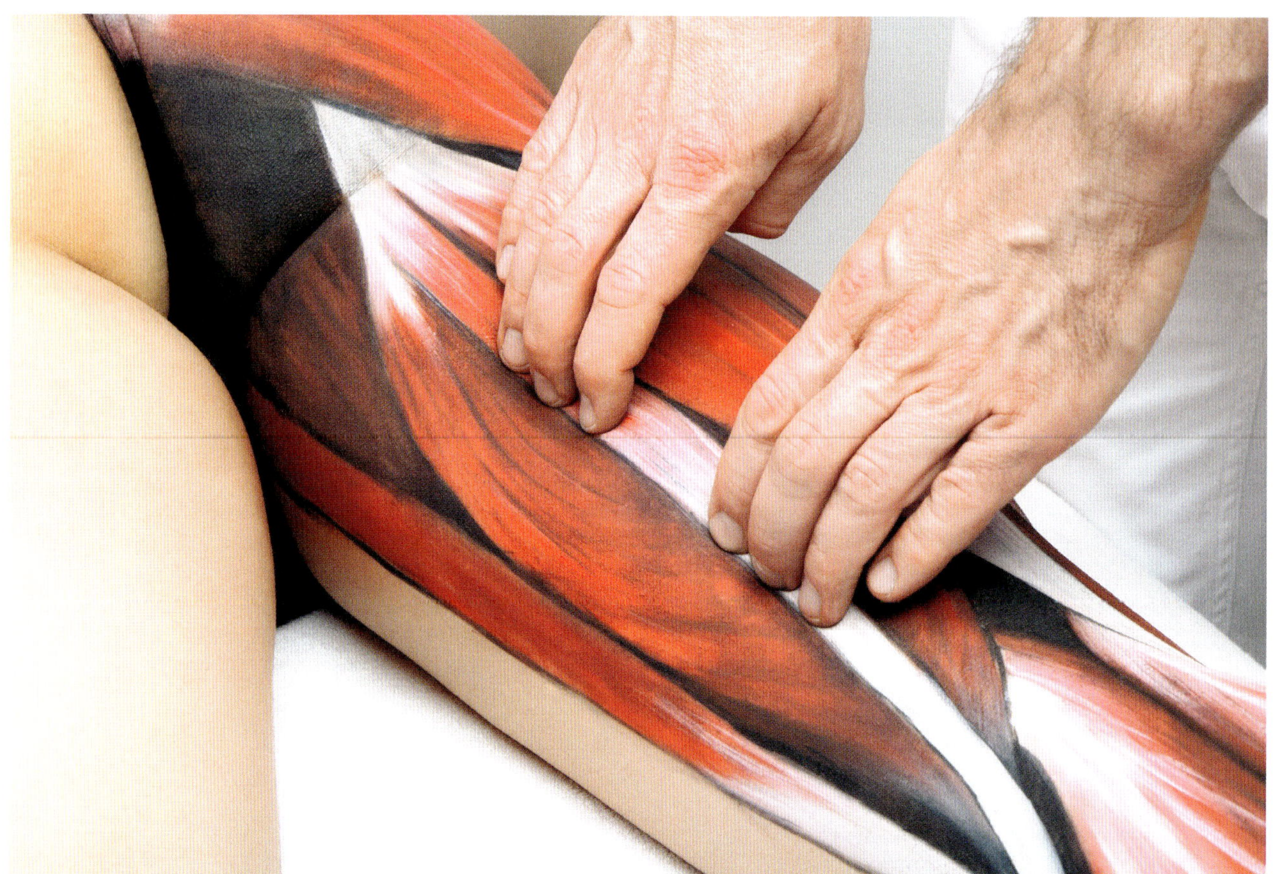

Ausgangsposition des Patienten

Bauchlage. Knie gebeugt.

Ausgangsposition des Therapeuten

Stehend, auf der Kniehöhe des Patienten, auf der Gegenseite der Palpation.

Ausführung der Palpation

Der Therapeut palpiert und bewertet mit den Fingern beider Hände den lateralen Rand des M. semitendinosus an der Grenze zum medialen Rand des langen Kopfes des M. biceps femoris. Der Patient führt abwechselnd eine Innen- und Außenrotation des Unterschenkels durch.

6.20. Musculus semitendinosus (lateraler Rand – Palpation)

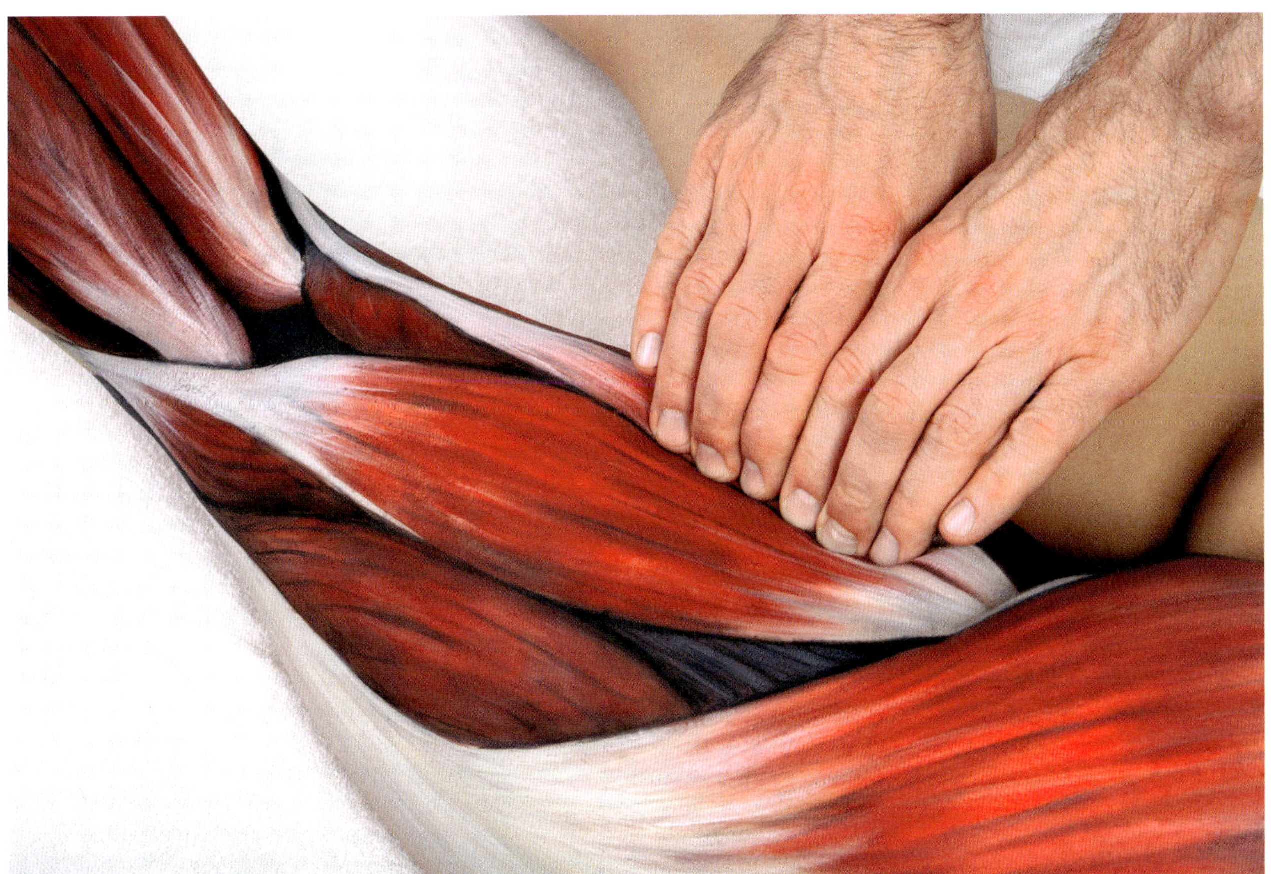

Ausgangsposition des Patienten

Bauchlage. Knie gebeugt, Unterschenkel innenrotiert.

Ausgangsposition des Therapeuten

Stehend, auf der Kniehöhe des Patienten, auf der Gegenseite der Palpation.

Ausführung der Palpation

Der Therapeut palpiert und bewertet mit den Fingern beider Hände den seitlichen Rand des M. semitendinosus im unteren Teil des Oberschenkels auf der Ebene des M. semimembranosus. Die Semitendinosussehne bildet in ihrem oberen Teil die mediale Begrenzung der Kniekehle.

6.21. Musculus semitendinosus (medialer Rand – Palpation)

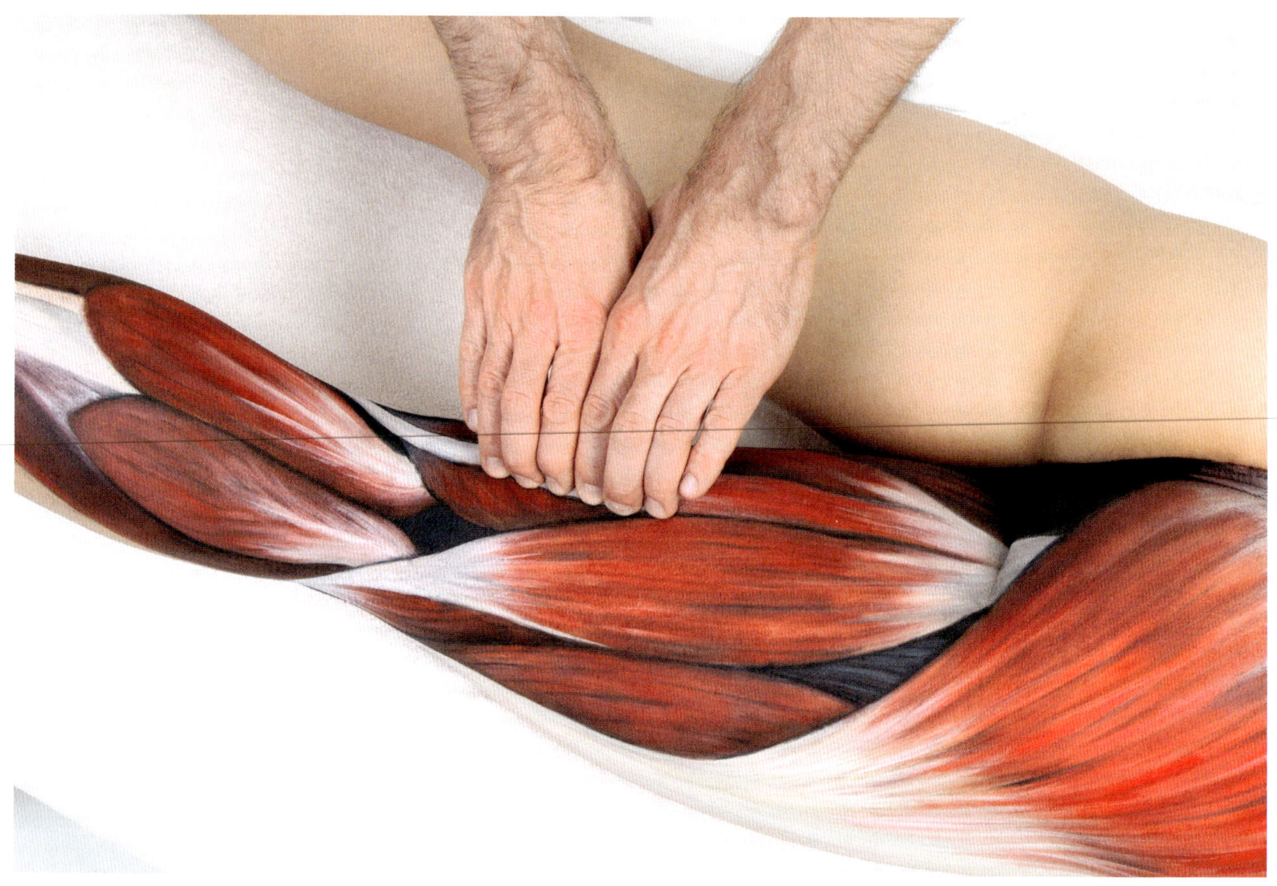

Ausgangsposition des Patienten

Bauchlage. Knie gebeugt, Unterschenkel innenrotiert.

Ausgangsposition des Therapeuten

Stehend, auf der Kniehöhe des Patienten, auf der Seite der Palpation.

Ausführung der Palpation

Der Therapeut palpiert und bewertet mit den Fingern beider Hände den medialen Rand des M. semitendinosus auf der Ebene des M. semimembranosus. Die Untersuchung erfolgt entlang der Linie, die durch die proximalen und distalen Sehnen dieses Muskels markiert ist.

6.22. Musculus semimembranosus (lateraler und medialer Rand)

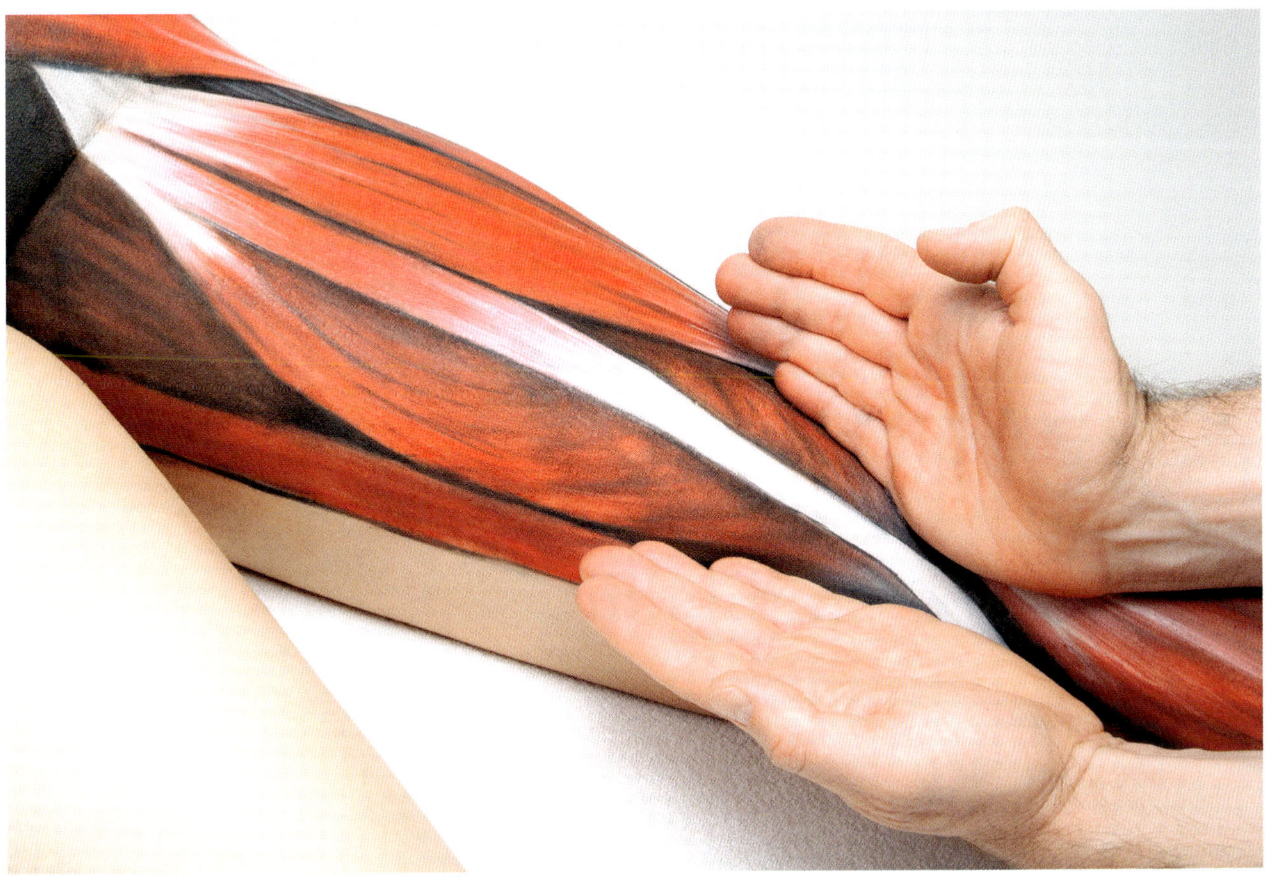

Ausgangsposition des Patienten

Bauchlage. Knie gebeugt, Unterschenkel innenrotiert.

Ausgangsposition des Therapeuten

Stehend, auf der Fußhöhe des Patienten, auf der Seite der Palpation, zum Kopf des Patienten gerichtet.

Ausführung der Palpation

Der Therapeut markiert mit seinen Händen beide Ränder des M. semimembranosus im unteren Bereich des Muskels. Der laterale Rand wird in der Kniekehle palpiert und bewertet, der mediale Rand liegt hinter dem M. gracilis.

6.23. Musculus semimembranosus (medialer Rand)

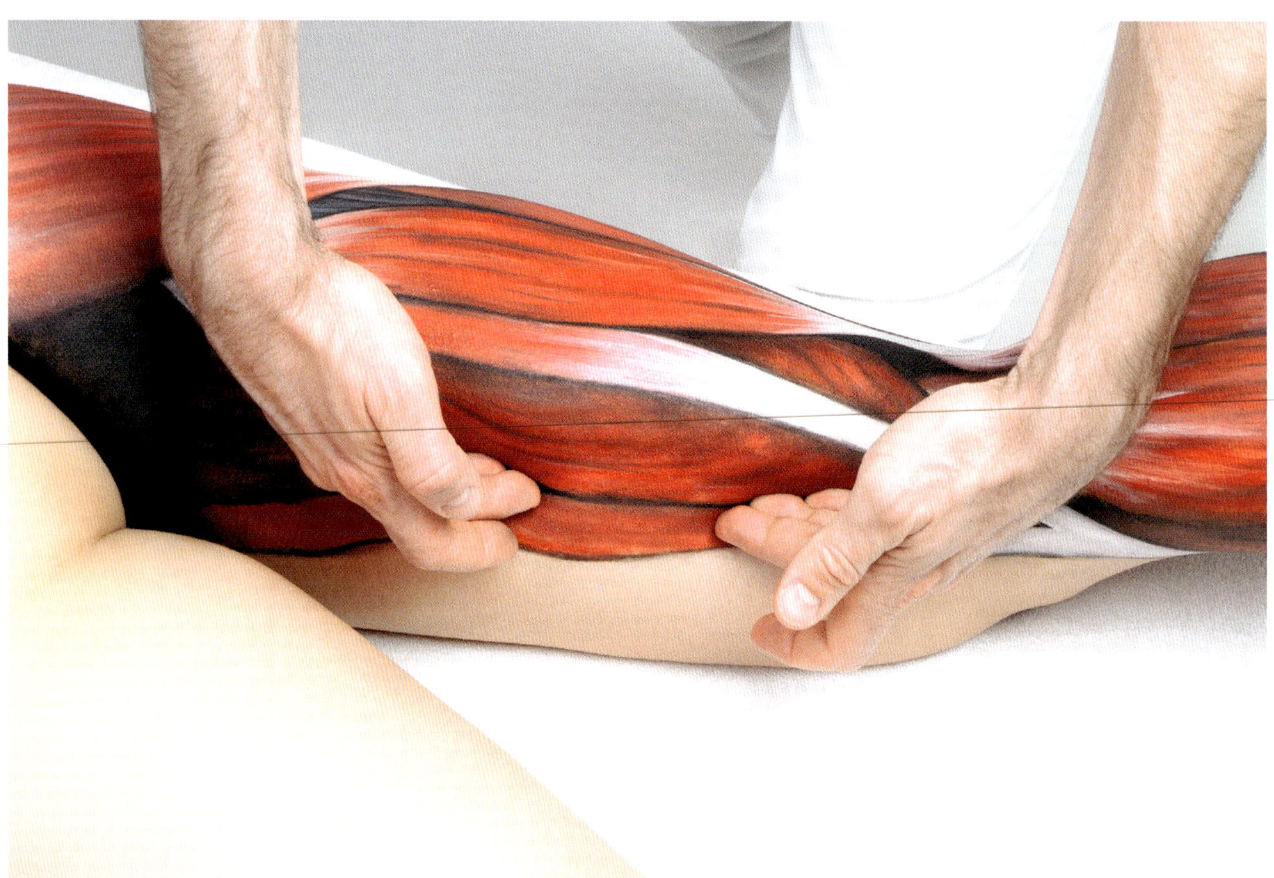

Ausgangsposition des Patienten

Bauchlage. Knie gebeugt.

Ausgangsposition des Therapeuten

Stehend, auf der Kniehöhe des Patienten, auf der Seite der Palpation.

Ausführung der Palpation

Der Therapeut palpiert und bewertet mit den Fingern beider Hände den medialen Rand des M. semitendinosus, von der Innenseite des M. semitendinosus. Der mediale Rand des M. semimembranosus grenzt an den hinteren Rand des M. gracilis.

6.24. Musculus semimembranosus (lateraler Rand)

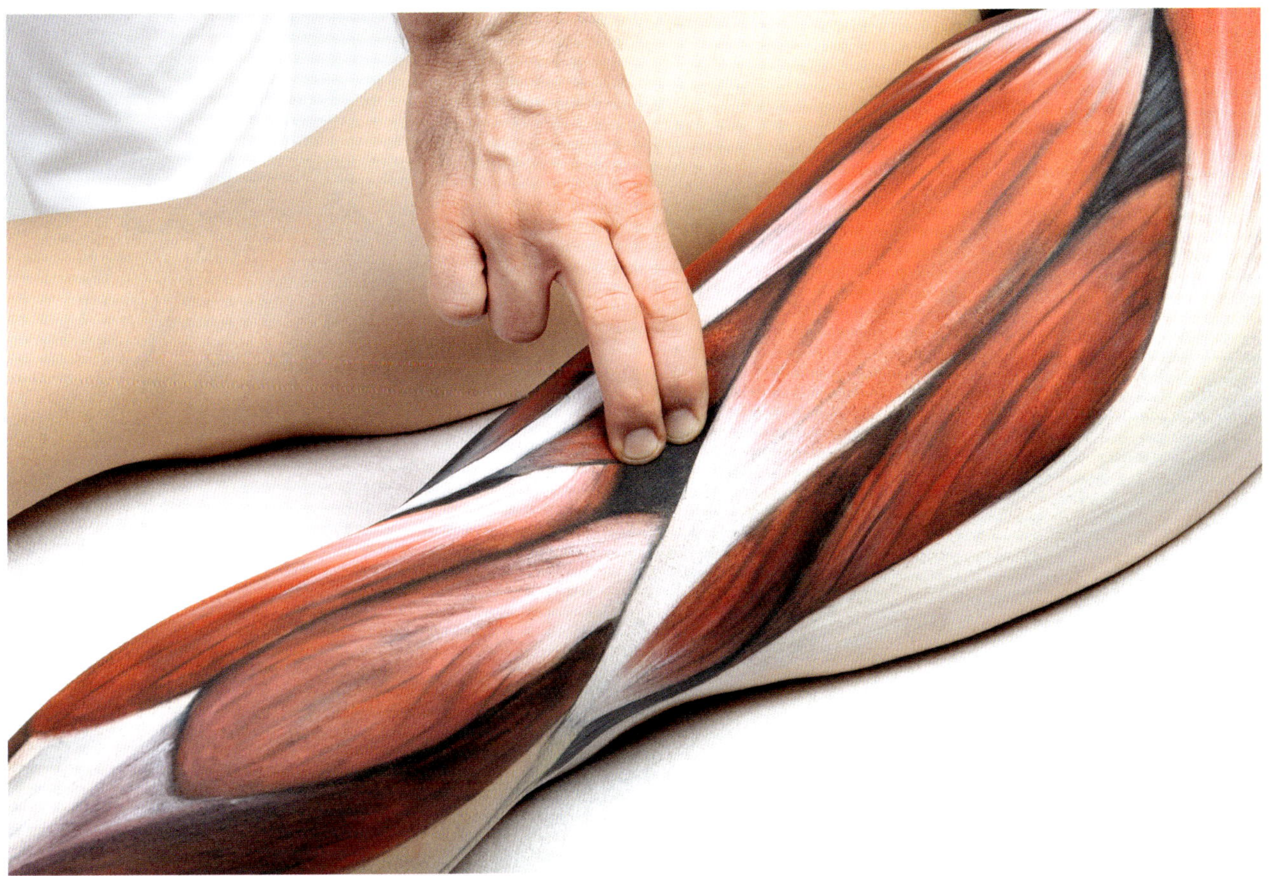

Ausgangsposition des Patienten

Bauchlage. Knie gebeugt.

Ausgangsposition des Therapeuten

Stehend, auf der Oberschenkelhöhe des Patienten, auf der Gegenseite der Palpation.

Ausführung der Palpation

Der Therapeut palpiert und bewertet mit Zeige- und Mittelfinger den lateralen Rand des M. semitendinosus in der Kniekehle von der Außenseite der Semitendinosussehne.

6.25. Musculus gracilis

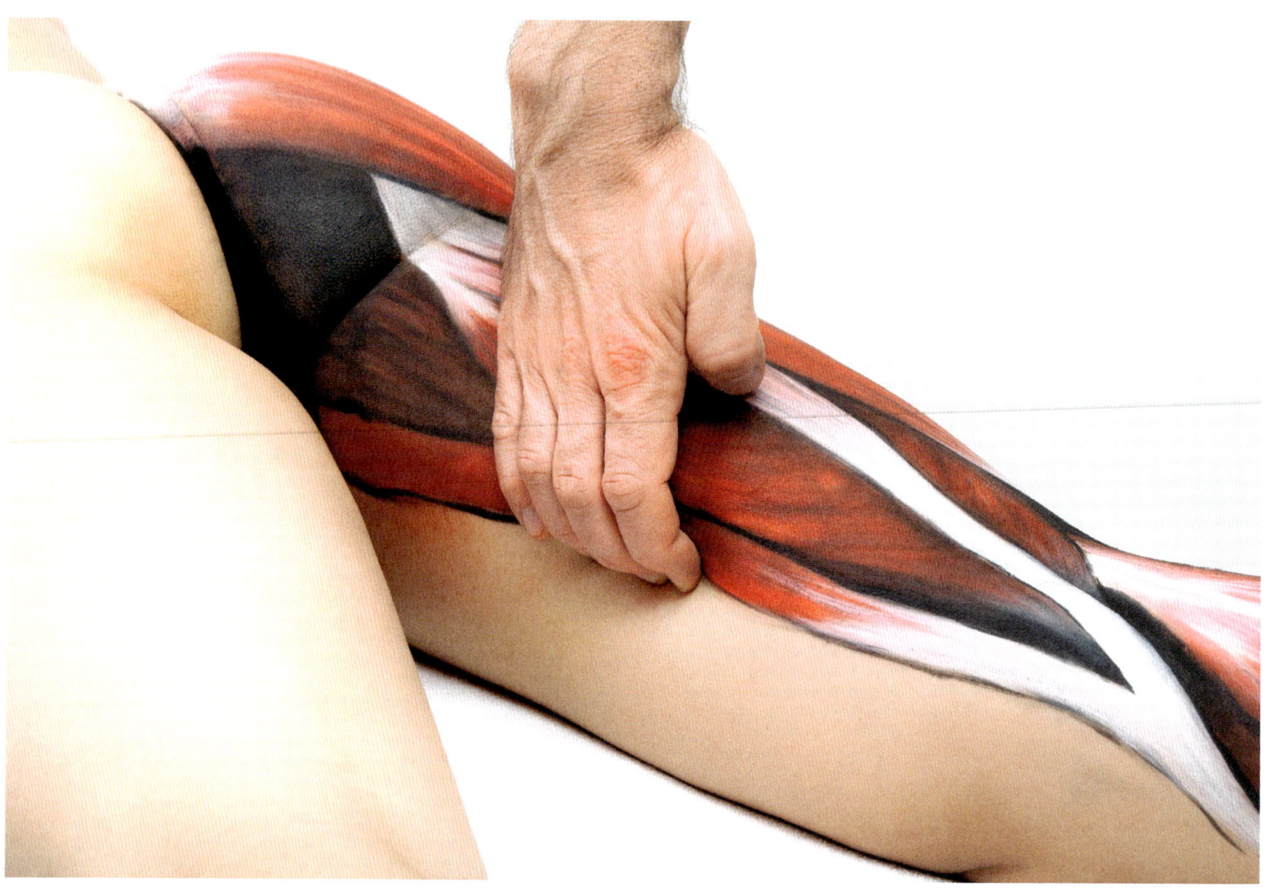

Ausgangsposition des Patienten

Bauchlage.

Ausgangsposition des Therapeuten

Stehend, auf der Kniehöhe des Patienten, auf der Seite der Palpation.

Ausführung der Palpation

Der Therapeut palpiert und bewertet den M. gracilis quer zum Faserverlauf. Der Muskel befindet sich medial des M. semimembranosus.

6.26. Sehne des M. semitendinosus

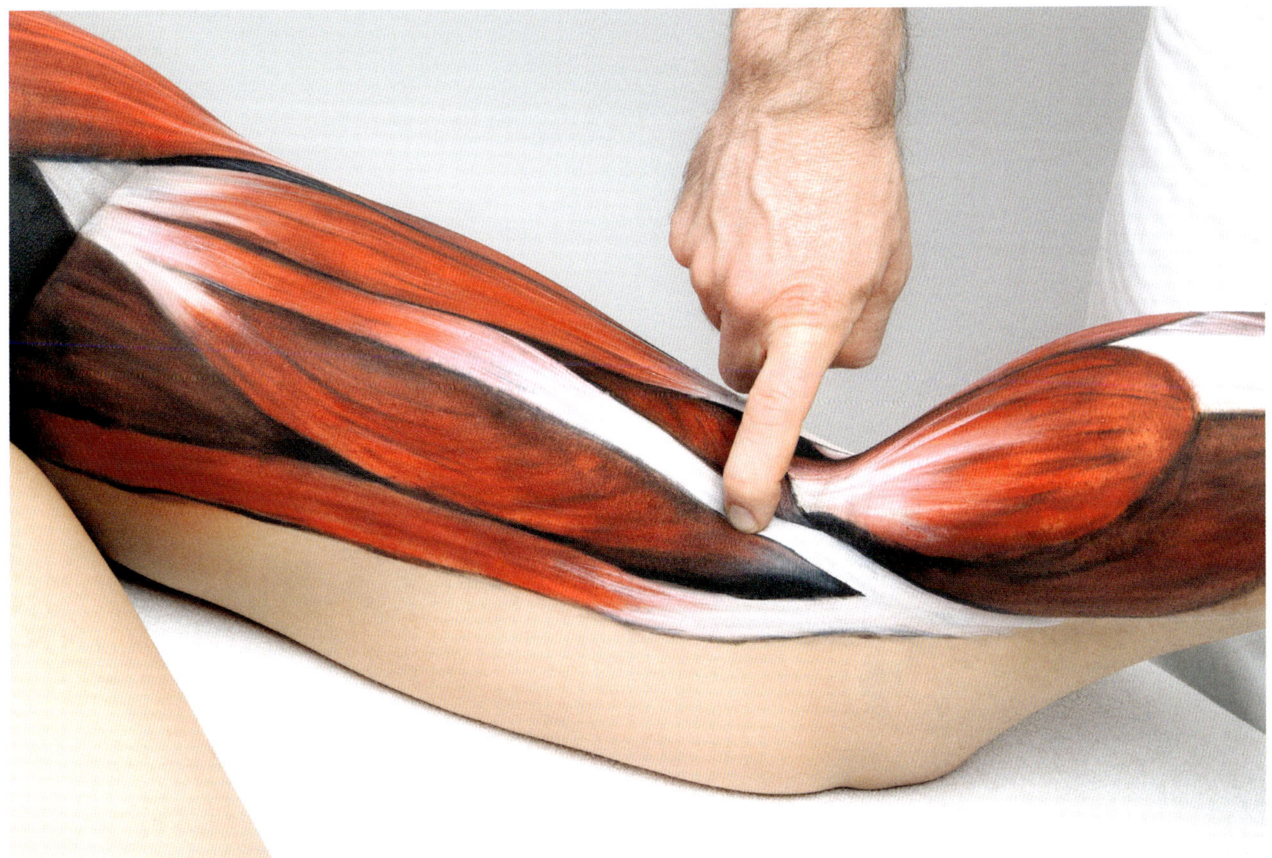

Ausgangsposition des Patienten

Bauchlage.

Ausgangsposition des Therapeuten

Stehend, auf der Knichöhe des Patienten, auf der Seite der Palpation.

Ausführung der Palpation

Der Therapeut palpiert und bewertet mit dem Zeigefinger die Semitendinosussehne. Es ist die oberflächlichste und dünnste Sehne, die das obere Dreieck der Kniekehle von innen begrenzt.

6.27. Sehne des M. gracilis

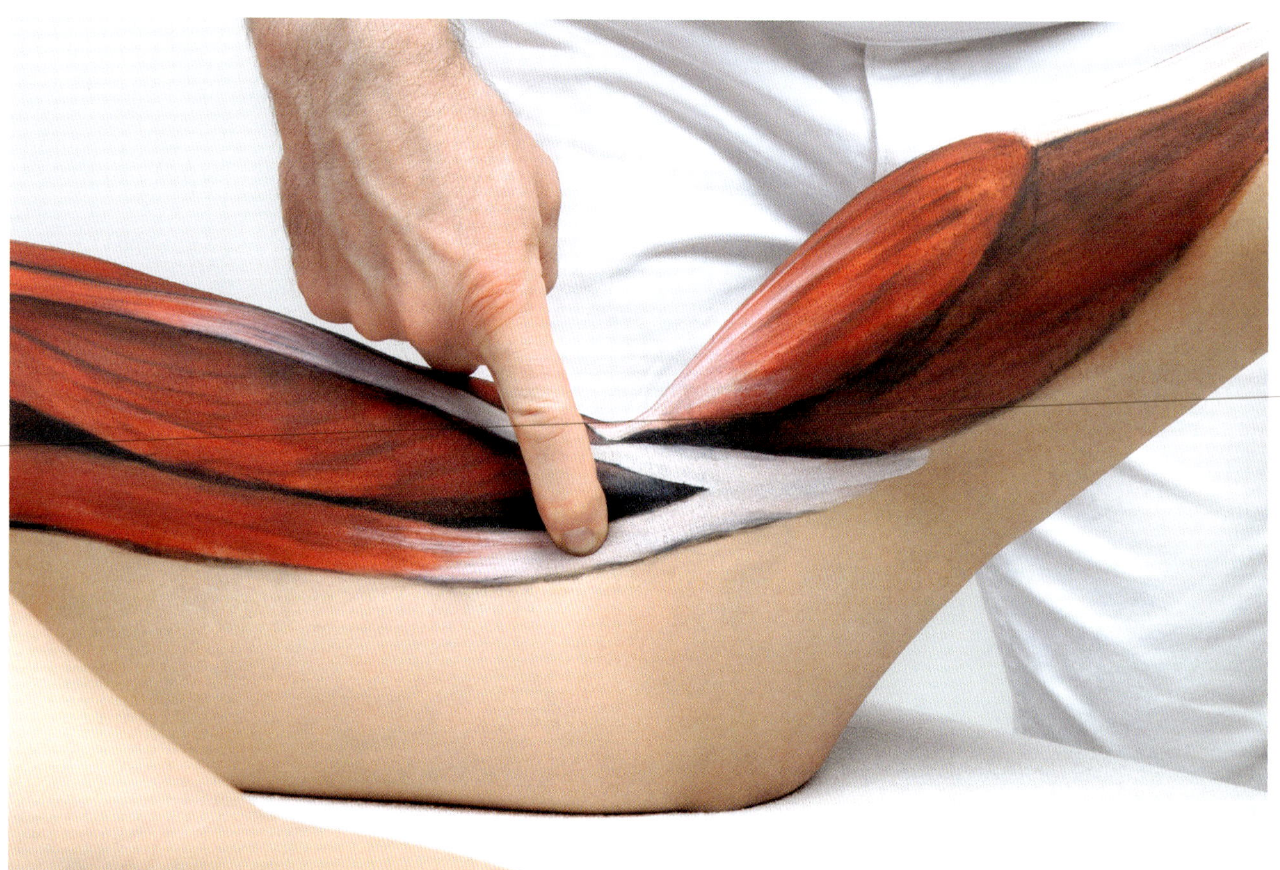

Ausgangsposition des Patienten

Bauchlage. Knie gebeugt.

Ausgangsposition des Therapeuten

Stehend, auf der Kniehöhe des Patienten, auf der Seite der Palpation.

Ausführung der Palpation

Der Therapeut palpiert und bewertet mit dem Zeigefinger die Gracilissehne im unteren Oberschenkelbereich, von der Innenseite der Semitendinosussehne. Die untersuchte Sehne liegt oberflächlich und ist flach.

6.28. Sehne des M. semimembranosus

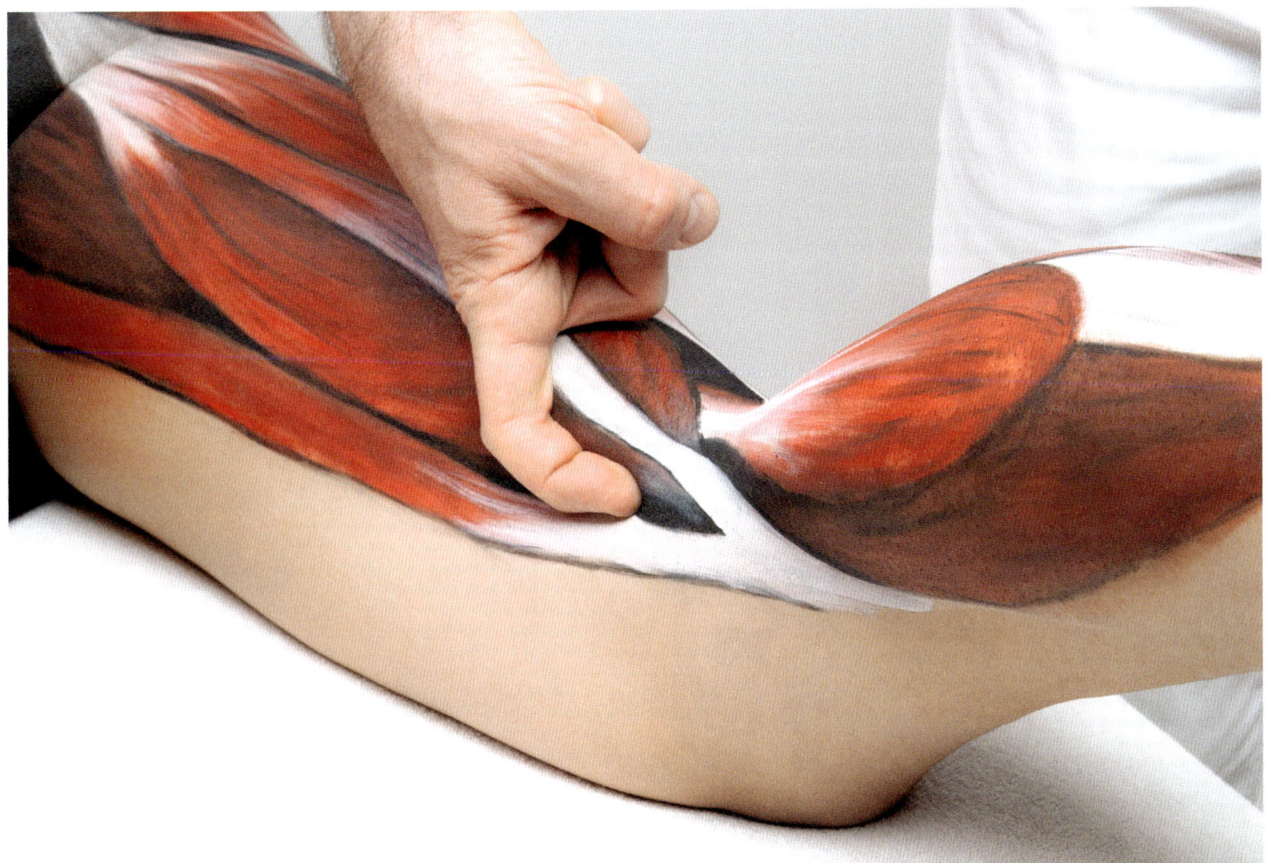

Ausgangsposition des Patienten

Bauchlage. Knie gebeugt.

Ausgangsposition des Therapeuten

Stehend, auf der Kniehöhe des Patienten, auf der Seite der Palpation. Der Therapeut unterstützt den Unterschenkel des Patienten.

Ausführung der Palpation

Der Therapeut palpiert und bewertet mit dem Zeigefinger die Semimebranosussehne tief, zwischen der Semitendinosussehne und der Gracilissehne.

6.29. Musculus adductor magnus

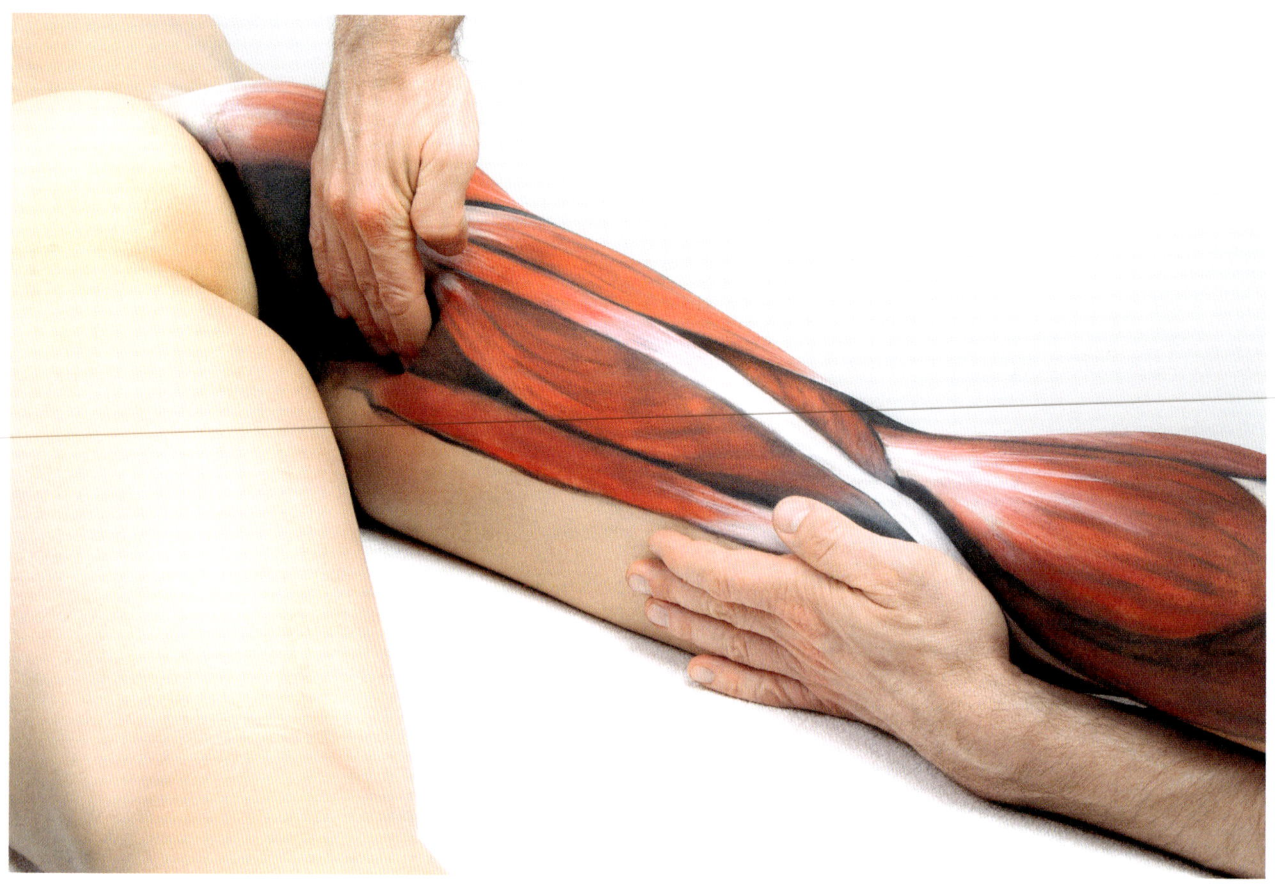

Ausgangsposition des Patienten

Bauchlage. Knie gebeugt.

Ausgangsposition des Therapeuten

Stehend, auf der Unterschenkelhöhe des Patienten, auf der Seite der Palpation. Die Hand des Therapeuten liegt auf der Innenseite des Oberschenkels des Patienten.

Ausführung der Palpation

Der Therapeut palpiert und bewertet den M. adductor magnus im Raum zwischen dem M. semimembranosus und dem M. gracilis im oberen Teil des Oberschenkel. Mit der anderen Hand setzt er Widerstand gegen Adduktion des Oberschenkels.

6.30. Hinterer Oberschenkelhautnerv

N. cutaneus femoris posterior

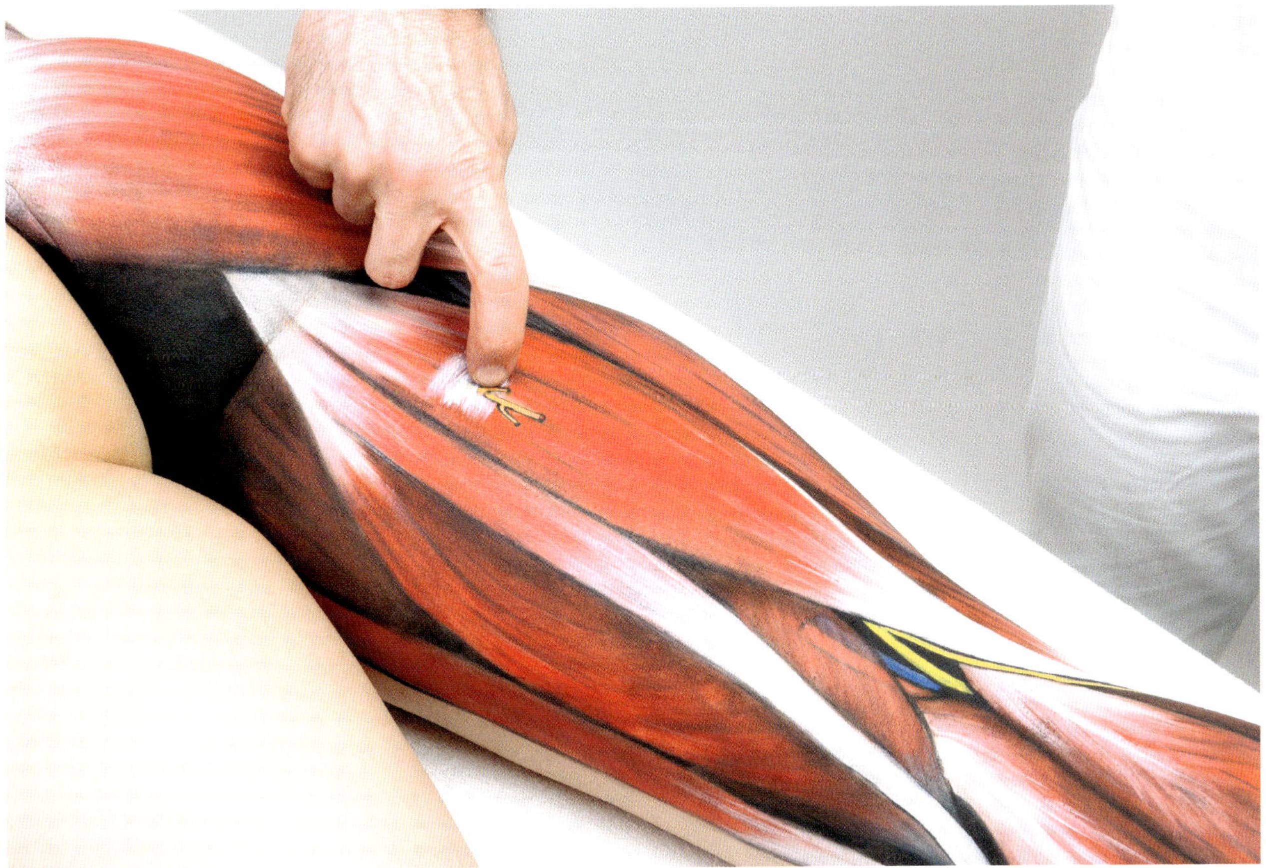

Ausgangsposition des Patienten

Bauchlage. Knie gebeugt.

Ausgangsposition des Therapeuten

Stehend, auf der Kniehöhe des Patienten, auf der Seite der Palpation.

Ausführung der Palpation

Der Therapeut lokalisiert und palpiert mit dem Zeigefinger die Äste des N. cutaneus femoris posterior auf der Ebene der ischiocruralen Muskelgruppe. Die Stelle erhöhter Empfindlichkeit kann dem Durchtrittspunkt des Nervs durch die Faszie entsprechen.

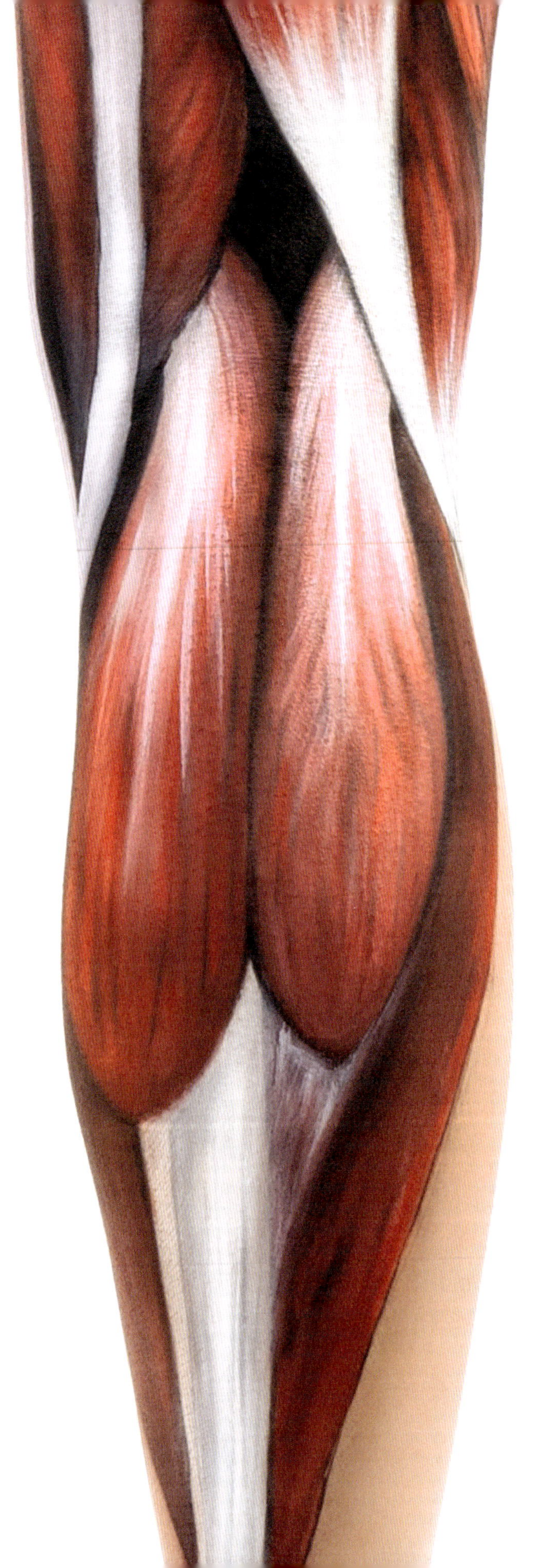

7 HINTERER UNTERSCHENKEL

7.1. Musculus gastrocnemius (Kniekehle) ■ *M. gastrocnemius (fossa poplitea)*
7.2. Musculus gastrocnemius
7.3. Musculus gastrocnemius (untere Anteile der Muskelbäuche)
7.4. Musculus gastrocnemius (medialer Rand)
7.5. Musculus gastrocnemius (medialer Rand – Palpation)
7.6. Musculus gastrocnemius (lateraler Rand – Palpation)
7.7. Musculus gastrocnemius (lateraler Kopf) ■ *M. gastrocnemius, Caput laterale*
7.8. Musculus gastrocnemius (medialer Kopf) ■ *M. gastrocnemius, Caput mediale*
7.9. Achillessehne (ścięgno) ■ *Tendo calcaneus (Tendo musculi tricipitis surae)*
7.10. Achillessehne (lateraler Rand kranial des Tuber calcanei) ■ *Tendo calcaneus*
7.11. Achillessehne (lateraler Rand, kranialer Anteil) ■ *Tendo calcaneus*
7.12. Achillessehne (medialer Rand) ■ *Tendo calcaneus*
7.13. Musculus soleus (lateraler Rand)
7.14. Musculus soleus (lateraler Rand – Palpation)
7.15. Musculussoleus (medialer Rand)
7.16. Schleimbeutel hinter der Achillessehne ■ *Bursa tendinis calcanei (Bursa retrocalcanea)*
7.17. Schleimbeutel vor der Achillessehne und Synovialfalten
7.18. Arteria poplitea – Teil 1
7.19. Arteria poplitea – Teil 2
7.20. V. poplitea
7.21. N. tibialis
7.22. N. fibularis (peronaeus) communis (Kniekehle) ■ *N. fibularis (peroneus) communis (Fossa poplitea)*
7.23. N. fibularis (peronaeus) communis (Fibulaköpfchen) ■ *N. fibularis (peroneus) communis (Caput fibulae)*
7.24. N. fibularis (peronaeus) communis (Fibulahals) ■ *N. fibularis (peroneus) communis (Collum fibulae)*
7.25. N. suralis

7.1. Musculus gastrocnemius (Kniekehle)

M. gastrocnemius (Fossa poplitea)

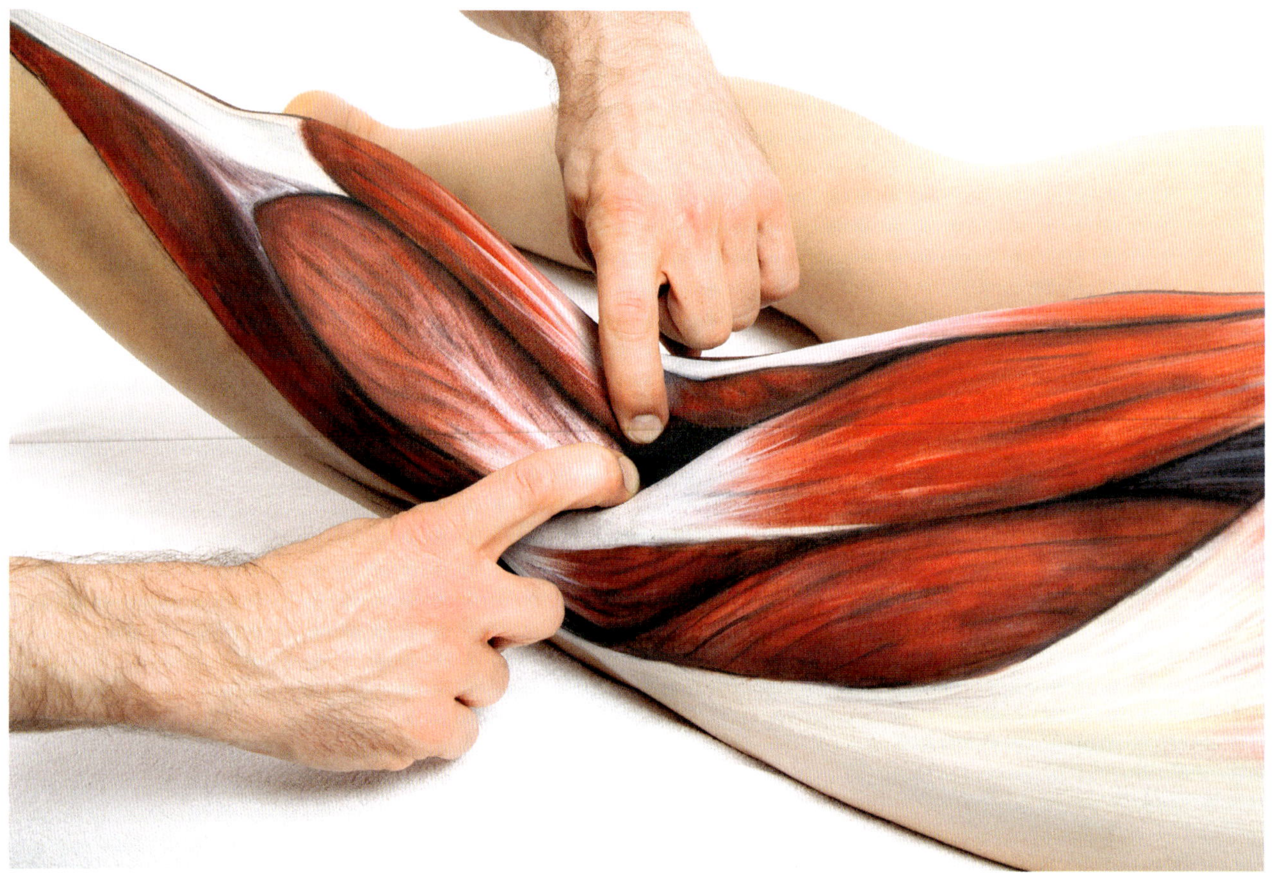

Ausgangsposition des Patienten

Bauchlage. Knie gebeugt. Die Fußsohle ruht auf dem Brustbein des Therapeuten.

Ausgangsposition des Therapeuten

Stehend, von den Füßen des Patienten her.

Ausführung der Palpation

Der Therapeut palpiert und bewertet die untere Begrenzung der Kniekehle, die durch den medialen Rand des lateralen Kopfes und den lateralen Rand des medialen Kopfes des M. gastrocnemius gebildet wird. Zugleich setzt der Therapeut einen Widerstand gegen die Beugung des Fußes des Patienten.

7.2. Musculus gastrocnemius

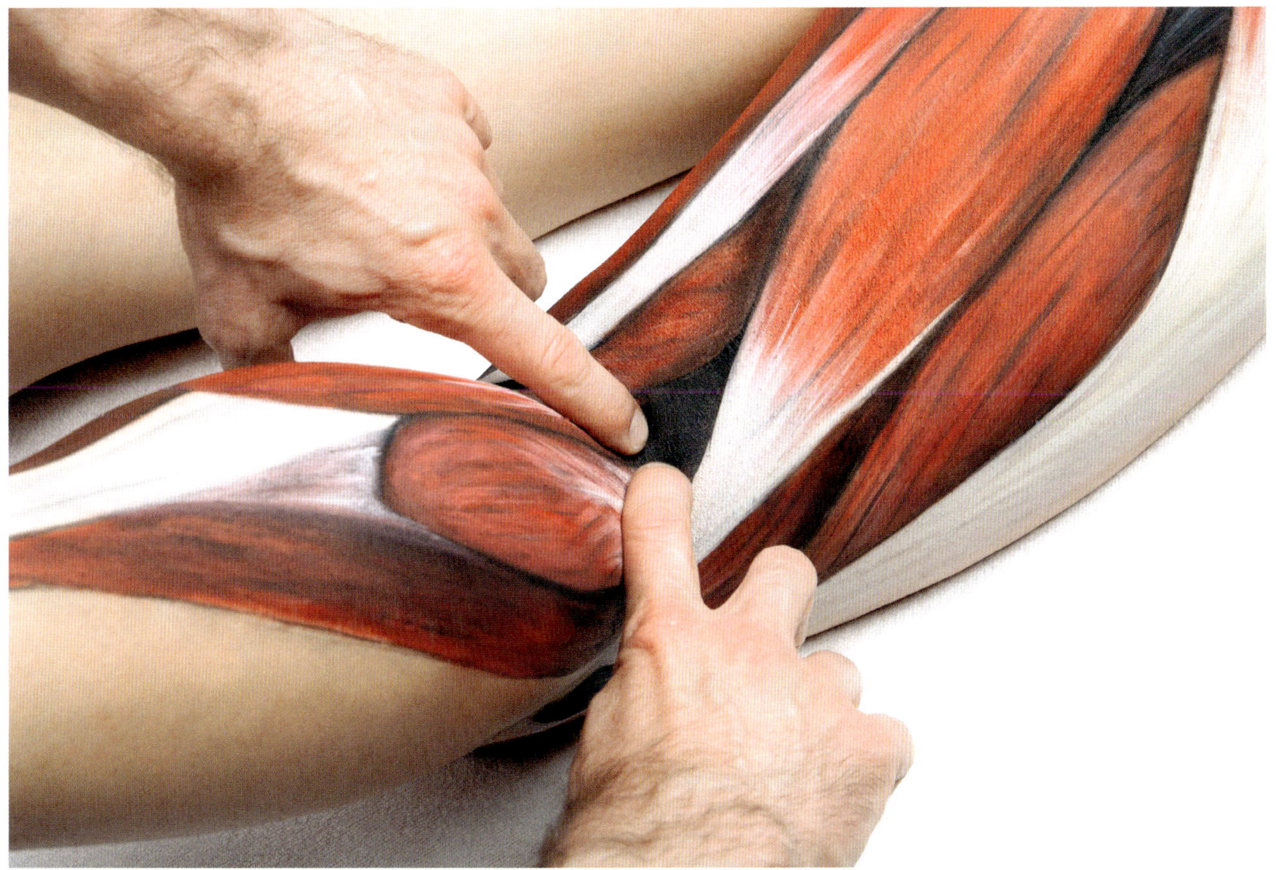

Ausgangsposition des Patienten

Bauchlage. Knie gebeugt. Die Fußsohle ruht auf dem Brustbein des Therapeuten.

Ausgangsposition des Therapeuten

Stehend, von den Füßen des Patienten her.

Ausführung der Palpation

Der Therapeut palpiert und bewertet mit den Zeigefingern den medialen und lateralen Kopf des M. gastrocnemius in Richtung der hinteren Oberfläche der Femurkondylen. Mit seinem Brustbein setzt er einen Widerstand gegen die Beugung des Fußes des Patienten.

7.3. Musculus gastrocnemius (untere Anteile der Muskelbäuche)

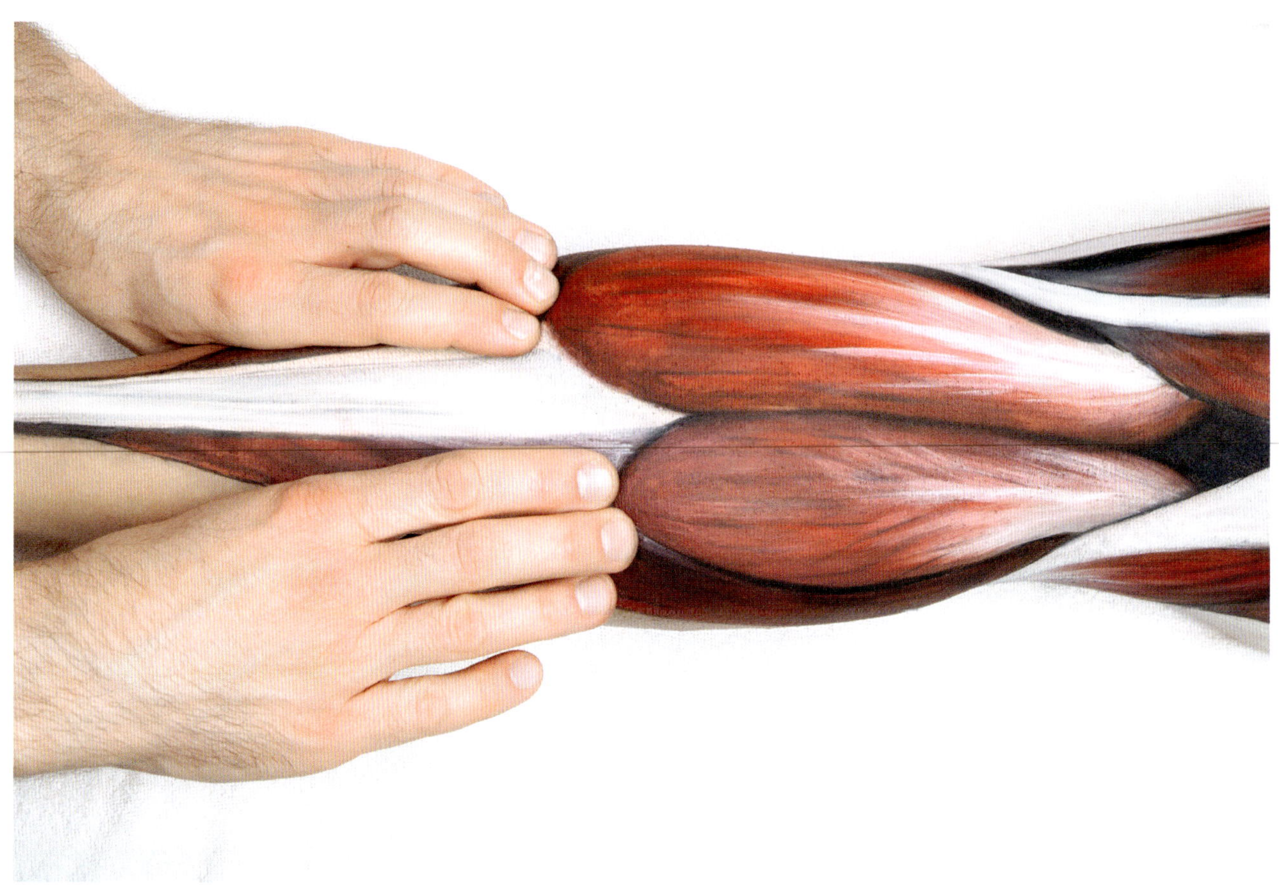

Ausgangsposition des Patienten

Bauchlage. Fuß in Flexion.

Ausgangsposition des Therapeuten

Stehend, von den Füßen des Patienten her.

Ausführung der Palpation

Der Therapeut bewegt beide Hände entlang der hinteren Oberfläche der Wade, um die unteren Ränder der Köpfe des M. gastrocnemius zu lokalisieren. Der untere Rand des medialen Kopfes liegt normalerweise distaler als der untere Rand des lateralen Kopfes.

7.4. Musculus gastrocnemius (medialer Rand)

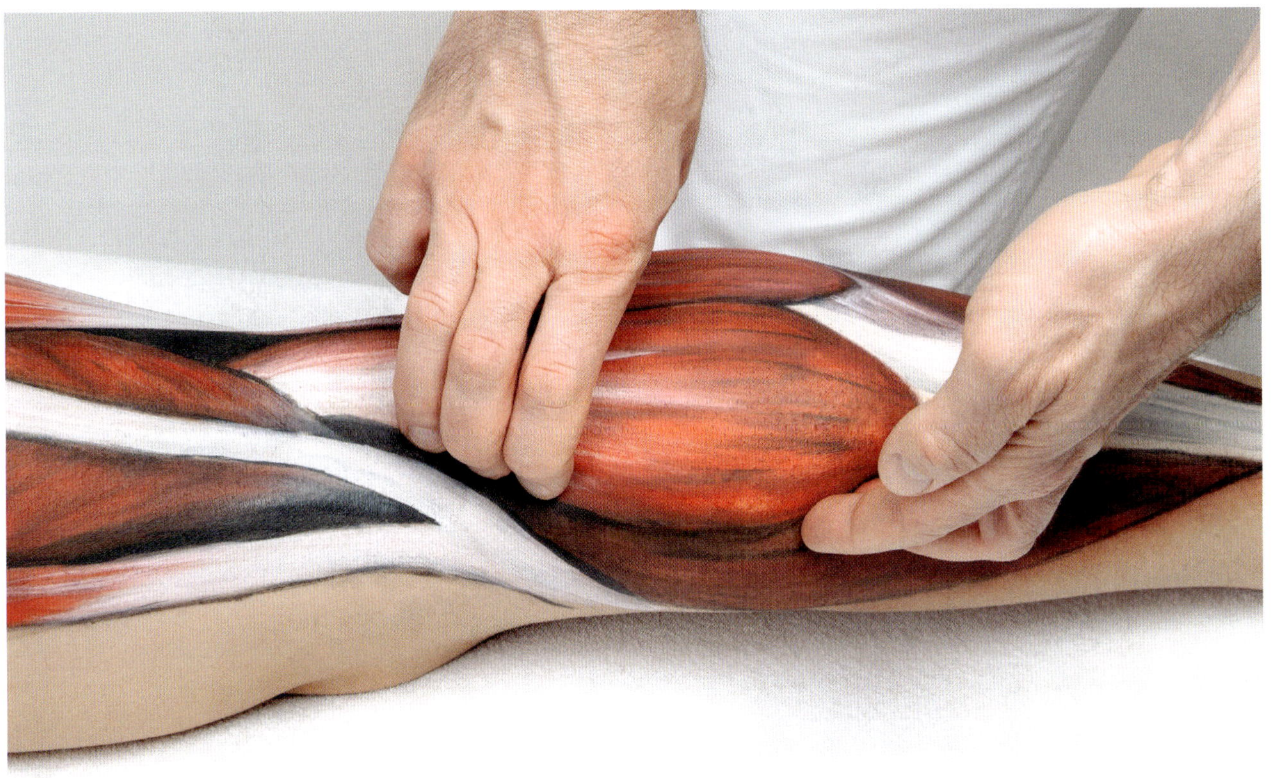

Ausgangsposition des Patienten

Bauchlage. Fuß in Flexion.

Ausgangsposition des Therapeuten

Stehend, auf der Unterschenkelhöhe des Patienten, auf der Seite der Palpation.

Ausführung der Palpation

Der Therapeut markiert mit den Fingern beider Hände den medialen Rand des medialen Gastrocnemius-Kopfes. Eine Hand liegt unterhalb der Kniekehle von der Außenseite der Semitendinosus-Sehne. Die andere Hand umfasst den unteren Rand des Muskels.

7.5. Musculus gastrocnemius (medialer Rand – Palpation)

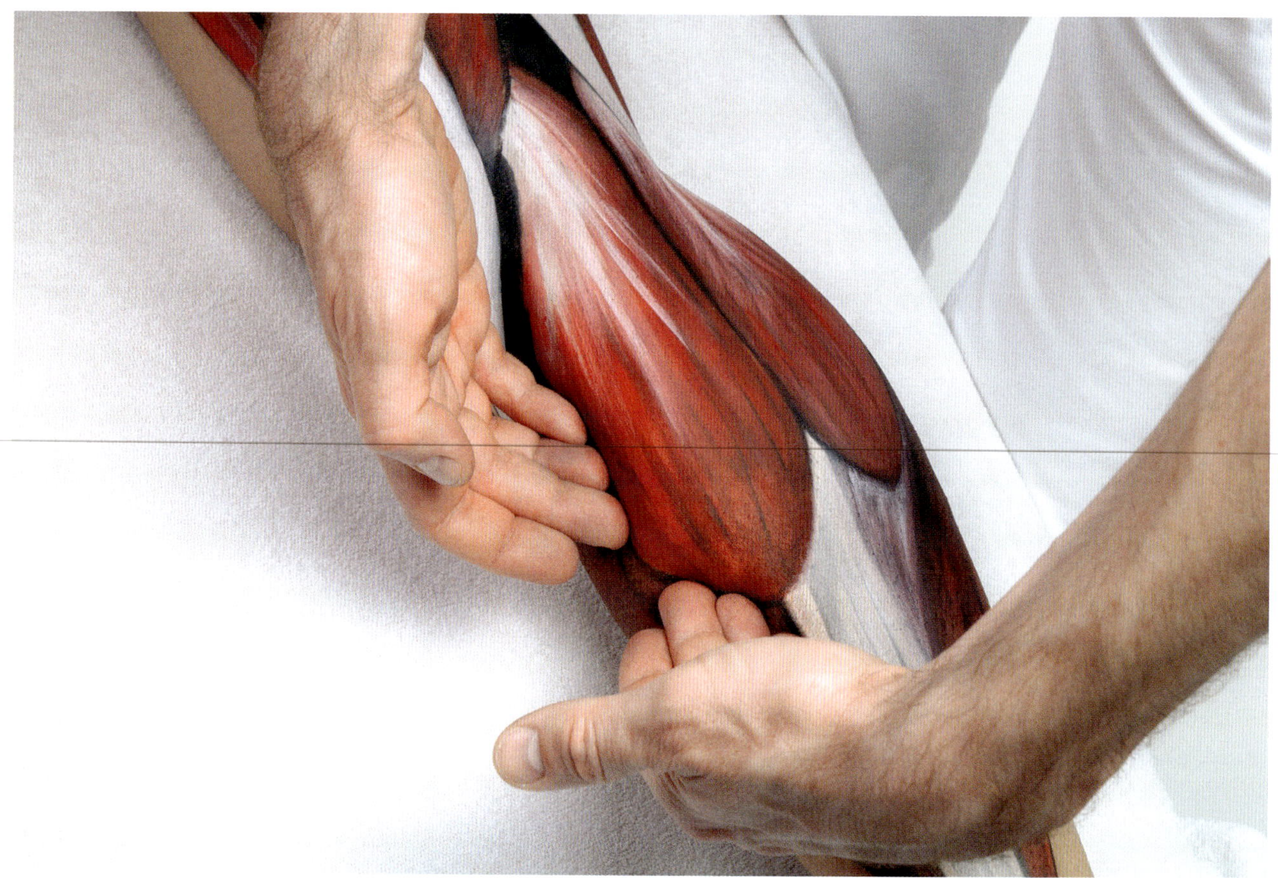

Ausgangsposition des Patienten

Bauchlage. Fuß in Flexion.

Ausgangsposition des Therapeuten

Stehend, auf der Unterschenkelhöhe des Patienten, auf der Seite der Palpation.

Ausführung der Palpation

Der Therapeut palpiert und bewertet mit den Fingern beider Hände den medialen Rand des medialen M. gastrocnemius-Kopfes. Er beginnt die Untersuchung am unteren Rand des medialen Kopfes des M. gastrocnemius. Dann bewegt er seine Finger am inneren Rand des Muskels entlang in Richtung der Kniekehle.

7.6. Musculus gastrocnemius (lateraler Rand – Palpation)

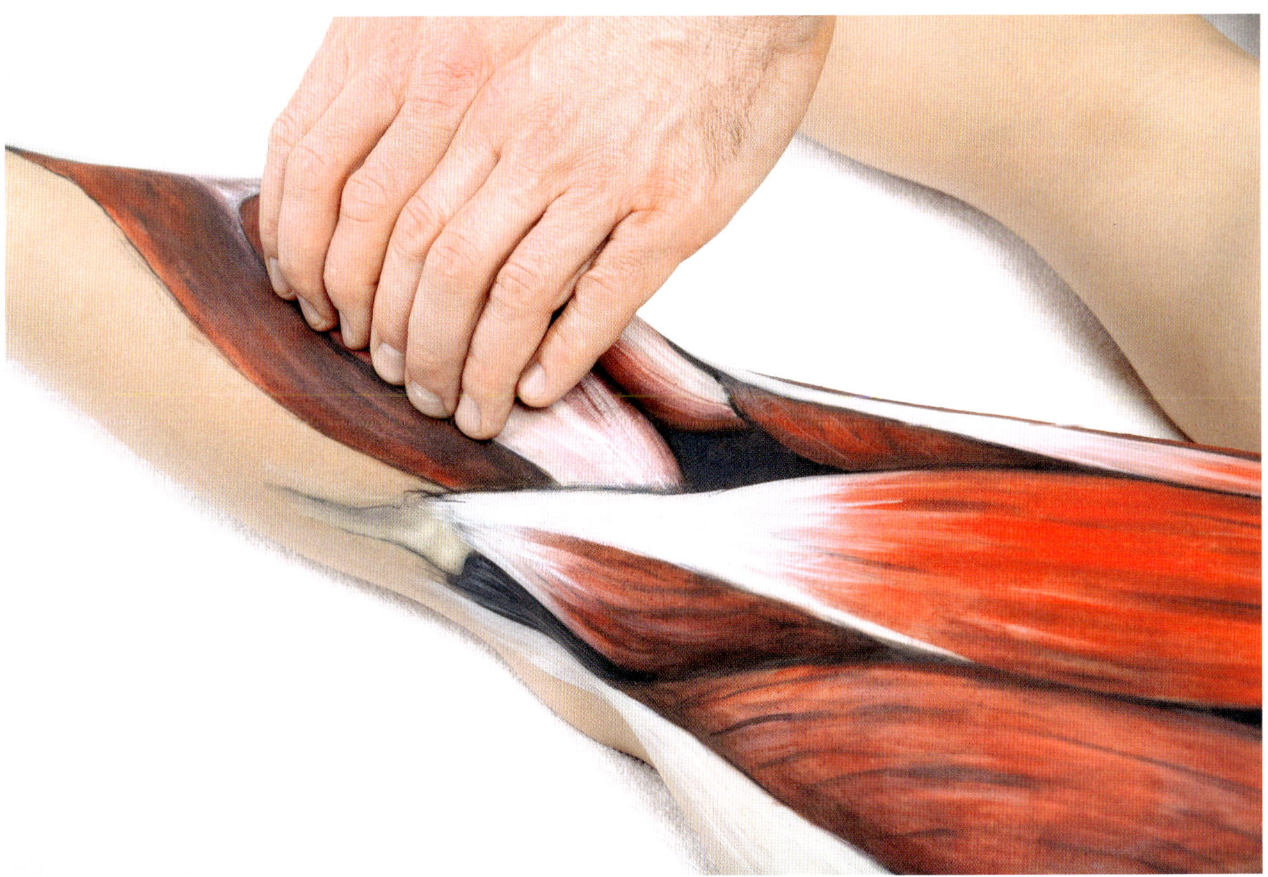

Ausgangsposition des Patienten

Bauchlage. Fuß in Flexion.

Ausgangsposition des Therapeuten

Stehend, auf der Unterschenkelhöhe des Patienten, auf der Gegenseite der Palpation.

Ausführung der Palpation

Der Therapeut palpiert und bewertet mit den Fingern beider Hände den lateralen Rand des lateralen M. gastrocnemius-Kopfes. Er beginnt die Untersuchung am unteren Rand des lateralen Kopfes des M. gastrocnemius. Dann bewegt er seine Finger am äußeren Rand des Muskels entlang in Richtung der Kniekehle.

7.7. Musculus gastrocnemius (lateraler Kopf)

M. gastrocnemius, Caput laterale

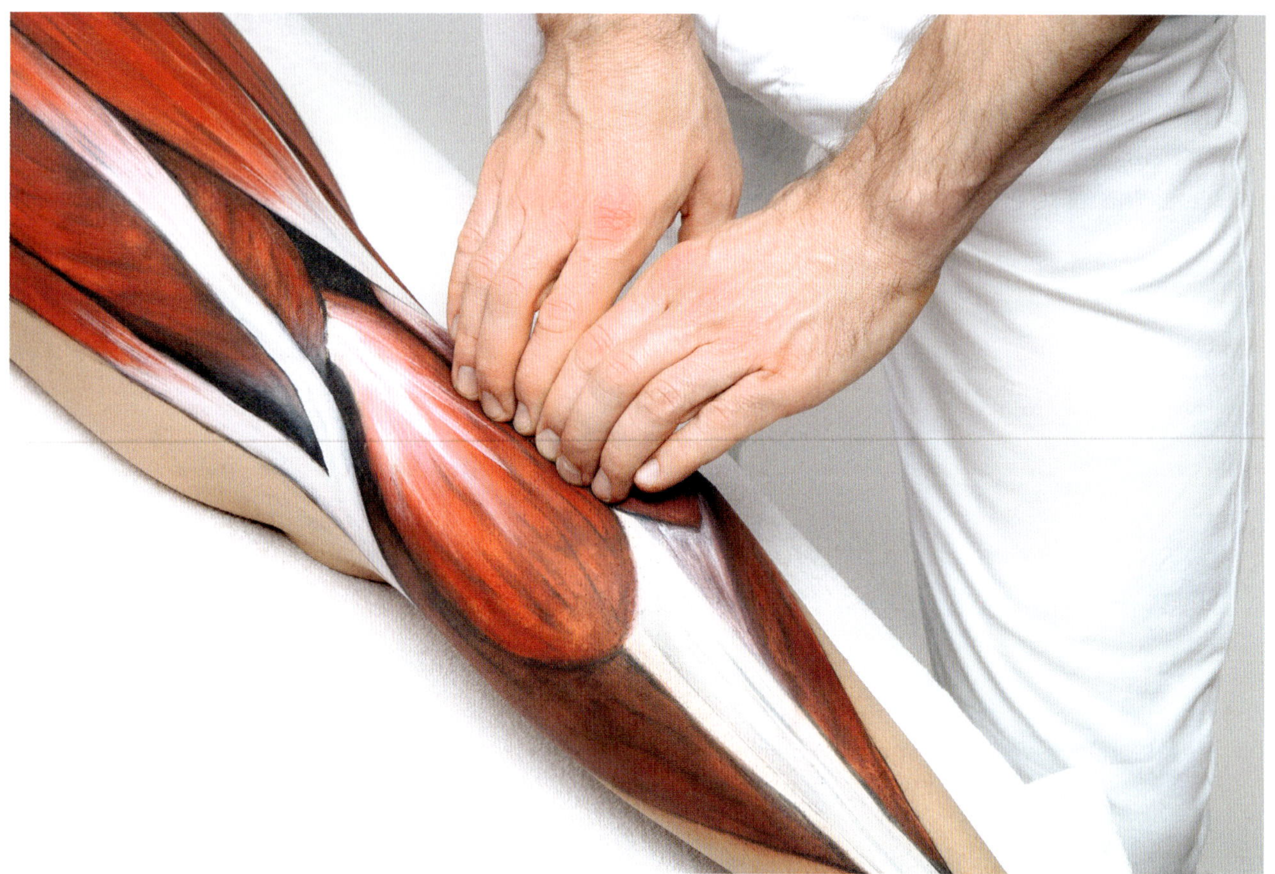

Ausgangsposition des Patienten

Bauchlage.

Ausgangsposition des Therapeuten

Stehend, auf der Unterschenkelhöhe des Patienten, auf der Seite der Palpation. Die Finger des Therapeuten liegen im Sulcus zwischen den Köpfen des M. gastrocnemius.

Ausführung der Palpation

Der Therapeut palpiert und bewertet den lateralen Muskelbauch des M. gastrocnemius lateral des Sulcus zwischen den Bäuchen des genannten Muskels.

7.8. Musculus gastrocnemius (medialer Kopf)

M. gastrocnemius, Caput mediale

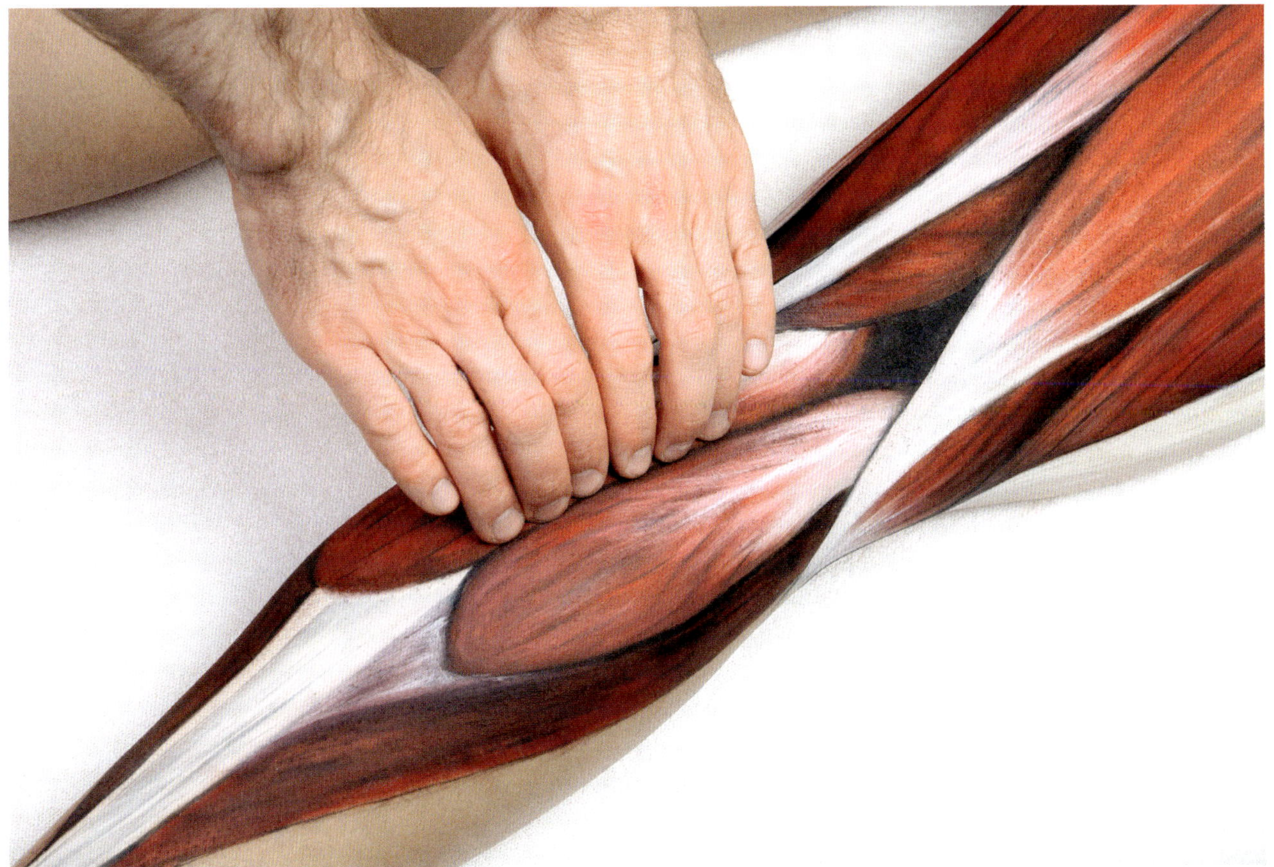

Ausgangsposition des Patienten

Bauchlage.

Ausgangsposition des Therapeuten

Stehend, auf der Unterschenkelhöhe des Patienten, auf der Gegenseite der Palpation. Die Finger des Therapeuten liegen im Sulcus zwischen den Köpfen des M. gastrocnemius.

Ausführung der Palpation

Der Therapeut palpiert und bewertet den medialen Muskelbauch des M. gastrocnemius medial des Sulcus zwischen den Bäuchen des genannten Muskels.

7.9. Achillessehne

Tendo calcaneus (Tendo musculi tricipitis surae)

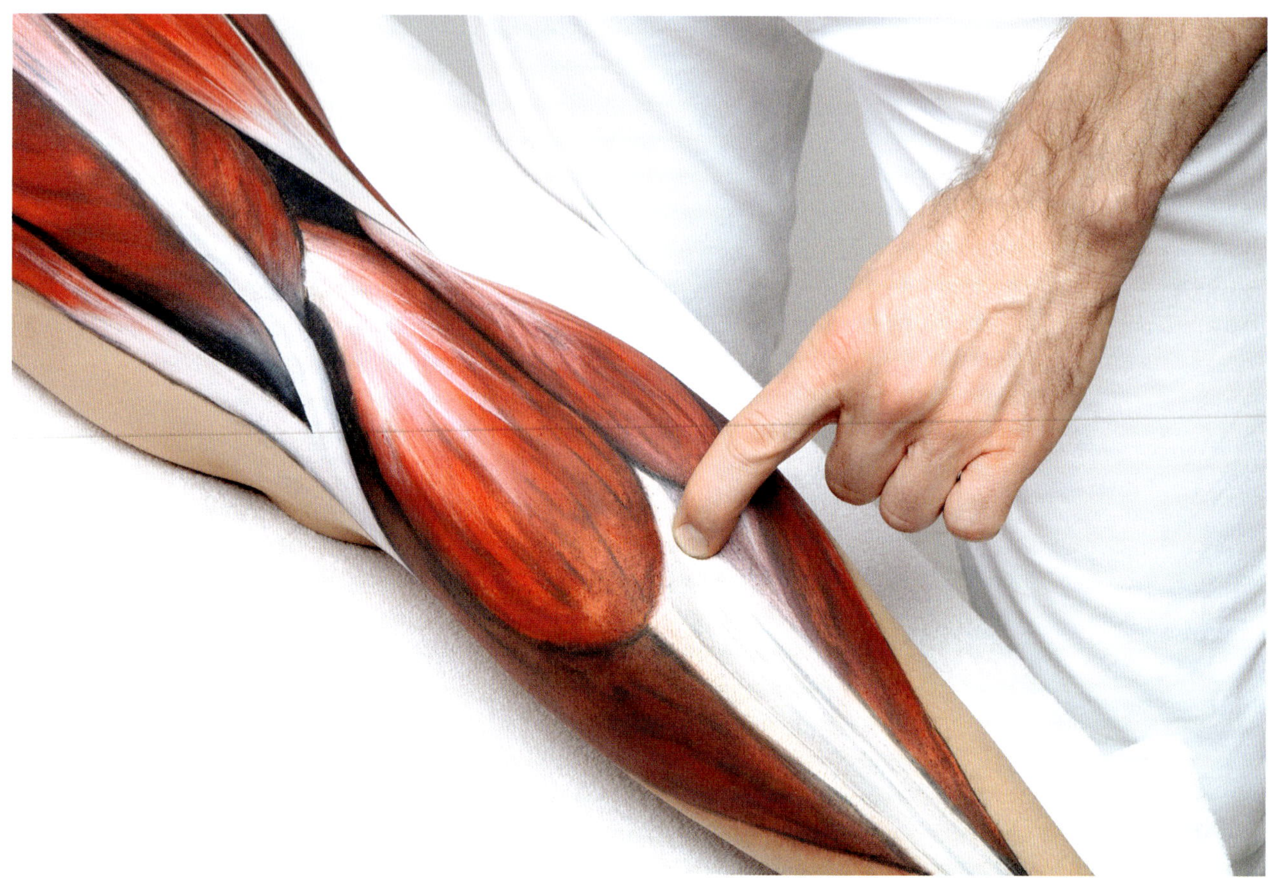

Ausgangsposition des Patienten

Bauchlage.

Ausgangsposition des Therapeuten

Stehend, auf der Oberschenkelhöhe des Patienten, auf der Seite der Palpation.

Ausführung der Palpation

Der Therapeut führt mit dem Zeigefinger eine Palpation im Übergangsbereich zwischen der Achillessehne und den Fasern des M. gastrocnemius durch.

7.10. Achillessehne (lateraler Rand kranial des Tuber calcanei)

Tendo calcaneus

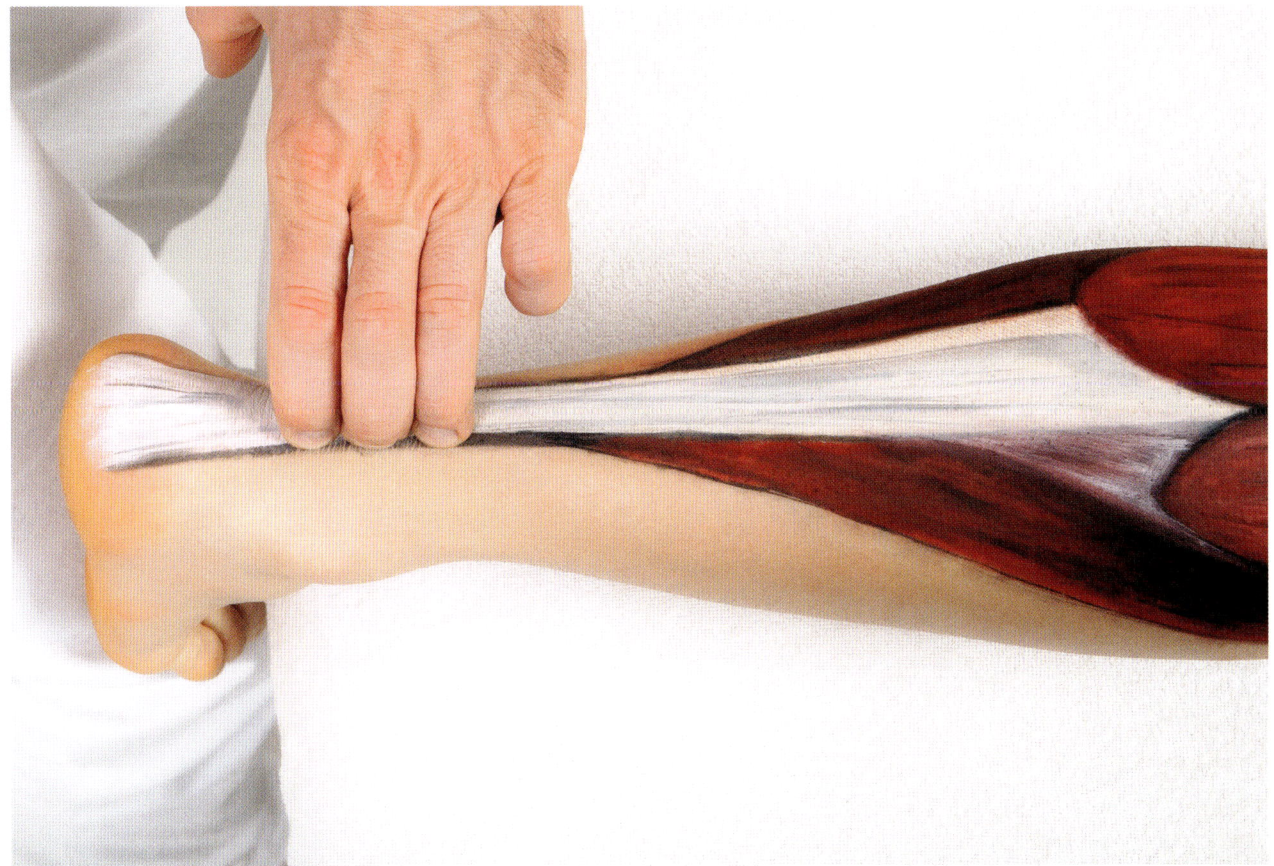

Ausgangsposition des Patienten

Bauchlage.

Ausgangsposition des Therapeuten

Stehend, auf der Fußhöhe des Patienten, auf der Seite der Palpation. Der Fuß des Patienten wird in Dorsalextension gehalten.

Ausführung der Palpation

Der Therapeut untersucht mit den Fingernägeln den lateralen Rand der Achillessehne kranial des Tuber calcanei und dann in Richtung des Sulcus zwischen den Muskelbäuchen des M. gastrocnemius.

7.11. Achillessehne (lateraler Rand, kranialer Anteil)

Tendo calcaneus

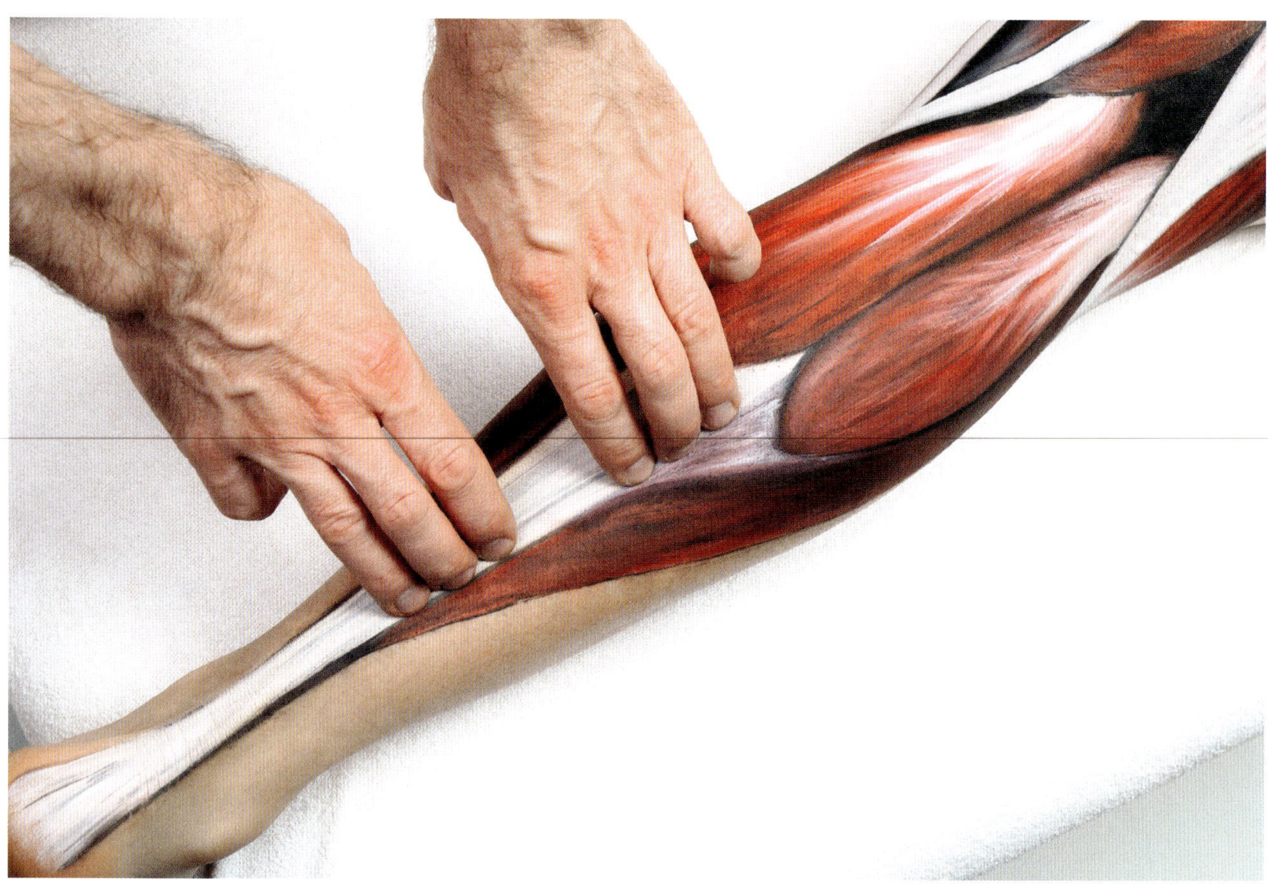

Ausgangsposition des Patienten

Bauchlage.

Ausgangsposition des Therapeuten

Stehend, auf der Unterschenkelhöhe des Patienten, von der Innenseite der untersuchten Extremität. Der Fuß des Patienten wird in Dorsalextension gehalten.

Ausführung der Palpation

Der Therapeut untersucht mit den Fingernägeln den lateralen Rand der Achillessehne in Richtung des Sulcus zwischen den Bäuchen des M. gastrocnemius.

7.12. Achillessehne (medialer Rand)

Tendo calcaneus

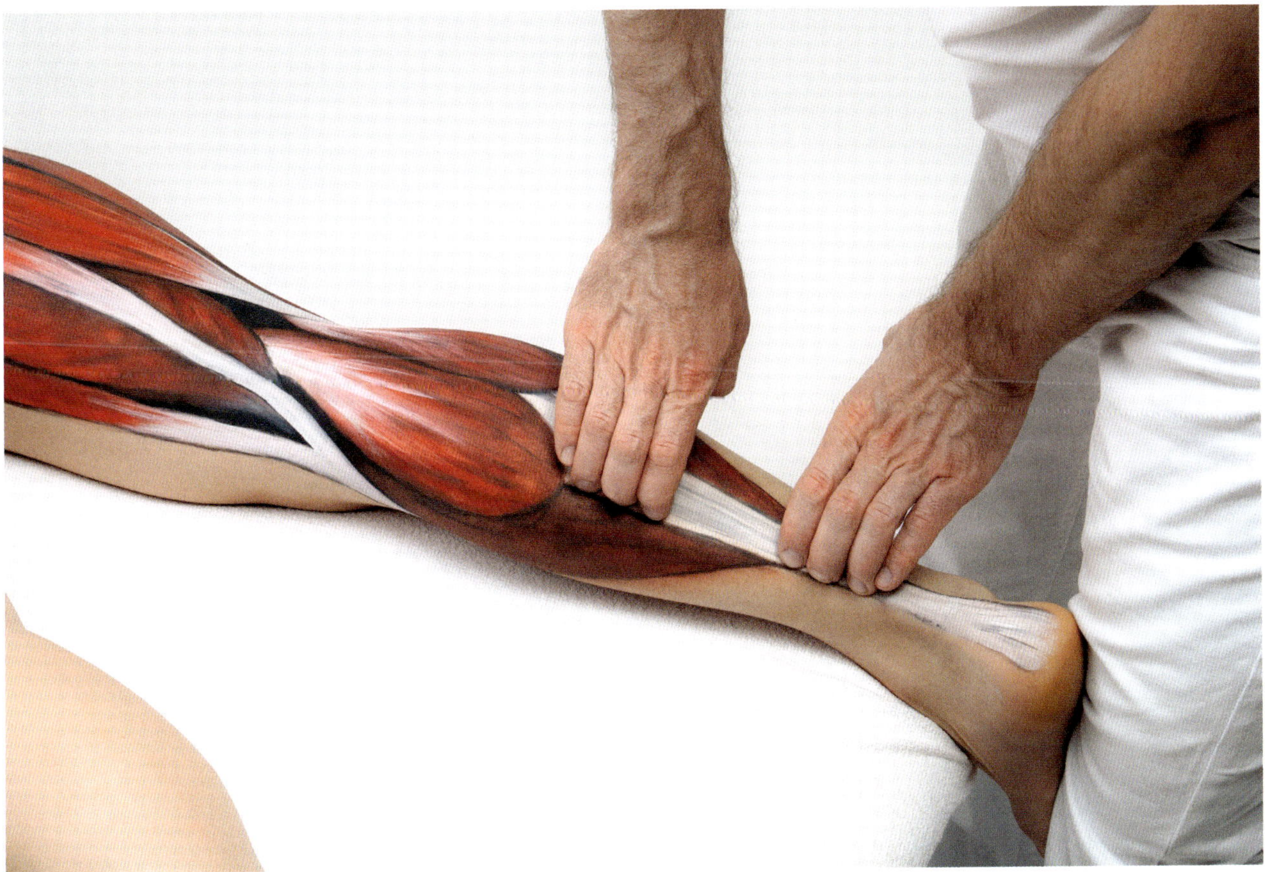

Ausgangsposition des Patienten

Bauchlage.

Ausgangsposition des Therapeuten

Stehend, auf der Fußhöhe des Patienten, von der Außenseite der untersuchten Extremität. Der Fuß des Patienten wird in Dorsalextension gehalten.

Ausführung der Palpation

Der Therapeut palpiert und bewertet den medialen Rand der Achillessehne. Die Untersuchung verläuft entlang der Linie vom Tuber calcanei zur Mitte des unteren Randes des medialen Kopfes vom M. gastrocnemius.

7.13. Musculus soleus (lateraler Rand)

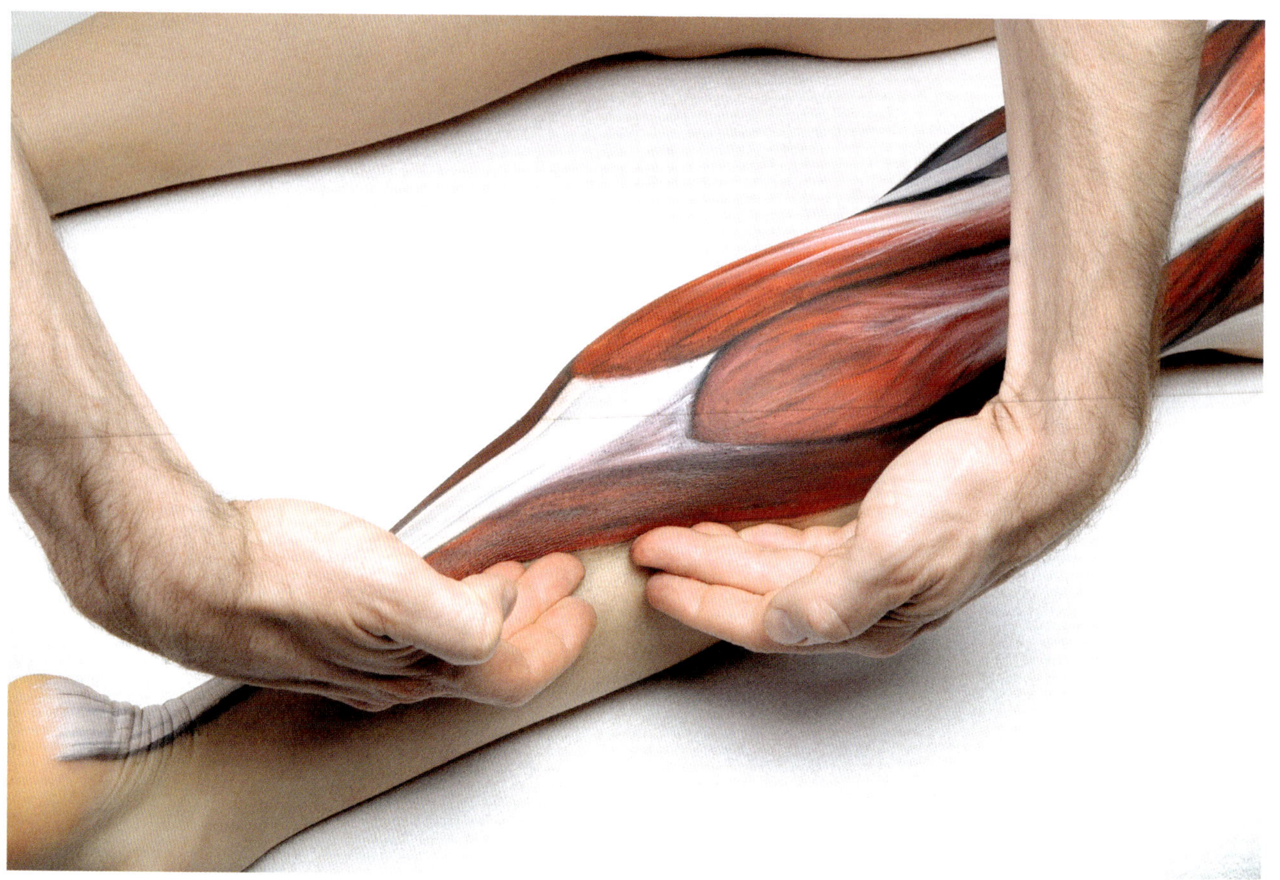

Ausgangsposition des Patienten

Bauchlage.

Ausgangsposition des Therapeuten

Stehend, auf der Unterschenkelhöhe des Patienten, auf der Gegenseite der untersuchten Extremität.

Ausführung der Palpation

Der Therapeut markiert mit den Fingern beider Hände die seitliche Begrenzung des M. soleus auf der von der Achillessehne nach kranial und lateral verlaufenden Schräglinie.

7.14. Musculus soleus (lateraler Rand – Palpation)

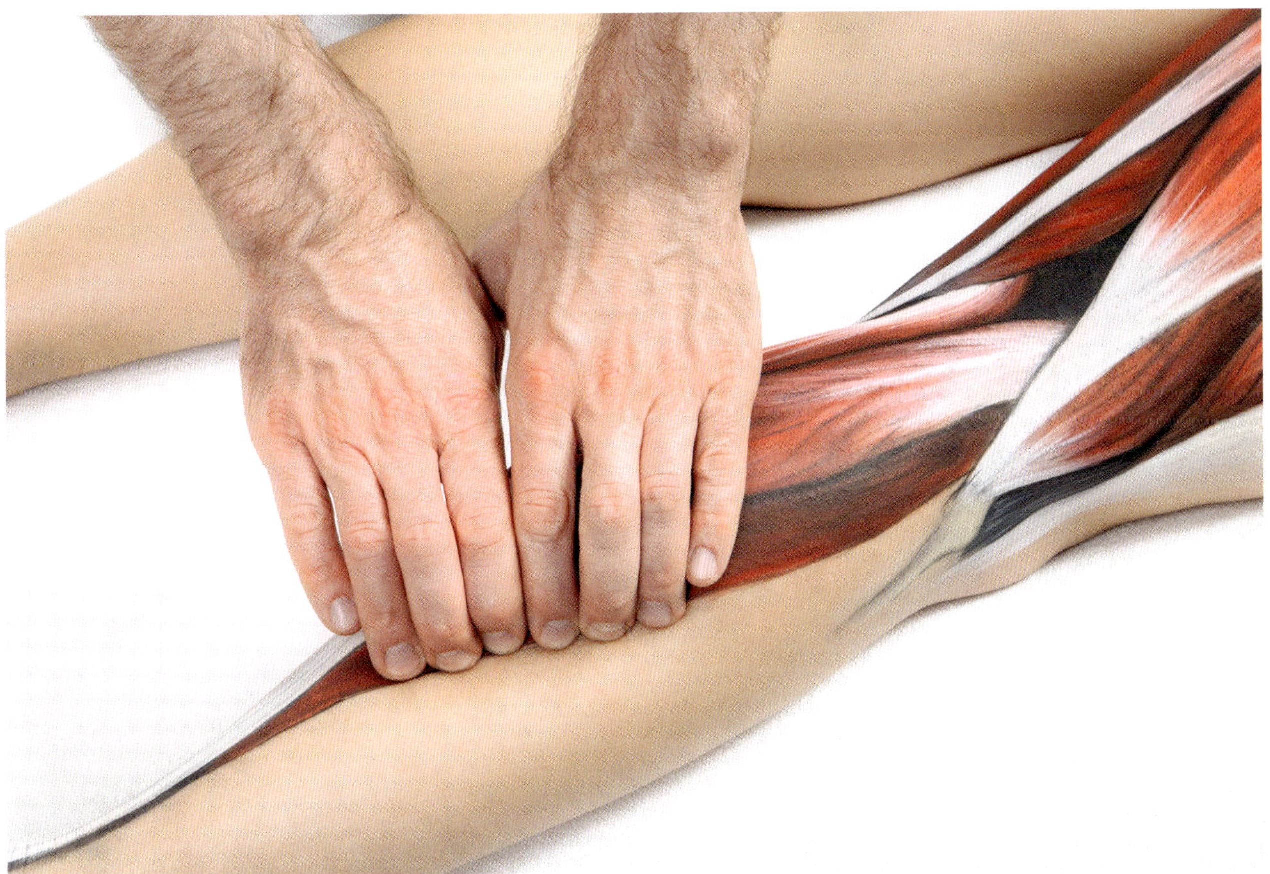

Ausgangsposition des Patienten

Bauchlage.

Ausgangsposition des Therapeuten

Stehend, auf der Kniehöhe des Patienten, auf der Gegenseite der untersuchten Extremität.

Ausführung der Palpation

Der Therapeut palpiert und bewertet mit den Fingern beider Hände den lateralen Rand des M. soleus. Dazu umfasst er den Rand des Muskels und bewegt die Hände an ihm entlang in Richtung der hinteren Fläche des Fibulaköpfchens.

7.15. Musculus soleus (medialer Rand)

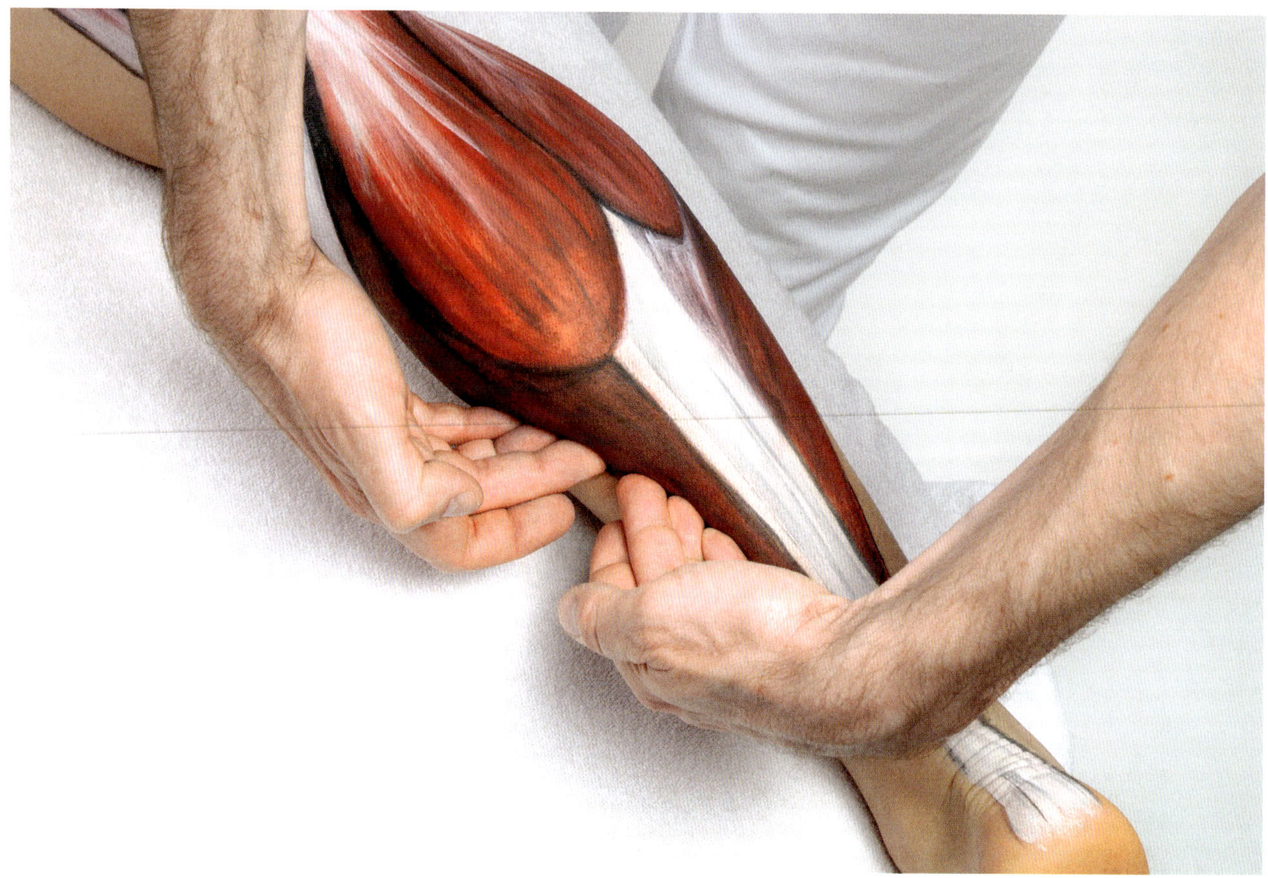

Ausgangsposition des Patienten

Bauchlage.

Ausgangsposition des Therapeuten

Stehend, auf der Unterschenkelhöhe des Patienten, auf der Seite der untersuchten Extremität.

Ausführung der Palpation

Der Therapeut palpiert und bewertet mit den Fingern beider Hände den medialen Rand des M. soleus auf der schrägen Linie, die von der Achillessehne nach kranial und lateral verläuft.

7.16. Schleimbeutel hinter der Achillessehne

Bursa tendinis calcanei (Bursa retrocalcanea)

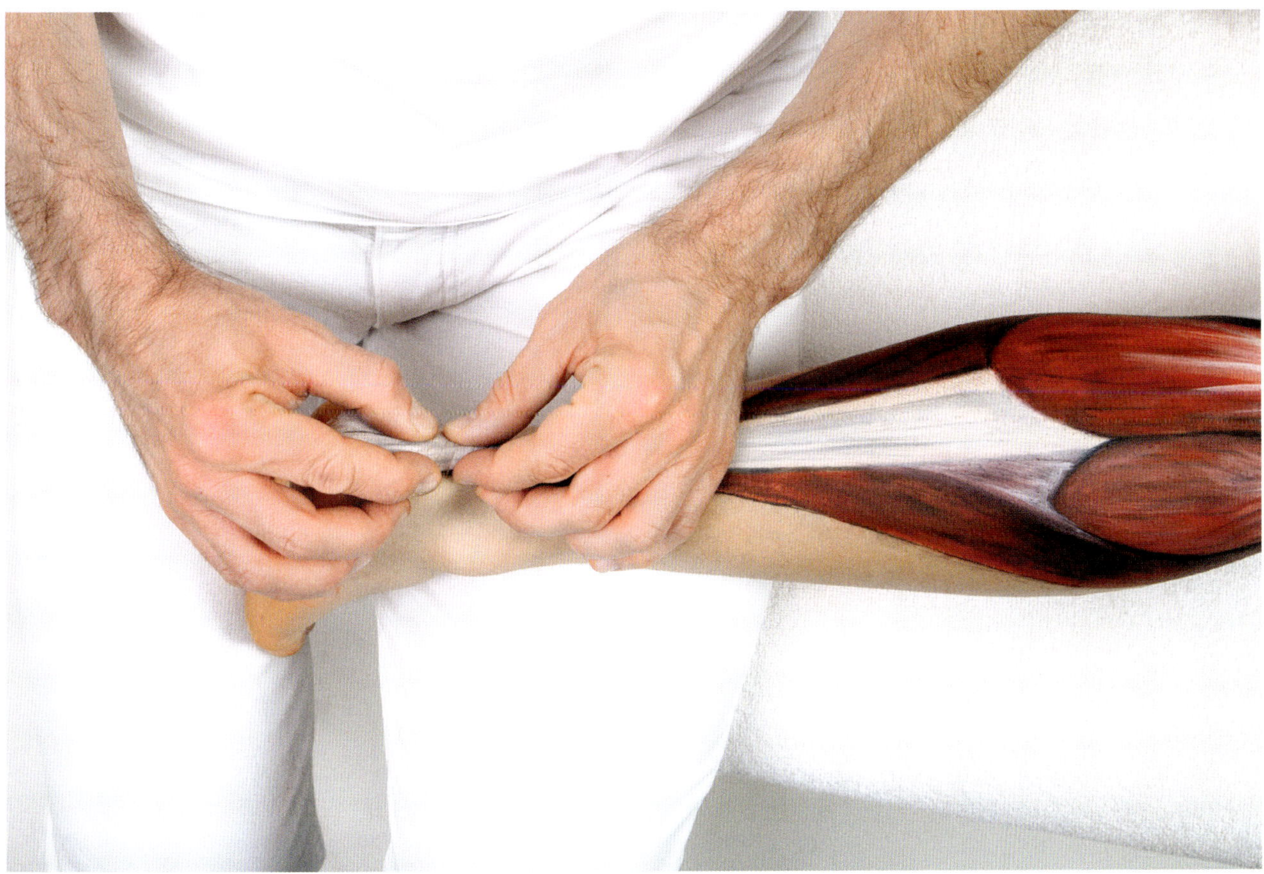

Ausgangsposition des Patienten

Bauchlage.

Ausgangsposition des Therapeuten

Stehend, auf der Fußhöhe des Patienten, von der Innenseite der untersuchten Extremität.

Ausführung der Palpation

Der Therapeut palpiert und bewertet die Bursa tendinis calcanei, indem er mit Zeigefinger und Daumen beider Händen die Hautfalte auf der dorsalen Fläche des Tuberculum calcanei und der Achillessehne abrollt.

7.17. Schleimbeutel vor der Achillessehne und Synovialfalten

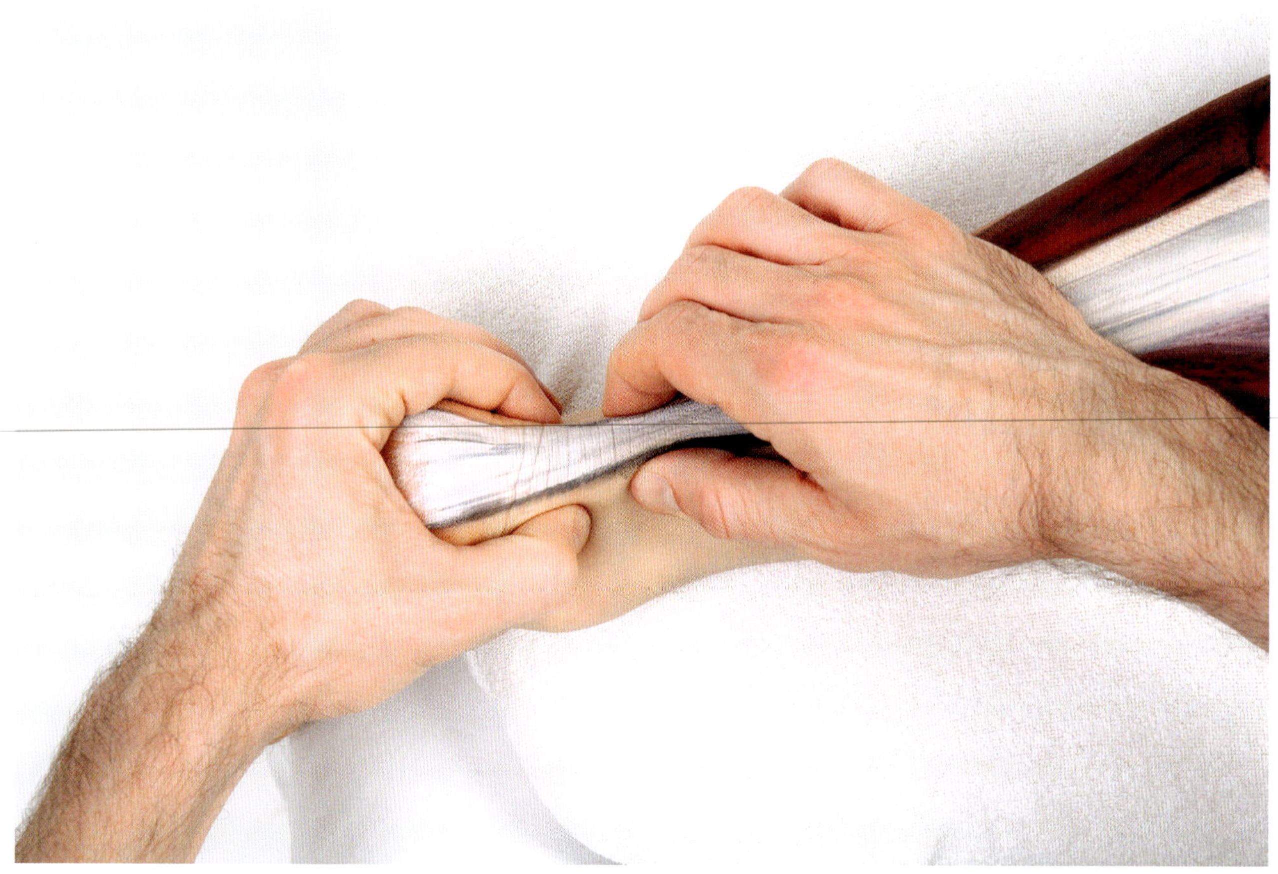

Ausgangsposition des Patienten

Bauchlage.

Ausgangsposition des Therapeuten

Stehend, auf der Fußhöhe des Patienten, von der Außenseite der untersuchten Extremität. Die Finger der rechten Hand fixieren die Achillessehne kranial ihrer Verengung.

Ausführung der Palpation

Der Therapeut mobilisiert mit Daumen und Zeigefinger der linken Hand das Gewebe im Raum zwischen der Achillessehne, dem Tuber calcanei und der hinteren Oberfläche der Tibia.

7.18. Arteria poplitea – Teil 1

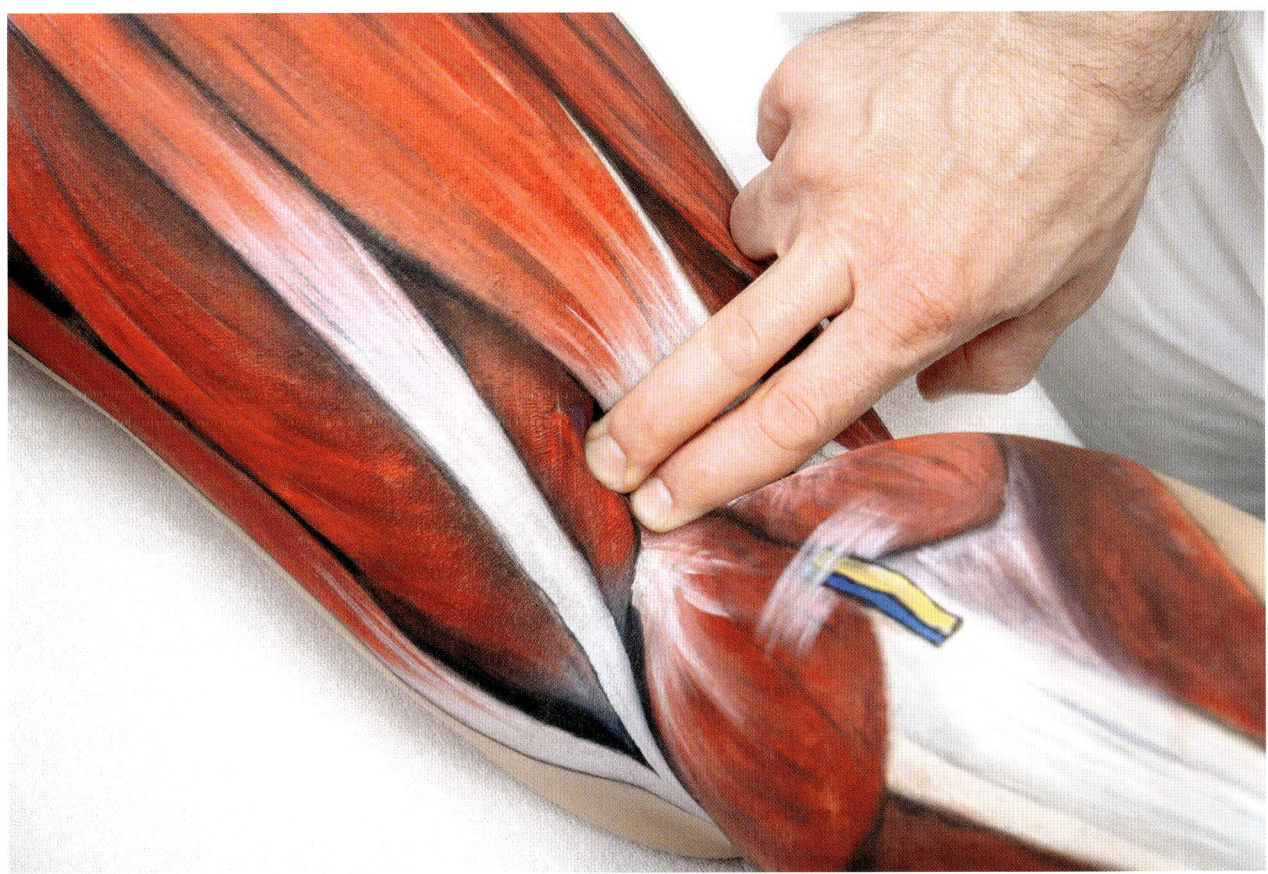

Ausgangsposition des Patienten

Bauchlage. Knie gebeugt.

Ausgangsposition des Therapeuten

Stehend, auf der Kniehöhe des Patienten, auf der Seite der untersuchten Extremität. Der Unterschenkel des Patienten wird unterstützt.

Ausführung der Palpation

Der Therapeut lokalisiert mit Zeige- und Mittelfinger den Puls an der A. poplitea tief in der Kniekehle, in ihrem medialen Bereich.

7.19. Arteria poplitea – Teil 2

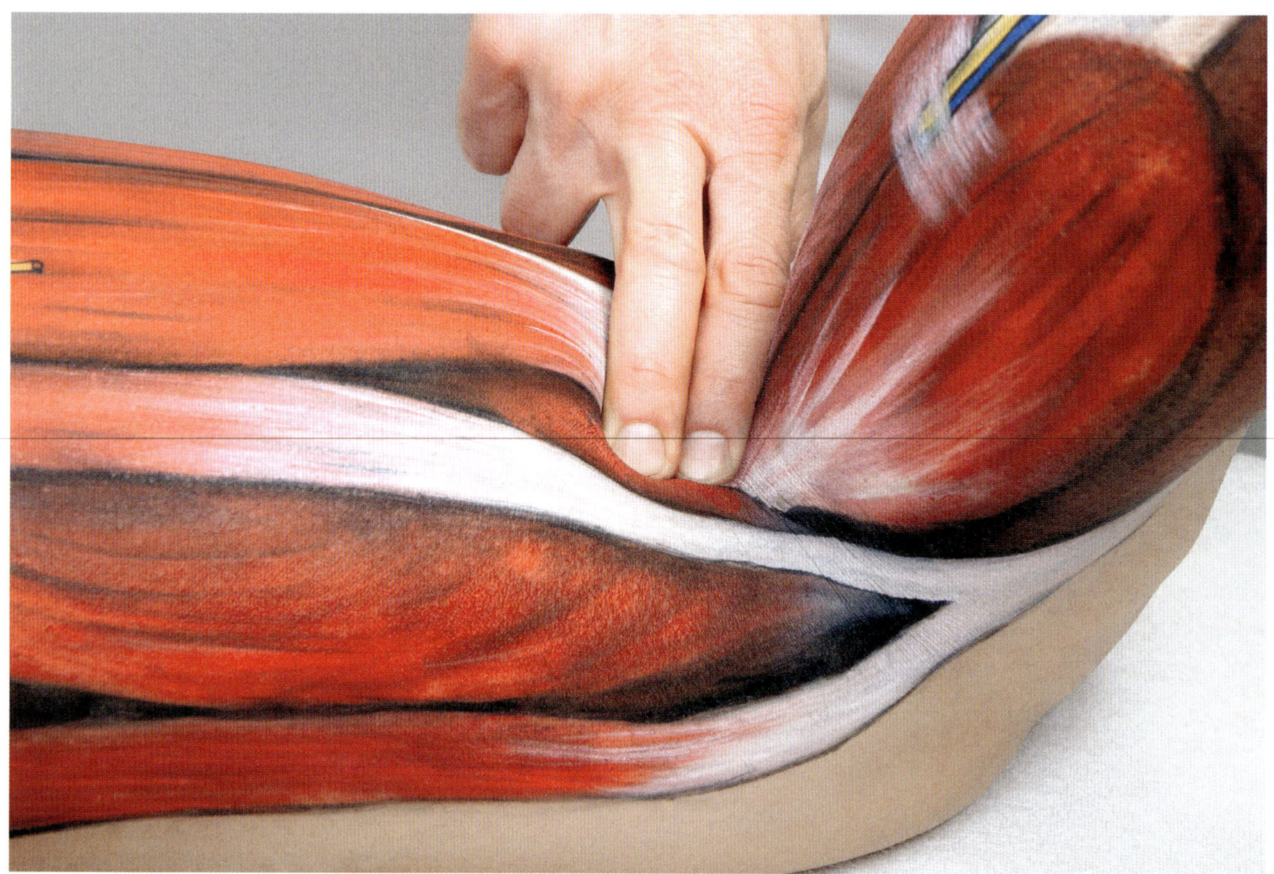

Ausgangsposition des Patienten

Bauchlage. Knie gebeugt.

Ausgangsposition des Therapeuten

Stehend, auf der Kniehöhe des Patienten, auf der Seite der untersuchten Extremität. Der Unterschenkel des Patienten wird unterstützt.

Ausführung der Palpation

Der Therapeut lokalisiert mit Zeige- und Mittelfinger den Puls an der A. poplitea tief in der Kniekehle. (Wenn der popliteale Puls schwer zu finden ist, erhöht man die passive Knieflexion und platziert die Finger tief unter dem M. semimembranosus.)

7.20. V. poplitea

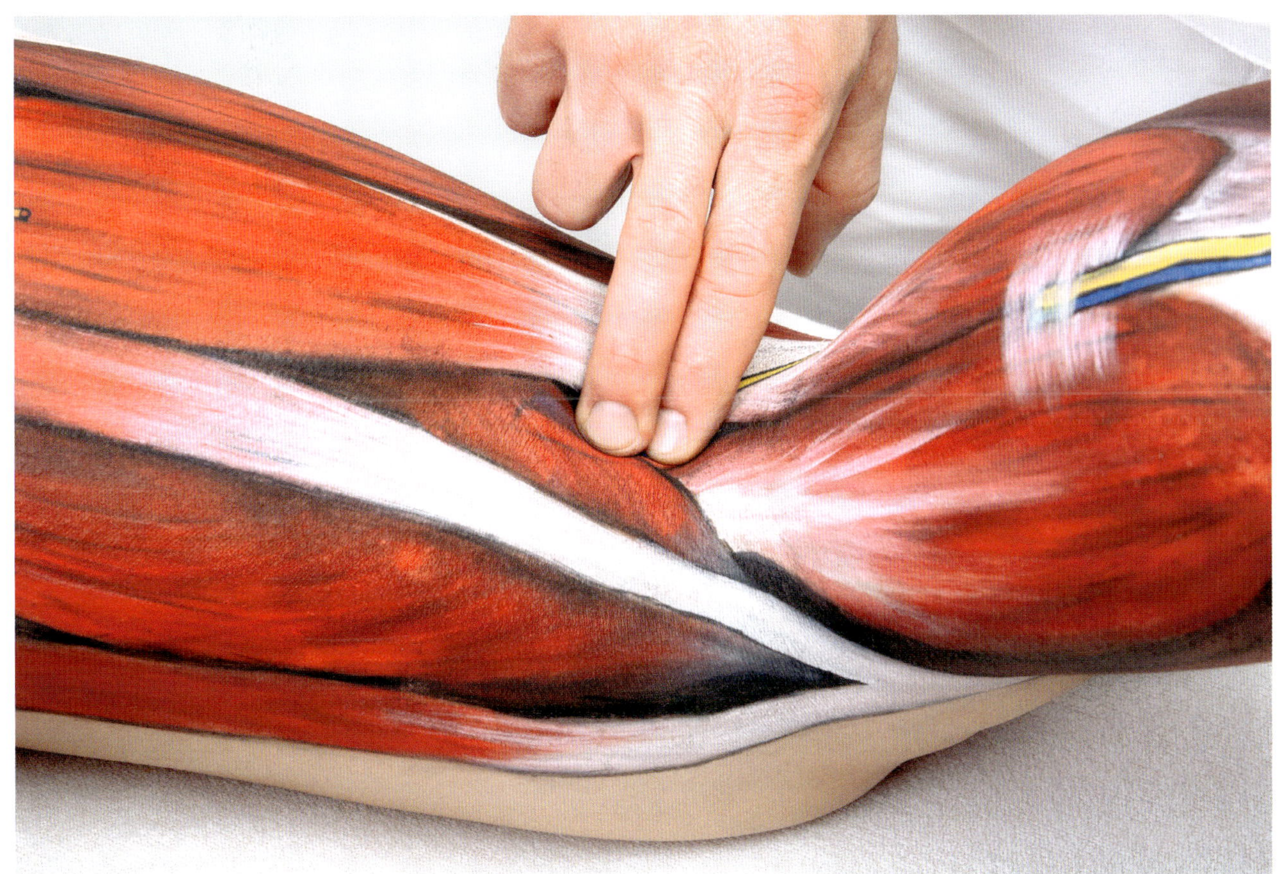

Ausgangsposition des Patienten

Bauchlage. Knie gebeugt.

Ausgangsposition des Therapeuten

Stehend, auf der Kniehöhe des Patienten, auf der Seite der untersuchten Extremität. Der Unterschenkel des Patienten wird unterstützt.

Ausführung der Palpation

Lateral von der A. poplitea verläuft die V. poplitea. Im Normalzustand ist die Vene palpatorisch nicht wahrnehmbar.

7.21. N. tibialis

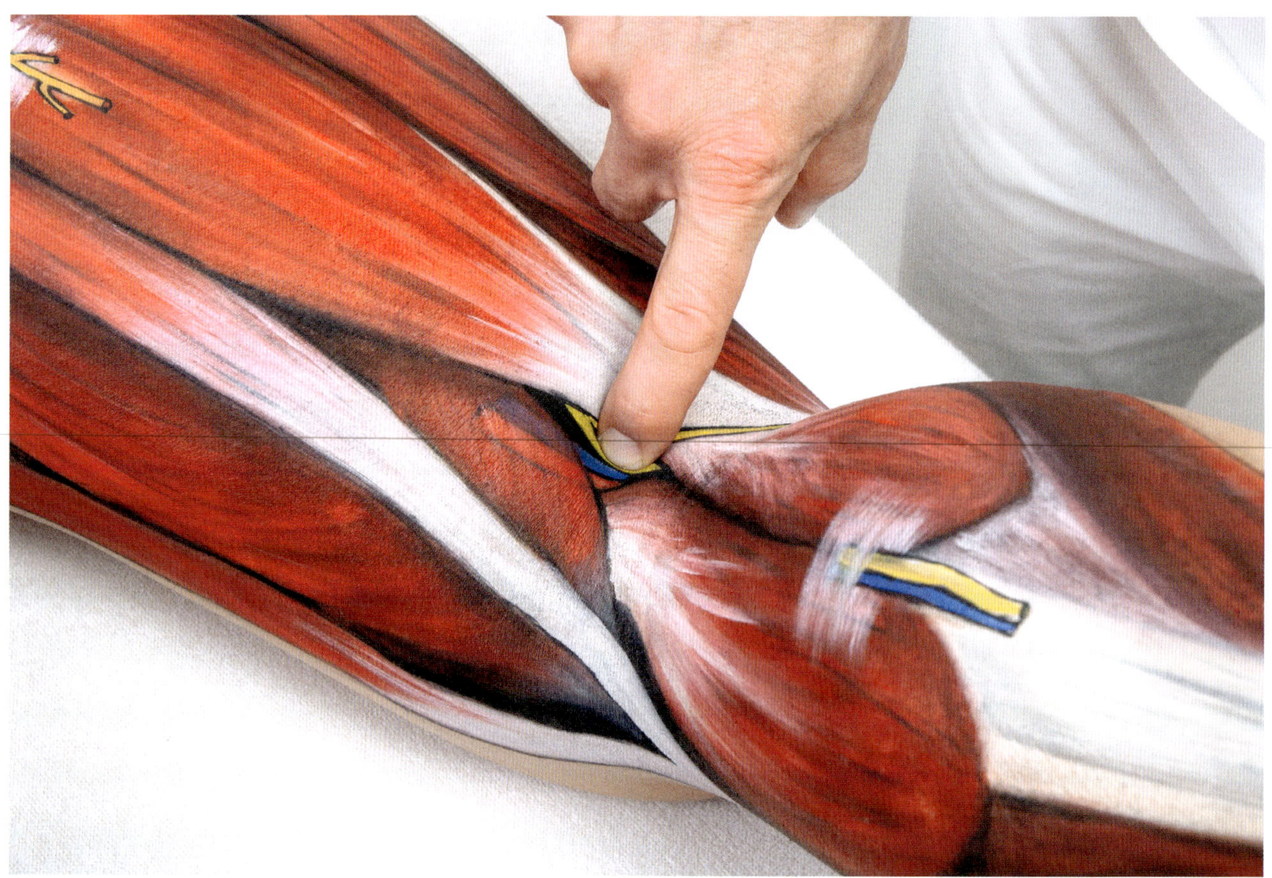

Ausgangsposition des Patienten

Bauchlage. Knie gebeugt.

Ausgangsposition des Therapeuten

Stehend, auf der Kniehöhe des Patienten, auf der Seite der untersuchten Extremität. Der Unterschenkel des Patienten wird unterstützt.

Ausführung der Palpation

Der Therapeut lokalisiert mit dem Zeigefinger den N. tibialis, der sich im mittleren Teil der Kniekehle befindet. Die Untersuchung erfolgt mit der Spitze des Zeigefingers quer zum Nervenverlauf an der Hinterfläche der distalen Femurepiphyse.

7.22. N. fibularis (peronaeus) communis (Kniekehle)

N. fibularis (peroneus) communis (Fossa poplitea)

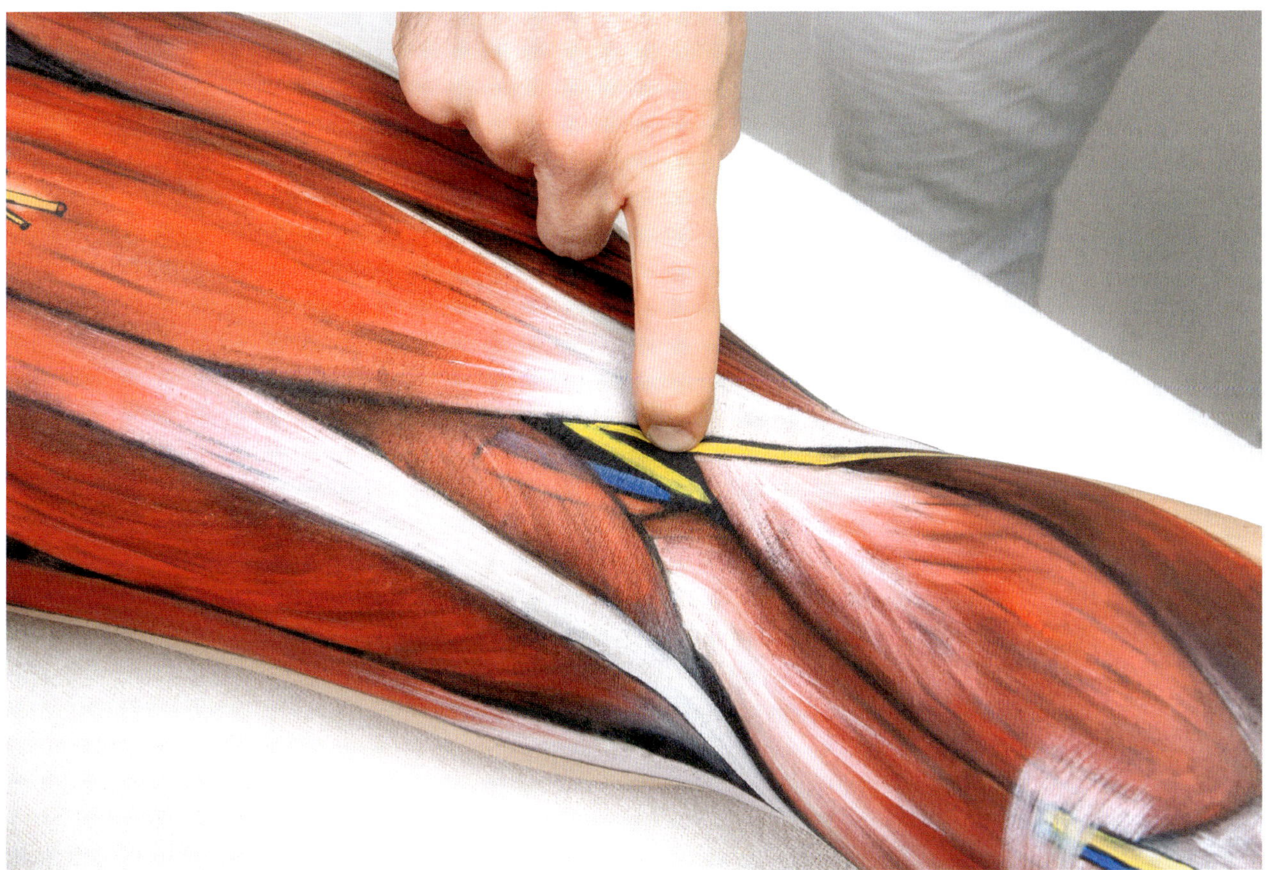

Ausgangsposition des Patienten

Bauchlage. Knie gebeugt.

Ausgangsposition des Therapeuten

Stehend, auf der Kniehöhe des Patienten, auf der Seite der untersuchten Extremität. Der Unterschenkel des Patienten wird unterstützt.

Ausführung der Palpation

Der Therapeut lokalisiert den N. peronaeus communis mit dem Zeigefinger entlang des medialen Randes des M. biceps femoris in Richtung der hinteren Fläche des Fibulaköpfchens. Die Palpation erfolgt quer zum Nervenverlauf.

7.23. N. fibularis (peronaeus) communis (Fibulaköpfchen)

N. fibularis (peroneus) communis (Caput fibulae)

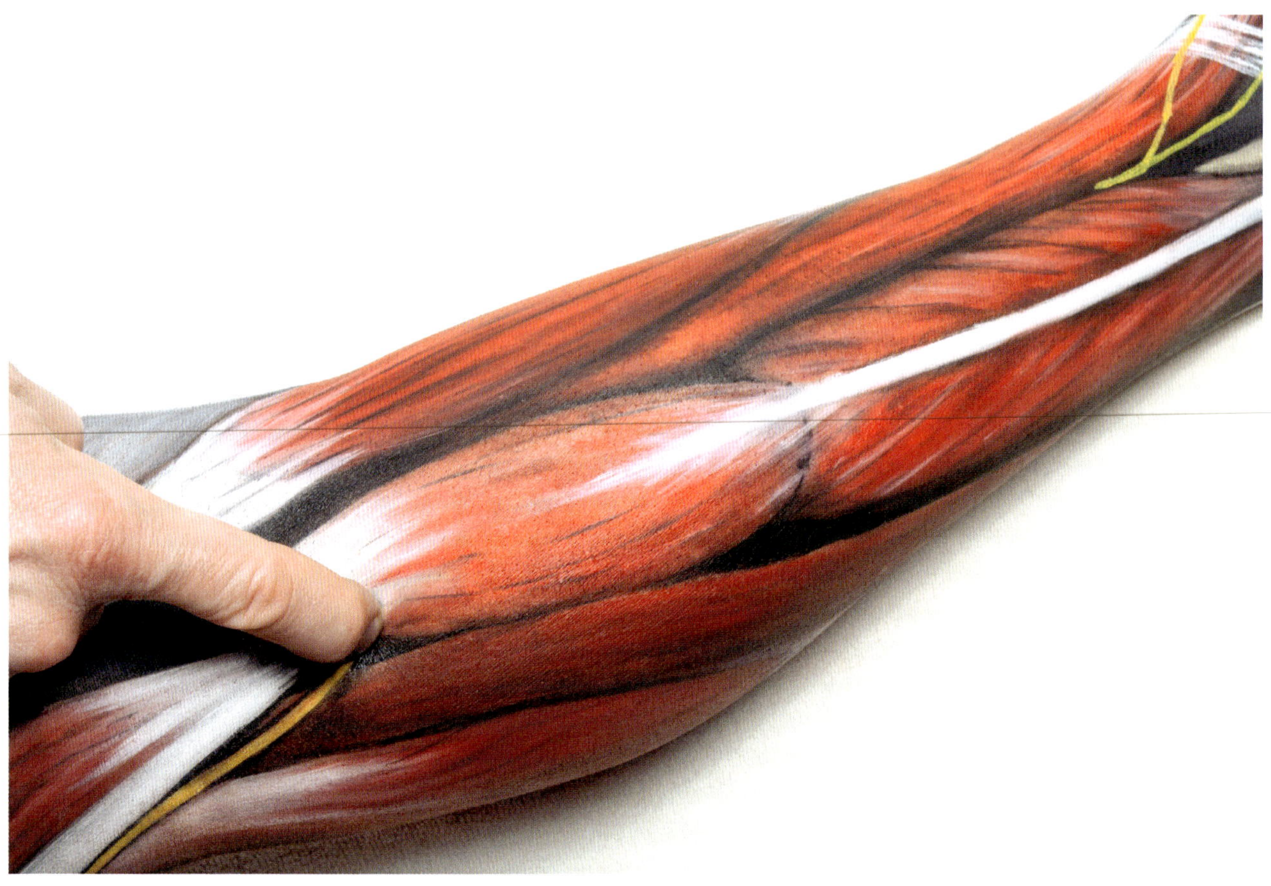

Ausgangsposition des Patienten

Seitenlage, die untersuchte Seite nach oben gerichtet.

Ausgangsposition des Therapeuten

Stehend, vor dem Patienten, auf der Unterschenkelhöhe des Patienten.

Ausführung der Palpation

Der Therapeut palpiert und bewertet mit dem Zeigefinger den N. peronaeus communis direkt hinter dem Fibulaköpfchen. Die Palpation erfolgt mit der Spitze des Zeigefingers quer zum Nervenverlauf. Die Abbildung stellt die Seitenfläche des rechten Unterschenkels dar.

7.24. N. fibularis (peronaeus) communis (Fibulahals)

N. fibularis (peroneus) communis (Collum fibulae)

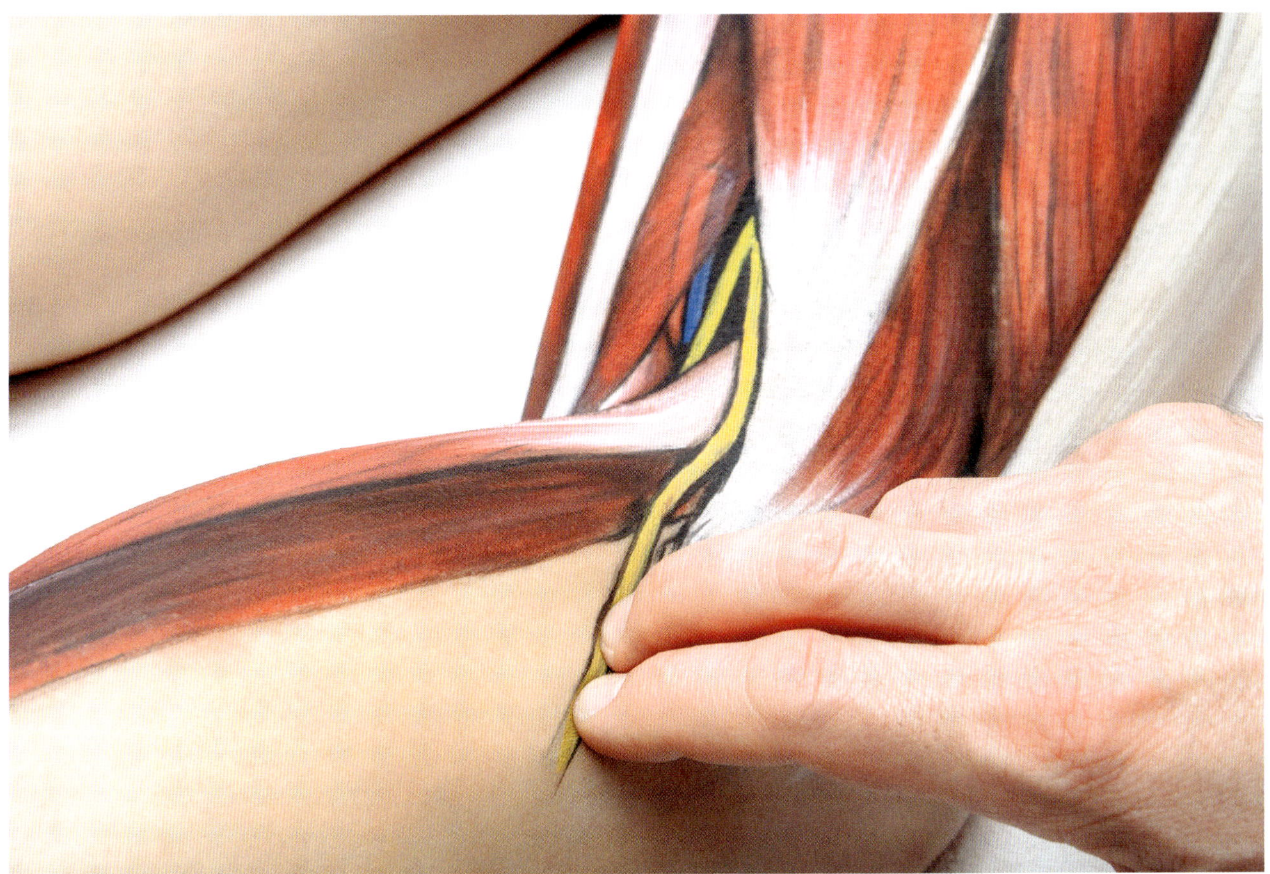

Ausgangsposition des Patienten

Bauchlage. Knie gebeugt.

Ausgangsposition des Therapeuten

Stehend, auf der Kniehöhe des Patienten, auf der Seite der untersuchten Extremität. Der Unterschenkel des Patienten wird unterstützt.

Ausführung der Palpation

Der Therapeut lokalisiert mit Zeige- und Mittelfinger den N. peronaeus communis auf Höhe des Wadenbeinhalses.

7.25. N. suralis

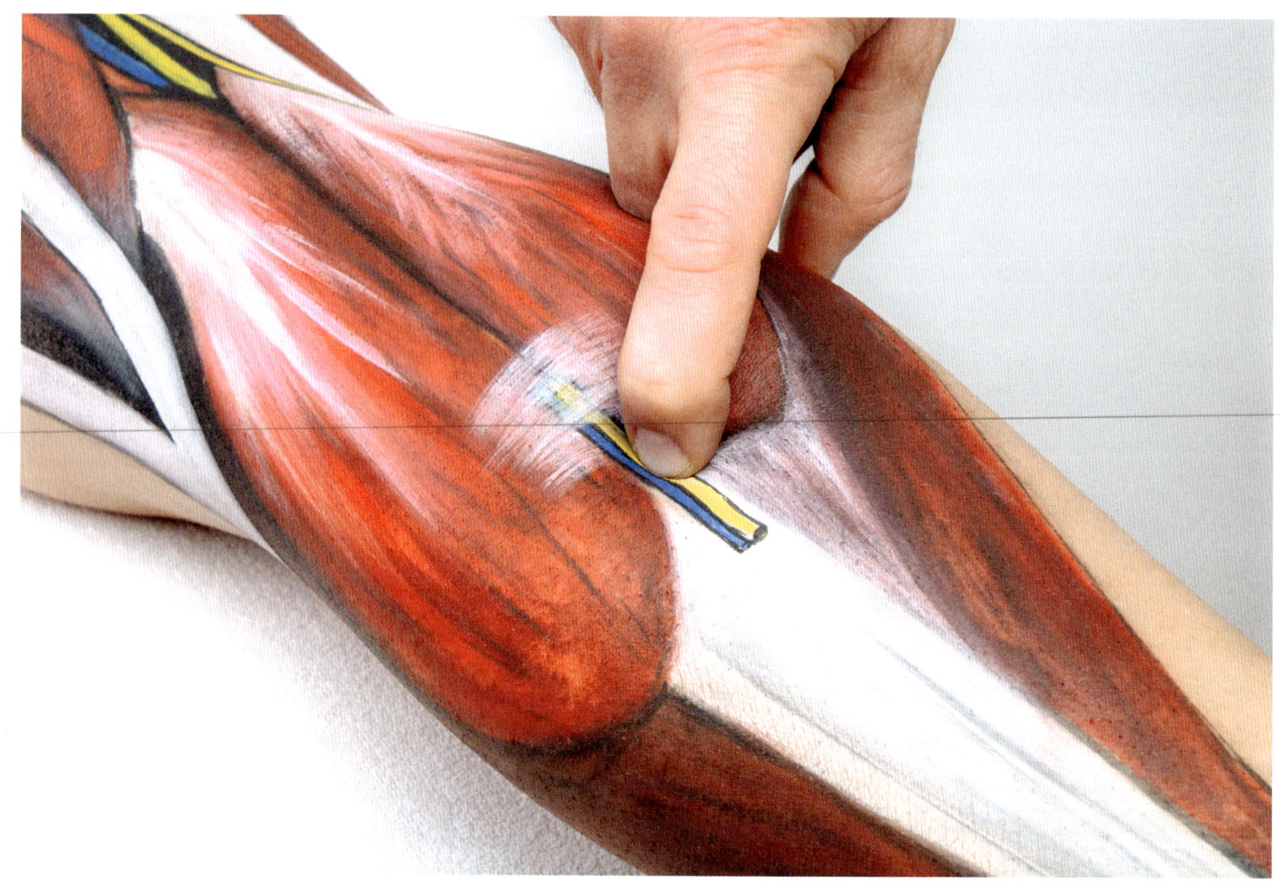

Ausgangsposition des Patienten

Bauchlage. Fuß passiv gestreckt.

Ausgangsposition des Therapeuten

Stehend, auf der Unterschenkelhöhe des Patienten, auf der Seite der untersuchten Extremität.

Ausführung der Palpation

Der Therapeut lokalisiert mit dem Zeigefinger den N. suralis an der Hinterfläche des Unterschenkels unterhalb des Sulcus zwischen den Bäuchen des Gastrocnemius-Muskels. Die V. saphena parva kann an der Durchtrittstelle des N. suralis durch die Faszie verlaufen.

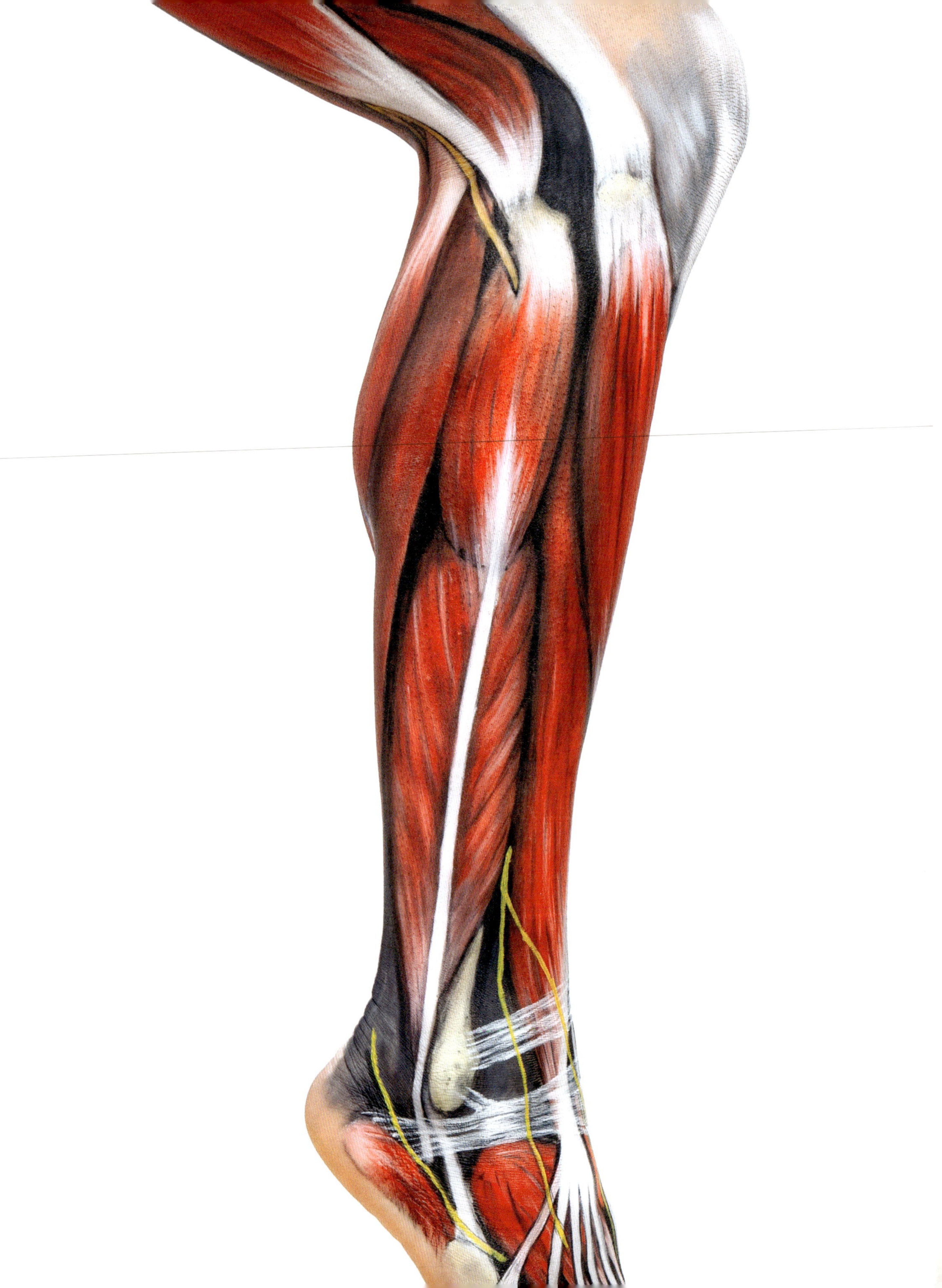

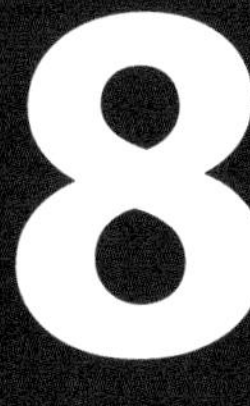

8 UNTERSCHENKEL VON VENTRAL UND LATERAL, FUSSRÜCKEN

8.1. Gänsefuß

Pes anserinus

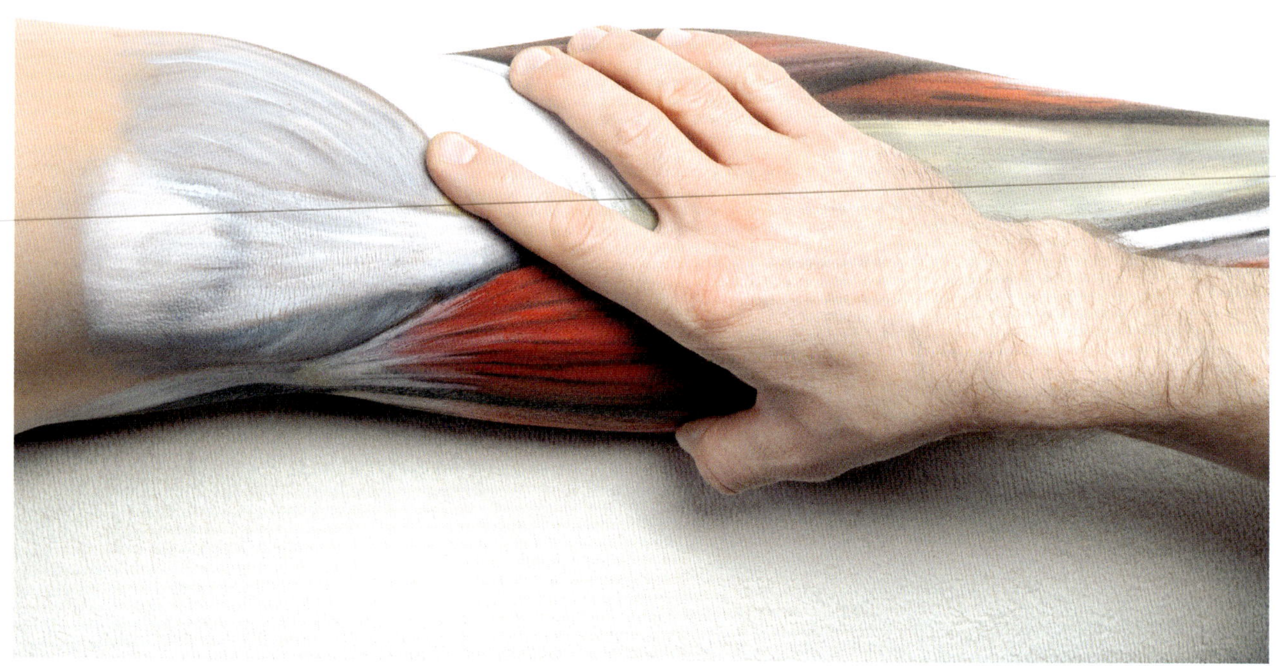

Ausgangsposition des Patienten

Rückenlage oder auf der untersuchten Seite.

Ausgangsposition des Therapeuten

Stehend, vor dem Patienten, auf der Höhe des Unterschenkels.

Ausführung der Palpation

Der Therapeut erfasst mit Zeige- und Mittelfinger die Endsehnen der Muskeln, die den Gänsefuß bilden. Der Gänsefuß erweitert sich nach distal.

8.2. Musculus peronaeus longus (Muskelbauch)

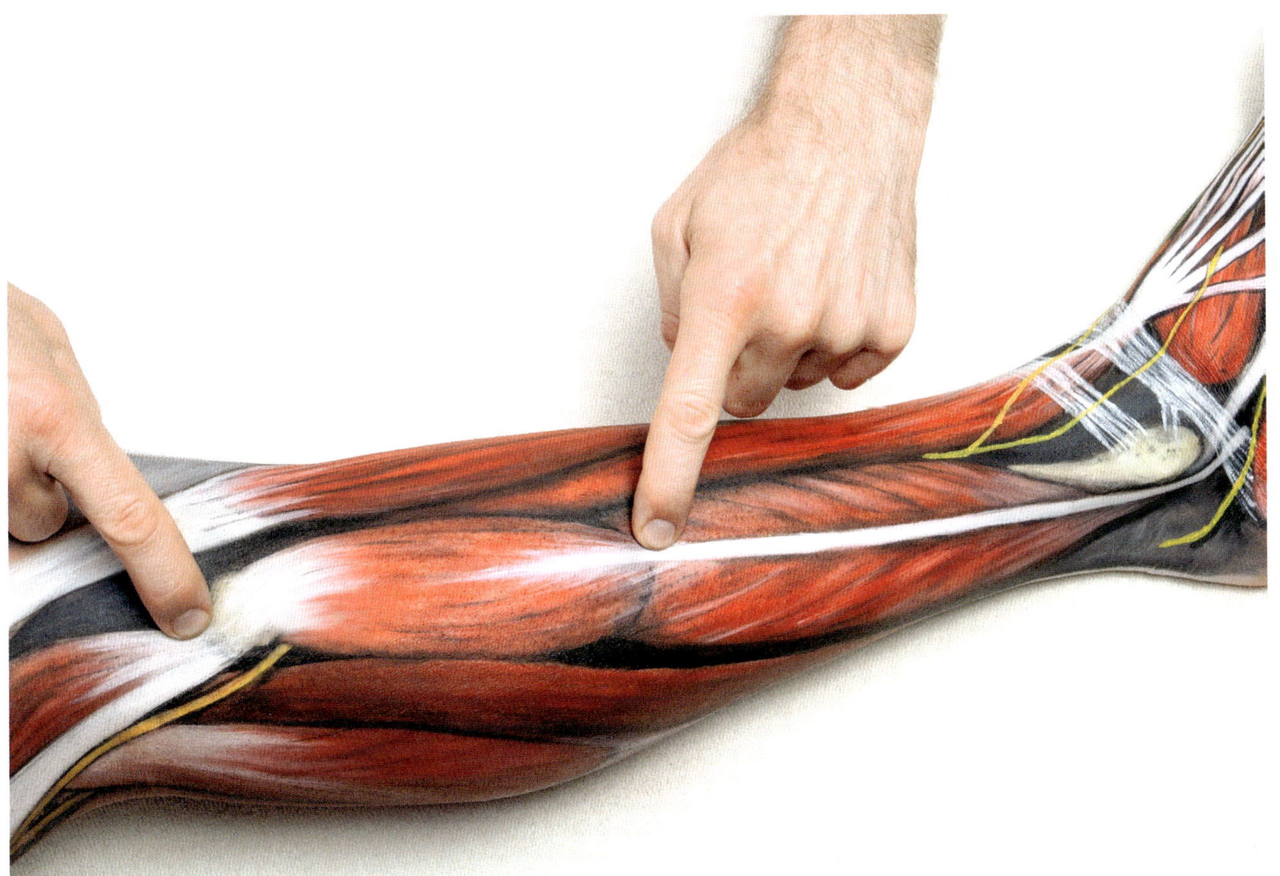

Ausgangsposition des Patienten

Seitenlage, auf der nicht palpierten Seite.

Ausgangsposition des Therapeuten

Stehend, vor dem Patienten, auf der Höhe des Unterschenkels.

Ausführung der Palpation

Der Therapeut markiert mit den Zeigefingern den Muskelbauch des M. peronaeus longus. Der obere Anteil befindet sich auf Höhe des Fibulaköpfchens. Der untere Anteil ist in Form einer Vertiefung an der Seitenfläche des Unterschenkels während der Bewegung der Flexion und Pronation des Fußes wahrnehmbar.

8.3. Musculus peronaeus longus (vorderer Rand)

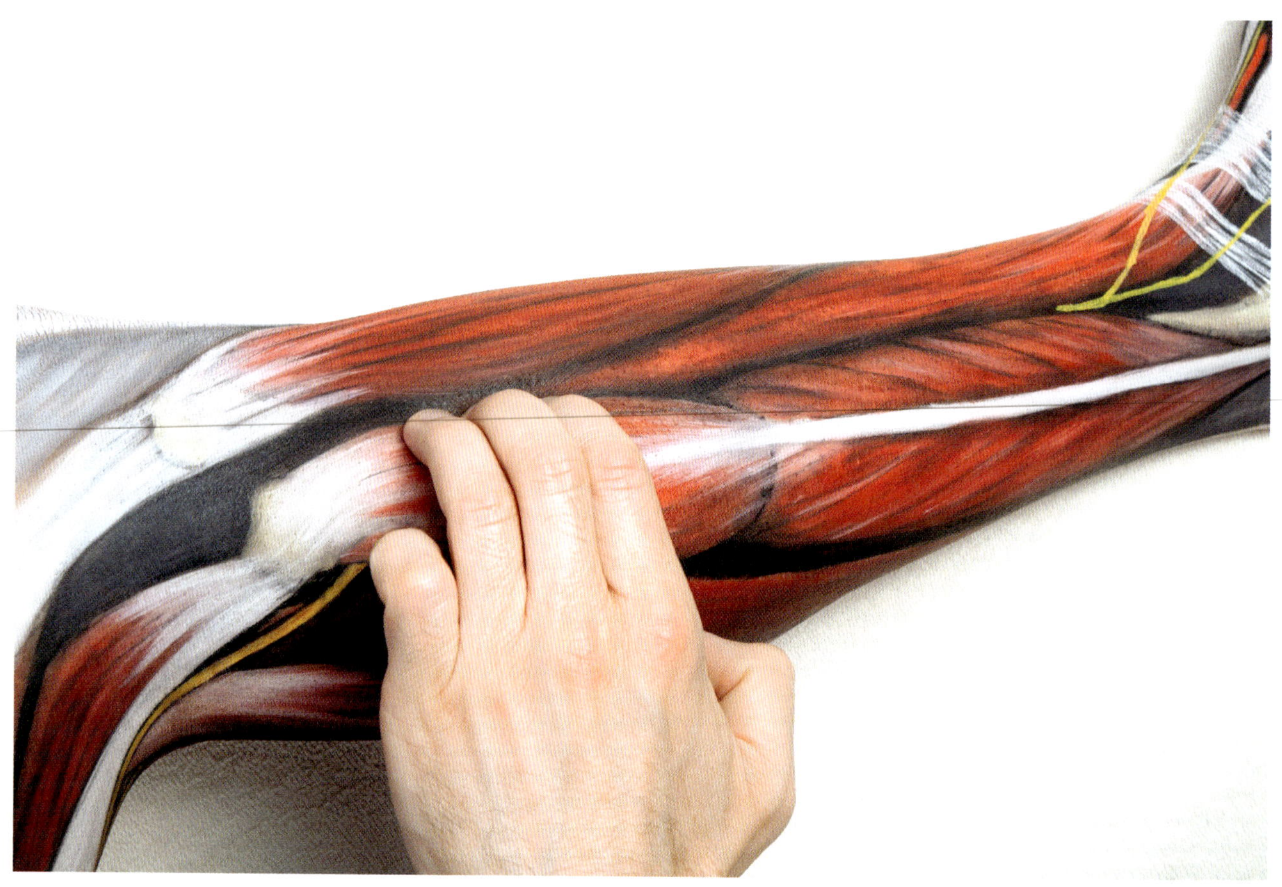

Ausgangsposition des Patienten

Seitenlage, auf der nicht palpierten Seite.

Ausgangsposition des Therapeuten

Stehend, hinter dem Patienten, auf der Höhe des Unterschenkels.

Ausführung der Palpation

Der Therapeut untersucht mit den Fingern einer Hand den Vorderrand des langen Peroneus-Muskels.

8.4. Musculus peronaeus longus (hinterer Rand)

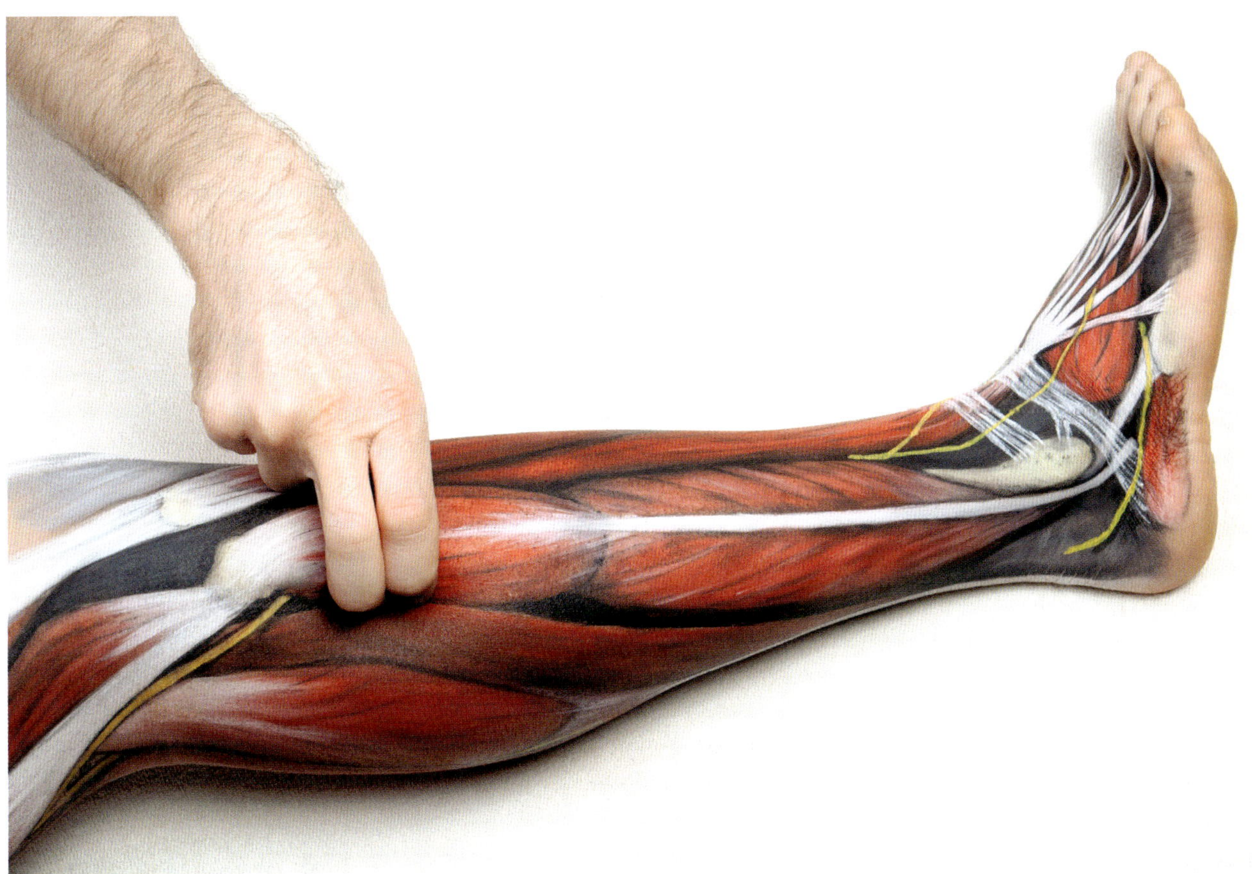

Ausgangsposition des Patienten

Seitenlage, auf der nicht palpierten Seite.

Ausgangsposition des Therapeuten

Stehend, vor dem Patienten, auf der Höhe des Unterschenkels.

Ausführung der Palpation

Der Therapeut untersucht mit Zeige- und Mittelfinger den hinteren Rand des M. peronaeus longus ventral des M. soleus.

8.5. Sehne des M. peronaeus longus

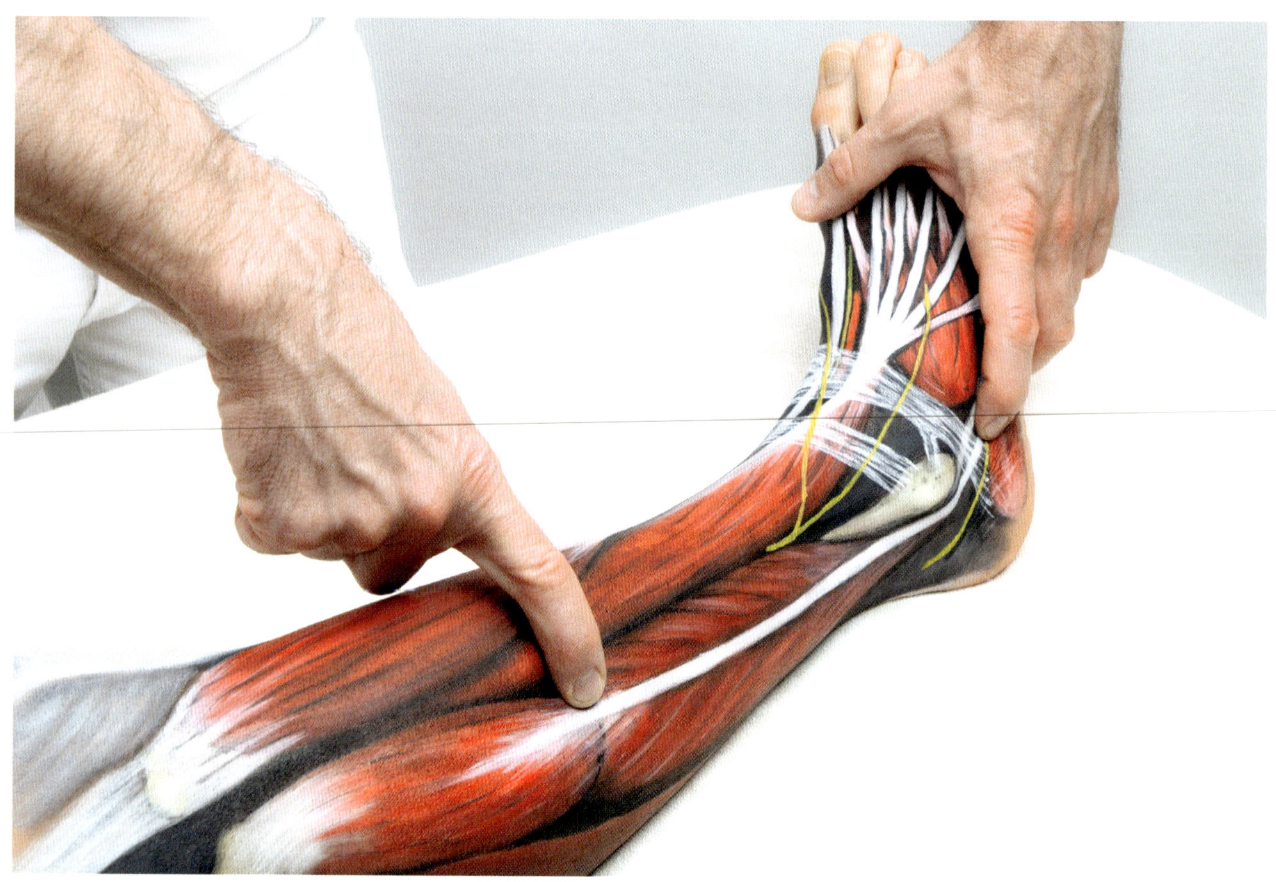

Ausgangsposition des Patienten

Rückenlage.

Ausgangsposition des Therapeuten

Stehend, auf der Höhe des Unterschenkels, auf der Gegenseite der Palpation.

Ausführung der Palpation

Der Therapeut lokalisiert mit den Zeigefingern die lange Peroneussehne auf der Ebene des M. peronaeus brevis und der lateralen Fläche des Fußes.

8.6. Sehne des M. peronaeus longus (Palpation auf der lateralen Fläche des Unterschenkels)

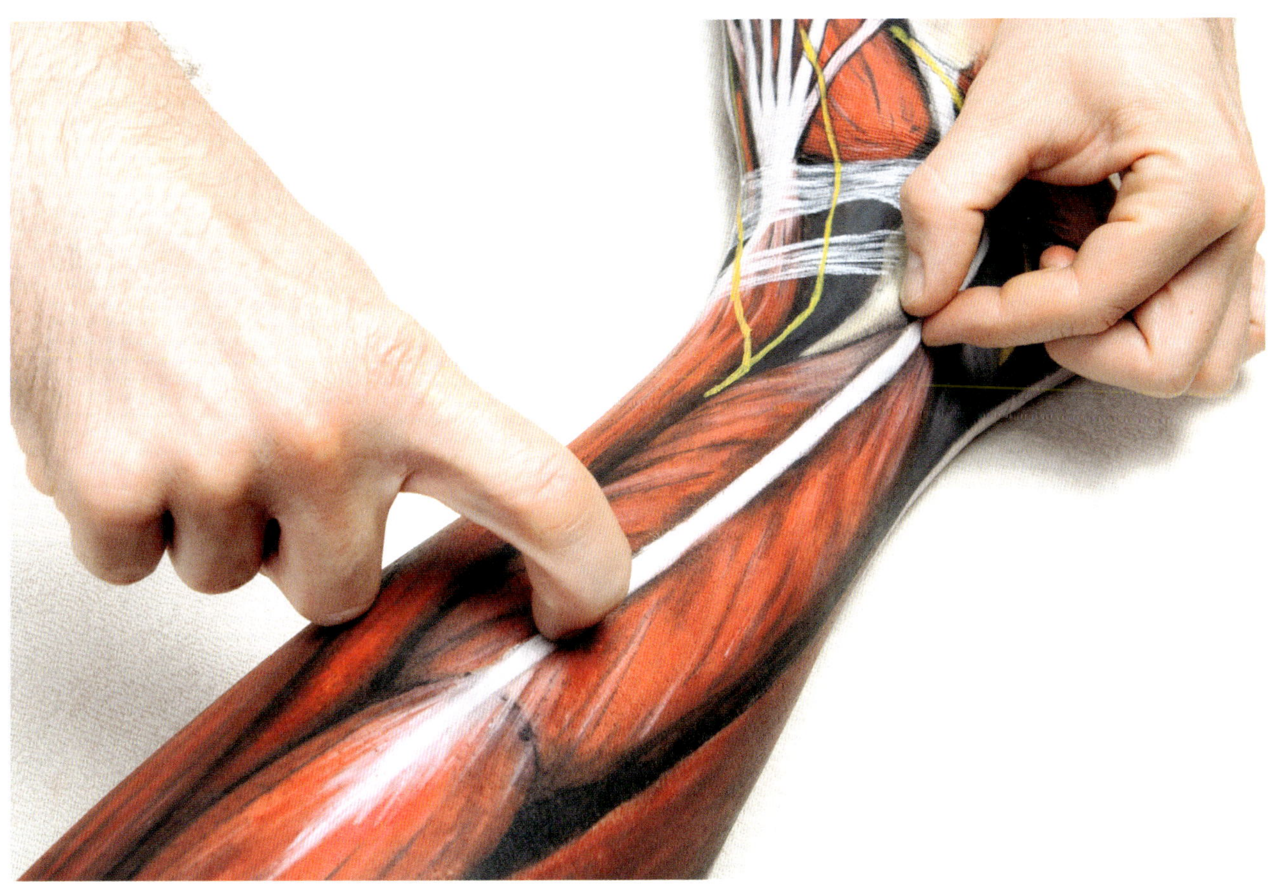

Ausgangsposition des Patienten

Seitenlage, auf der nicht palpierten Seite.

Ausgangsposition des Therapeuten

Stehend, vor dem Patienten, auf Höhe des Unterschenkels.

Ausführung der Palpation

Der Therapeut palpiert und bewertet mit dem Zeigefinger der rechten Hand und Zeigefinger und Daumen der linken Hand die Sehne des M. peronaeus longus auf der Ebene (Unterfläche) des M. peronaeus brevis.

8.7. Musculus peronaeus brevis

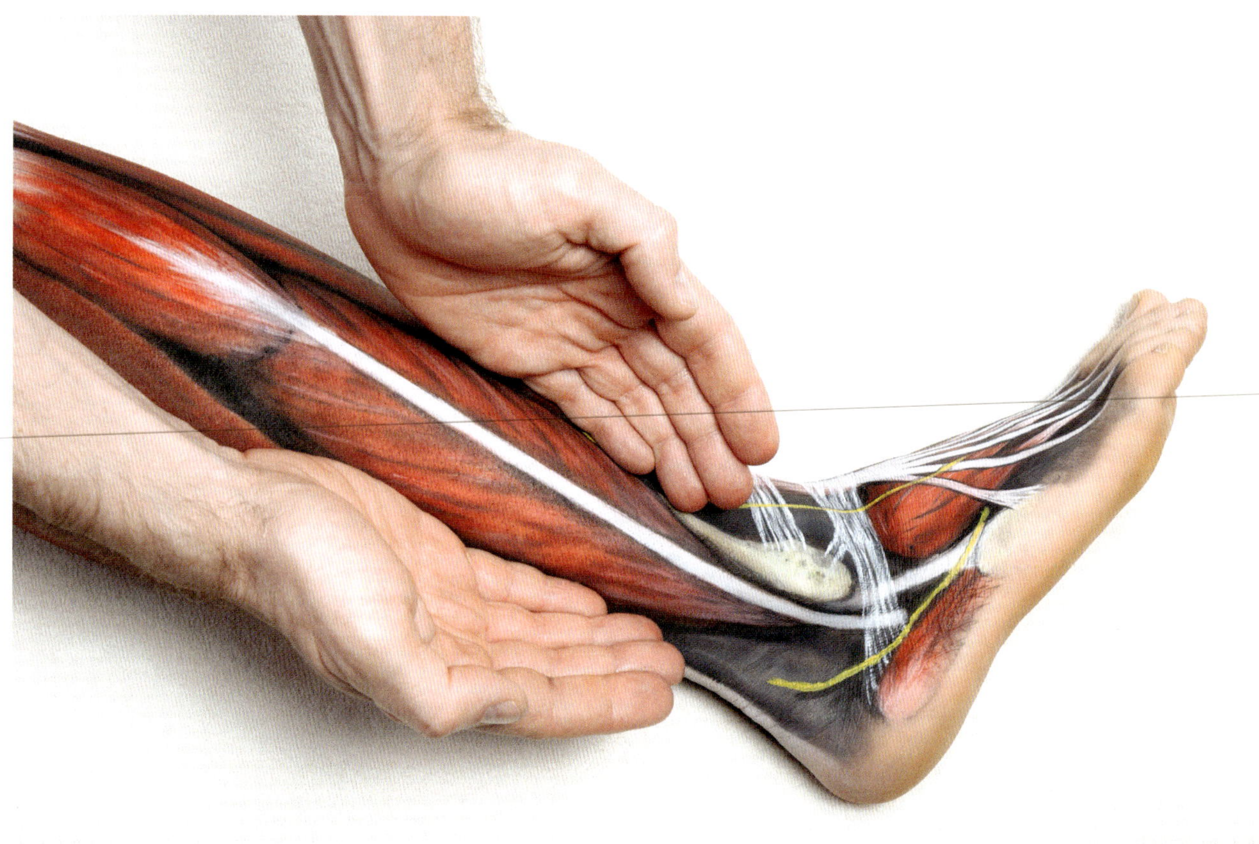

Ausgangsposition des Patienten

Seitenlage, auf der nicht palpierten Seite.

Ausgangsposition des Therapeuten

Stehend, vor dem Patienten, auf der Kniehöhe.

Ausführung der Palpation

Der Therapeut markiert den vorderen und hinteren Rand des M. peronaeus, wobei seine Hände den Füßen des Patienten zugewandt sind.

8.8. Musculus peronaeus brevis (vorderer Rand)

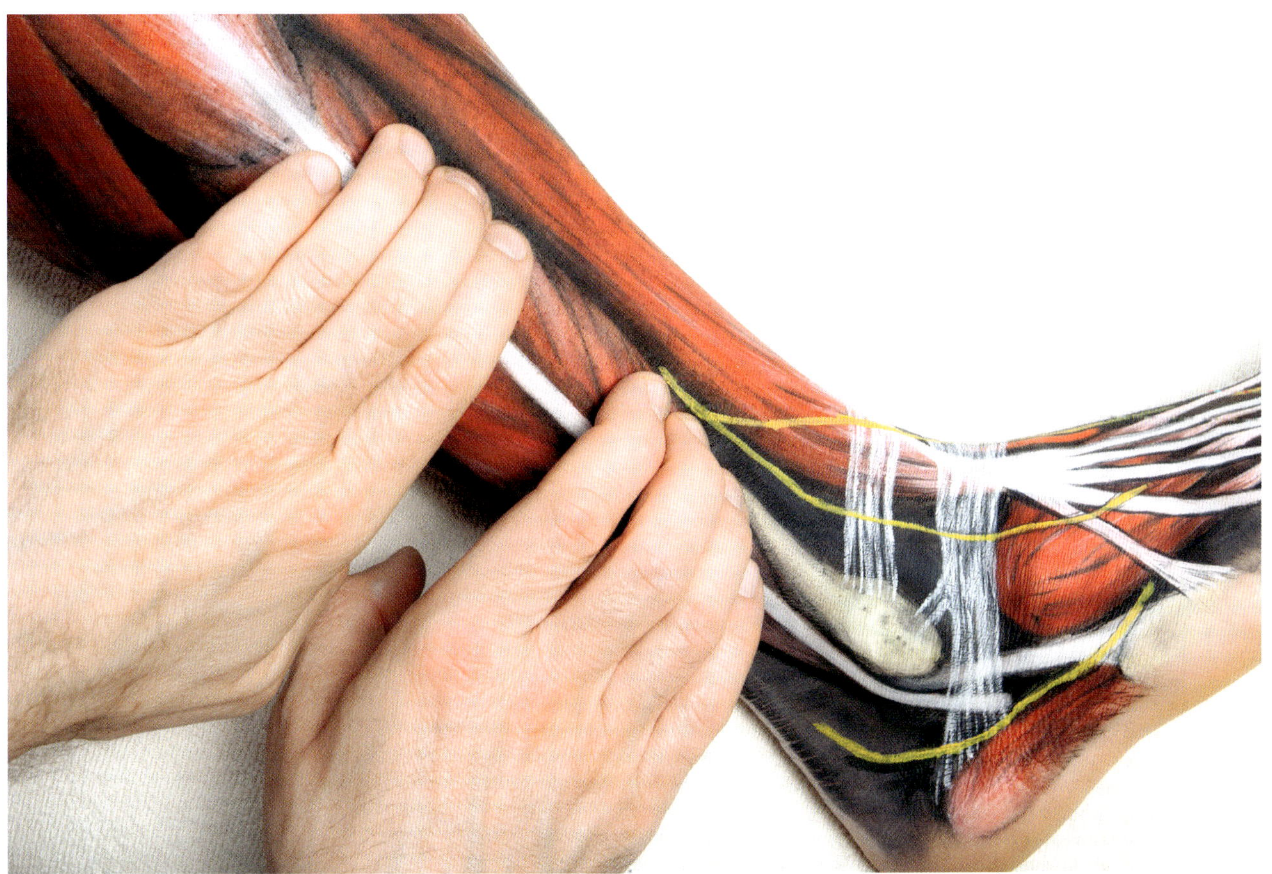

Ausgangsposition des Patienten

Seitenlage, auf der nicht palpierten Seite.

Ausgangsposition des Therapeuten

Stehend, hinter dem Patienten, auf der Unterschenkelhöhe.

Ausführung der Palpation

Der Therapeut palpiert und bewertet mit den Fingern beider Hände den vorderen Rand des M. peronaeus brevis ventral der Sehne des M. peronaeus longus.

8.9. Musculus peronaeus brevis (hinterer Rand)

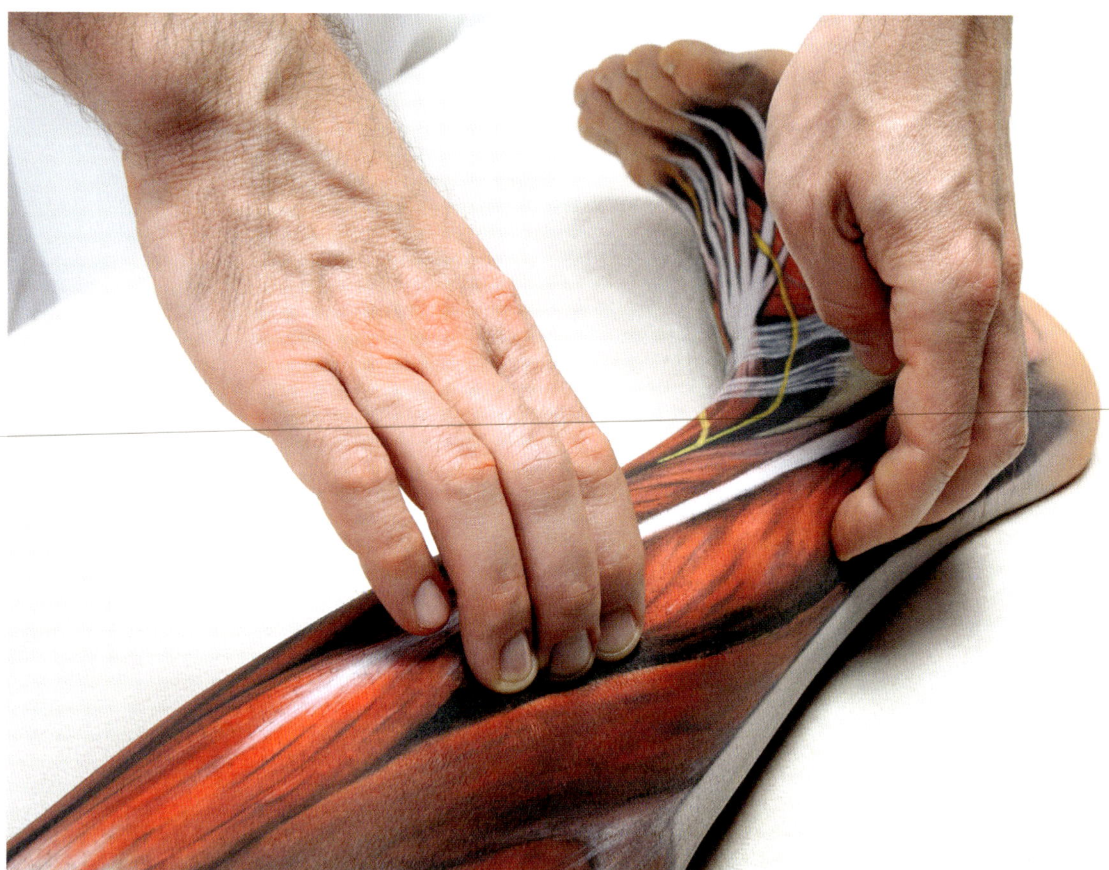

Ausgangsposition des Patienten

Seitenlage, auf der nicht palpierten Seite.

Ausgangsposition des Therapeuten

Stehend, vor dem Patienten, auf der Unterschenkelhöhe.

Ausführung der Palpation

Der Therapeut palpiert und bewertet mit den Fingern beider Hände den hinteren Rand des M. peronaeus brevis dorsal der Sehne des M. peronaeus longus.

8.10. Sehne des M. peronaeus brevis (Palpation an der lateralen Fußfläche)

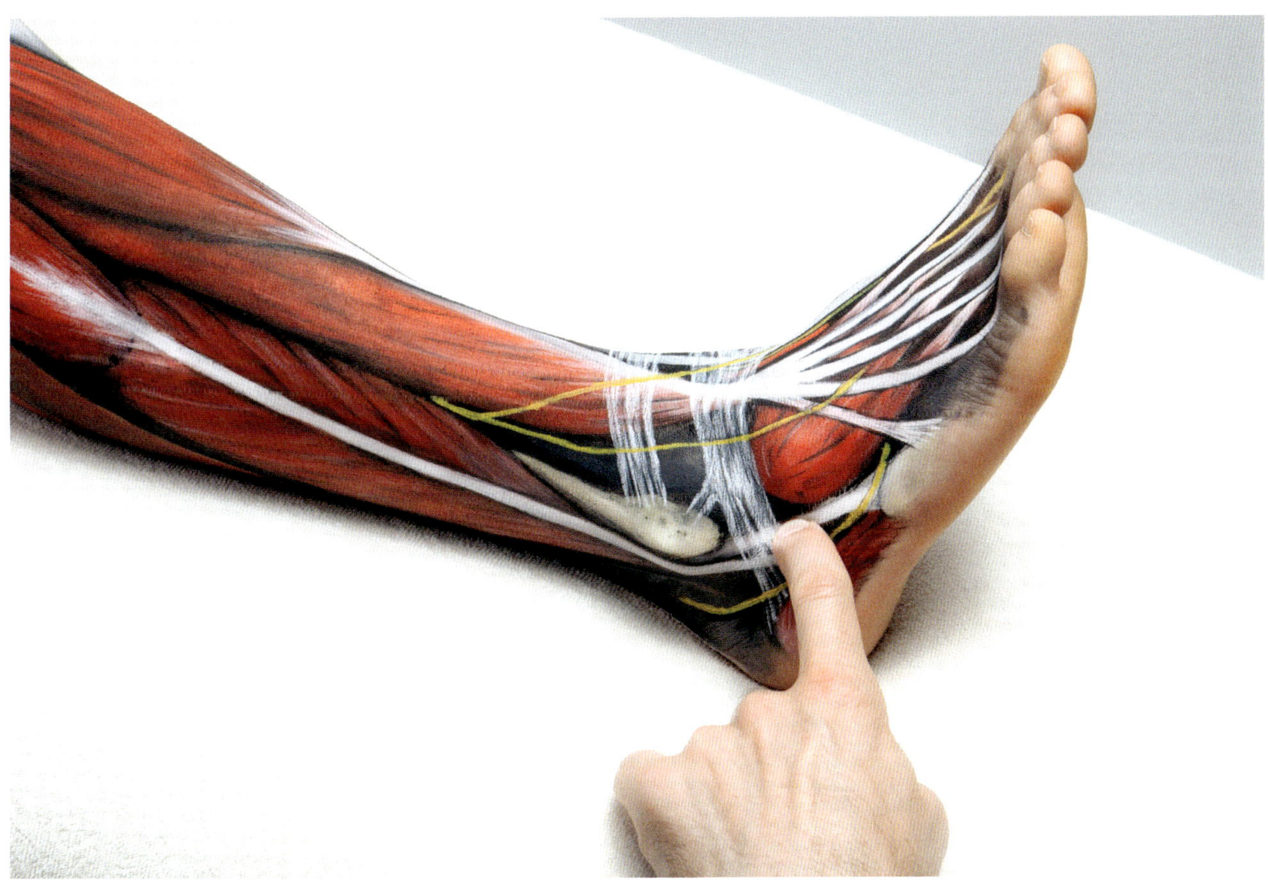

Ausgangsposition des Patienten

Rückenlage.

Ausgangsposition des Therapeuten

Stehend, auf der untersuchten Seite, auf Fußhöhe des Patienten.

Ausführung der Palpation

Der Therapeut palpiert und bewertet mit dem Zeigefinger die Sehne des M. peronaeus brevis an der Fußaußenfläche in Richtung des knöchernen Vorsprungs des fünften Mittelfußknochens. Der Patient führt eine Eversionsbewegung aus.

8.11. Sehne des M. peronaeus longus (Palpation an der lateralen Fußfläche)

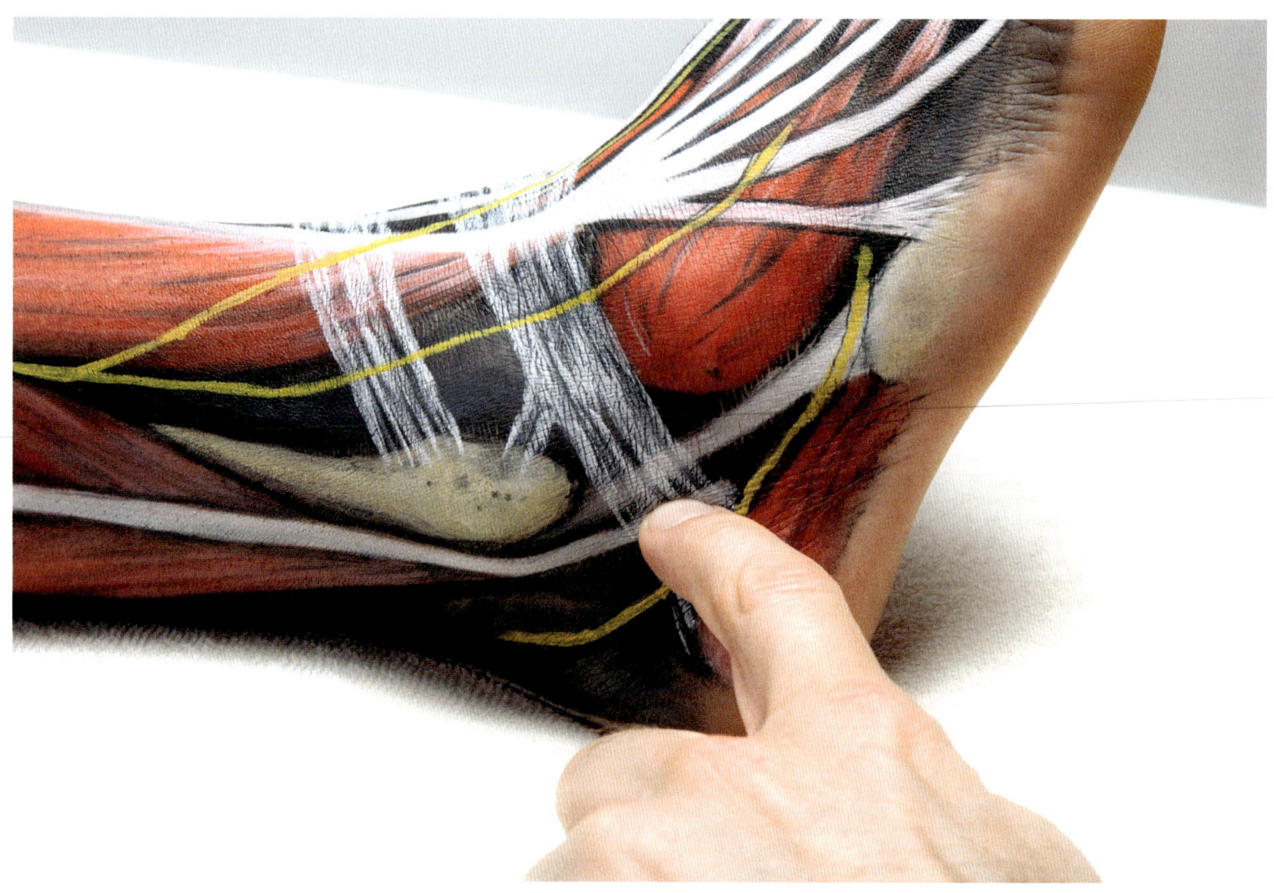

Ausgangsposition des Patienten

Rückenlage.

Ausgangsposition des Therapeuten

Stehend, auf der untersuchten Seite, auf Fußhöhe des Patienten.

Ausführung der Palpation

Der Therapeut palpiert und bewertet mit dem Zeigefinger die Sehne des M. peronaeus longus an der Fußaußenfläche dorsal der Sehne des M. peronaeus brevis. Der Patient führt eine Flexions- und Eversionsbewegung aus.

8.12. Musculus tibialis anterior (medialer Rand)

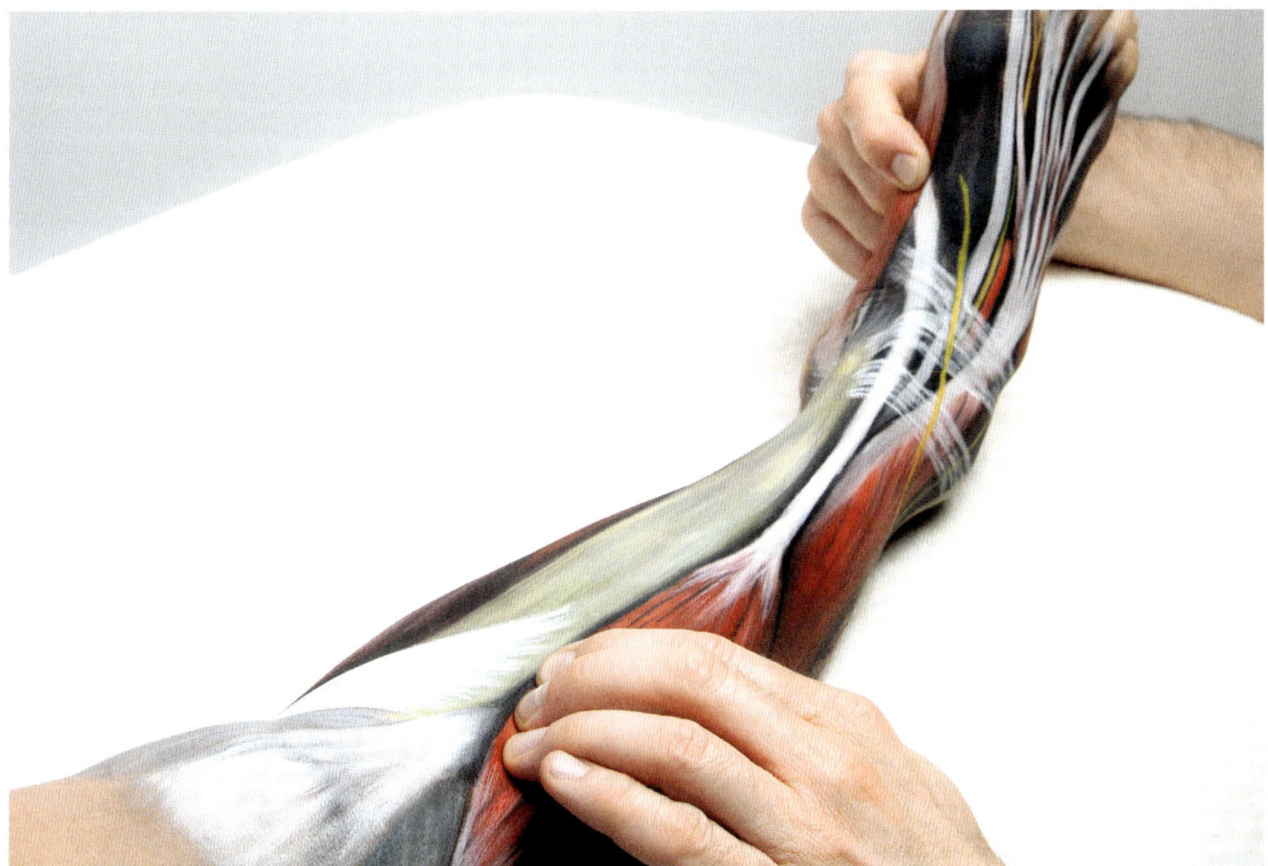

Ausgangsposition des Patienten

Rückenlage.

Ausgangsposition des Therapeuten

Stehend, auf der untersuchten Seite, auf der Unterschenkelhöhe des Patienten.

Ausführung der Palpation

Der Therapeut palpiert und bewertet den medialen Rand des M. tibialis anterior entlang der Vorderkante des Schienbeins.

8.13. Musculus tibialis anterior (lateraler Rand)

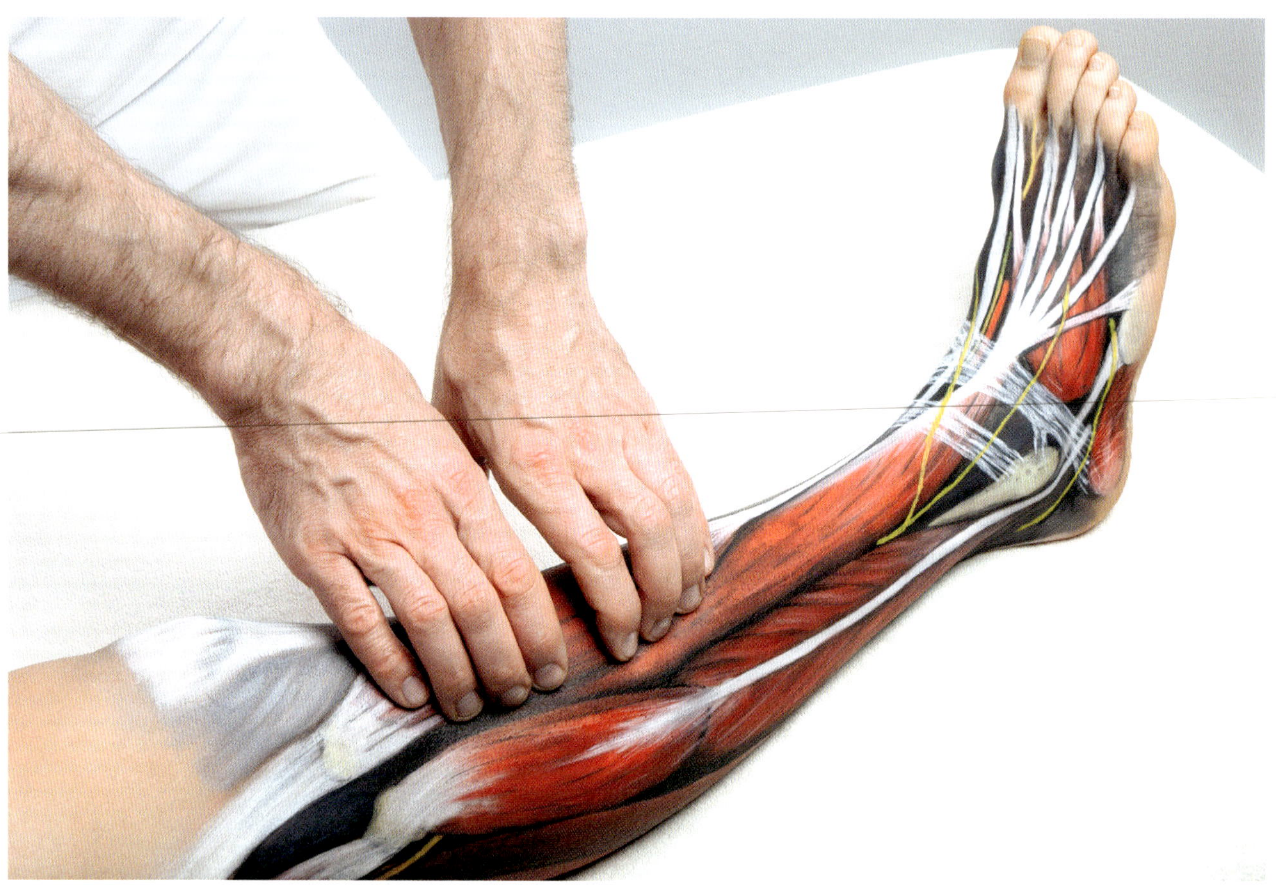

Ausgangsposition des Patienten

Rückenlage.

Ausgangsposition des Therapeuten

Stehend, auf der nicht untersuchten Seite, auf der Unterschenkelhöhe des Patienten.

Ausführung der Palpation

Der Therapeut palpiert und bewertet mit den Fingern beider Hände den seitlichen Rand des M. tibialis anterior ventral des M. peronaeus longus und des M. extensor digitorum longus.

8.14. Sehne des M. tibialis anterior

M. tibialis anterior – Tendo

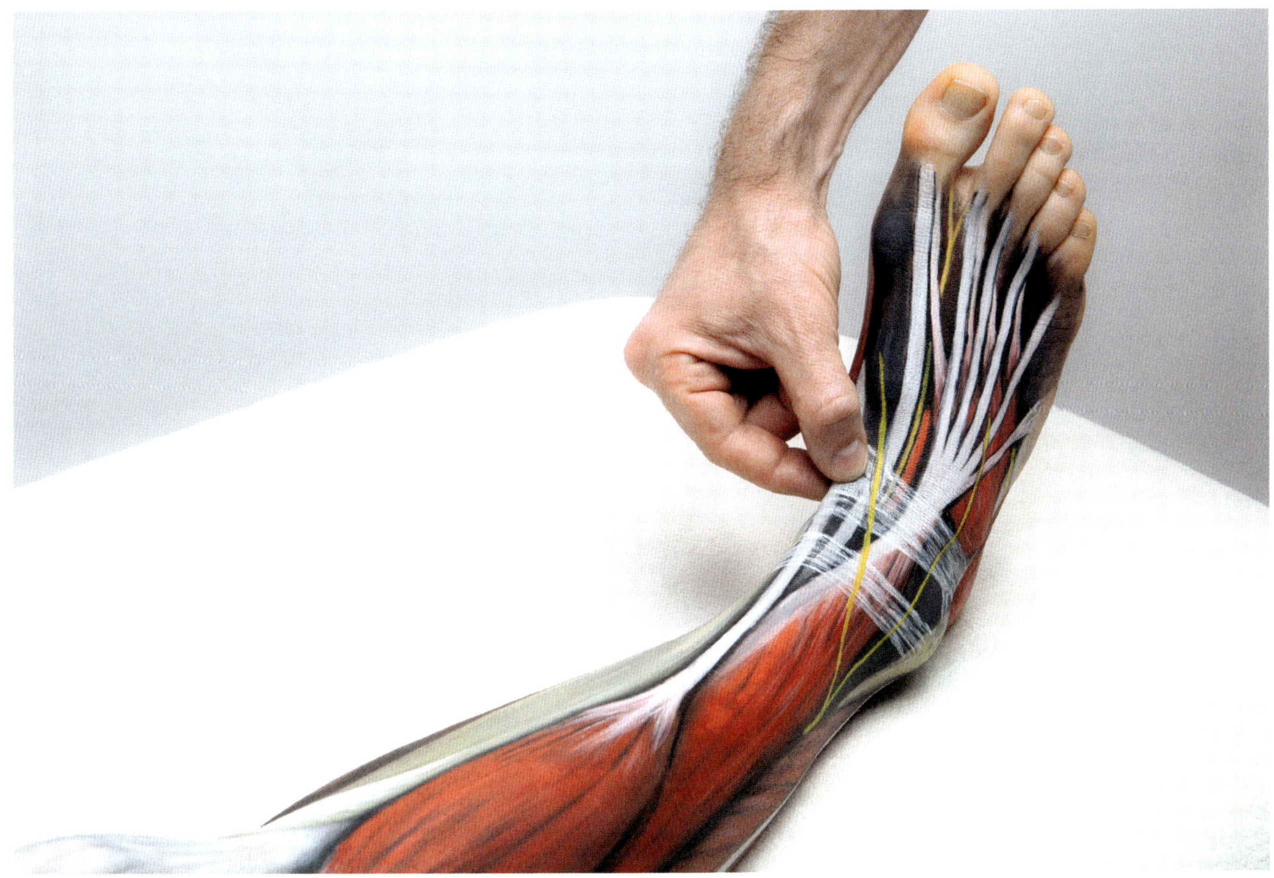

Ausgangsposition des Patienten

Rückenlage.

Ausgangsposition des Therapeuten

Stehend, auf der nicht untersuchten Seite, auf der Unterschenkelhöhe des Patienten.

Ausführung der Palpation

Der Therapeut palpiert und bewertet mit den Fingern beider Hände den seitlichen Rand des M. tibialis anterior ventral des M. peronaeus longus und des M. extensor digitorum longus.

8.15. Musculus extensor digitorum longus (Muskelbauch)

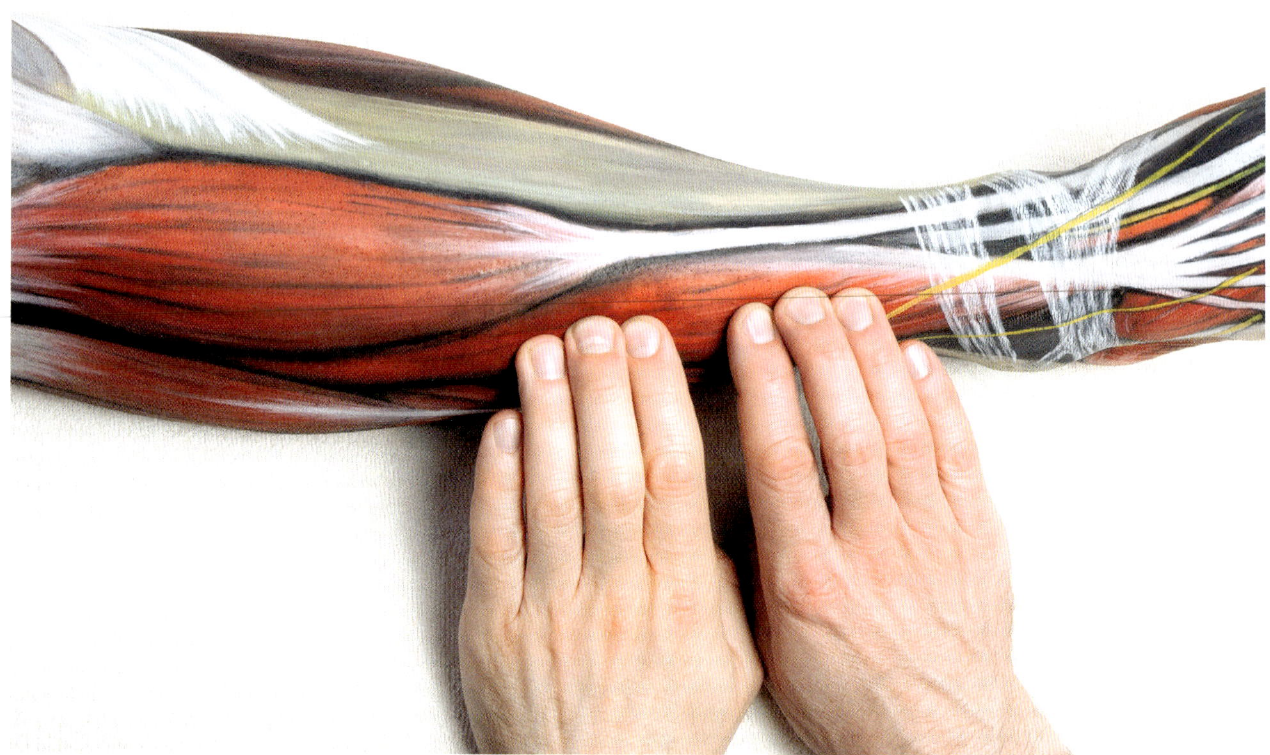

Ausgangsposition des Patienten

Rückenlage.

Ausgangsposition des Therapeuten

Stehend, auf der untersuchten Seite, auf der Unterschenkelhöhe des Patienten.

Ausführung der Palpation

Der Therapeut palpiert und bewertet mit den Fingern beider Hände den Muskelbauch des M. extensor digitorum longus im Bereich zwischen dem M. tibialis anterior und dem M. peroneus brevis. Der Patient bewegt seine Zehen.

8.16. Musculus extensor digitorum longus (Muskelbauch, kranialer Anteil)

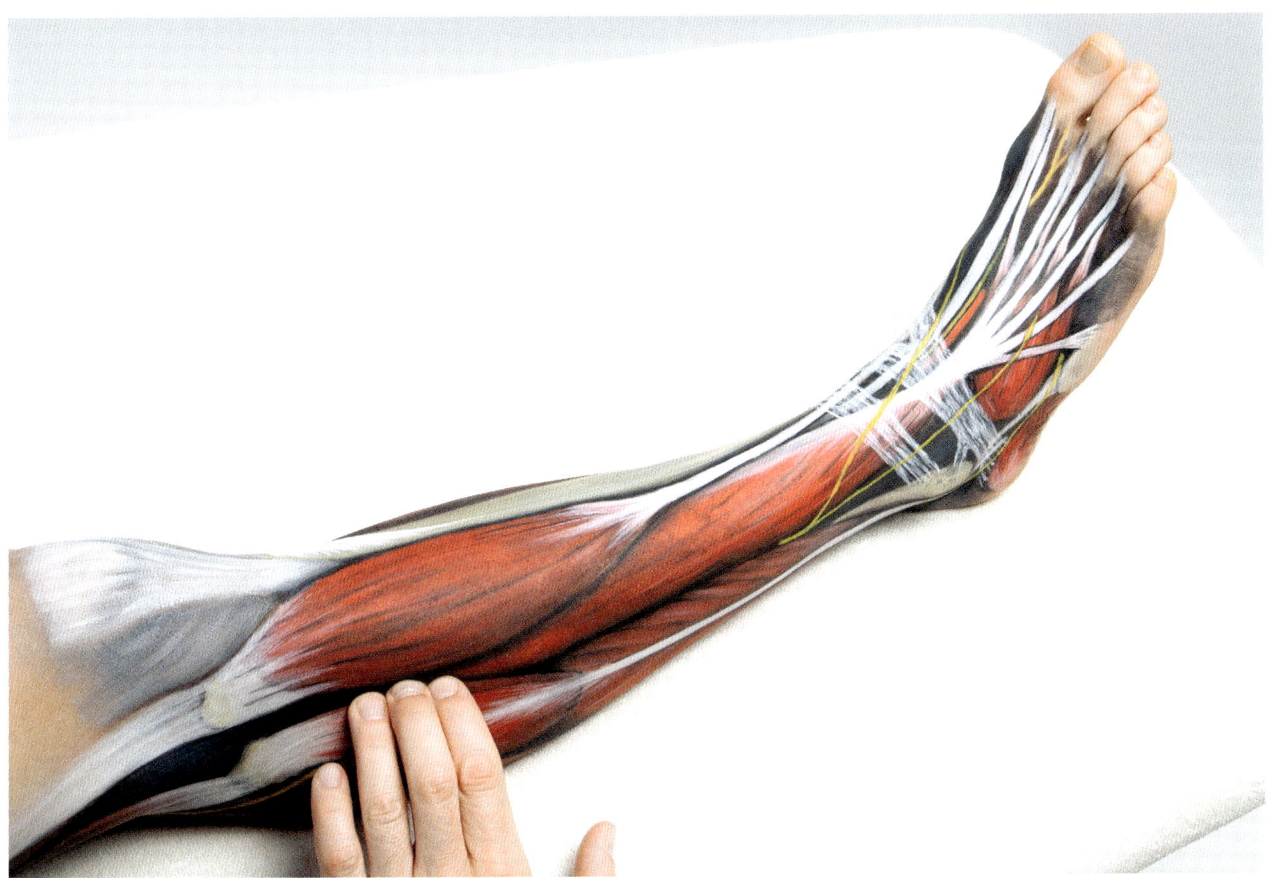

Ausgangsposition des Patienten

Rückenlage.

Ausgangsposition des Therapeuten

Stehend, auf der untersuchten Seite, auf der Unterschenkelhöhe des Patienten.

Ausführung der Palpation

Der Therapeut lokalisiert mit den Fingern einer Hand die Spannung des M. extensor digitorum longus zwischen M. peronaeus longus und M. tibialis anterior. Der Patient bewegt seine Zehen.

8.17. Musculus extensor digitorum longus (lateraler Rand)

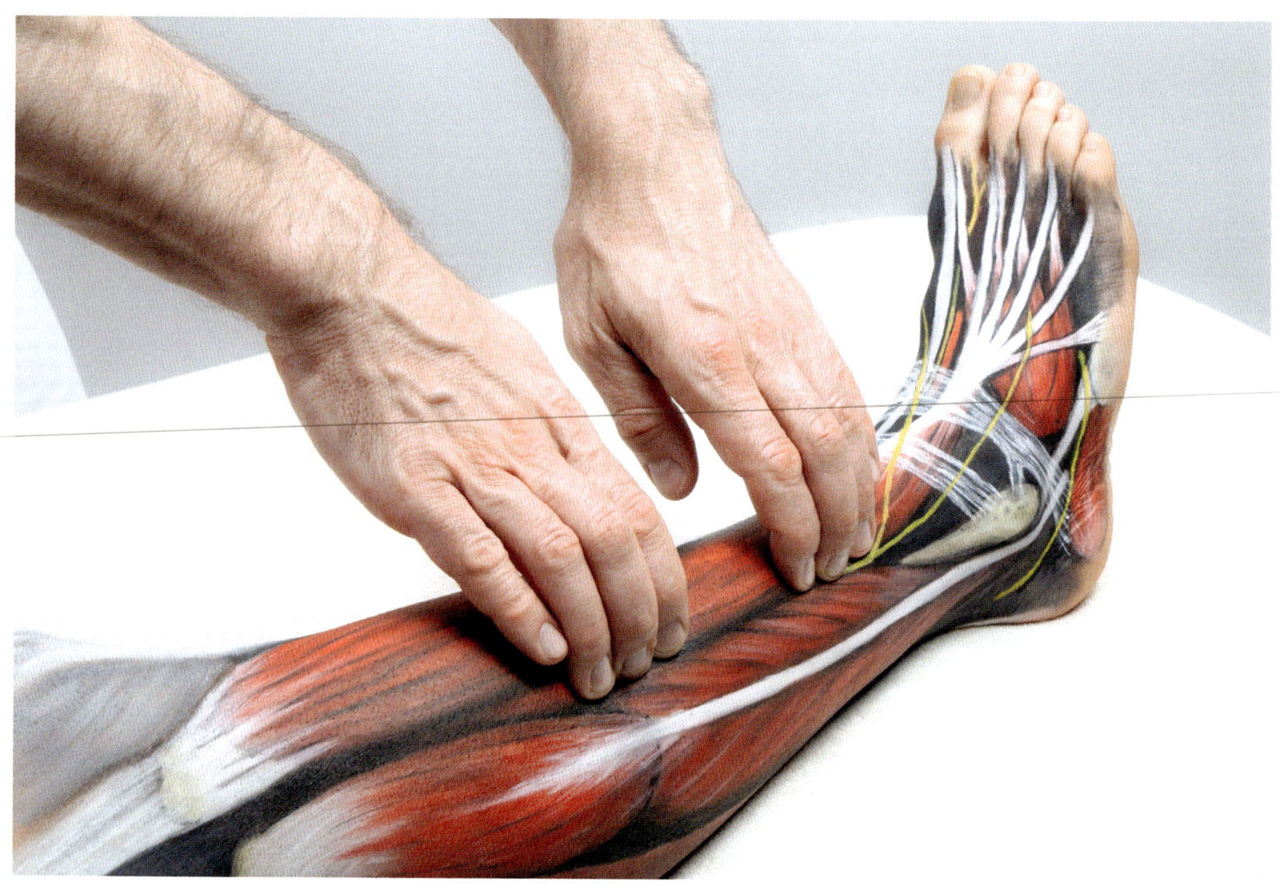

Ausgangsposition des Patienten

Rückenlage.

Ausgangsposition des Therapeuten

Stehend, auf der Unterschenkelhöhe des Patienten, von der Innenseite der untersuchten Extremität.

Ausführung der Palpation

Der Therapeut palpiert und bewertet mit den Fingern beider Hände den seitlichen Rand des M. extensor digitorum longus ventral des Muskelbauchs des M. peronaeus brevis.

8.18. Musculus extensor digitorum longus, M. peronaeus brevis (Sulcus)

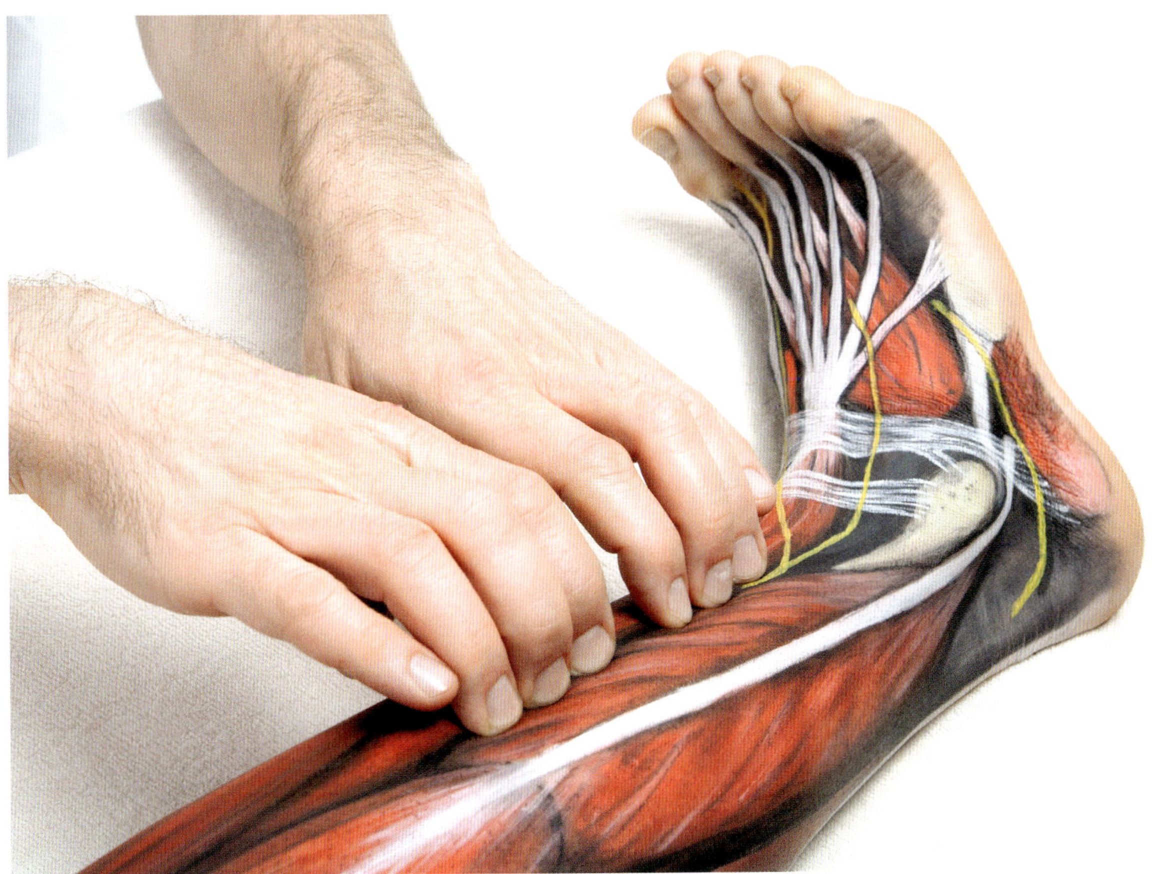

Ausgangsposition des Patienten

Seitenlage, auf der nicht palpierten Seite.

Ausgangsposition des Therapeuten

Stehend, vor dem Patienten, auf der Unterschenkelhöhe.

Ausführung der Palpation

Der Therapeut palpiert und bewertet mit den Fingern beider Hände den Sulcus zwischen dem M. extensor digitorum longus und dem M. peronaeus brevis. Der Patient führt abwechselnd eine Fußeversion durch und bewegt die Zehen.

8.19. Sehne des M. extensor digitorum longus

M. extensor digitorum longus – Tendo

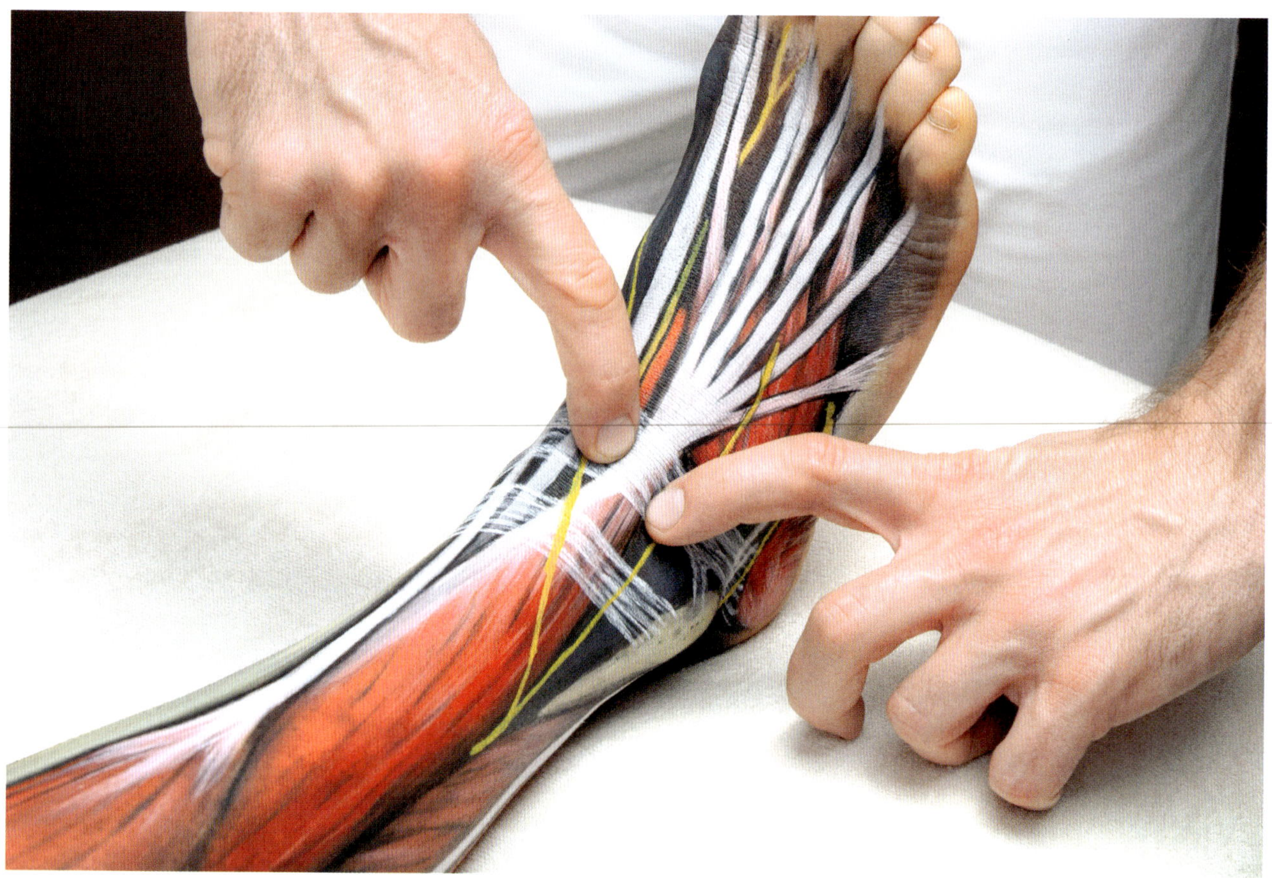

Ausgangsposition des Patienten

Rückenlage.

Ausgangsposition des Therapeuten

Stehend, von den Füßen des Patienten her.

Ausführung der Palpation

Der Therapeut palpiert und bewertet mit den Zeigefingern die Sehne des M. extensor digitorum longus auf Höhe des unteren Retinaculum extensorum.

8.20. Musculus extensor digitorum longus (medialer Rand)

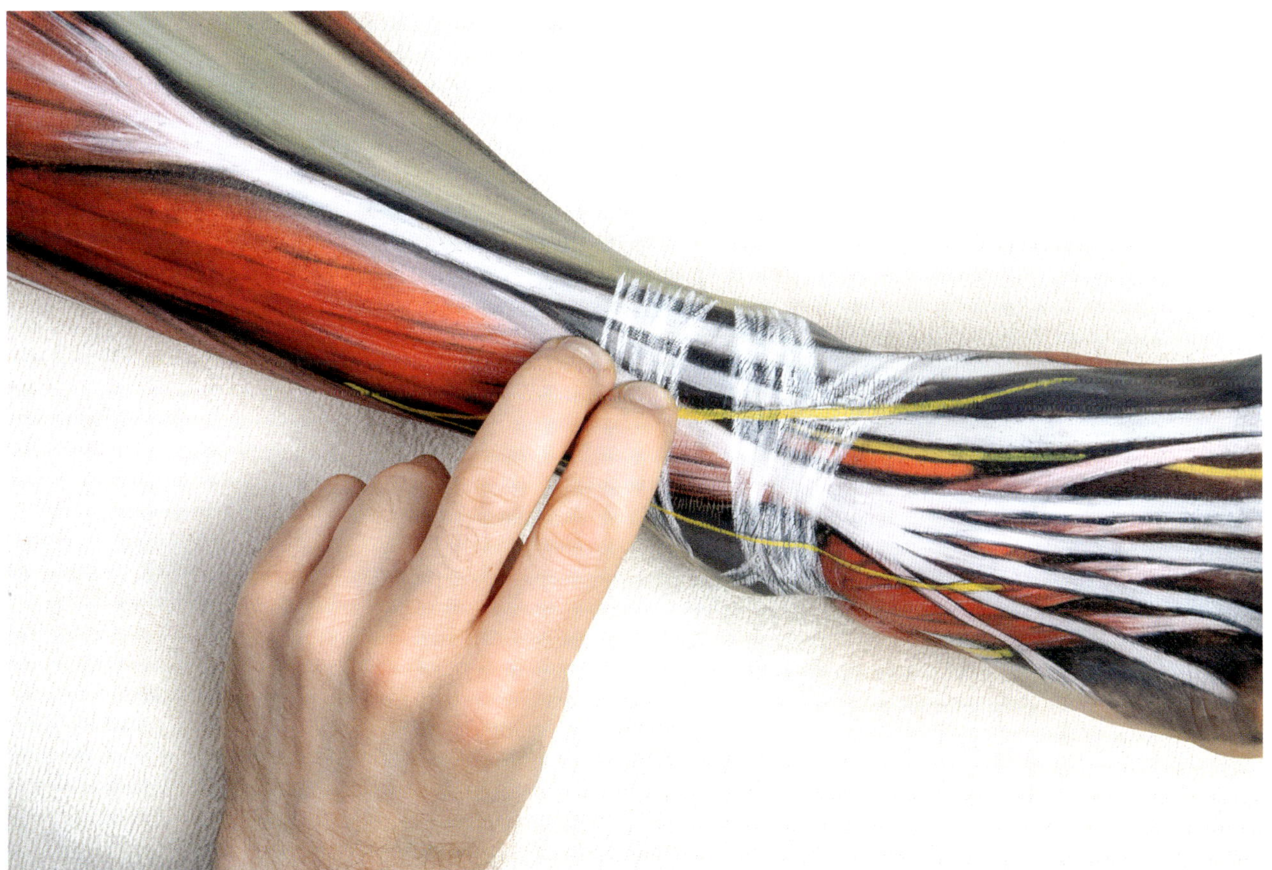

Ausgangsposition des Patienten

Rückenlage.

Ausgangsposition des Therapeuten

Stehend, auf der untersuchten Seite, auf der Unterschenkelhöhe des Patienten.

Ausführung der Palpation

Der Therapeut palpiert und bewertet mit Zeige- und Mittelfinger den medialen Rand des M. extensor longus auf Höhe des oberen Retinaculum extensorum.

8.21. Musculus extensor digitorum longus (Palpation)

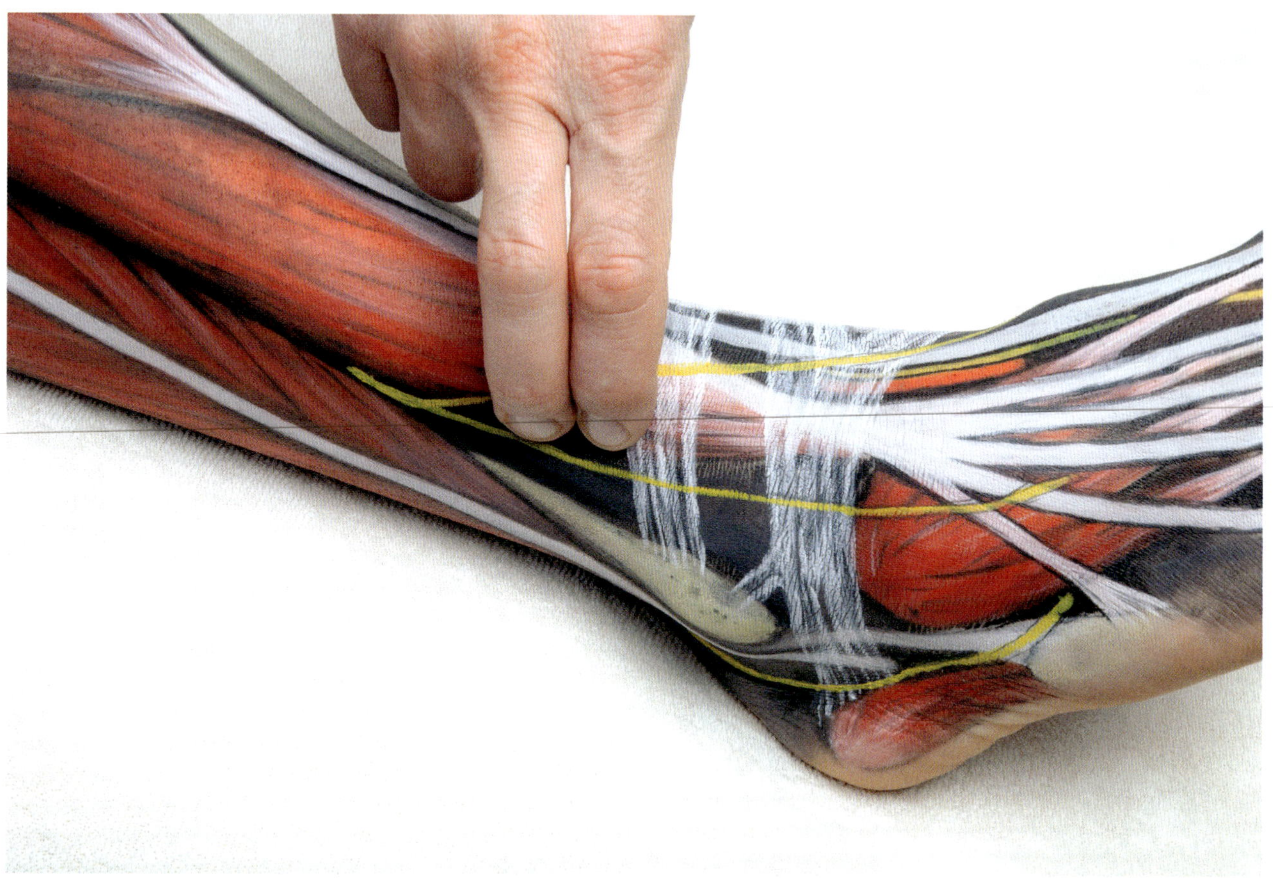

Ausgangsposition des Patienten

Rückenlage.

Ausgangsposition des Therapeuten

Stehend, von der Innenseite der untersuchten Extremität auf Höhe des Unterschenkels des Patienten. Zeige- und Mittelfinger liegen am lateralen Rand des M. extensor digitorum longus oberhalb des oberen Retinaculum extensorum.

Ausführung der Palpation

Der Therapeut bewegt die Finger vom lateralen Rand des M. extensor digitorum longus zur ventralen Fläche des Muskels. Die Palpation erfolgt quer zum Verlauf der Muskelfasern.

8.22. Sehne des M. peronaeus tertius

M. peronaeus tertius – Tendo

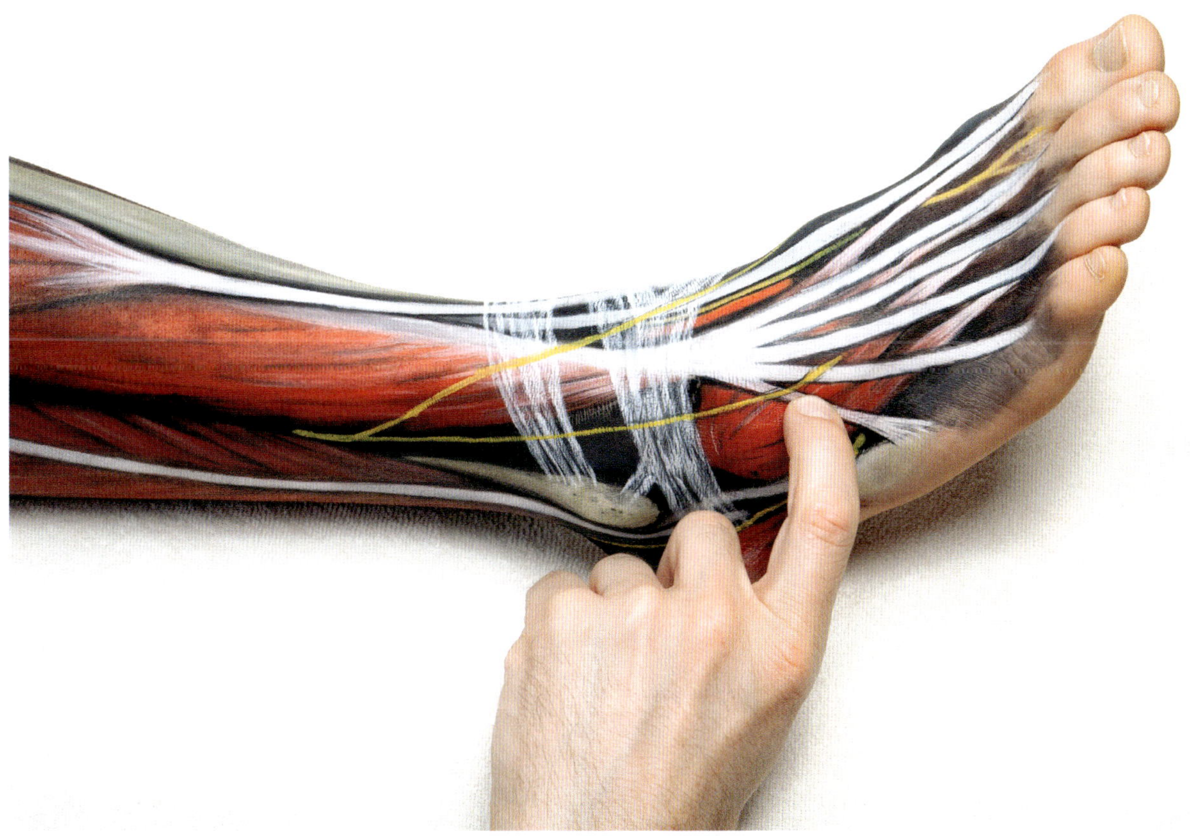

Ausgangsposition des Patienten

Rückenlage.

Ausgangsposition des Therapeuten

Stehend, auf der Fußhöhe des Patienten.

Ausführung der Palpation

Der Therapeut palpiert und bewertet mit dem Zeigefinger die Sehne des M. peronaeus tertius an der lateralen Fläche des Fußes, die sich von der Sehne des M. extensor longus trennt. Der Patient streckt seine Zehen. Der Muskel ist nicht konstant präsent.

8.23. Sehne des M. extensor hallucis longus

M. extensor hallucis longus – Tendo

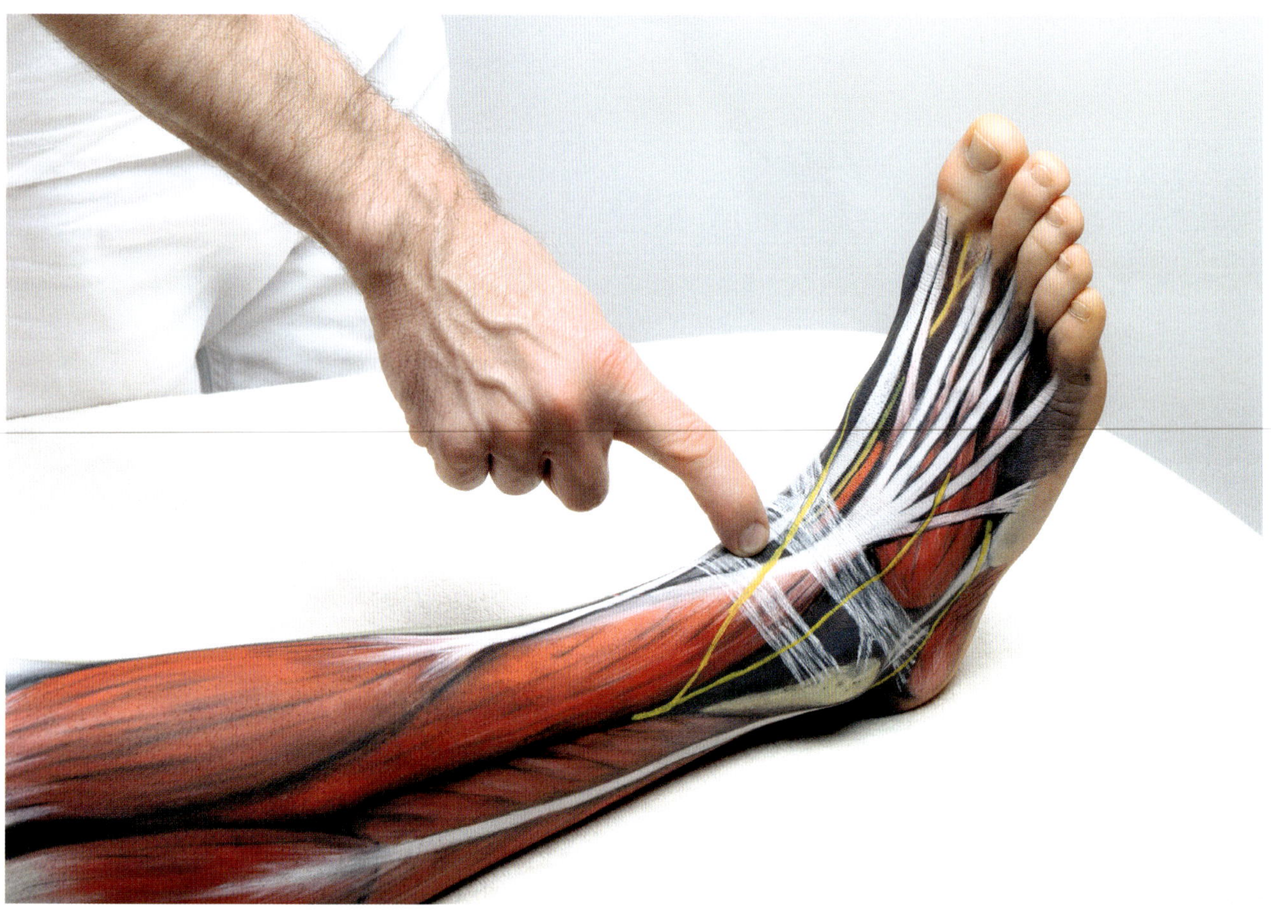

Ausgangsposition des Patienten

Rückenlage.

Ausgangsposition des Therapeuten

Stehend, von der Innenseite der untersuchten Extremität, auf Höhe des Unterschenkels des Patienten.

Ausführung der Palpation

Der Therapeut palpiert und bewertet die Sehne des M. extensor hallucis longus mit dem Zeigefinger im Raum zwischen der Sehne des M. tibialis anterior und der Sehne des M. extensor digitorum longus.

8.24. Musculus extensor digitorum brevis

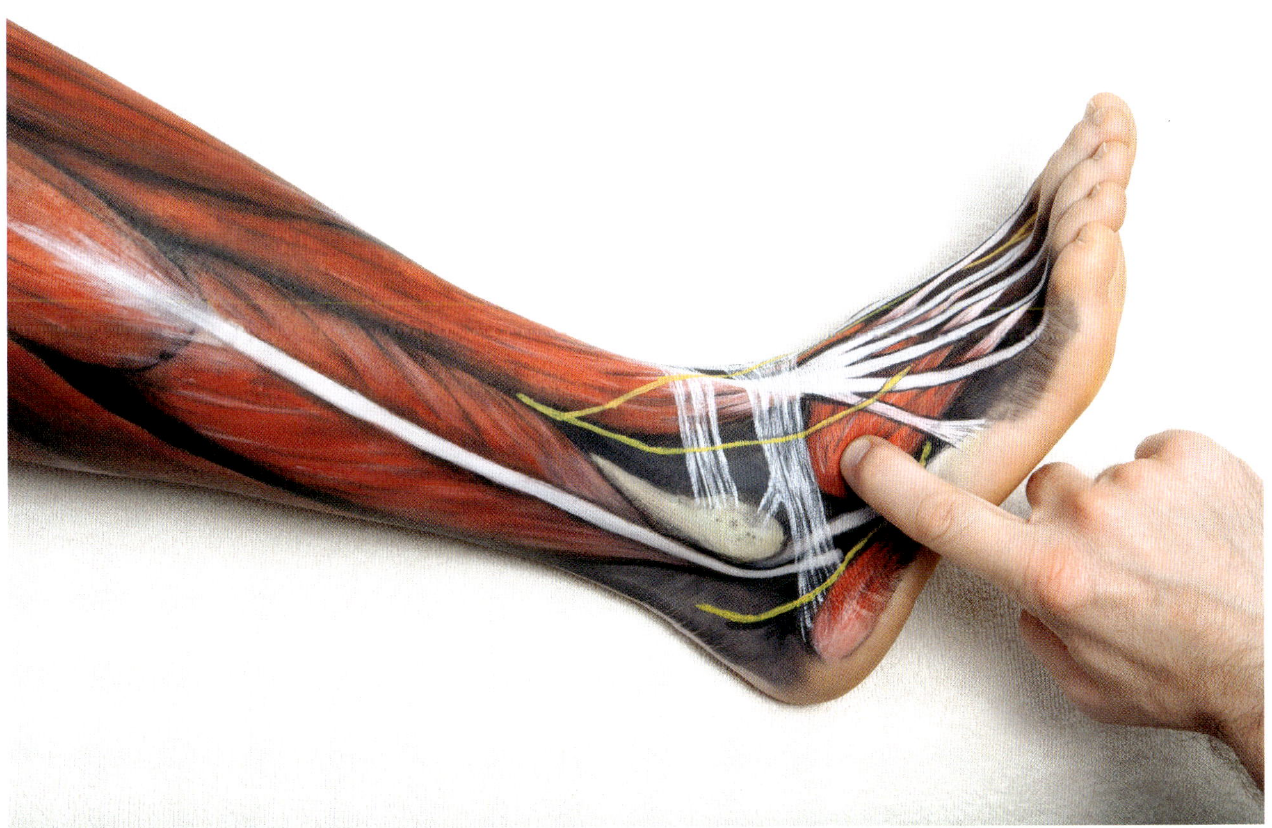

Ausgangsposition des Patienten

Seitenlage, auf der nicht untersuchten Seite.

Ausgangsposition des Therapeuten

Stehend, hinter dem Patienten, auf Höhe des Unterschenkels des Patienten.

Ausführung der Palpation

Der Therapeut palpiert und bewertet mit dem Zeigefinger den M. extensor brevis im Raum zwischen dem unteren Retinaculum extensorum, der Sehne des M. peronaeus brevis und der Sehne des M. peronaeus tertius. Beim aktiven Strecken der Zehen wird die Kontraktion des M. extensor digitorum brevis wahrnehmbar.

8.25. Sehnen der Zehenstreckmuskeln

Mm. extensores digitorum – Tendines

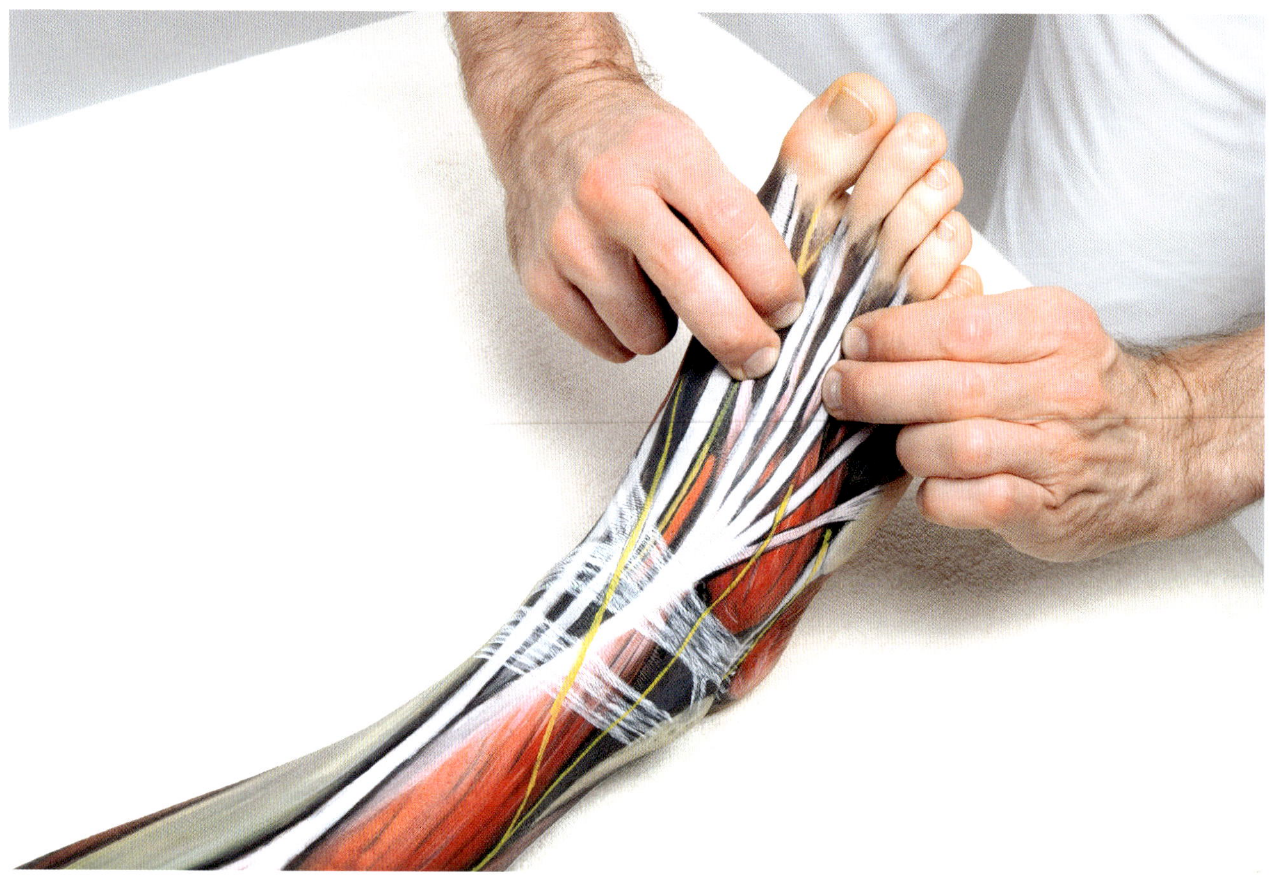

Ausgangsposition des Patienten

Rückenlage.

Ausgangsposition des Therapeuten

Stehend, auf der Fußhöhe des Patienten.

Ausführung der Palpation

Der Therapeut palpiert und bewertet mit Zeige- und Mittelfinger die Sehnen der Zehenstreckmuskeln auf der Fußrückenfläche.

8.26. Retinaculum extensorum superius

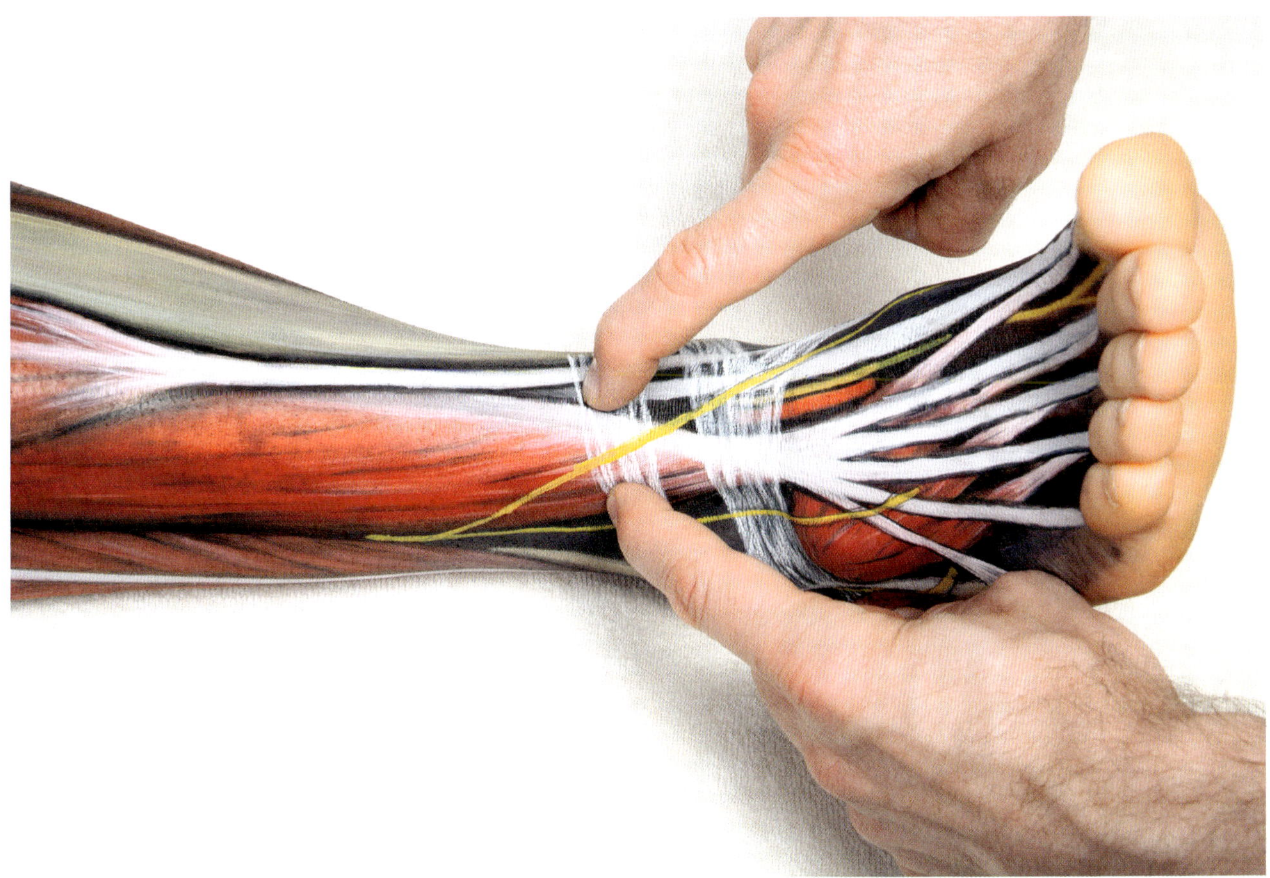

Ausgangsposition des Patienten

Rückenlage.

Ausgangsposition des Therapeuten

Stehend, auf der Fußhöhe des Patienten.

Ausführung der Palpation

Der Therapeut untersucht mit den Fingernägeln der Zeigefinger den oberen Rand des oberen Retinaculum extensorum.

8.27. Retinaculum extensorum inferius

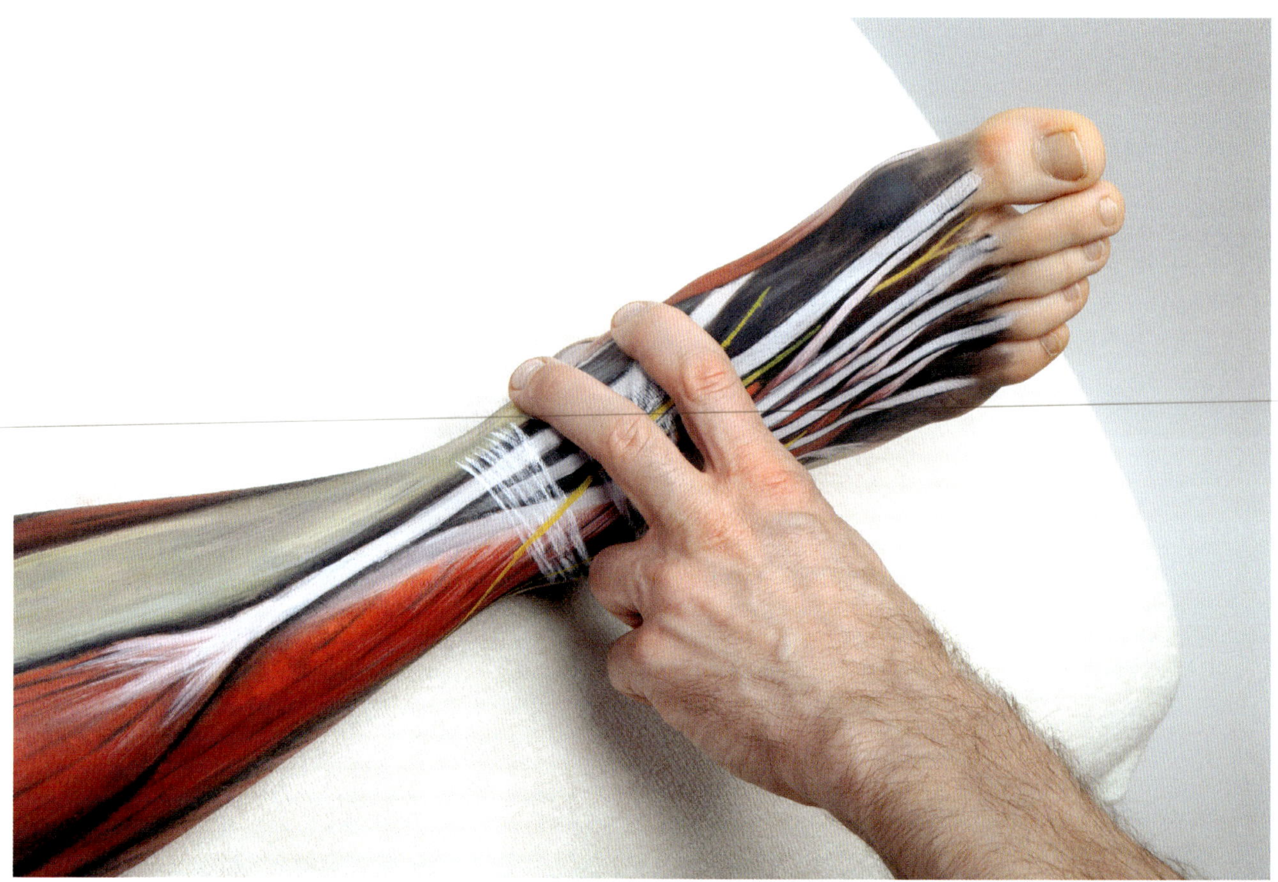

Ausgangsposition des Patienten

Rückenlage.

Ausgangsposition des Therapeuten

Stehend, auf der Unterschenkelhöhe des Patienten, auf der Seite der Palpation.

Ausführung der Palpation

Der Therapeut bestimmt den Verlauf der Schenkel des unteren Retinaculums extensorum. Zeige- und Mittelfinger zeigen den Verlauf beider Schenkel des Retinaculums. Der Mittelfinger ist zum Malleolus medialis gerichtet, der Zeigefinger zur Tuberositas des Os naviculare.

8.28. Raum zwischen den Schenkeln des unteren Retinaculum extensorum (Lig. deltoideum)

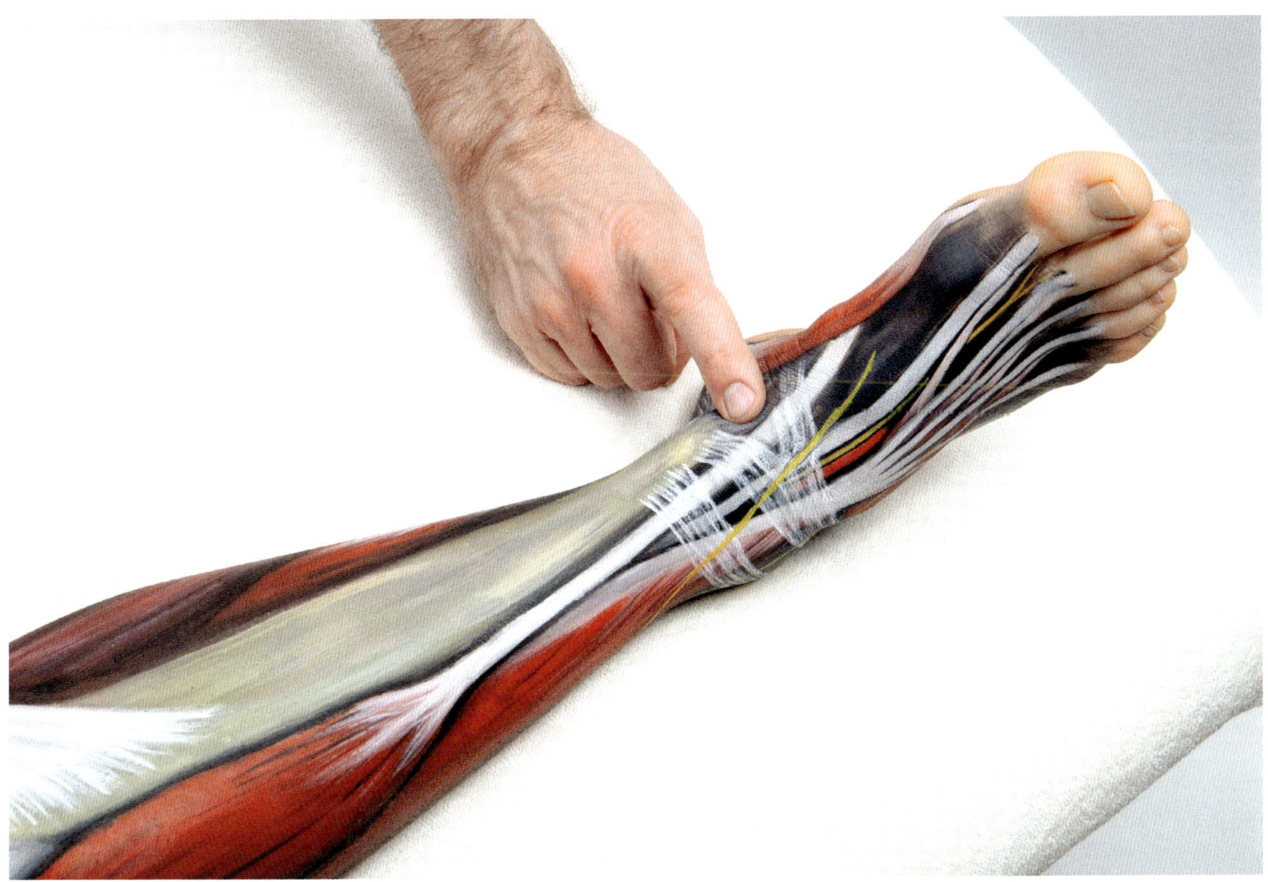

Ausgangsposition des Patienten

Rückenlage.

Ausgangsposition des Therapeuten

Stehend, von der Innenseite der untersuchten Extremität, auf der Fußhöhe des Patienten.

Ausführung der Palpation

Der Therapeut bestimmt mit dem Zeigefinger den Raum zwischen den Schenkeln des unteren Retinaculum extensorum und der Sehne des M. tibialis anterior. Der genannte Raum enthält das vordere Bündel des Lig. deltoideum des Sprunggelenks.

8.29. Unteres Retinaculum extensorum (oberer Schenkel)

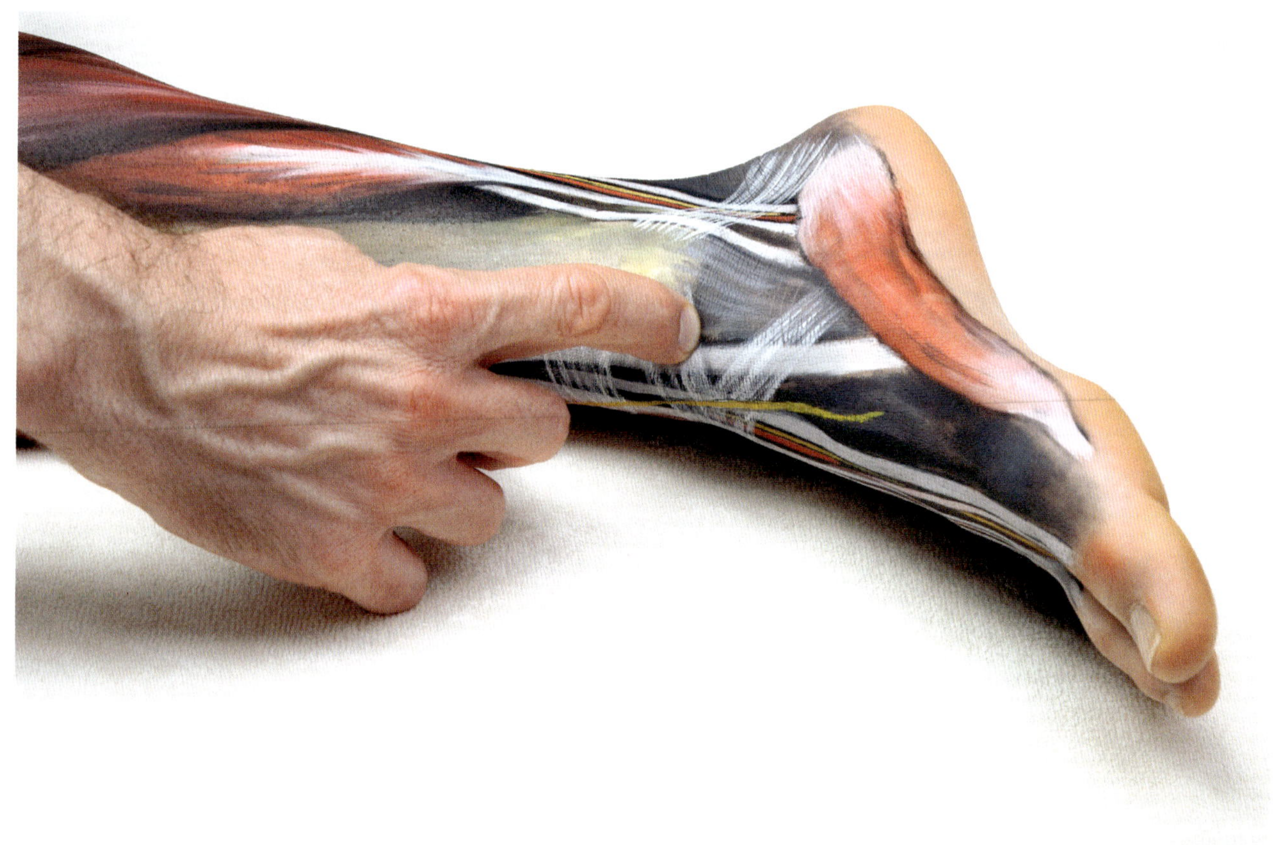

Ausgangsposition des Patienten

Seitenlage, auf der untersuchten Seite.

Ausgangsposition des Therapeuten

Stehend, vor dem Patienten, auf der Unterschenkelhöhe.

Ausführung der Palpation

Der Therapeut palpiert und bewertet mit dem Zeigefinger den unteren Rand des oberen Schenkels des unteren Retinaculum extensorum in dem Raum zwischen der Sehne des M. tibialis anterior und dem Vorderrand des Innenknöchels.

8.30. Unteres Retinaculum extensorum (unterer Schenkel)

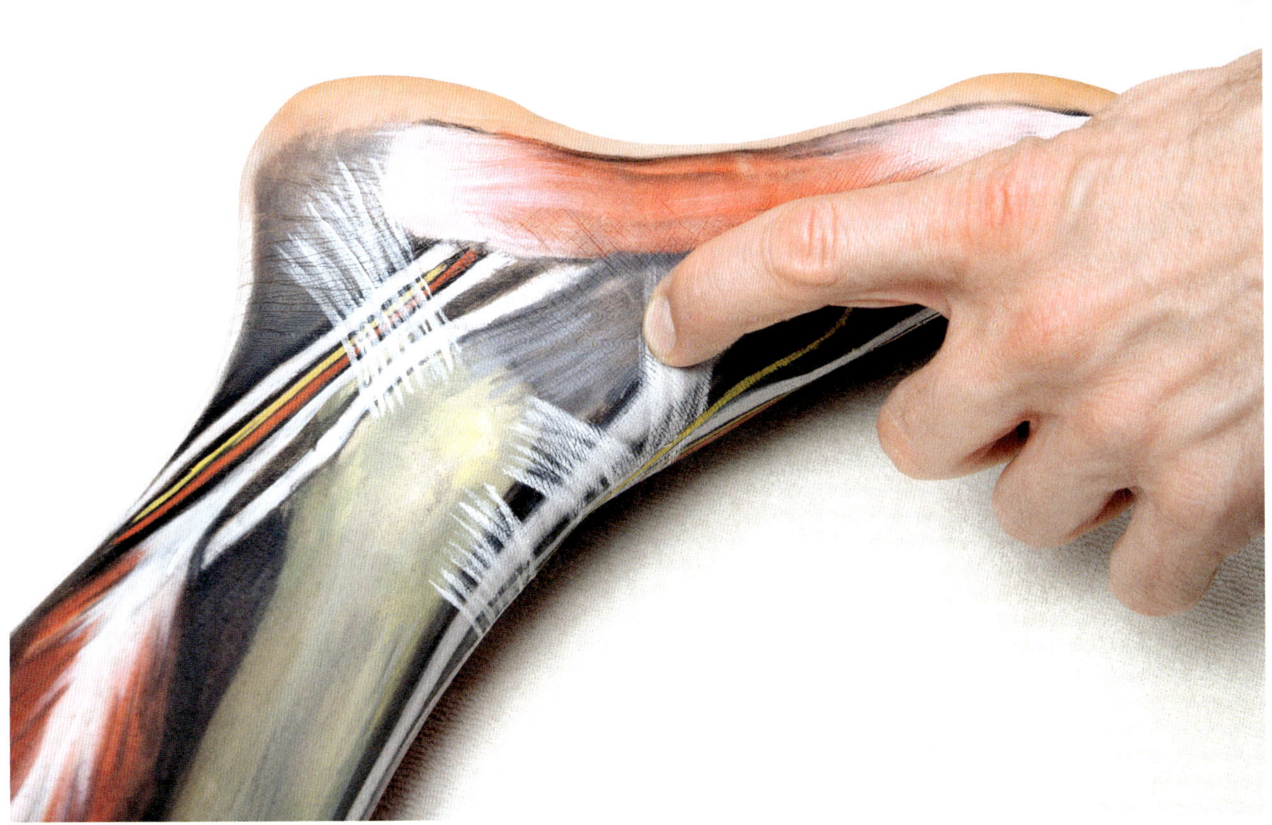

Ausgangsposition des Patienten

Seitenlage, auf der untersuchten Seite.

Ausgangsposition des Therapeuten

Stehend, vor dem Patienten, auf der Unterschenkelhöhe.

Ausführung der Palpation

Der Therapeut palpiert und bewertet mit dem Zeigefinger den oberen Rand des unteren Schenkels des unteren Retinaculum extensorum in dem Raum zwischen der Sehne des M. tibialis anterior und der Tuberositas des Os naviculare.

8.31. N. cutaneus dorsalis pedis medialis (N. fibularis/peronaeus superficialis)

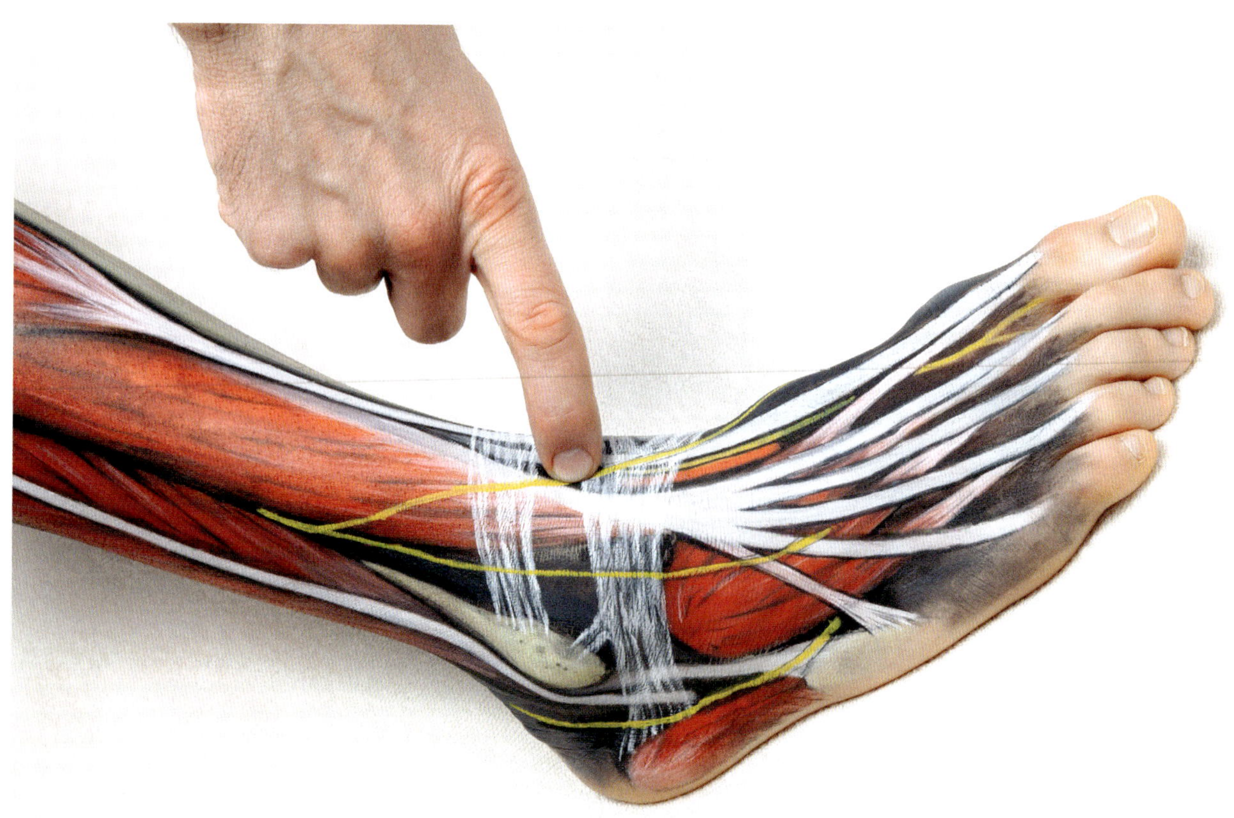

Ausgangsposition des Patienten

Rückenlage, Fuß in Flexion.

Ausgangsposition des Therapeuten

Stehend, auf der Unterschenkelhöhe, von der Innenseite der untersuchten Extremität.

Ausführung der Palpation

Der Therapeut lokalisiert mit dem Zeigefinger den medialen Ast des N. peronaeus superficialis auf der dorsalen Fläche des Fußes. Er palpiert den Nerv quer zu seinem Verlauf.

8.32. N. cutaneus dorsalis pedis intermedius (N. fibularis/peronaeus superficialis)

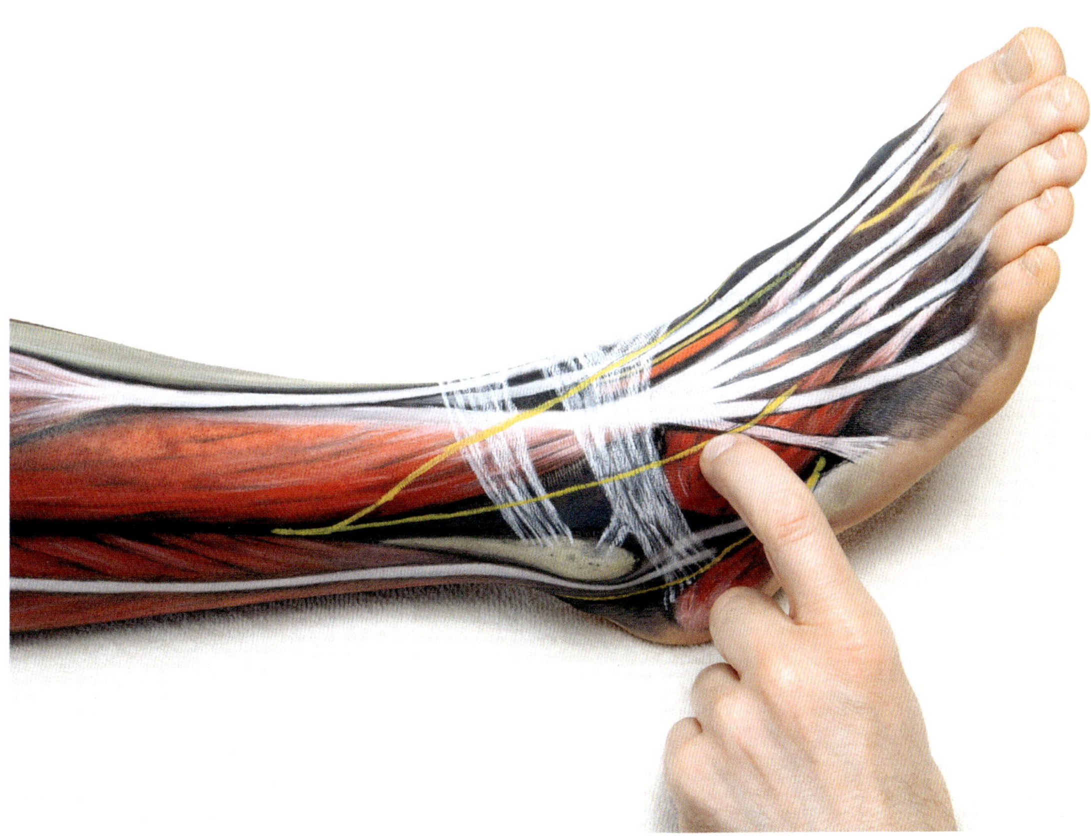

Ausgangsposition des Patienten

Rückenlage, Fuß in Flexion.

Ausgangsposition des Therapeuten

Stehend, auf der Fußhöhe, auf der untersuchten Seite.

Ausführung der Palpation

Der Therapeut lokalisiert mit dem Zeigefinger den lateralen Ast des N. peronaeus superficialis auf der dorsalen Fläche des Fußes. Er palpiert den Nerv quer zu seinem Verlauf.

8.33. A. dorsalis pedis

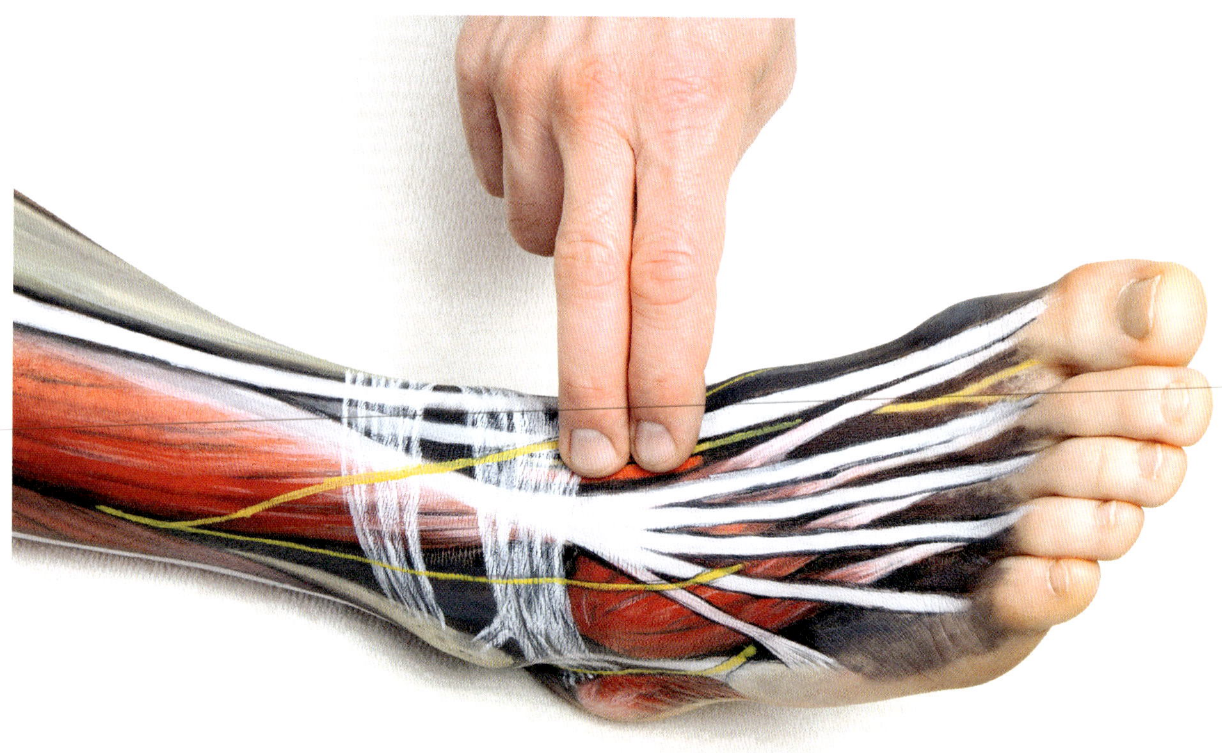

Ausgangsposition des Patienten

Rückenlage.

Ausgangsposition des Therapeuten

Stehend, auf der Fußhöhe, von der Innenseite der untersuchten Extremität.

Ausführung der Palpation

Der Therapeut ertastet mit Mittel- und Zeigefinger den Puls an der Dorsalarterie des Fußes zwischen der Sehne des M. extensor hallucis longus und der Sehne des M. extensor digitorum longus.

8.34. N. fibularis/peronaeus profundus (Ansicht von oben)

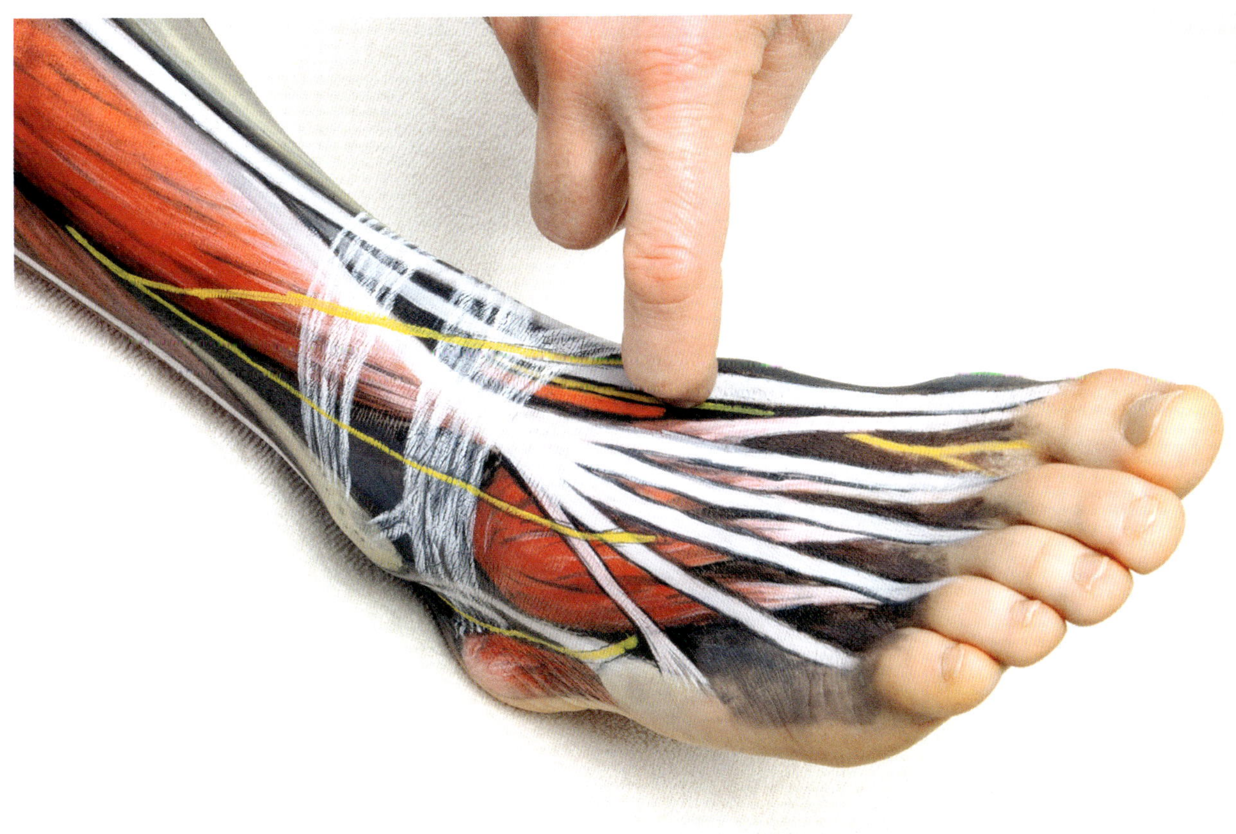

Ausgangsposition des Patienten

Rückenlage.

Ausgangsposition des Therapeuten

Stehend, auf der Fußhöhe, von der Innenseite der untersuchten Extremität.

Ausführung der Palpation

Der Therapeut lokalisiert und palpiert mit dem Zeigefinger (Fingernagel) den N. peronaeus profundus im Raum zwischen der A. dorsalis pedis und der Sehne des M. extensor hallucis longus. Der Therapeut untersucht den Nerv quer zu seinem Verlauf.

8.35. N. fibularis/peronaeus profundus (Ansicht von lateral)

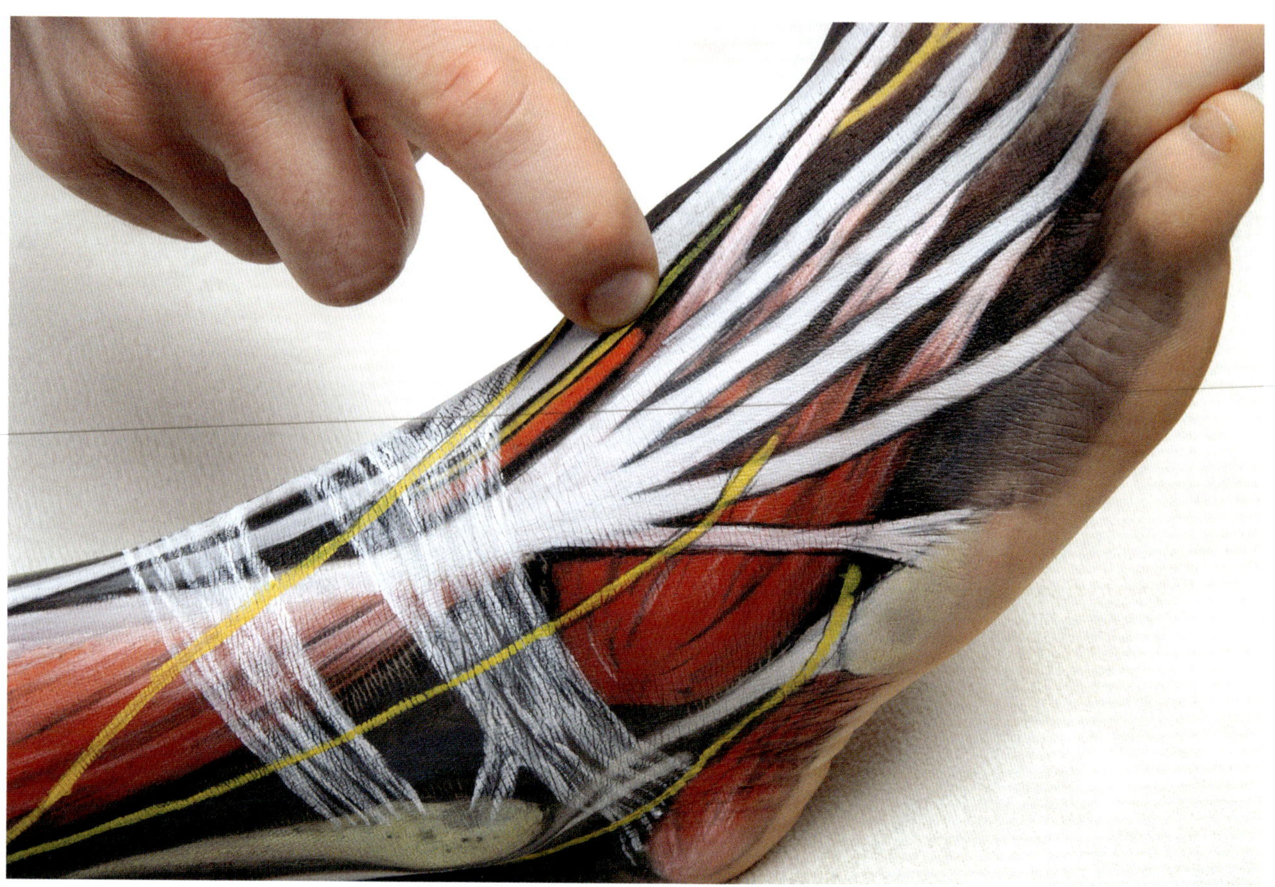

Ausgangsposition des Patienten

Rückenlage.

Ausgangsposition des Therapeuten

Stehend, auf der Fußhöhe, von der Innenseite der untersuchten Extremität.

Ausführung der Palpation

Der Therapeut lokalisiert und palpiert mit dem Zeigefinger (Fingernagel) den N. peronaeus profundus im Raum zwischen der A. dorsalis pedis und der Sehne des M. extensor hallucis longus. Der Therapeut untersucht den Nerv quer zu seinem Verlauf.

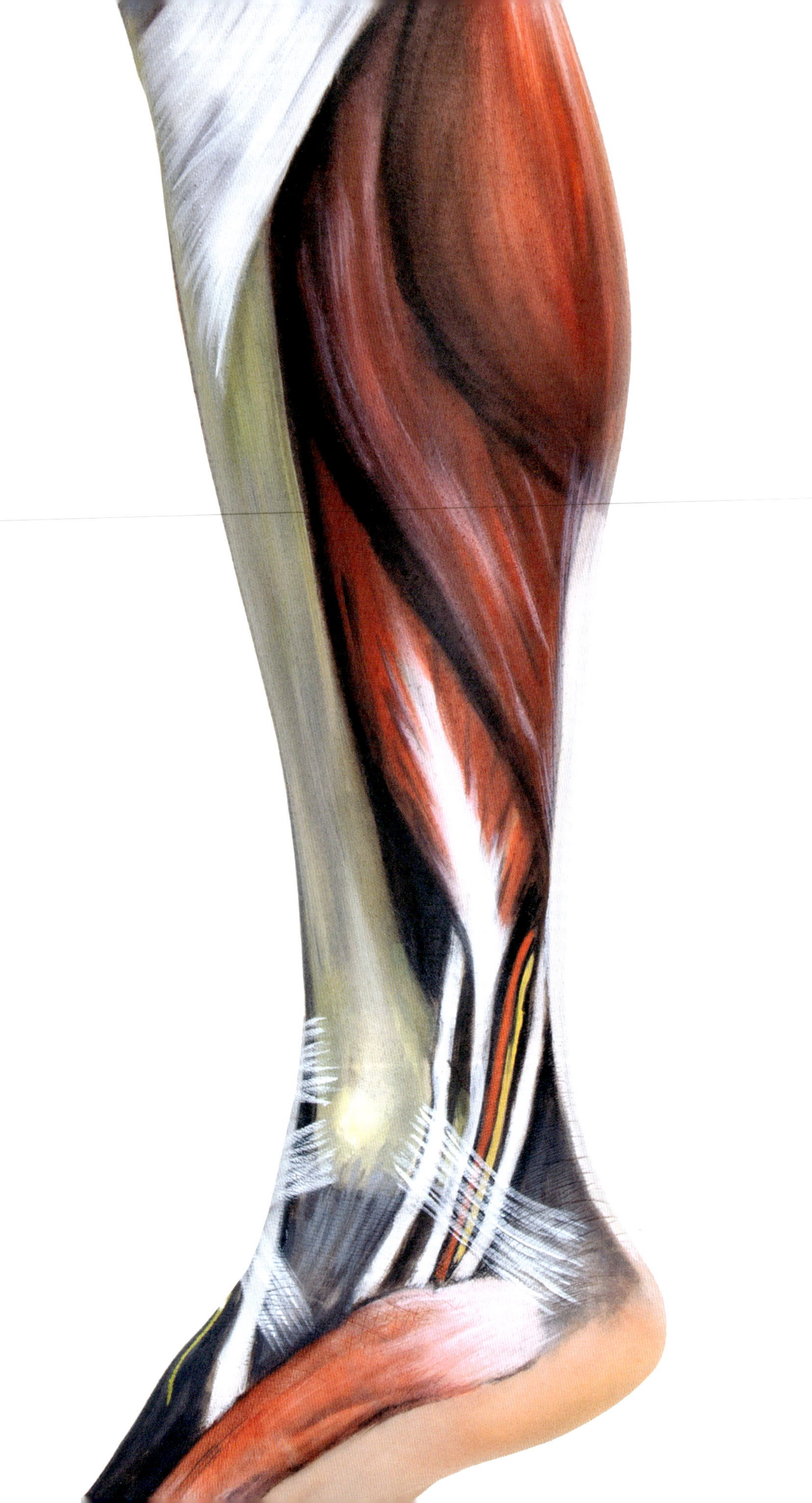

9 MEDIALER UNTERSCHENKEL, MEDIALER FUSS

9

9.1. Medialer Rand des Schienbeins

Margo medialis tibiae

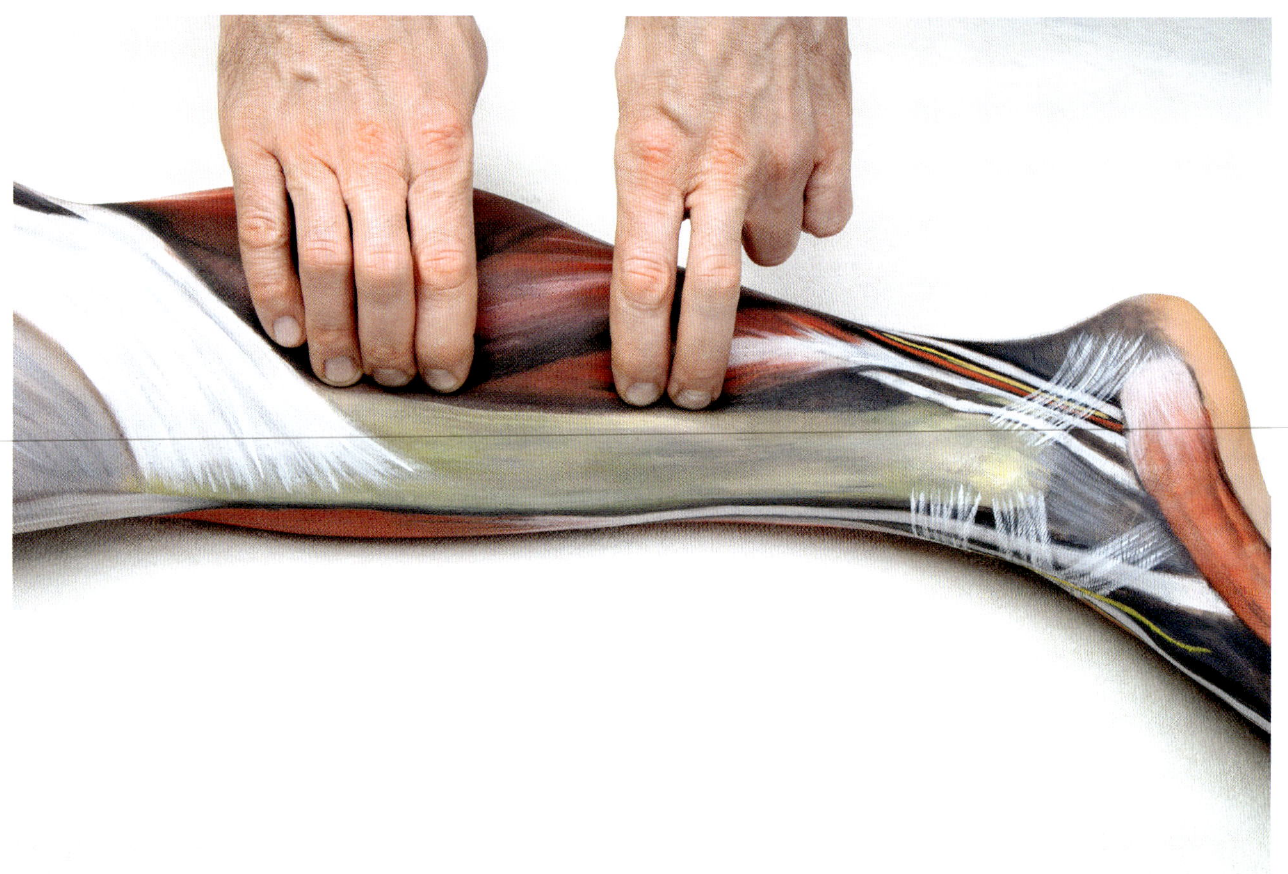

Ausgangsposition des Patienten

Seitenlage, auf der untersuchten Seite.

Ausgangsposition des Therapeuten

Stehend, auf der Unterschenkelhöhe, hinter dem Patienten.

Ausführung der Palpation

Der Therapeut palpiert mit den Fingern beider Hände den medialen Rand des Schienbeins von der hinteren Fläche des Innenknöchels zum Gänsefuß.

9.2. M. soleus

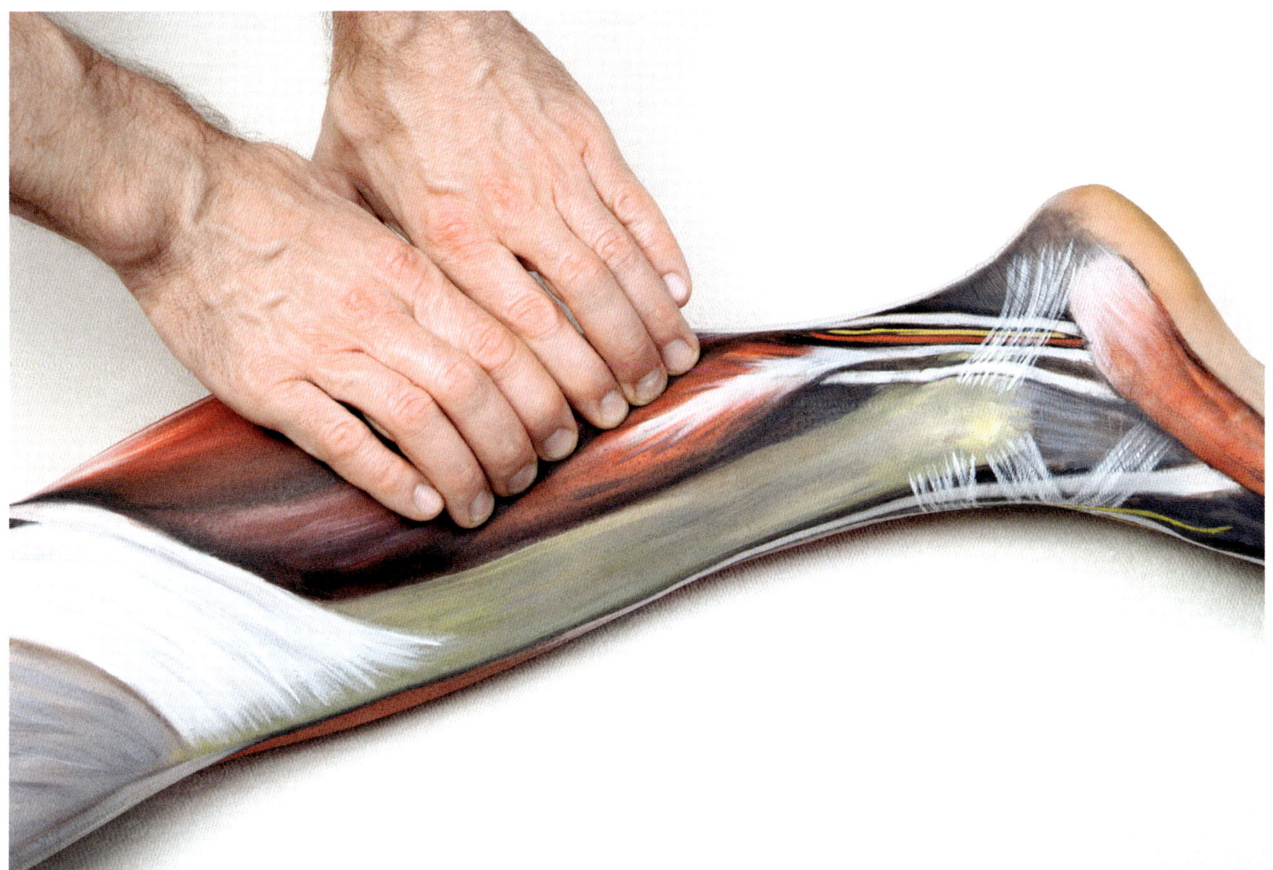

Ausgangsposition des Patienten

Seitenlage, auf der untersuchten Seite.

Ausgangsposition des Therapeuten

Stehend, auf der Unterschenkelhöhe, hinter dem Patienten.

Ausführung der Palpation

Der Therapeut palpiert und bewertet mit den Fingern beider Hände den medialen Rand des M. soleus auf der Fläche des M. flexor digitorum longus.

9.3. Sehne des M. tibialis posterior

M. tibialis posterior – Tendo

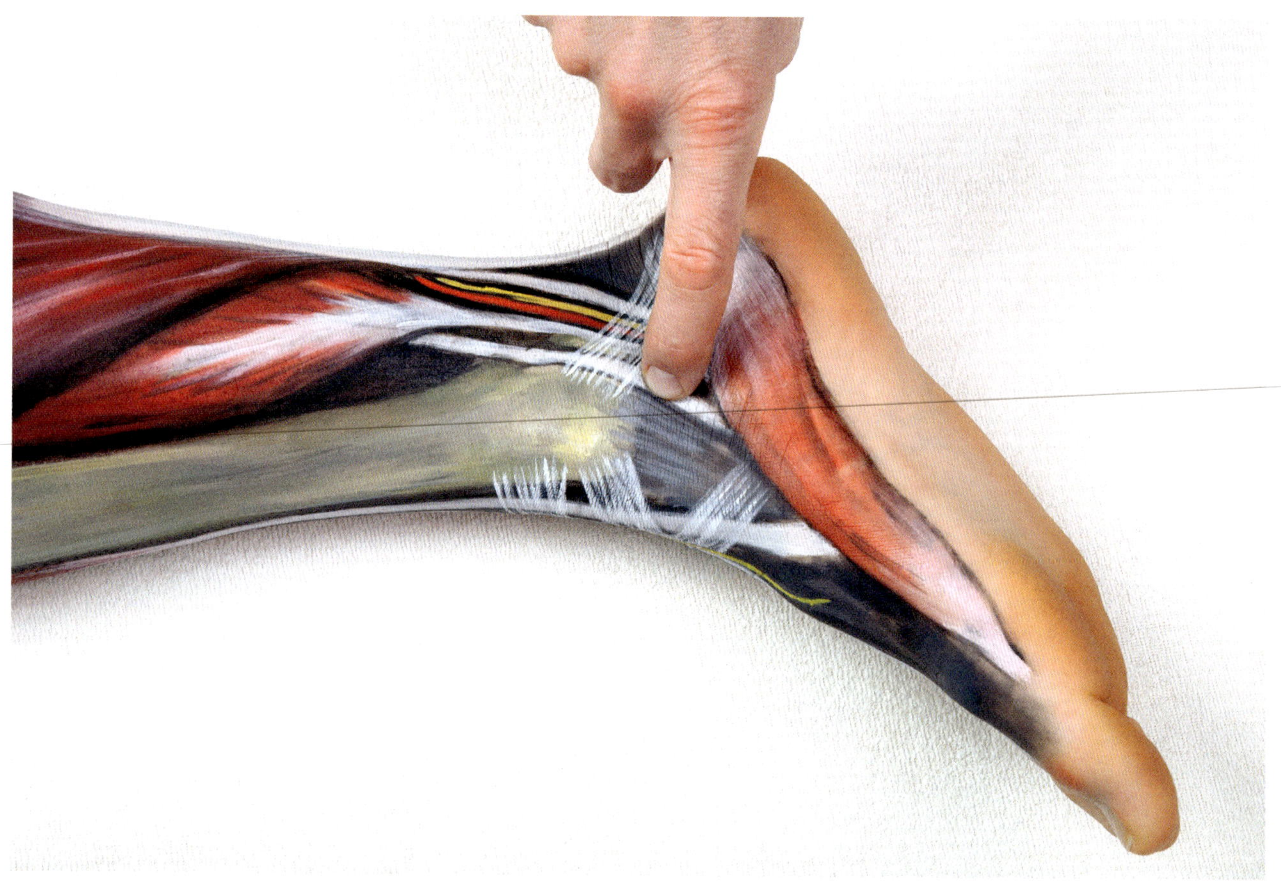

Ausgangsposition des Patienten

Seitenlage, auf der untersuchten Seite.

Ausgangsposition des Therapeuten

Stehend, auf der Füßhöhe, hinter dem Patienten.

Ausführung der Palpation

Der Therapeut palpiert und bewertet mit dem Zeigefinger die Sehne des M. tibialis posterior dorsal des Innenknöchels und an der medialen Fußfläche. Sie ist die erste Sehne, die hinter dem Innenknöchel verläuft. Der Patient führt eine Fußinversion durch.

9.4. Sehne des M. flexor digitorum longus

M. flexor digitorum longus – Tendo

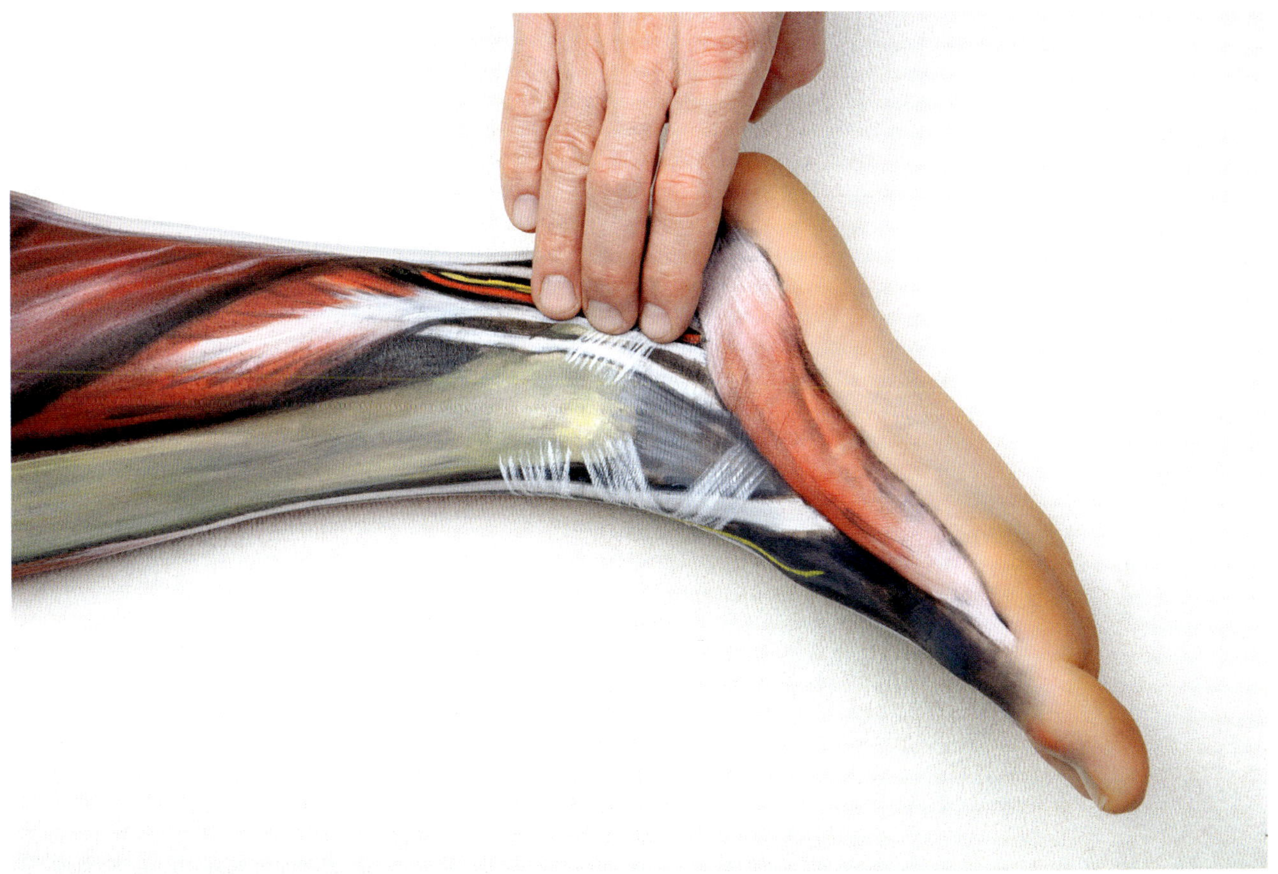

Ausgangsposition des Patienten

Seitenlage, auf der untersuchten Seite.

Ausgangsposition des Therapeuten

Stehend, auf der Fußhöhe, hinter dem Patienten.

Ausführung der Palpation

Der Therapeut palpiert und bewertet mit den Fingern die Sehnen des M. flexor digitorum longus dorsal der Sehne des M. tibialis posterior. Der Patient bewegt seine Zehen.

9.5. M. flexor digitorum longus

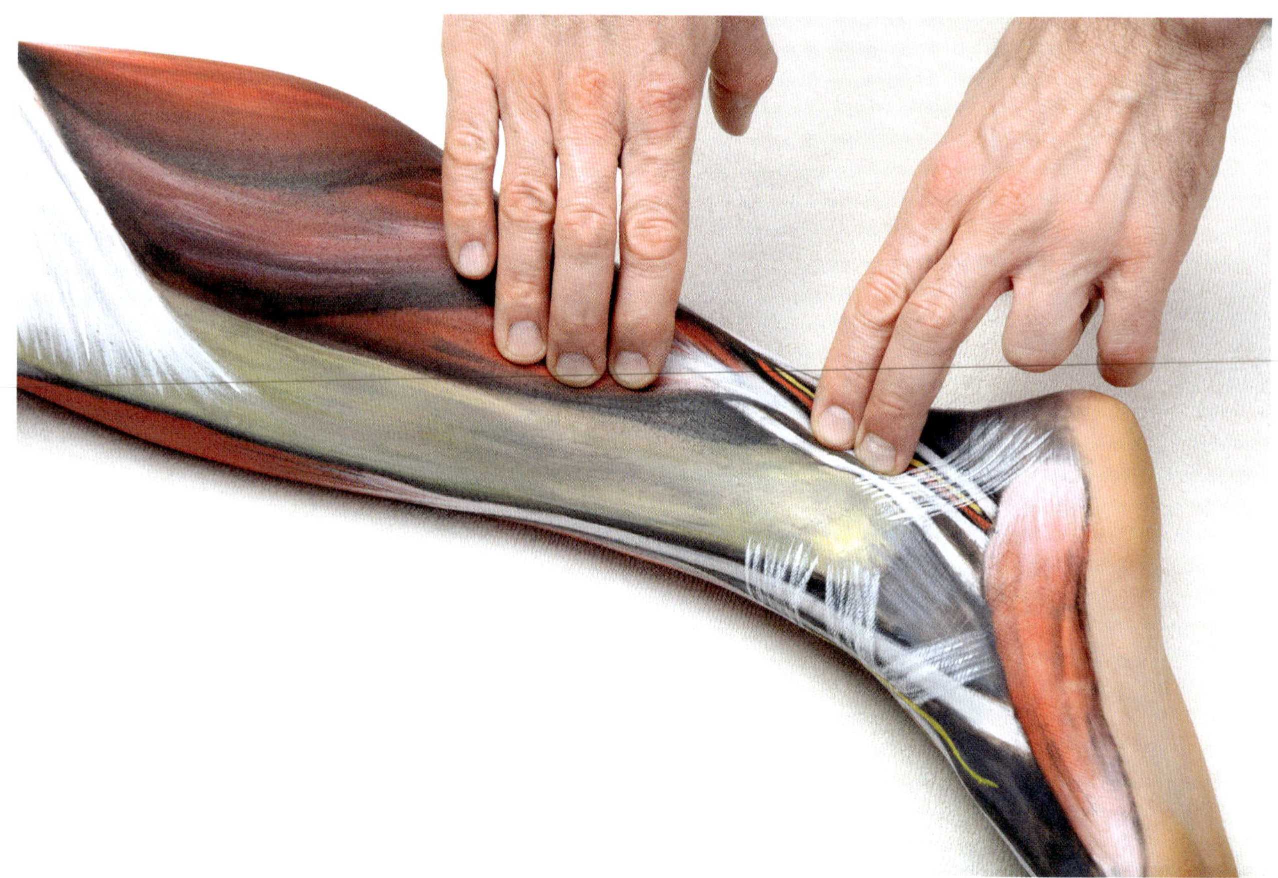

Ausgangsposition des Patienten

Seitenlage, auf der untersuchten Seite.

Ausgangsposition des Therapeuten

Stehend, auf der Unterschenkelhöhe, hinter dem Patienten.

Ausführung der Palpation

Der Therapeut palpiert und bewertet mit den Fingern beider Hände die Sehne und den Muskelbauch des M. flexor digitorum longus. Der Patient bewegt seine Zehen. Kranial des Innenknöchels kreuzt der Flexor digitorum longus den M. tibialis posterior.

9.6. Kreuzungsstelle der Sehnen des M. flexor digitorum longus und des M. tibialis posterior

Chiasma crurale

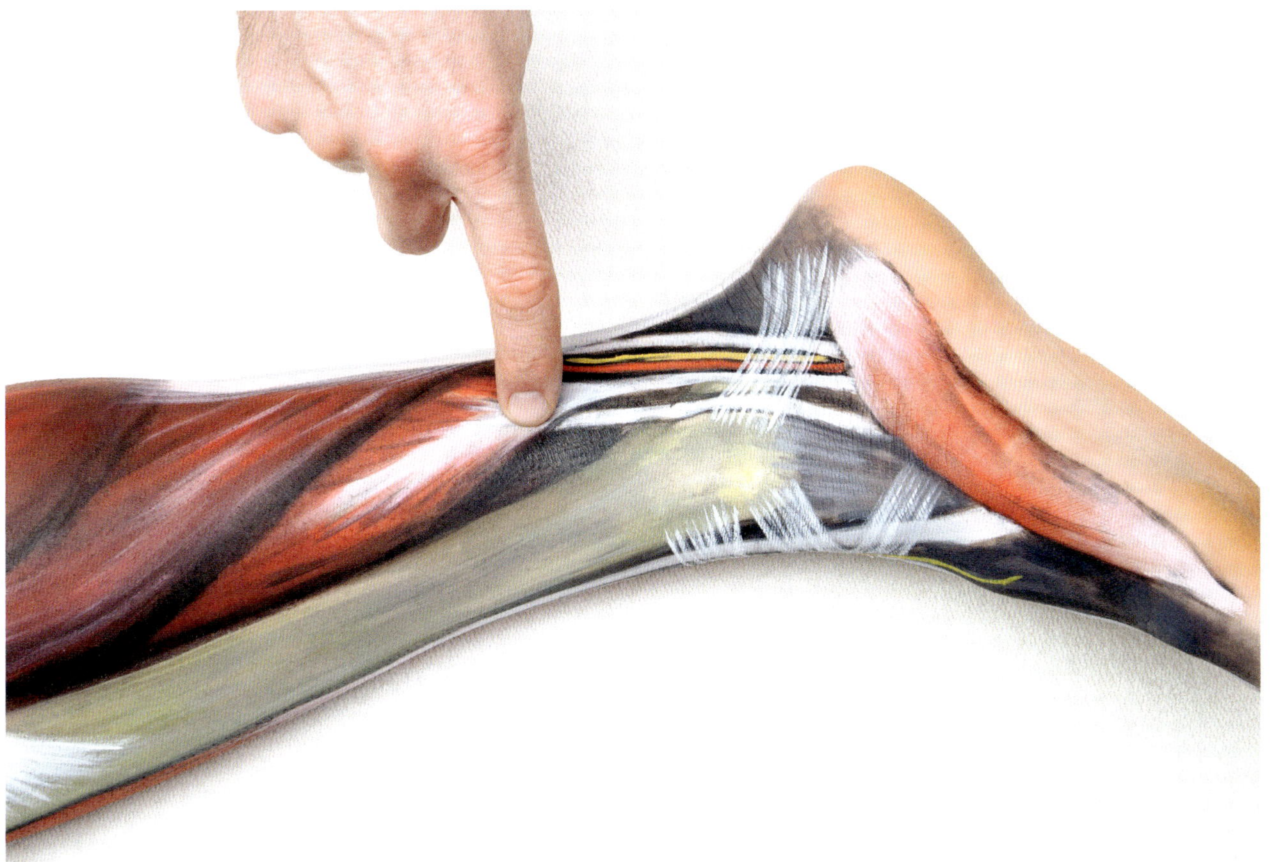

Ausgangsposition des Patienten

Seitenlage, auf der untersuchten Seite.

Ausgangsposition des Therapeuten

Stehend, auf der Unterschenkelhöhe, hinter dem Patienten.

Ausführung der Palpation

Der Therapeut palpiert und bewertet mit dem Zeigefinger die Kreuzungsstelle des M. flexor digitorum longus mit dem M. tibialis posterior. Der M. flexor digitorum longus liegt oberflächlich zum M. tibialis posterior.

9.7. Sehne des M. flexor digitorum longus

M. flexor digitorum longus – Tendo

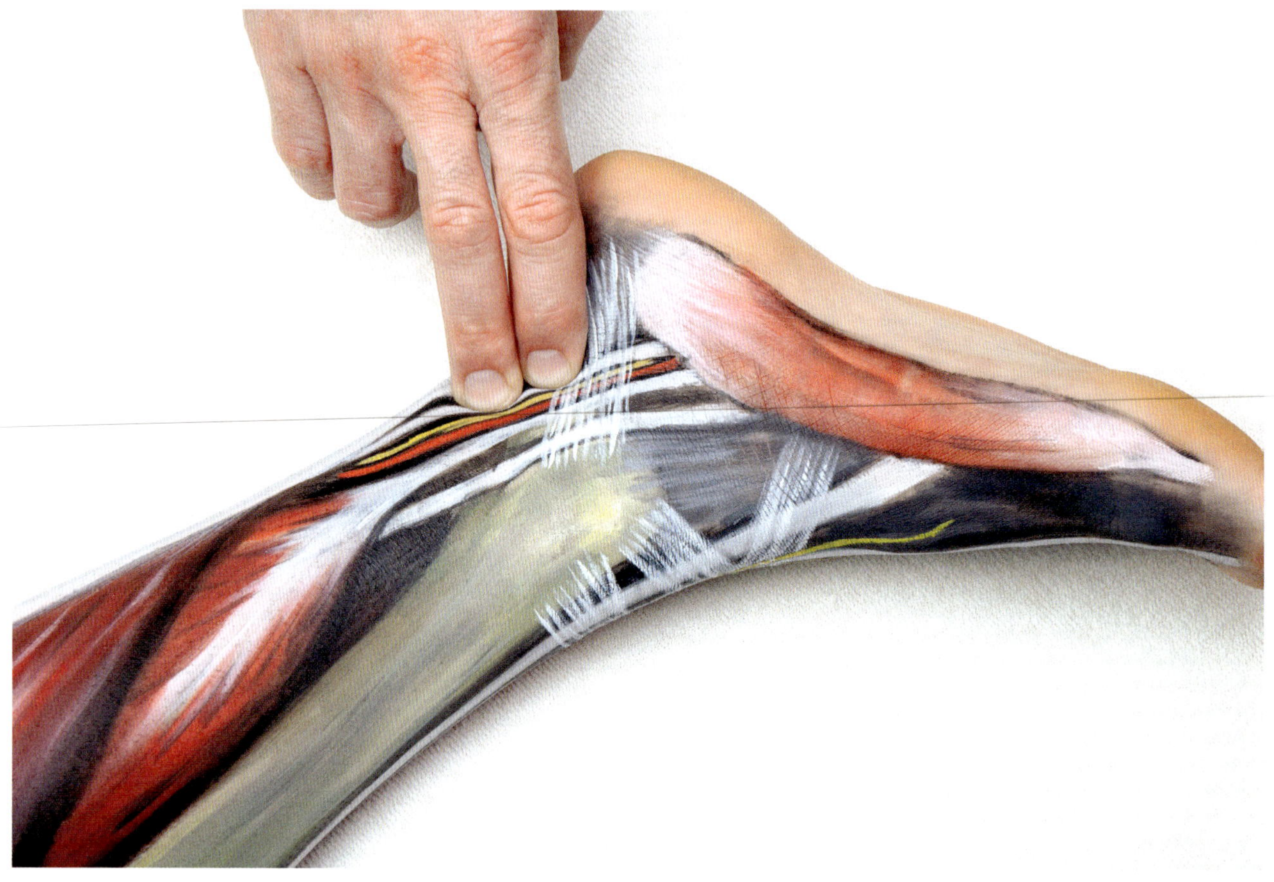

Ausgangsposition des Patienten

Seitenlage, auf der untersuchten Seite.

Ausgangsposition des Therapeuten

Stehend, auf der Unterschenkelhöhe, hinter dem Patienten.

Ausführung der Palpation

Der Therapeut palpiert und bewertet mit Zeige- und Mittelfinger die Sehne des M. flexor hallux longus ventral der Achillessehne. Der Patient bewegt seine Zehen.

9.8. A. und N. tibialis posterior

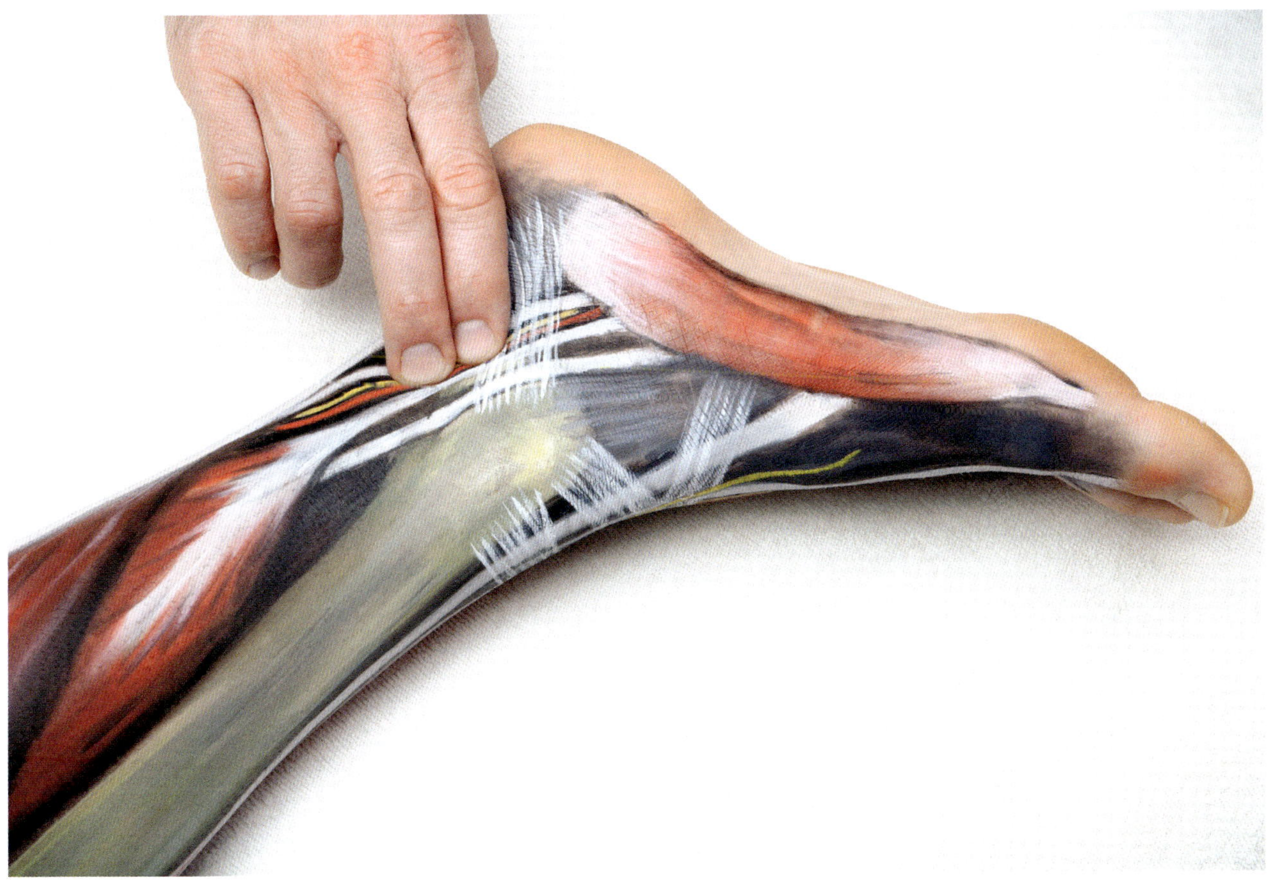

Ausgangsposition des Patienten

Seitenlage, auf der untersuchten Seite.

Ausgangsposition des Therapeuten

Stehend, auf der Fußhöhe, hinter dem Patienten.

Ausführung der Palpation

Der Therapeut palpiert und bewertet mit Mittel- und Zeigefinger den Puls an der A. tibialis posterior im Raum zwischen der Sehne des M. flexor hallux longus und der Sehne des M. flexor digitorum longus. In diesem Raum befindet sich ein neurovaskuläres Bündel, das den N. tibialis posterior enthält.

9.9. M. obductor hallucis

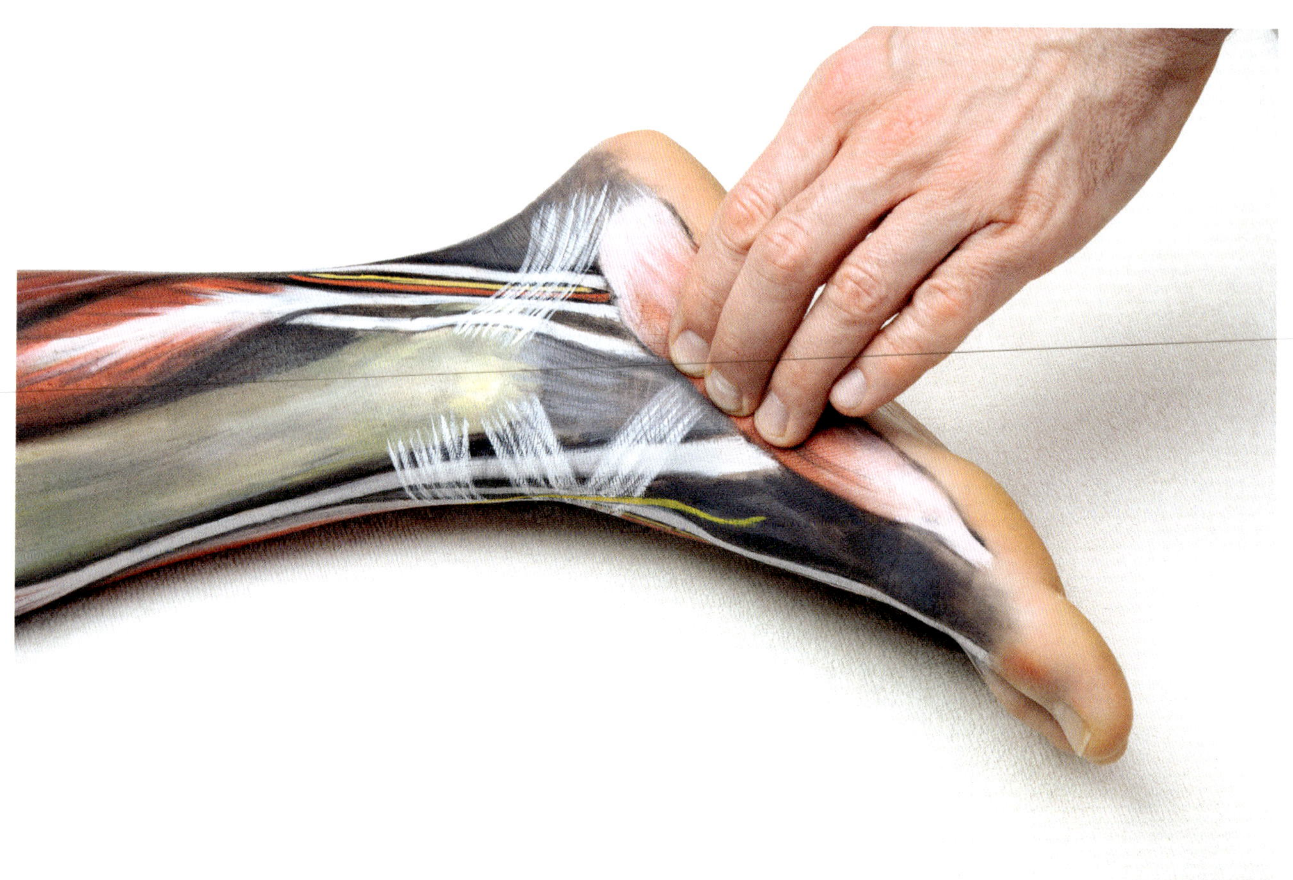

Ausgangsposition des Patienten

Seitenlage, auf der untersuchten Seite.

Ausgangsposition des Therapeuten

Stehend, auf der Fußhöhe, hinter dem Patienten.

Ausführung der Palpation

Der Therapeut palpiert und bewertet mit den Fingern den M. abductor hallucis an der medialen Fläche der Fußsohle des Patienten.

9.10. Kreuzungsstelle der Sehnen des M. flexor digitorum longus und des M. flexor hallucis longus

Chiasma plantare

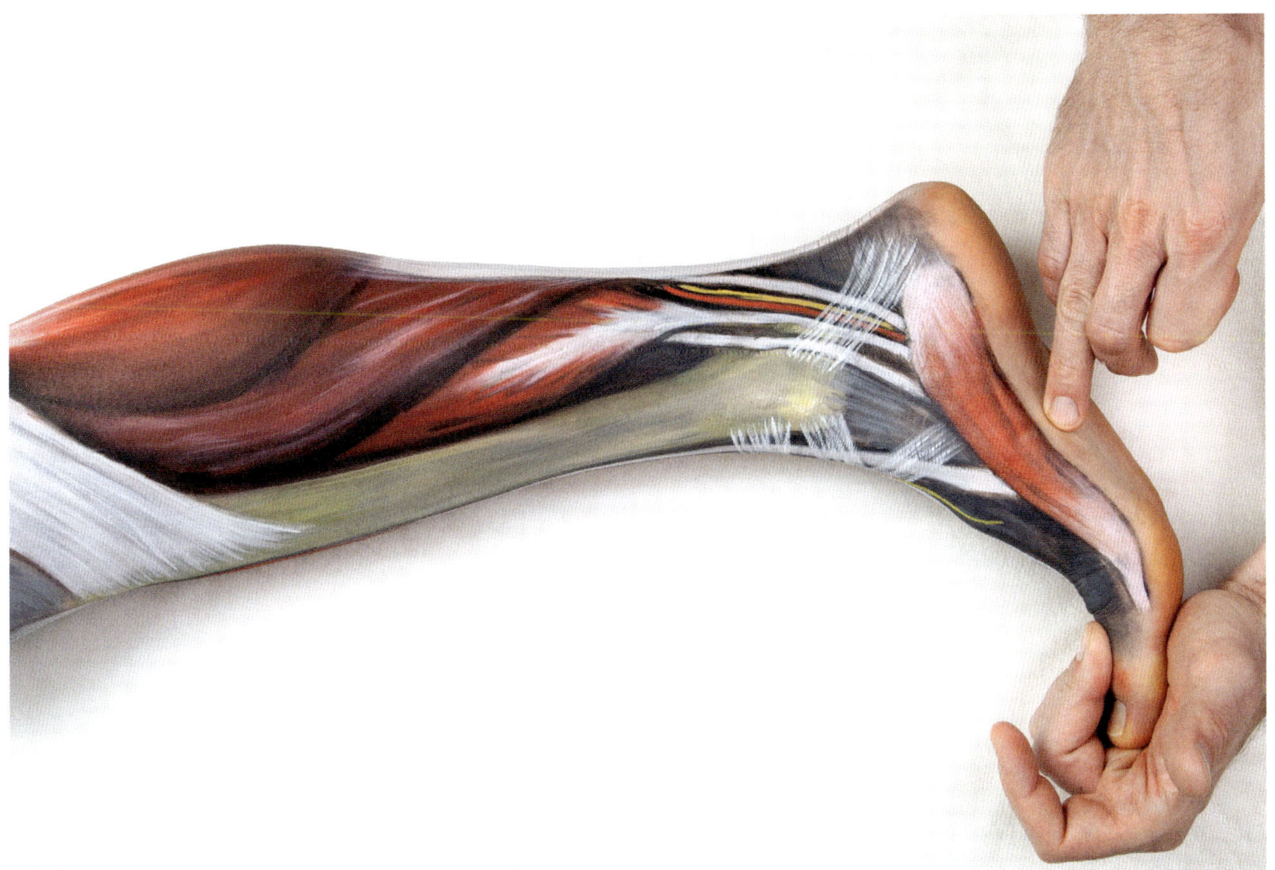

Ausgangsposition des Patienten

Seitenlage, auf der untersuchten Seite.

Ausgangsposition des Therapeuten

Stehend, an der Fußsohle des Patienten.

Ausführung der Palpation

Der Therapeut palpiert und bewertet die Kreuzungsstelle der Sehnen des Musculus flexor digitorum longus mit dem Musculus flexor hallux longus an der Fußsohle in der Projektion der Tuberositas der Os naviculare. Der Patient bewegt seine Zehen. Der M. flexor digitorum longus verläuft oberflächlich zum Flexor digitorum longus.

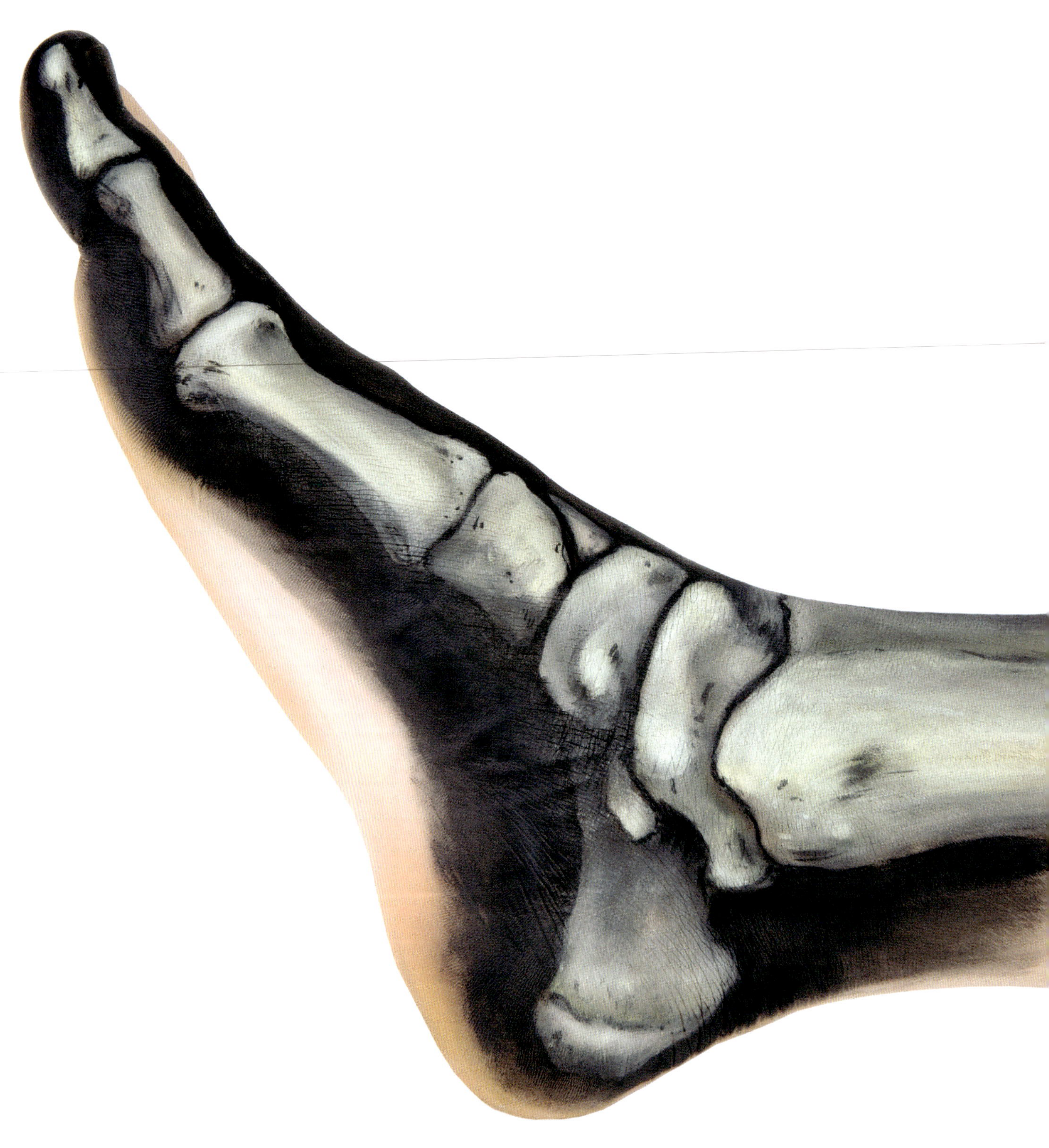

10

FUSS

10.1. Interphalangealgelenk – Großzehe

Art. interphalangealis hallucis

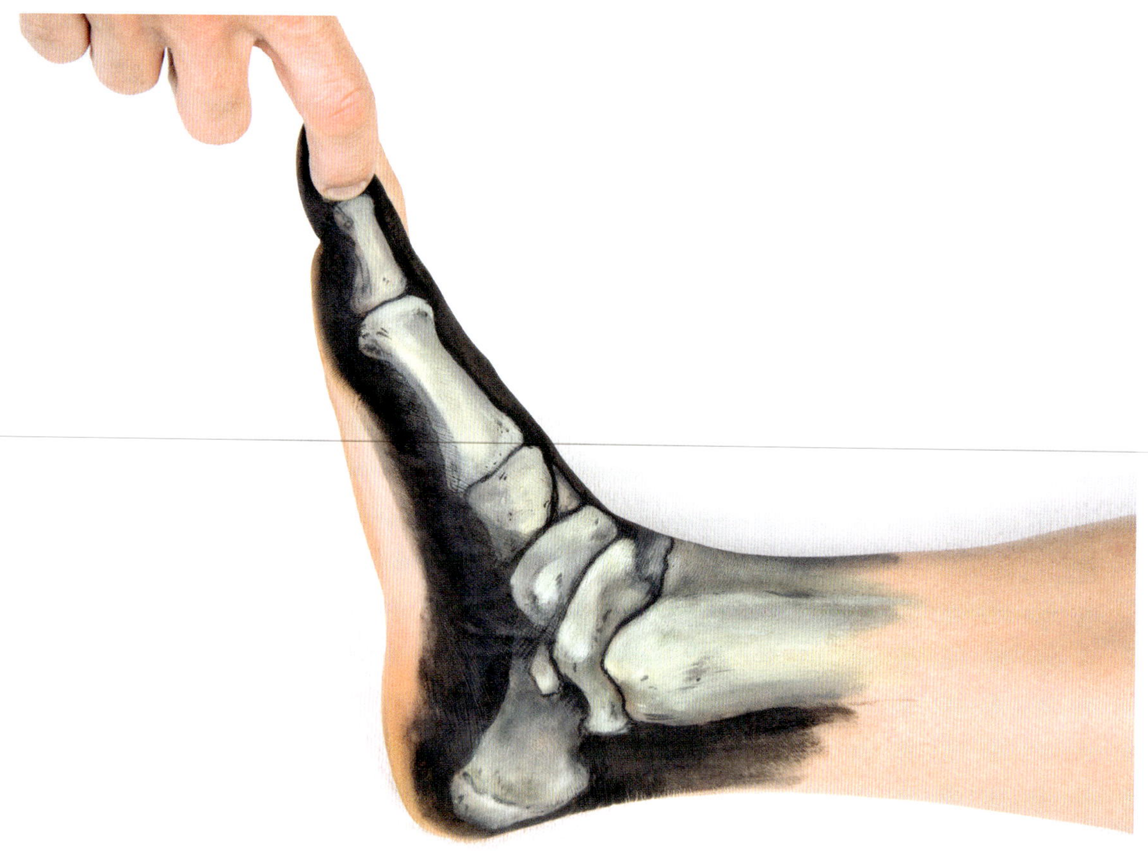

Ausgangsposition des Patienten

Rückenlage.

Ausgangsposition des Therapeuten

Stehend, an den Füßen des Patienten.

Ausführung der Palpation

Der Therapeut palpiert und bewertet das Interphalangealgelenk der großen Zehe. Die Spitze des Zeigefingers befindet sich am Interphalangealgelenkspalt der großen Zehe auf der medialen Seite des Fußes.

10.2. Metatarsophalangealgelenk – Großzehe

Art. metatarsophalangealgealis hallucis

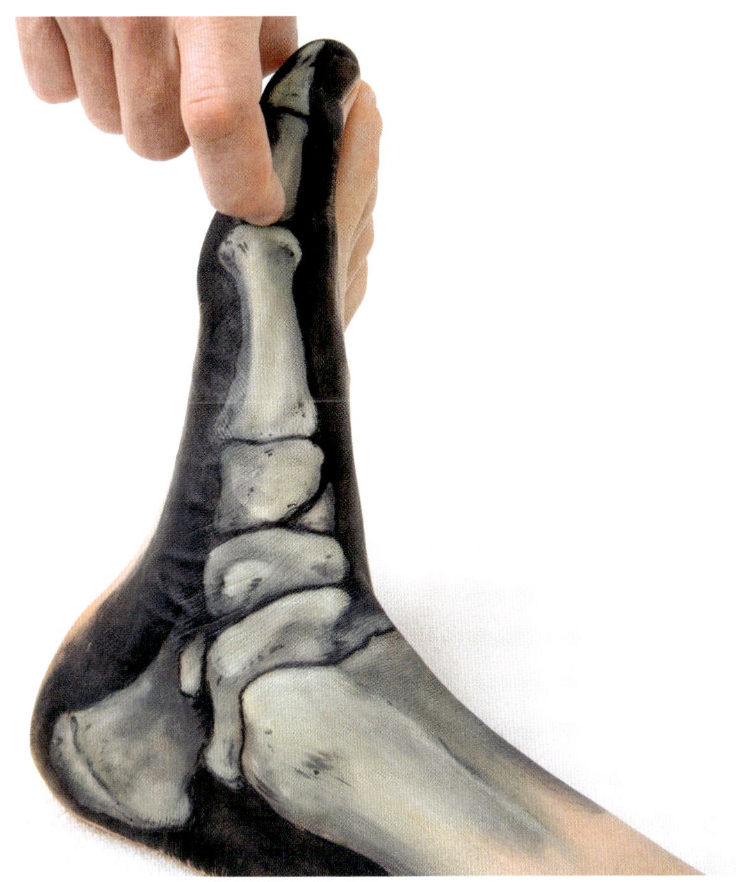

Ausgangsposition des Patienten

Rückenlage.

Ausgangsposition des Therapeuten

Stehend, auf der Fußhöhe des Patienten.

Ausführung der Palpation

Der Therapeut palpiert und bewertet den Gelenkspalt zwischen dem Kopf des ersten Mittelfußknochens und der Basis des Grundgliedes der großen Zehe. Die Spitze des Zeigefingers des Therapeuten liegt am Spalt des Großzehengrundgelenks auf der medialen Seite des Fußes.

10.3. Metatarsophalangealgelenk – Großzehe (Mobilisation)

Art. metatarsophalangealgealis hallucis

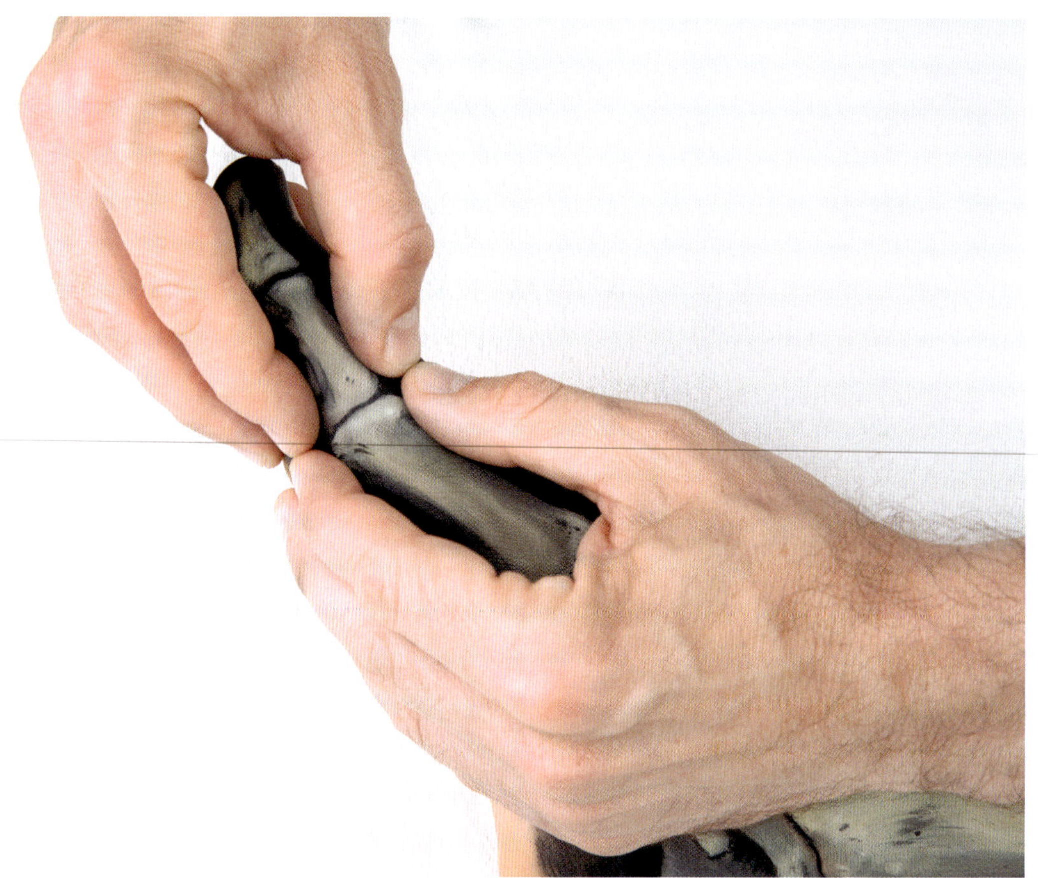

Ausgangsposition des Patienten

Rückenlage.

Ausgangsposition des Therapeuten

Stehend, auf Fußhöhe des Patienten. Der Therapeut umfasst mit Daumen und Zeigefinger der einen Hand die Basis des Grundgliedes der großen Zehe und mit den Fingern der anderen Hand den Kopf des ersten Mittelfußknochens.

Ausführung der Palpation

Der Therapeut palpiert und bewertet mit beiden Händen die Beweglichkeit zwischen dem ersten Mittelfußknochen und dem Grundglied der großen Zehe. Der Therapeut stabilisiert den proximalen Gelenkpartner und mobilisiert den distalen.

10.4. Erster Mittelfußknochen (medialer Rand)

Os metatarsale I (Margo medialis)

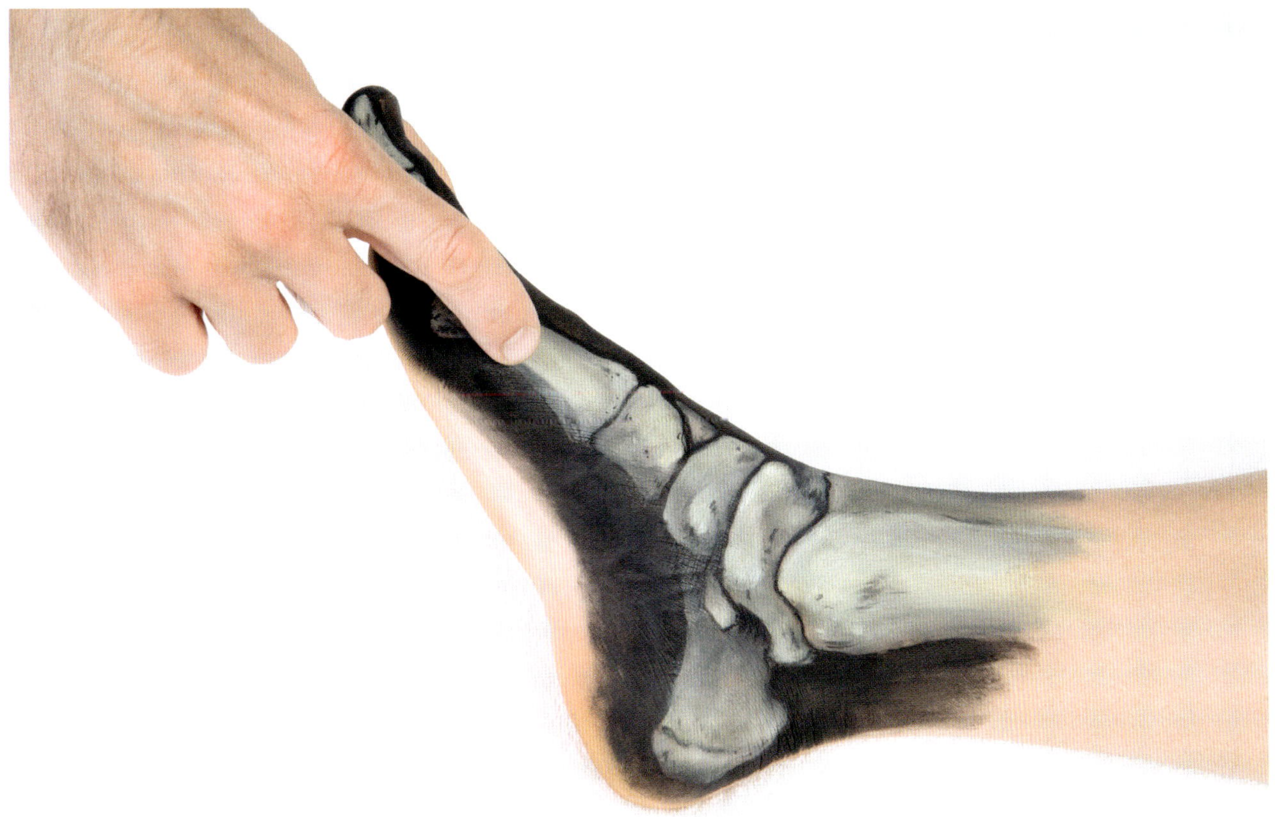

Ausgangsposition des Patienten

Rückenlage.

Ausgangsposition des Therapeuten

Stehend, von den Füßen des Patienten her.

Ausführung der Palpation

Der Therapeut palpiert und bewertet die mediale Seite des ersten Mittelfußknochens, indem er den Zeigefinger vom Kopf des Mittelfußknochens zu seiner Basis bewegt.

10.5. Tarsometatarsalgelenk – Großzehe

Art. tarsometatarsalis hallucis

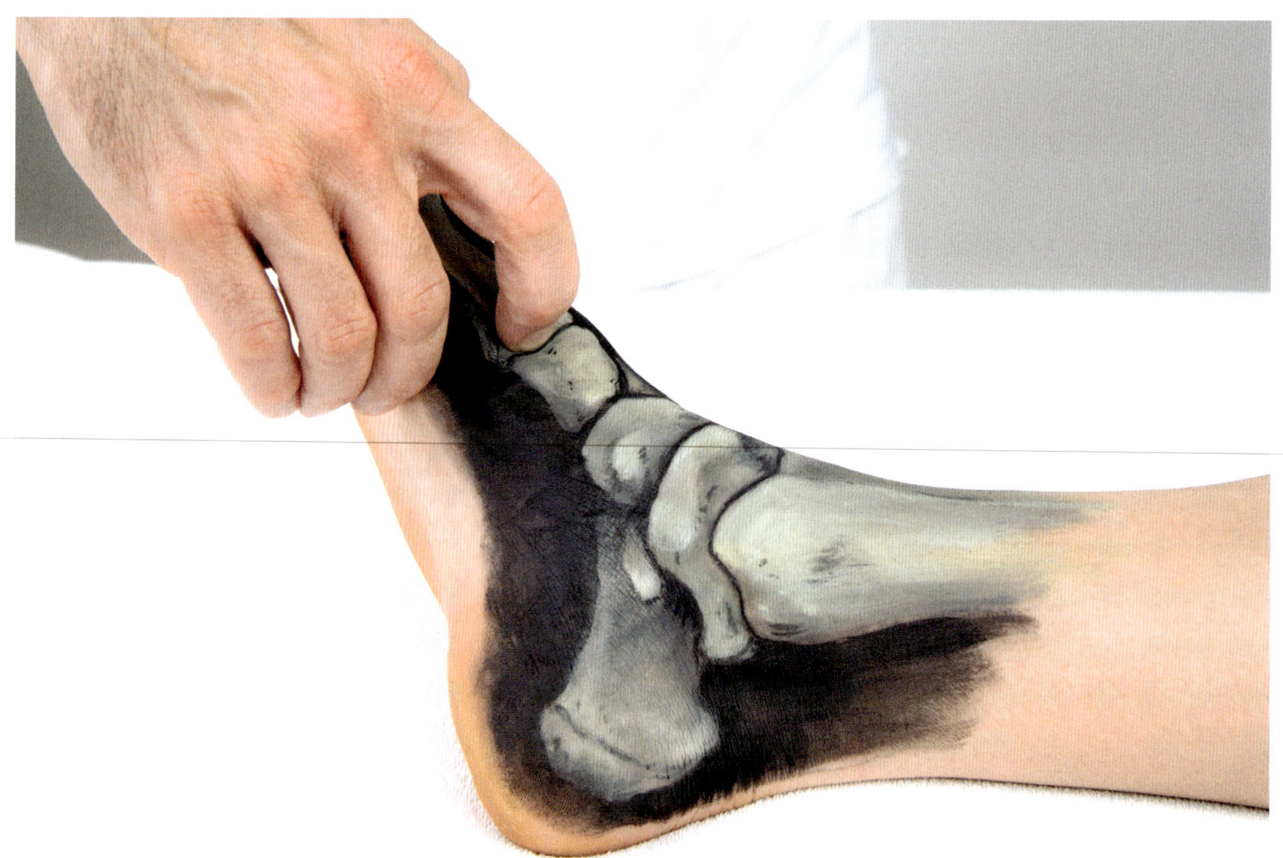

Ausgangsposition des Patienten

Rückenlage.

Ausgangsposition des Therapeuten

Stehend, auf Fußhöhe des Patienten.

Ausführung der Palpation

Der Therapeut palpiert und bewertet mit der Spitze des Zeigefingers den Gelenkspalt zwischen der Basis des ersten Mittelfußknochens und dem Os cuneiforme mediale.

10.6. Tarsometatarsalgelenk – Großzehe (Mobilisation)

Art. tarsometatarsalis hallucis

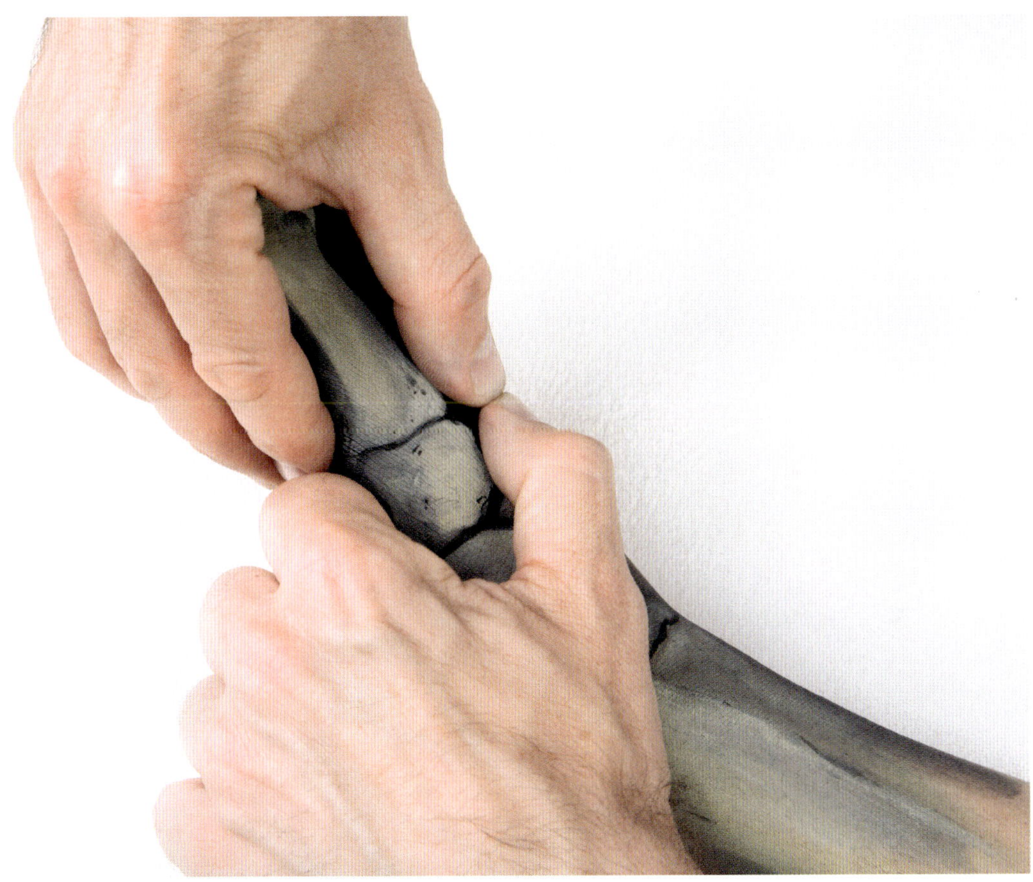

Ausgangsposition des Patienten

Rückenlage.

Ausgangsposition des Therapeuten

Stehend, auf Fußhöhe des Patienten. Daumen und Zeigefinger einer Hand umfassen die Basis des ersten Mittelfußknochens, die Finger der anderen Hand umfassen das Os cuneiforme mediale.

Ausführung der Palpation

Der Therapeut palpiert und bewertet die Beweglichkeit zwischen dem Os metatarsale I und dem Os cuneiforme mediale. Der Therapeut stabilisiert den proximalen Gelenkpartner und mobilisiert den distalen.

10.7. Tuberositas des Kahnbeins

Tuberositas ossis navicularis

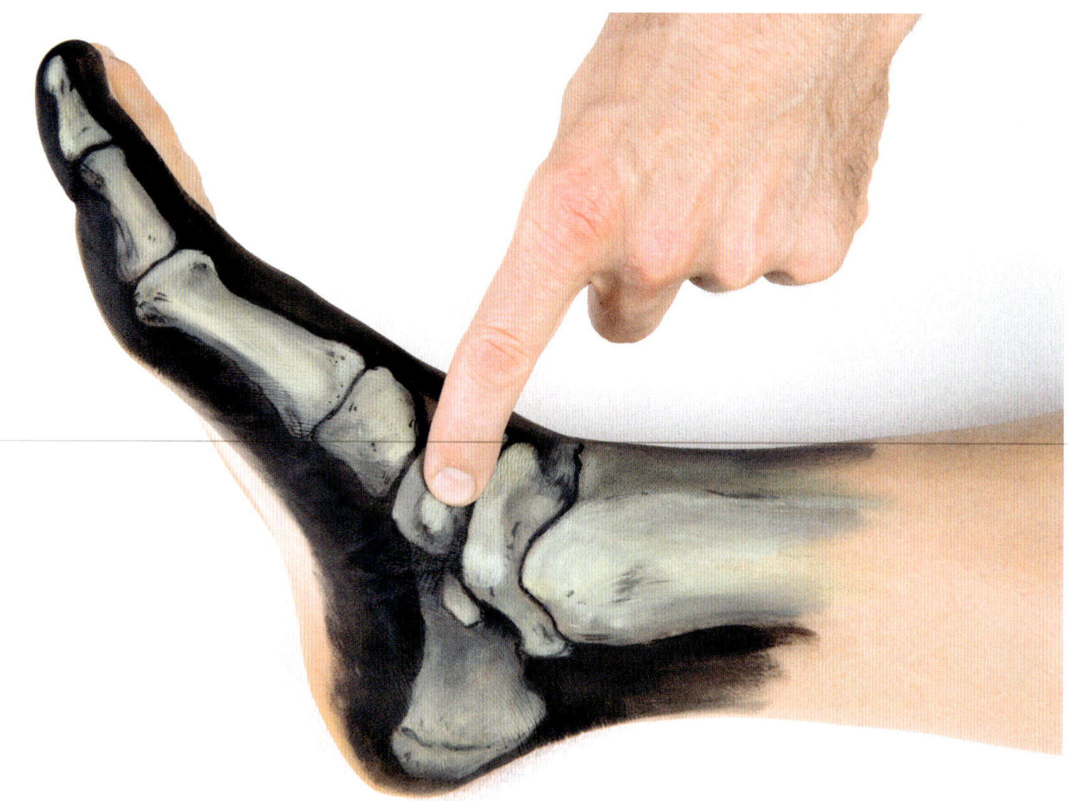

Ausgangsposition des Patienten

Rückenlage.

Ausgangsposition des Therapeuten

Stehend, auf Fußhöhe des Patienten.

Ausführung der Palpation

Der Therapeut lokalisiert und palpiert die Tuberositas des Os naviculare. Sie ist ein ausgeprägter knöcherner Vorsprung auf der medialen Seite des Fußes.

10.8. Kuneonavikulargelenk

Art. cuneonavicularis

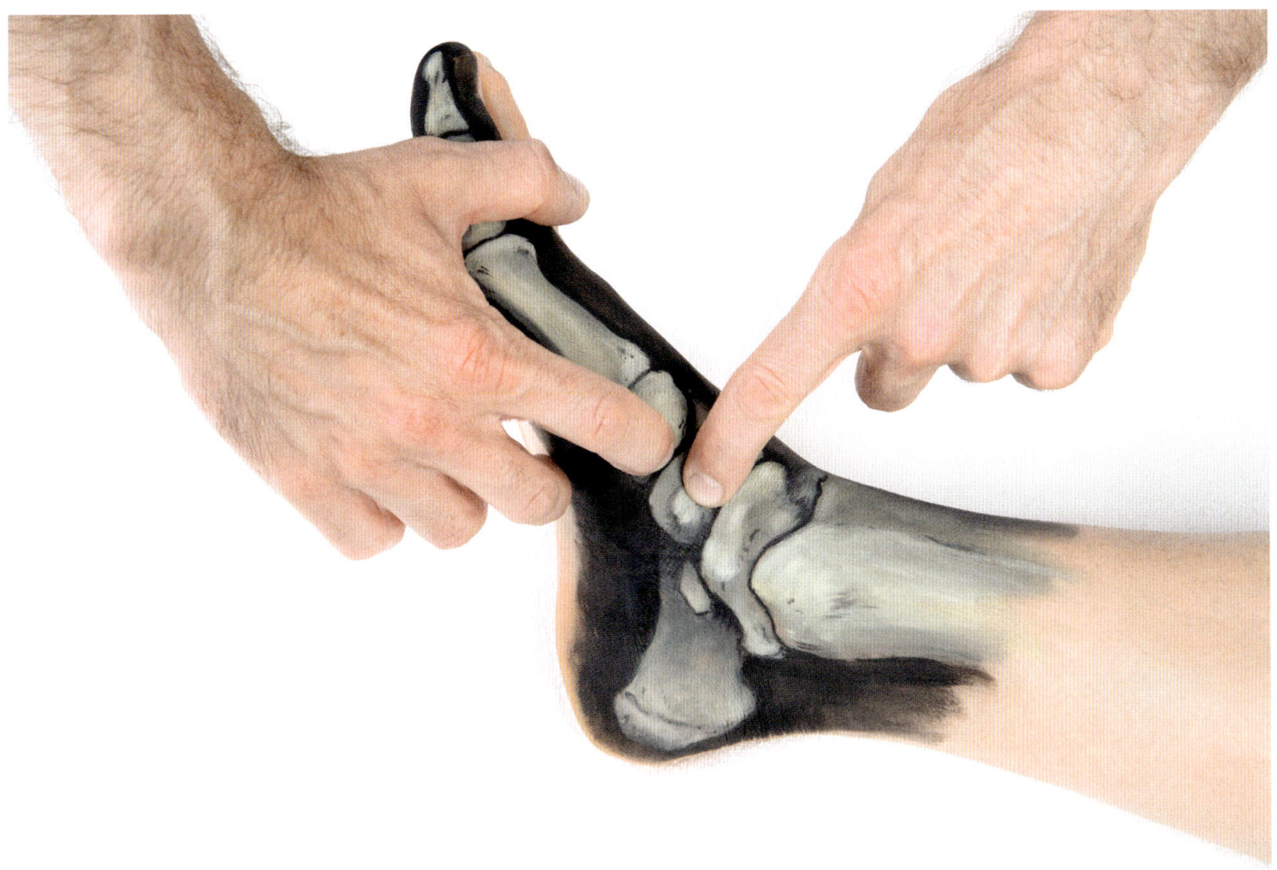

Ausgangsposition des Patienten

Rückenlage.

Ausgangsposition des Therapeuten

Stehend, auf Fußhöhe des Patienten. Der Zeigefinger der einen Hand liegt auf der Tuberositas des Os naviculare, der Zeigefinger der anderen Hand lokalisiert den Spalt des Kuneonavikulargelenks.

Ausführung der Palpation

Der Therapeut lokalisiert und palpiert den Gelenkspalt zwischen Os naviculare und Os cuneiforme mediale. Die Spitze des Zeigefingers befindet sich auf dem Gelenkspalt des Kuneonavikulargelenks auf der medialen Seite des Fußes.

10.9. Kuneonavikulargelenk (Mobilisation)

Art. cuneonavicularis

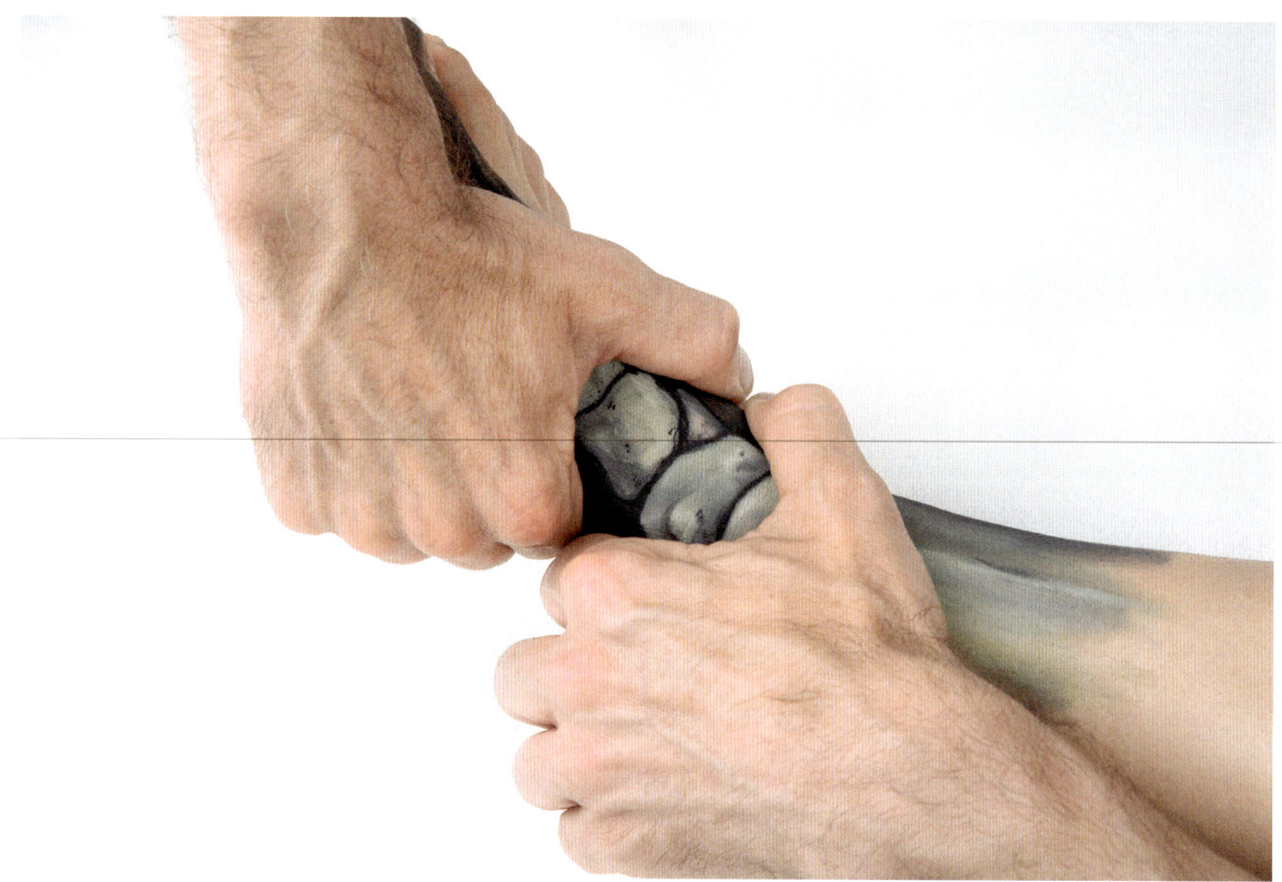

Ausgangsposition des Patienten

Rückenlage.

Ausgangsposition des Therapeuten

Stehend, auf Fußhöhe des Patienten. Daumen und Zeigefinger einer Hand umfassen das Os cuneiforme mediale und die Finger der anderen Hand umfassen das Os naviculare.

Ausführung der Palpation

Der Therapeut palpiert und bewertet die Beweglichkeit zwischen dem Os cuneiforme mediale und dem Os naviculare. Der Therapeut stabilisiert den proximalen Gelenkpartner und mobilisiert den distalen.

10.10. Talonavikulargelenk

Art. talonavicularis

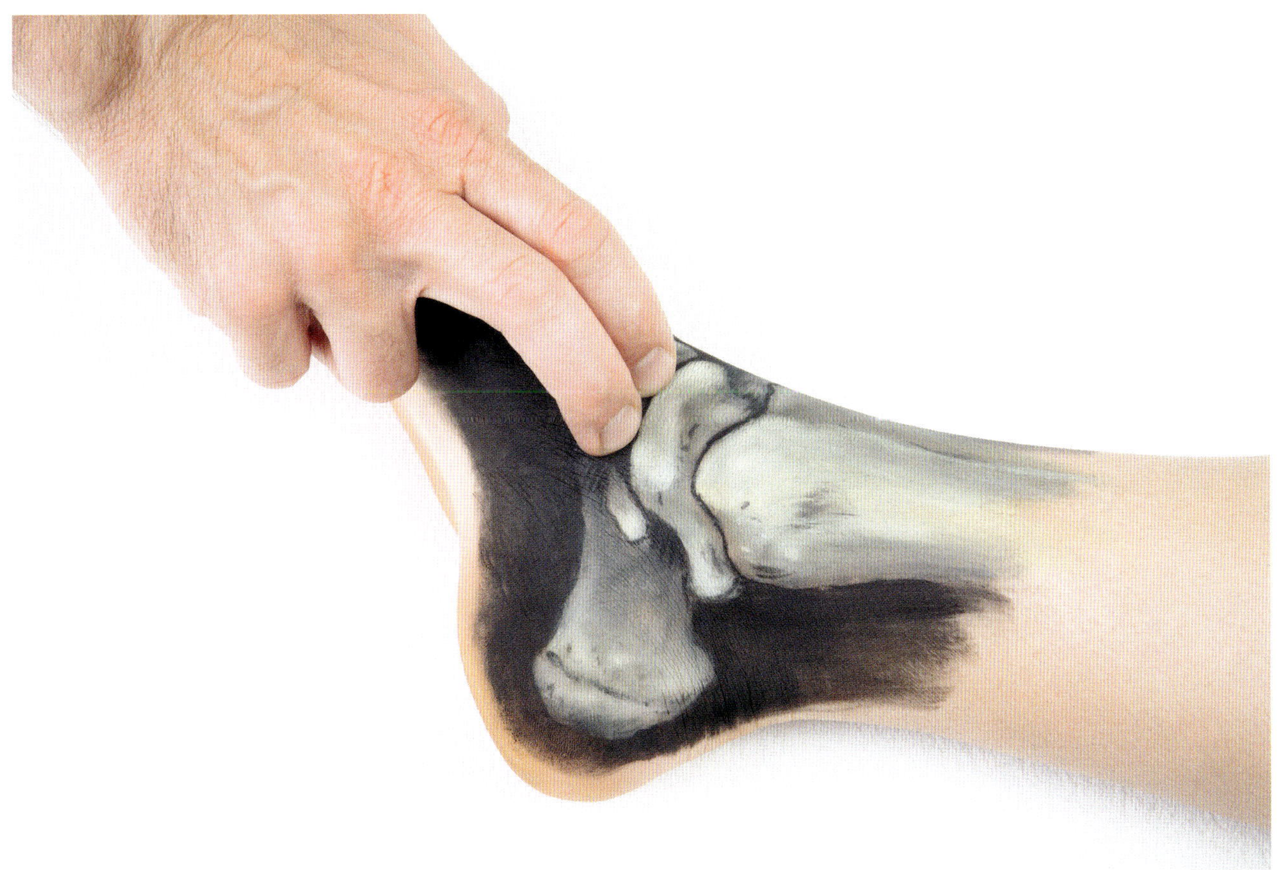

Ausgangsposition des Patienten

Rückenlage.

Ausgangsposition des Therapeuten

Stehend, von den Füßen des Patienten her.

Ausführung der Palpation

Der Therapeut lokalisiert und palpiert den Gelenkspalt zwischen dem Os naviculare und dem Talus. Die Spitzen des Zeige- und Mittelfingers liegen auf dem Gelenkspalt des Talonavikulargelenks auf der medialen Seite des Fußes.

10.11. Talonavikulargelenk (Mobilisation)

Art. talonavicularis

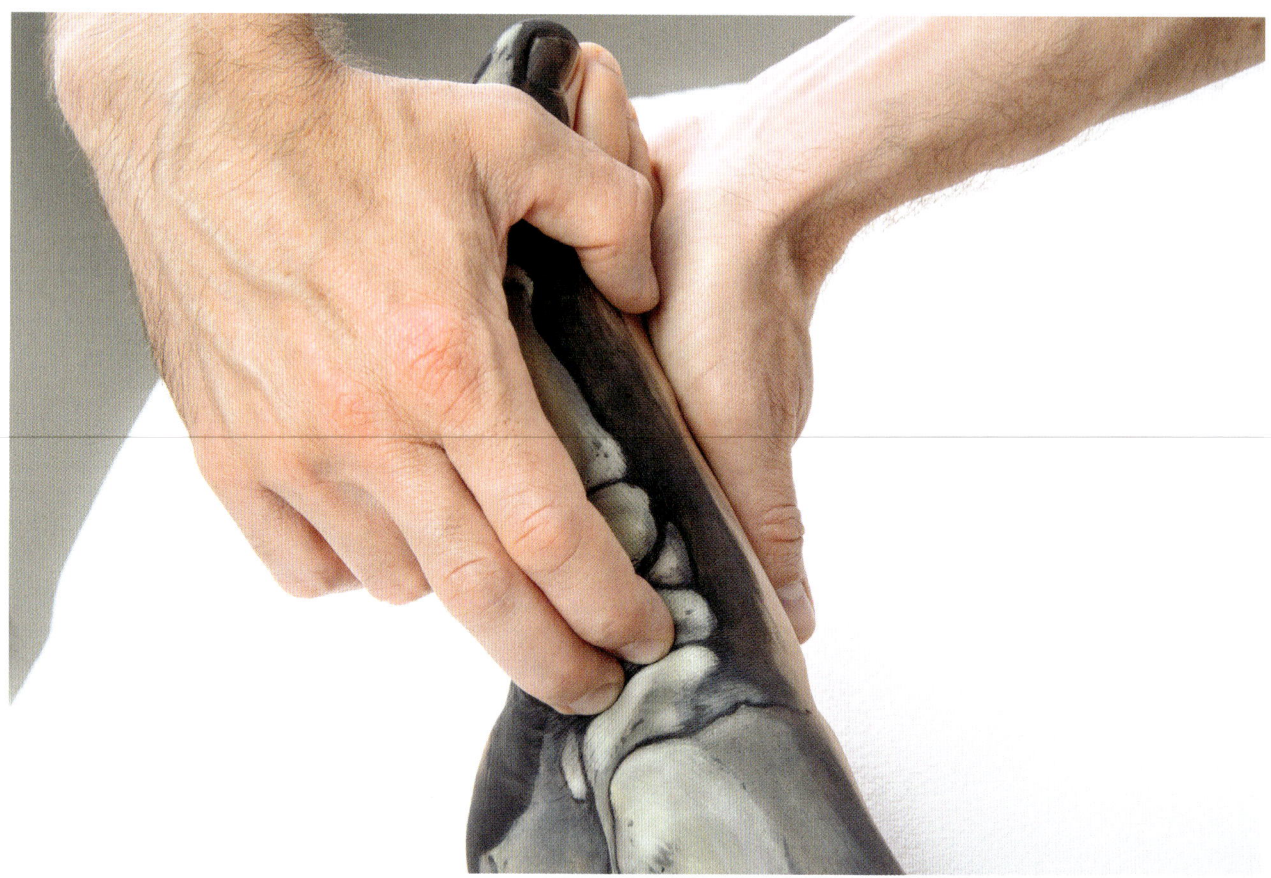

Ausgangsposition des Patienten

Rückenlage.

Ausgangsposition des Therapeuten

Stehend, von den Füßen des Patienten her.

Ausführung der Palpation

Der Therapeut palpiert und bewertet die Beweglichkeit des Gelenks zwischen Os naviculare und Talus. Die Spitzen von Zeige- und Mittelfinger einer Hand liegen auf dem Talonavikulargelenkspalt, die andere Hand umfasst den Fuß und führt abwechselnd Inversions- und Eversionsbewegungen durch. Der Taluskopf ist während der Eversionsbewegung gut tastbar.

10.12. Schienbeinknöchel

Malleolus medialis

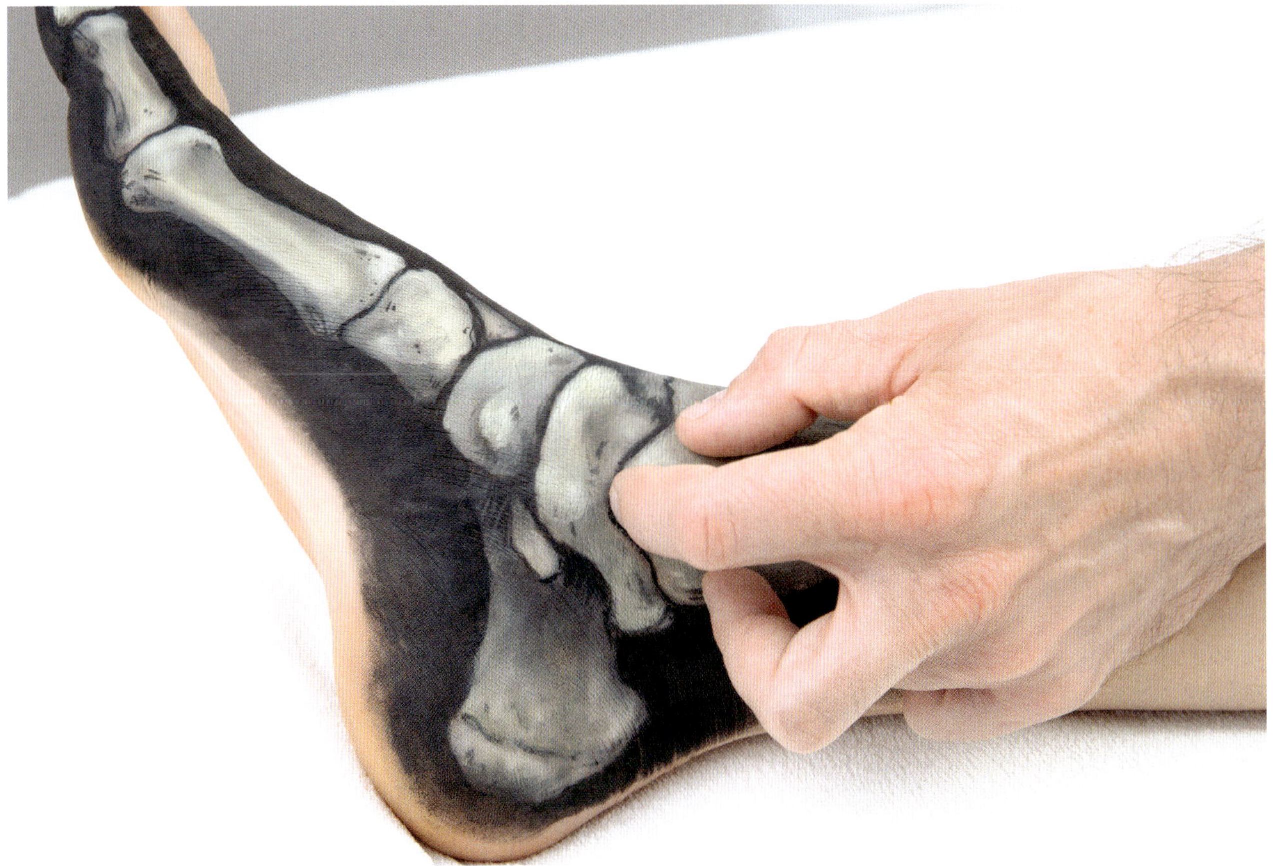

Ausgangsposition des Patienten

Rückenlage.

Ausgangsposition des Therapeuten

Stehend, auf Höhe des Unterschenkels des Patienten auf der zu testenden Seite. Der Unterarm liegt in der Längsachse des Unterschenkels des Patienten. Daumen, Zeige- und Mittelfinger umfassen den Schienbeinknöchel.

Ausführung der Palpation

Der Therapeut palpiert die vordere, hintere und untere Fläche des Innenknöchels (Malleolus medialis).

10.13. Sustentaculum tali

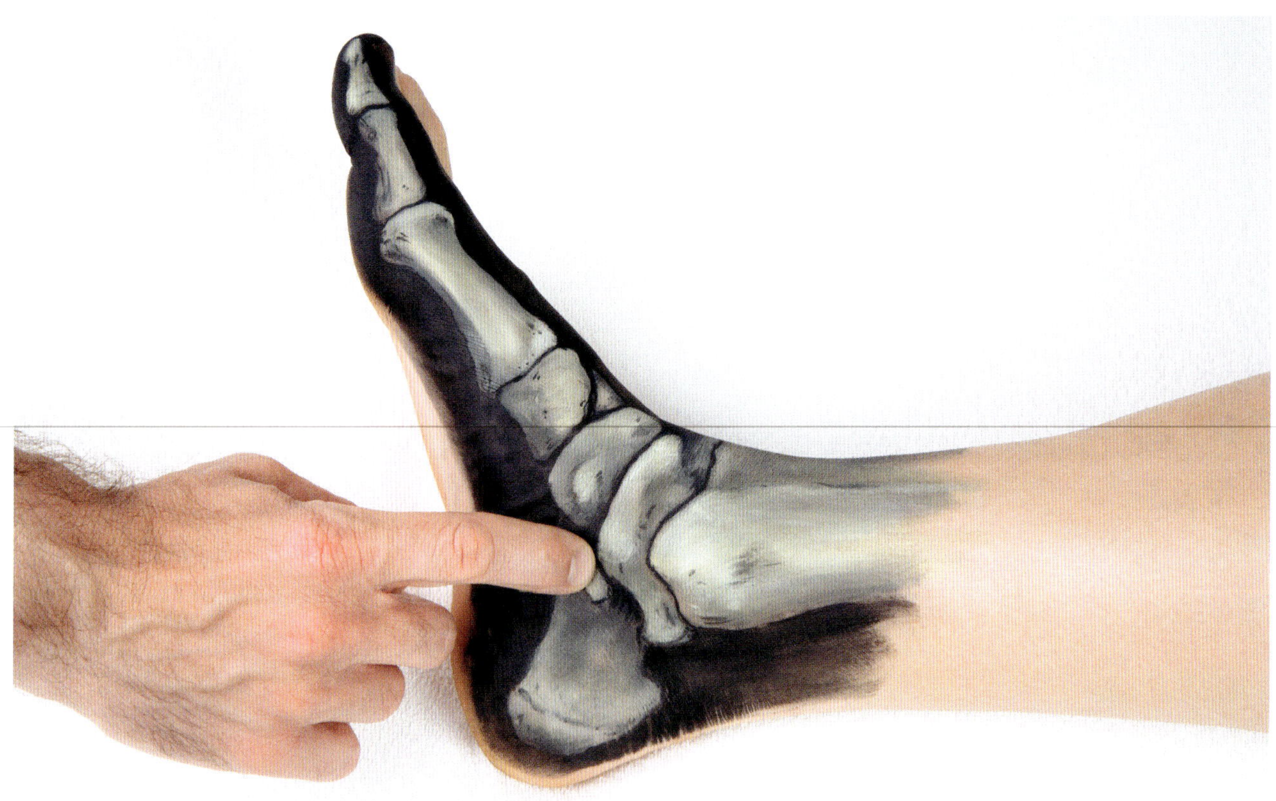

Ausgangsposition des Patienten

Rückenlage. Fuß in Neutralstellung.

Ausgangsposition des Therapeuten

Stehend, von den Füßen des Patienten her. Der Zeigefinger liegt in der Tibiaachse auf dem knöchernen Vorsprung unter dem Innenknöchel.

Ausführung der Palpation

Der Therapeut palpiert mit dem Zeigefinger das Sustentaculum tali.

10.14. Lig. deltoideum (Pars tibionavicularis)

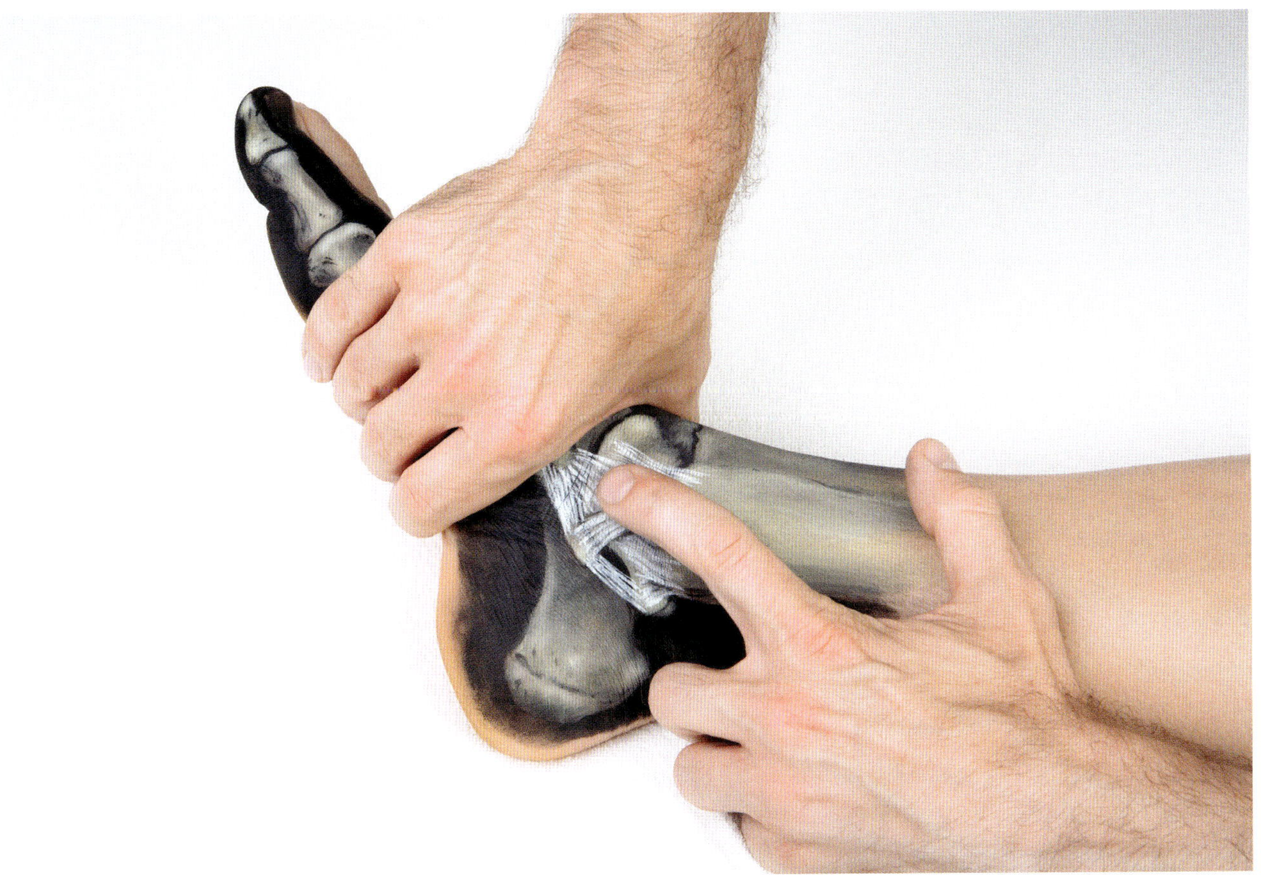

Ausgangsposition des Patienten

Rückenlage. Fuß in Neutralstellung.

Ausgangsposition des Therapeuten

Stehend, auf der Testseite auf Höhe des Unterschenkels des Patienten, den Füßen des Patienten zugewandt. Der Unterarm wird entlang der Längsachse des Schienbeins des Patienten positioniert. Der Zeigefinger einer Hand liegt unter dem Innenknöchel, die andere Hand umfasst den Fuß des Patienten.

Ausführung der Palpation

Der Therapeut palpiert und bewertet den tibionavicularen Anteil des Lig. deltoideum. Die Valgisierung des Fußes bringt das untersuchte Band auf Zug.

10.15. Lig. deltoideum (Pars tibiotalaris anterior)

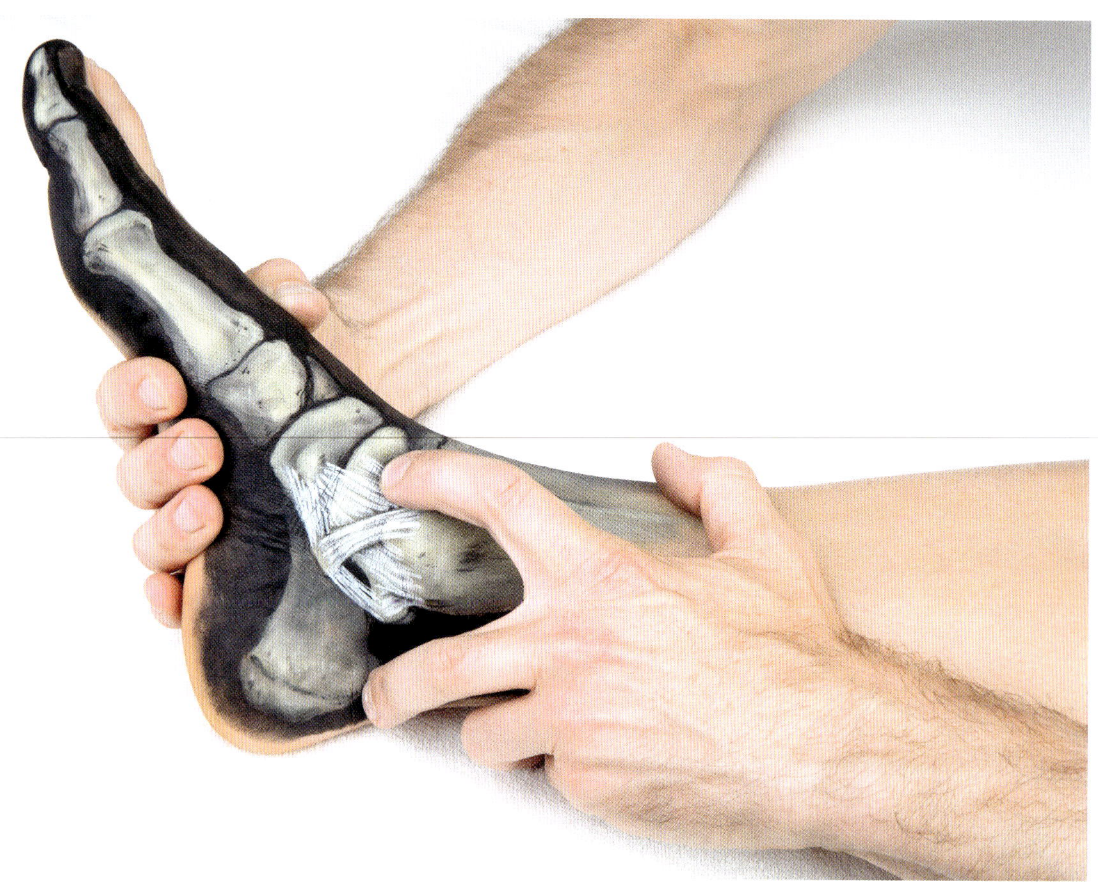

Ausgangsposition des Patienten

Rückenlage. Fuß in Neutralstellung.

Ausgangsposition des Therapeuten

Stehend, auf der Testseite auf Höhe des Unterschenkels des Patienten, den Füßen des Patienten zugewandt. Der Unterarm wird entlang der Längsachse des Schienbeins des Patienten positioniert. Der Zeigefinger einer Hand liegt ventral des Innenknöchels, die andere Hand umfasst den Fuß des Patienten.

Ausführung der Palpation

Der Therapeut palpiert und bewertet den anterioren tibiotalaren Anteil des Lig. deltoideum. Der Therapeut leitet die entsprechende Bewegung ein, um das untersuchte Band auf Zug zu bringen.

10.16. Dreiecksband (Tibiakalkanealteil)

Lig. deltoideum – pars tibiocalcanea

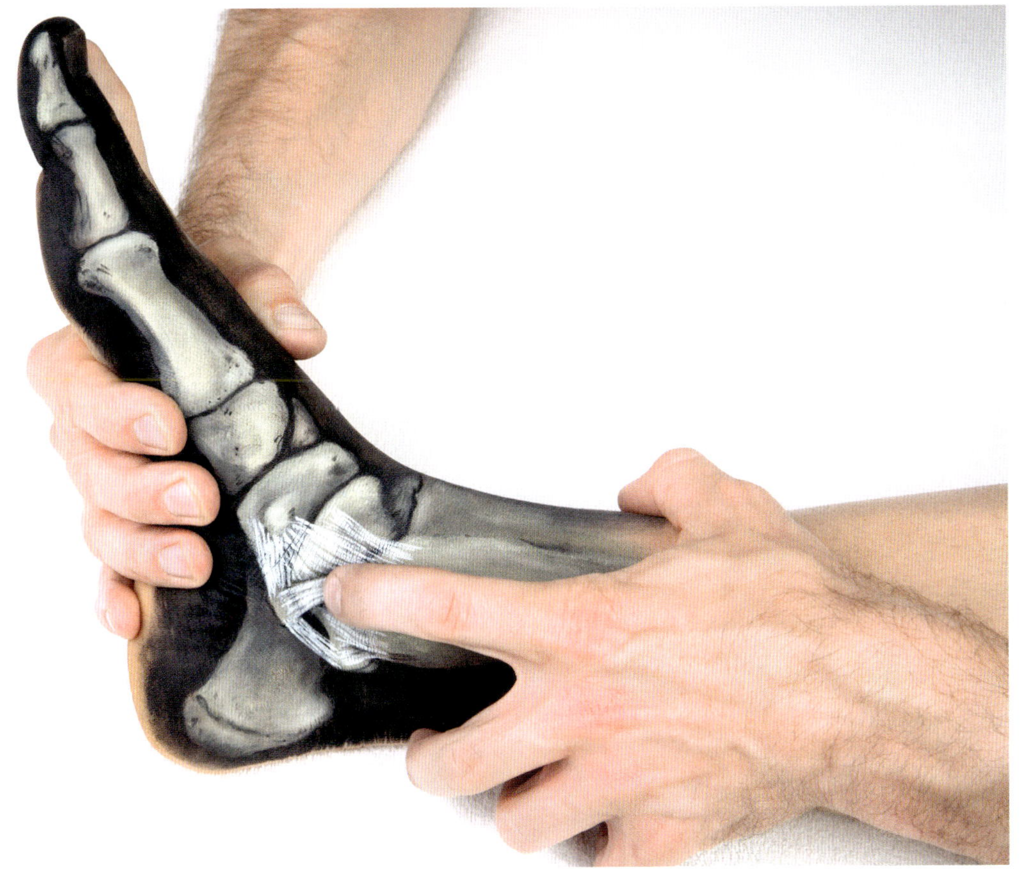

Ausgangsposition des Patienten

Rückenlage. Der Fuß befindet sich in einer neutralen Position.

Ausgangsposition des Therapeuten

Der Therapeut steht an der zu untersuchenden Seite auf Höhe des Unterschenkels des Patienten, mit Blickrichtung zu dessen Füßen. Der Unterarm wird entlang der Längsachse des Tibiaknochens positioniert. Der Zeigefinger der linken Hand wird zwischen dem Malleolus medialis und dem Sustentaculum tali platziert. Die andere Hand umfasst den Fuß des Patienten.

Ausführung der Palpation

Der Therapeut untersucht den tibiokalkanealen Teil des Dreiecksbandes. Eine Valgusbewegung der Ferse erhöht die Spannung dieses Bandes.

10.17. Metatarsophalangealgelenk der kleinen Zehe

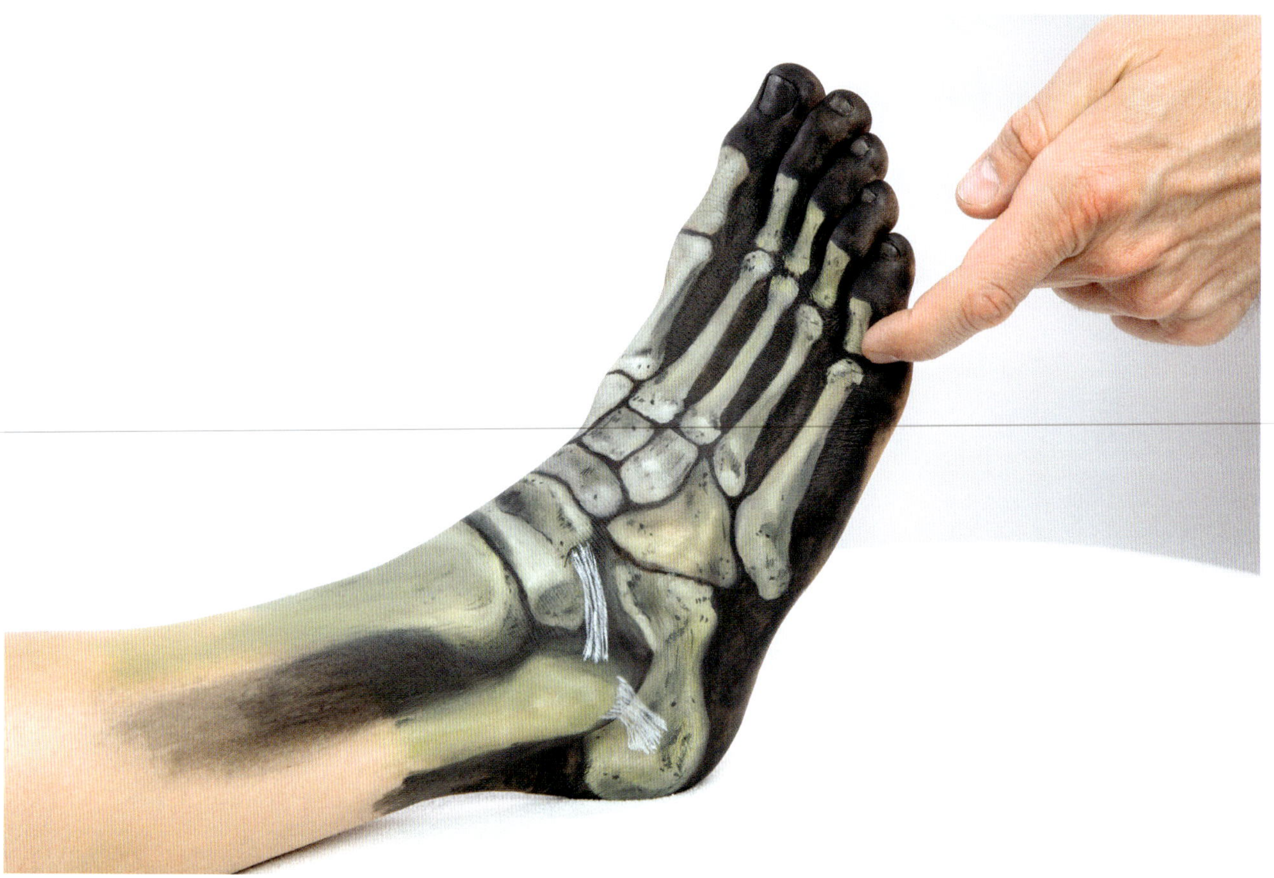

Ausgangsposition des Patienten

Rückenlage. Fuß in Neutralstellung.

Ausgangsposition des Therapeuten

Stehend, von den Füßen des Patienten her.

Ausführung der Palpation

Der Therapeut palpiert mit dem Zeigefinger den Gelenkspalt zwischen der Basis des Grundgliedes der kleinen Zehe und dem Kopf des fünften Mittelfußknochens. Die Spitze des Zeigefingers liegt auf dem Großzehengrundgelenksspalt der kleinen Zehe.

10.18. Fünfter Mittelfußknochen (lateraler Rand)

Os metatarsale V (Margo lateralis)

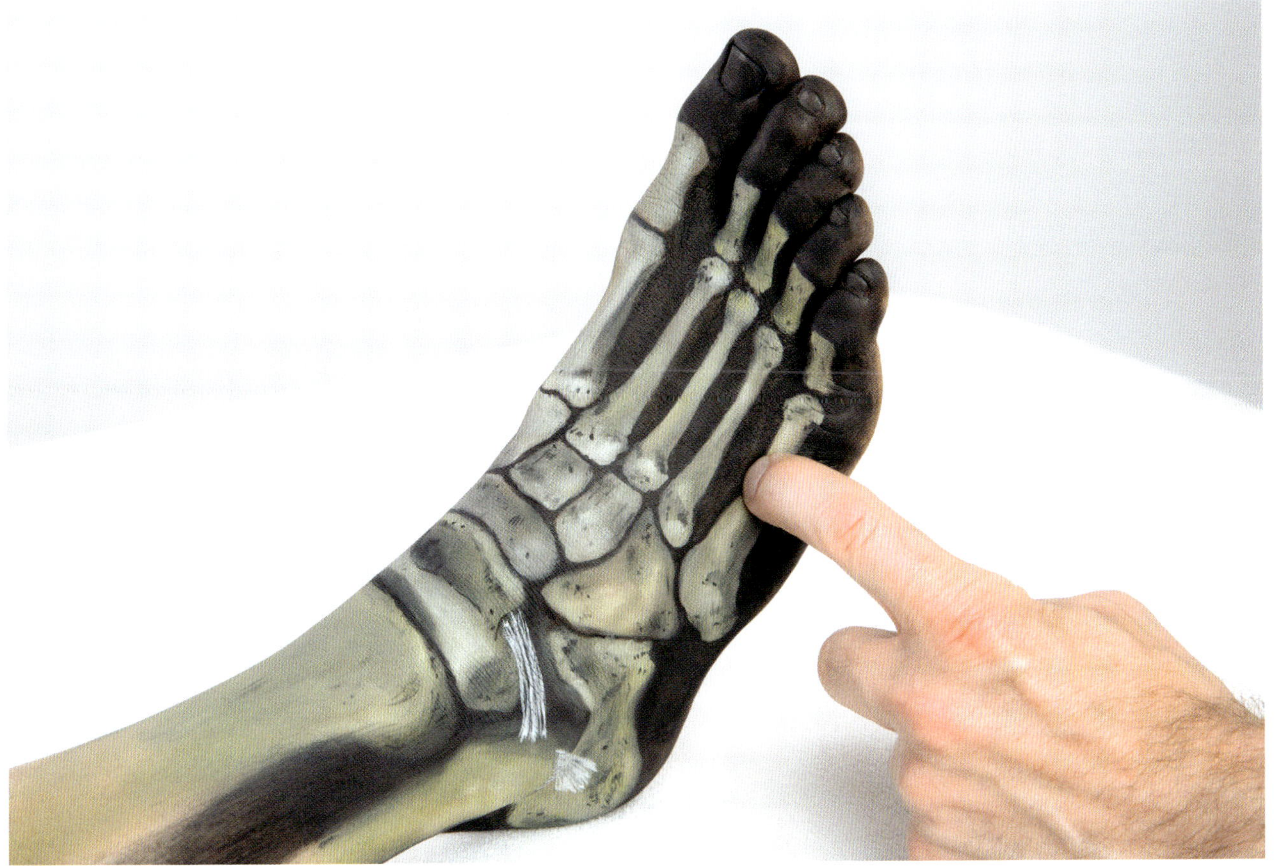

Ausgangsposition des Patienten

Rückenlage. Fuß in Neutralstellung.

Ausgangsposition des Therapeuten

Stehend, auf Fußhöhe des Patienten auf der Palpationsseite.

Ausführung der Palpation

Der Therapeut lokalisiert und palpiert mit dem Zeigefinger die Seitenfläche des Schafts des fünften Mittelfußknochens. Er bewegt seinen Finger vom Kopf des Knochens zu seiner Basis.

10.19. Tuberositas des fünften Mittelfußknochens

Tuberositas ossis metatarsalis V

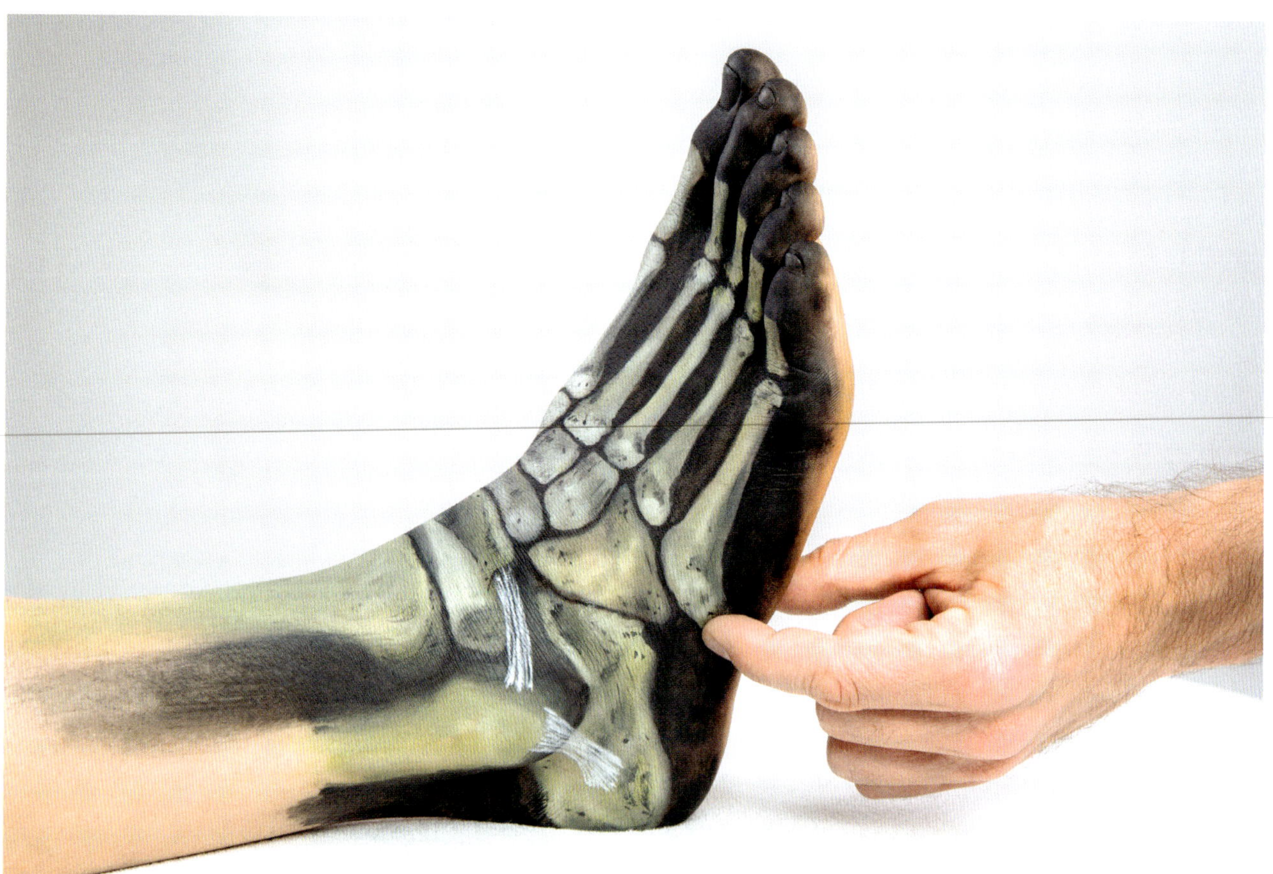

Ausgangsposition des Patienten

Rückenlage. Fuß in Neutralstellung.

Ausgangsposition des Therapeuten

Stehend, von den Füßen des Patienten her.

Ausführung der Palpation

Der Therapeut lokalisiert und palpiert mit der Spitze des Zeigefingers die Tuberositas des fünften Mittelfußknochens. Die genannte Tuberositas ist ein ausgeprägter Knochenvorsprung an der Seitenfläche des Fußes.

10.20. Tarsometatarsalgelenk

Art. cuboideometatarsalis

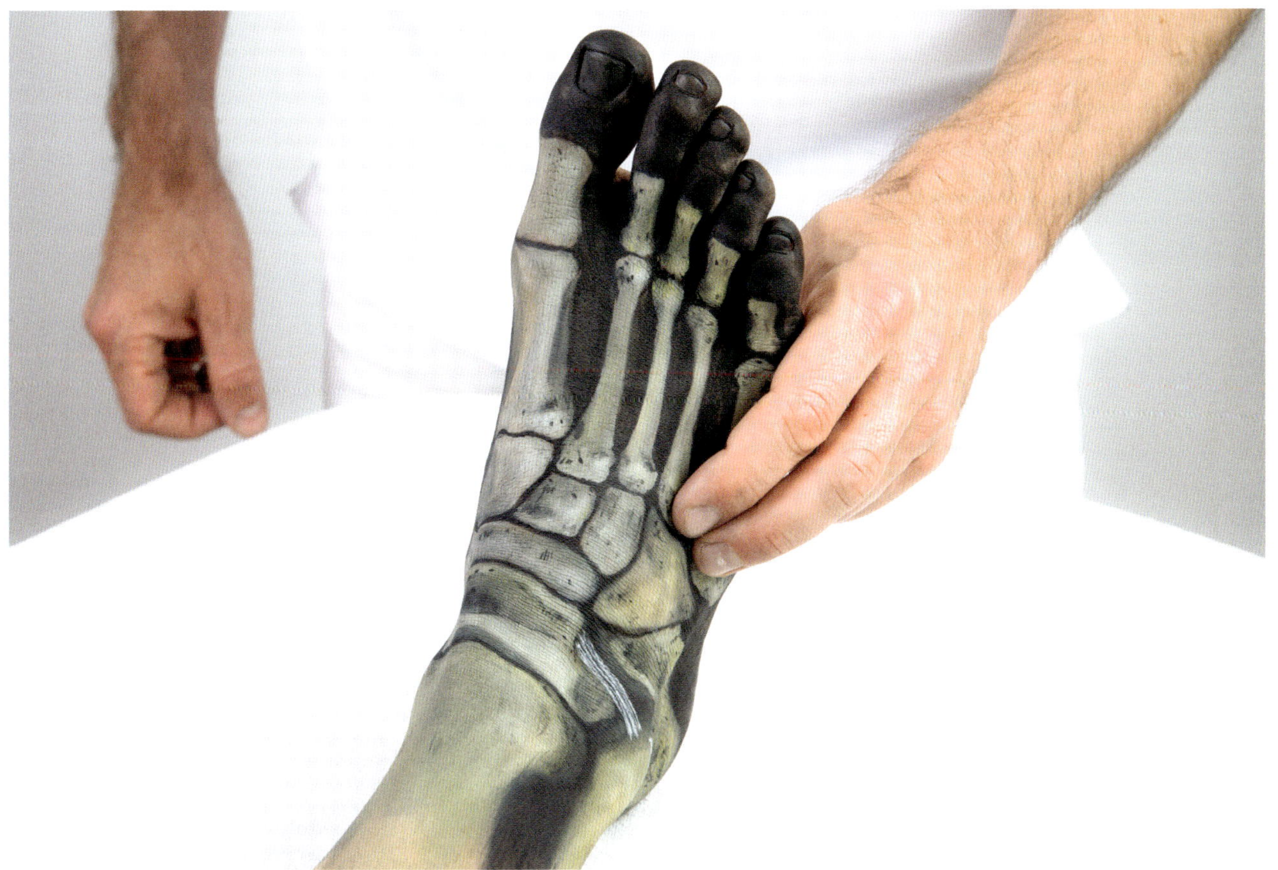

Ausgangsposition des Patienten

Rückenlage. Fuß in Neutralstellung.

Ausgangsposition des Therapeuten

Stehend, von den Füßen des Patienten her.

Ausführung der Palpation

Der Therapeut lokalisiert und palpiert den Gelenkspalt zwischen dem vierten und fünften Mittelfußknochen und dem Os cuboideum.

10.21. Tarsometatarsalgelenk (Mobilissation)

Art. cuboideometatarsalis

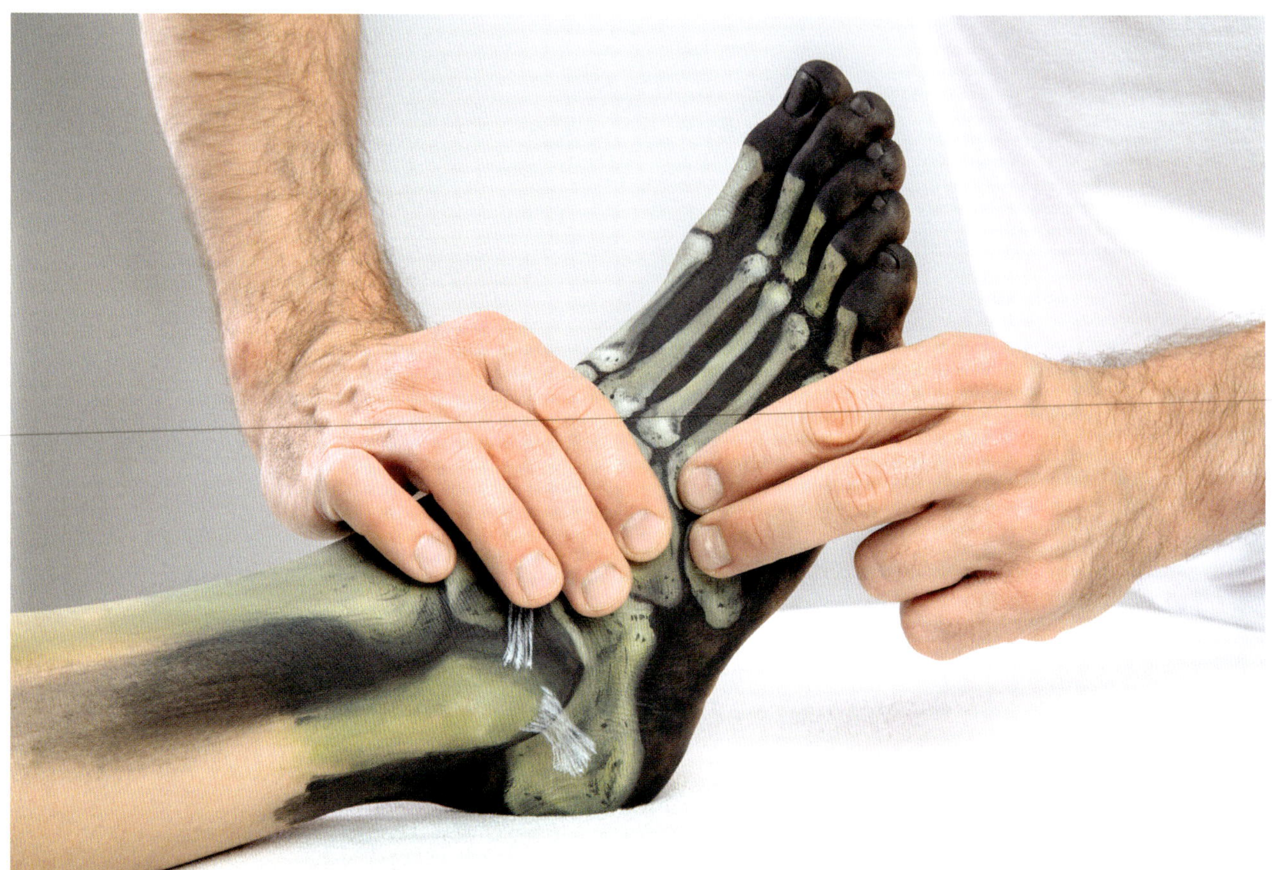

Ausgangsposition des Patienten

Rückenlage. Fuß in Neutralstellung.

Ausgangsposition des Therapeuten

Stehend, von den Füßen des Patienten her. Eine Hand stabilisiert das Os cuboideum, Zeige-, Mittelfinger und Daumen der anderen Hand umfassen die Basis des vierten und fünften Mittelfußknochens.

Ausführung der Palpation

Der Therapeut lokalisiert und palpiert den Gelenkspalt zwischen dem vierten und fünften Mittelfußknochen und dem Os cuboideum. Der Therapeut stabilisiert den proximalen Gelenkpartner und mobilisiert den distalen.

10.22. Calcaneocuboidgelenk

Art. calcaneocuboidea

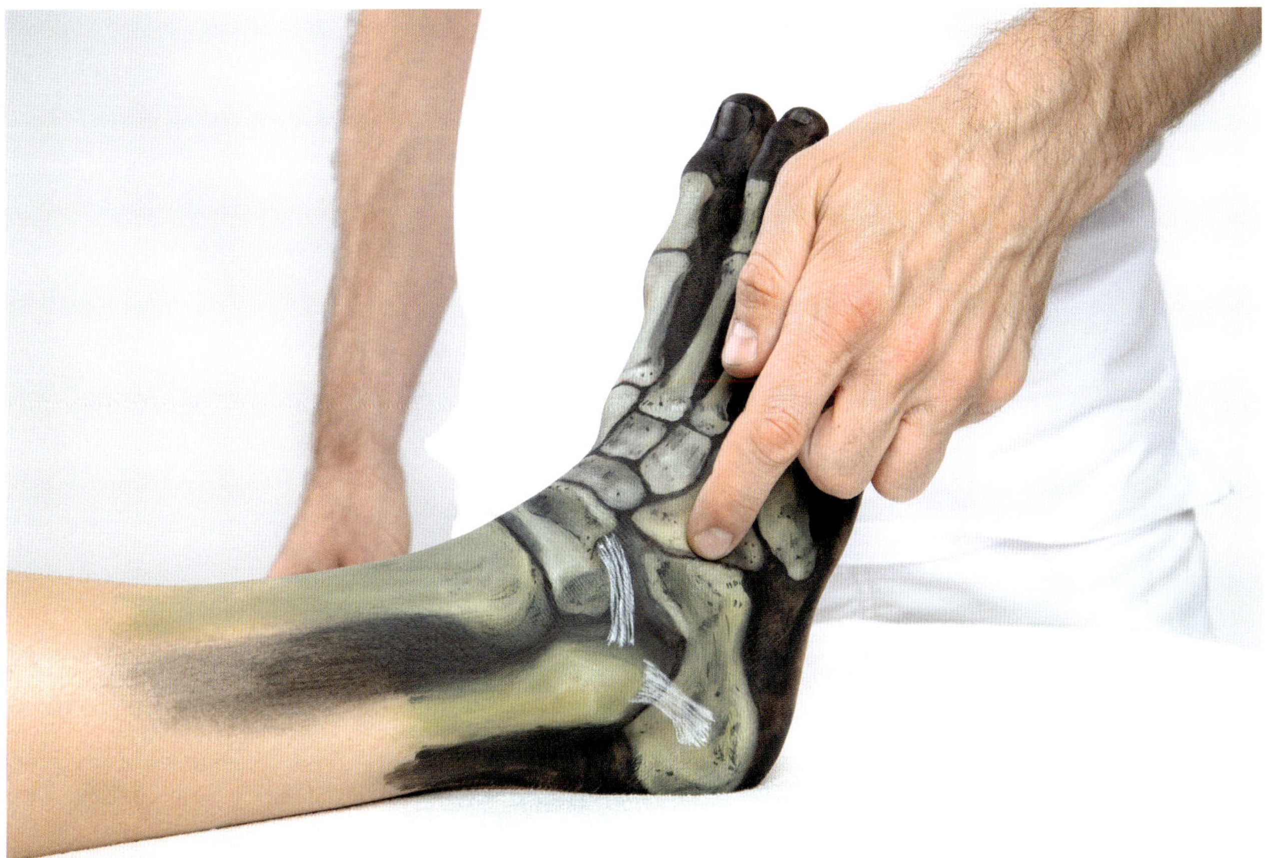

Ausgangsposition des Patienten

Rückenlage. Fuß in Neutralstellung.

Ausgangsposition des Therapeuten

Stehend, von den Füßen des Patienten her.

Ausführung der Palpation

Der Therapeut lokalisiert und palpiert mit dem Zeigefinger den Gelenkspalt des Calcaneocuboidgelenks.

10.23. Außenknöchel

Malleolus lateralis

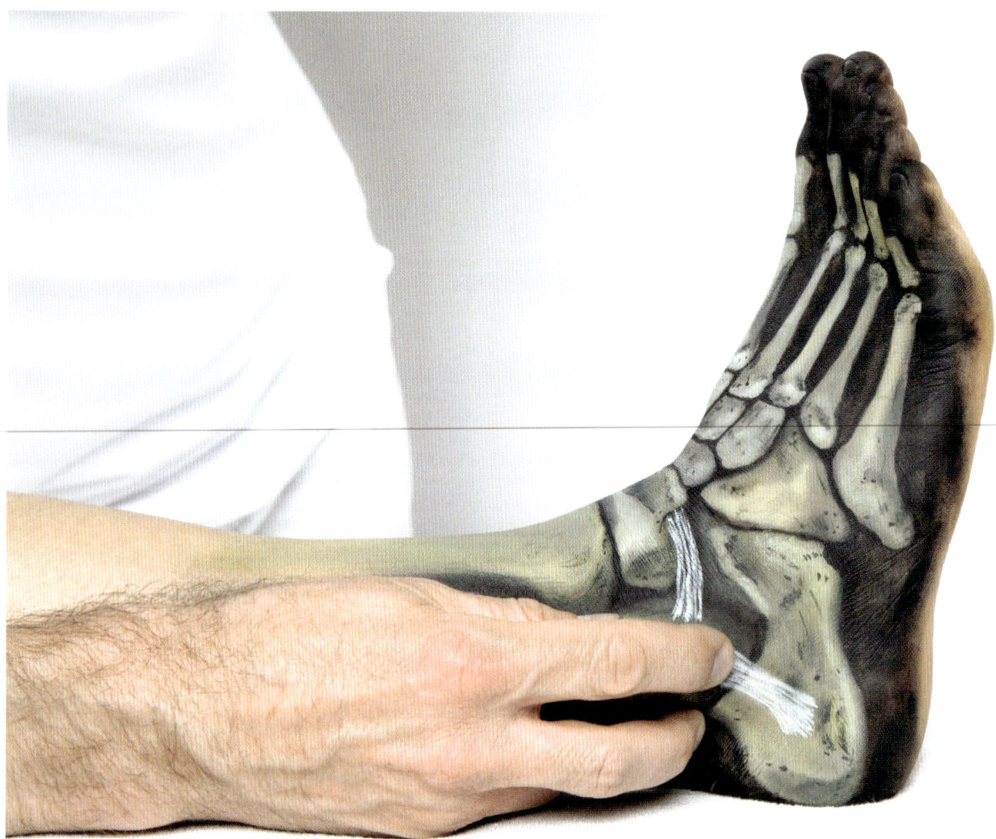

Ausgangsposition des Patienten

Rückenlage. Fuß in Neutralstellung.

Ausgangsposition des Therapeuten

Stehend, auf Höhe des Unterschenkels des Patienten auf der gegenüberliegenden Seite zur Palpation. Der Unterarm liegt entlang der Längsachse des Unterschenkels des Patienten. Daumen, Zeigefinger und Mittelfinger umfassen den Außenknöchel.

Ausführung der Palpation

Der Therapeut palpiert die vordere und hintere Fläche und die Spitze des Außenknöchels.

10.24. Wadenbeinrolle

Trochlea fibularis / peronealis

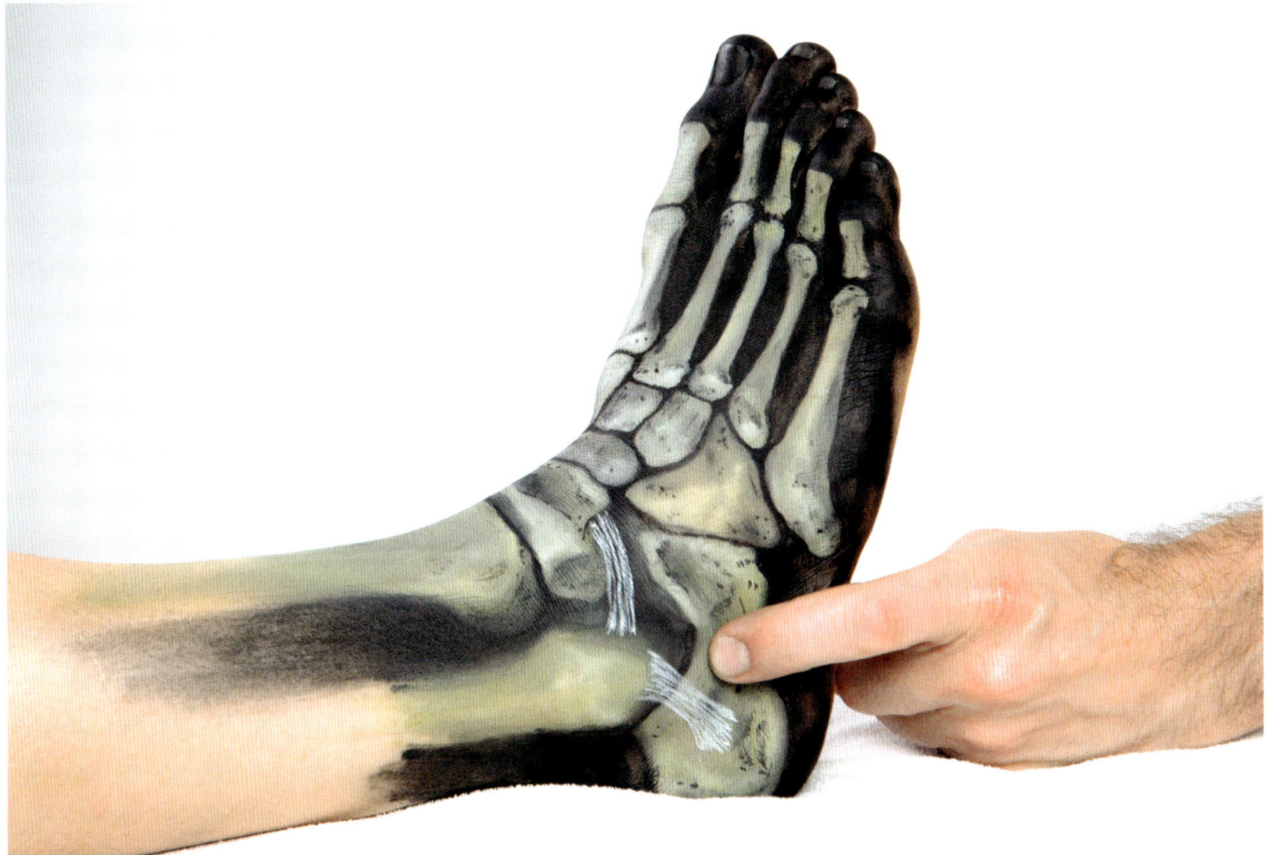

Ausgangsposition des Patienten

Rückenlage. Fuß in Neutralstellung.

Ausgangsposition des Therapeuten

Stehend, von den Füßen des Patienten her. Der Zeigefinger liegt auf dem knöchernen Vorsprung unter dem Außenknöchel in der Achse der Fibula.

Ausführung der Palpation

Der Therapeut palpiert mit dem Zeigefinger die Wadenbeinrolle.

10.25. Lig. talofibulare anterius

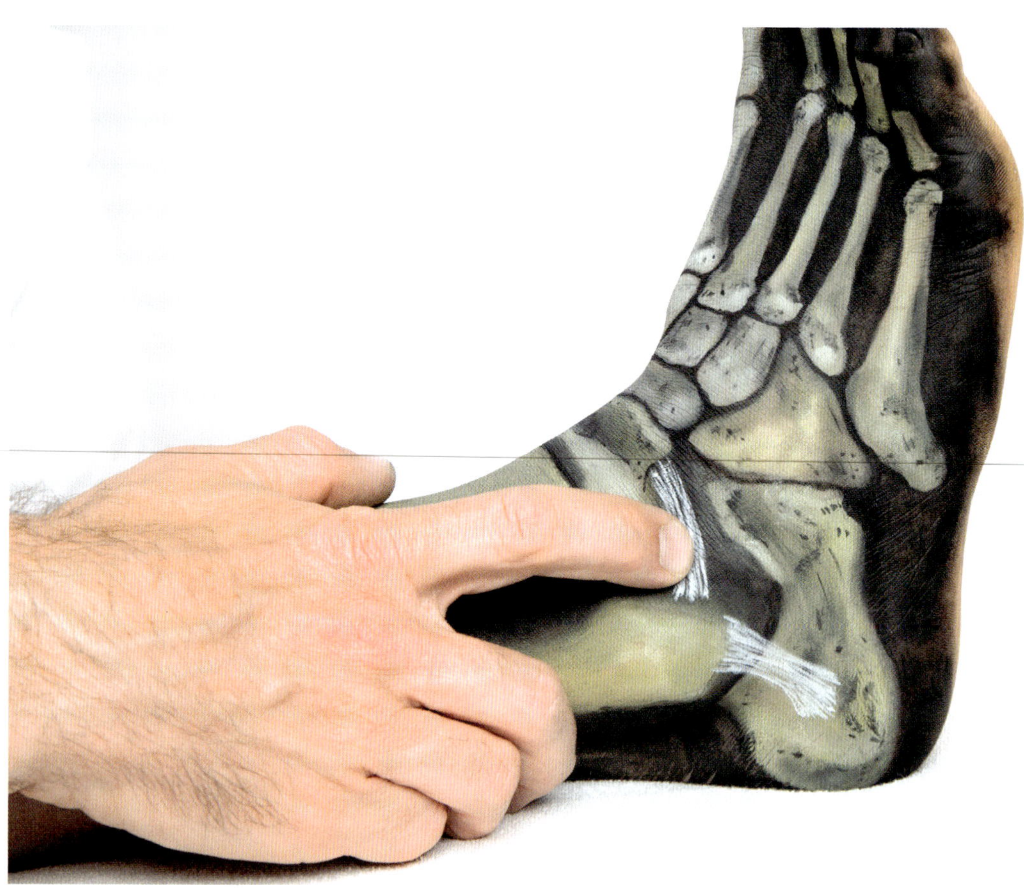

Ausgangsposition des Patienten

Rückenlage. Fuß in Neutralstellung.

Ausgangsposition des Therapeuten

Stehend, auf Höhe des Unterschenkels des Patienten auf der gegenüberliegenden Seite zur Palpation, zu den Füßen des Patienten gerichtet. Der Unterarm liegt in der Längsachse des Unterschenkels des Patienten. Zeigefinger ventral des Außenknöchels platziert.

Ausführung der Palpation

Der Therapeut palpiert mit der Spitze des Zeigefingers das Lig. talofibulare anterius quer zum Faserverlauf. Das Band verläuft von der Vorderfläche des Außenknöchels zum Talus.

10.26. Lig. talofibulare anterius (Spannungszustand des Bandes)

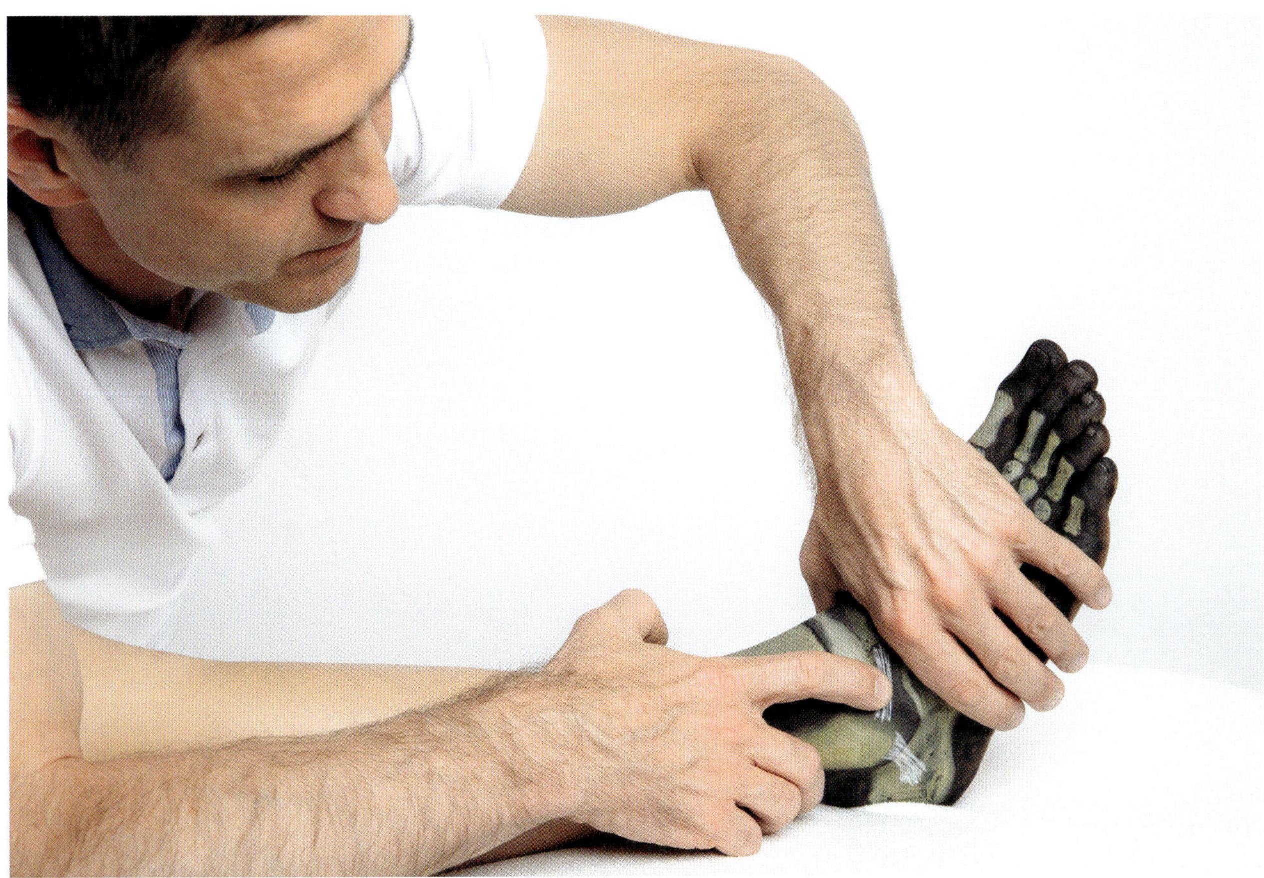

Ausgangsposition des Patienten

Rückenlage. Fuß in Neutralstellung.

Ausgangsposition des Therapeuten

Stehend, auf Höhe des Unterschenkels des Patienten auf der gegenüberliegenden Seite zur Palpation, zu den Füßen des Patienten gerichtet. Der Unterarm liegt in der Längsachse des Unterschenkels des Patienten. Der Zeigefinger ist ventral des Außenknöchels platziert. Die andere Hand hält die dorsale Seite des Patientenfußes.

Ausführung der Palpation

Der Therapeut palpiert und bewertet das Lig. talofibulare anterius. Er führt eine Inversionsbewegung aus.

10.27. Lig. talofibulare anterius (alternative Handhaltung)

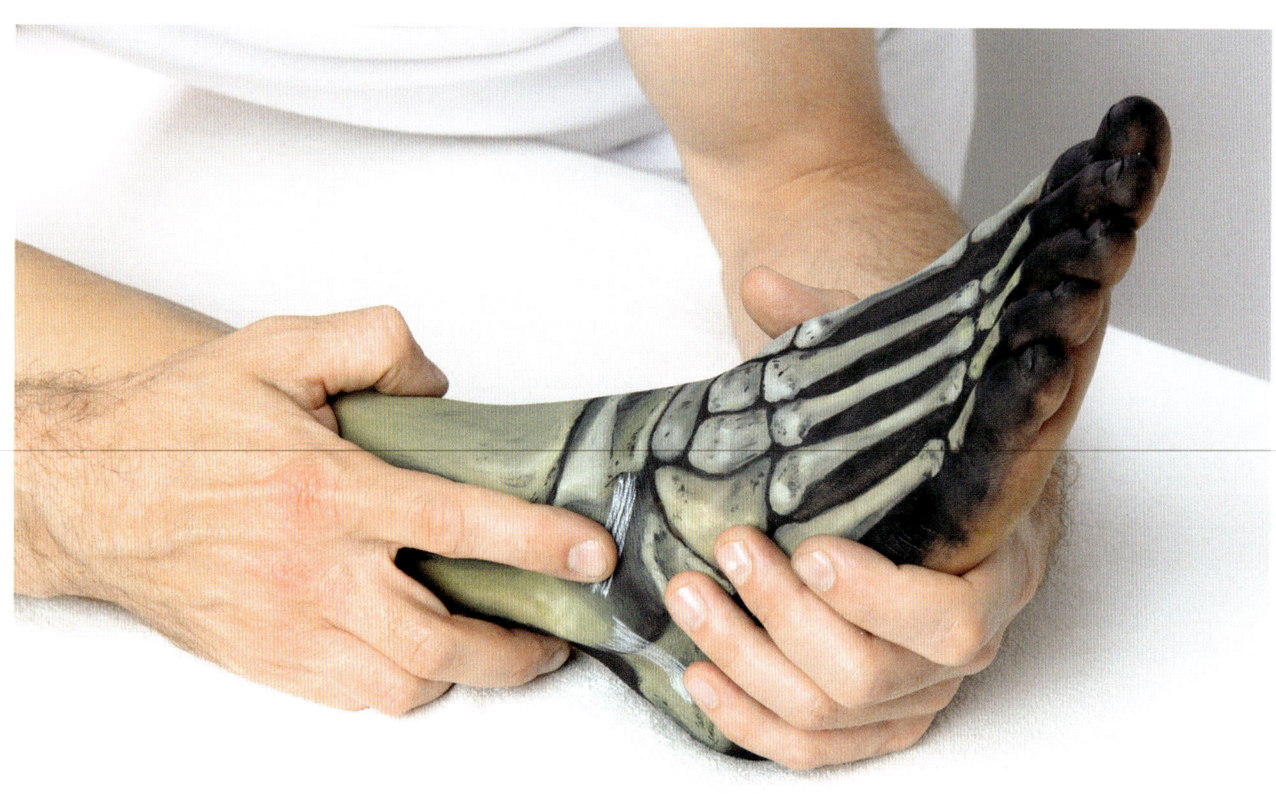

Ausgangsposition des Patienten

Rückenlage. Fuß in Neutralstellung.

Ausgangsposition des Therapeuten

Stehend, auf Höhe des Unterschenkels des Patienten auf der gegenüberliegenden Seite zur Palpation, zu den Füßen des Patienten gerichtet. Der Unterarm liegt in der Längsachse des Unterschenkels des Patienten. Der Zeigefinger ist ventral des Außenknöchels platziert. Die andere Hand hält den Fuß des Patienten auf der plantaren Seite.

Ausführung der Palpation

Der Therapeut palpiert und bewertet das Lig. talofibulare anterius. Der Therapeut leitet eine entsprechende Bewegung ein, um das untersuchte Band auf Zug zu bringen.

10.28. Lig. calcaneofibulare

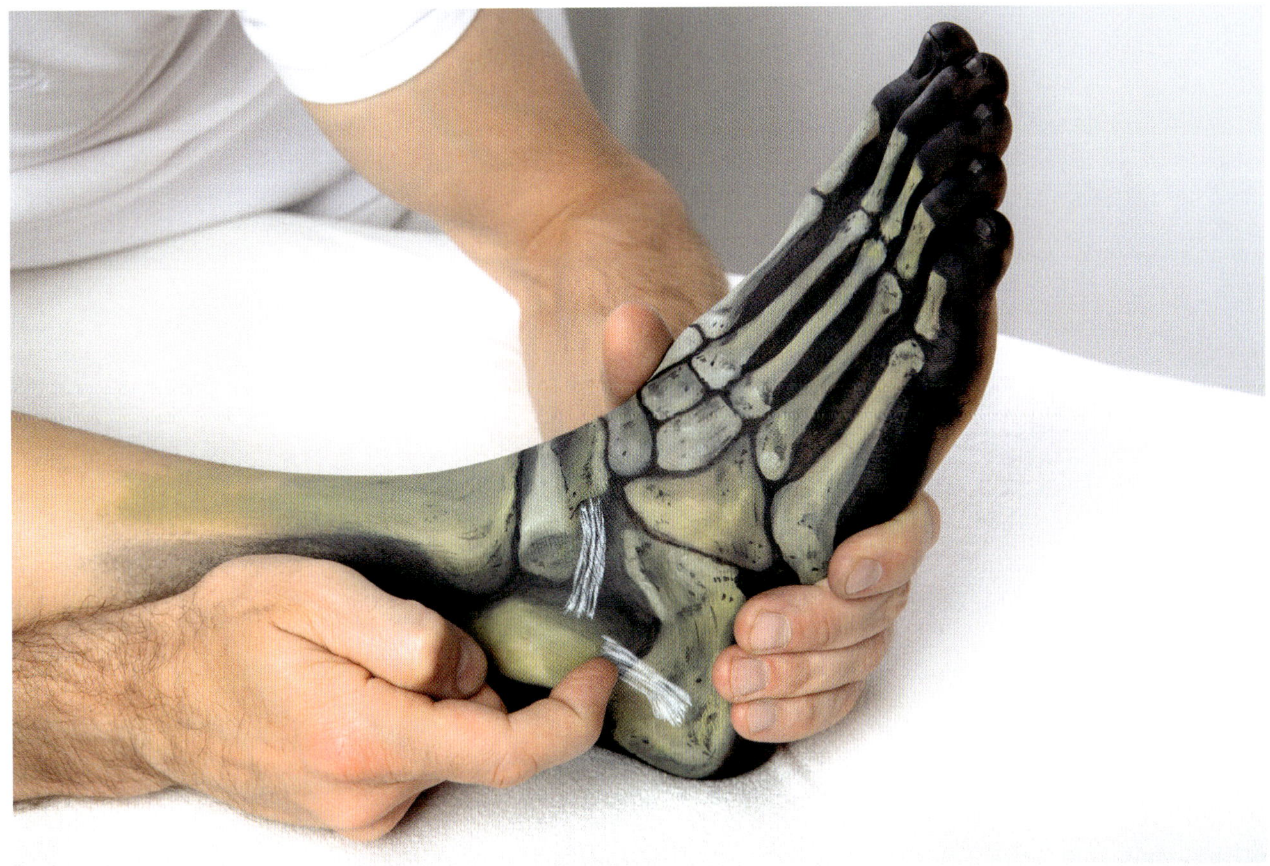

Ausgangsposition des Patienten

Rückenlage. Fuß in Neutralstellung.

Ausgangsposition des Therapeuten

Stehend, auf Höhe des Unterschenkels des Patienten auf der gegenüberliegenden Seite zur Palpation, zu den Füßen des Patienten gerichtet. Der Unterarm liegt in der Längsachse des Unterschenkels des Patienten. Der Zeigefinger ist distal des Außenknöchels platziert. Die andere Hand hält den Fuß des Patienten.

Ausführung der Palpation

Der Therapeut palpiert und bewertet das Lig. calcaneofibulare. Die Hand um das Fersenbein leitet entsprechende Bewegung ein, um das untersuchte Band auf Zug zu bringen.

10.29. Raum zwischen den Mittelfußknochen

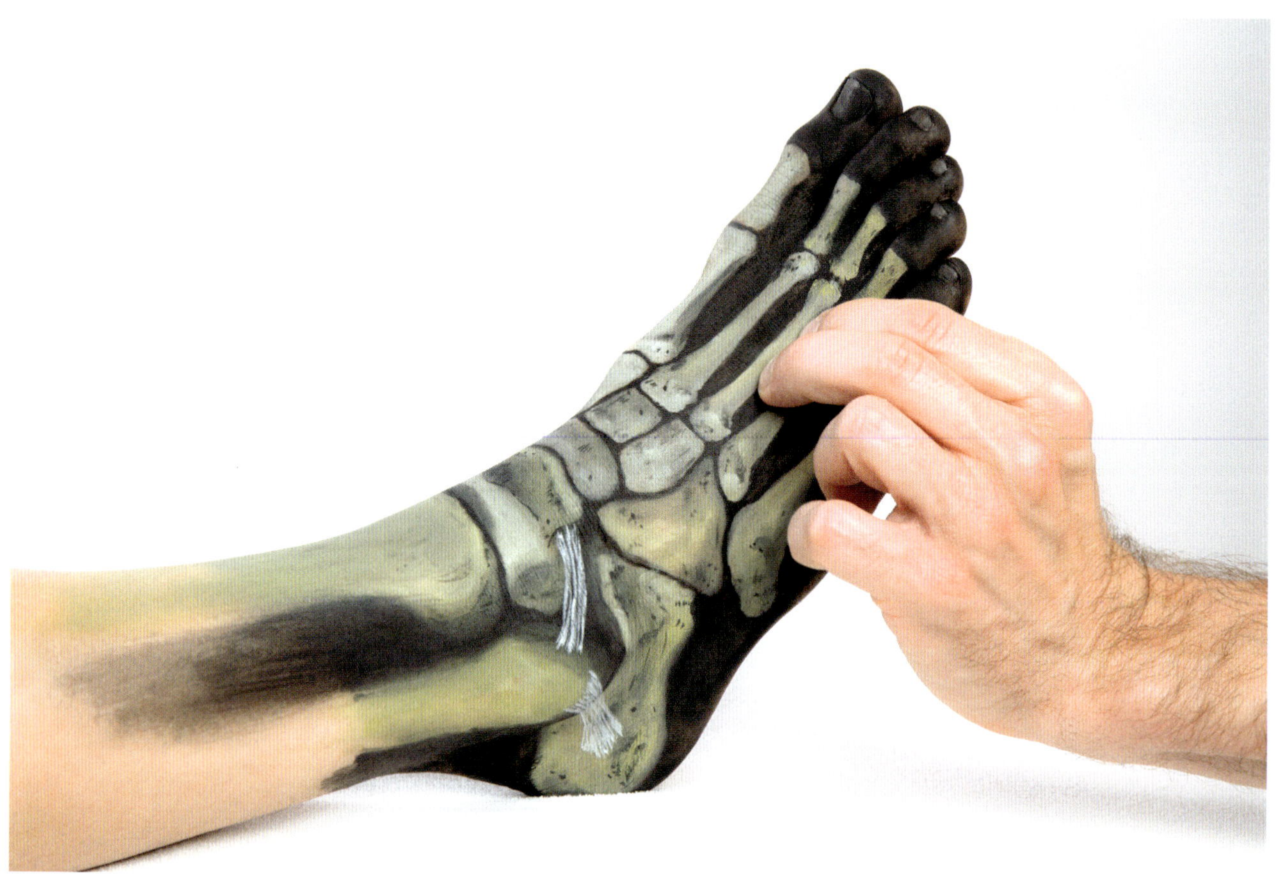

Ausgangsposition des Patienten

Rückenlage. Fuß in Neutralstellung.

Ausgangsposition des Therapeuten

Stehend, von den Füßen des Patienten her.

Ausführung der Palpation

Der Therapeut palpiert mit Zeige- und Mittelfinger die Zwischenräume zwischen den Mittelfußknochen, um die Spannung der dorsalen und plantaren interossären Muskulatur zu beurteilen.

10.30. Zweiter Mittelfußknochen

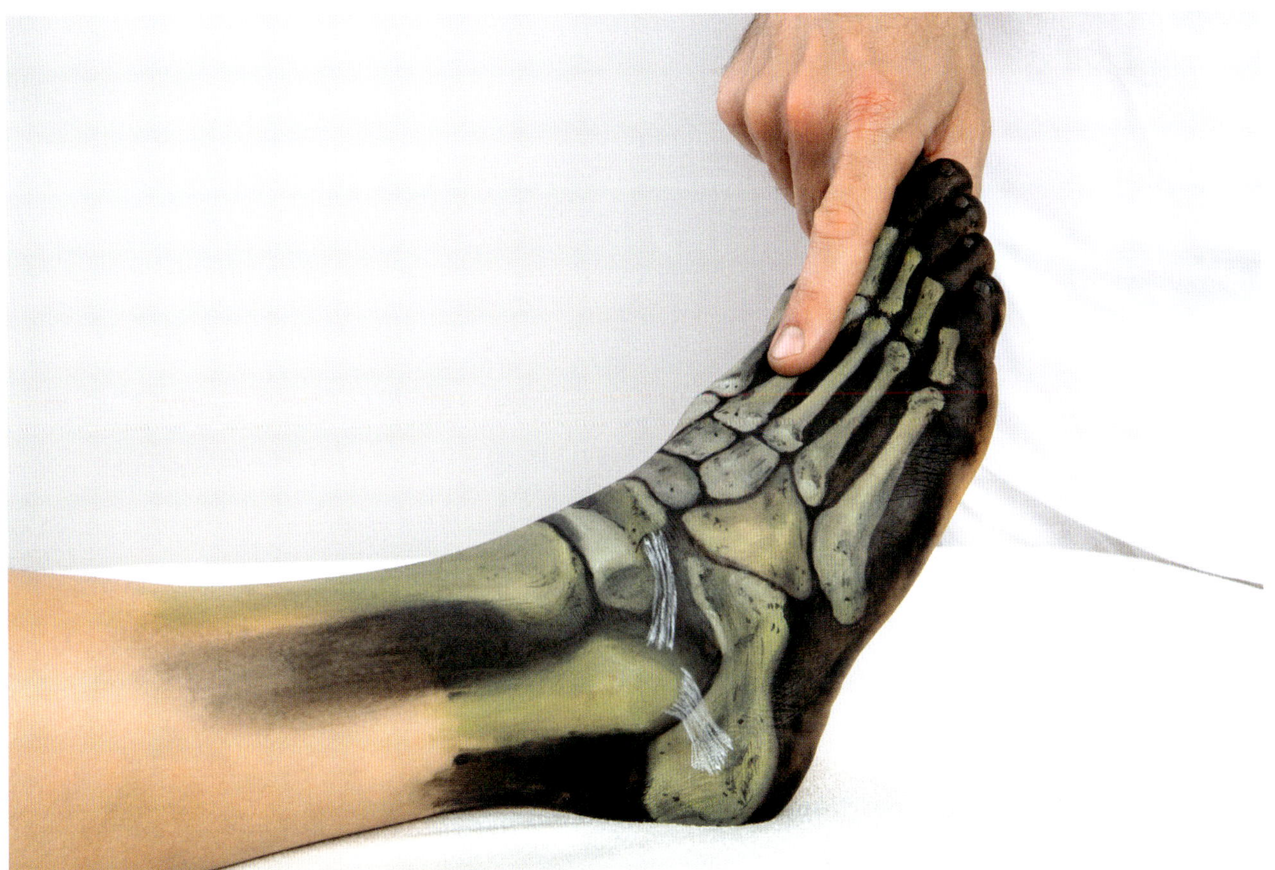

Ausgangsposition des Patienten

Rückenlage. Fuß in Neutralstellung.

Ausgangsposition des Therapeuten

Stehend, von den Füßen des Patienten her.

Ausführung der Palpation

Der Therapeut palpiert mit der Spitze des Zeigefingers den zweiten Mittelfußknochen auf seiner dorsalen Oberfläche vom Kopf des Knochens zu seiner Basis.

10.31. Gelenk zwischen dem zweiten Mittelfußknochen und dem zweiten Keilbein

Os metatarsale II, Os cuneiforme intermedium

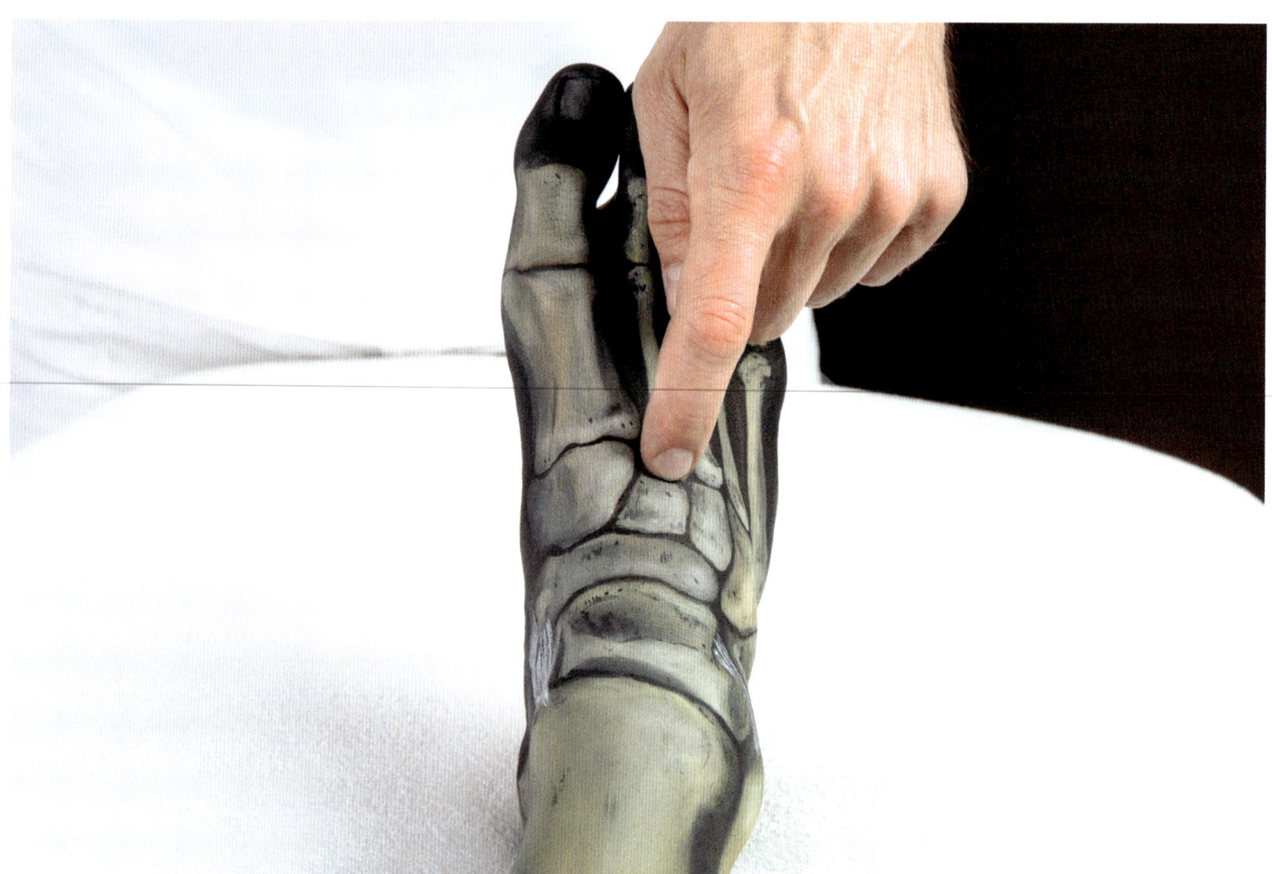

Ausgangsposition des Patienten

Rückenlage. Fuß in Neutralstellung.

Ausgangsposition des Therapeuten

Stehend, von den Füßen des Patienten her.

Ausführung der Palpation

Der Therapeut palpiert mit der Spitze des Zeigefingers das Gelenk zwischen dem zweiten Mittelfußknochen und dem Os cuneiforme intermedium.

10.32. Gelenk zwischen dem zweiten Mittelfußknochen und dem zweiten Keilbein (Mobilisation)

Os metatarsale II, Os cuneiforme intermedium

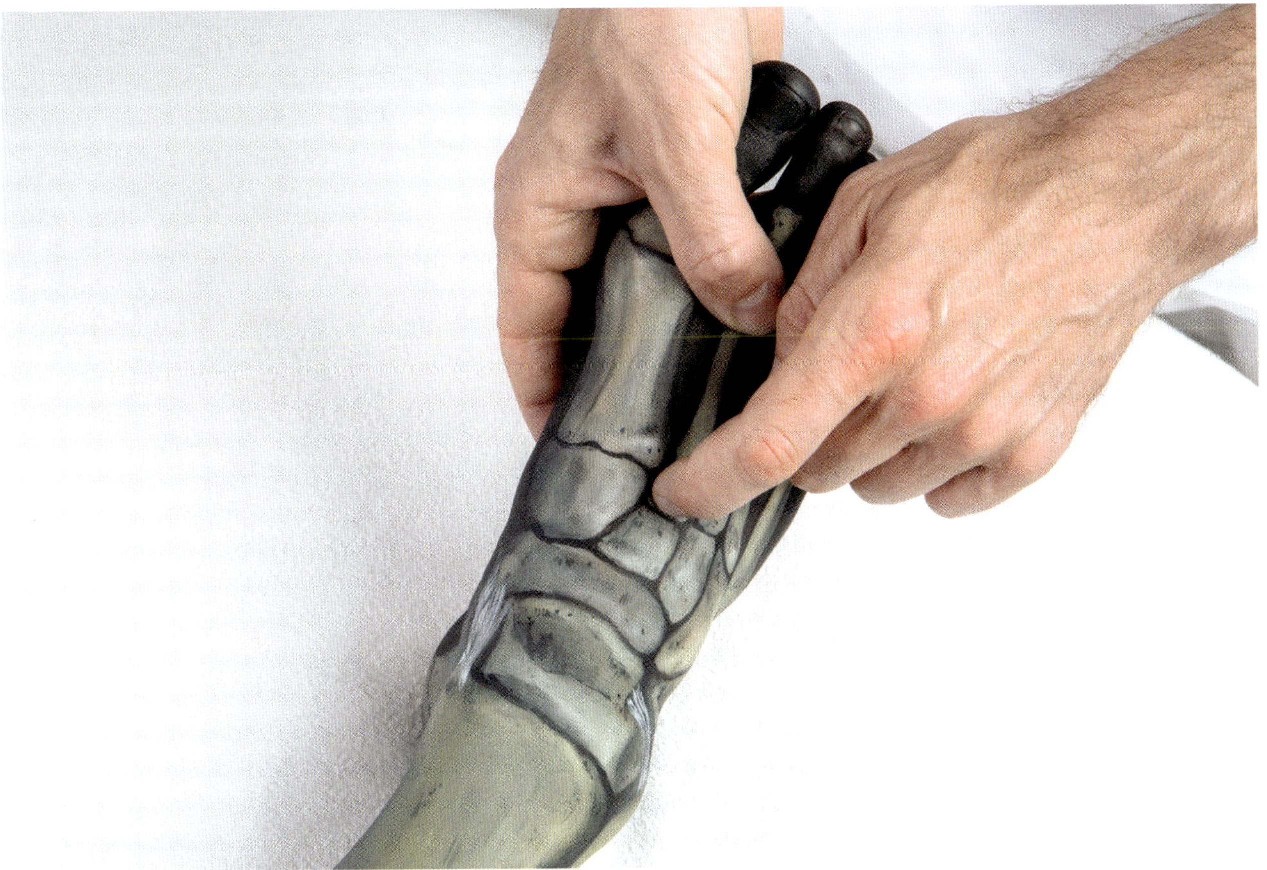

Ausgangsposition des Patienten

Rückenlage. Fuß in Neutralstellung.

Ausgangsposition des Therapeuten

Stehend, von den Füßen des Patienten her.

Ausführung der Palpation

Der Therapeut palpiert mit der Spitze des Zeigefingers das Gelenk zwischen dem zweiten Mittelfußknochen und dem Os cuneiforme intermedium. Dazu leitet er eine entsprechende Bewegung auf der Ebene des Gelenkspaltes ein.

10.33. Gelenk zwischen dem zweiten Keilbein und dem Kahnbein

Os cuneiforme intermedium, Os naviculare

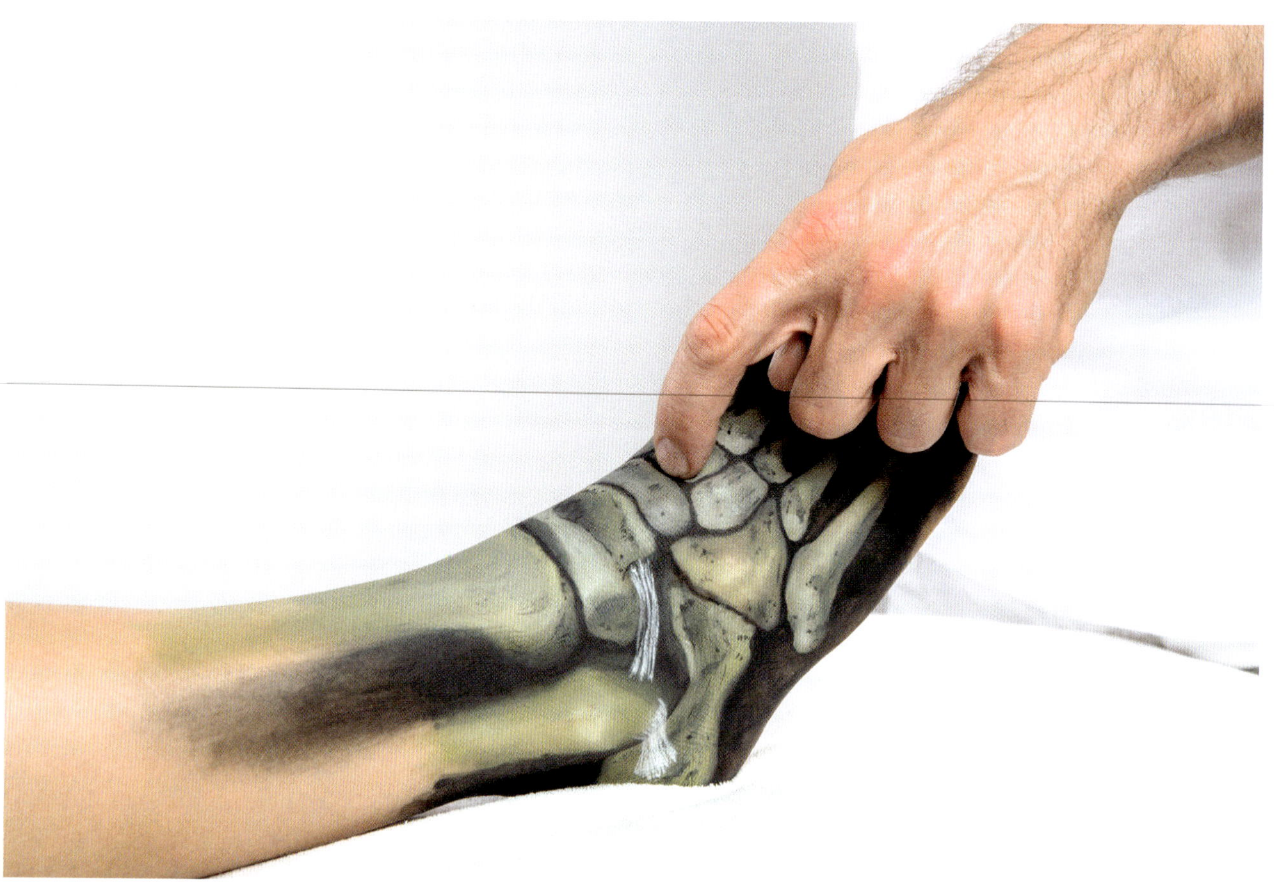

Ausgangsposition des Patienten

Rückenlage. Fuß in Neutralstellung.

Ausgangsposition des Therapeuten

Stehend, von den Füßen des Patienten her.

Ausführung der Palpation

Der Therapeut lokalisiert und palpiert mit der Spitze des Zeigefingers das Gelenk zwischen Os cuneiforme intermedium und Os naviculare. Die Untersuchung sollte in der Längsachse des Mittelfußknochens erfolgen.

10.34. Talonavikulargelenk

Art. talonavicularis

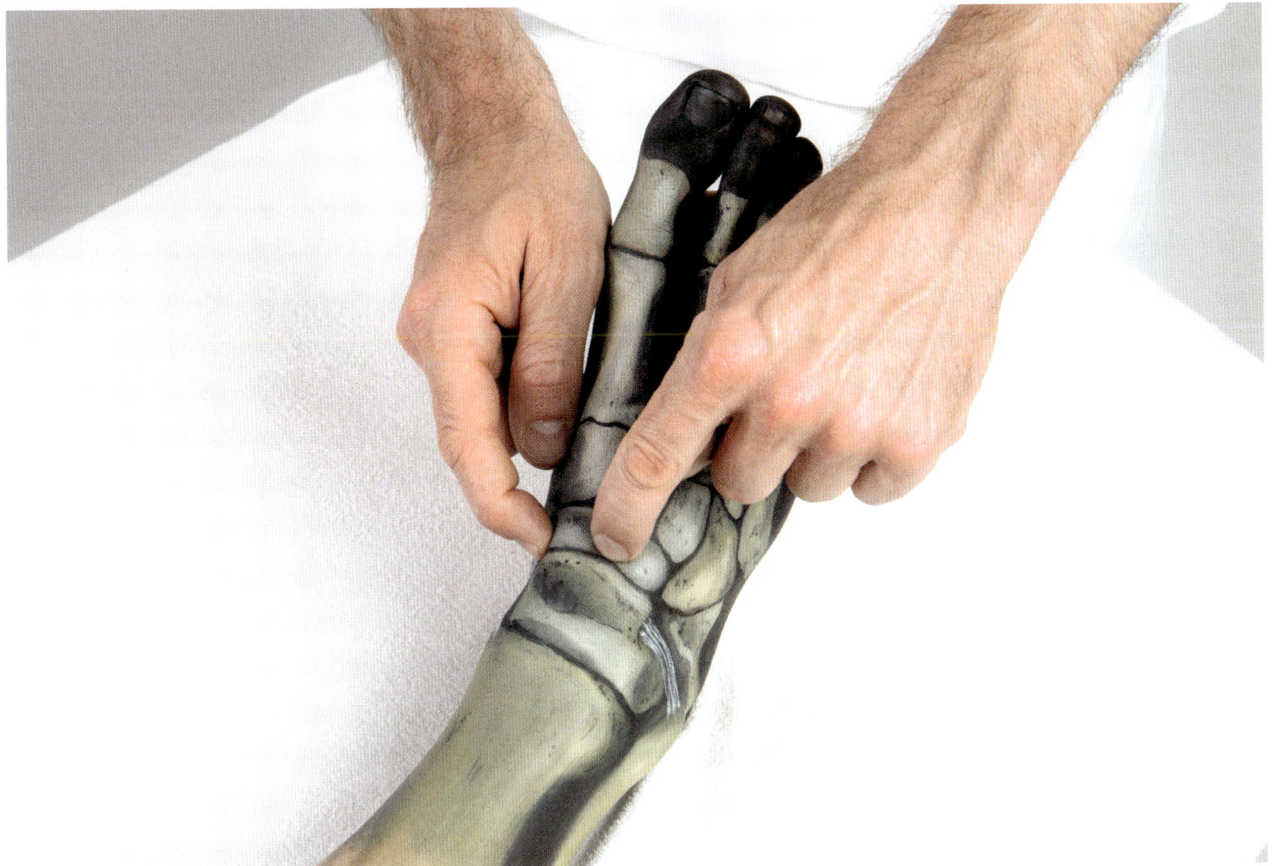

Ausgangsposition des Patienten

Rückenlage. Fuß in Neutralstellung.

Ausgangsposition des Therapeuten

Stehend, von den Füßen des Patienten her.

Ausführung der Palpation

Der Therapeut lokalisiert und palpiert mit den Zeigefingern das Gelenk zwischen Os naviculare und Taluskopf.

10.35. Taluskopf

Caput tali

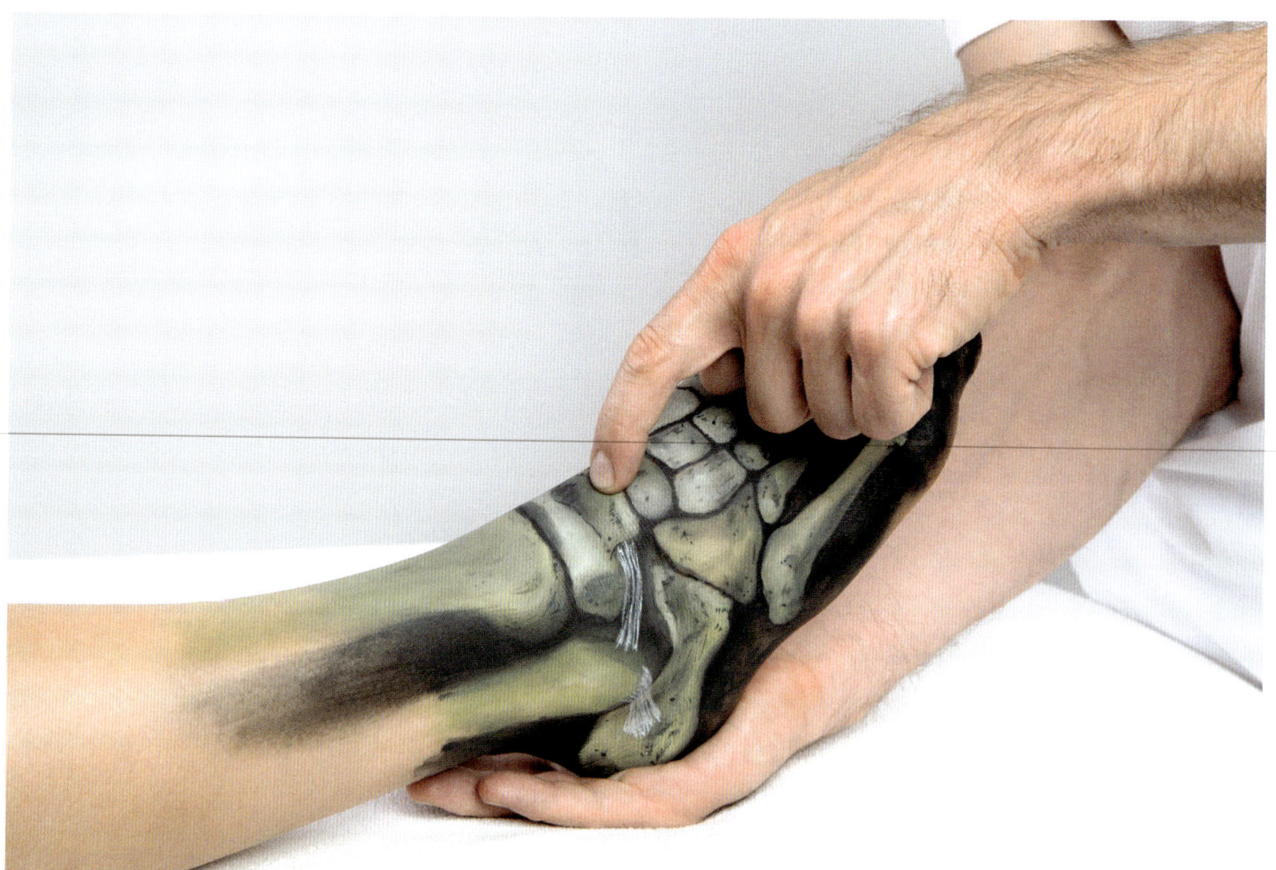

Ausgangsposition des Patienten

Rückenlage. Fuß in Neutralstellung.

Ausgangsposition des Therapeuten

Stehend, von den Füßen des Patienten her.

Ausführung der Palpation

Der Therapeut lokalisiert und palpiert mit der Spitze des Zeigefingers einer Hand den Taluskopf oberhalb des Talusgelenks. Mit der anderen Hand unter der Ferse des Patienten leitet er die Beugung des Fußes ein.

10.36. Talushals

Collum tali

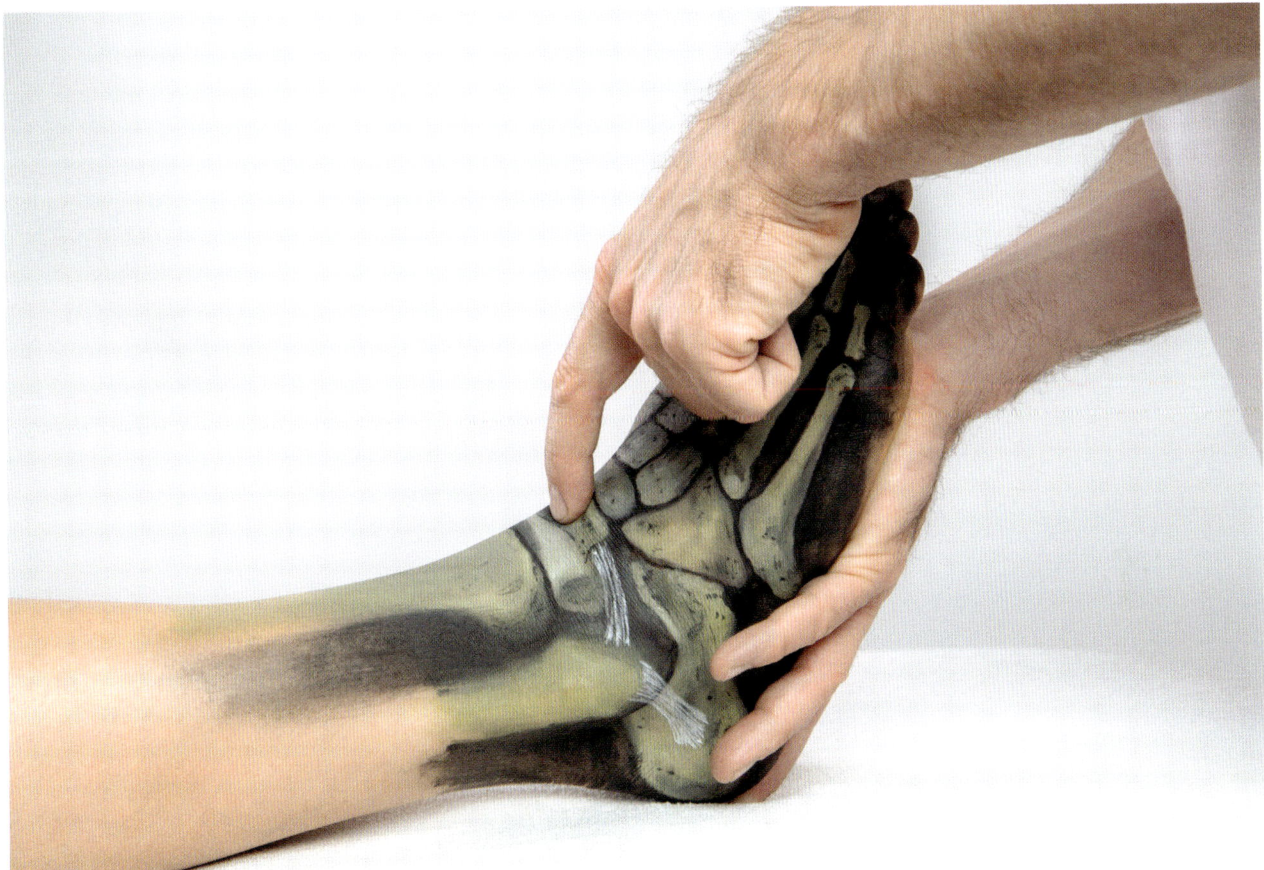

Ausgangsposition des Patienten

Rückenlage. Fuß in Neutralstellung.

Ausgangsposition des Therapeuten

Stehend, von den Füßen des Patienten her.

Ausführung der Palpation

Der Therapeut lokalisiert und palpiert mit der Spitze des Zeigefingers einer Hand den Talushals. Die andere Hand positioniert den Fuß so, dass die Strecksehnen entspannt werden. Die Spannung der Strecksehnen kann die Untersuchung erschweren.

10.37. Talusrolle

Trochlea tali

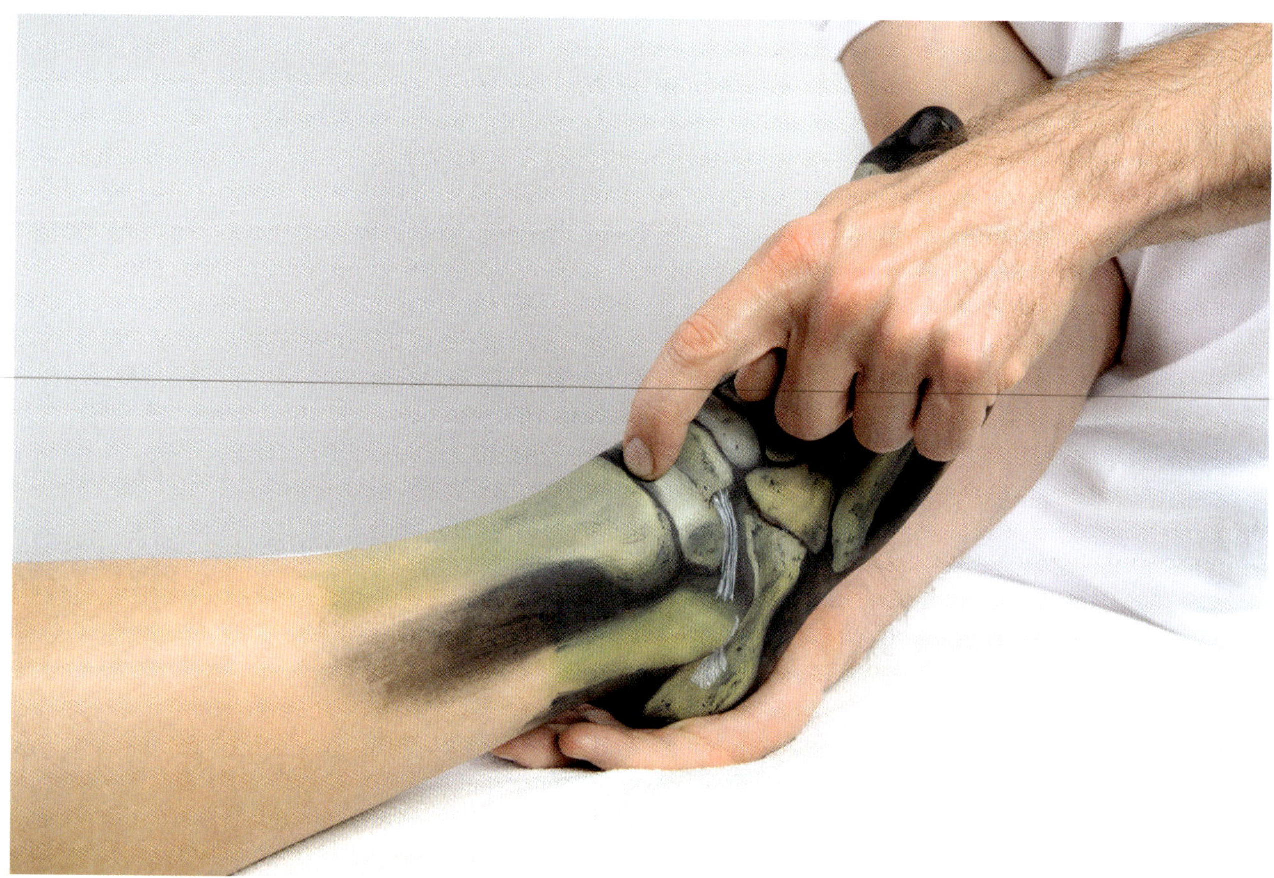

Ausgangsposition des Patienten

Rückenlage. Fuß in Neutralstellung.

Ausgangsposition des Therapeuten

Stehend, von den Füßen des Patienten her.

Ausführung der Palpation

Der Therapeut lokalisiert und palpiert mit der Spitze des Zeigefingers die Talusrolle. Die andere Hand, die den Fuß von unten umfasst, leitet die Beugung des Fußes ein.

10.38. Sprungbein (Gelenkfläche des Außen- und Innenknöchels)

Talus (Facies malleolaris lateralis et medialis)

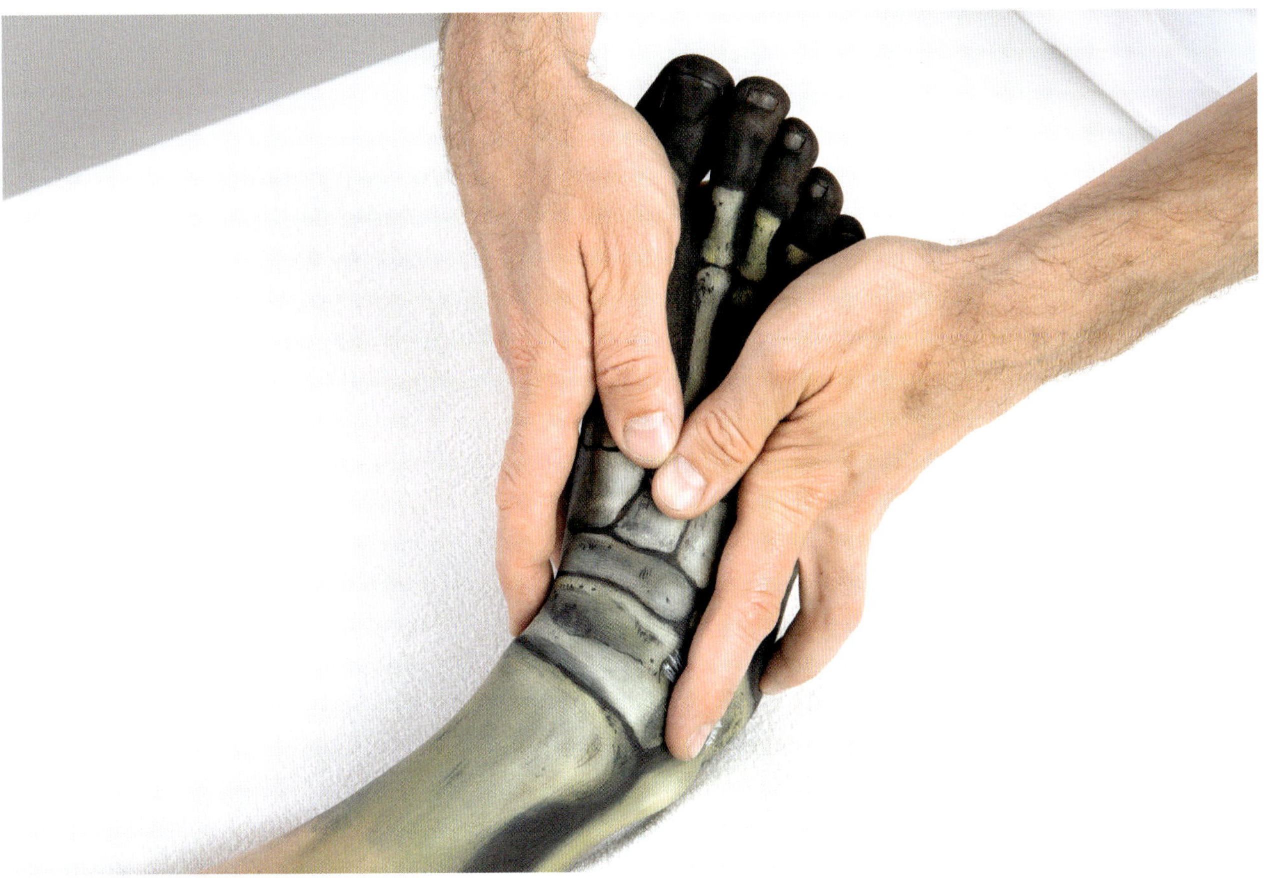

Ausgangsposition des Patienten

Rückenlage. Fuß in Neutralstellung.

Ausgangsposition des Therapeuten

Stehend, von den Füßen des Patienten her. Die Zeigefinger liegen ventral und kaudal des Innen- und Außenknöchels, die Daumen auf dem Fußrücken und die anderen Finger auf der Fußsohle.

Ausführung der Palpation

Der Therapeut untersucht die Gelenkfläche des Innenknöchels bei Abduktion und Pronation des Fußes und die Gelenkfläche des Außenknöchels bei Adduktion und Supination.

10.39. Schienbein (unterer Rand, Palpation von kaudal)

Tibia (Margo inferior)

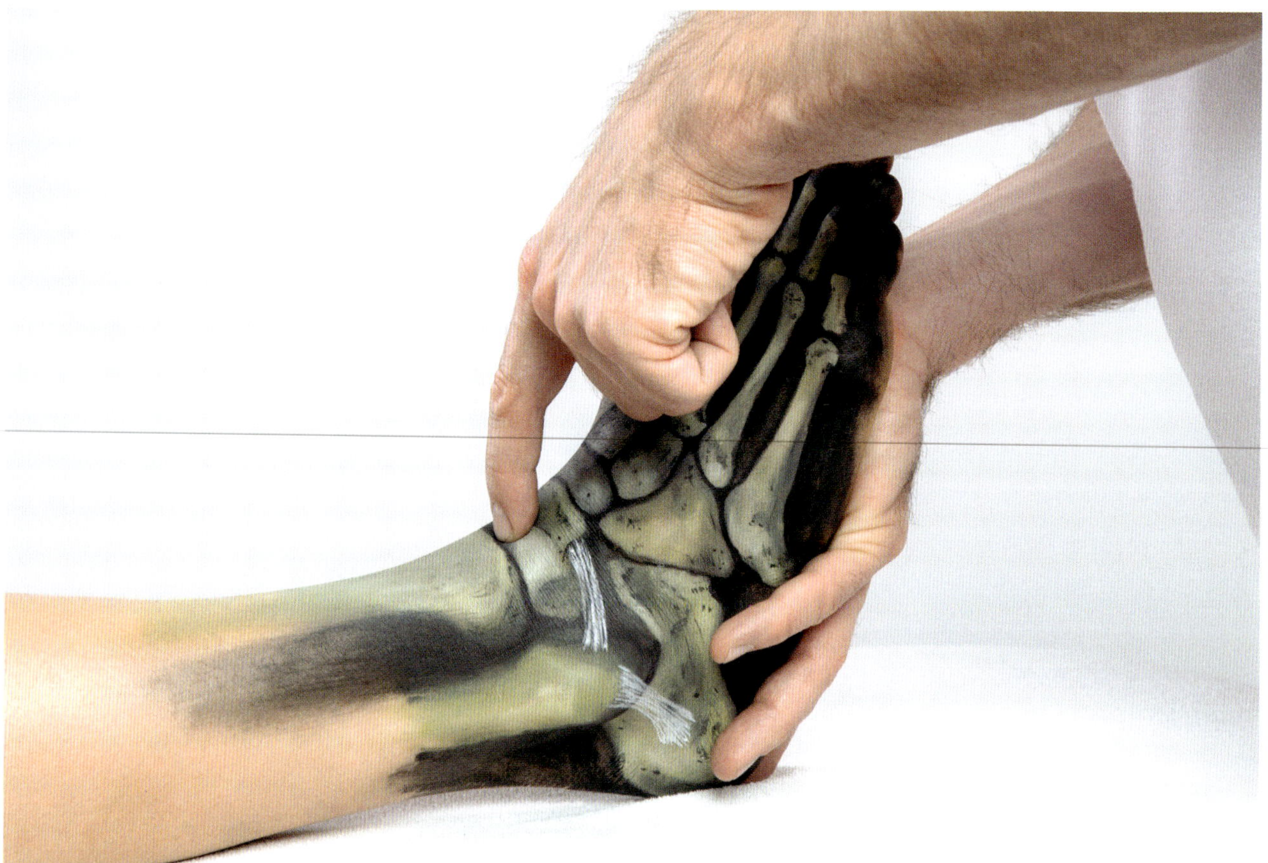

Ausgangsposition des Patienten

Rückenlage. Fuß in Neutralstellung.

Ausgangsposition des Therapeuten

Stehend, von den Füßen des Patienten her. Die Spitze des Zeigefingers liegt kranial der Talusrolle. Die andere Hand befindet sich auf der plantaren Seite des Fußes.

Ausführung der Palpation

Der Therapeut palpiert mit der Spitze des Zeigefingers den unteren Rand des Schienbeins. Die andere Hand positioniert den Fuß so, dass die Strecksehnen entspannt werden. Die Spannung der Strecksehnen kann die Untersuchung erschweren.

10.40. Schienbein (unterer Rand, Palpation von kranial)

Tibia (Margo inferior)

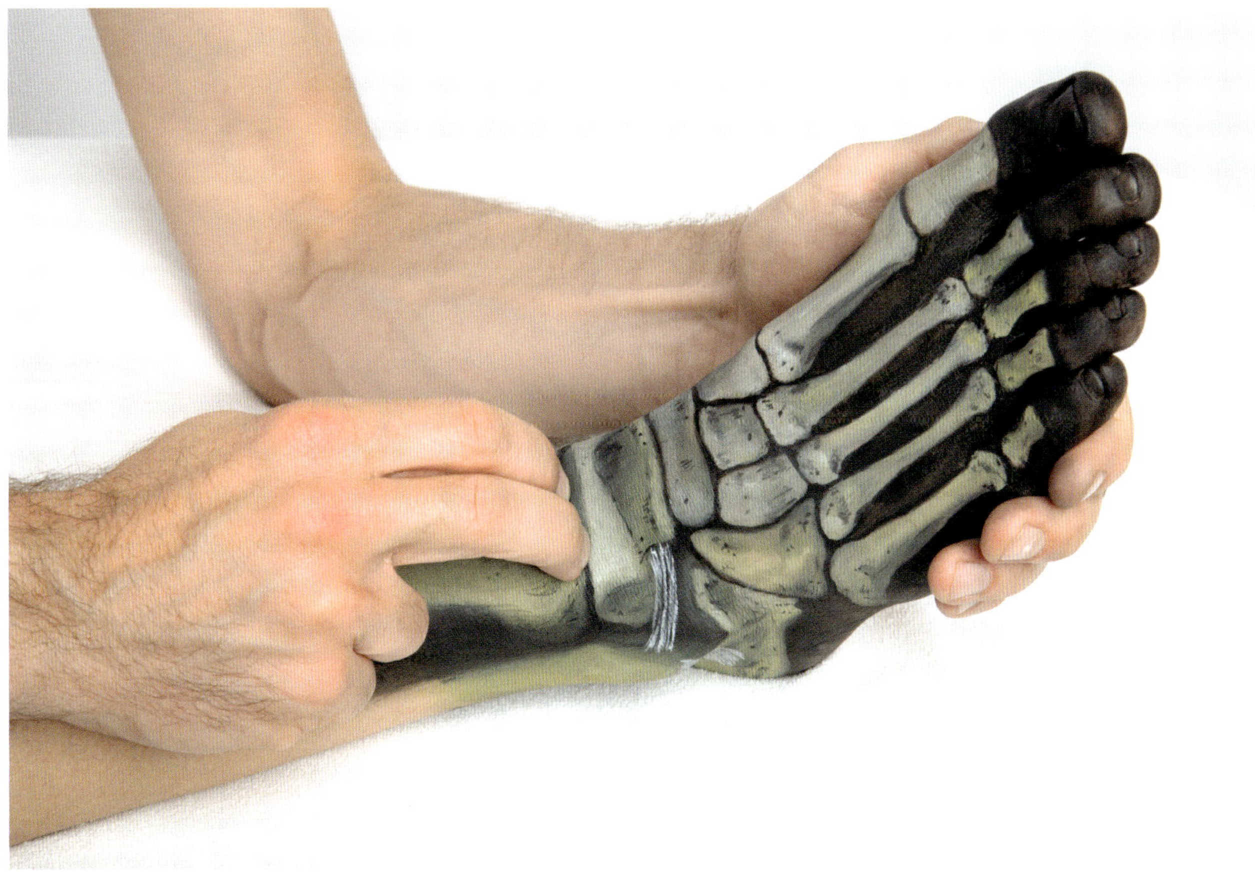

Ausgangsposition des Patienten

Rückenlage. Fuß in Neutralstellung.

Ausgangsposition des Therapeuten

Stehend, auf Höhe des Unterschenkels des Patienten, zu seinen Füßen gerichtet. Der Unterarm liegt entlang der Längsachse des Unterschenkels des Patienten. Die Finger liegen auf dem Gelenkspalt des Tibiotalargelenks. Die andere Hand umfasst die plantare Seite des Fußes.

Ausführung der Palpation

Der Therapeut palpiert mit der Spitze des Zeige- und Mittelfingers einer Hand den unteren Rand des Schienbeins. Die andere Hand positioniert den Fuß so, dass die Strecksehnen entspannt werden. Die Spannung der Strecksehnen kann die Untersuchung erschweren.

10.41. Kuboideonavikulargelenk (Mobilisation)

Art. cuboideonavicularis

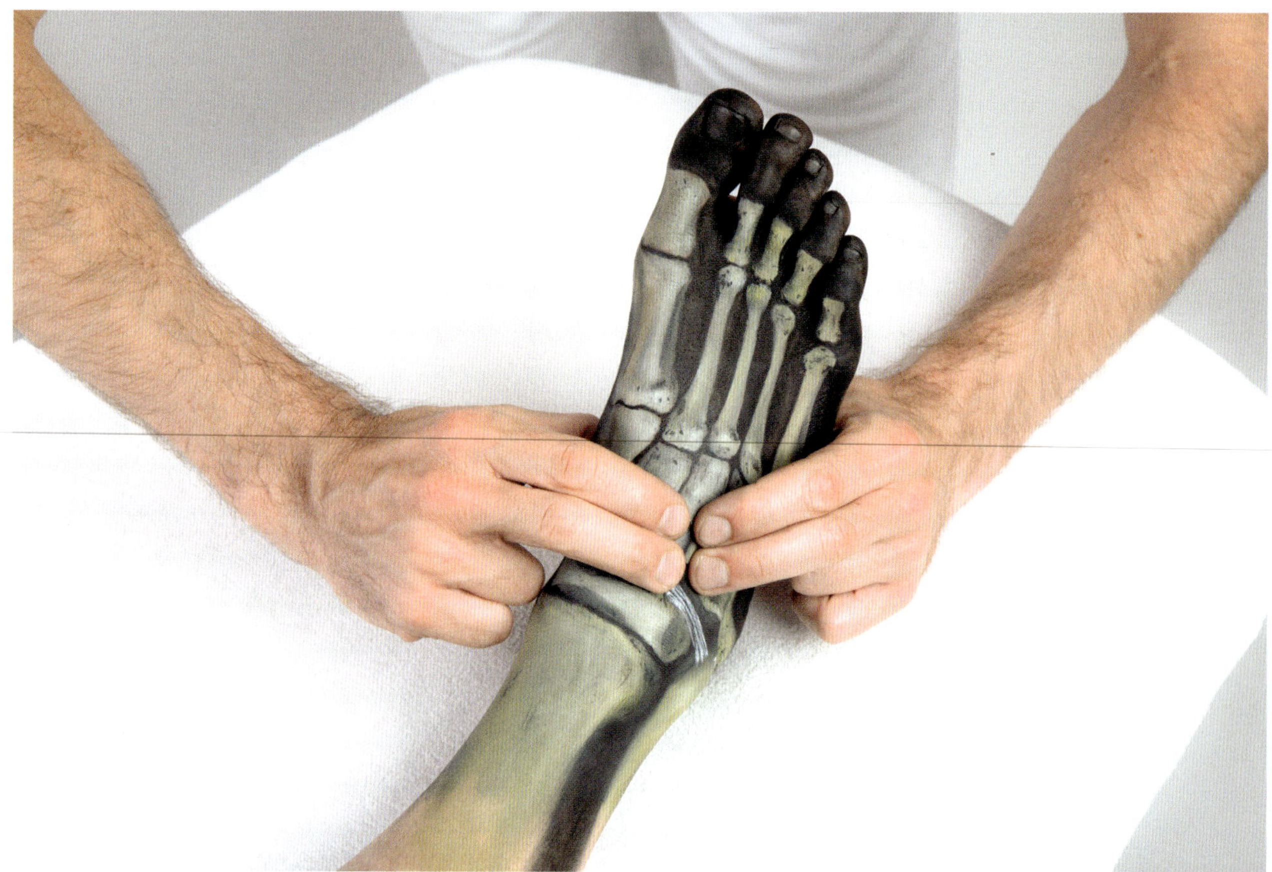

Ausgangsposition des Patienten

Rückenlage. Fuß in Neutralstellung.

Ausgangsposition des Therapeuten

Stehend, von den Füßen des Patienten her. Die Zeige- und Mittelfinger beider Hände auf der dorsalen Fläche des Fußes auf dem Gelenkspalt des Kuboideonavikulargelenks. Die Daumen auf der plantaren Seite des Fußes am Gelenkspalt, in der Achse des zweiten Mittelfußknochens platziert. Der Gelenkspalt auf dem Fußrücken verläuft entlang der Achse des dritten Mittelfußknochens.

Ausführung der Palpation

Der Therapeut palpiert und bewertet die Beweglichkeit des Os cuboideum und des Os naviculare. Dabei mobilisiert er beide Knochen gegeneinander.